Netter's

근육뼈대계 핵심해부학

Netter's Concise Orthopaedic Anatomy

저자 : Jon C. Thompson, MD

Illustrations by Frank H. Netter, MD

역 자 : 김 종 만 외

SAUNDERS
ELSEVIER

MD 도서출판 메디안북
Medianbooks Publication

저자서문

나는 언제나 이 책이 출판되기 전에 받아들일 수 있는 첫째판에 대한 의문을 가졌다. 그러나, 이 책의 첫째판에 대한 독자들의 반응과 열정은 내게 기대이상의 보답과 기쁨을 주었다. 모방은 칭찬의 한 형태이므로 나는 이 책의 구성방식에 기초하여 다양한 제목의 Netter의 축약시리즈(Netter's Concise series)가 발전한 것에 대해 기쁘다. 이러한 격려에도 불구하고 내가 대부분 의대 학생 때 썼던 첫째판은 증보가 필요했다. 해부학은 변하지 않지만 해부학에 대한 이해, 용어, 그리고 임상 적용은 계속해서 발전하고 있다.

나는 첫째판에 대한 긍정적인 피드백과 부정적인 피드백 모두를 받았다. 많은 피드백들이 건설적이었고 따라서 이 모든 것들에 나는 감사한다. 개정은 보답을 주었고 도전하게 하였다. 막대한 양의 자료를 구성하는데 많은 공을 들였기 때문에 나는 제작팀인 John Casey와 인내하고 힘들게 작업하며 뛰어난 기량을 보여준 엘스비어(Elsevier)의 모든 사람들께 감사를 표한다. 그들의 도움으로 나는 이 프로젝트에 대한 생각을 발전시킬 수 있었다. 나는 그들과 함께 작업하여 기뻤다.

개정하는 동안 나는 교직의 대부분이 비할 데가 없는 Netter 삽화를 받아들인 이 책의 본래 개념은 유지하면서 내용을 꼼꼼하게 넣는 것과 축약하는 것 사이에 균형을 맞추려 노력했다. 모든 사람을 기쁘게 하기는 불가능하다는 것을 알고 있기 때문에 나는 어떻게 균형을 잘 맞추는지 또는 성공하지 못한 방법에 대해 듣기를 고대한다.

둘째판에서 해부학과 임상 모두 증보하거나 개정하였다. 우리는 또한 이 책에 방사선 사진, 추가적인 부분, 그리고 부가적인 수술접근법을 포함한 새로운 삽화를 강화시켰다. 첫째판 서문에서 나는 이 책은 의대학생들이 의학 서점에서 찾을 수 없다고 기록하였다. 이러한 검색 실패는 이 책을 쓰도록 나를 자극하였다. 위에 언급한 증보와 추가한 부분들에서 나는 서술이 수정되었다고 느꼈다. 사실 이 개정판은 내가 본래 검색하고 10년 전부터 시작한 초기 프로젝트에 대한 생각을 실행한 책이라고 할 수 있다.

Jon C. Thompson, MD

저자소개

C. Thompson, MD는 Dartmouth 대학에서 학사학위를 받고 메릴랜드주의 베데스다에 있는 국립군의관 의과대학(Uniformed Services university of the Health Sciences)에서 의학학위를 받았다. 현재 텍사스주의 샌안토니오에 있는 브룩스 육군 병원(Brooke Army Medical Center)에서 정형외과 레지던트를 마쳤고, 정형외과 수술과 스포츠의학을 이수하였다. 그는 캔사스주의 포트릴리에 있는 어윈 육군병원(Irwin Army Community Hospital)에서 군복무를 하고 있다. Thompson 의사는 형식적인 정형외과학 훈련을 하고 그의 가족들과 좀 더 많은 시간을 보내기 전에 그가 왜 정형외과학 책을 출판하는지에 대한 질문에 더 이상 대답하지 않는다. 그의 아내와 네명의 어린 아이들은 많은 응원을 해주었고, 프로젝트를 출판하는 Thompson 의사의 미래를 기대한다.

우리나라를 용감하게 지켜주는 군대에 있는 군인들에게
이 책에 열정을 통해 내게 더 나은 동기부여를 준 독자들에게
진심으로 중요하고 즐거운 내 삶에서 끊임없이 완벽하게 생각나게 하는 내 아이들
Taylor, Turner, Jax, 그리고 Judson에게
내 삶의 모든 좋은 것의 기초인 내 아내 Tiffany에게

화가소개

Frank H. Netter, MD

Frank H. Netter는 뉴욕에서 1906년에 태어났다. 그는 1931년에 의학 학위를 받은 뉴욕대학의 의과에 들어가기 전에 아트스튜던트 리그(Art Student's League)와 국립디자인아카데미(National Academy of Design)에서 미술을 공부했다. 학생시절동안 Netter 박사의 노트는 마음이 끌린 의학적 능력의 집중과 다른 의사들을 스케치하였고, 논문과 교재를 묘사함으로써 그의 수입을 늘릴 수 있었다. 그는 1933년에 수술 실기(surgical practice)를 습득한 후 부업으로 그림 그리는 것을 계속하였지만, 결국 예술에 모든 시간을 전념하기 위하여 그의 실기를 포기하였다. 세계 2차 대전동안 미국 육군에서 복무한 후 Netter 박사는 CIBA 제약회사(지금 노바티스 제약 ; Novartis Pharmaceuticls)와 함께 오랜 기간 공동작업을 시작하였다. 45년 협력은 전 세계적인 임상가들과 다른 의학 전문가들에게 친숙한 대단한 의학적 예술 콜렉션을 만들어 냈다.

엘스비어 주식회사(Elsevier, Inc.)에서 Netter 콜렉션과 아이콘 러닝 시스템(Icon Learning Systems)의 모든 출판물들을 구매하였다. 지금 엘스비어 주식회사를 통해 이용가능 한 Netter 의사의 그림을 포함한 50개 이상의 출판물들이 있다(미국 : www.us.elsevierhealth.com/Netter와 미국 이외 : www.elsevierhealth.com).

의사의 작업은 의학적 개념을 가르칠 때 삽화 사용에 우수한 예들 중 하나이다. 13권의 의학 삽화의 Netter 콜렉션(Netter Collection of Medical Illustraions)은 Netter 의사가 만든 20,000개 이상의 그림 대부분이 포함되어 있는데, 출판된 이래 가장 유명한 의학 작업 중 하나가 되었고 계속 이어지고 있다. 1989년에 첫 출판된 사람 해부학의 Netter 아틀라스(The Netter Atlas of Human Anatomy)는 Netter 콜렉션으로부터 해부학적 그림을 제시하였다. 이 책은 지금 16개 국어로 번역되었고, 전 세계의 의학과 건강 전문 학생들 사이에서 선택하는 해부학 아틀라스이다.

삽화는 미학적 질뿐만 아니라 더 중요한 지적 내용이 인정되었다. 1949년에 Netter 의사는 "…주제에 대한 설명은 삽화의 목적과 목표이다. 아무리 예쁘게 그리고 우아하고 섬세하게 주제를 제시한다 할지라도 만약 의학적 요점을 정확하게 제시하지 못한다면 그것은 의학적 삽화로써 가치가 없다."라고 했다. Netter 의사의 계획, 개념, 관점, 그리고 접근은 그의 그림을 알리는 것이고 지적으로 가치있는 그림을 만드는 것이다.

임상가이자 예술가였던 Frank H. Netter, MD는 1991년에 사망하였다.

그러나 아래의 웹사이트 주소를 참고하면, 임상가이자 예술가였던 Netter의 참고 콜렉션(Netter Reference collection)에 대해 더 많은 내용을 배울 수 있다.

http://www.netterimages.com/artist/netter.htm

Carlos machado, MD

Carlos Machado는 노바티스에 있는 Netter 의사의 후임자이다. 그는 의학적 삽화의 Netter 콜렉션에 기여한 주요 예술가이다

의학적 삽화를 독학으로 배운 심장병 전문의 Carlos Machado는 Netter 의사의 본래 삽화 일부를 세심하게 업데이트를 하였고 Netter 콜렉션의 확장으로써 Netter 스타일에 자신만의 그림을 만들었다. Machado 의사의 사진과 동일한 전문성과 임상가/환자 관계에 대한 그의 섬세한 통찰력은 그의 선명하고 잊지 못할 시각적 스타일을 알렸다. 그가 각각의 토픽과 주제를 연구하는데 전념하는 것은 최고의 의학적 삽화가로 만들었다.

아래의 웹사이트 주소를 참고하면, 그의 배경과 예술에 대해 더 알 수 있다.

http://www.netterimages.com/artist/machado.htm

역자서문

대학생 때 'The Netter Collection of Medical Illustrations'을 보고서 생생한 해부 그림과 핵심만을 다루는 설명은 내게 거금을 투자하게 했습니다. 지금도 학생들을 가르치면서 Frank H. Netter의 일생동안의 작업에 의해 만들어진 해부도 'Atlas of Human Anatomy'를 사용하면서 감탄하곤 합니다. 인체구조를 실제적으로 상세하게 묘사하면서도 주요한 부분을 강조하여 쉽게 익힐수 있게 도와줍니다.

금번에 번역하게 된 Netter's Concise Orthopedic Anatomy책은 근육뼈대계통의 구조와 질환을 다루는 의대생들뿐만 아니라 근육뼈대계통의 질환자를 평가하고 치료하는 물리치료사와 작업치료사 그리고 스포츠재활, 무용 등 보건 분야에 종사하는 모든 분들에게 교재 및 참고서적으로 활용될 수 있을 것으로 여겨집니다. 그리고 임상에서 근육뼈대계통의 질환이 있는 환자분들을 대상으로 임상실기를 배우는 실습학생들에게는 매우 유용한 교재가 될 것으로 기대됩니다.

이 책을 우리말로 옮기는 과정에서 최근 대한해부학회에서 발행한 해부학 용어집을 기본으로 삼았으며, 아주 중요한 정보는 굵은색으로(**흑색** : 표준 검사, **녹색** : 주요내용과 시험할 수 있는 내용, **적색** : 주요내용과 그 질병의 상태 및 놓치는 경우 이환률과 사망률)표기해서 임상적으로 필요한 정보를 더욱 쉽게 찾을 수 있게 하였습니다. 그리고 해부학의 내용은 변화지 않지만, 임상 실기나 교육 방법은 계속적으로 변화됩니다. 이와 같은 변화를 잘 반영한 이 책을 우리말로 내는 작업에 참여할 수 있는 특권을 누리게 된 것만으로도 감사한 마음을 갖게 됩니다.

이 책을 우리말로 번역하고 교정하는 데 있어 수고해 주신 모든 역자분들께 감사를 드립니다. 또한 이 책의 출판을 전적으로 지원해 주신 메디안 북 김용덕 사장님과 편집부 직원분들께도 감사를 드립니다. 이 일에 참여해 주신 사랑하는 분들과 가족들에게도 하나님께로부터 오는 평안과 축복이 늘 함께 하시기를 기원합니다.

2012년 1월

역자 대표

이학박사 김 종 만

역자명단

김 종 만 서남대학교 (대표역자)
윤 범 철 고려대학교
국 은 주 서남대학교
김 규 용 참병원
김 명 권 영산대학교
김 성 렬 경남대학교
김 용 남 남부대학교
김 진 영 서남대학교
김 철 용 울산과학대학교
김 현 숙 여주대학
김 희 완 경복대학
박 성 학 강동대학교
송 창 호 삼육대학교
윤 희 종 목포과학대학
이 건 철 경남정보대학
이 문 규 광주씨티재활병원
이 민 선 선문대학교
이 정 원 여주대학
안 창 식 을지대학교
임 창 훈 강릉영동대학
장 수 경 안산대학교
한 경 주 서남대학교

Contents

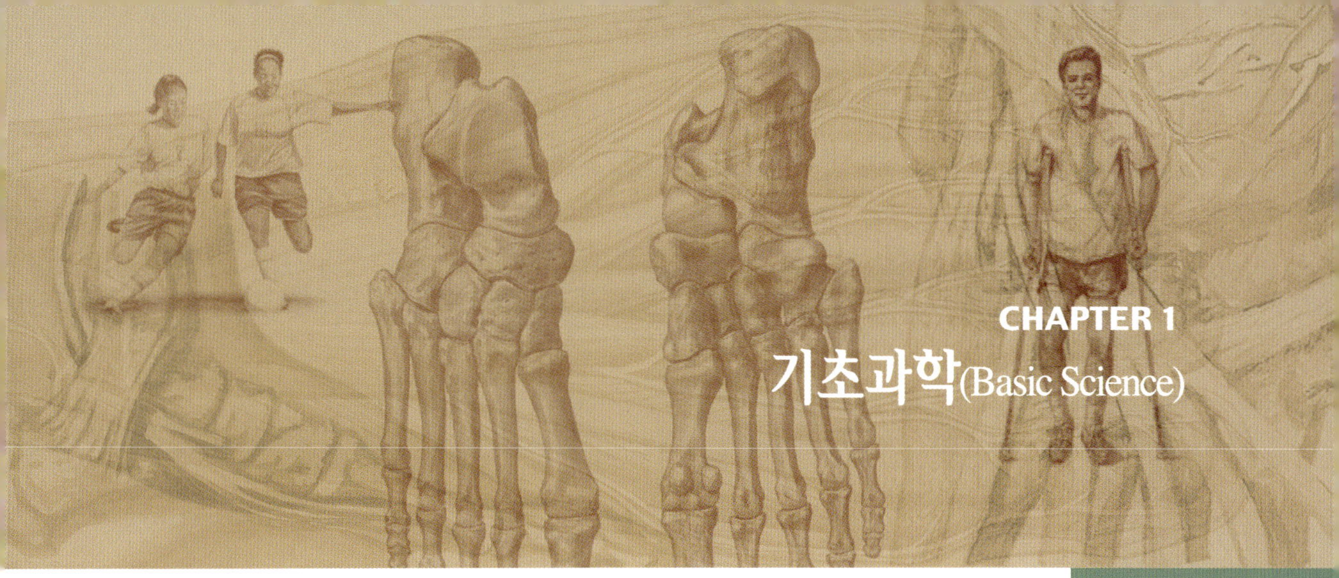

CHAPTER 1

기초과학(Basic Science)

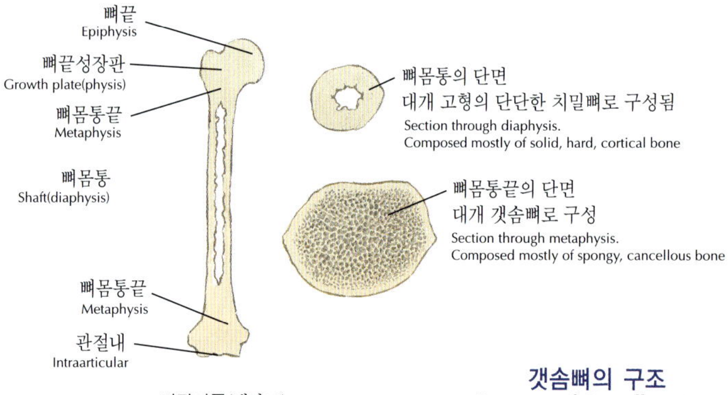

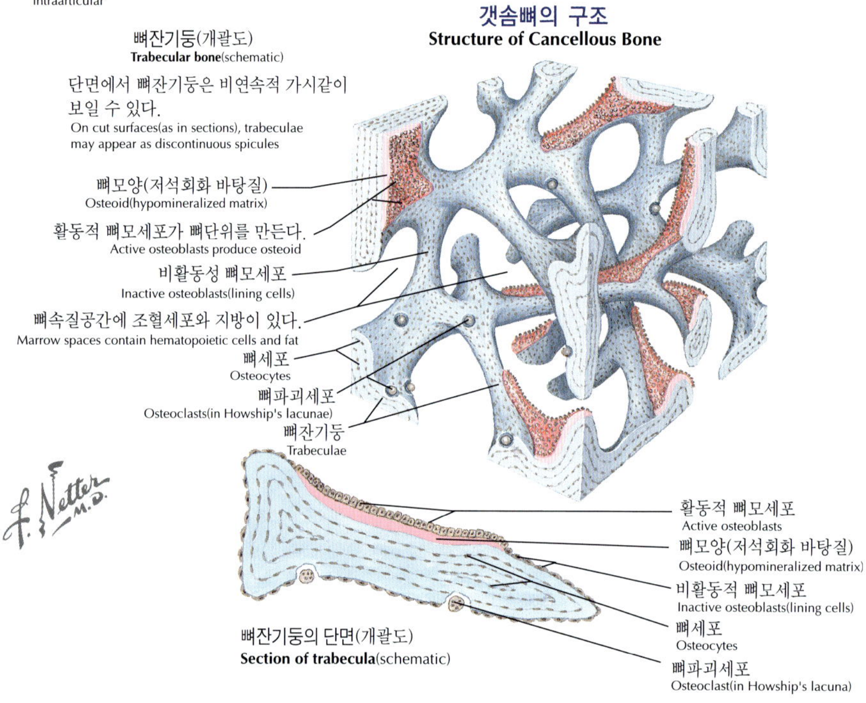

뼈잔기둥의 단면(개괄도)
Section of trabecula(schematic)

구조물	설명
	뼈
기능	• 근육의 접합부 • 기관 보호(머리뼈, 갈비뼈, 골반) • 무기질의 저장소 : 신체 칼슘의 99%가 수산화인회석 결정으로 저장 • 조혈작용(혈구생성)
	뼈의 분류
긴뼈	• 연골속뼈되기(빗장뼈[쇄골]제외)에 의해 형성 : 1차(뼈몸통) 2차 성장 중심 • 각 뼈끝의 성장판은 길이 성장을 함(손발의 각 뼈에는 한 개의 성장판이 존재) • 긴뼈의 3부분 ◦ **뼈몸통** : 두꺼운 치밀뼈(피질뼈)로 구성, 골수(뼈속질)로 가득찬 ◦ **뼈몸통끝** : 뼈끝 근처에서 뼈의 확장, 갯솜뼈(해면뼈)로 구성 ◦ **뼈끝** : 뼈의 끝부분이며 2차 뼈되기중심(골화중심)
납작뼈	• 막속뼈되기(막내골화)에 의해 형성(골반, 어깨뼈)
	미세뼈 형태
무층(뼈)	• 미성숙 또는 병적 뼈 : 덜 기능화 되고 스트레스 받지 않은 • 미성숙 – 영아뼈, 골절 애벌뼈(가골), 병적 – 종양
층판(뼈)	• 성숙한 뼈 : 스트레스 받고 조직화된 • 성숙(4년 이상) 치밀뼈, 갯솜뼈 모두 층판뼈로 구성

겉질뼈(치밀뼈)의 구조
Structure of Cortical(Compact) Bone

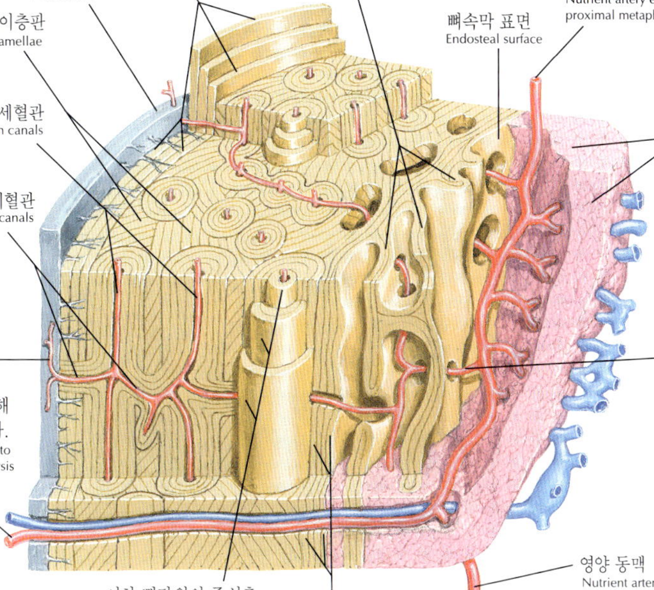

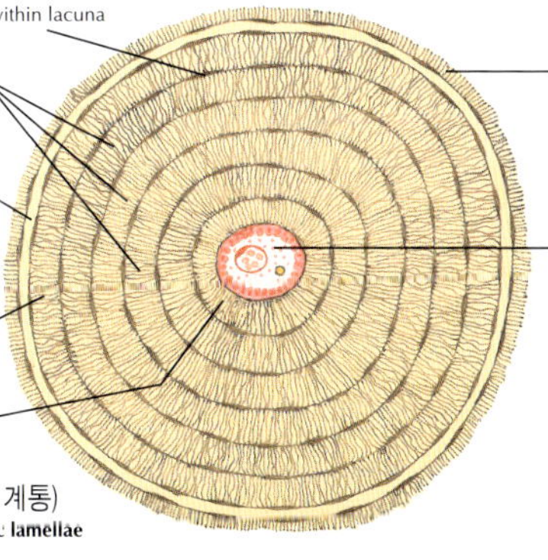

6개의 뼈단위 층판과 뼈단위 그림(Haversian 계통)
Diagram of osteon(haversian system) with 6 concentric lamellae (greatly enlarged)

구조물	설명
	구조적 뼈 형태
치밀뼈	• 강하고 단단한 뼈로 전체 뼈의 80%를 구성 • 사이(간질) 층판 사이의 다양한 뼈단위들로 구성 • **뼈단위**는 뼈단위층판으로 만들어져 있으며 이들은 중심관(하버스관) – 뼈모세포 및 뼈단위를 공급하는 세동맥과 함께, 각 층판은 소관으로 연결되어 있으며 시멘트선이 뼈단위의 바깥끝을 이룬다(뼈 흡수의 끝단). • 볼크만관 : 부채꼴이며 세동맥을 포함, 주변 뼈단위로 연결 • 두꺼운 치밀뼈는 긴뼈의 뼈몸통에서 발견된다.
갯솜뼈(해면뼈)	• 격자구조이며 전체 뼈의 20%를 구성 • 뼈의 교체율이 높음. 뼈는 뼈침식공간의 뼈파괴세포(파골세포)에서 흡수되고 뼈잔기둥의 반대쪽에서 뼈모세포에 의해 형성 • 뼈엉성증(골다공증)은 갯솜뼈에서 주로 나타나며, 골절을 쉽게 일으킨다[척추뼈몸통, 넙다리목, 노뼈먼쪽, 정강뼈(경골) 고원(고평부)]. • 주로 긴뼈의 뼈몸통끝과 뼈끝에 위치

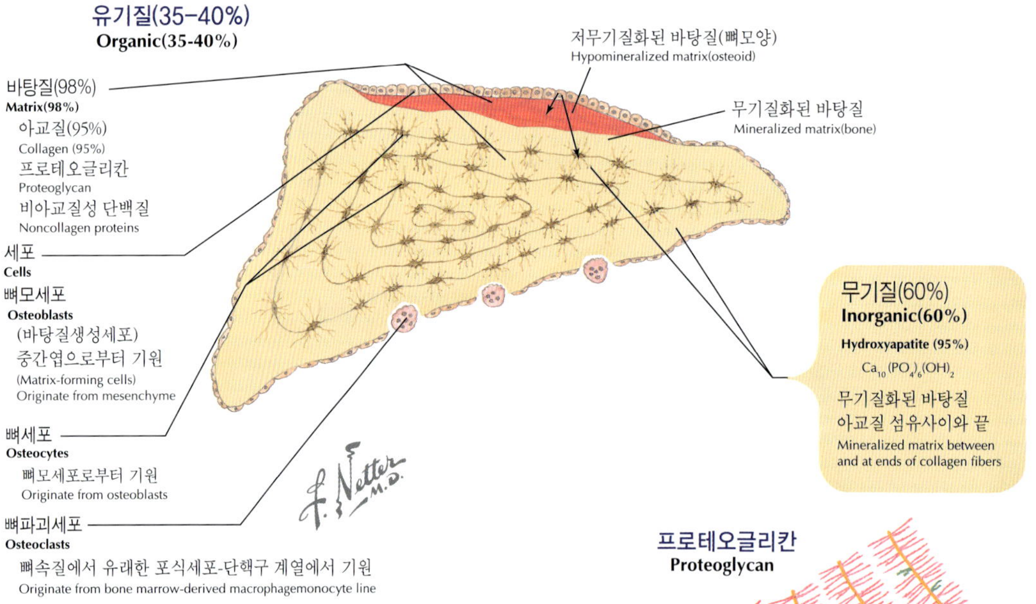

α-Chain의 구조
Structure of α chains

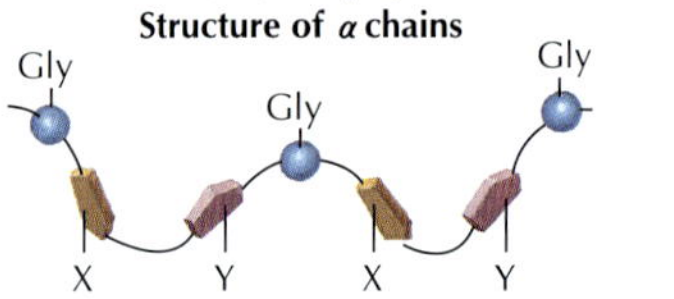

각각의 α-chain은 약 1000개의 아미노산을 포함한다.
모든 3번째 아미노산은 글리신, 가장 작은 아미노산
Each α chain comprises about 1,000 amino acids.
Every third amino acid in chain is glycine, smallest of amino acids.

아교질
Collagen

(원섬유의 α-chain 구성에 기초함.)
(based on a chain composition of fibrils)

Type I

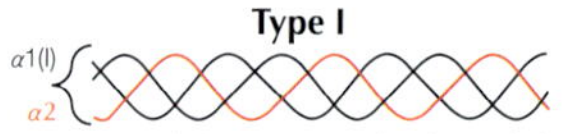

2개의 α1(1) 사슬과 1개의 5(α1[I])₂ ; 뼈, 힘줄, 인대안에
Two α1(I) chains and one α2 chain 5(α1[I])₂ α2; in bone, tendon, ligament.

프로테오글리칸
Proteoglycan

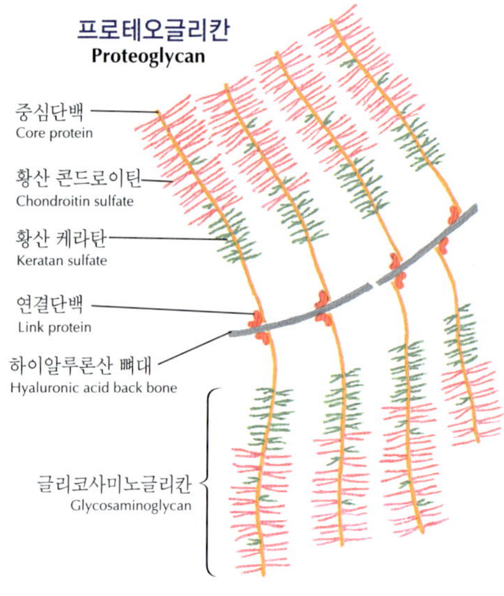

구성물	설명
뼈의 구조	
뼈는 여러 구성성분으로 이루어져 있다. : 1. 유기상(바탕질 : 단백질, 고분자, 세포); 2. 무기상(무기질, 칼슘 등); 3. 물	
무기상	• 뼈 무게의 60%를 차지
• 칼슘수산화인회석	• $Ca_{10}(Po_4)_6(OH)_2$ 뼈의 1차 무기질, 압축강도에 도움
• 인산뼈화칼슘	• "부루사이트" : 2번째 무기질
유기상	• 뼈모양(유골), 무기질화 되기 전으로 알려짐. 뼈무게의 35%를 차지
• 아교질	• I형 아교질은 신장강도를 주며 유기상의 90%를 차지. 무기질화는 무기질 섬유 사이와 끝에서 이루어짐.
• 프로테오글리칸	• 거대 분자들은 다양한 글리코사미노글리칸을 포함하는 히알루론 뼈대에 의해 형성됨.
	• 글리코사미노글리칸(GAG) : 콘드로이틴과 케라틴가지들을 포함한 중심단백으로 이루어짐.
	• 뼈의 압축강도를 이룸.
• 비아교질성 단백질	• 오스테오칼신 : 뼈형성 회전율의 증가를 의미함(예; 파제트병).
	• 그 외 : 오스테오넥틴, 오스테오폰틴
• 세포	• 뼈모세포, 뼈세포, 뼈파괴세포
물	• 뼈 무게의 5%를 차지함.
뼈를 감싸는 뼈막(골막)은 어린이에서 더 두꺼우며, 긴뼈의 두께성장에 관여한다.	

뼈질량 조절의 4가지 기전
Four Mechanisms of Bone Regulation

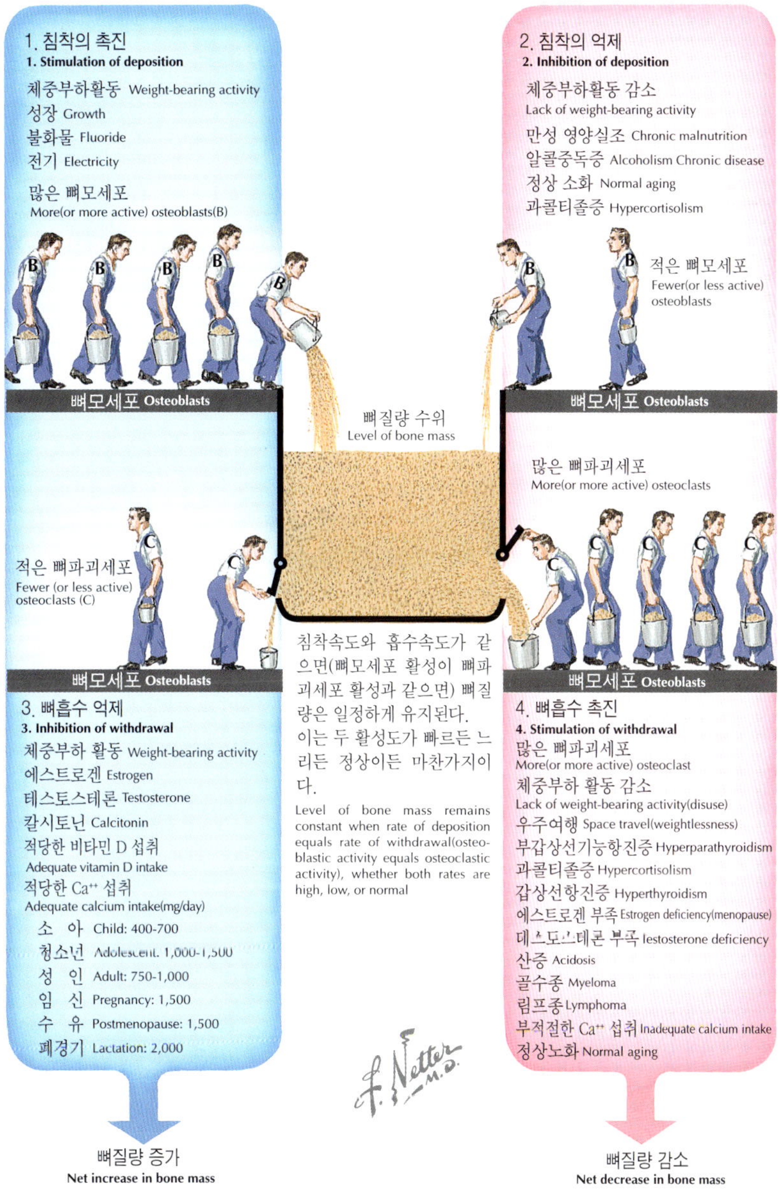

세포	설명
	세포 종류
뼈모세포	• 기능 : 뼈의 바탕질을 형성. I형 아교질과 다른 바탕 단백질을 만들어냄. • 새로운 뼈의 표면을 경계짓고 절단 원뿔에 뼈파괴세포가 있다. • 수용체 : **부갑상선호르몬**(PTH), 비타민 D, 글루코스테로이드, 에스트로겐, 프로스타글란딘, 인터루킨
뼈세포	• 뼈 바탕질로 둘러싸인 뼈모세포. 모든 뼈세포의 90%가 해당됨. • 기능 : 뼈의 유지 및 보존. 긴 세포는 소관을 통해 서로 연결 • 수용체 : **부갑상선호르몬**(PTH , 칼슘 유리), **칼시토닌**(칼슘을 유리하지 않음.)
뼈파괴세포	• 커다란 다핵세포는 단핵세포, 큰포식세포 같이 동일한 세포라인에서 유래한다. • 기능 : 활성화시 뼈침식공간에서 발견, "주름지역"을 통해서 뼈를 흡수한다. • 수용체 : **칼시토닌**, 에스트로겐, 인터루킨 – 1, 핵인자 카파 B리간드의 수용체 활성화제(RANK – L), 비스포스포네이트에 의해 억제됨.

막속뼈되기
Intramembranous ossification

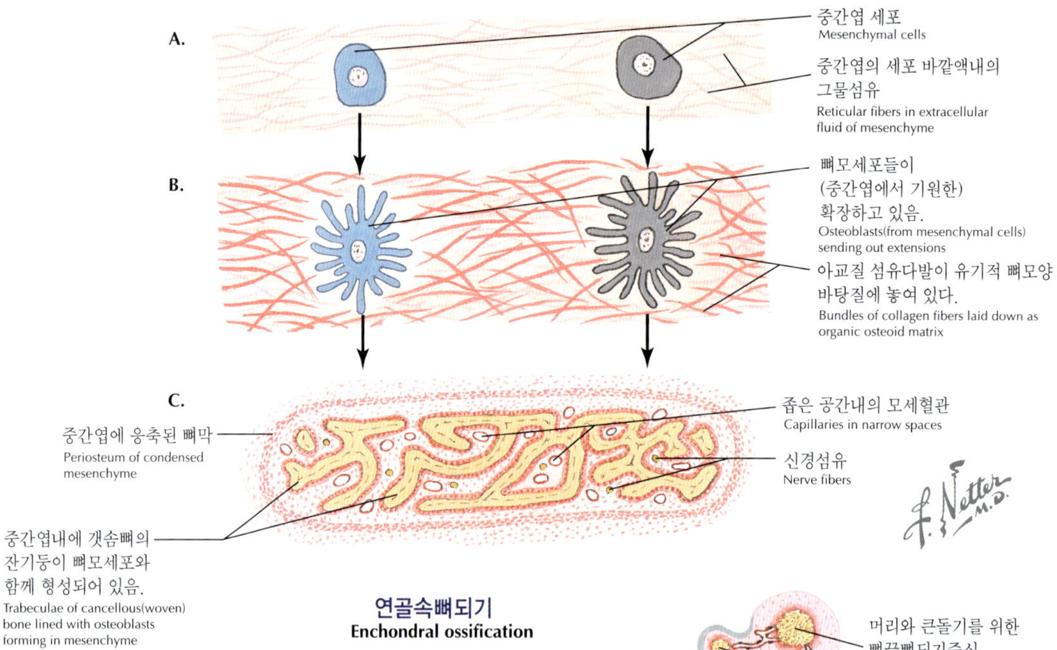

연골속뼈되기
Enchondral ossification

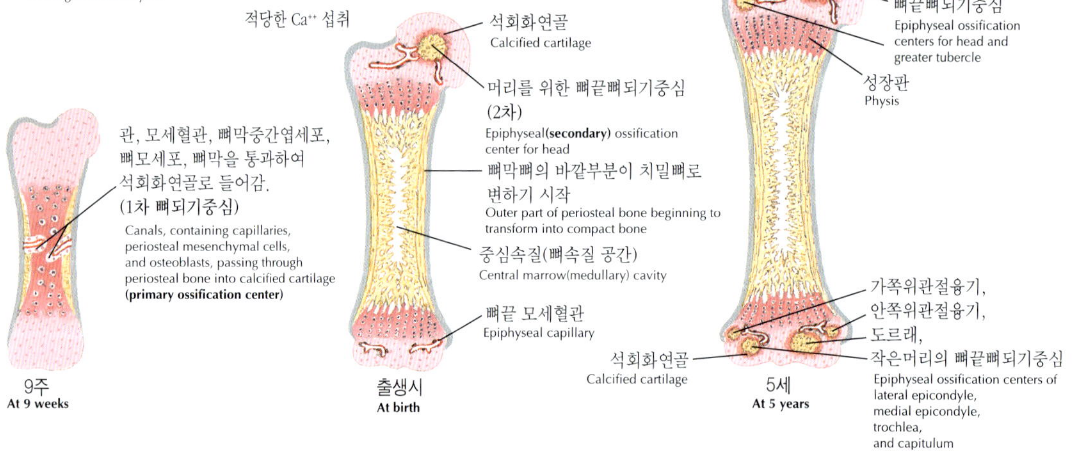

뼈되기	설명
	뼈형성
뼈형성(뼈되기)은 3가지 다른 방법으로 일어남. : 연골속, 막속, 덧붙이	
연골속	• 뼈가 연골원기를 대체함(모형) 뼈파괴세포가 연골을 제거하고 새로운 뼈바탕질을 뼈모세포가 형성함. • 긴뼈에서 전형적(빗장뼈 제외) • 일차 뼈되기중심(몸통에 있는)은 전형적으로 출생전기에 발달함. • 이차 뼈되기중심은 출생후에 다양한 시간에 발생하고, 주로 뼈끝에 있음. • 성장판의 길이성장 또한 연골속 뼈되기에 의해 일어남. • 또한 골절된 애벌뼈(가골)에서도 발견됨.
막속	• 뼈는 중간엽세포로부터 연골원기 없이 직접 발생함. • 중간엽세포는 뼈를 형성하는 뼈모세포로 분화됨. • 예; 납작뼈(예; 머리뼈)와 빗장뼈
덧붙이	• 뼈모세포는 이미 있는 뼈 위에 새로운 뼈/바탕질을 형성함. • 예; 긴뼈의 뼈막 관련 두께성장

뼈끝과 성장판
Epiphysis and Physis

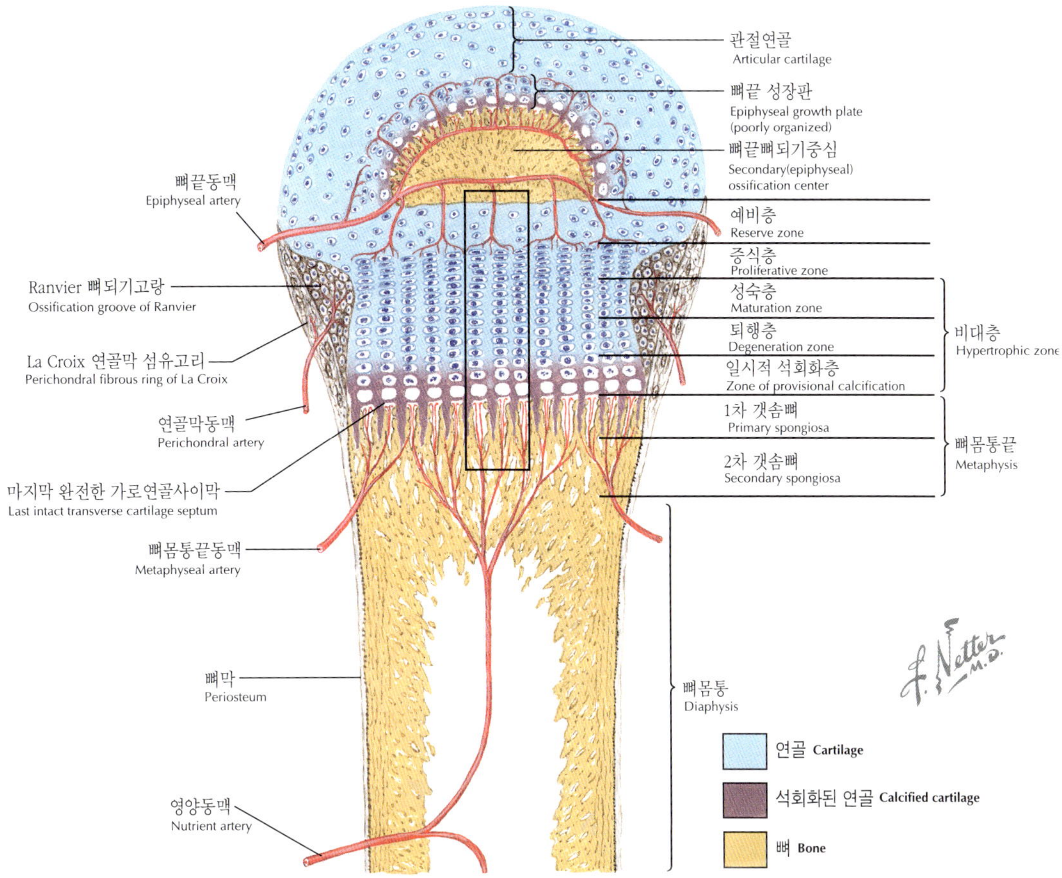

구조물	설명
성장판의 해부학	
성장판은 긴뼈의 길이 성장을 담당한다. 그것은 여러 개의 다른 기능을 하는 구역으로 나뉘어진다. • 각각의 뼈끝에서 뼈끝성장(길이 성장이 아닌)을 담당하는 성장판이 있다(유사한 구조). • 미성숙한 뼈돌기(예; 정강뼈결절)에도 성장판이 있다. 그것을 뼈가 성숙하며 융합한다.	
예비층	• 느슨하게 구조화된 세포가 풍부한 바탕질을 만들고 대사물을 저장한다.
증식층	• 길이 성장은 연골세포가 이곳에서 나뉘어지고 층으로 쌓이며 일어난다. • 연골무형성층은 이곳의 기능이상의 결과이다.
비대층	• 3개의 하위층을 가진다. 기능은 뼈되기를 위한 바탕질을 준비하고 그것을 석회화시킨다.
성숙층	• 세포가 성숙하고 크기가 10배 커진다.
퇴행층	• 연골세포가 죽고 프로테오글리칸이 분해되며 바탕질의 무기질 침착이 일어난다.
일시적 석회화층	• 칼슘이 연골 바탕질을 무기질 침착시킨다(방사선위험 지역).
뼈몸통끝	
1차 갯솜뼈	• 뼈모세포가 석회화된 연골로 미성숙 뼈를 만든다
2차 갯솜뼈	• 뼈파괴세포가 연골과 미성숙뼈를 제거한다. 뼈모세포를 새로운 뼈(층판)를 만든다.
이외	
Ranvier고랑	• 말초의 연골세포는 성장판이 없어지고 성장하게 해준다.
연골막 고리	• 연골 성장판의 말초공급을 해준다.

정상 칼슘과 인의 대사
Normal Calcium and Phosphate Metabolism

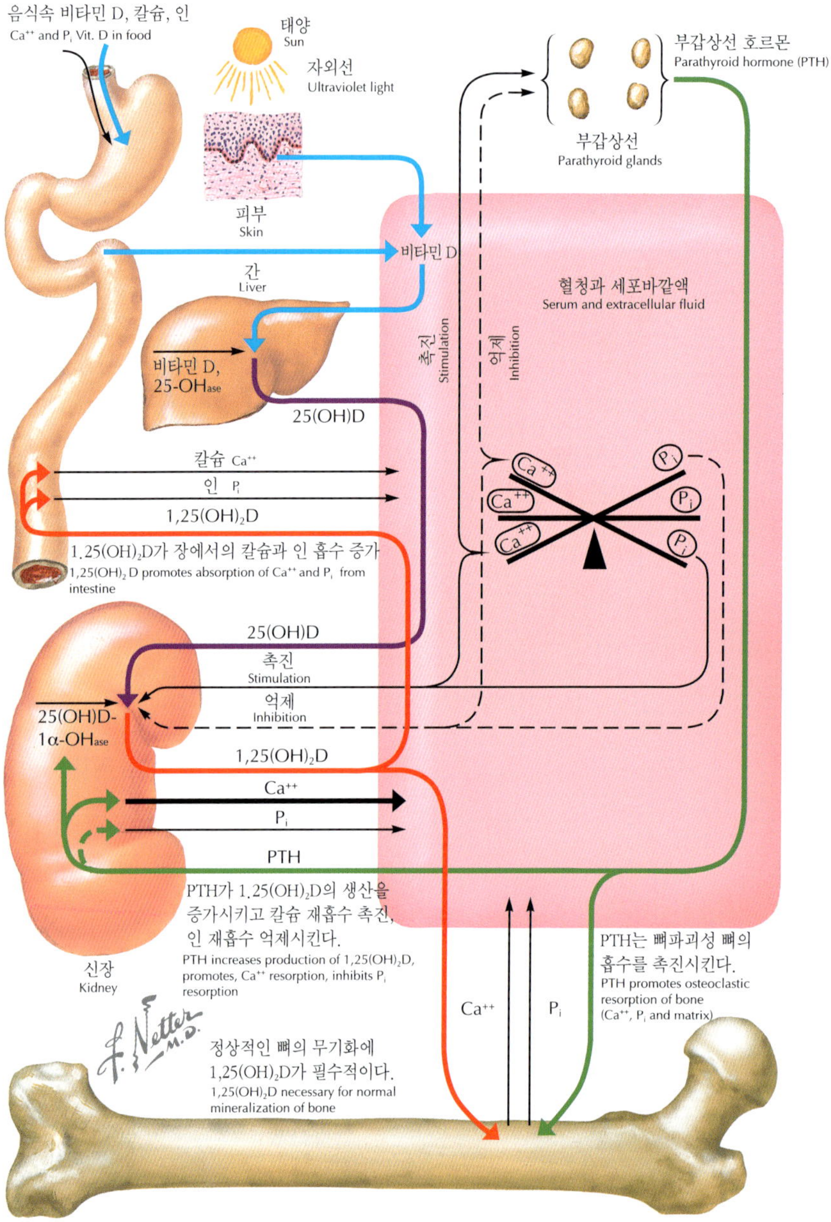

무기질	설명
	뼈의 대사
뼈는 혈청 칼슘과 인의 농도를 적절하게 유지하는데 매우 중대한 역할을 한다.	
칼슘	• 칼슘은 심장, 뼈대근, 신경 기능의 중요한 역할을 한다. • 정상 섭취 요구량 500~1300mg. 임신, 수유, 골절시 더 많은 요구량이 필요하다. • 체내 보관된 칼슘의 99%는 뼈에 존재한다. • 칼슘 농도는 PTH와 비타민 D 1.25에 의해 직접적으로 조절된다.
인	• 뼈 무기질과 몸의 대사 기능에 중요한 요소 • 체내 인의 85%가 뼈에 존재

칼슘과 인의 대사조절

Regulation of Calcium and Phosphate Metabolism

	부갑상선호르몬 **Parathyroid hormone(PTH)** (peptide)	1,25(OH)$_2$D (steroid)	칼시토닌 **Calcitonin** (peptide)
호르몬 **Hormone**	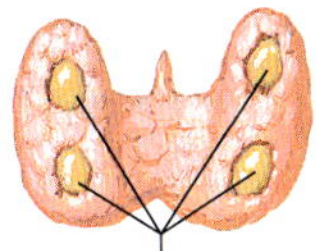 부갑상선의 주세포로부터 From chief cells of parathyroid glands	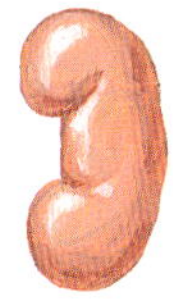 콩팥의 토리쪽세관으로부터 From proximal tubule of kidney	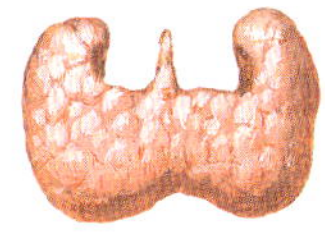 갑상선의 세포곁 세포로부터 From parafollicular cells of thyroid gland
생산자극인자들 **Factors stimulating production**	혈중 Ca^{++} 감소 Decreased serum Ca^{++}	PTH 상승 Elevated PTH 혈중 Ca^{++} 감소 Decreased serum Ca^{++} 혈중 P_i 감소 Decreased serum P_i	혈중 Ca^{++} 증가 Elevated serum Ca^{++}
생산억제인자들 **Factors inhibiting production**	혈중 Ca^{++} 증가 Elevated serum Ca^{++} 1,25(OH)$_2$D증가 Elevated 1,25(OH)$_2$D	PTH 감소 Decreased PTH 혈중 Ca^{++} 감소 Elevated serum Ca^{++} 혈중 P_i 감소 Elevated serum P_i	혈중 Ca^{++} 감소 Decreased serum Ca^{++}
호르몬 작용기관 **End organs for hormone action** 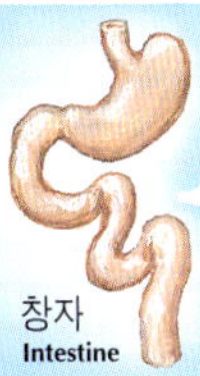 창자 **Intestine**	직접적인 효과 없음 No direct effect 콩팥에서 생성된 1,25(OH)$_2$D의 장에 대한 간접적인 작용 Acts indirectly on bowel by stimulating production of 1,25(OH)$_2$D in kidney	Ca^{++}과 P_i의 창자 흡수 자극 Strongly stimulates intestinal absorption of Ca^{++} and P_i	
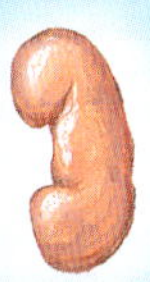 콩팥 **Kidney**	토리쪽세관의 사립체내에 있으면서 25(OH)D를 1,25(OH)$_2$D로 전환하는 25(OH)D-1 α-OH_{ase}를 자극 Stimulates 25(OH)D-1 α-OH_{ase} in mitochondria of proximal tubular cells to convert 25(OH)D to 1,25(OH)$_2$D 여과된 Ca^{++}의 재흡수 증가 Increases fractional reabsorption of filtered Ca^{++} 소변내 P_i의 배설촉진 Promotes urinary excretion of P_i		콩팥의 칼슘 배설 촉진 Increases renal calcium excretion
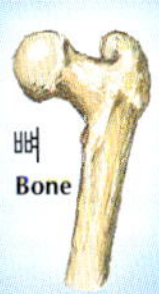 뼈 **Bone**	IL-6 와 같은 자가 분비 시토카인을 통해 뼈모세포 생성을 조절함으로써 간접적으로 뼈 흡수를 촉진. 결과적으로 뼈파괴세포의 생성과 활성을 자극하는 주변 분비 시토카인의 발현을 증가시킴. PTH는 또한 뼈모세포의 동화작용을 일으키는데 이는 만성적인 부갑상선항진증에서 뼈모양을 과잉생산하게 한다. Increases bone resorption indirectly by up-regulating osteoblast production of autocrine cytokines such as interleukin-6, which results in increased production of paracrine cytokines that stimulate osteoclast production and activity. PTH also has an anabolic effect on osteoblasts that results in overproduction of osteoid in chronic hyperparathyroidism	PTH 와 수용체에 유사하게 작용하여 뼈 흡수를 자극 Stimulates bone resorption in a simila fashion to PTH and receptors	뼈파괴세포의 분화와 활성을 직접적으로 억제하여 뼈 흡수를 억제 Inhibits bone resorption by direct inhibition of osteoclast differentiation and activity
혈중과 세포바깥액에 칼슘과 인의 축적 효과 없음 **Net effect on calcium and phosphate concentrations in extracellular fluid and serum**	혈중 칼슘 증가 **Increased serum calcium** 혈중 인 감소 **Decreased serum phosphate**	혈중 칼슘 증가 **Increased serum calcium** 혈중 인 감소 **Decreased serum phosphate**	일시적인 혈중 칼슘 감소 **Decreased serum calcium (transient)**

호르몬	설명
	뼈형성 조절인자
부갑상선호르몬(PTH)	• 낮은 혈청 칼슘 농도는 PTH 분비를 유발. PTH는 1. 뼈모세포에 부착(이는 뼈파괴세포로 하여금 뼈를 흡수하도록 자극) 2. 뼈세포에 부착(칼슘을 방출) 3. 콩팥에 부착(칼슘 재흡수 증가)
비타민 D 1,25(OH)	• 피부와 음식을 통해 들어온 비타민 D는 2배로 수산화됨. • 낮은 혈청 칼슘농도로 인해 유발된 비타민 D는 창자와 뼈에서 칼슘의 흡수를 자극
칼시토닌	• 혈청 칼슘 농도가 높을때 분비. 직접적으로 뼈파괴세포를 억제하고 콩팥으로부터 칼슘 분비를 증가시켜 혈청 칼슘 농도를 낮춤.
기타 호르몬	• 에스트로겐, 코르티코스테로이드, 갑상선호르몬, 인슐린, 성장호르몬

뼈항상성의 기전
Dynamics of Bone Homeostasis

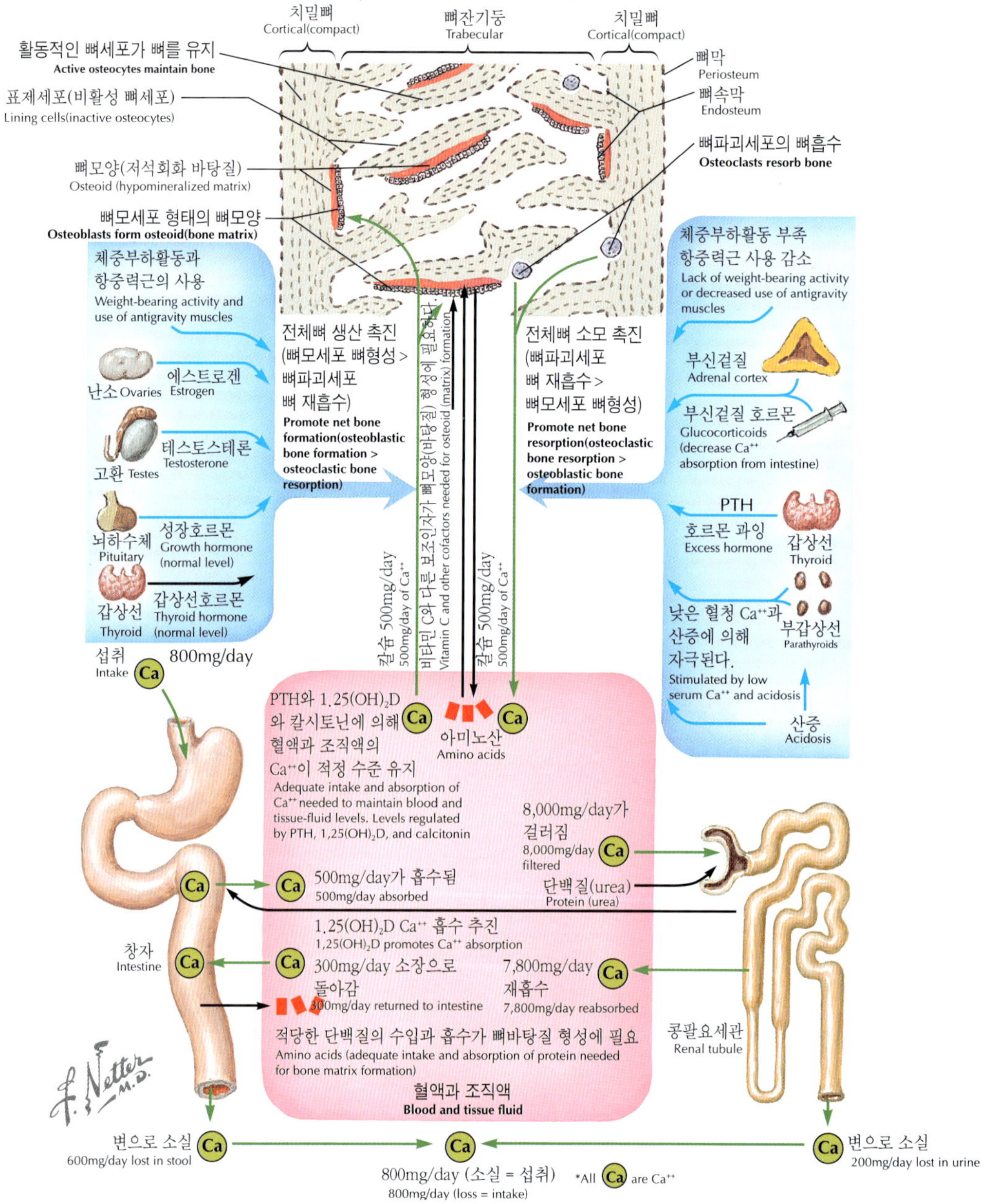

조건	설명
	대사 장애
고칼슘혈증	• 증상 : 변비, 오심, 복통, 혼동, 혼미, 혼수
1° 부갑상선항진증	• 전형적으로 부갑상선 선종이나 PTH 호르몬 과다분비로 인해 발생
	• "갈색 종양". Lab : 혈청 칼슘 증가, 혈청 인 감소
2° 부갑상선항진증	• 악성(폐암은 PTH 유사 호르몬 생성), 다발내분비샘종양(MEN) 증후군
저칼슘혈증	• 증상 : 반사항진, 강직, +크보스테크/트로조 징후, 시각신경유두부종
부갑상선저하증	• 부갑상선호르몬 생성의 저하로 인해 혈청 칼슘 농도 감소
	• 갑상선절제술시 부갑상선의 우발적인 절제로 인해 발생할 수 있음.
콩팥뼈형성장애	• 만성 콩팥 기능 상실을 일으키는 많은 질병들 중 하나로 인해 발생할 수 있음.
구루병/뼈연화증	• 뼈바탕질의 적절한 무기질화의 실패
	• 비타민 D부족(식이)이나 수용체 결핍(유전)

뼈엉성증과 뼈연화증의 비교
Comparison of Osteoporosis and Osteomalacia

	뼈엉성증 Osteoporosis	뼈연화증 Osteomalacia
정의 Definition 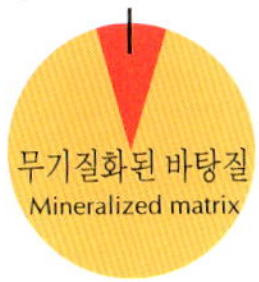 무기질화되지 않은 바탕질 Unmineralized matrix 무기질화된 바탕질 Mineralized matrix 정상 Normal	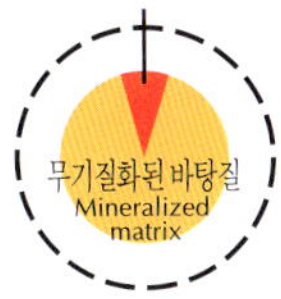 무기질화되지 않은 바탕질 Unmineralized matrix 무기질화된 바탕질 Mineralized matrix 뼈질량은 감소하나 무기질화는 정상임. Bone mass decreased, mineralization normal	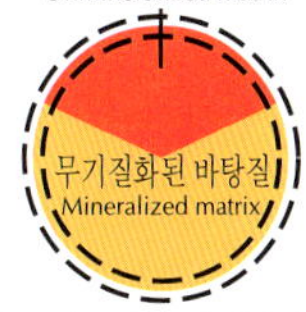 무기질화되지 않은 바탕질 Unmineralized matrix 무기질화된 바탕질 Mineralized matrix 뼈질량은 변할수 있으나 무기질화가 감소함. Bone mass variable, mineralization decreased
발병 나이 Age at onset	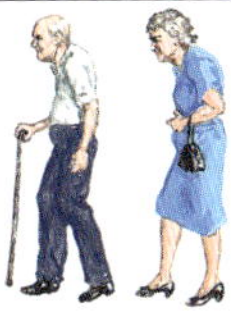 일반적으로 노인, 폐경후 여성 Generally elderly, postmenopause	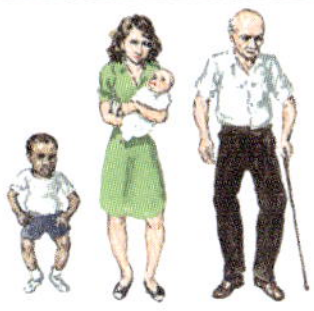 모든 연령 Any age
원인 Etiology	내분비 이상, 나이, 특발성, 비활동성, 비사용, 알콜 남용, 칼슘 결핍 Endocrine abnormality, age, idiopathic, inactivity, disuse, alcoholism, calcium deficiency	비타민 D 결핍, 비타민 D 대사이상, 저인산혈증증후군, 콩팥요세관산증, 저인산증 Vitamin D deficiency, abnormality of vitamin D pathway, hypophosphatemic syndromes, renal tubular acidosis, hypophosphatasia
증상 Symptomatology	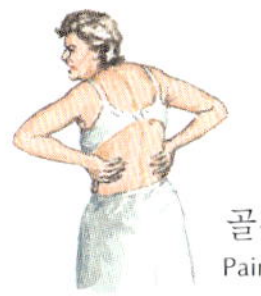 골절부위와 연관된 통증 Pain referable to fracture site	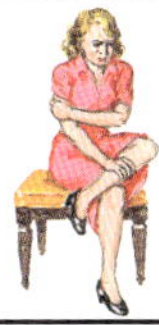 전신적 뼈통증 Generalized bone pain
징후 Signs	골절부위에 누름통증 Tenderness at fracture site	골절부위의 누름통증과 전신적 누름통증 Tenderness at fracture site and generalized tenderness
방사선학적 특징 Radiographic features	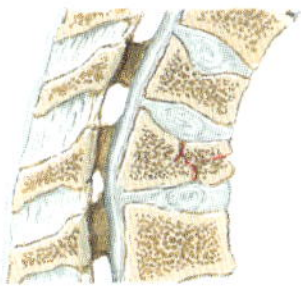 주축뼈에 대부분 Axial predominance	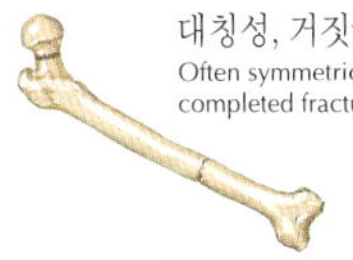 대칭성, 거짓골절, 완전골절 Often symmetric, pseudofractures, or completed fractures 부속뼈에 대부분 Appendicular predominance
실험실 검사소견 Laboratory findings		
혈중 칼슘 Serum Ca^{++}	정상 Normal	정상 혹은 감소(저인산증에서 증가) Low or normal (high in hypophosphatasia)
혈중 인 Serum P_i	정상 Normal $Ca^{++} \times P_i > 30$	상승(저인산증 제외) Elevated, except in hypophosphatasia
알칼리성 인산효소 Alkaline phosphatase	정상 Normal	정상 혹은 감소 Low or normal 알부민이 정상이라면 $Ca^{++} \times P_i < 30$(신성골이영양증에서 증가) $Ca^{++} \times P_i > 30$ if albumin normal (high in renal osteodystrophy)
요중 칼슘 Urinary Ca^{++}	정상 혹은 증가 High or normal	정상 혹은 저하(저인산증에서 증가) Normal or low (high in hypophosphatasia)
뼈 생검 Bone biopsy	테트라사이클린 표식에서 비정상 소견 Tetracycline labels normal	테트라사이클린 표식에서 정상 소견 Tetracycline labels abnormal

조건	설명
	대사장애
뼈엉성증(골다공증)	• 뼈질량 감소(양적인 문제). 고령 환자에서 가장 흔함. • 2종류 : 1형; 가장 흔함, 갯솜뼈(넙다리목, 척추뼈 몸통 등), 2형; 나이와 연관, 70세 이상. 갯솜뼈와 치밀뼈 모두 질량 감소. • DEXA 스캔으로 진단, 치료로는 호르몬 대치요법이나 비스포스포네이트를 사용할 수 있다..
괴혈병	• 비타민 C 결핍으로 아교질 결함으로 인해 여러 증상들이 나타남.
뼈화석증	• 뼈화석병, 뼈파괴세포의 기능이상으로 뼈의 밀도가 과잉
파제트병(Paget' s disease)	• 뼈모세포와 뼈파괴세포가 자극되어 결과적으로 단단하나 잘 부러지는 뼈로 변함.

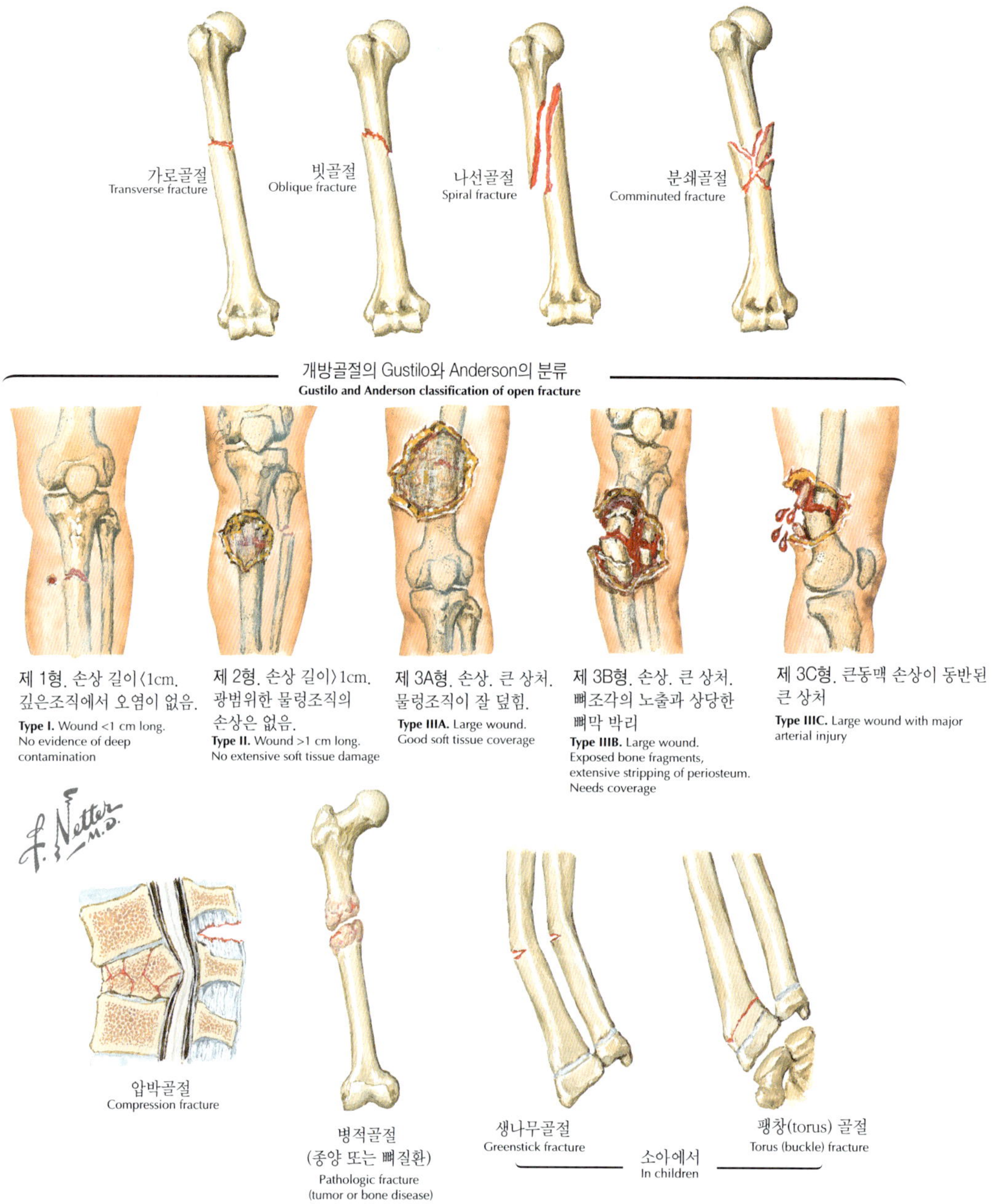

기술	설명
	골절
종류	• 가로골절, 빗골절, 나선골절, 분쇄골절, 분절골절, 끼임골절, 찢김골절
구조물	• 비전위성, 최소전위성, 전위성 골절
경사(각형성)	• 뒤쪽 뼈조각 부분의 방향(예; 뒤쪽 이동) 혹은 정점의 방향(예; 정점의 손발바닥쪽)
열림성 vs. 폐쇄성	• 열림성 골절은 골절된 뼈가 물렁조직을 뚫고 나와 열림성 창상을 만들었을 때를 일컬음(감염의 위험으로 응급수술의 적응증). • Gustilo & Anderson 분류가 열림성 골절의 분류로 자주 쓰임.(I, Ⅱ, Ⅲ a, b, c)
기타	• 압박골절 : 압박부하에 의한 뼈바탕질의 파괴 • Salter – Harris 분류 : 성장판 손상을 포함한 소아골절의 분류 • 생나무골절(불완전 굽은골절) : 한쪽 뼈겉질의 파괴를 의미하는 소아골절 • 팽창골절(Buckle/torus) : 끼임된 뼈겉질을 포함하는 소아골절 • 병적골절 : 뼈의 질환 및 뼈 종양등에 의한 골절

성장판 손상(솔터-해리스 분류, 랭의 변형)
Injury to Growth Plate (Salter-Harris Classification, Rang Modification)

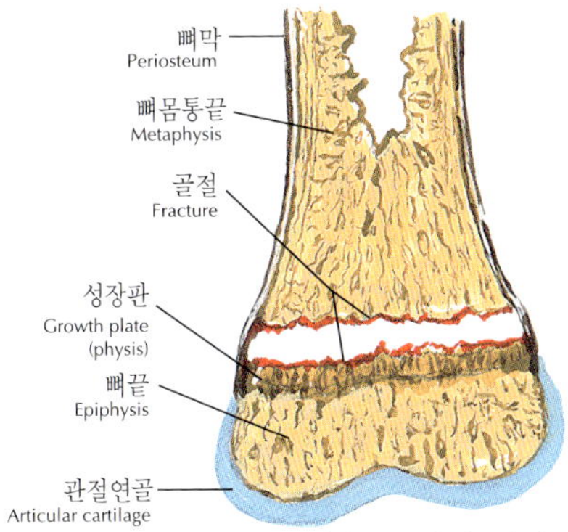

성장판의 석회화된 연골(성장대)을 통해 뼈끝이 뼈몸통에서 완전히 분리됨. 실제로 뼈는 골절이 없음.; 뼈막도 유지됨. 신생아와 어린 소아에게서 가장 흔함.

Type I. Complete separation of epiphysis from shaft through calcified cartilage (growth zone) of growth plate. No bone actually fractured; periosteum may remain intact. Most common in newborns and young children

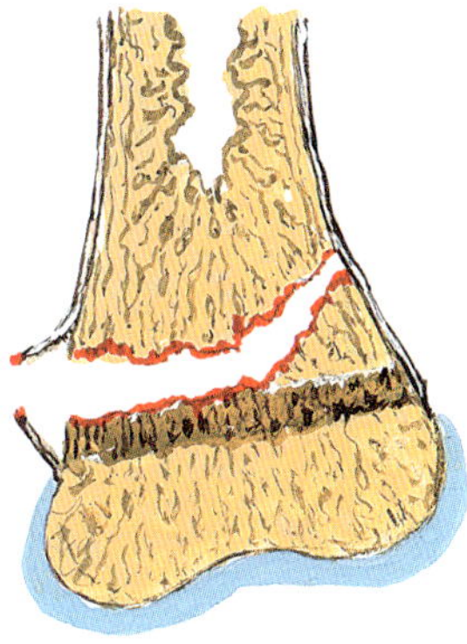

2형. 가장 흔함. 분리선은 성장판의 깊은층을 부분적으로 가로질러 뼈몸통끝까지 파급됨. 뼈끝에 붙어 있는 삼각형 모양의 뼈몸통끝이 남게 됨.

Type II. Most common. Line of separation extends partially across deep layer of growth plate and extends through metaphysis, leaving triangular portion of metaphysis attached to epiphyseal fragment

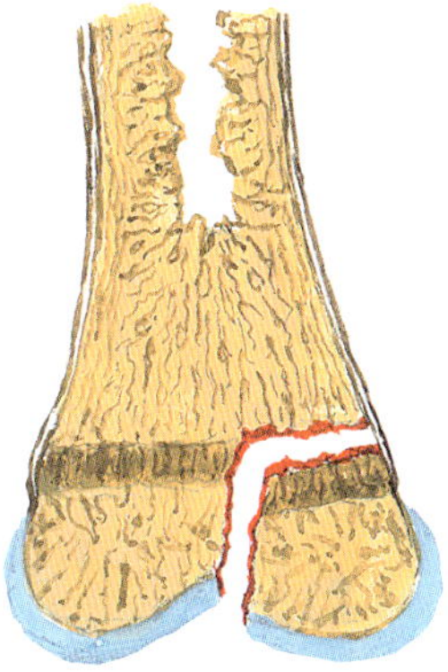

3형. 흔하지 않음. 뼈몸통에서 성장판의 깊은층을 가로질러 주변부에 이르는 관절내 골절 열림되맞춤과 고정이 종종 필요함.

Type III. Uncommon. Intraarticular fracture through epiphysis, across deep zone of growth plate to periphery. Open reduction and fixation often necessary

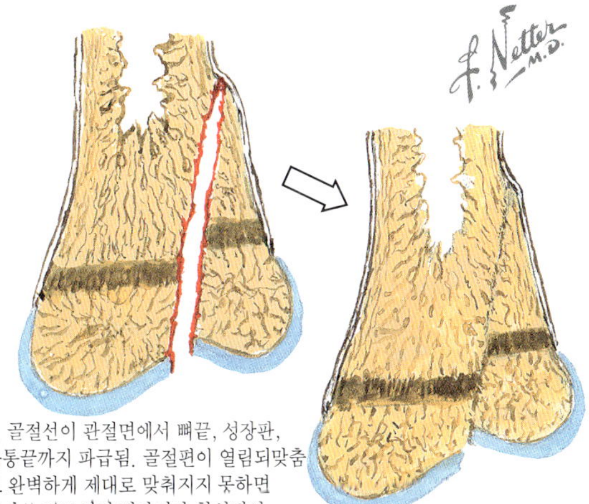

4형. 골절선이 관절면에서 뼈끝, 성장판, 뼈몸통끝까지 파급됨. 골절편이 열림되맞춤으로 완벽하게 제대로 맞춰지지 못하면 성장판을 가로질러 뼈다리가 형성되어 부분적인 성장정지나 관절각 변형이 나타남.

Type IV. Fracture line extends from articular surface through epiphysis, growth plate, and metaphysis. If fractured segment not perfectly realigned with open reduction, osseous bridge across growth plate may occur, resulting in partial growth arrest and joint angulation

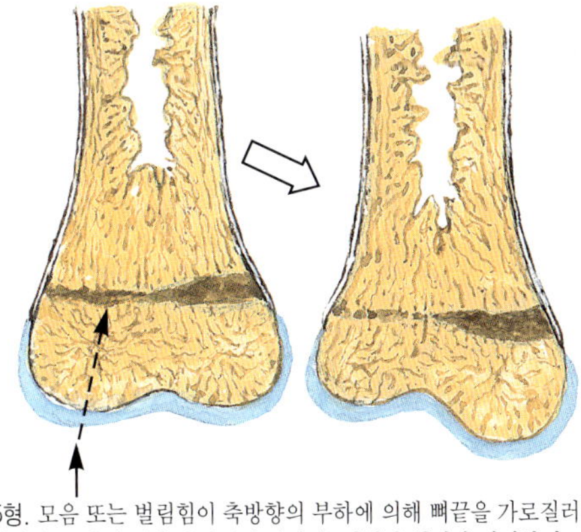

5형. 모음 또는 벌림힘이 축방향의 부하에 의해 뼈끝을 가로질러 성장판 부위에 심한 분쇄력이 전달됨. 전위가 없거나 미미하여 방사선적으로 진단이 어려움. 그럼에도 불구하고 성장판은 손상받아 부분적인 성장정지나 사지 단축, 각변형이 발생하게 됨.

Type V. Severe crushing force transmitted across epiphysis to portion of growth plate by abduction or adduction stress or axial load. Minimal or no displacement makes radiographic diagnosis difficult; growth plate may nevertheless be damaged, resulting in partial growth arrest or shortening and angular deformity

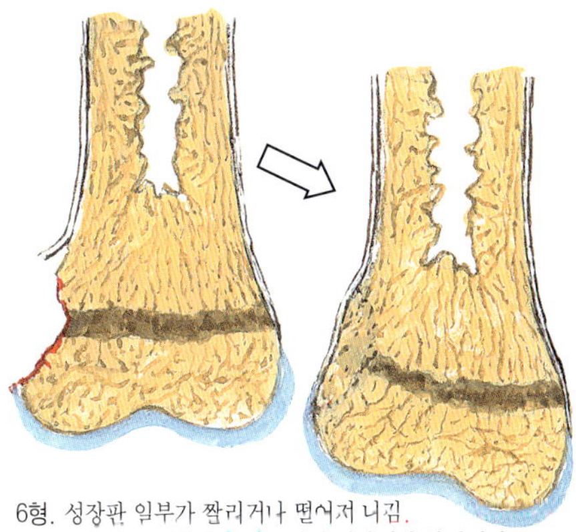

6형. 성장판 일부가 짤리거나 떨어져 나감. 노출된 표면은 성장판을 가로질러 뼈다리가 형성되어 치유됨. 이는 손상부위에 성장을 제한하여 각변형을 유발시킴.

Type VI. Portion of growth plate sheared or cut off. Raw surface heals by forming bone bridge across growth plate, limiting growth on injured side and resulting in angular deformity

골절의 치유
Healing of fracture

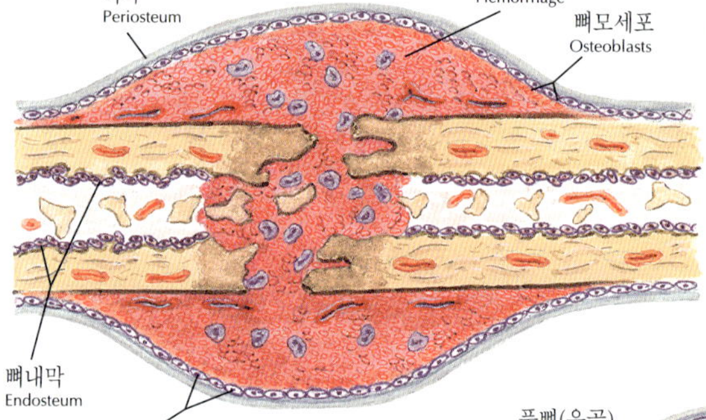

염증
Inflammation

뼈내부 및 주위 혈관의 파괴에 의한 혈종이 형성됨.
골절된 부분의 경계에 있는 뼈는 괴사됨.
주위 물렁 조직의 파열의 정도가 클수록 뼈 괴사는 증가됨.
염증 세포들로는 섬유모세포, 연골세포, 뼈조상세포등이 있음.
골절부위의 저산소상태는 신생혈관 형성을 야기시킴.

A hematoma forms as the result of disruption of intraosseous and surrounding vessels. Bone at the edges of the fracture dies. Bone necrosis is greater with larger amounts of soft tissue disruption. Inflammatory cells are followed by fibroblasts, chondroblasts, and osteoprogenitor cells. Low pO_2 at the fracture site promotes angiogenesis.

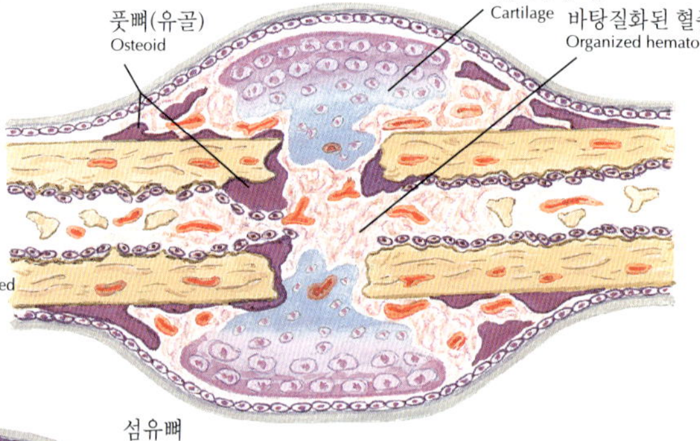

물렁애벌뼈 형성에 의한 회복
Repair of soft callus formation

물렁애벌뼈의 형성은 초기에는 아교질에 의해 구성된다.; 이후 연골형성 및 풋뼈 형성(뼈되기)이 진행된다.

Soft callus forms, initially composed of collagen; this is followed by progressive cartilage and osteoid formation.

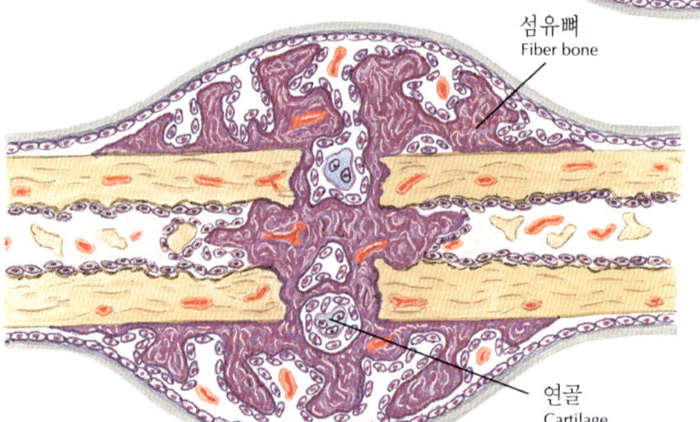

굳은애벌뼈 형성에 의한 회복
Repair of hard callus formation

뼈모양, 외부의 연골, 뼈막, 수질의 물렁애벌뼈는 무기질화되어 무층뼈로 변환된다.(굳은애벌뼈)

Osteoid and cartilage of external, periosteal, and medullary soft callus become mineralized as they are converted to woven bone(hard callus)

재형성
Remodeling

뼈파괴 및 뼈모세포의 활동은 무층뼈를 하버시안(Haversian) 계통을 포함하는 층판뼈로 변환시킨다.
정상뼈의 윤곽이 회복되며, 심지어 각형성도 부분적 혹은 완전히 교정된다.

Osteoclastic and osteoblastic activity converts woven bone to lamellar bone with true haversian systems. Normal bone contours are restored; even angulation may be partially or completely corrected.

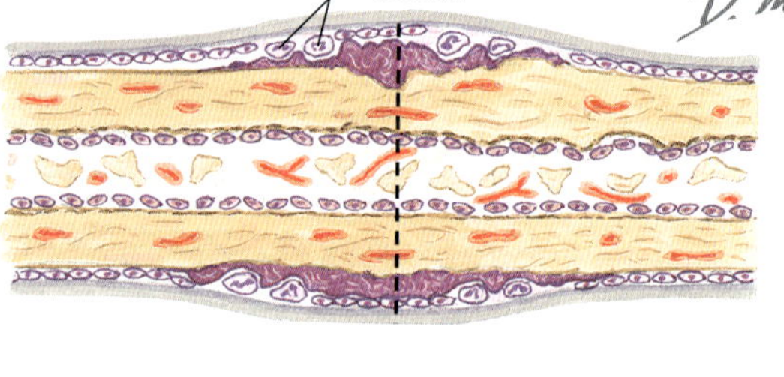

단계	설명
	골절 치유
골절의 치유는 세단계로 이루어진다.; 염증기, 회복기(애벌뼈형성), 재형성기 • 치유를 위해서 대부분의 골절은 좋은 혈류상태(가장 중요)와 안정성을 필요로 한다. • 골절의 견고한 고정 후에는 애벌뼈(가골) 형성이 잘 이루어지지 않는다.; 대신에 기본적/직접적 치유가 이루어진다. • 흡연 및 비스테로이드성 소염제는 골절의 치유를 저해한다.	
염증기	• 혈종이 생성되고, 조혈세포 및 뼈조상세포가 공급된다. 육아조직이 형성된다.
회복기	• 굳은애벌뼈 : 연골(연) 애벌뼈(가골)이 형성되어 골절의 끝부분을 이어준다(뼈다리 역할의 애벌뼈형성). • 물렁애벌뼈 : 미성숙된(무층) 뼈의 연골 애벌뼈를 대신한다(연골속 뼈되기).
재형성기	• 미성숙된(무층) 뼈가 성숙된(층판) 뼈로 대치된다.

뼈의 치유를 촉진하거나 지연시키는 인자
Factors That Promote or Delay Bone Healing

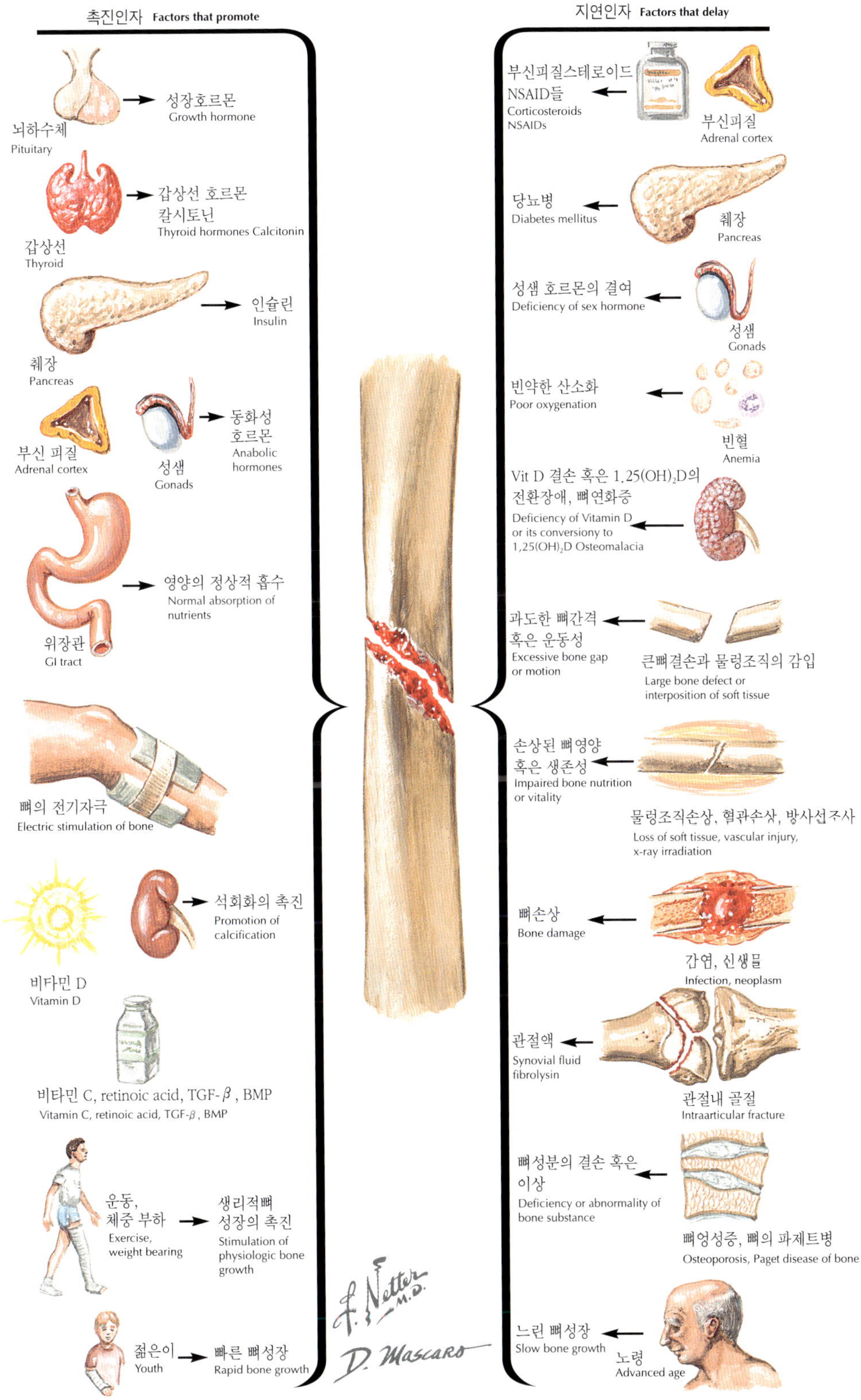

윤활 관절
Synovial joints

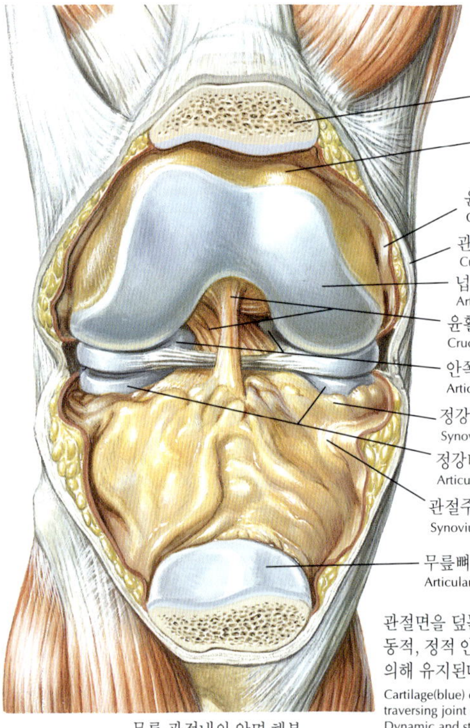

무릎 관절내의 앞면 해부
Anterior view of open knee

관절면을 덮는 연골. 윤활막은 관절주머니의 아래쪽과 인대를 덮고, 관절공간을 가로지른다. 동적, 정적 안정성과 상대적 일치하는 관절은 인대와 관절을 가로질러 역할을 하는 근육에 의해 유지된다.

Cartilage(blue) covers articular surfaces; synovial membrane(orange) covers interior of joint capsule and ligaments, traversing joint space.
Dynamic and static stability of joint and relative congruity of articulating surfaces maintained by ligaments and muscles acting across joint

구조물	설명
관절	
윤활관절은 두 개의 인접한 뼈 끝에 있다.	
관절 연골	• 매우 부드럽고 뼈끝을 덮고 있으며 서로 미끄럼 운동한다. • 이것은 손상될 수 있고 통증, 퇴화, 기능손실을 일으킬 수 있다.
연골(물렁뼈)밑 뼈	• 관절연골 바로 아래에서 지지하는 치밀뼈 • 방사선검사에서 진하게 보이며, 자기공명영상에서 저신호(검은색)으로 보인다.
윤활막	• 관절주머니를 덮는 안쪽 막 • 윤활액을 생성한다 • 윤활주름은 일반적으로 정상이나 때때로 병적일 수 있다.
주머니	• 두개의 뼈끝을 지지하고 둘러싸는 바깥층 • 주머니의 두꺼워짐(주머니 인대)은 관절의 안정성을 유지한다.
윤활액	• 혈장의 여과액(윤활막이 거른다.) • 하이알루산과, 루브리신, 프로테이나제, 콜라게나제로 구성됨. 점성보충치료는 관절내 하이알루론산을 대체하는데 목적이 있다. • 기능 : 1. 관절내 윤활 2. 관절연골(물렁뼈)에 영향 • 실험실평가는 관절내 과정의 정밀검사의 중요한 부분이다.
그 외	• 관절은 종종 인대(예; 앞십자인대, 뒤십자인대), 힘줄(예; 두갈래근, 오금근), 지지구조(반달, 삼각섬유연골 복합체, 관절원반)등의 부가구조를 포함한다.
연골	
유리질	• 윤활관절의 관절연골에서 발견됨. • 2형 아교질 포함
섬유연골(물렁뼈)	• 반달연골, 삼각섬유연골 복합체, 척추사이원반, 관절 원반에서 발견됨(예; 봉우리 빗장관절). • 1형 아교질 포함

윤활관절의 구조
Structure of synovial joints

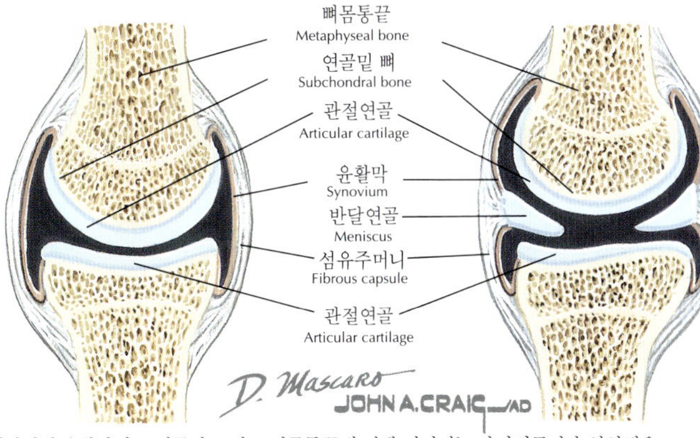

전형적인 윤활관절은 연골밑 그리고 뼈몸통끝에 의해 지지되는 관절연골면과 일치됨을 보여주며 관절주머니와 인대에 의해 안정화된다.
관절연골을 제외한 안쪽면은 윤활막으로 덮여있다.

Typical synovial joints exhibit congruent articular cartilage surfaces supported by subchondral and metaphyseal bone and stabilized by joint capsule and ligaments. Inner surfaces, except for articular cartilage, covered by synovial membrane(synovium)

염좌(삠) 정도
Degrees of sprain

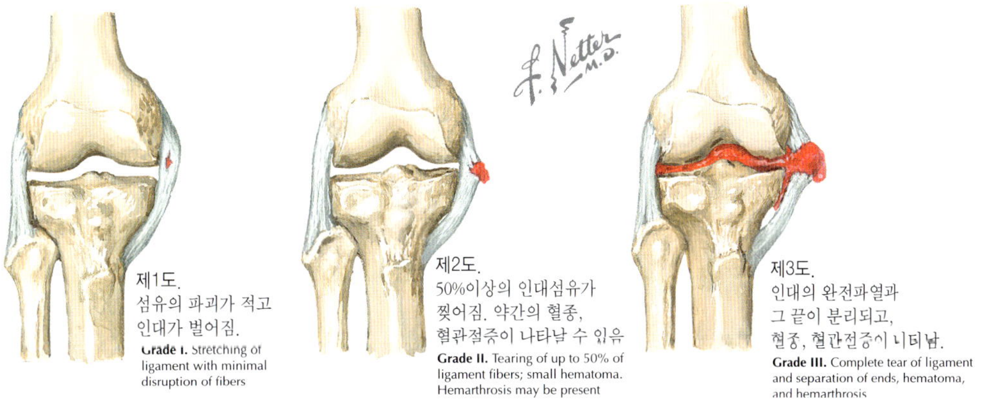

구조물	설명
	인대
기능	• 두개의 뼈에 각각 부착됨(예; 관절내의 앞십자인대 혹은 2개뼈 융기부 어깨뼈위부위). • 인대는 관절의 안정성을 제공하여 생리적인 관절운동 범위를 가능하게 함.
형태	• 인대들은 구조에 의해 구별될 수 있다(예; 앞십자인대 혹은 뒤십자인대). • 많은 인대들은 섬유성 관절막에 의해 두꺼워진다(예; 발목관절에서의 앞목말종아리인대).
삽입	• 1. 인대의 조직(1차적으로 제 1형 아교질)은 섬유 연골에 부착한다. • 2. 섬유 연골은 석회화된 섬유 연골에 부착한다.(대부분의 손상은 여기에서 일어난다.) • 3. 석회화된 섬유연골(Sharpey' s fibers)은 뼈 및 뼈막에 부착한다.
손상	• 인대의 손상을 일컫는 용어는 "염좌(삠)"이며, 3단계로 구분된다. ◦ 제 1도 : 인대의 늘어남. ◦ 제 2도 : 인대의 부분파열 ◦ 제 3도 : 인대의 완전파열 • 성인은 인대의 중간부분에서 파열이 잘 일어나며, 소아는 찢김 손상의 형태로 잘 일어난다.
치료	• 인대에 따라 다양하다.; 1. 부목고정, 2. 물리치료, 3. 수술적 봉합, 4. 수술적 재건술
인대의 강도	• 소아 : 성장판 보다 인대의 강도가 강하다. 따라서 성장판 손상이 발생한다. 염좌는 드물다. • 성인 : 인대는 관절 주위 구조에서 가장 약한부분이다. 따라서 염좌가 흔하게 발생한다. • 노인 : 인대가 약해진 뼈보다 강도가 좋다. 따라서 염좌보다는 골절이 더 흔하게 발생한다.

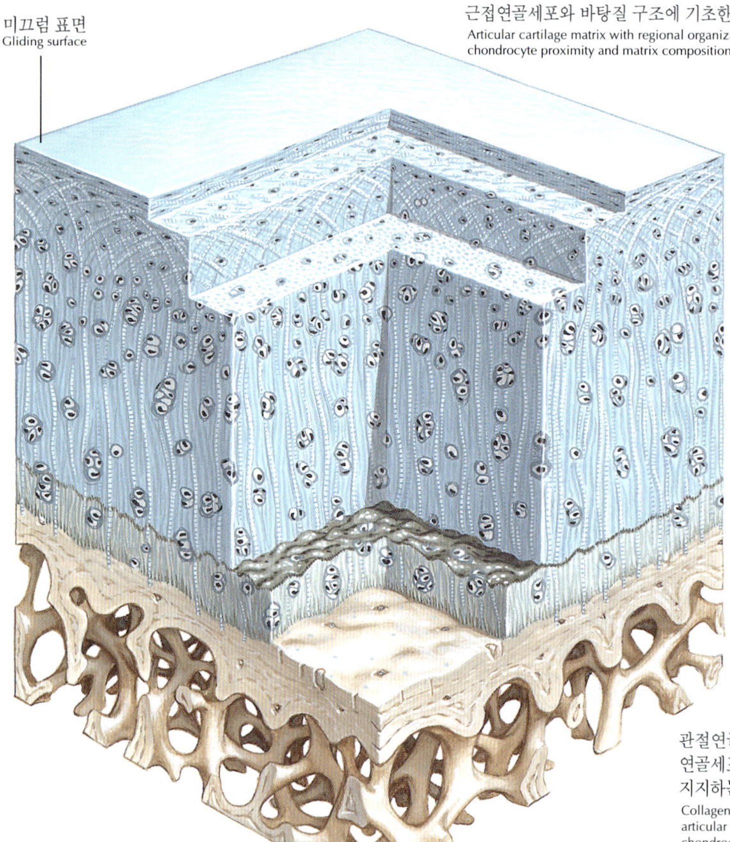

구조물	설명
	관절연골
유리질연골은 뼈의 관절내 끝을 덮음.	
기능	• 부드러운(거의 마찰없는)면이 관절하는 뼈의 끝을 덮고있음. • 통증없는 동작의 범위를 허용함. • 무혈관성 (활막액에서 영양공급), 목신경성, 무림프성
구성	• 물 : 무게의 80%까지, 부하/압박의 변화 : 나이에 의해 감소 뼈관절염에 의해 증가 • 아교질 : 90%이상이 2형(물론 5, 6, 9, 10, 11형); 장력을 제공함. • 프로테오글리칸 : 압축강도를 제공함; 나이와 함께 감소하며 부드러워짐. • 연골세포 : 연골을 유지하며, 아교질과 프로테오글리칸 생성함.
구역(층)	• 표면 : 얇은 층, 섬유들은 비스듬 방향을 가짐(표면과 평행), 비틀기에 저항 • 중간 : 중간크기의 층, 섬유들은 무작위/비스듬 방향임. • 깊은 : 두꺼운 층, 섬유들은 직각 (표면에 직각), 압박에 저항 • 조수표시 : 깊은 구역과 석회화층을 나누는 매우 얇은 선 • 석회화 구역 : 연골이 연골밑뼈에 붙는 이행구역
손상 & 치유	• 관절연골은 무혈관성 : 치유력에 한계가 있으며, 손상의 치료를 불확실하게 만들 수 있음. • 조수표시만큼 깊은 손상은 섬유연골로 치유될 수 있음(유리질 아님). • 미세골절 수술은 관절연골 손상의 섬유연골 치유를 만들어내기 위해 뼈내부의 중간엽세포를 연골/세포로 분화시키는 것을 자주하는데 기초하고 있음.

초기 퇴행성 변화
Early degenerative changes

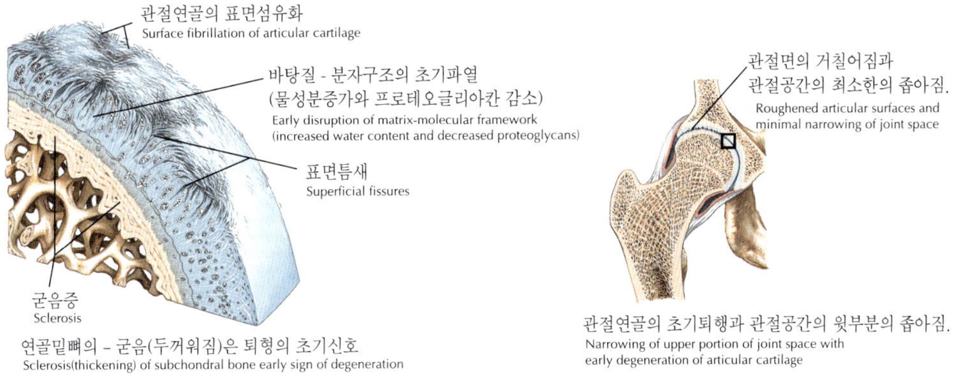

진행된 퇴행성 변화
Advanced degenerative changes

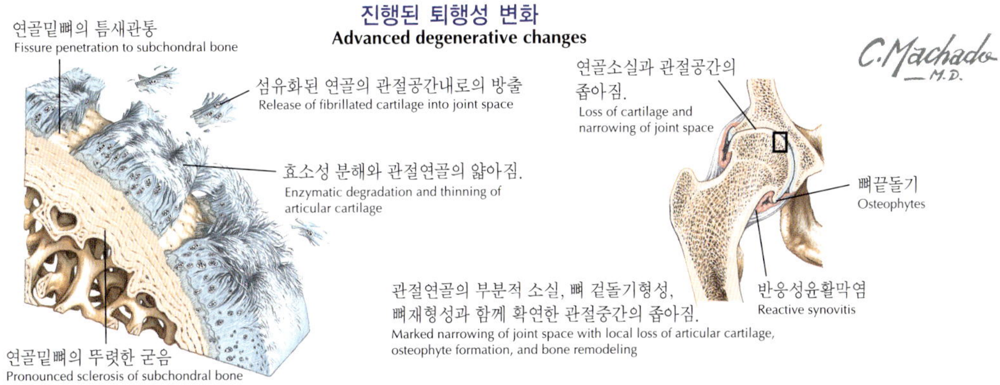

말기 퇴행성 변화
End-stage degenerative changes

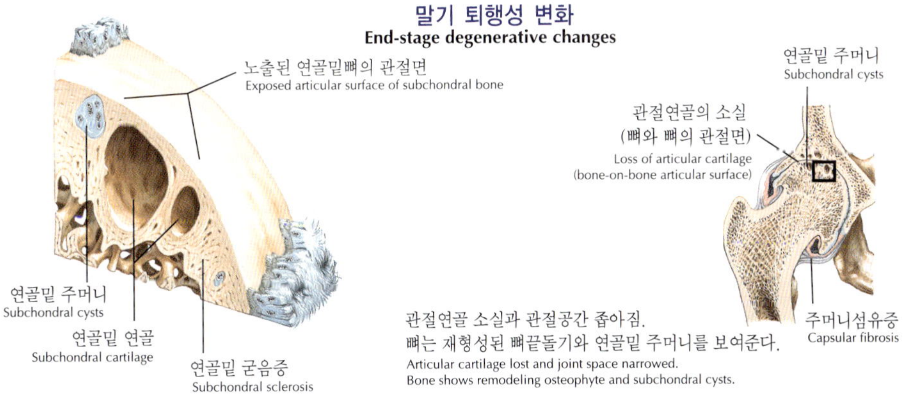

구조물	설명
	뼈관절염
병태생리	• 관절연골의 광범위한 마모, 까짐, 변성 • 현미경적 : 수분 구성증가, 아교질 붕괴, 프로테오글리칸 파괴
병인	• 1차적 : 특발성, 다른 증명할 수 있는 원인이 없음 : 노년층에서 흔함. • 2차적 : 다른 기저 질환 때문에(예; 외상후 관절이형성 등)
빈도	• 가장 흔한 형태의 관절염 • 체중부하가 걸리는 관절에서 흔함(무릎, 엉덩이). 또한 척추, 먼쪽 손가락뼈사이관절, 몸쪽 손가락뼈사이관절, 엄지, 손목손허리뼈관절
증상	• 통증과 장애의 악화(연골소실은 뼈와 뼈가 직접 만나게 한다.)
방사선	• 1.관절공간 좁아짐, 2.뼈겉돌기, 3.연골밑 굳음증, 4.연골밑 주머니
치료	• 휴식, 활동조절, 비스테로이드성 항염증제, 스테로이드 주사, 관절 유합술 또는 관절성형술

윤활막액 분석
Synovial fluid analysis

분석 **Analysis**

A. 정상 - 깨끗함부터 옅은 노란색, 투명. 백혈구 < 200

A. Normal. Clear to pale yellow, transparent. WBC < 200

B. 뼈관절염 - 약간 짙은 노란색, 투명. 백혈구 < 2000

B. Osteoarthritis. Slightly deeper yellow, transparent. WBC < 2000

C. 염증성 - 어두운 노란색, 혼탁, 반투명(흐리거나 어두운) 백혈구 < 80000

C. Inflammatory. Darker yellow, cloudy, translucent (type blurred or obscured). WBC < 80,000

D. 감염성 - 화농성, 두껍고 혼탁함. 백혈구 > 80000

D. Septic. Purulent, dense, opaque. WBC > 80,000

E. 혈관절증 - 붉고 혼탁함. 반드시 외상성천자와 구별해야함.

E. Hemarthrosis. Red, opaque. Must be differentiated from traumatic tap

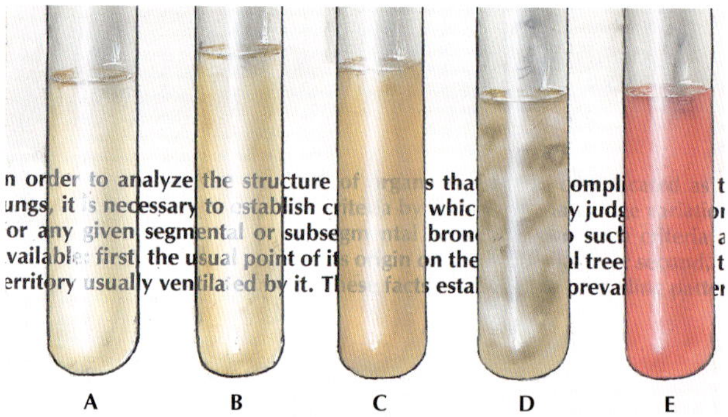

액의 투명도는 플라스틱주사기로 적은 양의 액을 뽑아서 유리관에 넣어서 접근한다. 인쇄된 글자를 정상과 비염증성 관절액을 통해서 보면 쉽게 읽어진다.

The clarity of the fluid is assessed by expressing a small amount of fluid out of the plastic syringe into a glass tube. Printed words viewed through normal and noninflammatory joint fluid can be read easily.

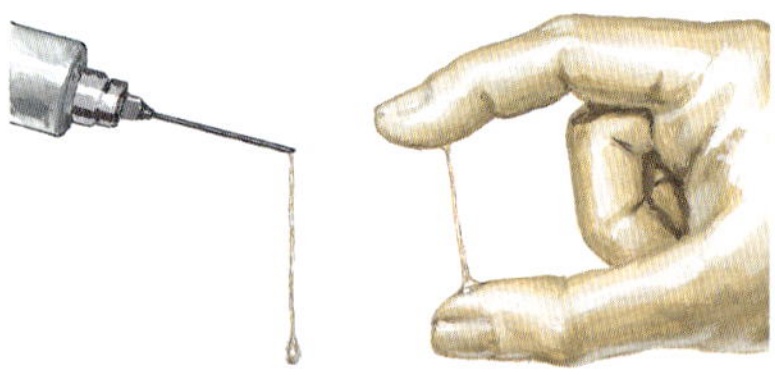

점성도 - 정상 또는 비염증성액을 바늘밖으로 떨어뜨렸을 때 1인치이상 늘어나며, 높은 점성도를 나타낸다. 염증성액은 거의 또는 전혀 늘어나지 않는다. 점성도는 또한 장갑을 낀 엄지와 검지사이로 검사할 수 있다.

Viscosity. Drop of normal or noninflammatory fluid expressed from needle will string out 1 in or more, indicative of high viscosity. Inflammatory fluid evidences little or no stringing. Viscosity may also be tested between *gloved* thumb and forefinger.

통풍 **Gout**

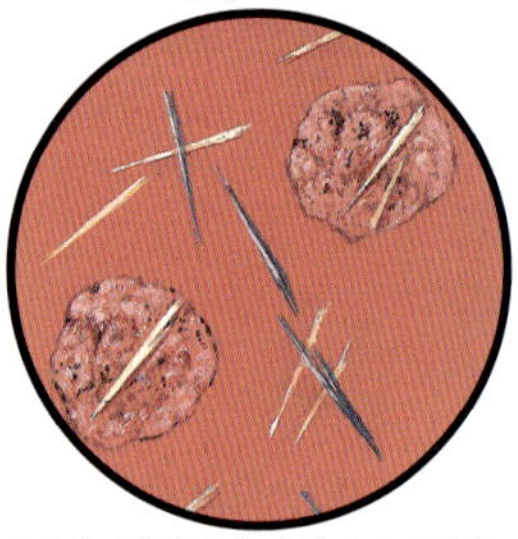

흡입된 관절액내에 자유롭거나 포식된 요산일나트륨결정이 보상된 편광현미경에서 보인다. 음성이동복굴절 결정이 축에 평행일 때 노란색으로 보인다.

Free and phagocytized monosodium urate crystals in aspirated joint fluid seen on compensated polarized light microscopy. Negatively birefrigent crystals are yellow when parallel to axis.

가성통풍 **Pseudogout**

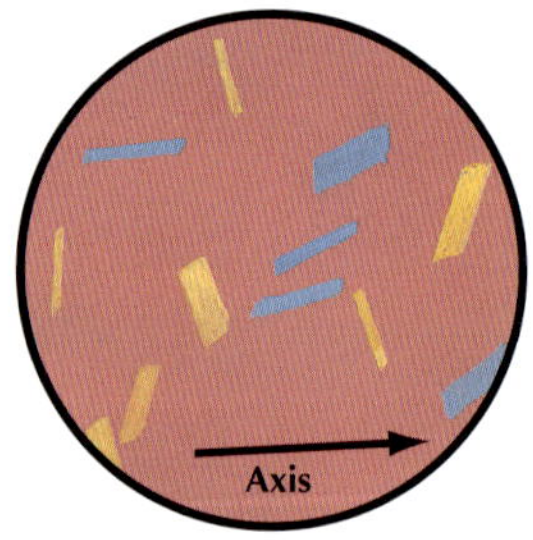

진단은 관련관절의 흡인된 활막액 내의 약양성복굴절, 방측형의 칼슘피로인산염의 증명에 기초한다.

Diagnosis made on basis of demonstration of weakly positive birefringent, rhomboid-shaped calcium pyrophosphate dihydrate crystals in synovial fluid aspirate of involved joints

유형	설명
	염증성 관절염
류마티스 관절염	• 관절윤활막에 대한 자가면역이상 • 만성윤활막염과 판누스 형성은 관절면 퇴행을 일으키고 결국 관절파괴를 유발함. • 여자 3 : 1; 검사들 : RF+, HLA – DR4; 단핵구들이 질병작용에 관련 • 다발성 관절의 증상들 : 눈, 피부결절, 혈관염 • 따뜻함; 진행성 변형을 동반한 통증성 관절로 특징됨(예; 손가락의 자쪽 편위). • 방사선 소견 : 1. 관절공간 좁아짐 2. 뼈손실 3. 뼈/관절 까짐 • 치료 : 일차적으로 수술적 재건이 필요한 진행된 병기전까지는 내과적 치료
통풍	• 관절/윤활막 내 요산일나트륨 결정 • 검사 : 혈청 요산 증가; 윤활막액 분석 : 음성이중굴절 결정 • 전형적 형태 : 단일관절 관절염(첫번째 손허리뼈 손가락 관절부위) : 증상은 자연소실 가능 • 치료는 인도메타신과 콜히친으로 구성됨.
가성통풍	• 관절내 칼슘피로인산염 침착 • 연골의 석회화가 일어날 수 있음(예; 반달연골의 석회화). • 노인 환자에서 단일관절 관절염은 전형적 형태 : 여자> 남자 • 윤활막액분석은 양성 이중굴절 결정을 보임.
레이터 증후군	• 세징후(세동이) : 요도염, 결막염, 관절염. 검사 : +HLA – B27

말초신경 해부
Anatomy of Peripheral Nerve

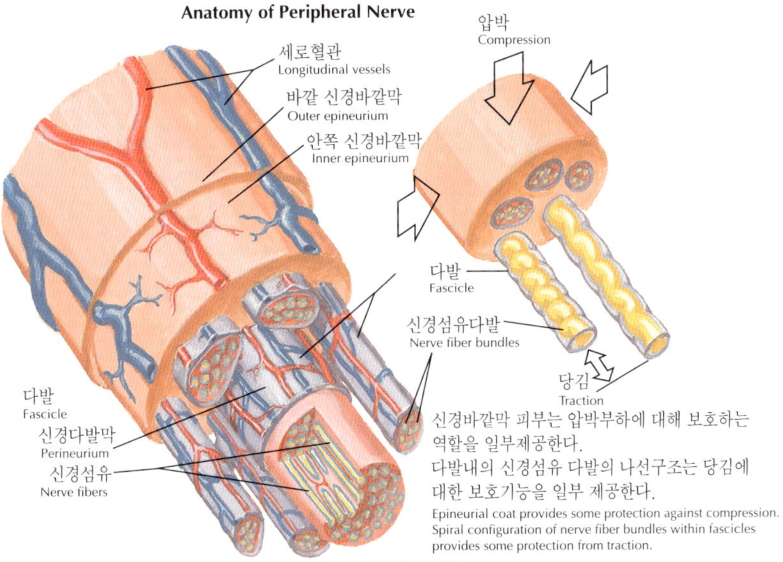

신경바깥막 피부는 압박부하에 대해 보호하는 역할을 일부제공한다.
다발내의 신경섬유 다발의 나선구조는 당김에 대한 보호기능을 일부 제공한다.

Epineurial coat provides some protection against compression. Spiral configuration of nerve fiber bundles within fascicles provides some protection from traction.

신경섬유 유형
Nerve Fiber Types

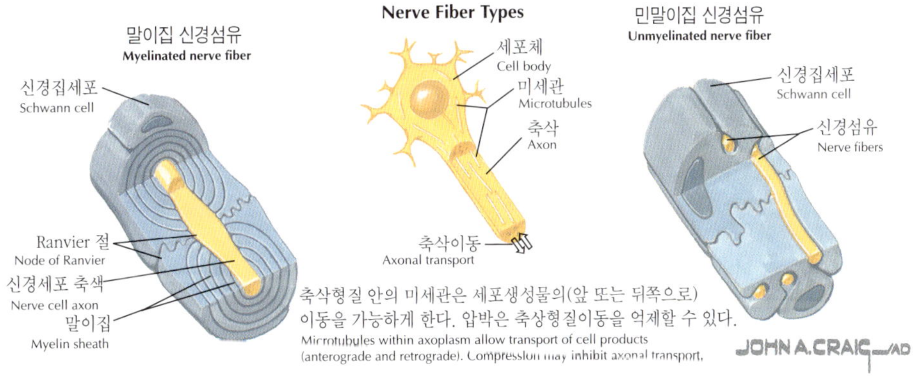

축삭형질 안의 미세관은 세포생성물의(앞 또는 뒤쪽으로) 이동을 가능하게 한다. 압박은 축삭형질이동을 억제할 수 있다.

Microtubules within axoplasm allow transport of cell products (anterograde and retrograde). Compression may inhibit axonal transport.

구조물	설명
	신경 해부
신경세포	• 세포체(들신경섬유에는 등쪽뿌리 신경절, 날신경섬유에는 배쪽뿔), 가지돌기(신호 받음), 축삭(신호전달), 연접전 끝으로 구성된 신경세포
아교세포	• 신경집세포는 축삭을 둘러싸는 말이집을 형성한다. 말이집은 전도속도를 높인다.
신경섬유마디	• 신경집세포사이의 틈; 활동전위와 흥분신호의 전도를 가능하게 한다.
신경섬유	• 하나의 축삭. 3가지 종류 : 큰/말이집 섬유로 빠르고, 작은/민말이집 섬유로 느림. • 날신경섬유는 중추신경계로부터 운동신호를 배쪽뿔을 통해 말초 근육으로 전달한다. • 들신경섬유는 말초 수용기로부터의 감각신호를 등쪽뿌리 신경절을 통해 중추신경계로 전달한다.
다발	• 신경다발막으로 둘러싸인 신경섬유의 무리 • 다발은 신경주행도를 따라 연속적으로 합쳐지고 나뉘어진다.
말초 신경	• 하나이상의 다발이 신경다발막으로 둘러쌓인 것 • 대부부의 말초신경을 운동과 신경 다발을 모두 가진다.
신경바깥막	• 말초신경다발의 전부를 둘러싼다. 다발도 보호하고 영양분을 공급한다.
신경다발막	• 각각의 다발을 둘러쌈. 말초신경에 잡아당기는 힘을 제공함.
신경섬유막	• 축삭을 둘러쌈. : 신경섬유를 보호하고 영양분을 공급한다.
혈액 공급	• 내적 : 신경섬유막, 신경다발막, 신경바깥막 속의 혈관 얼기 • 외적 : 신경바깥막으로 들어가는 혈관

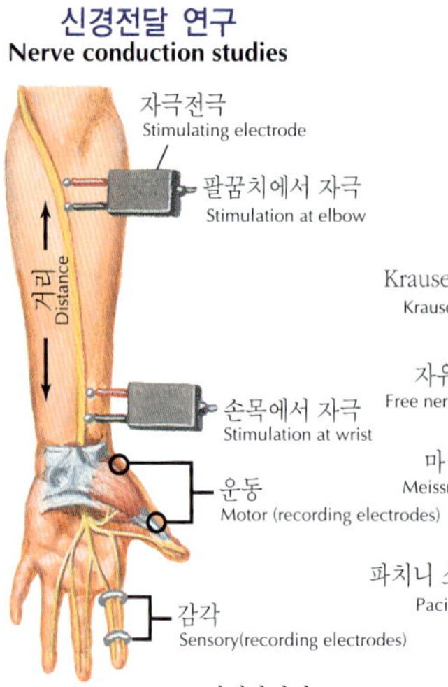

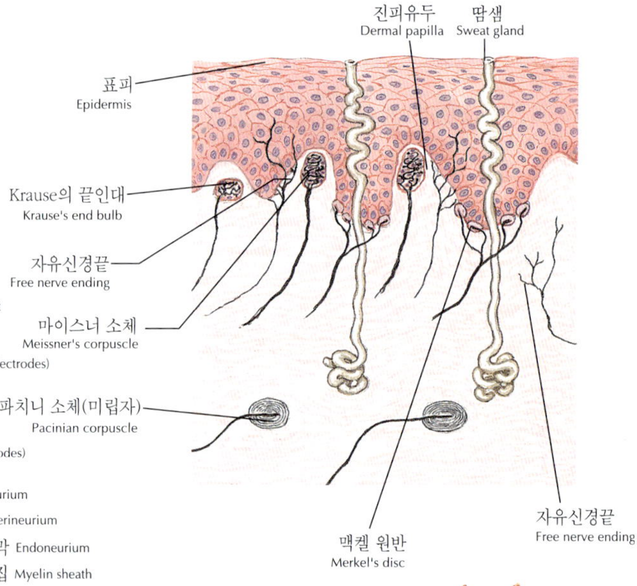

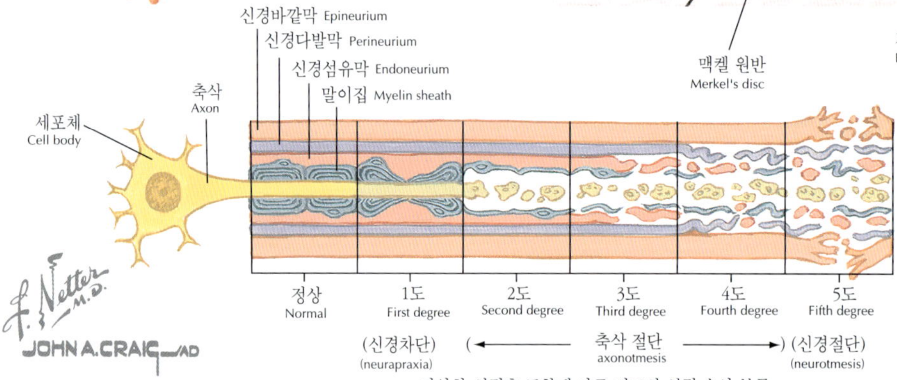

다양한 신경층 포함에 따른 정도의 신경 손상 분류
Classification of nerve injury by degree of involvement of various neural layers

구조물	설명
	신경 기능
신경전도	• 안정 전위 : 극차이는 세포내와 세포외 환경에 의해 유지된다. • 운동 전위 : 나트륨 투과로 변화가 세포를 탈분극 시키고, 신호전달을 형성한다.
신경전도 연구	• 자극 & 기록 전극의 조합을 사용해서 신경전달 속도를 측정한다. • 속도는 압축이나 탈말이집에 의해 저하될 수 있다.
수용기	• 여러 형태 : 통증, 압박, 온도, 기계적 등 • 파치니 소체(미립자) : 압축, 마이스너; 동적 2pt (빠른). 멕켈; 정적인 2pt (느린)
질병	• **Guillan-Barré** : 위쪽으로의 운동 약화/마비. 말초신경의 탈말이집에 의해 유발된다. 전형적으로 바이러스 증후군 뒤에 나타난다. 대부분의 사례는 저절로 좋아짐. 정맥내 면역 글로불린이 필요할 수 있다. • **Charcot-Marie-Tooth** : 상염색체 우성 질환. 탈말이집 질환으로 운동신경 > 감각신경으로 영향받음. 종아리, 손과 발의 내부가 주로 영향받음 : 요족발, 갈퀴발가락
	신경 손상
분류	• Seddon : 손상의 세가지분류 : 생리적 신경차단, 축삭절단, 신경절단 • Sunderland : 5degree(축삭절단이 신경섬유막, 신경바깥막, 신경외부의 3가지로 재분류됨.)
생리적 신경차단	• 국소적 말이집 손상(보통 압박에 의해) 축삭은 정상 : 먼쪽으로 퇴화없음.
축삭절단	• 축삭과 말이집이 손상, 신경바깥막 정상, 왈러변성이 일어남.
신경절단	• 신경의 완전파괴 : 나쁜예후; 신경복구가 일반적으로 필요함.

신경근육 이음부의 생리
Physiology of Neuromuscular Junction

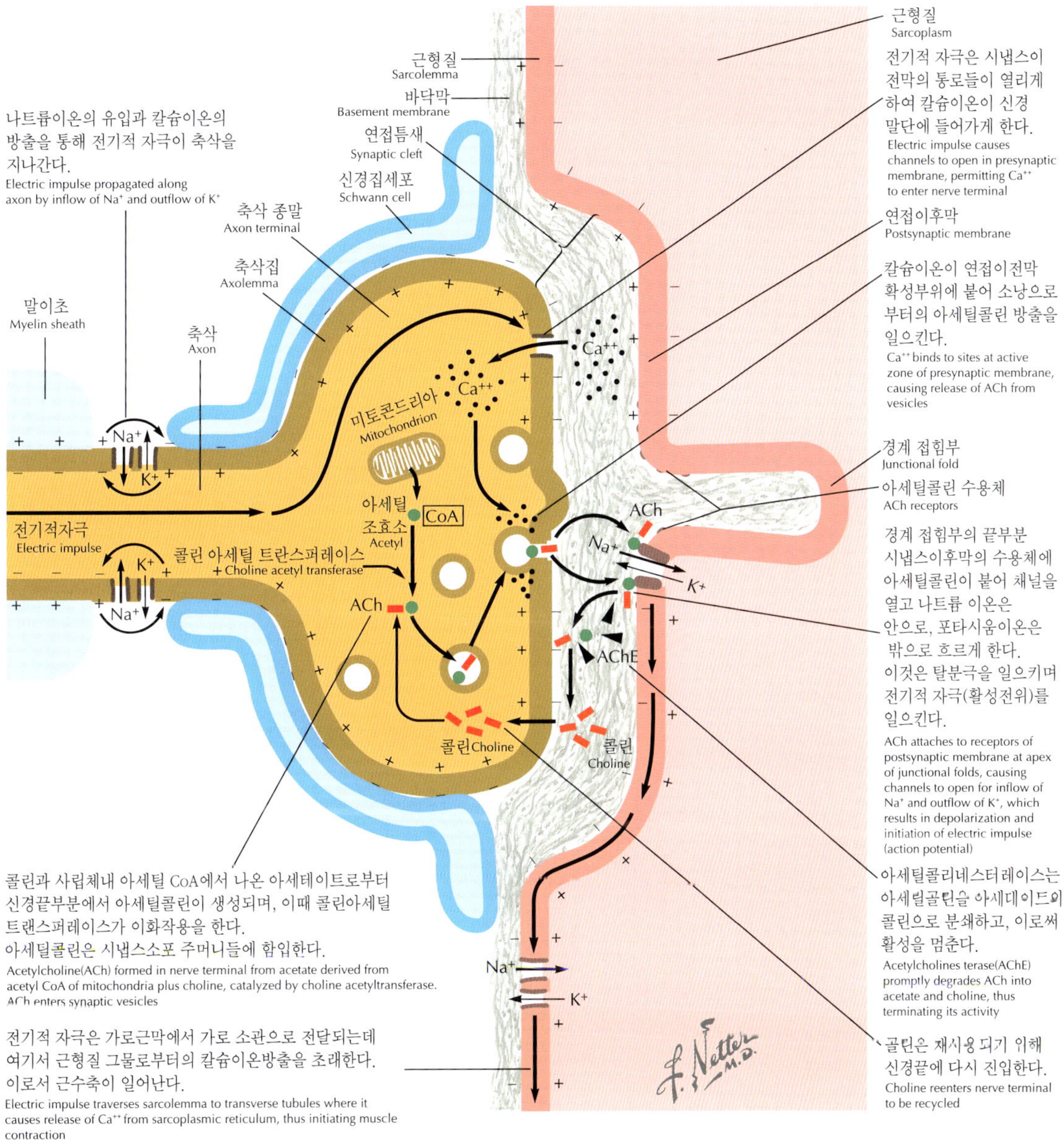

구조물	설명
	신경근육 이음부
신경근육 이음부	• 근육내 운동 신경 시냅스의 축삭(운동 신경끝) • 시냅스틈새(synaptic cleft)를 가로 지르는 축삭에 저장된 아세틸콜린(신경전달 물질)은 근형질 그물의 수용체에 부착하여 이를 탈극화시킨다.
운동 단위	• 모든 근육 섬유는 하나의 운동 신경세포에 의해 신경 지배를 받는다.
근전도 검사(EMG)	• 운동 단위의 평가를 통해 근육의 기능 장애가 신경, 신경근육 이음부, 혹은 근육 그자체에 의한 것인지를 감별한다. 잔떨림(세포)은 비정상적이다.
장애	• **중증근육무력증** : 가슴샘유리항체 등에 의한 경쟁에 의해 아세틸콜린 수용체의 감소에 의함. 치료는 가슴샘 절제술 및 항아세틸콜리네스터레이스 제재등의 사용을 포함한다.

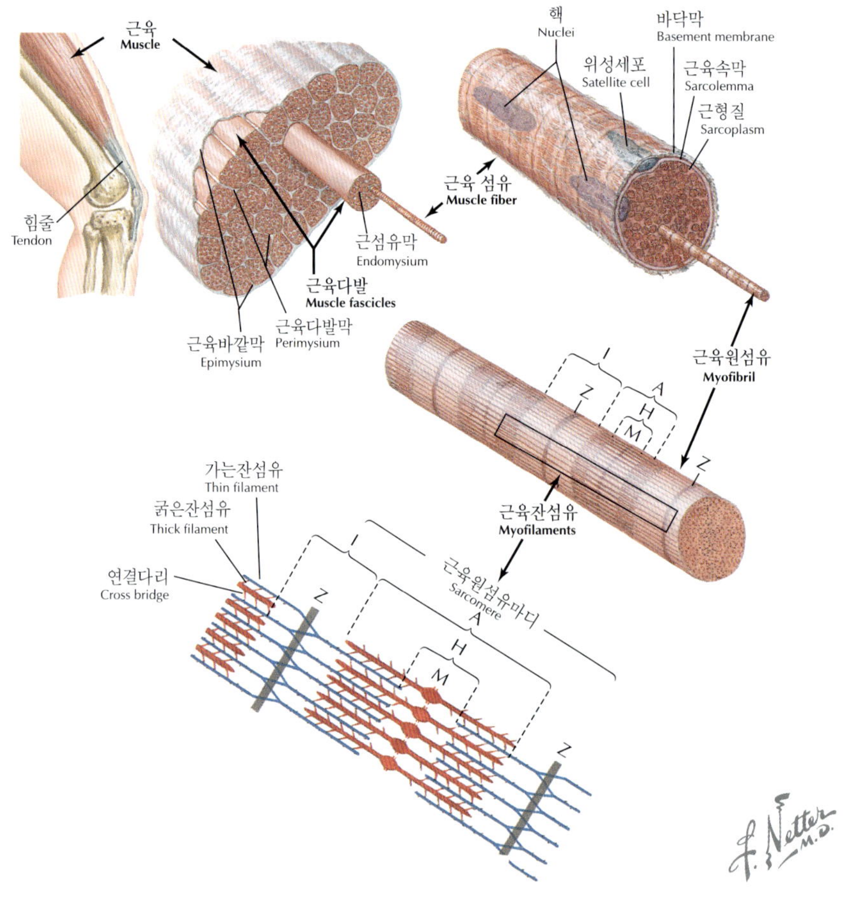

구조물	설명
	근육 해부
근육의 형태	• 민무늬근육(예; 창자), 심장근육, 뼈대근육 • 뼈대근육 : 자의적 지배받음 : 이는 곳, 닿는 곳을 가진다. • 분류 : 분류 1 "느린수축"은 산소성 분류 2 "빠른수축"은 무산소성
근육	• 근육바깥막에 둘러싸인 여러다발로 구성됨.
다발	• 근육다발막에 둘러싸인 여러다발로 구성됨.
섬유(세포)	• 둘러싸는 조직없이 끝과 끝으로 배열된 근육미세섬유로 구성됨.
근육원섬유마디	• 서로 맞물린 굵고 (마이오신) 가는 (액틴) 잔섬유로 구성되어 띠로 조직화됨. • Z선에서 Z선은 근육원섬유마디의 길이를 정의됨. • A띠 : 굵은 잔섬유의 길이, 수축에 의해 변하지 않음. • I띠 (액틴만으로 구성됨). H띠(마이오신만으로 구성됨.)
굵은 근육 잔섬유(마이오신)	• 두꺼운 잔섬유 : 삼인산아데노신(ATP)에 부착하는 "머리"를 가지며, 가는 잔섬유(액틴)에 부착한다.
가는 근육 잔섬유(액틴)	• 가는 잔섬유 : Z선을 고정시킨다. 트로포닌 및 트로포마이오신과 관련있다.
트로포닌	• 트로포닌과 가는 근육 잔섬유(액틴)과 관련되어 있다. 칼슘이온(Ca^{++}ion)이 부착한다.
트로포마이오신	• 가는 근육 잔섬유(액틴)의 나선형 고랑의 긴분자들이 놓여있어 가는 근육 잔섬유(액틴)에 부착하는 굵은근육 잔섬유(마이오신)의 부착을 방해한다.
근형질그물	• I띠(액틴만으로 구성됨). H띠(마이오신만으로 구성됨). I띠(액틴만으로 구성됨). H띠(마이오신만으로 구성됨).

근육수축의 생화학적 기전
Biochemical Mechanics of Muscle Contraction

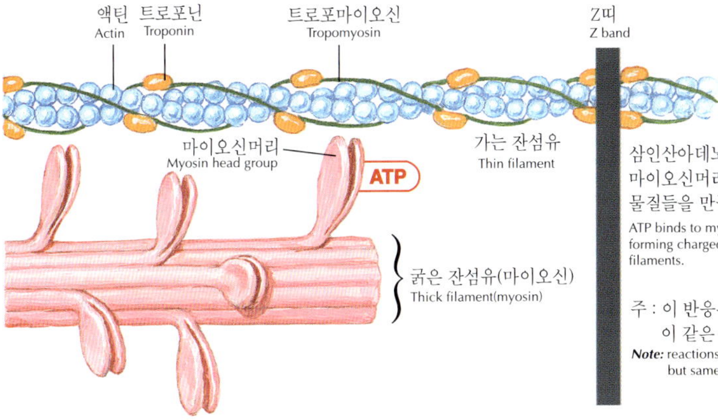

삼인산아데노신(ATP)는 굵은 섬유질에서 튀어나온 마이오신머리와 결합하여 하전된 마이오신-ATP 중간 물질들을 만들며 아직은 가는 잔섬유에 연결되어 있지 않다.

ATP binds to myosin head groups protruding from thick filaments, forming charged myosin-ATP intermediates, not yet attached to thin filaments.

주 : 이 반응은 오직 한 교차다리에서만 나타나나,
이 같은 과정은 거의 모든 교차다리에 걸쳐 나타난다.

Note: reactions shown occurring at only one cross bridge,
but same process takes place at all or most cross bridges.

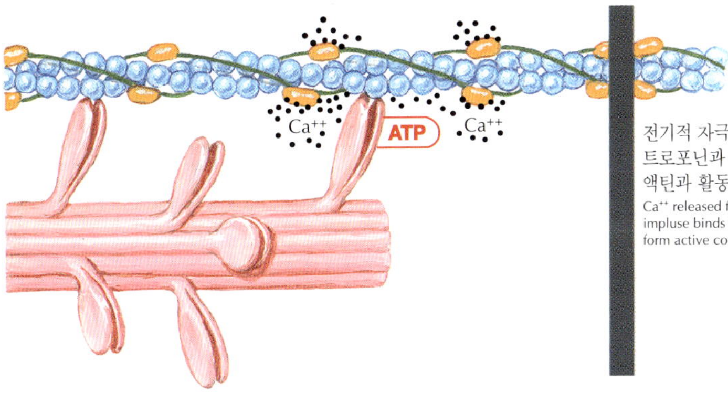

전기적 자극에 의해 근육세포질 그물에서 나온 칼슘이온은 트로포닌과 결합하며 하전된 중간물질이 가는 잔섬유의 액틴과 활동적 결합체를 이루게 한다.

Ca^{++} released from sarcoplasmic reticulum in response to electric impluse binds to troponin, which then permits charged intermediates to form active complexes with actin of thin filaments.

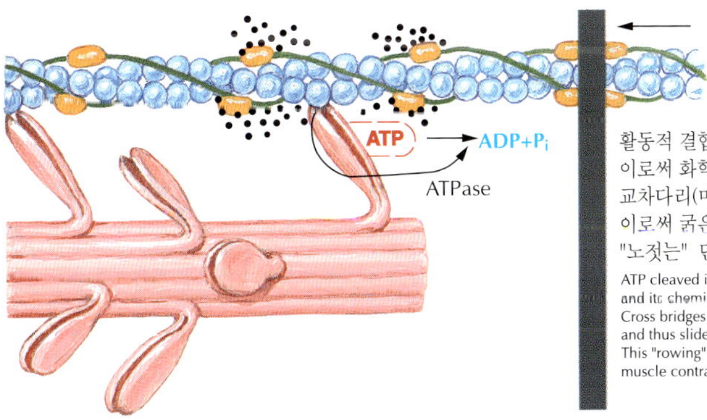

활동적 결합체의 ATPase에 의해 ATP는 ADP와 P로 분리되고
이로써 화학적 에너지가 기계적인 에너지로 전환된다.
교차다리(마이오신머리)는 경직된 상태로 만들고,
이로써 굵은 섬유질에 가는 잔섬유가 지나가게 한다.
"노젓는" 단계는 계속 반복되며 근육수축을 일으킨다.

ATP cleaved into ADP and Pi by ATPase of active complexes,
and its chemical energy thus converted to mechanical energy
Cross bridges (myosin head groups) flex into rigor position
and thus slide thin filaments along thick filaments.
This "rowing" process is repeated over and over, producing
muscle contraction.

F. Netter M.D.

설명
근육 수축

단계	• 수축은 근형질 그물의 수용체에 아세틸콜린이 결합되어 그것을 탈극화시킬때 • 탈극화될 때 칼슘이온(Ca^{++})이 유리되어, 트로포닌 분자에 결합한다. 이 결합은 트로포마이오신의 움직임을 야기시켜, "전극" 라틴마이오신의 머리(ATP 부착된)를 액틴에 결합시킨다. • ATP의 파괴는 잔섬유(근육원섬유마디)의 수축을 야기시키고, 반복된 과정에서의 근육 잔섬유(액틴과 마이오신)의 방출을 준비시킨다.
형태	
등장성	• 근육의 긴장 및 저항이 수축과정에서 동일하게 유지됨.
편심의	• 수축에 의한 근육이 늘어남. 손상의 흔한 기전(예; 두갈래근, 네갈래근 파열)
동심의	• 수축에 의한 근육의 단축
등척성	• 근육의 길이가 일정함(변화에 저항).
등역학성	• 근육의 수축이 동일한 속도로 일어남(근육 강화에 최선).

인대 해부
Tendon anatomy

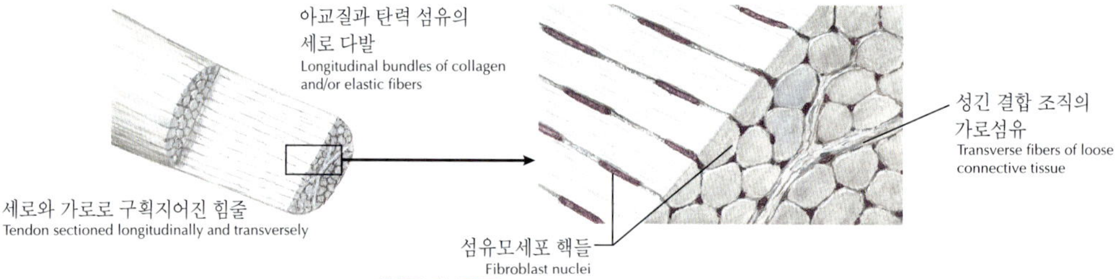

힘줄의 종류
Types of tendons

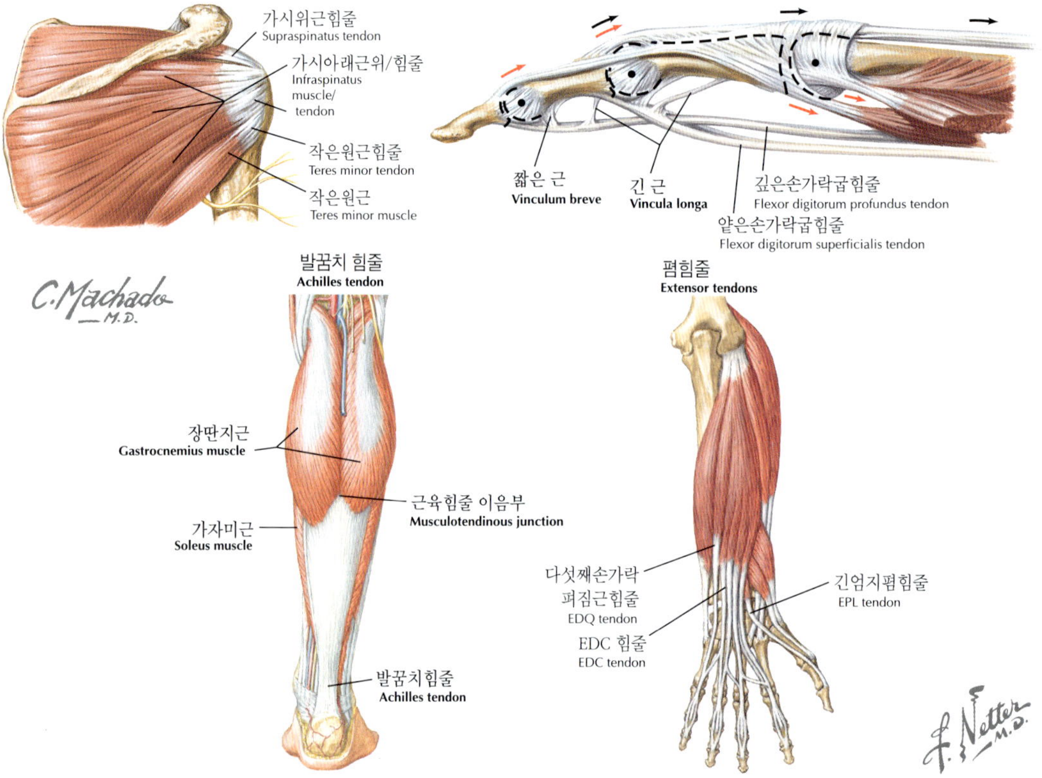

구조물	설명
	힘줄
기능	• 근육이 효과를 낼 수 있도록 근육과 뼈를 연결
해부학 원섬유 다발힘줄	• 다양한 모양과 크기(긴, 넓은, 짧은, 평평한 등) • I형 아교질은 미세섬유, 그리고 아래섬유, 그리고 섬유로 분리되며 내힘줄로 둘러싸여진다. • 섬유세포와 섬유들은 힘줄주위조직으로 둘러싸여짐. • 다발들은 겉힘줄조직으로 둘러싸여진다.
닿는 곳	• 힘줄조직(1차적으로 I형 아교질)은 섬유연골에 붙음. • 섬유연골은 석회화된 섬유연골에 붙음(샤피섬유) • 석회화된 섬유(샤피 섬유)는 뼈/ 뼈주위막에 붙는다.
혈액공급	• 혈관힘줄은 그들을 둘러싸며 혈액을 공급하는 힘줄 주위조직을 가진다. • 무혈관성힘줄은 혈액을 공급하는 끈을 가짐.
근육힘줄이음부	• 근육에서 힘줄로 이행 : 근육힘줄복합체의 가장 약한 부분이며 가장 손상 받는 부위

구획증후군의 원인
Etiology of Compartment Syndrome

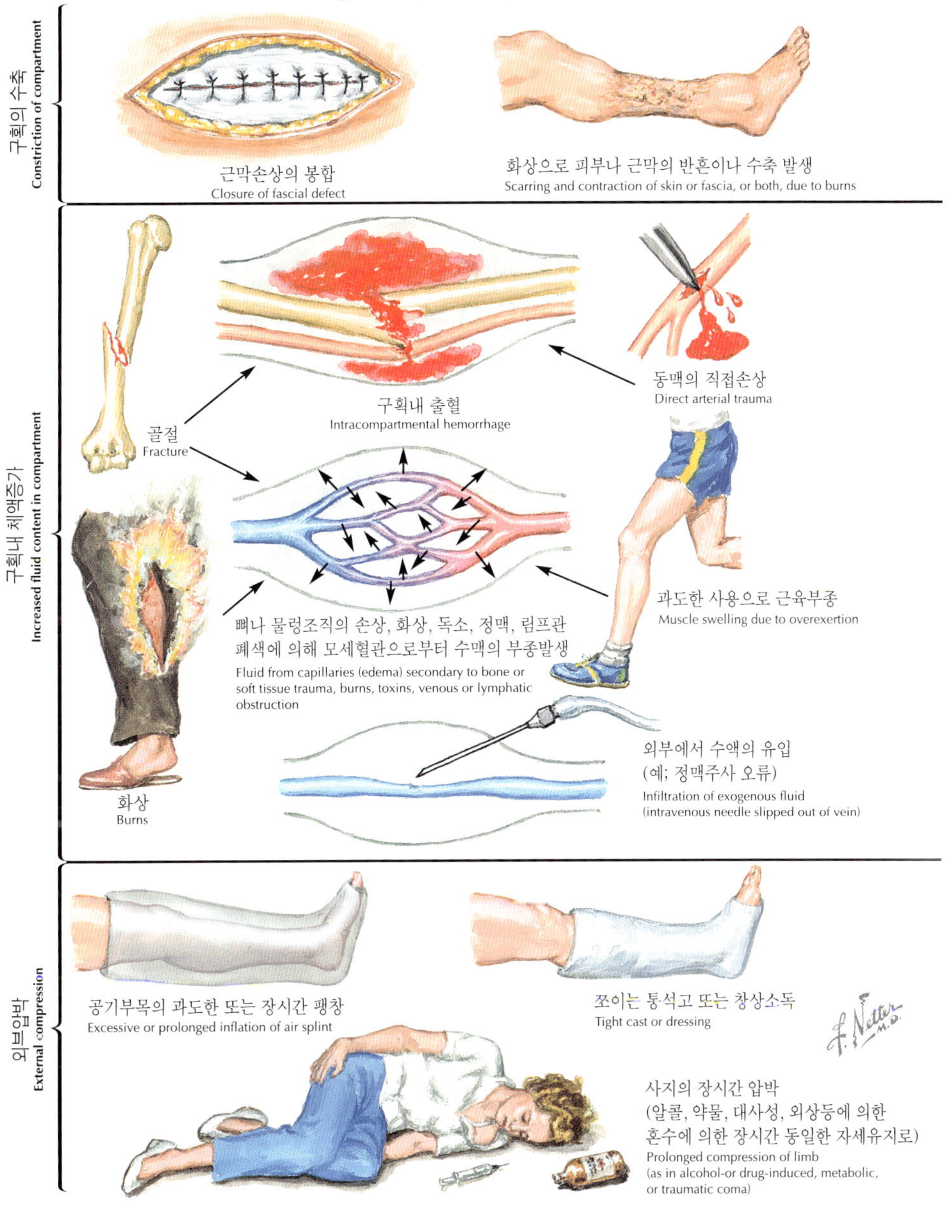

설명

근육구획

근육은 구획이라고 알려진 섬유(근막) – 뼈공간에 의해 구획되어 있다.

구획 증후군

- 섬유뼈 구획 내의 압력 증가에 의해 발생함.
- 다양한 요인(골절/혈종, 부종, 화상, 압박 등)
- 이와 같이 증가된 압력은 구획 근육의 혈류공급을 차단시킴.
- 증상 : "5P' s" : 통증(가장 예민함), 마비, 창백, 이완, 무맥박(가장 늦은 증상)
- 이학적 검사 : 단단한 구획의 촉지가 5P' s" 증상의 전수축은 일부와 동반될때; 임상적 진단
- 구획내 압력을 확인하는 2가지 방법 : 1. 완벽한 측정, 2. 이완기 혈압과의 압력차
- 구획방출술, 근막절개술은 근육의 괴사 및 수축을 예방하는 응급적 수술방법이다.

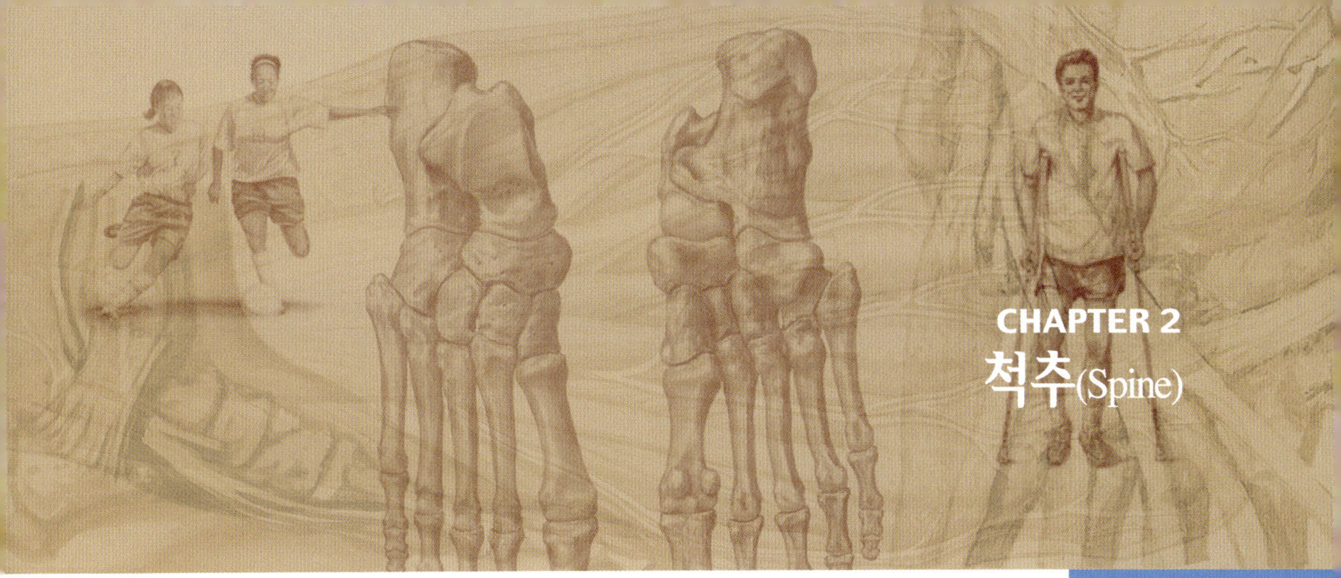

CHAPTER 2
척추(Spine)

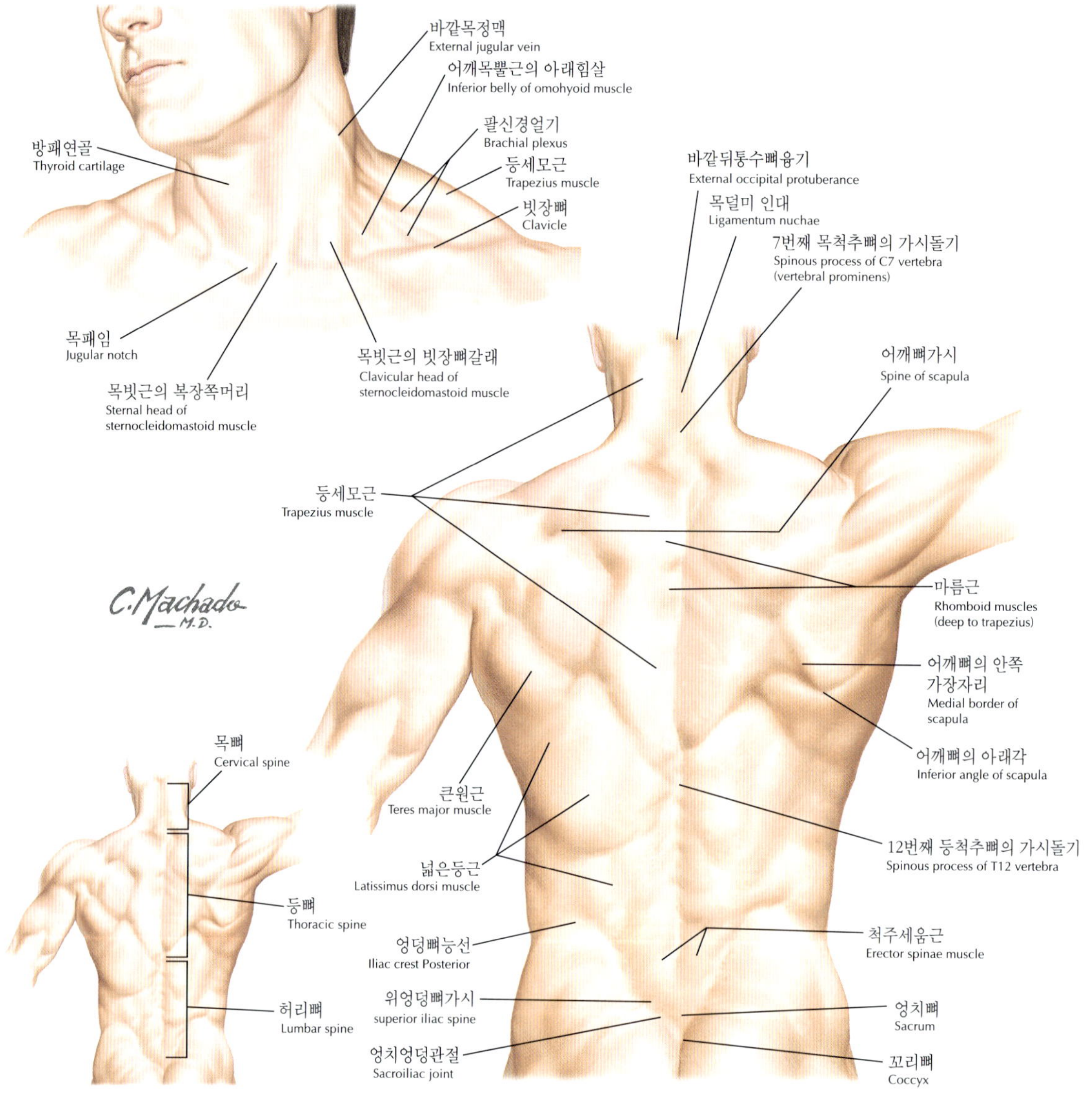

구조물	임상적용
팔신경얼기	목갈비사이 신경차단 마취가 팔의 시술에 흔히 사용된다.
목빗근	기운목에서 수축된다.
등세모근	큰 근육, 근육 경련은 흔히 목과 윗등의 통증을 야기한다.
마름근	과도한 사용과 경련은 일반적으로 윗등의 통증의 원인이 된다.
7번 목척추뼈 가시돌기	"척추의 융기"는 쉽게 만져지는 기준점이다.
엉덩뼈능선	"엉덩이 신호"(엉덩뼈능선 타박상)의 지점 자가 뼈 이식 배양의 흔한 지점
척주세움근	과도한 사용과 경련은 허리통증의 흔한 원인
위엉덩뼈가시	뒤쪽 척수 시술에서 뼈이식 절편 배양의 지점
엉치엉덩관절	퇴화나 관절의 손상은 허리통증을 유발한다.
꼬리뼈	척추기둥의 먼쪽 끝, 넘어질때 골절될 수 있다.

척추의 일반적 정보

- 33개 척추 : 목척추 7개, 등척추 12개, 허리척추 5개, 엉치뼈 5개(융합되어 있음), 꼬리뼈 4개(융합됨)
- 척추는 기능적 기둥(원주)을 형성한다.
- 3기둥 학설(Denis) : 척추는 3개의 기둥으로 나뉜다.
  - 앞 : 앞세로인대, 척추몸통과 섬유테의 앞쪽 2/3
  - 중간 : 뒤세로인대, 척추몸통과 섬유테 뒤쪽 1/3
  - 뒤 : 척추다리, 척추판, 척추가시돌기와 인대
- 척추 곡선 : 정상 곡선
  - 목척추 앞굽음
  - 등척추 뒤굽음
  - 허리척추 앞굽음
  - 엉치뼈 뒤굽음

척추	
목척추	첫째 – 둘째 목척추 뼈 : 독특한 뼈들이 뒷통수와 척추의 머리의 회전을 준다. 운동 : 돌림, 최소한의 굽힘/폄
등척추	갈비뼈와 관절때문에 상대적으로 딱딱함. 운동 : 돌림, 최소한의 굽힘/폄
등 – 허리척추	관절면의 기원이 반관상단면에서 시상면으로 바뀜. 각부분은 움직인다. 가장 흔한 아래허리 손상부위
허리척추	가장 큰 척추뼈, 통증 흔한 곳 말총 운동 : 굽힘/폄. 최소한의 돌림
엉치뼈	움직임 없음. 골반의 중심

척추뼈	
• 독특한 모양의 뼈들이 척추근을 지지하며, 척수와 신경뿌리들을 보호한다.	
몸통(중심)	위와 아래 면 둘다에 관절연골이 있다. 척수 사이 말초신경과 맞닿으며
활	척추사이원반은 먼쪽으로 갈수록 커진다. 척추다리와 척추판으로 구성된다. 2군데에서 뼈되기되어 중앙에서 연접한다. 척추갈림증에서는 연접의 실패가 일어난다. 이것은 척수를 위한 척추굴을 형성한다.
돌기	가시 : 인대가 붙는 곳 가로 : 갈비뼈(등척추)와 인대가 붙는 곳
구멍	척추뼈 : 척수/말총 신경 : 신경뿌리가 여기로 나온다.

척추부위	동일 높이 구조물
두 – 세번째 목척추뼈	아래턱뼈
세번째 목척추뼈	목뿔뼈(설골)
넷 – 다섯번째 목척추뼈	방패연골(갑상연골)
여섯번째 목척추뼈	반지연골(윤상연골)
일곱번째 목척추뼈	솟을뼈(융추)
세번째 등척추뼈	어깨뼈가시(견갑극)
일곱번째 등척추뼈	칼돌기(검상돌기), 어깨뼈 끝부분
열번째 등척추뼈	배꼽
첫번째 허리척추뼈	척수 끝(척수원뿔)
세번째 허리척추뼈	배대동맥 갈림점
네번째 허리척추뼈	엉덩뼈 모서리(융기)

왼쪽 가쪽면
Left lateral view

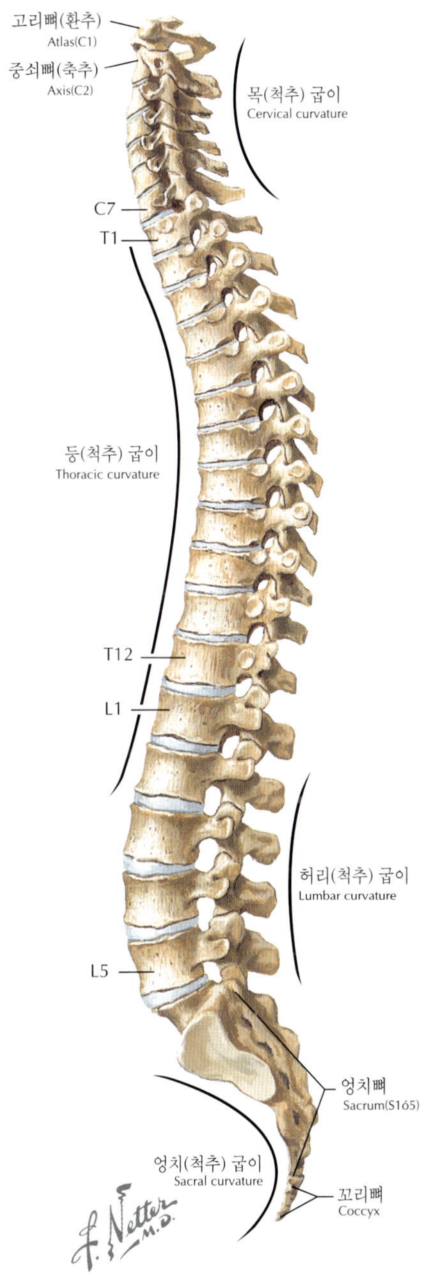

고리뼈
Atlas

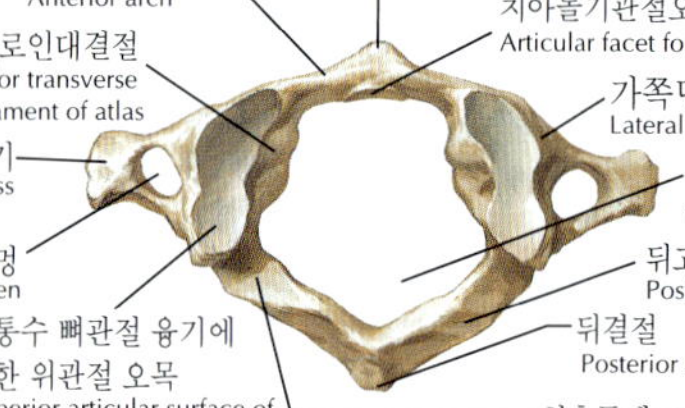

고리뼈[환추] (C1): 윗면
Atlas(C1): superior view

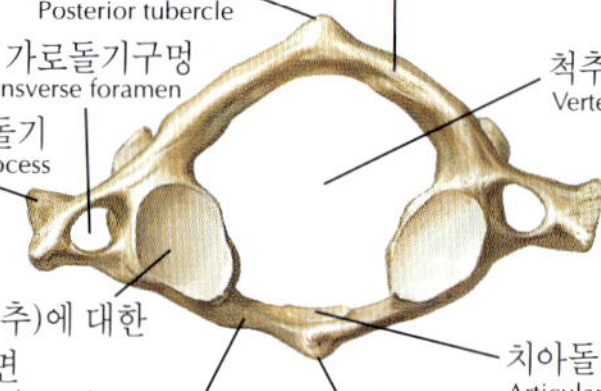

고리뼈(환추): 아랫면
Atlas(C1): inferior view

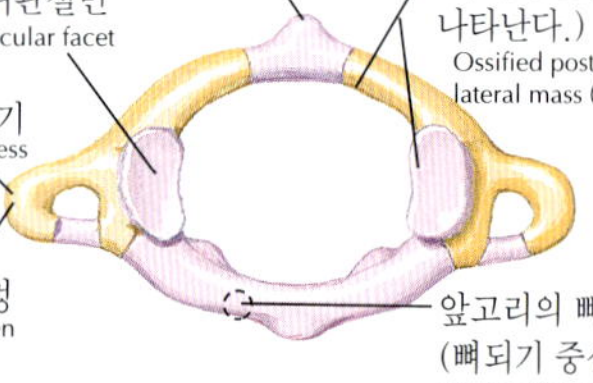

첫번째 목척추[고리뼈, 환추] (윗면)
1st cervical vertebra(atlas) (superior view)

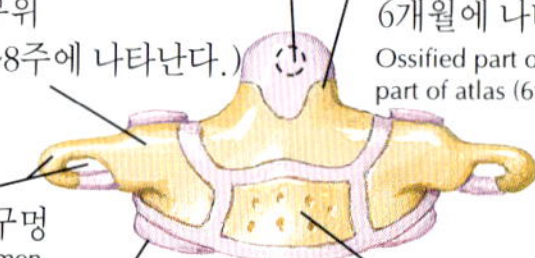

두번째 목척추[중쇠뼈, 축추] (앞면)
2nd cervical vertebra[axis] (anterior view)

중쇠뼈
Axis

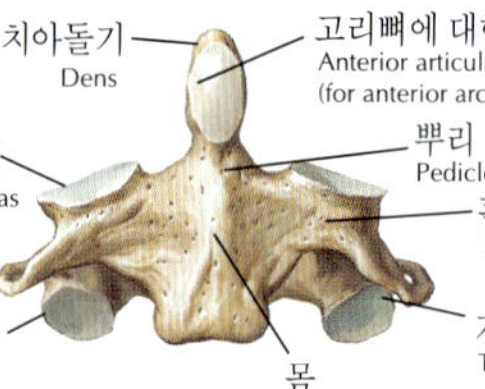

중쇠뼈[축추] (C2): 앞면
Axis(C2): anterior view

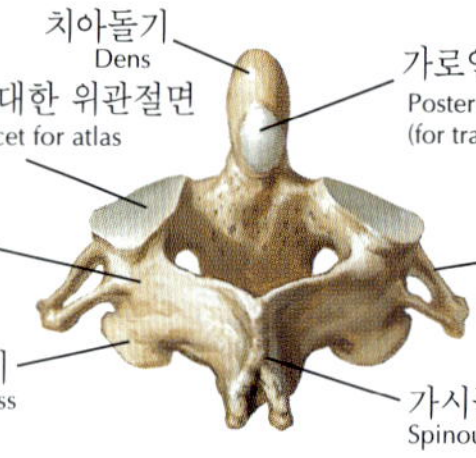

중쇠뼈[축추] (C2): 뒤윗면
Axis(C2): posterosuperior view

특징	뼈되기 중심 위치 및 출현시기		뼈융합	설명
목머리뼈				
고리뼈(C1)				
• 반지같은 모양 • 관절면이 있는 2개의 가쪽덩이 : 관절면은 오목함. • 2개의 활모양이 가쪽덩이에 접합 ◦ 앞쪽 결절 ◦ 뒤쪽 결절 • 가로돌기는 1개의 구멍을 가진다.	가쪽덩이/뒤쪽 활 몸통/앞쪽 활	7개월 태아 에서 생후 6~12개월	3~4세 7세	• 고리모양/활모양은 골절에 취약하다. • 위쪽 관절면(오목)은 뒤통수와 접합한다. 아래 관절면은 중쇠뼈와 접지한다. • 뒤쪽 활은 척추동맥이 지나는 고랑이 있다. • 앞쪽세로인대와 긴목근이 붙는 자리 • 목덜미인대가 붙는 자리 • 척추동맥이 가로구멍으로 주행
중쇠뼈(C2)				
• 몸통 • 치아돌기 • 관절면이 있는 가쪽덩이와 두개의 가로돌기 • 뿌리(관절면 사이에 위치) • 가시돌기	1차 몸통 가쪽덩이/신경활(2) 치아돌기 – 몸통 끝	 4개월 태아 7개월 태아 6개월 태아 2~3세	 3~7세 2세 3~6세 12세	• 치아돌기는 위쪽으로 돌출되어 있어서 C1 – C2 돌림을 가능하게 한다. → 중요한 수평운동 안전장치 • 오목한 위쪽 관절면은 돌림운동을 위한 것 • 가로구멍을 통하여 척추동맥이 지나감. • 뿌리 부분은 뼈쪽이 일어나기 쉽다. • 가시돌기는 갈라져있고, 상대적으로 크고 촉진이 가능하다.

• 중쇠뼈에는 2개의 이차 뼈되기 중심이 존재한다. 종막 작은뼈와 아래고리 뼈돌기

셋째 목뼈의 아랫면과 넷째 목뼈의 윗면과 갈고리돌기관절
Inferior aspect of C3 and superior aspect of C4 showing the sites of the facet and uncovertebral articulations

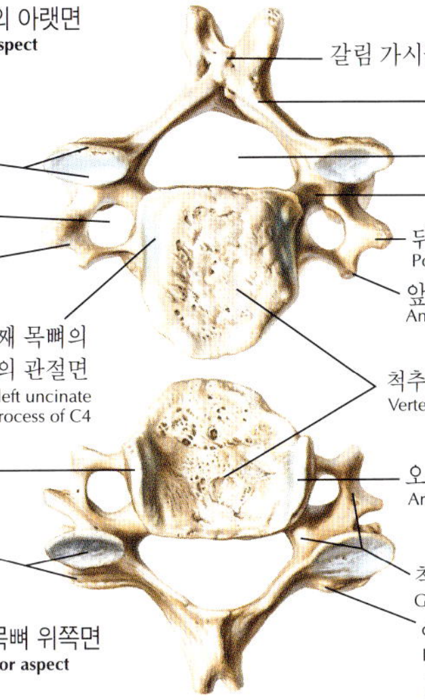

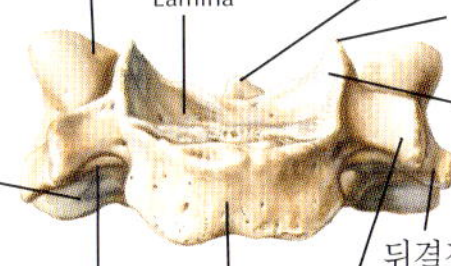

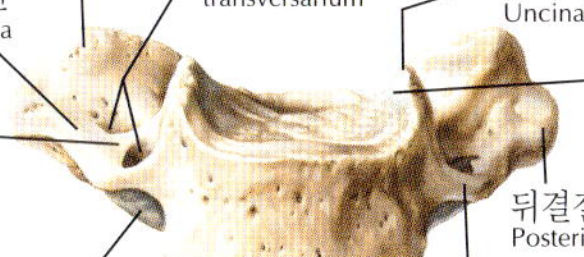

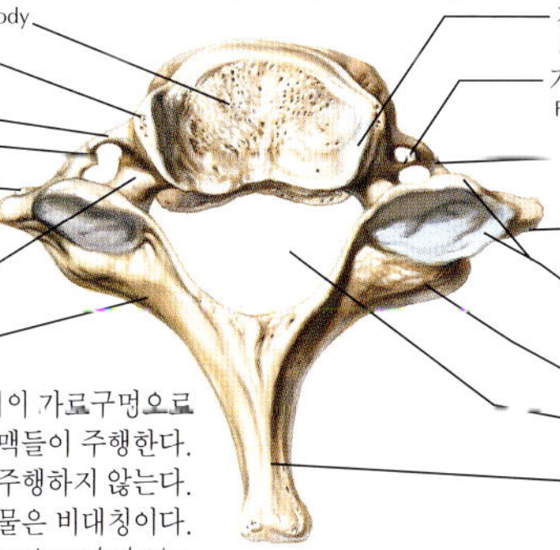

특징	뼈되기 중심 위치 및 출현시기		뼈융합	설명
		목뼈(C3 – C7)		
• 몸통	1차			• 뒤쪽으로 오목하고, 아래쪽으로 볼록함.
• 갈고리 돌기[2]	몸통/중추	7~8주 태아	6세	• 인접한 척추몸통과 관절한다.
• 작은 뿌리들	신경활[2]		5~8세	• 안쪽과 위쪽으로 갈려 있음.
• 가로 돌기	2차			나사를 박기에는 너무 작다.
• 가쪽덩이 – 2개의 관절면	척추돌기	12~15세	25세	• 7번째 목뼈를 제외한 척추동맥에 구멍이 있다.
• 관절면(위쪽과 아래쪽)	가쪽돌기[2]			• 가쪽으로 각이져 있으면 나사를 박을 수 있다.
• 판(층)	고리뼈끝[2]			(구멍에 있는 동맥이 위험하다.)
• 척추돌기				• “반관상” 방향이 굽힘/폄을 가능하게 한다.
				• 가쪽덩이를 척추돌기와 연결
				• 대부분 갈라져 있으며(C3 – C5), C7이 가장 크다.

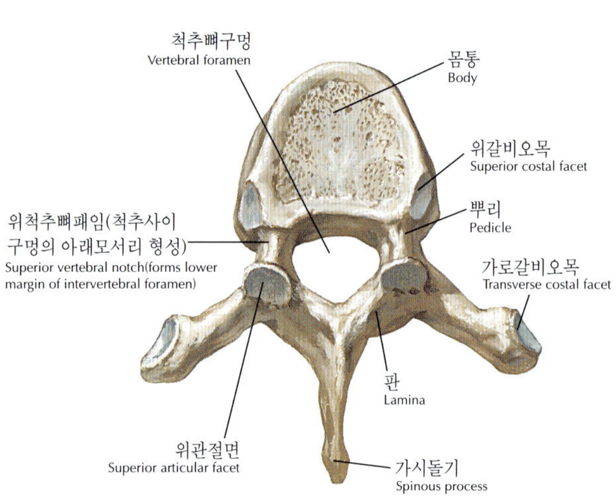

여섯번째 등뼈: 윗면
T6 vertebra: superior view

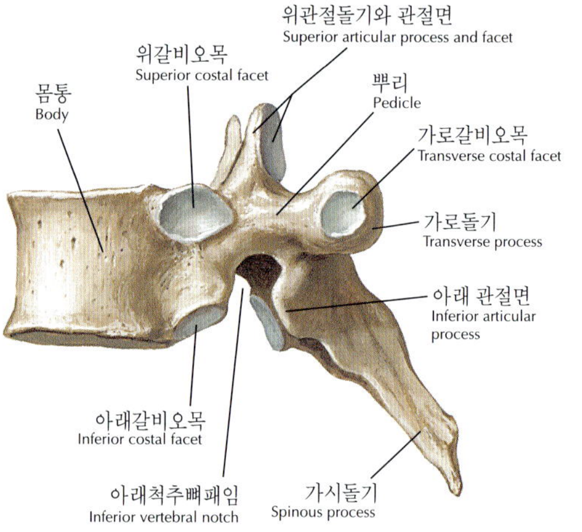

여섯번째 등뼈: 가쪽면
T6 vertebra: lateral view

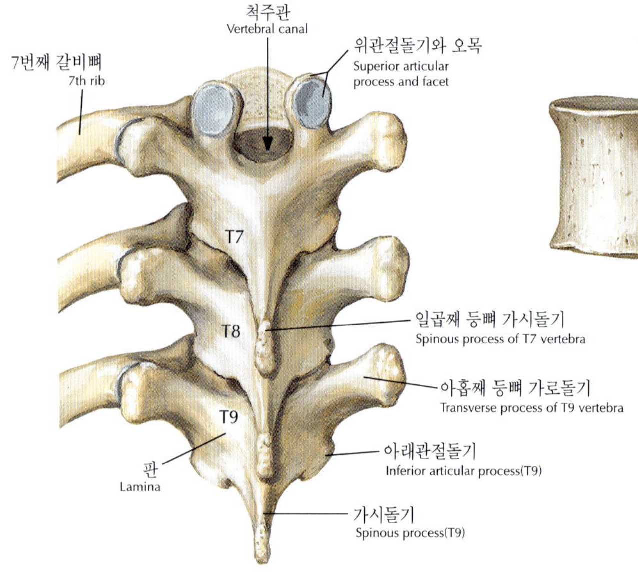

일곱째, 여덟째와 아홉째(등뼈): 뒷면
T7, T8, and T9 vertebrae: posterior view

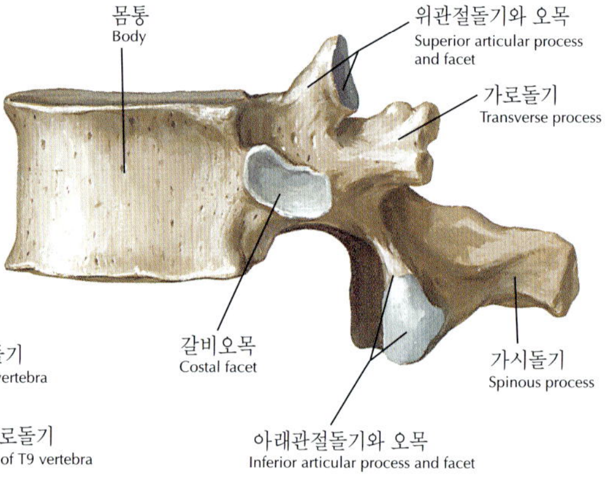

열두번째 등뼈: 가쪽면
T12 vertebra: lateral view

특징	뼈되기 중심 위치 및 출현시기		뼈융합	설명
등뼈				
• 몸통 : 갈비관절면 (갈비뼈와 관절을 이룬다.)	1차			• 위쪽 등뼈는 위와 아래 관절면을 가짐.; 아래쪽 등뼈는 하나의 관절면만을 가진다.
	몸통/중심	7~8주 태아	6세	
• 뿌리 : 아래쪽 등뼈로 갈수록 크기는 커진다.	신경활[2]		5~8세	• 앞안쪽으로 향하는 방향이라서, 척추 고정을 위한 나사를 박을 수 있다.
	2차			
• 관절돌기/관절면	가시돌기	12~15세	25세	• 관절면은 반관상 형태라 돌림은 가능하나 굽힘과 폄은 최소한만 가능하다.
• 가쪽돌기	가로돌기[2]			
• 판(층)	고리뼈끝[2]			• 위쪽 등뼈에는 갈비 관절면이 있다.
• 가시돌기				• 넓고 겹침(대상포진과 유사함.)
				• 길고 뒤쪽 기울기는 급하다.
척추 뿌리에 나사 설치를 위한 기준점 – 가로돌기의 1/3의 연결선과 관절면 바로 옆의 수직선의 접합부				

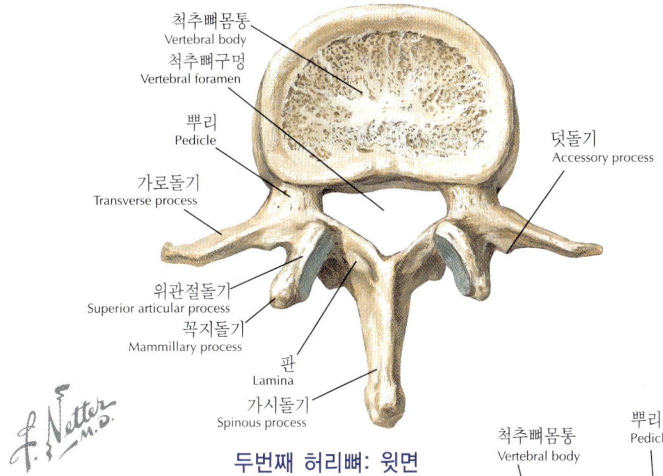

두번째 허리뼈: 윗면
L2 vertebra: superior view

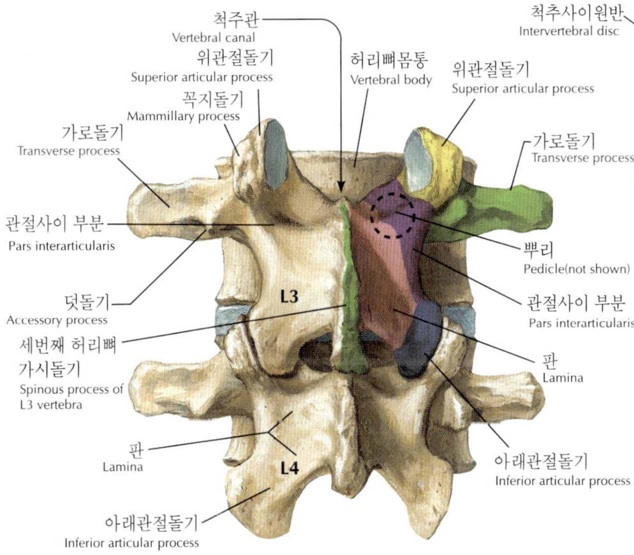

셋째와 넷째 허리뼈: 뒷면
L3 and L4 vertebrae: posterior view

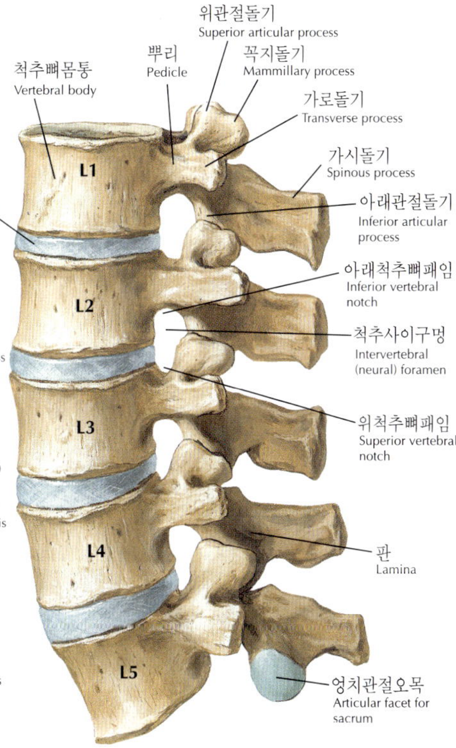

조립된 허리뼈: 왼쪽가쪽면
Lumbar vertebrae, assembled: left lateral view

특징	뼈되기 중심 위치 및 출현시기		뼈융합	설명
		허리뼈		
• 몸통 : 크다. • 뿌리 : 크고 짧으나, 튼튼하다. • 관절돌기/관절면 : 꼭지돌기 • 관절사이부분 • 가로돌기 • 판(층) • 가시돌기	1차 몸통/중심 신경활[2] 2차 유두돌기(꼭지돌기) 고리골절[2] 가로돌기[2] 가시돌기	 7~8주 태아 12~15세	 6세 5~8세 25세	• 넓고 타원형, 실린더 모양 • 허리뼈로 따라서 맨위가 변함. : 이 부위는 나사고정이 가능하다. • 시상면 방향은 굽힘과 폄이 가능하다. • 위쪽 관절면은 아래 관절면/관절돌기의 가쪽에 위치한다. • 이 부위는 관절면 사이에 있으면서 척추분리증/관절이 발생하는 부위이다. • 발이 골절이 빌생하는 부위 • 근처의 뼈와 포개지지 않음. • 길며 뒤쪽에서 촉진 가능하다.

척추 뿌리에 나사설치를 위한 기준점 – 가로돌기의 중앙부로 잇는 선과 관절면의 가쪽경계로 잇는 선의 접합부. 두개의 신경팔(판/뿌리) 뼈되기중심의 결합실패는 척추갈림증을 야기한다.

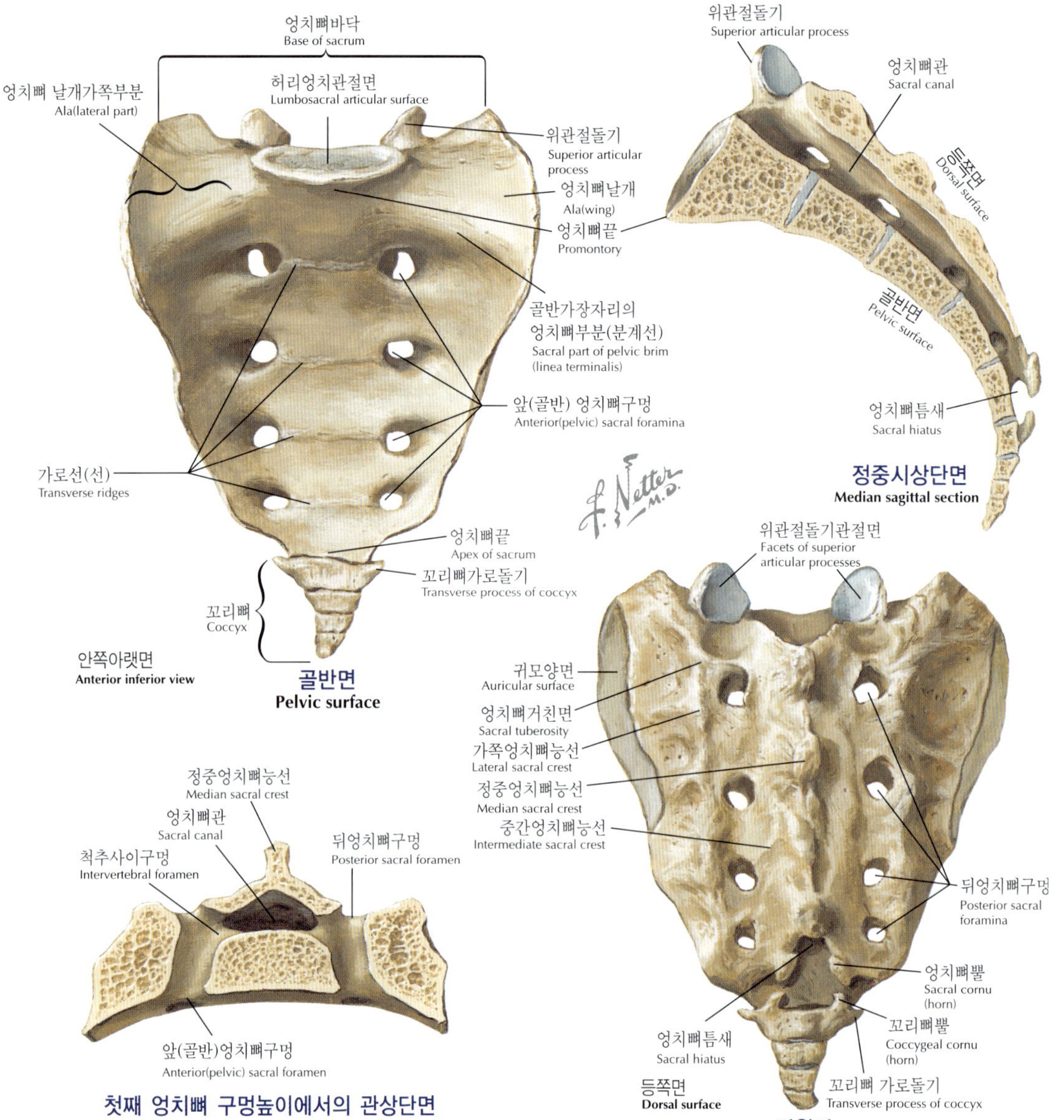

골반면
Pelvic surface

정중시상단면
Median sagittal section

첫째 엉치뼈 구멍높이에서의 관상단면
Coronal section through S1 foramina

뒤윗면
Posterior superior view

특징	뼈되기 중심 위치 및 출현시기		뼈융합	설명
		엉치뼈		
• 5개의 척추뼈가 결합 • 4쌍의 구멍(오른쪽과 왼쪽) • 날개는 가쪽으로 확정되어있다. • 옆굽음성(약 25°)이다. (S3 꼭지에서)	1차 몸통 활 갈비	7~8주 태아	2~8세	• 체중을 척추에서 골반으로 전담시키는 역할 • 엉치뼈 구멍을 통해 신경이 통과함. • 날개는 엉치뼈 골절이 발생하는 부위이다. • 엉치뼈관은 먼쪽으로 갈수록 좁아진다. • 각각의 부분은 사춘기의 끝에 결합한다.
• 엉치뼈구멍은 엉치뼈 틈새로 끝난다.	2차	11~14세	12~18세	
		꼬리뼈		
• 4개의 척추뼈가 결합 • 전형적인 척추뼈의 형태가 없음. • 먼쪽으로 갈수록 뼈가 작아진다.	1차 몸통 활	7~8주 태아	1~2세 7~10세	• 큰볼기근과 꼬리뼈 근육에 부착한다. • 신경구멍이 없다. : 먼쪽 엉치뼈 틈새 • 꼬리뼈 골절이 흔하게 발생하는 부위

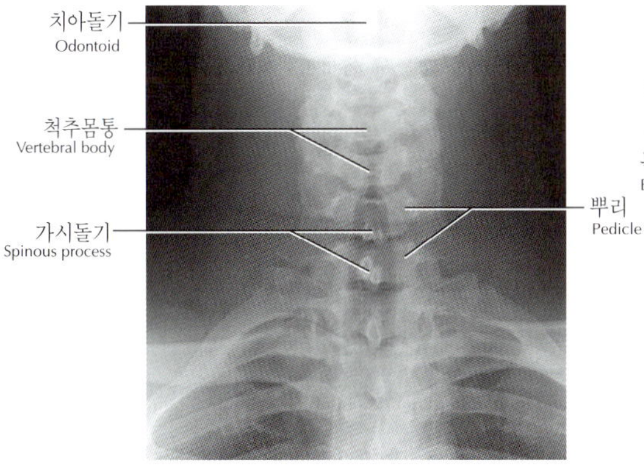

목뼈 방사선사진 앞뒷면
C-spine x-ray, AP

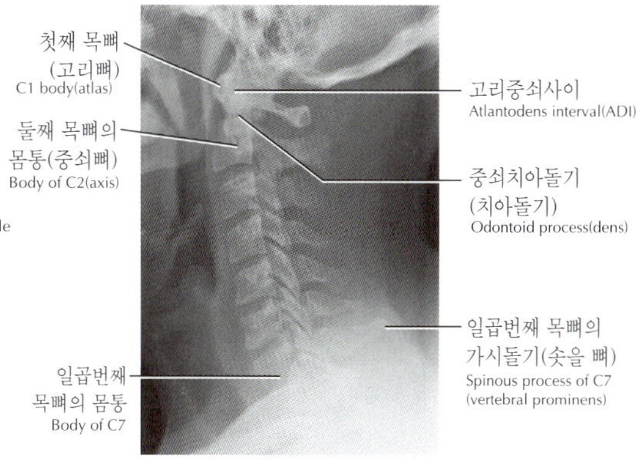

목뼈 방사선사진 가쪽면
C-spine x-ray, lateral

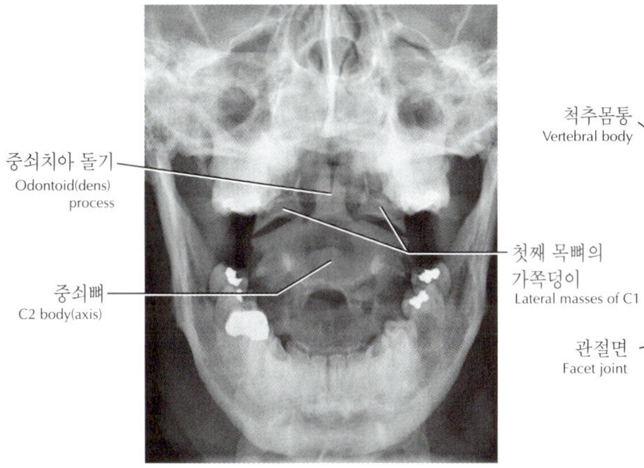

목뼈 방사선사진 치아돌기
C-spine x-ray, odontoid

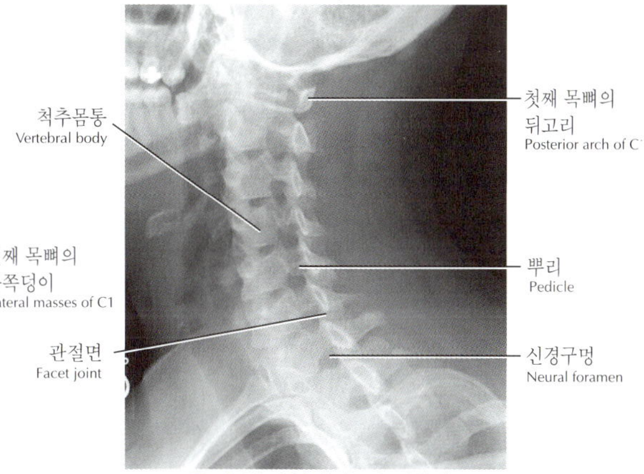

목뼈 방사선사진 비스듬면
C-spine x-ray, oblique

방사선촬영	검사방법	소견	임상적용
		목뼈	
앞뒤	정립, 바로 누운자세, 목척추 중간에서 머리쪽으로 약간 기울어져 빔선이 나감.	척추몸통(특히 C3 – 7) 척추원반공간	목뼈골절, 척추증
가쪽	바로 누운자세, 목척추 중간에 평행한 빔선이 나감.(C7이 보여야 함)	척추몸통, 척추원반공간, 면 4개 선 : 1. 앞쪽척추(ALL); 2. 뒤쪽척추(PLL); 3. 척추뒤쪽활(황색인대); 4. 뒤쪽가시돌기	모든 외상증례의 첫 방사선사진 골절과탈구, 인두뒤 부종의 증가(C2에서> 6㎜ 또는 C6에서> 22㎜)는 골절을 의미
치아돌기 (입을벌린상태촬영)	열린 입으로 빔선을 보냄.	치아, 가쪽덩어리	C1(제퍼슨) 또는 C2/치아돌기 골절
수영선수 촬영	엎드린 자세, 한팔을 머리 위로 올리고, 겨드랑이로 빔을 보냄.	C7, T1, 그리고 T2	가쪽상에서 C7이 안보일때 사용 목척추 골절을 배제하기 위해 사용
비스듬	앞뒤, 몸을 45° 로 돌림	신경구멍 & 관절면	신경구멍 협착
굽힘/폄 촬영	굽힘/폄 가쪽	옆과 같음.	불안정/척주앞굽음증 진단을 위해

가쪽 목척추 방사선 영상으로부터 다양한 측정치를 얻을 수 있다.

1. 고리치아돌기 간격 : C1 앞쪽활의 뒤쪽면에서 치아돌기의 앞쪽모서리까지. 정상은 < 3㎜
2. 척수를 위한 공간 : 뒤쪽치아돌기에서 뒤쪽활의 앞쪽면 : 정상 = 17㎜
3. Power 비율 : C1 뒤쪽활(C)에서 큰구멍앞점(B). C1 앞쪽활(A)에서 큰구멍 뒤점(O). 비 BC/OA > 1 = 뒤통수 고리뼈 진단
4. 챔벌레인 선 : 큰구멍뒤점에서 단단입천장. 큰구멍뒤점 끝. 선에서 5㎜ 이하, 5㎜이상은 바닥 함입

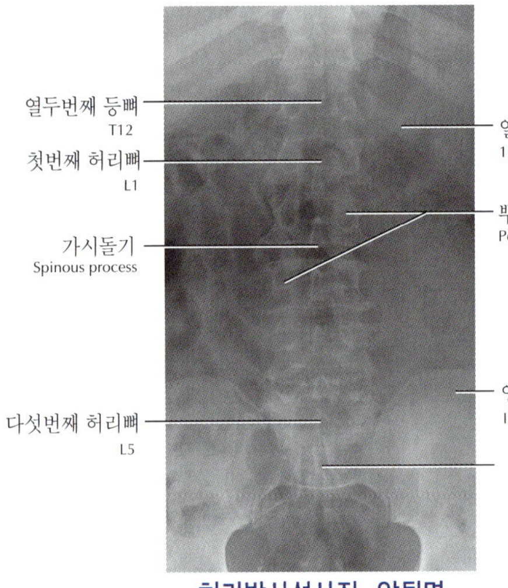

허리방사선사진, 앞뒷면
Lumbar x-ray, AP

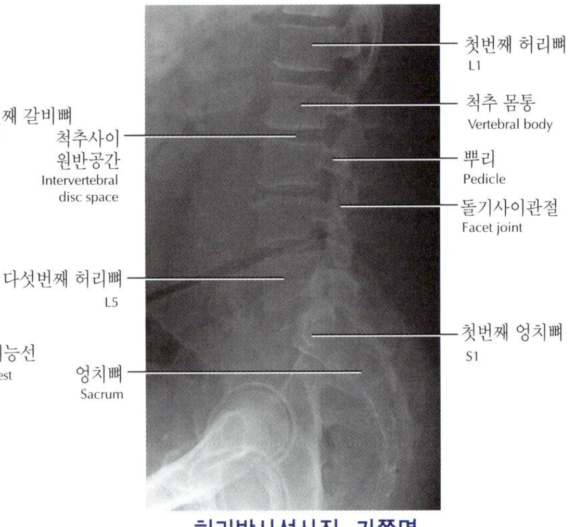

허리방사선사진, 가쪽면
Lumbar x-ray, lateral

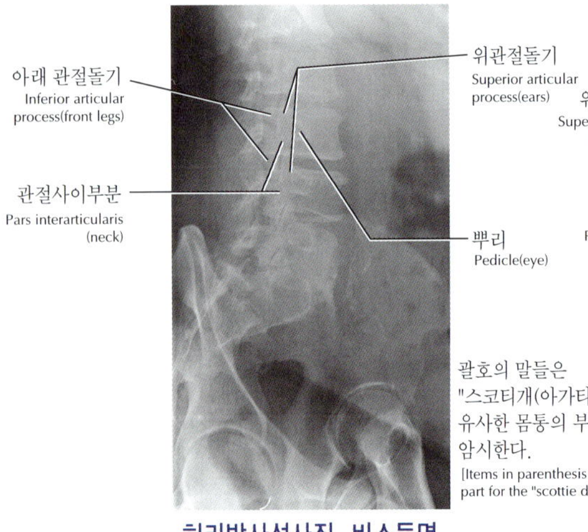

허리방사선사진, 비스듬면
Lumbar x-ray, oblique

괄호의 말들은 "스코티개(아가타인형)"와 유사한 몸통의 부분을 암시한다.
[Items in parenthesis indicate body part for the "scottie dog" analogy]

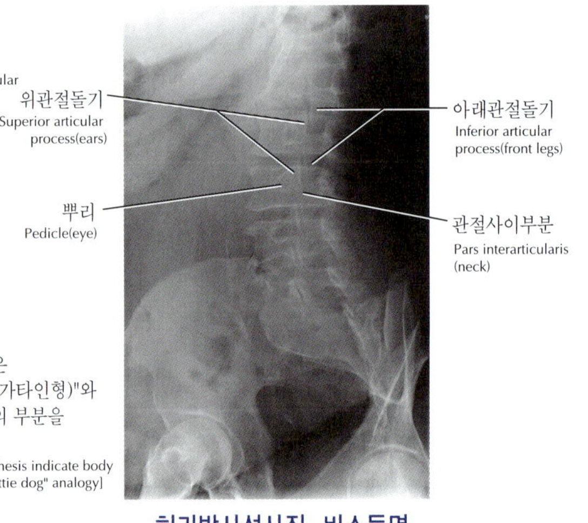

허리방사선사진, 비스듬면
Lumbar x-ray, oblique

방사선촬영	검사방법	소견	임상적용
		등뼈	
앞뒤	바로 누운, 선은 중간 등뼈로	척추 몸통	중심맞추기, 척추옆굽음증
가쪽	가쪽, 선은 등뼈로	몸통(뒤쪽요소)	중심맞추기, 척추옆굽음증, 골절
굽힌 사진	앞뒤 또는 가쪽(굽힘과 함께)	허리뼈	척주옆굽음증의 유연성 접근
		허리뼈	
앞뒤	바로 누운, 엉덩이 굽힘, 선은 세번째 허리뼈	몸통, 원반공간, 뿌리, 가로돌기	골절(몸통 – 뿌리 넓어짐 가로돌기) 어긋남.
가쪽	가쪽, 엉덩이 굽힘. 선은 세번째 허리뼈로	몸통, 부분, 원반공간	골절, 척주앞굽음증
비스듬	앞뒤, 몸통은 45° 돌림	신경구멍, 관절사이부분, 돌기사이관절	척추협착증, 척추증, 면비대
굽힘/폄 촬영	가쪽(폄/굽힘 동반)	가쪽과 같음.	불안정성/척주앞굽음증

고리뼈의 Jefferson 골절(C1)

Jefferson fracture of atlas(C1)

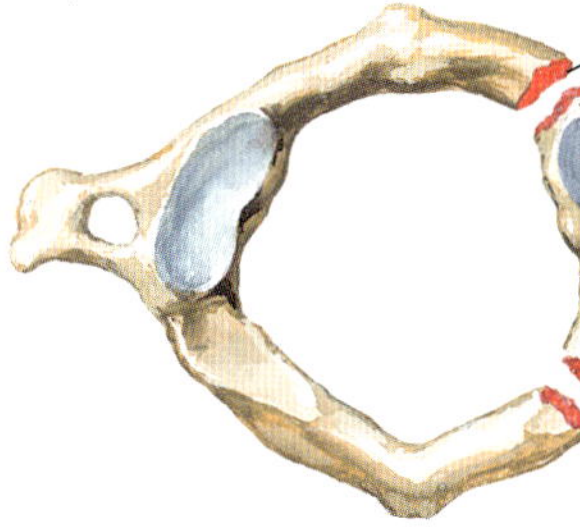

중쇠치아돌기의 골절

Fracture of odontoid process

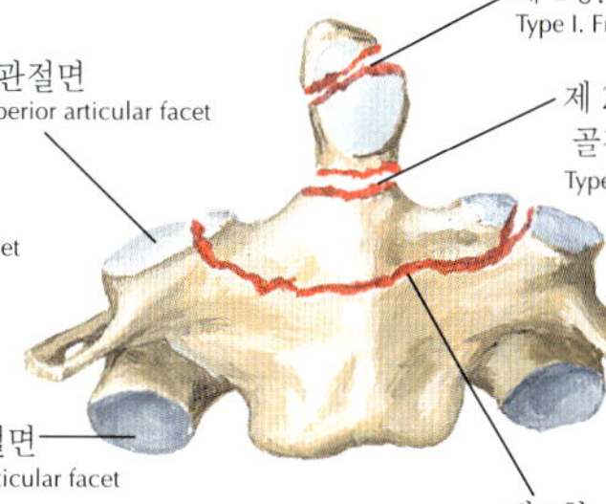

외상성 척추전방전위증

Traumatic spondylolisthesis

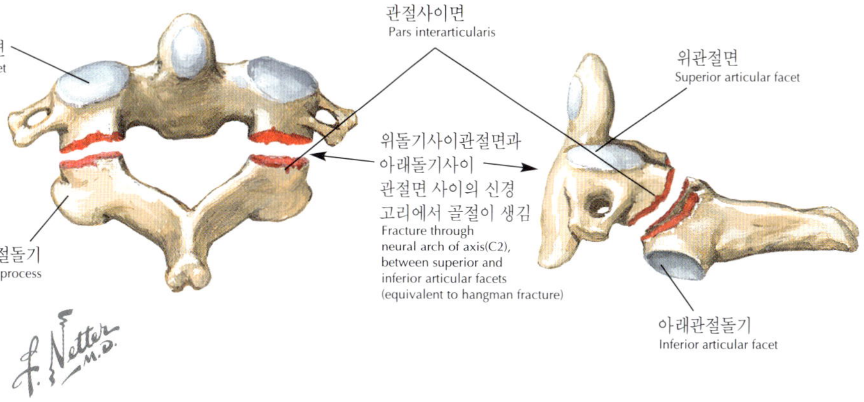

질환설명	병력 및 검사	분류	치료
목머리뼈 부상			
• 이 부위의 부상은 가벼울 수도 심각할 수도 있다. • ATLS 프로트콜을 따른다. • 뒤통수/목척추 변위 : 높은 사망률을 가지며, 소아 환자에서 발생률이 증가한다. • 고리중쇠 불안정성 : 가로인대 +/− 날개/꼭대기 인대의 붕괴가 불안정성의 정도를 결정한다. • 제 2형의 치아돌기 골절의 경우 높은 불유합률을 가진다. • 외상성 척추전방전위증은 양쪽 부분 골절에 의한다.[교수형 골절과 비슷하나, 메커니즘(기전)은 다르다.]	**병력** : 고에너지 외상(자동차 사고, 추락, 다이빙) +/− 통증, 저린감, 쇠약감 **이학적검사** : 머리와 목을 안정시킨다. 목을 시진하고 촉진한다. 신경학적검사 : 뇌신경검사, 상하지 감각/운동/반사검사 **방사선검사** : 가쪽, 치아돌기상, 앞뒤쪽 촬영 큰구멍앞점에서 치아돌기까지의 거리 ≤ 5㎜ 능비 1이하는 정상 ADI ≤3㎜ 정상 굽힘/폄모양 촬영 : 동적 불안정성을 평가하기 위해 **컴퓨터단층촬영** : 모든 골절에서 가장 좋은 검사 **자기공명영상검사** : 인대, 척수, 척수뿌리를 보기에 좋다.	**목머리뼈 탈구, 고리중쇠 불안정성** : 1. 중간물질, 2. 박리(찢김) **C1**(고리뼈) : (7가지 형태) 파열(3−4fx, Jefferson)[1], 뒤쪽 활[2], 분쇄[3], 앞쪽 활[4], 가쪽덩이[5], 가쪽돌기[6], 아래 결절[7] **C2**(중쇠뼈) : ◦ **치아돌기 골절** : 1. 끝골절, 2. 바닥골절(치아돌기와 몸통의 접합부), 3. C2몸통 ◦ **외상성 척추전방전위증** : 1. 비변위, 2. 변위되고 각짐. 2a. 각짐, 3. C2−3 관절면 변위와 결합된 골절	• O−C진단 : 할로 vs 융합 • C1−C2 : 고리치아돌기간격 < 5㎜ 고리 • 고리치아돌기 > 5㎜ : C1−2융합 • C1 골절 : ◦ 불안정성/넓은 : C1−2 융합 ◦ 안정성 : 할로 vs 고리 3개월간 고정 • 박리 : 부드러운 고리 6주 • C2 골절 : • 치아돌기 : ◦ 고리 ◦ 열림되맞춤술 및 내고정(전위) vs 테(비전위) ◦ 할로조끼 • 외상성 척추전방전위증 ◦ 고리고정 ◦ 폐쇄되맞춤술/할로 vs 열림되맞춤술 및 내고정 ◦ 내고정(C2 나사못)

합병증 : 불유합(특히 치아돌기 2형태); 신경학적(척수 손상). 지속적 통증, 불안정성 경직

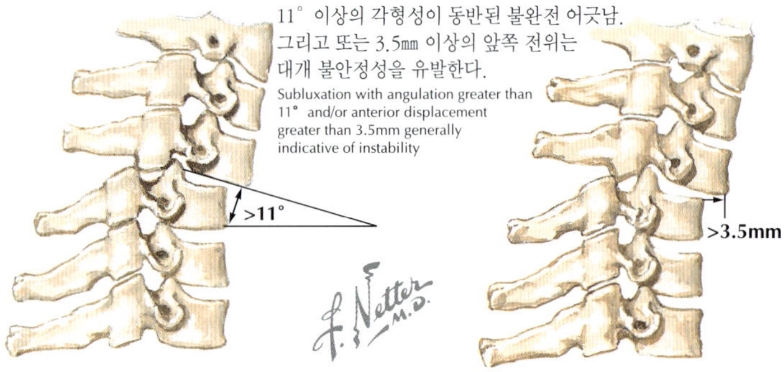

11° 이상의 각형성이 동반된 불완전 어긋남.
Subluxation with angulation greater than 11°

3.5㎜ 이상의 앞쪽굽음
Anterior displacement greater than 3.5mm

관절면 탈구(어긋남)
Facet dislocation

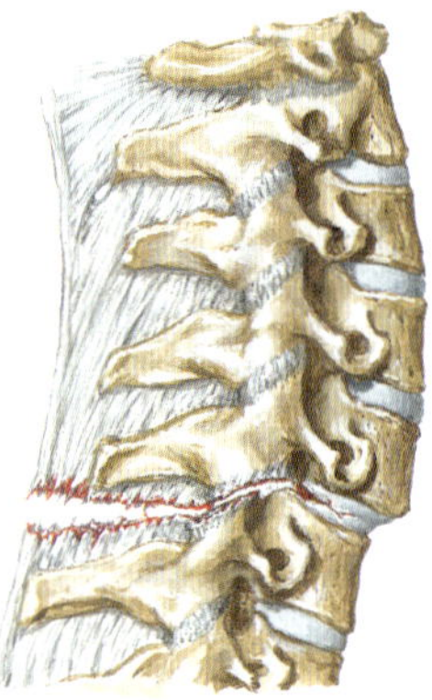

다섯번째 목뼈와 여섯번째 목뼈의 앞쪽면 어긋남에 가시돌기사이 인대, 관절면주머니, 척추사이원반 뒤쪽섬유의 찢어짐이 동반
Anterior facet dislocation of C5 on C6 with tear of interspinous ligament, facet capsules, and posterior fibers of intervertebral disc

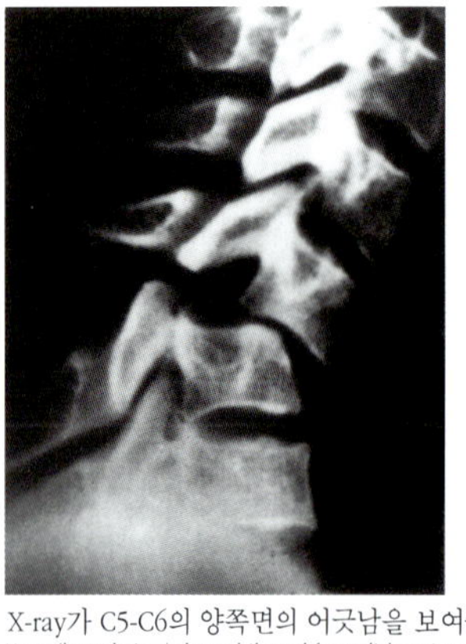

X-ray가 C5-C6의 양쪽면의 어긋남을 보여줌.
X-ray (lateral view) shows bilateral facet dislocation at C5-C6

질환설명	병력 및 검사	분류	치료
축하 목척추 골절			
• 압박골절 : 척추몸통의 앞쪽 절반을 침범 • 파열골절 : 전체 척추몸통을 침범하며 척추관쪽으로 뒤쪽 돌출됨. • 불안정성(White & Panjabi) ◦ > 3.5㎜이상의 변위 ◦ 11° 이상의 뒷굽음각 ◦ 폄검사양성 ◦ 신경손상(척수 또는 뿌리) ◦ 앞쪽 요소의 파괴 ◦ 뒤쪽 요소의 파괴 ◦ 좁아진 척주관 ◦ 척추사이원반의 좁아짐. • 과부하가 예상됨.	**병력** : 고에너지 외상(자동차 사고, 추락, 다이빙), +/− 통증, 저린감, 위약감 **이학적검사** : 머리와 목을 안정화, 목을 내려오면서 촉진, 신경학적 검사 − 뇌신경 검사, 상지 & 하지 − 운동/감각/반사 검사 **방사선검사** : 가쪽, 치아돌기, 앞뒤 안정성기준에 대한 평가 굽힘/폄 촬영 **컴퓨터단층촬영** : 모든 골절에서 가장 좋은 검사 **자기공명영상검사** : 뒤쪽인대와 척추사이원반의 척수쪽으로의 탈출에 대한 접근	**기전에 따른 분류**(각각의 분류는 심하정도에 따라 하위분류로 나뉘어진다.) 1. 굽힘압박[#1] 2. 수직압박 3. 굽힘 − 당김[#2] 4. 폄 − 압박 5. 폄 − 당김 6. 가쪽 굽힘 **설명에 따라** 압박 파열 관절면 탈구 한쪽 양쪽	• 압박골절 : 고리형보조기 • 파열골절 : ACDF(앞쪽척추몸통제거술, 척추사이원반절제술, 융합술(앞쪽판) VS 감압술, 뒤쪽융합) • 굽힘 − 압박 ◦ 안정 : 고리형보조기 vs 할로보조기 ◦ 불안정 : 앞쪽 또는 뒤쪽 융합 • 굽힘 − 당김/관절면탈구 : 폐쇄(급성, 깨어있는 환자) vs 열림(의식불명 또는 늦은 발견) 앞쪽(ACDF) 또는 뒤쪽 척수융합과 함께 되맞춤술

합병증 : 신경학적 − 사지마비, 양측마비, 신경근병증, 혈관성 − 척추동맥, 부동 − 할로보조기

척추안정성의 세기둥개념; 방출성 골절
Three-Column Concept of Spinal Stability

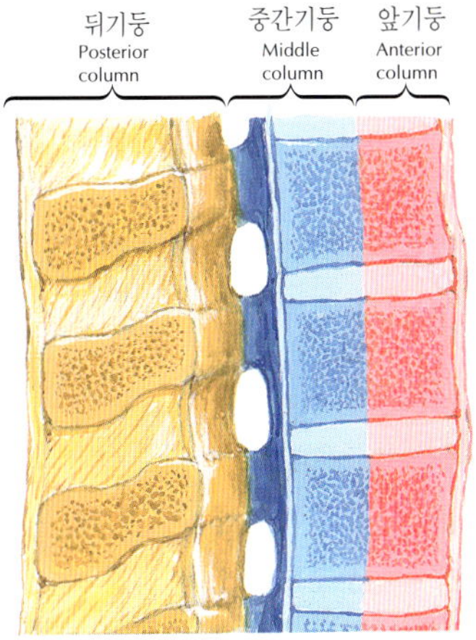

세기둥개념. 만일 골절에서 한 기둥이상이 침범되는 경우 결과적으로 척추의 불안정성이 나타난다.
Three-column concept. If more than one column involved in fracture, then instability of spine usually results

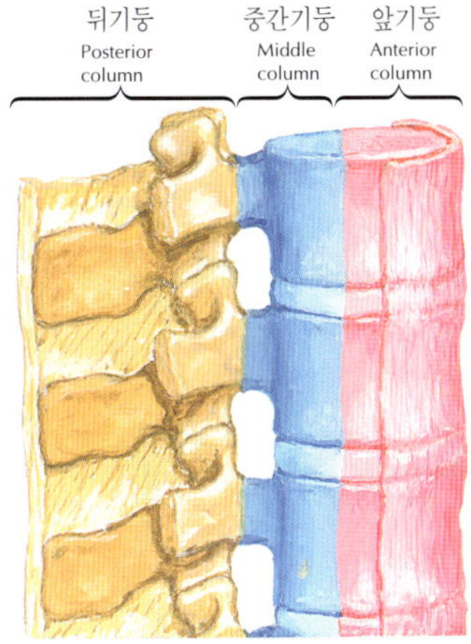

옆에서 본 모습. 돌기사이관절(면관절)(zygapophyseal)이 뒤기둥에 위치하고, 중간기둥에는 척추사이구멍이 존재한다.
Lateral view. Note that lateral facet(zygapophyseal) joints in posterior column, with intervertebral foramina in middle column

파열골절
Burst fracture

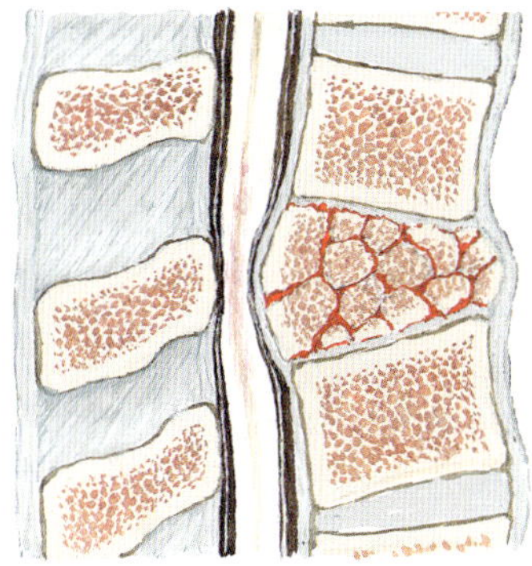

앞기둥, 중간기둥을 포함하는 불안정한 척추몸통의 파열골절은 불안정성과 척수압박을 초래한다.
Burst fracture of unstable vertebral body involving both anterior and middle columns resulted in instability and spinal cord compression

Chance 골절
Chance fracture

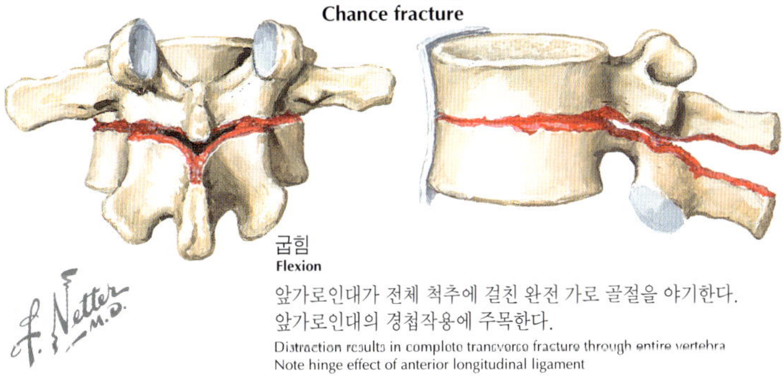

굽힘
Flexion

앞가로인대가 전체 척추에 걸친 완전 가로 골절을 야기한다. 앞가로인대의 경첩작용에 주목한다.
Distraction results in complete transverse fracture through entire vertebra Note hinge effect of anterior longitudinal ligament

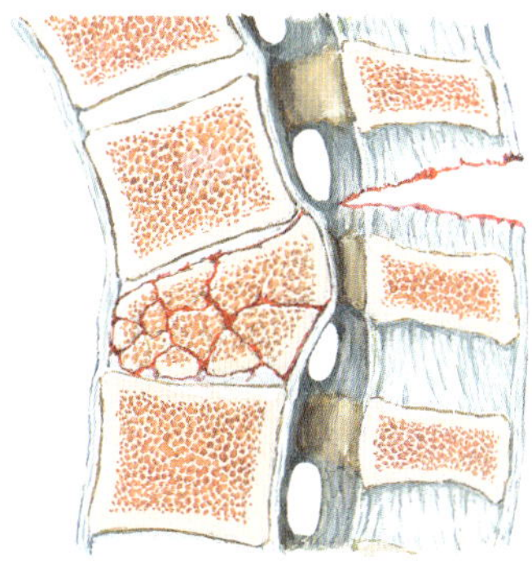

골절/어긋남(탈구)
Fracture/Dislocation:
3개 기둥 모두 포함됨.
All 3 columns are involved

질환설명	병력 및 검사	분류	치료
등허리뼈 골절			
• 기전 : 자동차 사고 또는 추락(안전벨트[허리에 차는]는 지렛대의 역할을 하여 굽힘 – 당김골절을 유발할 수 있다. • 등허리 척추 접합부는 골절/손상을 가장 흔하게 받는 부위이다. • 안정성의 유지는 치료에서 가장 중요한 요소이다. • 3 – 기둥 이론(Denis) : > 1보다 많은 기둥의 손상 = 불안정 • 챤스 골절 : 굽힘 – 당김골절, 모든 3개의 기능이 장력을 견디지 못함.	**병력** : 고에너지 외상(자동차 사고, 추락, 다이빙), +/– 통증, 저린감, 위약감 **이학적검사** : 내려가면서 촉진, 신경학적 검사 : 하지 – 운동/감각/반사검사(항문반사와 망울해면체 반사 포함.) **방사선검사** : 가쪽촬영(몸통 높이, 뒤굽음) 앞뒤촬영(뿌리 넓어짐) 굽힘/폄 촬영 : 동적 불안정성을 평가 **컴퓨터단층촬영** : 보든 골절에서 가장 좋은 검사, 뒤쪽 탈출에 대해 평가 **자기공명영상검사** : 척추사이원반과 뒤쪽인대	**압박** : 1 (앞쪽) 기둥만 침범, 안정골절 **안정파열** : 2개 기둥 1. < 25° 척추뒤굽음 2. < 50% 몸통 소실 3. < 50% 관 뒤쪽 돌출 **불안정 파열** : 2 – 3개 기둥이 위의 기준을 만족하지 못하거나 신경학적 손상이 있을 경우 **굽힘 – 당김** : 2 – 3개 기둥, 기둥은 뒤에서 앞으로 기능상실 **전위**(골절/탈구) : 3개 기둥 모두 기능상실, 불안정	• 압박 : 관찰 또는 보조기 12주 • 안정파열 : TLSO 또는 과도한 폄 보조기를 12주간 착용(안정성 확인을 위해 추적 관찰 방사선촬영이 필요) • 불안정 파열 : 감압술과 뒤쪽 척추 융합술 • 굽힘 – 당김 : 대부분 뒤쪽 융합술을 필요로 함. • 전위 : 되맞춤술을 필요로 하고 안정화/융합필요

합병증 : 신경학적 합병증 – 척수/말총 손상, 고정 – DVT, PE, 수술 – 감염, 경질막 찢어짐.

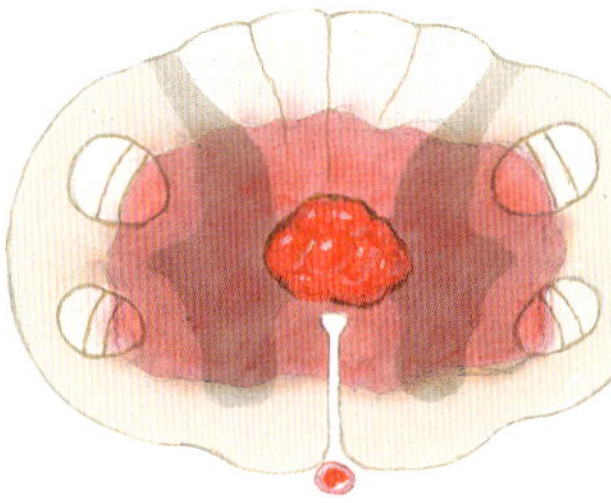

중심척수 증후군
Central cord syndrome

척수 중심부에 출혈과 부종, 양쪽에 3개 주요 신경로가 침범되며, 다리보다는 팔에서 더 증상이 발병한다.

Central cord hemorrhage and edema. Parts of 3 main tracts involved on both sides. Upper limbs more affected than lower limbs

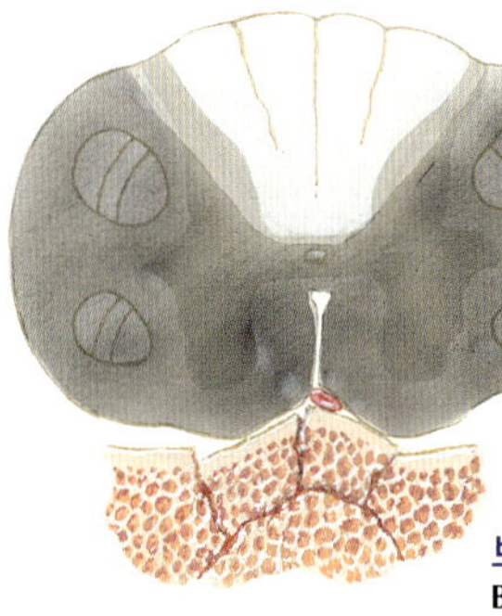

앞척수동맥 증후군
Anterior spinal artery syndrome

뼈나 연골 뼈조각에 의해 동맥손상(어두운 부분). 손상부위 아래로 대칭적 운동과 통각기능 소실: 위치감각 보존

Artery damaged by bone or cartilage spicules (shaded area affected). Bilateral loss of motor function and pain sensation below injured segment; position sense preserved

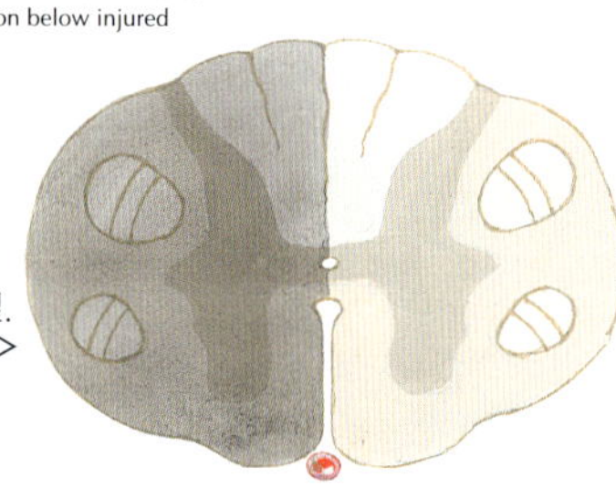

브라운-세카르 증후군
Brown-Sequard syndrome

척수 한쪽을 침범, 같은쪽의 운동기능과 위치감각 소실. 반대쪽의 통증 감각 소실

One side of cord affected. Loss of motor function and position sense on same side and of pain sensation on opposite side

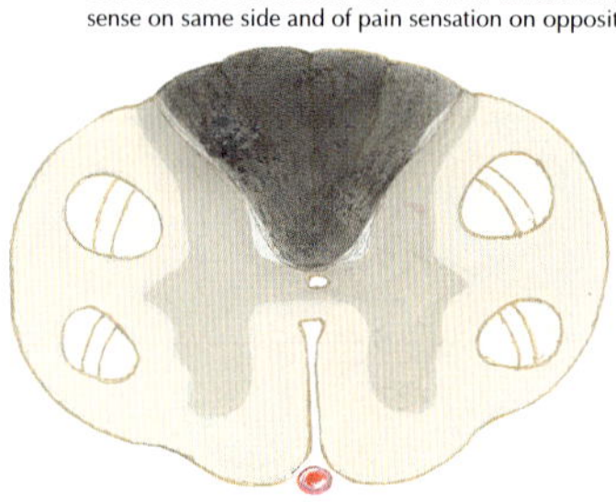

뒤기둥 증후군(드물다.)
Posterior column syndrome(uncommon)

병변이하로 위치감각 소실; 운동기능과 통증감각 기능이 보존

Position sense lost below lesion; motor function and pain sensation preserved

질환설명	병력 및 검사	분류	치료
척수 손상			
• 젊은 남성에서 흔함. • 목뼈 손상과 흔하게 연관됨(쉽게 놓친다.) • 중심 : #1, 과도한폄 기전, 목척추증이 있는 노인에게서 볼 수 있음. • 앞쪽 : #2, 가장 나쁜 예후 • 브라운-세카르증후군 : 보통 관통손상이며, 드문경우이다. 예후가 가장 좋다. • 뒤쪽 : 이 모양이 존재하는 경우는 매우 드물다.	**병력** : 고에너지 외상(자동차 사고, 추락, 다이빙), +/- 통증, 저린감, 위약감 **이학적검사** : 기능을 유지하는 가장 낮은 신경학적 기준을 찾는다. 중심 : 상지> 하지 운동손실 앞쪽 : 하지> 상지 운동과 감각, 고유감각은 유지 **뼈스캔** : 같은쪽 감각 손실, 반대쪽통증/온도감각 손실 **방사선검사** : 목뼈골절 확인 **컴퓨터단층촬영** : 목뼈골절 확인과 평가 **자기공명영상검사** : 척수, 척추사이원반 탈출(척수로의), 뒤쪽 인대	• **완전** : 손상받은 기준 이하로는 아무런 기능을 하지 못함(진단을 하기 위해서는 척수쇽이 해결되어야 한다.) • **불완전** : 먼쪽 기능은 일부분 유지된다. ◦ **중심** : 중심회색질 ◦ **앞쪽** : 척수시상로와 겉질척수로 기능손실, 뒤쪽 기둥 기능 유지 ◦ 브라운-세카르 : 척수의 가쪽반(반절단) ◦ **뒤쪽** : 뒤쪽 기둥	• Methylprednisolone Ⅳ로 8시간 동안 정주하면 손상이 회복될 수 있다. • 완전 손상된 대부분의 환자는 1(또는 2) 기준의 기능은 회복한다. • 내부 또는 외부(할로보조기, 고리형보조기) 고정을 동반한 척수감압술의 시행(탈구를 줄이거나 뼈조각의 제거)

합병증 - 신경학적 : 자율신경성 반사기능장애(요도카테터/곧창자 대변메막힘제거를 통하여 치료), 척추 불안정성

- 척수쇼크 : 생리학적 척수 손상으로 인한 마비/무반사. 망울해면체 반사의 회복이 척수쇼크의 종결을 의미한다.
- 신경학적 쇼크 : 느린맥을 동반한 저혈압, 교감신경긴장의 감소. 혈압상승제를 이용하여 치료
- 저혈량쇼크 : 빠른맥을 동반한 저혈압. 수액치료

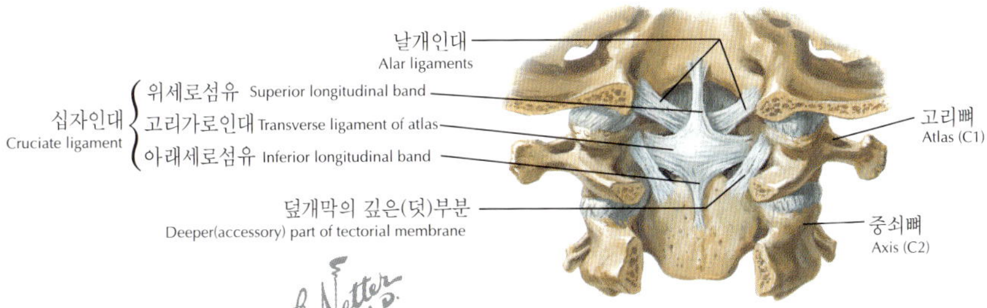

더 깊은인대를 보여주기 위해 덮개막 주요부분 제거: 뒷면
Principal part of tectorial membrane removed to expose deeper ligaments: posterior view

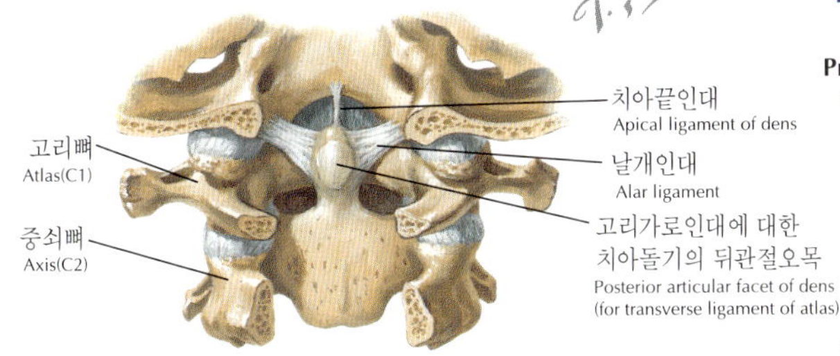

가장 깊은인대를 보여주기 위해 십자인대제거: 뒷면
Cruciate ligament removed to show deepest ligaments: posterior view

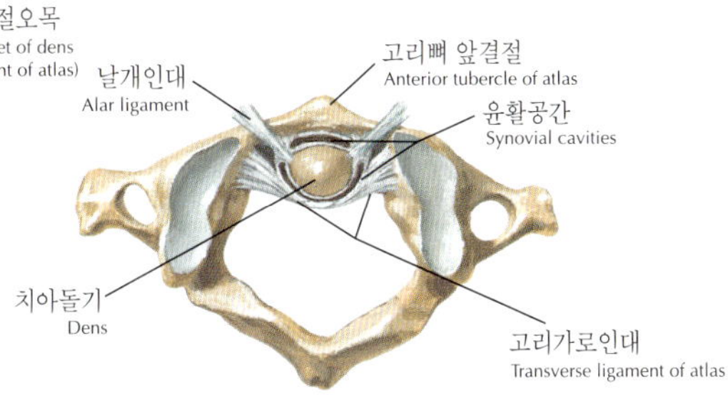

정중고리중쇠관절: 윗면
Median atlantoaxial joint: superior view

인대	부착	설명
	뒤통수고리관절	
• 볼록한 뒤통수뼈 돌기와 고리뼈(c1)의 오목한 위쪽관절면이 관절한다. 이 관절은 수평하여(특히 소아) 돌림을 가능하게 하나 벌넌석으로 수평면의 불안정성을 동반한다. ROM : 굽힘/폄 – 25°, 가쪽굽힘 – 5°, 돌림 5°		
주머니(피막)	관절면을 감싼다(돌기 & 관절면).	느슨한 조직으로 최소한의 안정성을 제공한다.
앞뒤통수 고리인대	앞쪽 고리활을 큰구멍 앞쪽과 연결	앞쪽세로인대의 연속이다.
덮개막	축뼈뒤쪽과 큰구멍 앞쪽을 연결	일차적인 안정유지물. 뒤쪽세로인대의 연속으로 폄을 제한한다.
뒤뒤통수 고리인대	뒤쪽활을 큰구멍 뒤쪽과 연결	황색인대와 같음.
	고리중쇠관절(C1–2)	
• 3개의 관절로 구성 : 중심(가운데) 고리중쇠관절(축 형태) : 치아돌기와 앞쪽활사이에서 형성. 가쪽 고리중쇠관절(평면 형태) : 고리뼈와 중쇠뼈사이의 관절하는 면사이에서 형성되며 돌림운동을 가능하게 함. ROM : 굽힘/폄 – 20°, 가쪽굽힘 : 5°, 돌림 : 40°. 목뼈돌림 운동의 50%를 제공		
주머니(피막)	가쪽 관절을 감싼다.	느슨한 관절주머니 조직은 돌림운동을 가능하게 한다.
십자인대 **가로인대(TAL)** 위세로인대 아래세로인대	 뒤쪽 치아돌기와 앞쪽활을 연결 치아돌기와 큰구멍 앞쪽을 연결 치아돌기를 축뼈의 몸통과 연결	3개의 요소로 구성되며, 덮개막의 앞쪽에 위치한다. 가장 강한 인대로 치아돌기를 고리뼈에 지지하는 역할을 한다. ADI < 3㎜. 손상은 C1 – 2 불안정성을 야기함. 치아끝 인대 쪽에 위치, 이차 안정유지물 이차 안정 유지물
날개인대	치아돌기를 뒤통수뼈 돌기와 연결	강력하며 안정적인 인대로, 돌림운동과 가쪽굽힘을 제한한다. 손상시 C1 – 2 불안정을 야기함.
치아끝인대	치아돌기와 큰구멍 앞쪽을 연결	얇은 인대로 최소한의 안정성을 제공
부속인대	중쇠뼈의 몸통을 뒤통수뼈돌기와 연결	이차 안정유지물

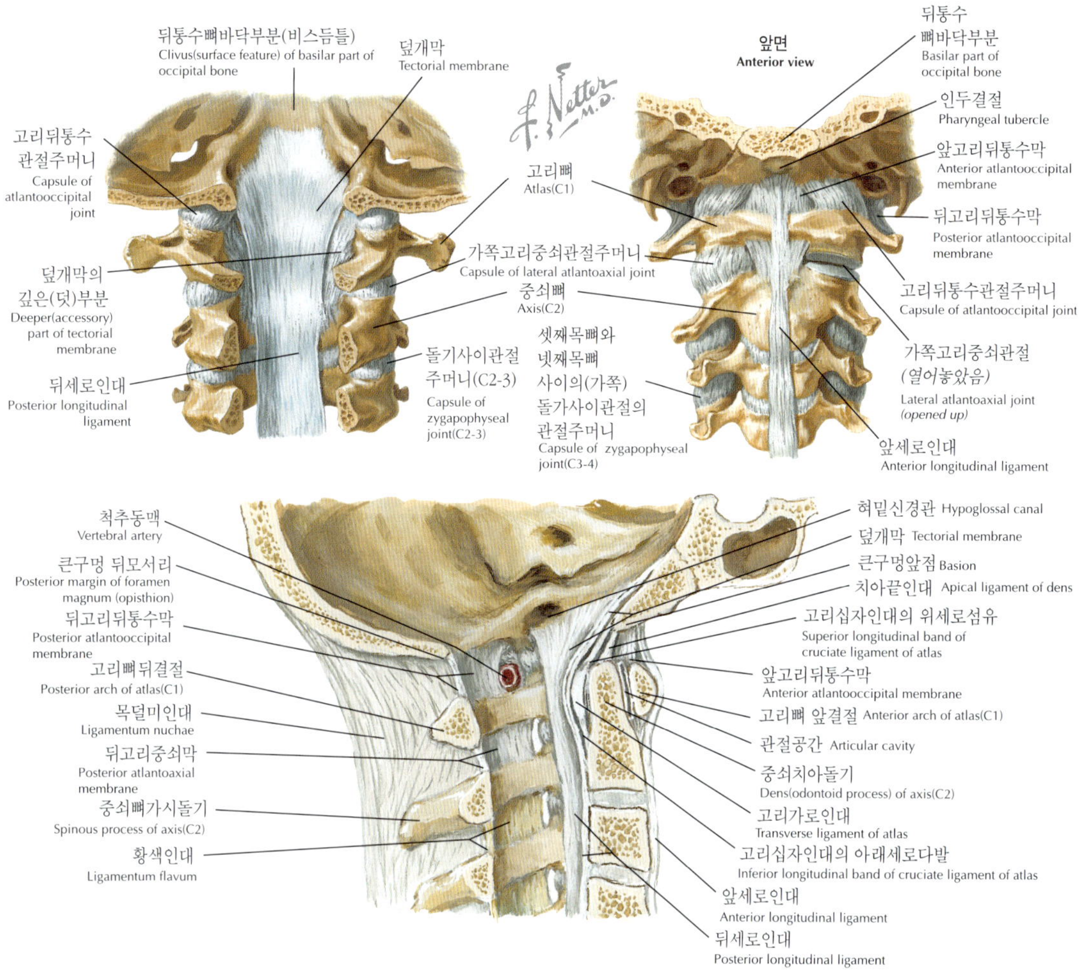

인대	부착	설명
	척추사이관절	

인접한 척추는 복잡한 작은 관절, 인대, 근육, 연결구조물들에 의해 형성된다.
- 척추사이원반은 척추몸통사이에 놓여있다.(1-2번째 목뼈와 엉치분절은 예외임)
- 한쌍의 돌기사이관절(골단)은 뒤쪽 성분과 연결된다. 이것들은 척추사이 움직임에 영향을 준다.
- Luschka관절은 목뼈에서 척추몸통사이의 안정성을 더한다.

인대	부착	설명
척추사이원반	인접한 척추몸통을 연결	섬유테는 인접한 몸통에 튼튼한 연결을 제공한다.
앞세로인대(ALL)	인접한 척추몸통의 앞쪽과 원반을 연결한다.	튼튼하고 두꺼운 인대로 과도한 폄에 저항한다.
뒤세로인대(PLL)	인접한 척추몸통의 뒤쪽과 원반을 연결(척추의 전장에 걸쳐서 존재함.)	약하며, 과도한 굽힘을 제한. 원반 탈출은 인대 주변에서 발생한다. 덮개막은 뒤쪽세로인대가 위쪽으로 연속된 구조물이다.
황색인대	앞쪽판(위쪽척추뼈)와 뒤쪽판(아래척추뼈)을 연결	튼튼하며 황색을 띄며 긴 연속적인 구조물은 아니다. 비대는 신경뿌리 충돌에 기여한다.
목덜미인대	뒤통수뼈 융기를 C1 뒤쪽활과 C2-6가시돌기에 연결	가시끝인대의 연속
가시끝인대	등쪽 가시돌기를 C7에 연결	튼튼하다. 목덜미인대는 가시끝인대가 위쪽으로 연속된 구조물이다.
가시사이인대	가시돌기사이를 연결	약하다. 굽힘 및 당김손상에 의해 찢어짐.
가쪽사이인대	가시돌기사이를 연결	약한 인대로 약한지지를 더한다.
엉덩허리인대	L5 가로돌기를 엉덩뼈에 연결	골반뼈 골절시 벗겨질 수 있다(예; 수직엇갈림 고정).

왼쪽가쪽면(정중면 부분절단)
Left lateral view
(partially sectioned in median plane)

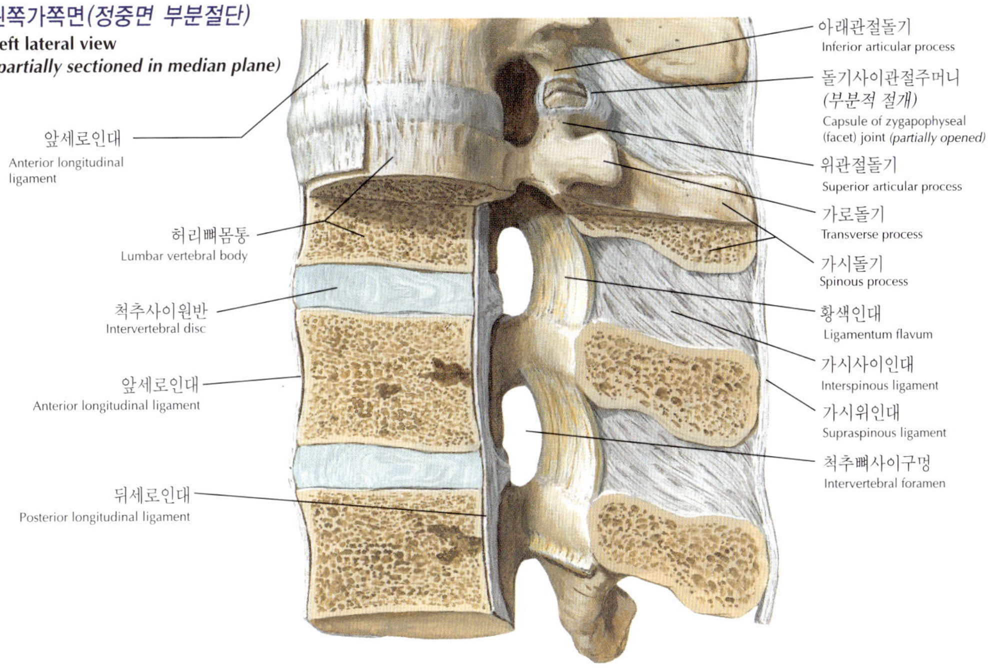

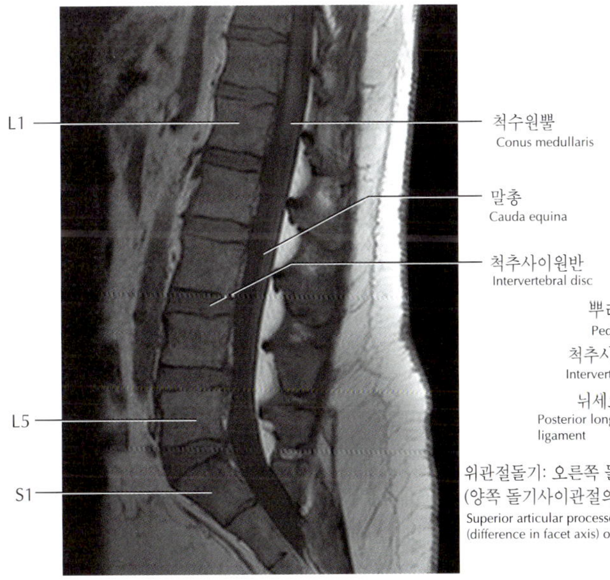

허리뼈 자기공명영상, 시상면
Lumbar MRI, sagittal view

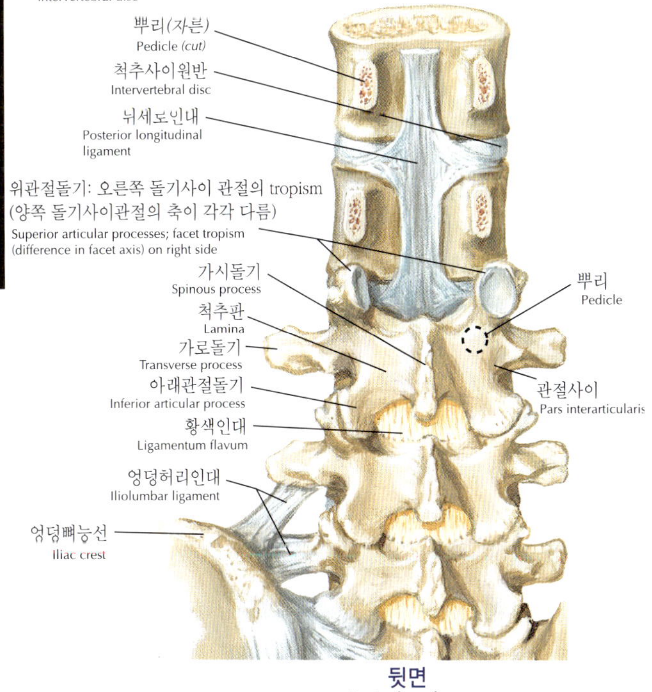

뒷면
Posterior view

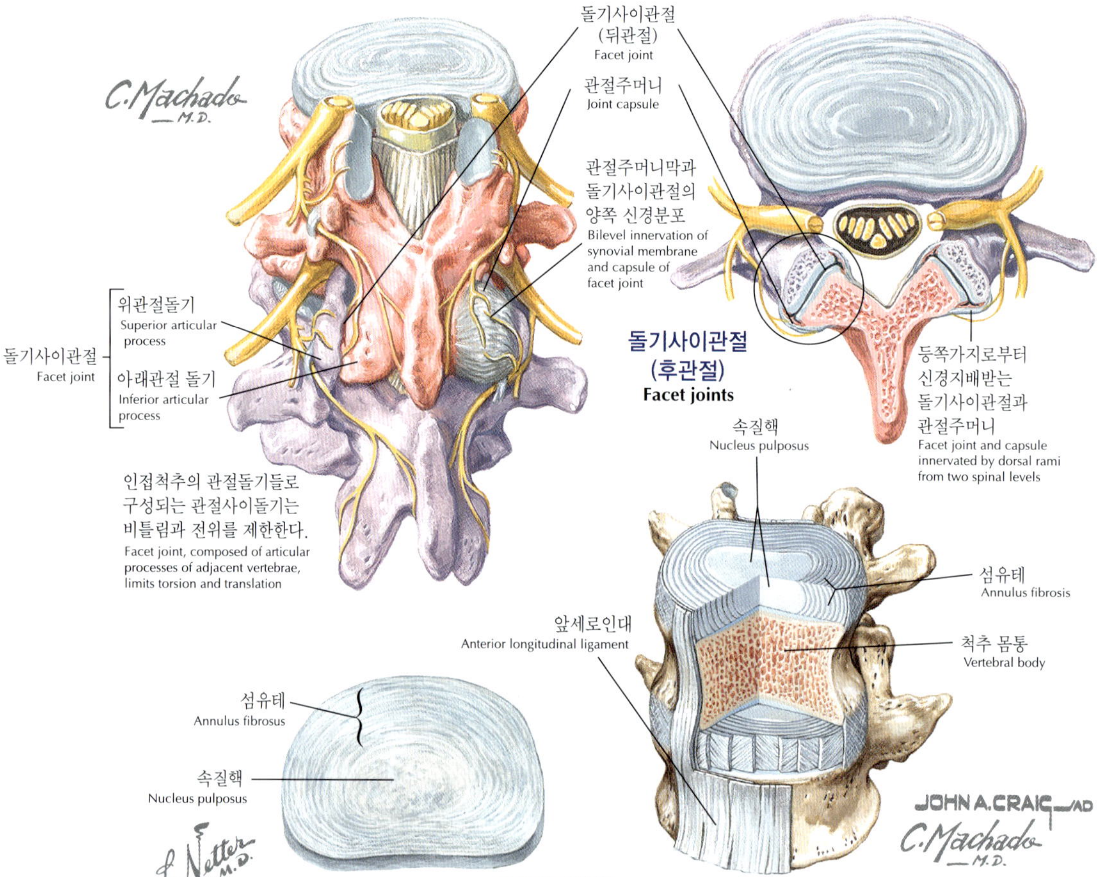

돌기사이관절(후관절)
Facet joints

척추사이원반
Intervertebral disc

인대	부착	설명
	돌기사이관절(뒤관절)	
• 한쌍의 관절(왼쪽과 오른쪽)로 인접한 척추뼈의 아래와 위쪽 관절돌기사이에서 형성된다. • 방향이 반관상(목뼈)에서 시상(허리뼈)으로 변하며 각각의 부분은 움직임을 가능하게 한다. • 아래 관절돌기는 위 관절돌기에 대해서 앞쪽과 아래(목뼈)와 앞쪽과 가쪽(허리뼈)에 위치한다. • 관절의 신경분포는 근접한 두개의 신경뿌리 층의 등쪽 가지에서 기원한다. • 퇴행성 질환에서의 비대변화는 신경뿌리 충돌에 기여한다.		
주머니(피막)	관절돌기를 둘러싼다.	약한구조로 약한지지를 추가한다. 퇴행성 관절에서 비대해질 수 있고, 신경구멍을 좁게한다.
반월판/원반	돌기사이의 관절내에 위치	손상받거나 퇴행성 변화로 인한 통증을 유발할 수 있다.
	척추사이원반(추간판)	
• 인접한 척추 몸통을 연결하여 척추를 안정화하고 유지한다. 충격을 흡수하고 분배하며 유연성이 있다. • 척추사이원반은 척추높이의 25%를 차지한다. 고령으로 인한 퇴행성 변화는 척추의 길이를 짧게한다.		
섬유테	인접한 척추몸통의 마지막판을 강력하게 연결	• 두개의 층 : 1. 바깥고리; 강한섬유(1형 아교질) 2. 안쪽고리; 섬유연골 느슨한 2형 아교질 섬유 • 섬유는 비스듬한 방향으로 위치하며 장력에 저항한다. • 바깥층에 신경분포가 있어서, 찢어짐은 허리통증을 유발한다.
속질핵	섬유고리 내에 포함되어 있다.	• 물, 프로테오글라칸, 2형 콜라겐이 젤형태의 덩어리를 형성한 것 • 압박하는 힘에 대해 저항한다.(앞쪽으로 기울여 앉아있을 때 가장 높이가 높다.) • 나이가 듦으로 인해서 물과 프로테오글리칸의 함량이 감소한다. • 섬유고리 밖으로 탈출하여 신경뿌리를 압박할 수있다(L4 – 5가 가장 흔함).

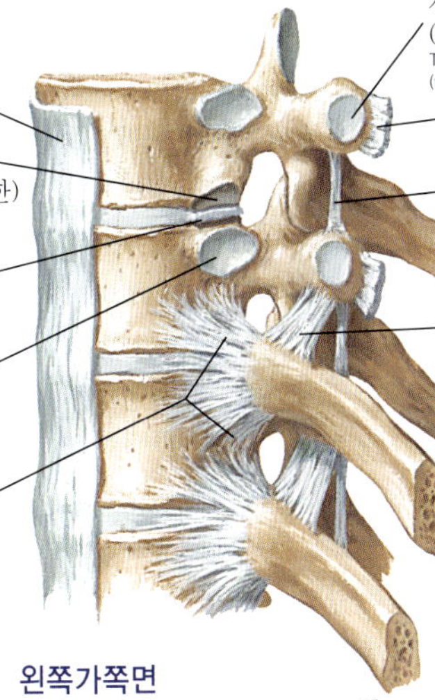

왼쪽가쪽면
Left lateral view

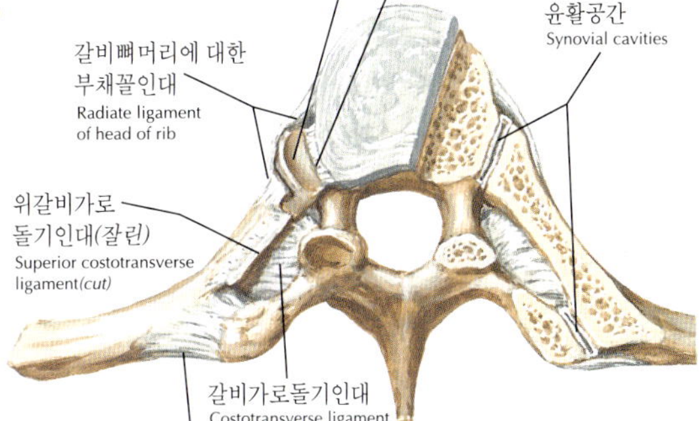

가로단면: 윗면
Transverse section: superior view

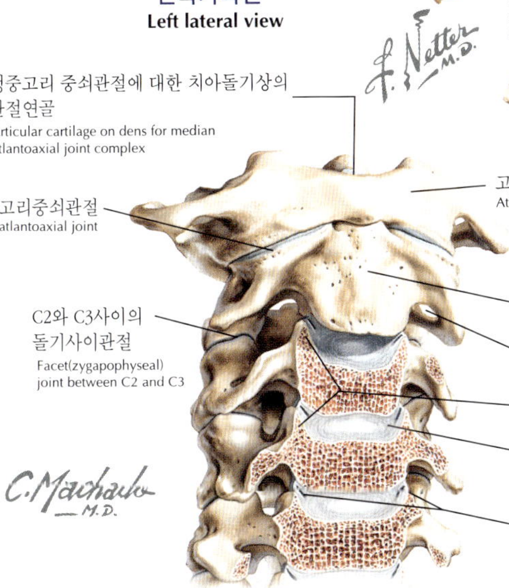

인대	부착	설명
갈고리돌기관절		
• "루시카연골" : 위쪽 인접한 척추체의 볼록한 아래쪽 끝판의 관절하는 부분과 아래 척추체의 오목한 위쪽 끝판의 갈고리 돌기와 관절하는 목뼈 • 여기에 관절하는 연골은 퇴행하여 목뼈 척추증으로 진행한다.		
갈비척추관절		
갈비뼈 머리와 등척추사이의 관절		
주머니	갈비뼈나 관절의 머리로 둘러싸임.	관절을 약하게 지지
관절내	갈비뼈 머리가 몸통으로	깊게 방사
방사	갈비뼈 머리가 몸통으로	선풍기 모양, 관절 앞쪽으로 강화
갈비가로	가로돌기가 갈비뼈로	위쪽 척추의 가로 돌기에 위쪽 갈비가 부착
기타		
신경구멍 : 경계 : *위쪽과 아래쪽* : 뿌리; 앞쪽 : *척추몸통과 척추사이원반*(목뼈의 갈고리돌기); *뒤쪽* : 관절과 주머니의 관절면, 뼈결돌기, 척추사이원반, 관절면 증식, 황색인대는 모두 구멍을 좁게 만들수 있다.		

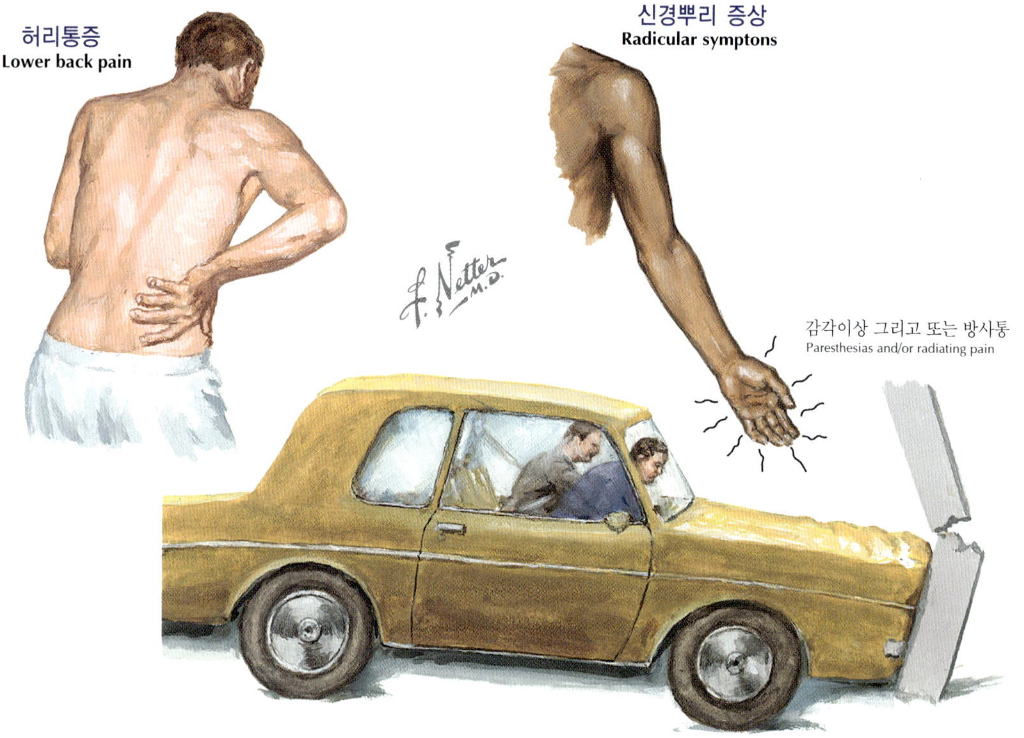

운전벨트를 착용하지 않는 경우 고정된 물체와 혹은 자동차와의 충돌은 앞머리를 차 앞유리에 부딪히게 한다. 이러한 목의 빠른 폄은 목뼈골절을 동반한 탈구를 일으키거나 목뼈골절이 없는 탈구를 일으킨다.

Head-on collision with stationary object or oncoming vehicle may, if seat belts not used, drive forehead against windshield. This sharply hyperextends neck, resulting in dislocation with or without fracture of cervical vertebrae

질문	답변	임상적용
1. 나이	어릴때	척추사이원반 사고, 척주앞굽음증 삠, 척추사이원반 탈출증,
	중년	퇴행성 척추사이원반 질병
	노후	척주관협착, 척추사이원반탈출증, 퇴행성 척추사이원반 질병, 퇴행성 척추사이원반 질병, 척추증
2. 통증		
a. 특징	뻗치는 듯한(찌르는 듯한)	신경뿌리증상(척추사이원반탈출증) 목뼈 혹은 허리 염좌(삠)
	광범위한, 둔한, 뻗치지 않는듯	
b. 위치	한쪽 vs 양측	한쪽 : 척추사이원반탈출증; 양측 : 전신적이거나 대사성 질환, 공간 점유성 병변
	목	목뼈 척추증, 목삠 혹은 근육삠
	팔(+/− 뻗치는 듯한)	목뼈 척추증, (+/− C 척수병), 척추사이원반탈출증
	아랫등	퇴행성 척추사이원반 질환, 등삠/근육삠, 척주앞굽음증
	다리(+/− 뻗치는 듯한)	척추사이원반탈출증, 척추협착증
c. 발생	활동시	감염, 종양
	야간통증	일반적인 역학적 병인
d. 완화	앉아서 팔을 올리는 것	척추사이원반탈출증(HNP)
	등	척추협착증(협착 완화)
e. 악화	폄	척추협착증(계단 내려갈 때), 퇴행성관절질환/관절비후
3. 충격	자동차 사고(안전벨트)	목뼈삠(편타), 목뼈골절, 인대 손상
4. 활동	스포츠(폄 손상)	"화덕/찌름"(축구에서), 골절
5. 신경학적 증상	통증, 저림	신경뿌리병, 신경병증, 말총증후군
	경직, 둔함, 장/방광증상	척수병
	발열, 체중감소, 야간발한	말총증후군
6. 전신증상		감염, 종양

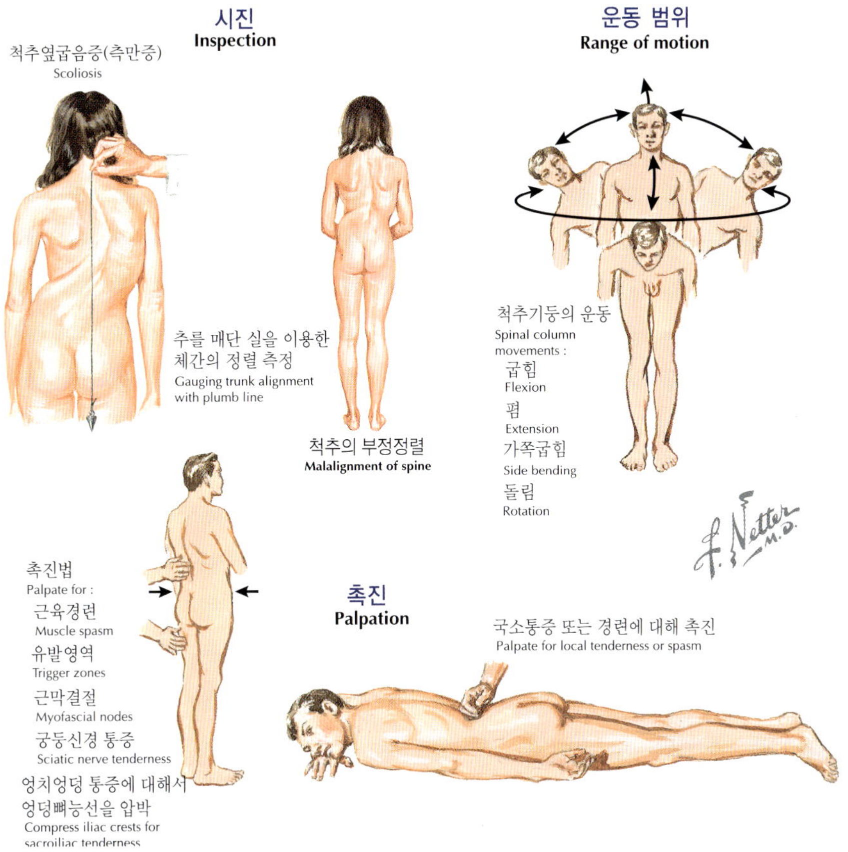

검사	검사방법	임상적용
	시진	
보행	앞으로 기댐 넓은바닥	척추협착증 척추병증
성렬	징렬불가	탈구, 척주옆굽음증, 척주앞굽음증, 척주뒤굽음증
자세	머리 기울임 골반 기울임	탈구, 경련, 척추증, 기운목 척주앞굽음증의 소실 : 경련
피부	옷벗은 환자	카페오레 반점, 성장 : 신경섬유종의 가능성 포도주 반점, 부드러운 덩어리 : 척추갈림증의 가능성
	촉진	
뼈구조	가시돌기	국소적/점 누름통증 : 골절; 급격한 전락 : 탈구/척주앞굽음증
연조직	목뼈관절면 꼬리뼈, 곧창자 검사를 통해 척추주위 근육	누름통증 : 뼈관절염, 탈구 누름통증 : 골절, 타박상 광범위한 누름통증 : 삠, 근육긴장; 유발점 : 경련
	운동범위	
굽힘/폄 : 목뼈 굽힘/폄 : 허리뼈	턱에서 가슴/뒤통수 허리 다리를 펴서 발가락 만지기	정상 : 굽힘 : 가슴의 3 – 4㎝내에 턱; 밖으로 70° 정상 : 굽힘시 40 – 60°, 폄시 20 – 30°
가쪽 굽힘 : 목뼈 가쪽 굽힘 : 허리뼈	귀에서 어깨 각 방향으로 구부리기	정상 : 각 방향으로 30 – 40° 정상 : 각 방향으로 10 – 20°
돌림 : 목뼈 돌림 : 허리뼈	안정된 어깨 : 돌림 안정된 엉덩이 : 돌림	정상 : 각 방향으로 75° 정상 : 각 방향으로 5 – 15°

Level	운동 Motor	반사 Reflex	감각 Sensory
C5	어깨세모근 Deltoid 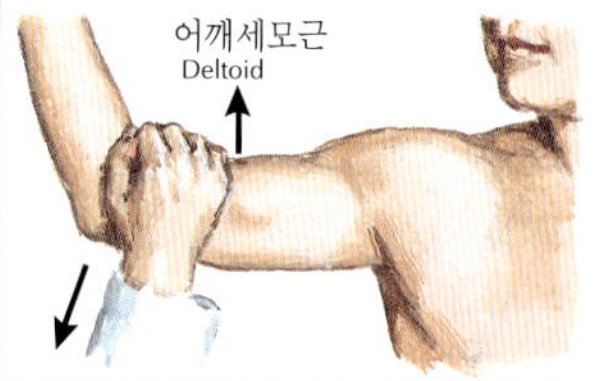	위팔두갈래근 Biceps brachii 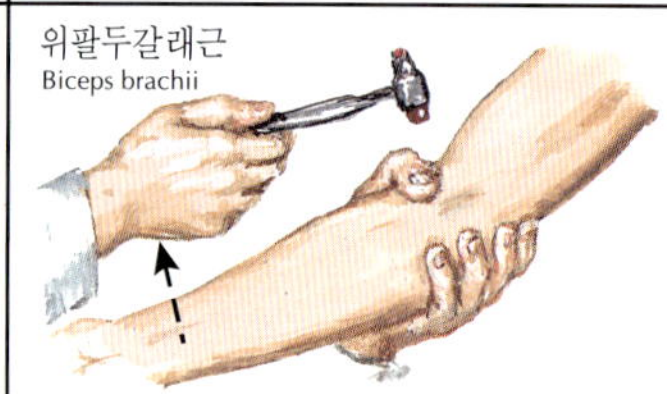	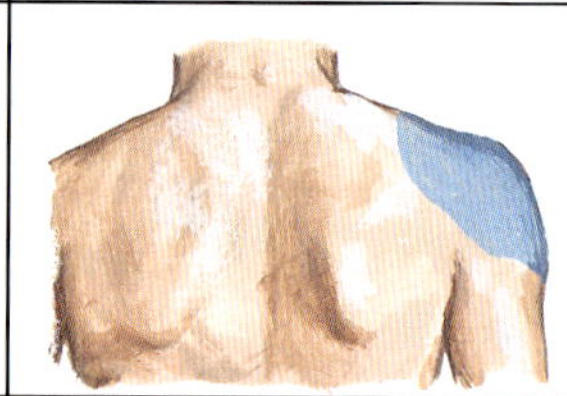
C6	위팔두갈래근 Biceps brachii 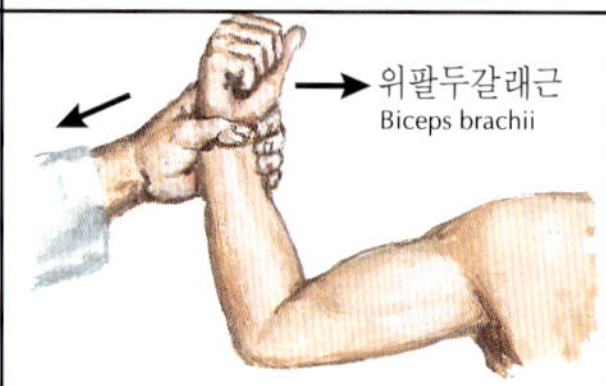	위팔노근 Brachioradialis	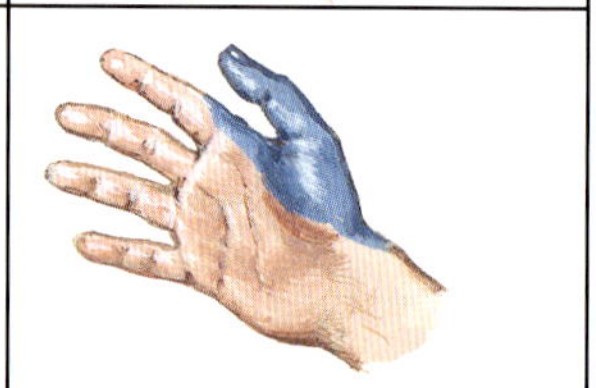
C7	위팔세갈래근 Triceps brachii 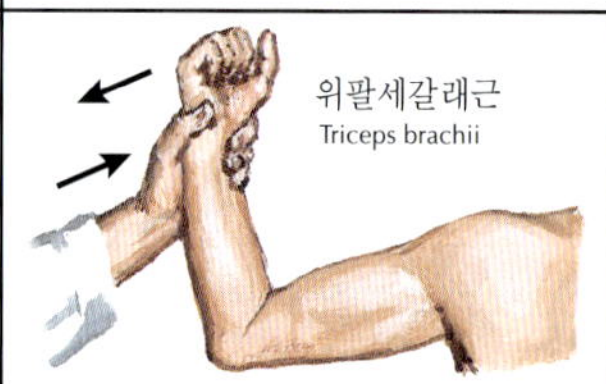	위팔세갈래근 Triceps brachii 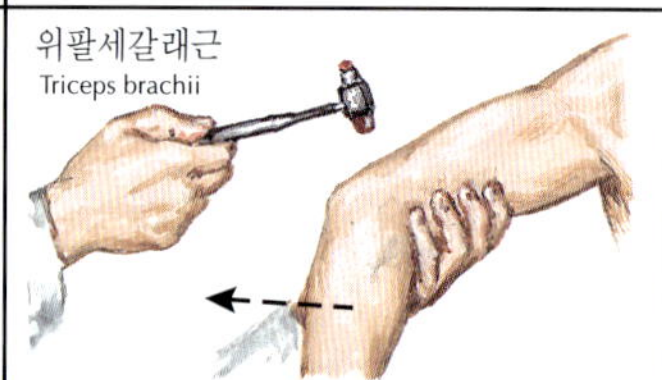	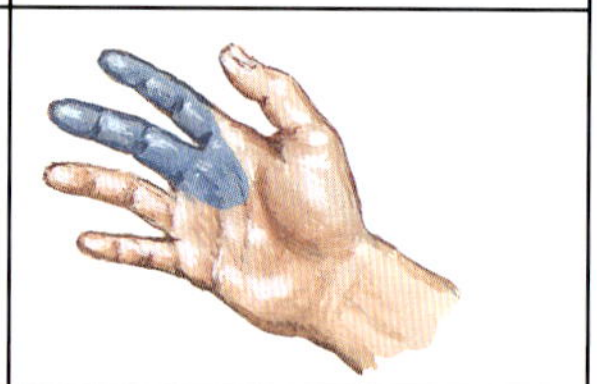
C8	뼈사이근 Interossei 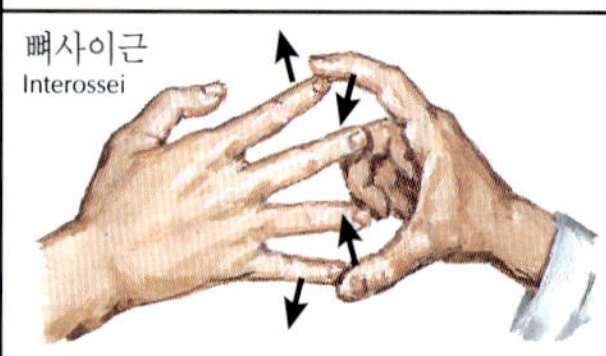	없음	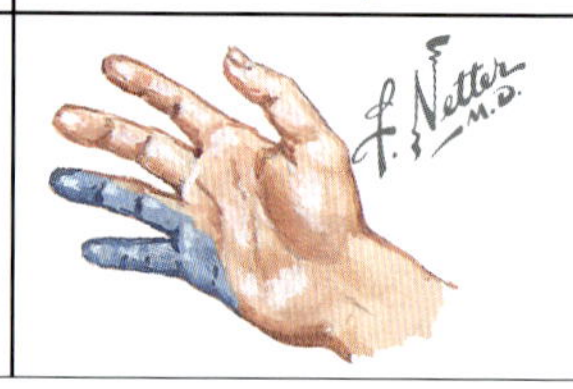

검사	검사방법	임상적용
	신경혈관	
	목	
	감각	
C5	어깨가쪽	결손은 같은 부위의 목신경 뿌리 압박/결손을 가리킨다.
C6	엄지	결손은 같은 부위의 목신경 뿌리 압박/결손을 가리킨다.
C7	세번째 손가락	결손은 같은 부위의 목신경 뿌리 압박/결손을 가리킨다.
C8	네번째 & 다섯번째 손가락	결손은 같은 부위의 목신경 뿌리 압박/결손을 가리킨다.
T1	노쪽 아래팔 & 손	결손은 같은 부위의 목신경 뿌리 압박/결손을 가리킨다.
	운동	
C5	어깨세모근 : 벌림이 제한됨.	무력감은 같은 부위의 목신경 뿌리 압박/결손을 가리킨다.
C6	위팔두갈래근 : 팔꿈치 굽힘이 제한됨.	무력감은 같은 부위의 목신경 뿌리 압박/결손을 가리킨다.
C7	위팔세갈래근 : 팔꿈치 폄이 제한됨.	무력감은 같은 부위의 목신경 뿌리 압박/결손을 가리킨다.
C8	내재근 : 손가락이 제한됨.	무력감은 같은 부위의 목신경 뿌리 압박/결손을 가리킨다.
T1	벌림	무력감은 같은 부위의 목신경 뿌리 압박/결손을 가리킨다.
	반사	
C5	위팔두갈래근	감소/결손은 C5의 신경뿌리병증을 가리킨다.
C6	위팔노근(BR)	감소/결손은 C6의 신경뿌리병증을 가리킨다.
C7	위팔세갈래근	감소/결손은 C7의 신경뿌리병증을 가리킨다.
거꿀노반사	아랫팔 먼쪽에서 위팔노근 힘줄 타진	위팔노근감소 & 손가락 굽힘 감소 : 척수병증
Hoffman's	먼쪽손가락사이관절이 굽혀지게 가운데손가락 가볍게 튕김	병적인 엄지손가락뼈 사이관절 굽힘이 일어날 경우 : 척수병증
	맥박	
	위팔, 노쪽, 자쪽	감소/결손=혈관손상 또는 저하

Level	운동 Motor	반사 Reflex	감각 Sensory
L4	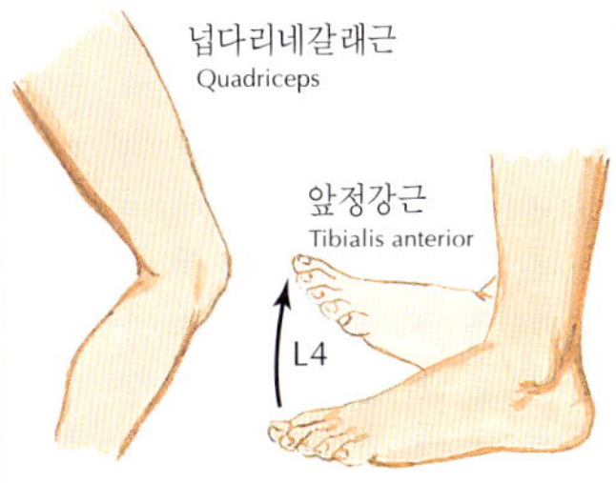 넙다리네갈래근 Quadriceps; 앞정강근 Tibialis anterior; L4	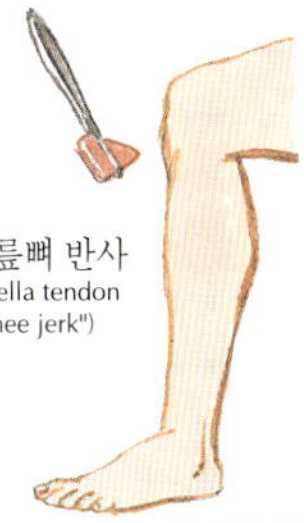 무릎뼈 반사 Patella tendon ("knee jerk")	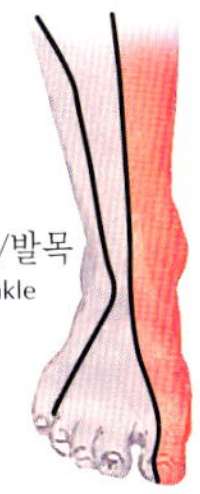 안쪽장딴지/발목 Medial calf/ankle
L5	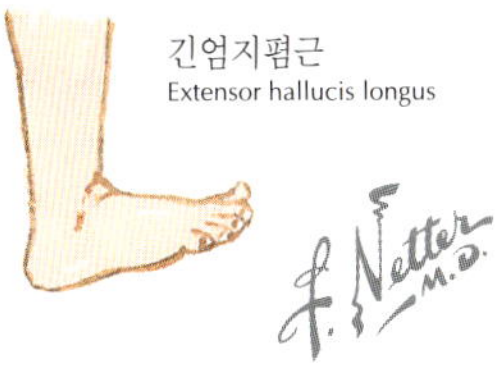 긴엄지폄근 Extensor hallucis longus	없음	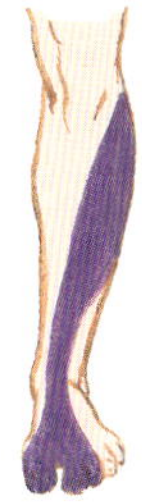 발등과 첫번째 갈퀴막공간 Dorsal foot and 1st web space
S1	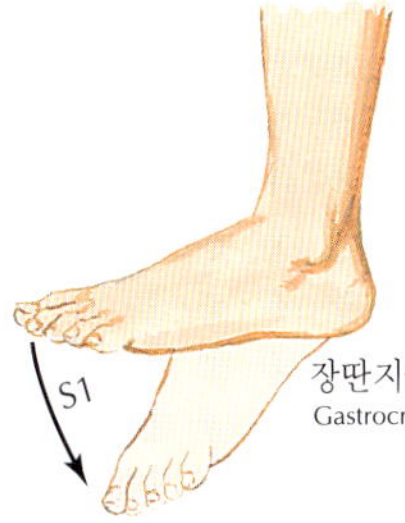 장딴지근 Gastrocnemius; S1	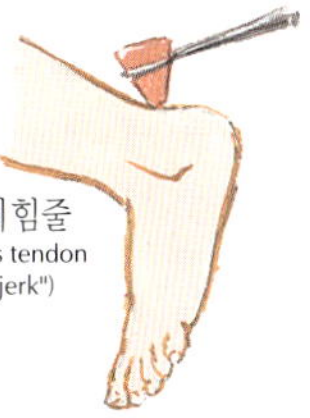 발꿈치힘줄 Achilles tendon ("ankle jerk")	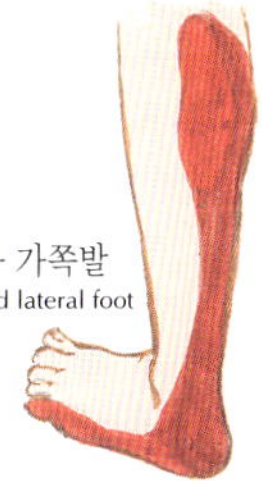 발바닥과 가쪽발 Plantar and lateral foot

검사	검사방법	임상적용
		신경혈관
		허리
		감각
L3	허벅지 안쪽과 앞쪽	결손은 같은 부위의 허리신경 뿌리 압박/결손을 가리킨다.
L4	다리 한가운데와 발목	결손은 같은 부위의 허리신경 뿌리 압박/결손을 가리킨다.
L5	발등과 첫번째 갈퀴막 사이	결손은 같은 부위의 허리신경 뿌리 압박/결손을 가리킨다.
S1	발가쪽과 발바닥	결손은 같은 부위의 허리신경 뿌리 압박/결손을 가리킨다.
S2 – 4	항문주위 감각	결손은 같은 부위의 허리신경 뿌리 압박/결손을 가리킨다.
		운동
S3 – 4	넙다리네갈래근 : 무릎 폄	무력감은 같은 부위의 허리신경 뿌리 압박/결손을 가리킨다.
L4	앞정강근 : 발목 등쪽 굽힘	무력감은 같은 부위의 허리신경 뿌리 압박/결손을 가리킨다.
L5	긴엄지폄근 : 발가락 발등 굽힘	무력감은 같은 부위의 허리신경 뿌리 압박/결손을 가리킨다.
S1	장딴지근 : 발목 발바닥 굽힘	무력감은 같은 부위의 허리신경 뿌리 압박/결손을 가리킨다.
S2 – 4	항문조임근 : 항문 쥐어짜기	무력감은 같은 부위의 허리신경 뿌리 압박/결손을 가리킨다.
		반사
L4	무릎힘줄(무릎반사)	감소/결손은 L4의 신경뿌리병증을 가리킨다.
S1	발꿈치힘줄(발목반사)	감소/결손은 S1의 신경뿌리병증을 가리킨다.
S2 – 3	망울해면체근	감소/결손은 S2 – 3의 신경뿌리병증을 가리킨다.
바빈스키반사	막대기로 발바닥을 긁는다.	엄지발가락이 위로 올라감 : 위운동신경세포/척수병증
발목클로누스	발목을 빠르게 굽힘과 폄	클로누스의 다발성 박동 : 위운동신경세포/척수병증
		맥박
	뒤정강, 발등	감소/결손=혈관손상 또는 저하

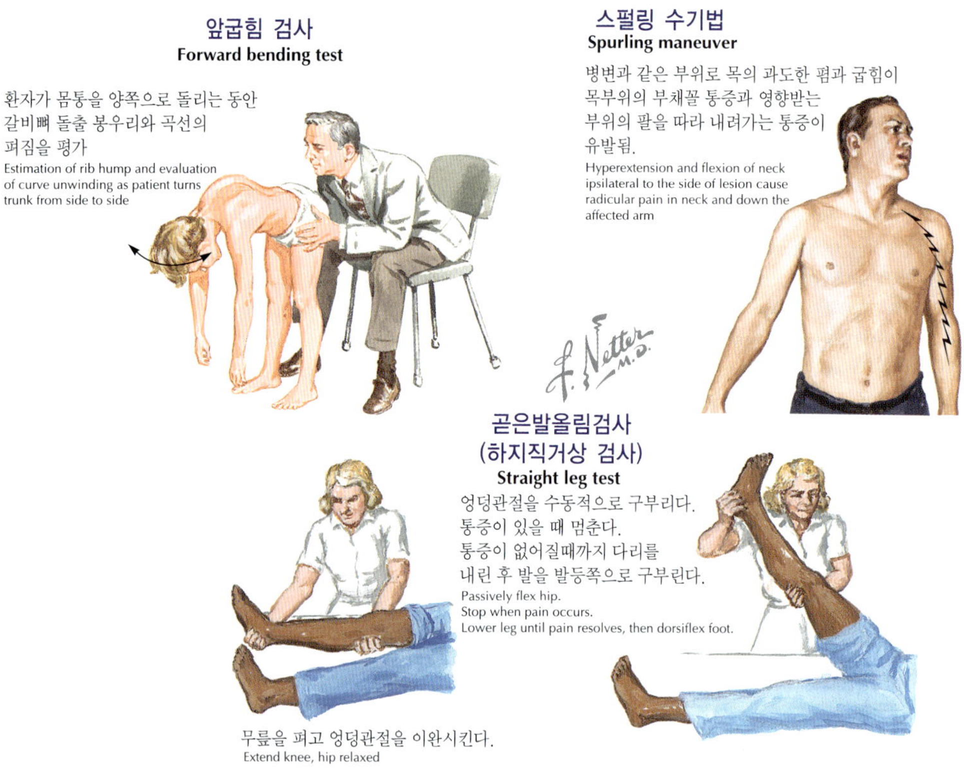

검사	검사방법	임상적용
	특수검사	
	목뼈	
스펄링	목의 축 부하, 그 후 바깥쪽 굽힘과 돌림	부채꼴 통증은 신경뿌리 압박을 의미
당김	위쪽으로 당김	증상완화는 신경뿌리의 척추원반사이 압박을 의미
커니그	바로누운자세 : 목 굽힘	통증 또는 다리로서의 부채꼴 통증은 뇌막자극/감염을 의미
브루드진스키	바로누운자세 : 목 굽힘, 엉덩이 폄	무릎 굽힘시 통증 정복은 뇌막 자극을 의미
	허리뼈	
곧은 다리	엉덩이 굽힘시 통증, 발등굽힘	증상의 감소(무릎아래의 부채꼴 통증)는 신경뿌리병증을 의미
곧은 다리 90/90	바로누운자세 : 엉덩이와 무릎 90° 굽힘, 무릎폄	20° 이상 폄 = 치밀 넓다리뒤인대 : 통증의 근원
활시위	다리들기, 무릎굽힘, 오금 압박	오금압박시 신경뿌리 통증은 궁둥신경이 원인임을 의미
Sitting root (숙임 징후)	앉음 : 환자 당기기, 수동적 무릎폄	궁둥신경통을 가진 환자가 무릎폄시 뒤로 굽힘
앞쪽 구부림	서서 허리 굽히기	비대칭적 등(어깨뼈/갈비뼈)은 척주옆굽음증을 의미
Hoover	바로누운자세 : 뒤꿈치 아래에 손을 두고 한다리 올리기	압박은 반대쪽 뒤꿈치에서 느낌, 압력없는 것은 노력의 결핍을 의미, 실제 약화가 아님.
Waddell 징후	양성반응은 비기질성 병리를 의미함. : 1. 과대 반응/과반응 2. 가벼운 접촉에 통증 3. 비해부학적 통증 위치 4. 양성 다리올림 검사에서 음성 숙임 반응	

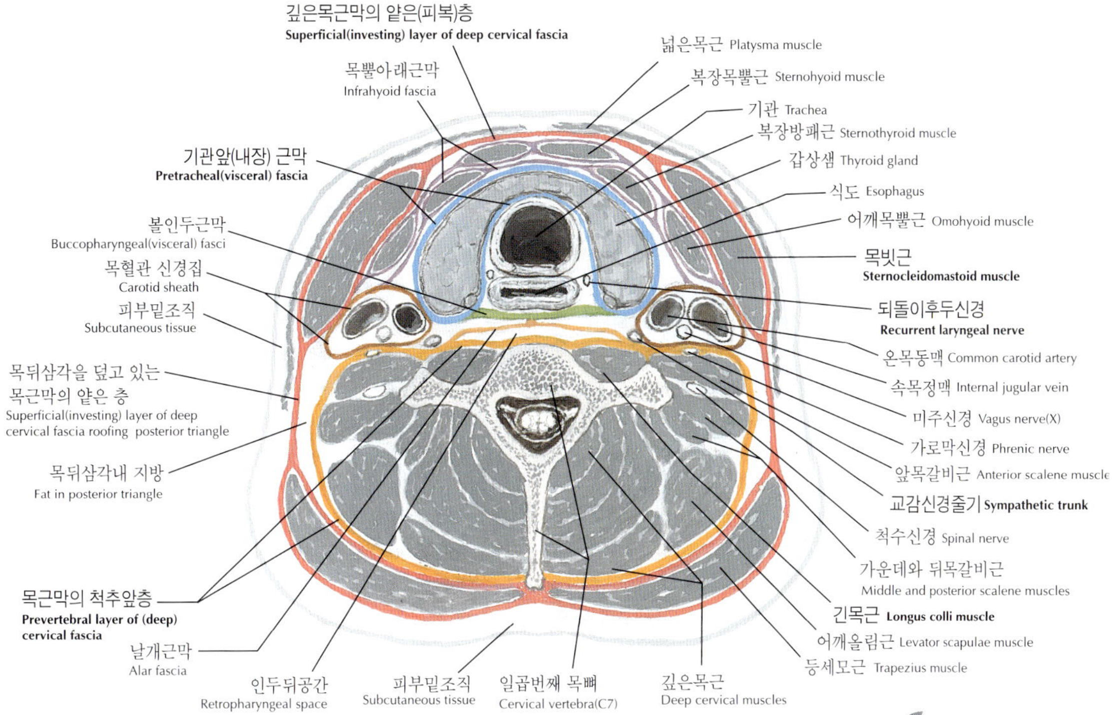

가로단면
Cross section

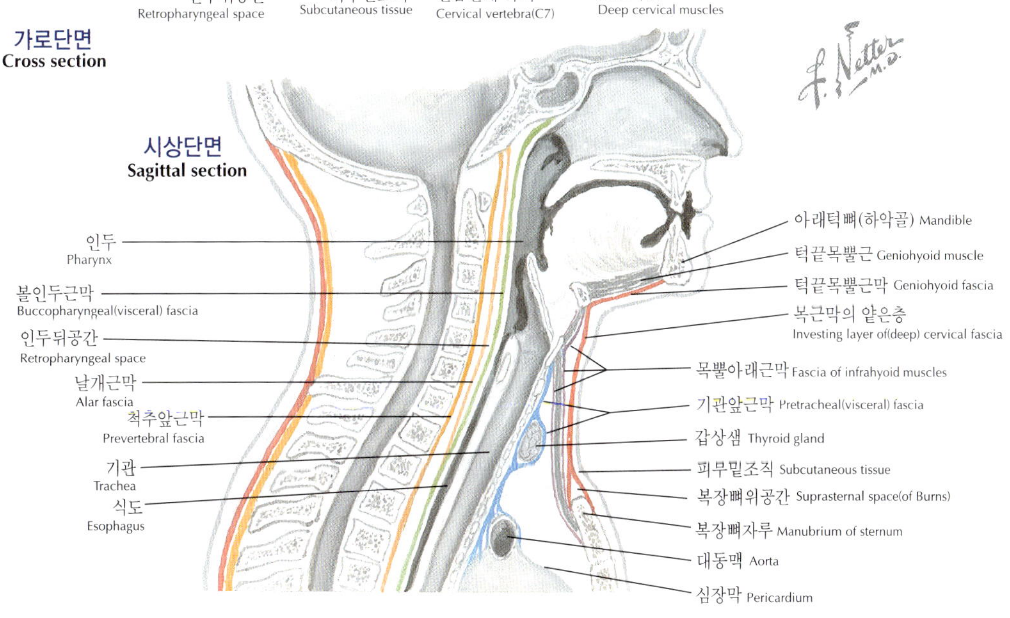

시상단면
Sagittal section

층	내용	설명
	근막층	
넓은목근	얇은 표면근육	풍부한 혈관, 목뼈로 접근하기 위해 반드시 분리되어야함.
깊은목근막	목빗근감싸기	앞목접근에서 절개됨.
기관앞근막	갑상샘, 기관감싸기	목뼈로 접근하기 위해 목혈관 신경집에서 절개됨.
목혈관신경집	목동맥, 속목정맥, 미주신경(뇌신경 10번)	신경집 내용물에 접근이 필요한 경우가 아니면 왼쪽은 무손상이고 구조물들을 당기는데 사용됨.
척추앞근막	긴목근과 앞가로인대를 덮음.	가장 깊은 근막층, 척추 몸통과 원반에 접근하기 위해 절개됨.

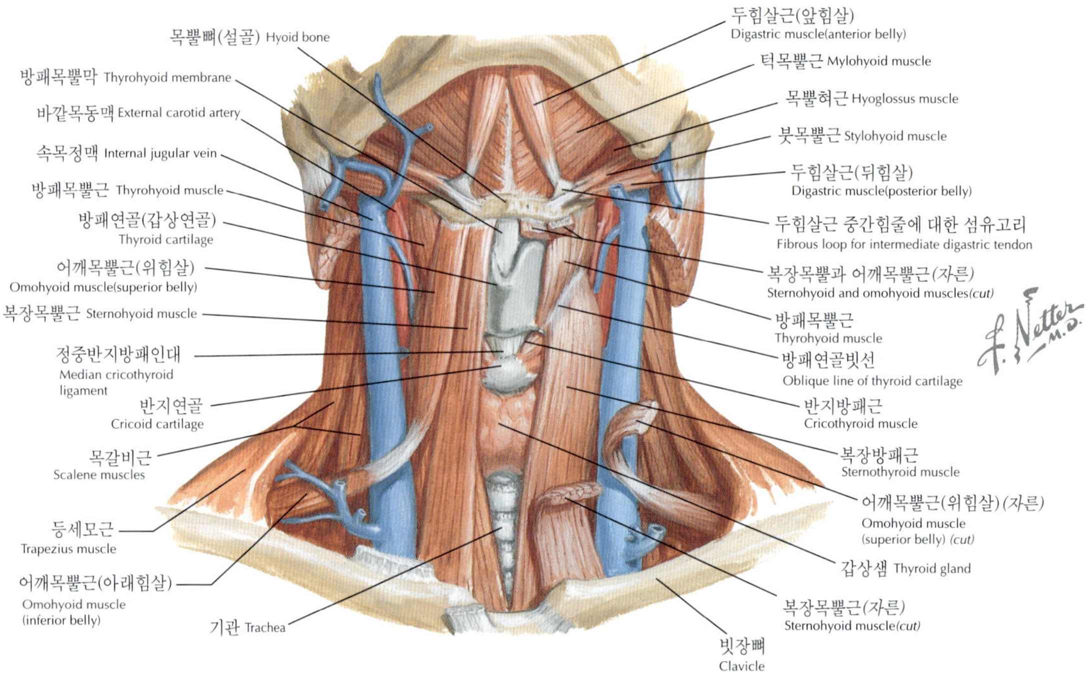

근육	이는 곳	닿는 곳	운동	신경
		목앞		
넓은목근	근막 : 어깨근/큰 가슴	턱 : 피부	턱내림	뇌신경 7
목빗근	복장뼈 자루와 빗장뼈	꼭지(유양) 돌기	반대편으로 고개 돌림	뇌신경 11
		앞목뼈 삼각		
		목뿔뼈위 근육		
두힘살근	앞쪽 : 턱 뒤쪽 : 꼭지패임	목뿔뼈 몸통	목뿔뼈 올림, 턱 내림	앞쪽 : 삼차(뇌신경 5) 뒤쪽 : 얼굴(뇌신경 7)
턱목뿔근	턱	목뿔뼈 솔기(봉선)	같음	삼차(뇌신경 5)
붓목뿔근	붓돌기	목뿔뼈 몸통	목뿔뼈 올림	얼굴신경(뇌신경 7)
턱끝목뿔근	턱의 턱결절	목뿔뼈 몸통	목뿔뼈 올림	뇌신경 12와 C1신경
		목뿔뼈 아래근육		
		얕은층		
복장목뿔근	복장뼈자루와 빗장뼈	목뿔뼈 몸통	목뿔뼈 내림	목신경고리
어깨목뿔근	어깨위패임	목뿔뼈 몸통	목뿔뼈 내림	목신경고리
		깊은층		
방패목뿔근	방패연골	목뿔뼈 큰뿔	목뿔뼈/후두 내림	뇌신경 12와 C1신경
복장방패근	복장뼈자루	방패연골	내림/목뿔뼈당김/후두	목신경고리(C1 – 3)

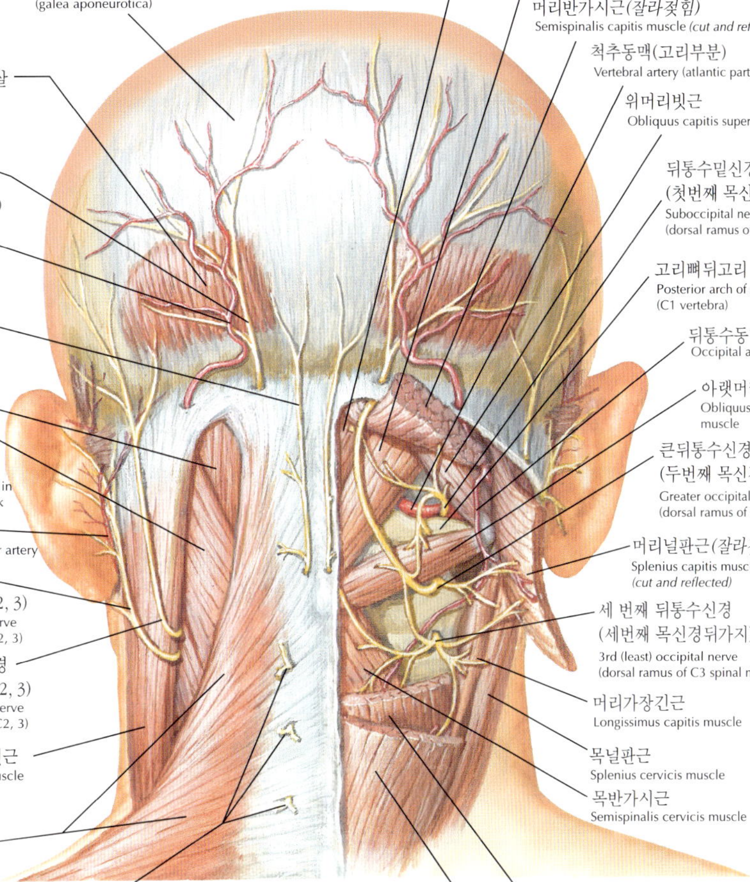

근육	이는 곳	닿는 곳	운동	신경
		목 뒤쪽		
목갈비근				
앞쪽	C3 – 6 가로돌기	1번째 갈비뼈	가쪽목굽힘과 1, 2번째	C5 – 8 신경뿌리
가운데	C2 – 7 가로돌기	1번째 갈비뼈	갈비뼈 올림	
뒤쪽	C4 – 6 가로돌기	2번째 갈비뼈		
		뒤통수밑 삼각		
큰머리곧은근	척추 축	아래 목덜미선	머리의 폄, 돌림, 굽힘	뒤통수밑신경
작은뒤머리곧은근	고리뼈의 뒤쪽결절	뒤통수뼈	폄, 가쪽굽힘	뒤통수밑신경
위머리빗근	고리뼈가로결절	뒤통수뼈	폄, 돌림, 가쪽굽힘	뒤통수밑신경
아래머리빗근	척추의 축	고리뼈가로결절	폄, 가쪽돌림	뒤통수밑신경

반가시근 58쪽 보세요; 널판근 57쪽 보세요.

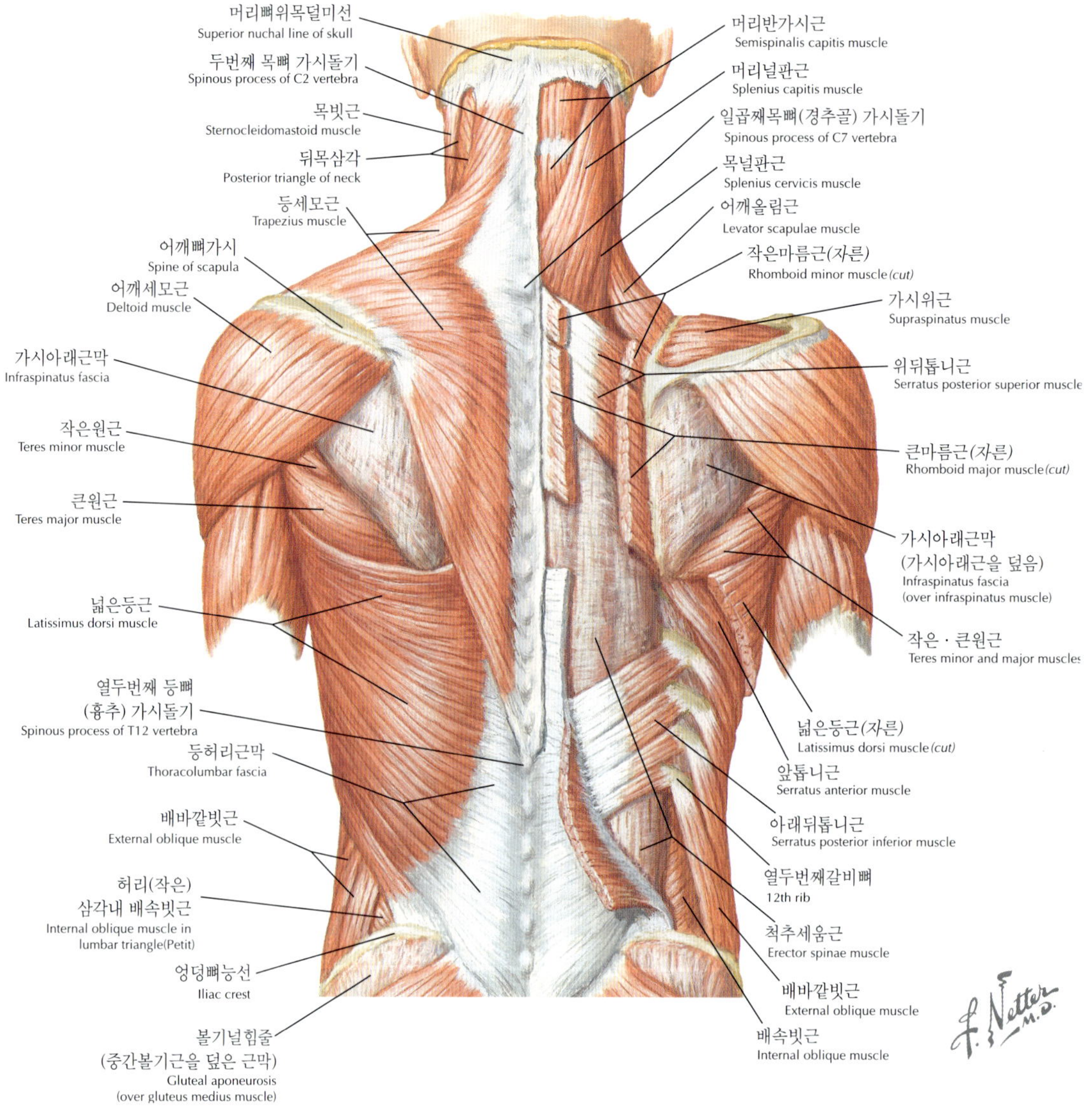

근육	이는 곳	닿는 곳	운동	신경
		얕은층 근육(외재근육)		
등세모근	C7 – T12 가시돌기	빗장뼈, 어깨뼈	어깨뼈 돌림	제11뇌신경
넓은등근	T6 – S5 가시돌기	위팔뼈	위팔의 폄, 모음, 안쪽돌림	등쪽등신경
어깨올림근	C1 – 4 가시돌기	어깨뼈(안쪽)	어깨뼈 올림	C3 – 4, 등쪽어깨신경
작은마름근	C7 – T1 가시돌기	어깨뼈가시	어깨뼈 모음	등쪽어깨신경
큰마름근	T2 – 5 가시돌기	어깨뼈(안쪽모서리)	어깨뼈 모음	등쪽어깨신경
위뒤톱니근	C7 – T3 가시돌기	두번째 – 다섯번째 갈비뼈(윗면)	갈비뼈 올림	갈비사이신경(T1 – 4)
아래뒤톱니근	T11 – L3 가시돌기	아홉번째 – 열두번째 갈비뼈(아래면)	갈비뼈 내림	갈비사이신경(T9 – 12)

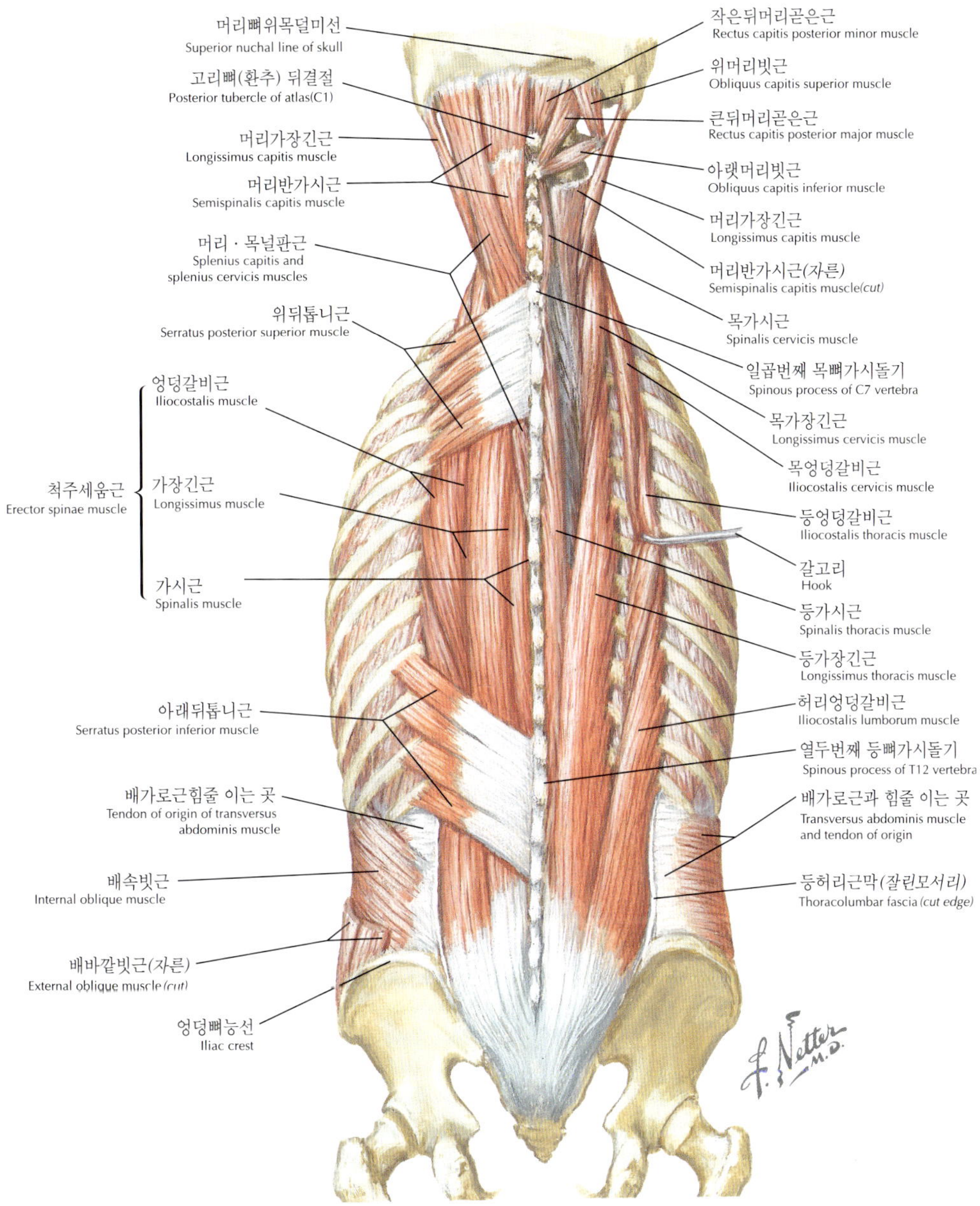

근육	이는 곳	닿는 곳	운동	신경
		깊은층 근육근(내재근육)		
		얕은층 : 가로돌기가시근육 무리		
머리널판근	목덜미인대	꼭지돌기, 목덜미선	같은쪽으로 목의 돌림, 옆굽힘	아래 목뼈신경뒤가지
목널판근	T1 – 6가시돌기	C1 – 4 가로돌기		
		중간층 : 엉치가시근육 무리(척주세움근)		
엉덩갈비근	흔한 이는 곳	갈비뼈	머리와 척추의 가쪽굽힘, 폄, 돌림	척수신경의 뒤가지
가장긴근	엉치뼈, 엉덩뼈능선 허리척추가시돌기	등, 목뼈가시돌기 머리뼈꼭지돌기		
가시근		등뼈가시돌기		

각 근육마다 세부분으로 구성되어 있다 : 등뼈, 목뼈, 머리

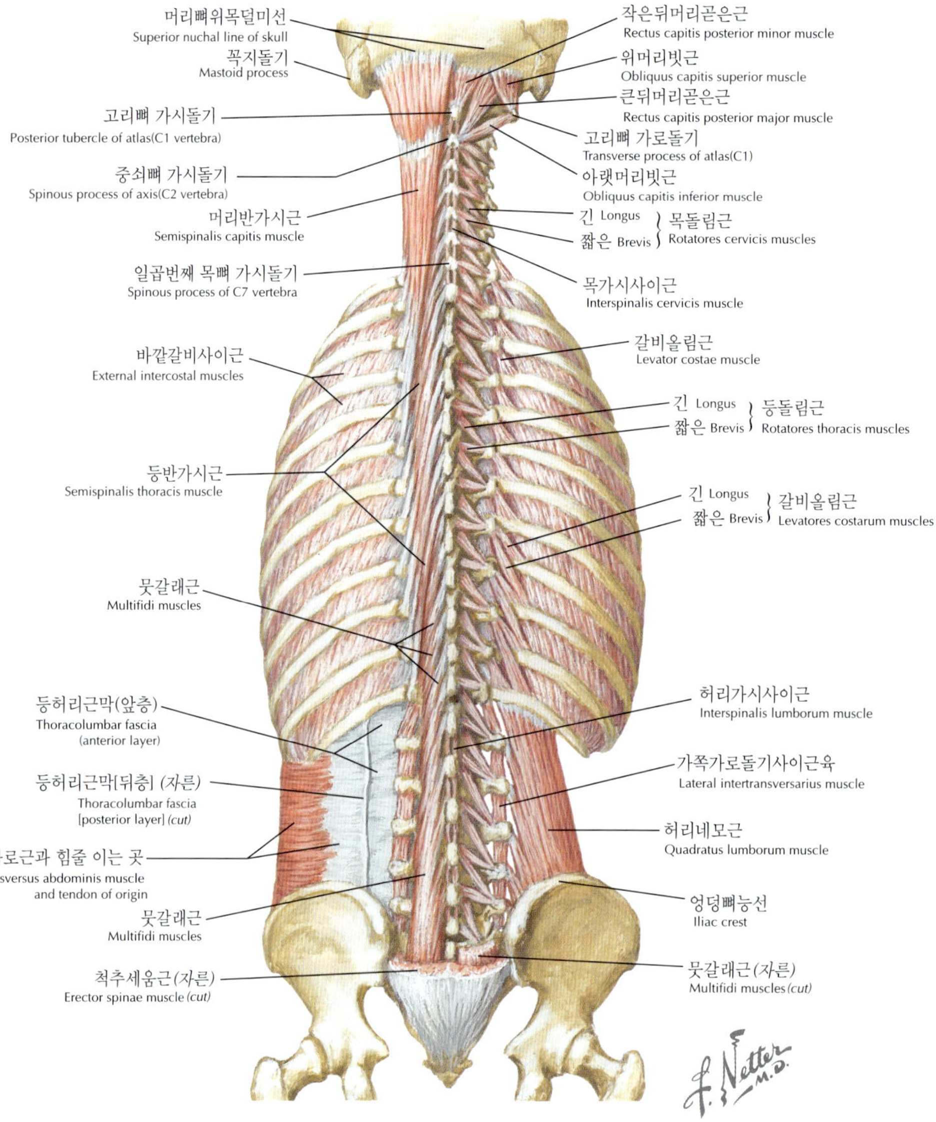

근육	이는 곳	닿는 곳	운동	신경
깊은층 근육근(내재근육)				
깊은층 : 가로돌기가시근육 무리				
머리반가시근	가로돌기(T1–6)	머리뼈목덜미능선	머리를 둠	척수신경의 뒤가지
반가시근(등, 목)	가로돌기	가시돌기	반대쪽으로 폄, 돌림	척수신경의 뒤가지
뭇갈래근	가로돌기	가시돌기	가쪽굽힘, 반대쪽 돌림	척수신경의 뒤가지
돌림근	가로돌기	가시돌기+1	위척추뼈 반대방향 돌림	척수신경의 뒤가지
갈비올림근	가로돌기	짧은 : 갈비뼈 –1 긴 : 갈비뼈 –2	들숨시 갈비뼈를 들어올린다.	척수신경의 뒤가지
가시사이근	가로돌기	가시돌기+1	척주폄	척수신경의 뒤가지
가로돌기사이근	가로돌기	가시돌기+1	척주가쪽굽힘	척수신경의 뒤가지

목척수손상 : 불완전 척수증후군
Cervical Spine Injury: Incomplete Spinal Syndromes

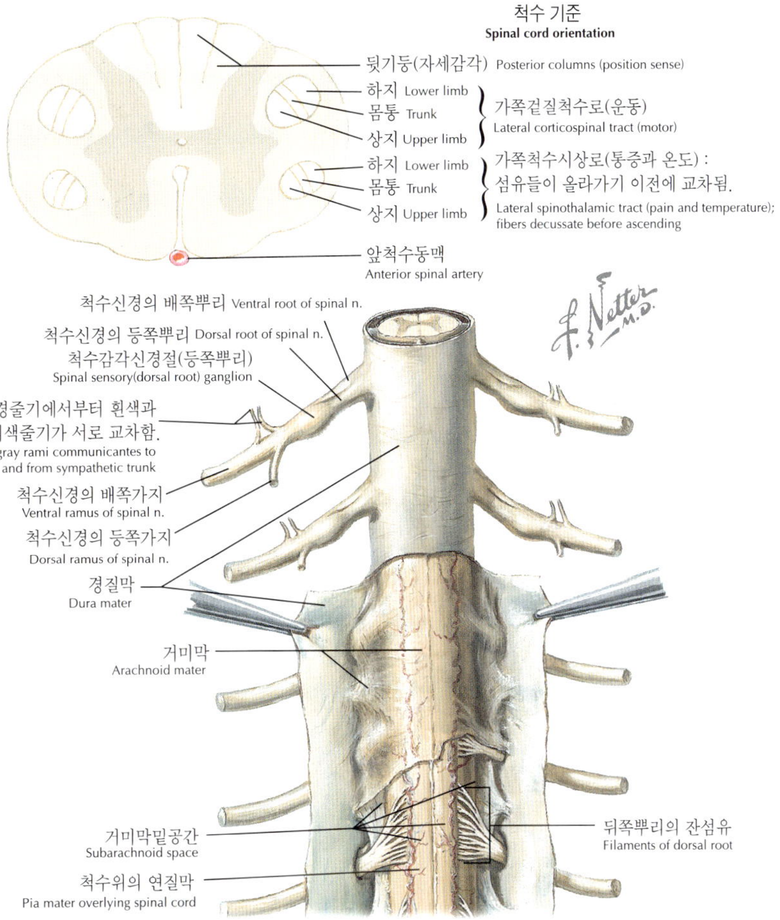

경로	기능	설명
	척수	

- 보호받고 있는 척주관내에서 뇌줄기부터 척수원뿔까지 달림.(허리뼈 1번에서 끝남)
- 척주관내에서 동막끈과 말총으로 계속됨.(허리와 엉치신경뿌리)
- 층으로된 덮개를 가짐 : 경질막, 거미막, 연질막
- 다발성 오름(감각)과 내림(운동)경로로 이루어져 있음.
- 얼기에서부터 상지와 하지에 접하는 뿌리가 있는 목과 허리 척추에서 더 넓다.
- 짝지어진(좌우) 신경뿌리는 각각의 높이에서 나온다. 신경뿌리는 배쪽(운동)과 등쪽(감각) 뿌리로 형성되어 있다.
- 손상은 완전 또는 불완전이 될 수 있다.(척수손상의 42쪽 참조)

경로	기능	설명
	내림(운동)	
앞쪽 겉질척수로	운동신경세포에 신경지배 – 자발운동	작은 운동경로, 앞척수증후군에서 손상
가쪽 겉질척수로	운동신경세포에 신경지배 – 자발운동	큰 운동경로 브라운 – 세카르 증후군에서 손상
	오름(감각)	
앞쪽 척수시상로	가벼운 접촉감각	앞척수증후군에서 손상
가쪽 척수시상로	통증과 온도감각	브라운 – 세카르 증후군에서 손상
뒤기둥	고유감각과 진동감각	보통 보존되며, 뒤척수증후군에서 손상

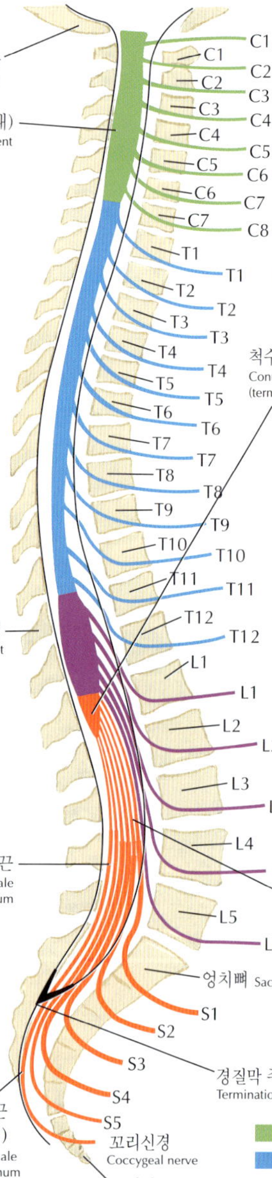

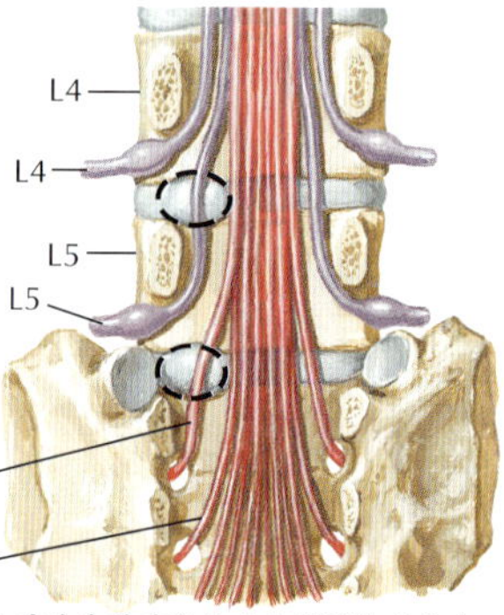

넷째와 다섯째 허리뼈 사이에 위치한 원반의 돌출은 넷째 허리신경에 영향이 없으나 다섯째 신경에 영향을 줌.

Disc protrusion at disc level L4-5 affects L5 spinal nerve, not L4 spinal nerve.

허리뼈

Lumbar Vertebra

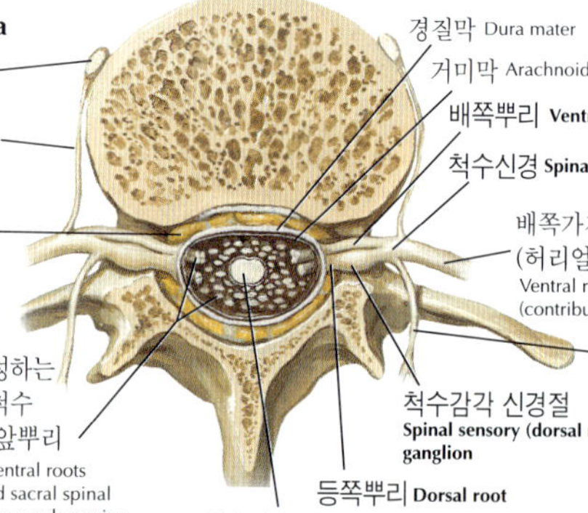

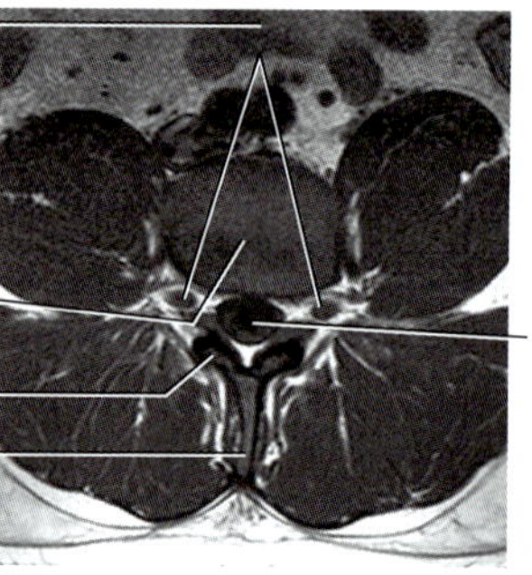

허리뼈의 자기공명축 영상촬영

MRI lumbar spine, axial

척수신경

- 척수신경은 배쪽(운동)뿌리와 등쪽(감각)뿌리로 형성된다.
- 32쌍이 있다. (좌우)
- 감각신경의 세포몸통은 등쪽 뿌리신경절에 있다. 운동신경세포몸통은 척수의 배쪽뿔에 있다.
- 뿌리는 척추사이구멍(뿌리 아래)을 통해 척수기둥을 빠져나간다. 목신경 1 - 7번은 그들의 척추위로, 목신경 8번 - 허리신경 5번은 그들의 척추아래로 빠져나간다. [8번 목신경이 7번 목뼈아래로 지나감.]
- 그들은 탈출된 원반, 뼈곁돌기, 과증식된 물렁조직(황색인대, 척추뒤관절피막)들에 의해 압박받을 수 있다. 허리뼈내에서 가로지르는 신경은 보통 영향을 받는다. 그리고 빠져나가는 뿌리는 그렇지않다.
- 허리와 엉치신경은 빠져나가기전에 척수공간내에서 말총을 형성한다.
- 척수신경은 등쪽과 배쪽가지로 구분된다. 일부 가지는 일부 구조물을 신경지배한다.(목과 등의 근육, 덮고있는 피부, 척추뒤관절피막 등) 배쪽가지는 얼기형성에 기여하며 하지로 가는 말초신경이 된다.
- 척수신경의 배쪽가지는 대개 척수 '뿌리' 라고 불린다. 뿌리는 융합되어 다양한 얼기를 형성한다.

피부분절의 도해상 경계는 뚜렷한 분절(조각)로 구분된다. 실제적으로 두 개가 이웃한 피부분절사이에는 중복되는 곳이 많다.

Schematic demarcation of dermatomes (according to Keegan and Garrett) shown as distinct segments. There is actually considerable overlap between any two adjacent dermatomes.

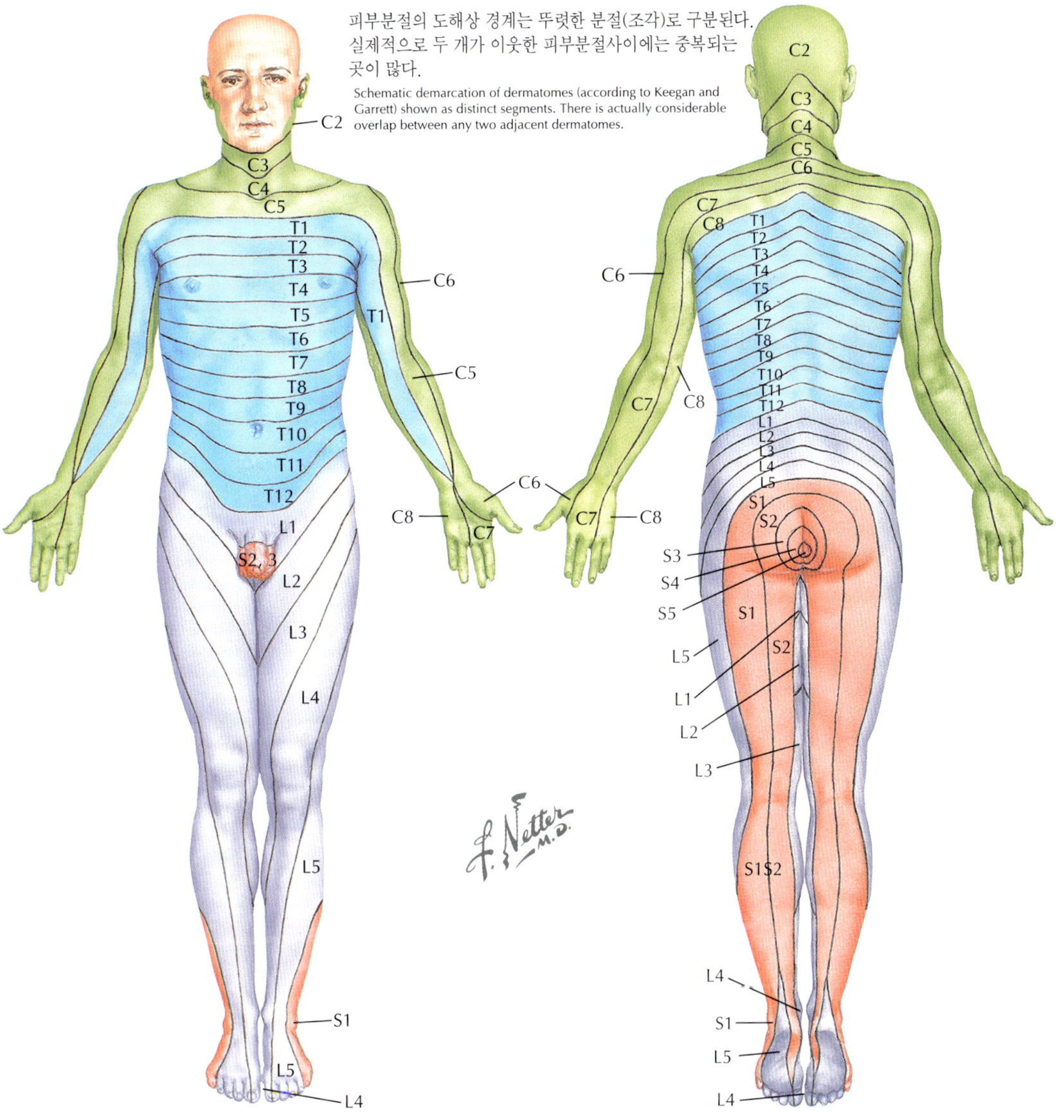

주요 피부분절(조각)의 수준
Levels of principal dermatomes

C5	빗장뼈 Clavicles	**T10**	배꼽높이 Level of umbilicus
C5, 6, 7	상지의 가쪽부분 Lateral parts of upper limbs	**L1**	샅굴부위 Inguinal or groin regions
C8, T1	상지의 안쪽부분 Medial sides of upper limbs	**L1, 2, 3, 4**	다리앞면과 속면 Anterior and inner surfaces of lower limbs
C6	엄지 Thumb	**L4, 5, S1**	발 Foot
C6, 7, 8	손 Hand	**L4**	엄지발가락 안쪽면 Medial side of great toe
C8	넷째와 다섯째손가락 Ring and little fingers	**S1, 2, L5**	다리뒷면과 가쪽면 Posterior and outer surfaces of lower limbs
T4	젖꼭지 높이 Level of nipples	**S1**	발과 새끼발가락 가쪽모서리 Lateral margin of foot and little toe
		S2, 3, 4	샅 Perineum

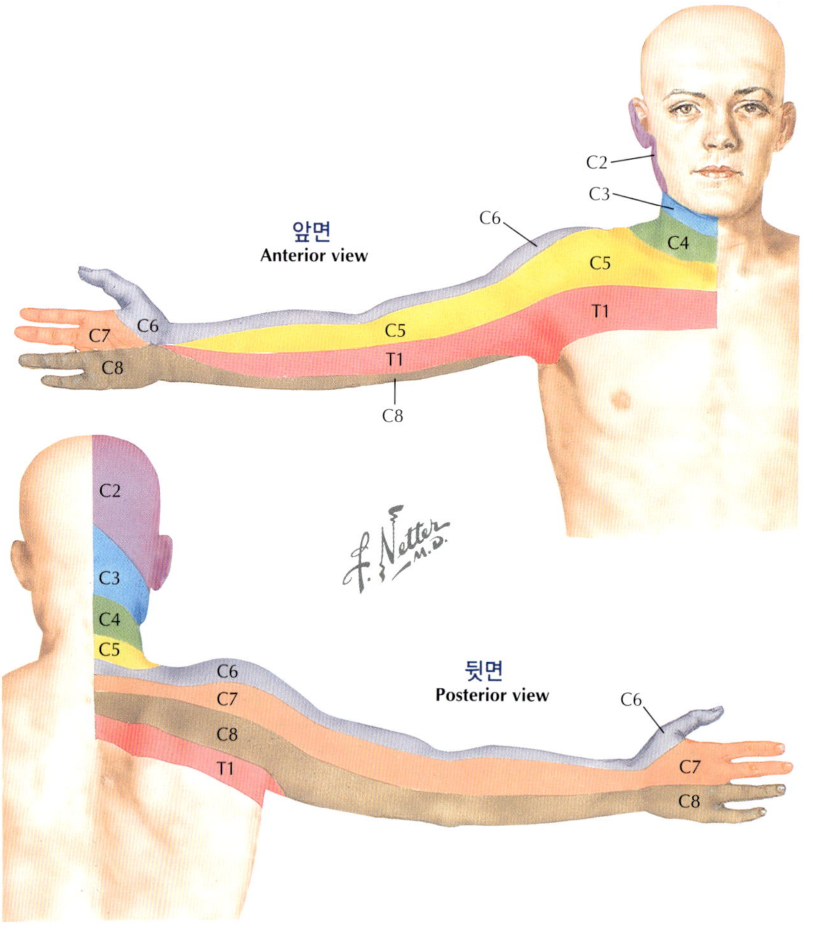

수준	운동	감각	반사	설명
		목신경 뿌리		
C1	턱끝목뿔근 방패목뿔근 머리곧은근	없음	없음	목신경얼기의 부분 목신경고리에 기여함.
C2	긴목근/긴머리근	마루뼈 머리피부	없음	등쪽가지를 경유해 근육신경지배
C3	가로막(횡격막)	뒤통수뼈 머리피부	없음	가로막과 등쪽 어깨신경에 기여
C4	가로막(횡격막)	목의 바닥	없음	가로막과 등쪽 어깨신경과 어깨올림근가지
C5	어깨세모근	가쪽어깨와 팔	두갈래근	등쪽어깨신경. C5 뿌리부터 가지까지
C6	위팔 두갈래근 짧은노쪽손목폄근 긴노쪽손목폄근	가쪽아래팔과 엄지	위팔노근	가장 흔히 압박 받는 목신경뿌리
C7	위팔세갈래근 노쪽손목굽힘근 자쪽손목굽힘근	뒤쪽아래팔 중간손 중간손가락	세갈래근	7번 목신경 척추 위로 빠져나감.
C8	얕은손가락굽힘근	안쪽아래팔 자쪽손가락	없음	7번 목신경 척추 아래로 빠져나감.
T1	뼈사이막	안쪽팔	없음	팔신경얼기내에 가슴신경뿌리만 있음.

피부분절(조각)의 도해상 경계는 뚜렷한 분절로 구분된다. 실제적으로 두 개가 이웃한 피부 분절사이에는 중복되는 곳이 많다.

Schematic demarcation of dermatomes (according to Keegan and Garrett) shown as distinct segments. There is actually considerable overlap between any two adjacent dermatomes.

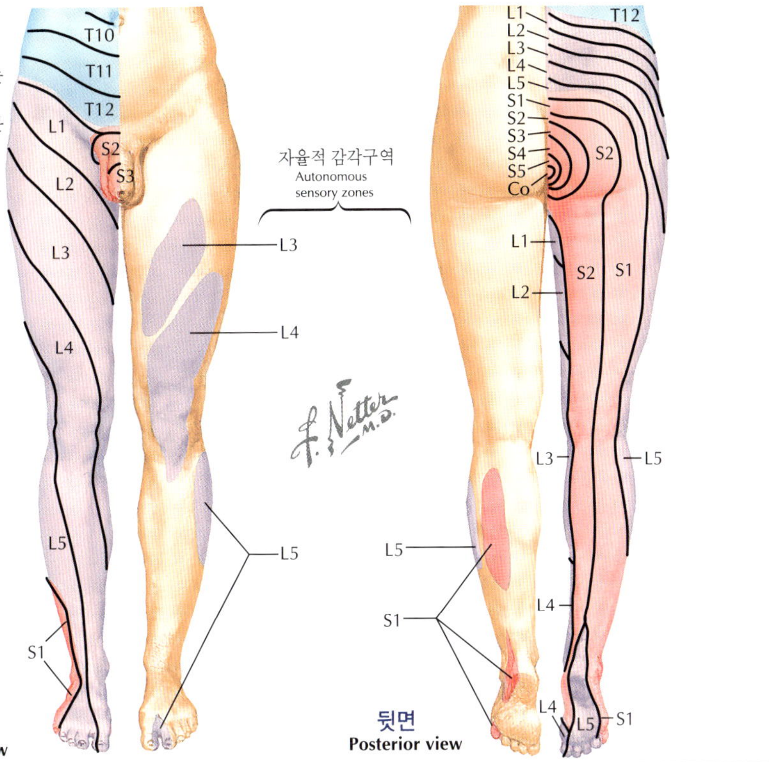

다리운동의 분절적 신경지배
Segmental innervation of lower limb movements

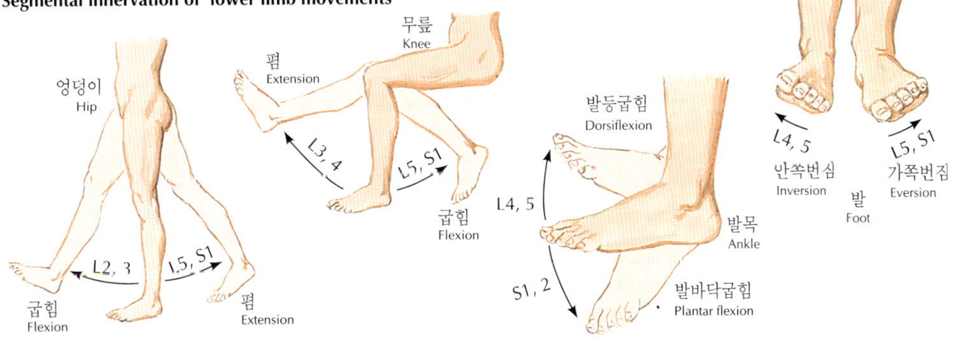

수준	운동	감각	반사	설명
		허리엉치신경뿌리		
L1	배가로근 뱃속빗근	샅굴	없음	신경뿌리손상은 드묾
L2	허리근	허벅지 위	없음	엉덩관절굽힘으로 검사
L3	넙다리네갈래근	앞쪽 그리고 안쪽 허벅지	없음	넙다리네갈래근으로 셋째, 넷째 허리신경 검사함.
L4	앞정강근	안쪽 다리, 발목, 발	무릎뼈	발목, 발등굽힘으로 검사함.
L5	긴엄지폄근	발등, 발바닥, 첫째 그물사이, 가쪽다리	뒤넙다리근	가장 흔히 허리신경뿌리를 압박; 엄지발등굽힘으로 검사
S1	장딴지근	가쪽발, 다리뒤쪽	발꿈치힘줄	발목발바닥굽힘/ 발가락 걷기로 검사
S2-4	조임근	항문주변감각	항문반사	말총증후군을 평가하기위해 긴장도 검사

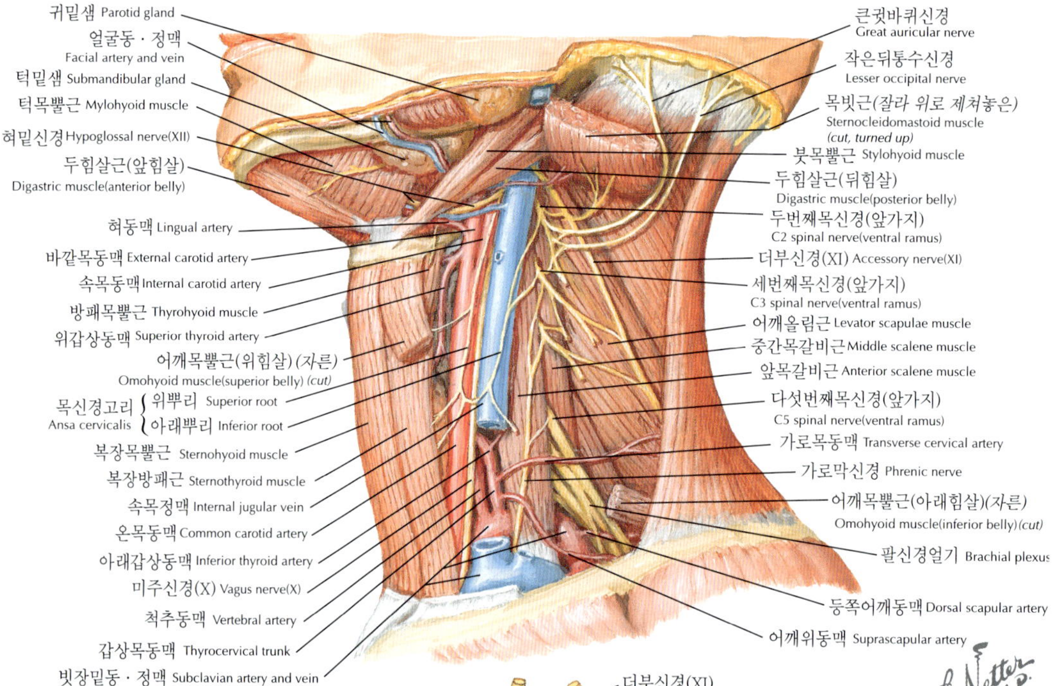

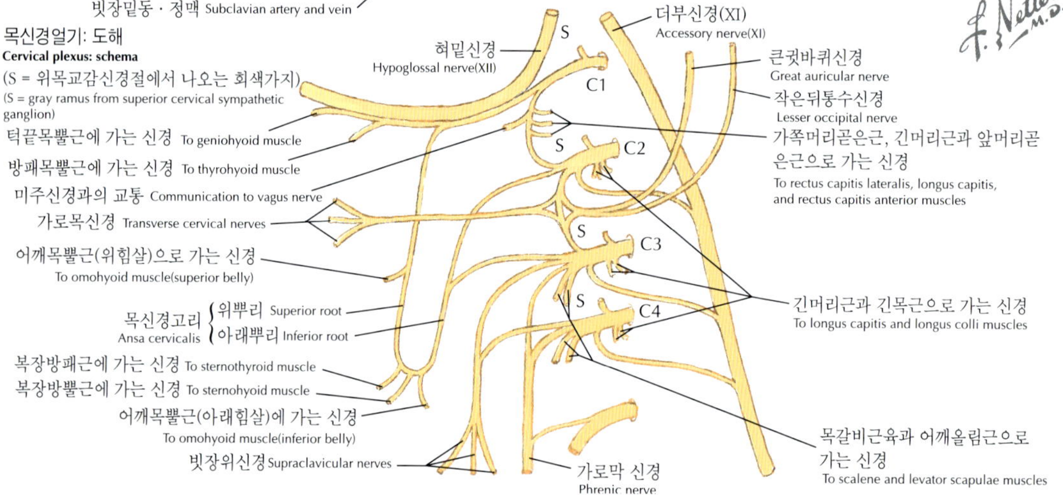

목신경얼기: 도해
Cervical plexus: schema
(S = 위목교감신경절에서 나오는 회색가지)
(S = gray ramus from superior cervical sympathetic ganglion)

목신경얼기

C1 – C4척수신경 앞가지 (목빗근과 속목정맥 뒤에 위치)

작은뒤통수신경(C2 – 3) : 목빗근 뒷모서리에서 피부아래로 나온다.
감각 : 귓바퀴 뒤쪽부분
운동 : 없다.

빗장위신경(C2 – 3) : 3개의 가지로 나뉜다 : 앞, 중간, 뒤가지
감각 : 빗장뼈위, 등세모근, 어깨세모근영역
운동 : 없다.

큰귓바퀴신경(C2 – 3) : 작은뒤통수신경아래에서 피부아래로 나오며 목빗근을 따라 올라간다
감각 : 귀아래 귀밑샘 영역
운동 : 없다.

목신경고리(C1 – 3) : 신경고리에서 위(C1 – 2)아래(C2 – 3)뿌리가 나온다.
감각 : 없다.
운동 : 어깨목뿔근, 복장목뿔근, 복장방패근

가로목신경(C2 – 3) : 큰귓바퀴신경아래에서 피부아래로 나오며 목 앞으로 간다
감각 : 목의 앞삼각영역
운동 : 없다.

가로막신경(C3 – 5) : 목갈비근위에서 빗장밑동정맥 사이를 지나 가슴우리 내로 들어간다.
감각 : 심장막 및 세로칸가슴막
운동 : 가로막

오른쪽 앞절개
Right anterior dissection

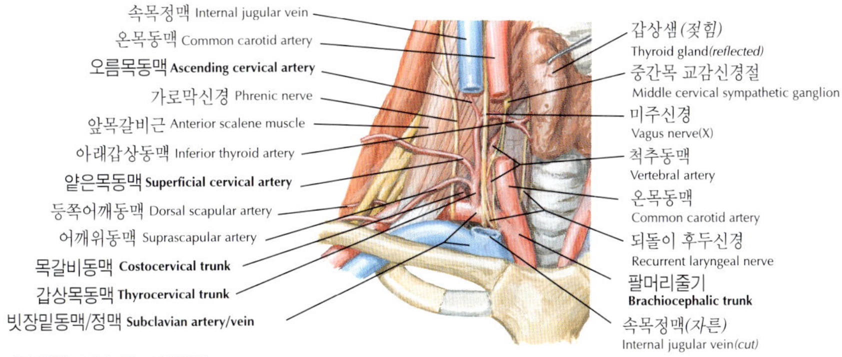

오른쪽 비스듬 도해면
Right oblique schematic view

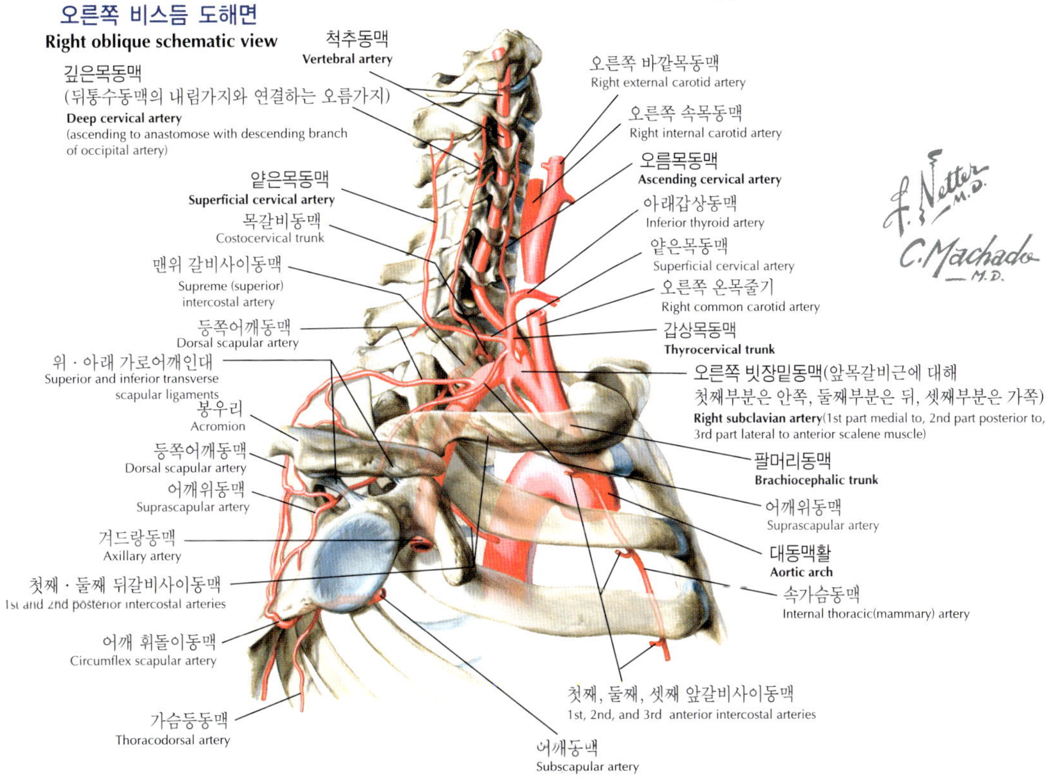

주행	가지	설명/공급
	빗장밑동맥	
대동맥 또는 앞쪽, 가운데 목갈비근 사이의 팔머리동맥에서 갈라짐	**척추동맥**(오른쪽 & 왼쪽)	목뼈와 척수의 주공급 동맥
	갑상목동맥	4개의 원발성(일차적) 가지
	오름목척추뼈	앞쪽 목갈비근에서 가로막신경과 주행
	얕은목척추뼈	목의 뒤쪽삼각을 교차(목갈비근, 등)
	깊은 목척추뼈	목갈비동맥에서 끝나고, 뒤통수동맥과 연접
	척추동맥	
C6에서 척추 사이구멍 옆으로 들어가 C1까지 가서 고리뼈의 고랑을 따라 주행하여 뇌줄기까지 가서 뇌바닥동맥을 형성함.	**앞척수동맥과 뒤척수동맥**	단일 중간에서 동맥은 척수의 앞쪽 2/3공급
	앞쪽오름	2쌍의 동맥이 척수 뒤쪽 1/3을 공급
	뒤쪽오름	치아돌기의 일차적 공급
	앞쪽 분절 속질	치아돌기의 일차적 공급
	뒤쪽 분절 속질	앞척수동맥에 기여
		뒤척수동맥에 기여

앞쪽 또는 뒤쪽 척수의 손상 또는 경색은 앞쪽/중앙 또는 뒤척수증후군을 야기할 수 있다.

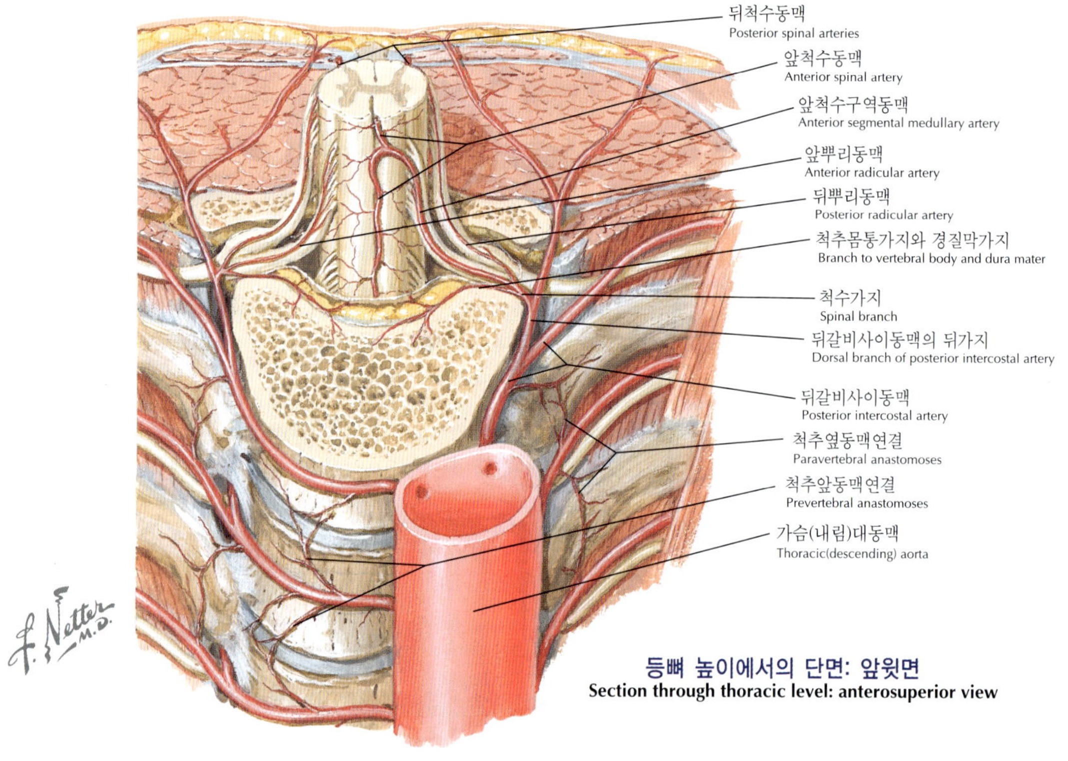

등뼈 높이에서의 단면: 앞윗면
Section through thoracic level: anterosuperior view

경로	가지	설명
	갈비사이/등척추동맥	
동맥쌍(오른쪽과 왼쪽) 가지가 대동맥으로부터 나와서, 척추몸통을 따라 뒤로 주행(등뼈의 갈비사이)	배쪽가지	척추몸통으로
	등쪽가지	뒤쪽성분(요소)과 척추로
	척수가지	척수, 신경뿌리, 몸통에 공급
	큰앞쪽 분절(조각) 속질(신경근)	"아담키비츠동맥" – 앞쪽 척추동맥의 단일 속질동맥(보통 왼쪽 T10 – T12)은 등허리뼈 척수의 원발성(일차적) 공급동맥이다. 손상은 척수의 허혈/마비를 유발함.
	척수가지	
등쪽가지로부터 나와 척추사이구멍으로 들어감.	**앞쪽 신경뿌리**	배쪽 뿌리를 따라 주행하여 앞척수동맥과 연접
	뒤쪽 신경뿌리	등쪽 뿌리를 따라 주행하여 뒤척수동맥과 연접
	뒤 중심가지	척추몸통과 경질에 공급
	척추고리판 앞가지	판/뒤쪽요소에 공급
	앞척수	
단일중앙선 동맥이 척수의 앞쪽 2/3 공급	중심(sulcal) 가지	중심 척수 지역에 공급
	동맥신경얼기 연막질	척수 주변 2/3 공급
	뒤척수	
1쌍의 동맥(오른쪽과 왼쪽)이 척수 뒤쪽 1/3 공급		뒤쪽 속질/신경뿌리동맥에 의해 공급

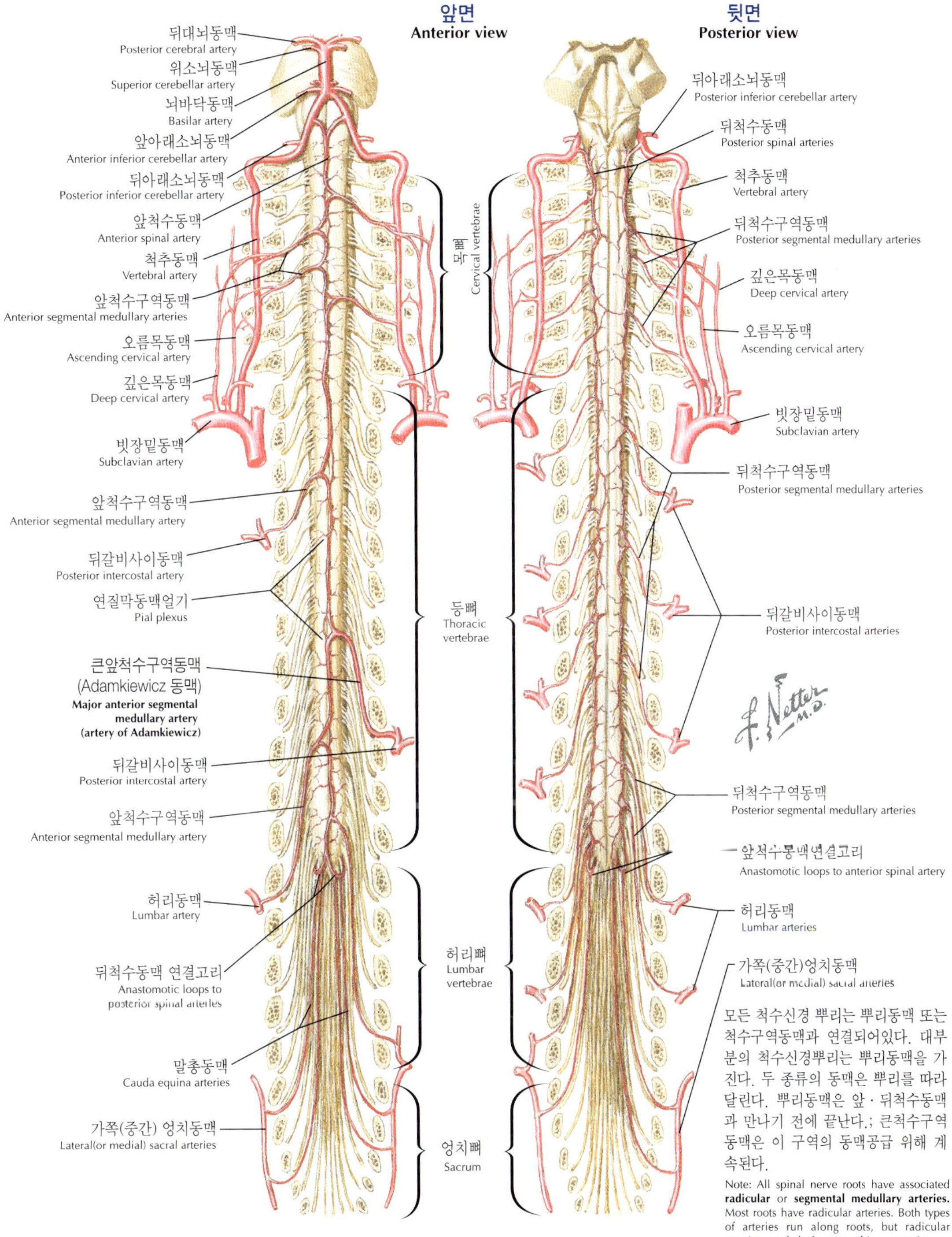

모든 척수신경 뿌리는 뿌리동맥 또는 척수구역동맥과 연결되어있다. 대부분의 척수신경뿌리는 뿌리동맥을 가진다. 두 종류의 동맥은 뿌리를 따라 달린다. 뿌리동맥은 앞 · 뒤척수동맥과 만나기 전에 끝난다.; 큰척수구역동맥은 이 구역의 동맥공급 위해 계속된다.

Note: All spinal nerve roots have associated **radicular** or **segmental medullary arteries.** Most roots have radicular arteries. Both types of arteries run along roots, but radicular arteries end before reaching anterior or posterior spinal arteries; larger segmental medullary arteries continue on to supply a segment of these arteries.

척주관협착증: 고리판절제술
Spinal stenosis: Laminectomy

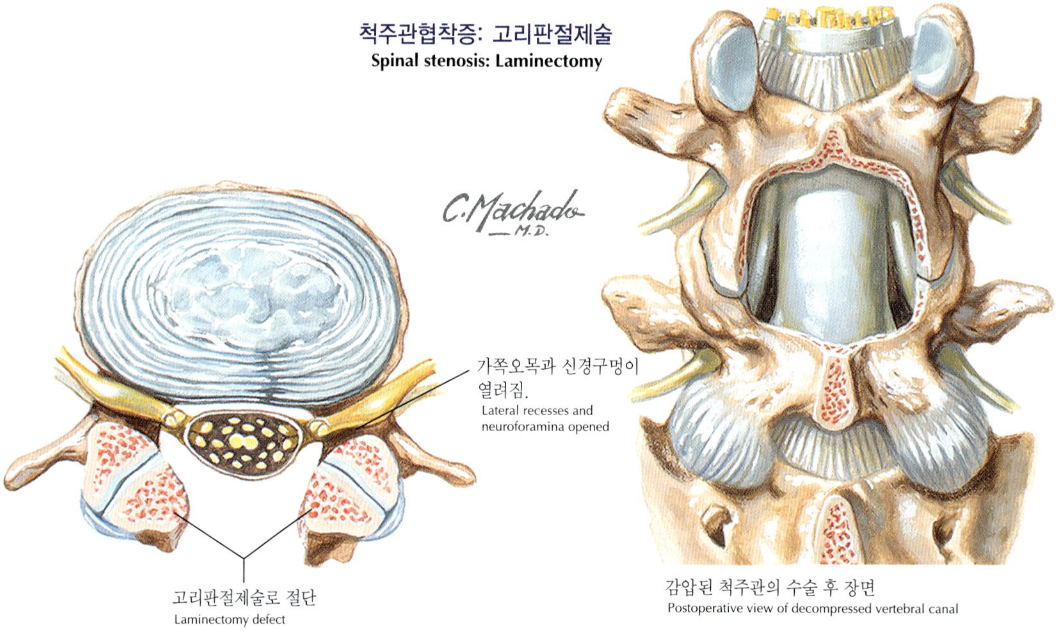

질환설명	병력 및 이학적검사	방사선검사	치료
		목뼈염좌(삠)	
• 목근육의 삠(염좌) 또는 경련 • 종종 MVA(편타성)또는 과사용	**병력 :** 통증(비방사통) **이학적 검사 :** 운동범위 감소, 근육 동통, 정상 신경학 검사	**방사선검사 :** 목척추 종류; 주로 정상 **자기공명영상 :** 대개 필요하지 않음.	• 휴식, 스테로이드, 물리치료(2~6주간) • 목운동 제한 보조기 고려가능
		허리통증(요통)	
• 미국에서 2번째로 흔한 주증상 • 다양한 원인 : 근육 삠, 고리인대 파열, 조기 척추증 • 퇴행성 척추사이원반 질환	**병력 :** 통증(엉덩이로 방사됨 무릎 밑으로는 아님.) **이학적검사 :** 운동범위 제한, 근육경련(척추세움근), 정상신경학 검사, Waddell's 징후에 대한 검사	**방사선검사 :** 허리척추 종류; 주로 정상 **자기공명영상 :** 대부분 필요하지 않음.	• "위험신호" 추가검사 필요함을 의미 : 발열/오한, 신경뿌리병증, 비정상 신경학적 검사 • 휴식, 스테로이드, 물리치료. 보통 2~6주 • 허리보조기를 고려가능
		척추굳음증	
• 척주관의 좁아짐은 척수/뿌리의 압박을 야기함. • 원인 : 돌기사이관절, 황색인대, 튀어나온 원반, 뼈돌기끝의 비후, 퇴행성원반질환	**병력 :** 통증, 앉거나/앞으로 기대면 완화되는 감각이상(신경기원파행) **이학적검사 :** 등을 펼 때 통증, 바른 신경학적검사 수행	**방사선검사 :** 허리척추 종류; 퇴행성척추원반질환, 돌기사이관절 퇴행성관절 질환 **컴퓨터단층촬영 :** 척주관 좁아짐 **자기공명영상 :** 척수/뿌리 압박 평가	• 활동조절, 스테로이드 • 물리치료 – 굽힘운동 • 신경뿌리차단술/경막위주사 • 감압술(관절제술 +/– 부분 오목절제술)

목척추사이원반 탈출증
Cervical disc herniation

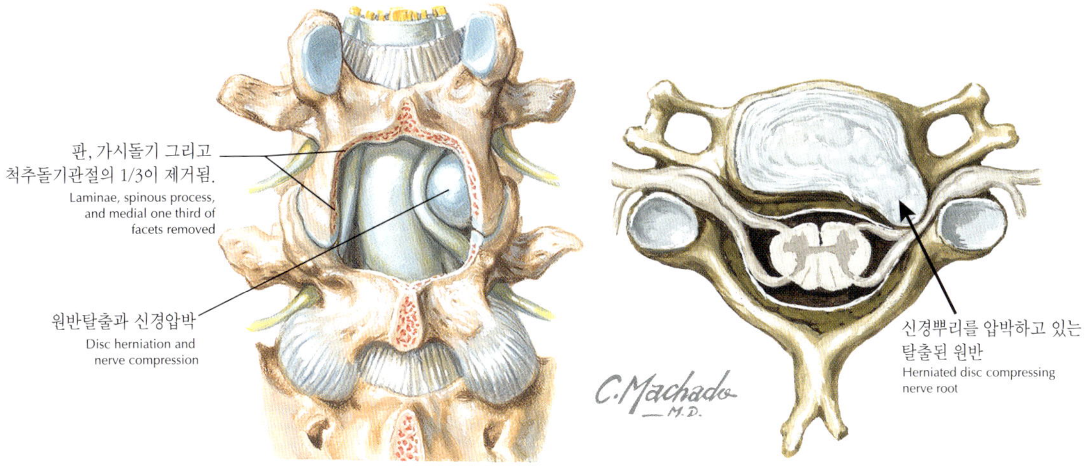

허리척추사이원반 탈출증
Lumbar disc herniation

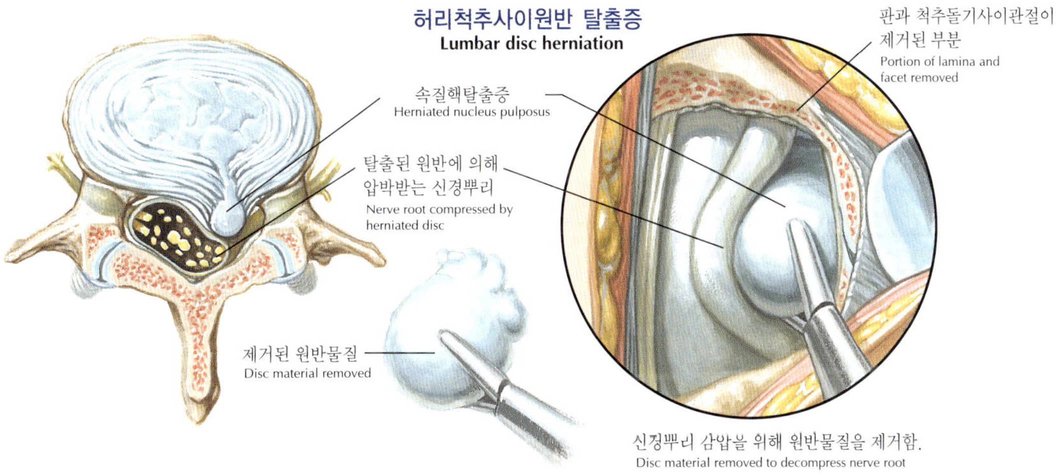

신경뿌리 감압을 위해 원반물질을 제거함.
Disc material removed to decompress nerve root

질환설명	병력 및 이학적검사	방사선검사	치료
	허리척추사이원반탈출증		
• 비틀어진 섬유고리를 따라 속질핵탈출 • 허리 : L4 – 5에 가장 발생이 잘 됨. 먼가쪽 탈출의 경우를 제외하고 가로지른 뿌리가 영향을 받음. • 가슴 : 드묾 • 목 : 척추굴 몸통과 연관 • 척수나 뿌리를 압박할 수 있음.	**병력 :** 목/등 통증, 사지통증, 감각이상, 무기력 **이학적검사 :** 다양; 움직임 범위감소 목 : 스퍼링검사 +/– 허리 : 뻗은다리 올림검사 +/– **신경 :** 신경뿌리소견	**방사선검사 :** 대개 정상 원반 공간 좁아짐 또는 척추굳음증 **자기공명영상검사 :** 척추사이원반탈출소견에 가장 좋은 검사	• 휴식, 행동 조절 • 스테로이드 • 물리치료 • 경막위 스테로이드주사 • 원반절제술 ◦ 보존치료에 실패 ◦ 진행성의 신경학적 결손 ◦ 말총증후군
	말총증후군		
• 말총의 압박 • 보통 중심성 척추사이 원반탈출이 많다. • 내장과 방광 기능장애 • 응급수술이 필요	**병력/이학적검사 :** "새듣"바취(항문주위), 하지 무감각 무기력, 항문긴장도 감소	**방사선검사 :** 정상 또는 원반 공간 좁아짐. **자기공명영상검사 :** 가장 좋은 검사 압박소견을 볼수 있다.	• 응급석인 수술적 감압 – 판절제/원반절제술 필요 • 예후는 즉각적 진단과 치료에 달려 있다.

뼈관절염에 이환된 척추
Spine Involvement in Osteoarthritis

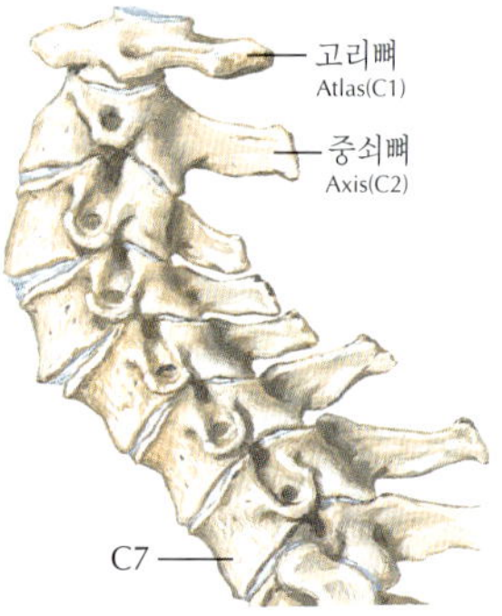

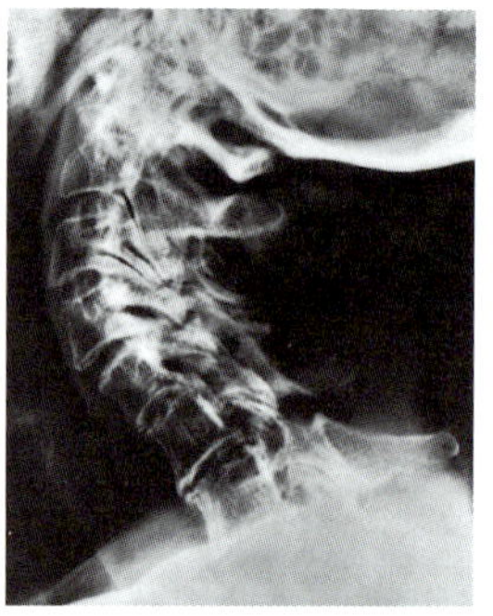

목척추사이원반이 심하게 얇아지고, 척추사이구멍의 좁아짐을 동반한 과도한 폄 변형이 생긴다. 가쪽 방사선검사도 같은 소견을 보인다.
Extensive thinning of cervical discs and hyperextension deformity with narrowing of intervertebral foramina. Lateral radiograph reveals similar changes

퇴행성 척추사이원반질환
Degenerative Disc Disease

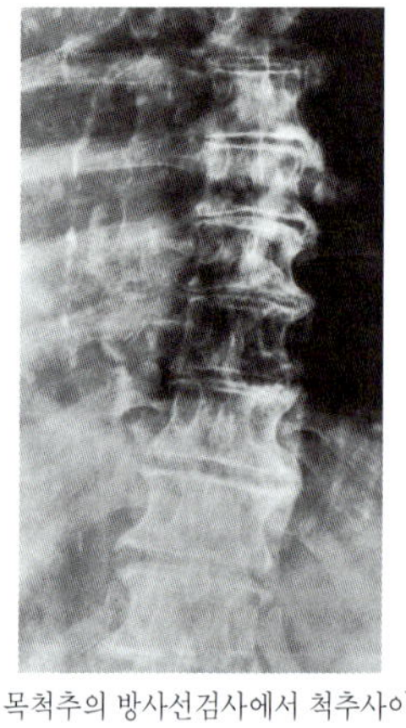

목척추의 방사선검사에서 척추사이공간의 좁아짐과 뼈가시 형성이 보인다.
Radiograph of thoracic spine shows narrowing of intervertebral spaces and spur formation

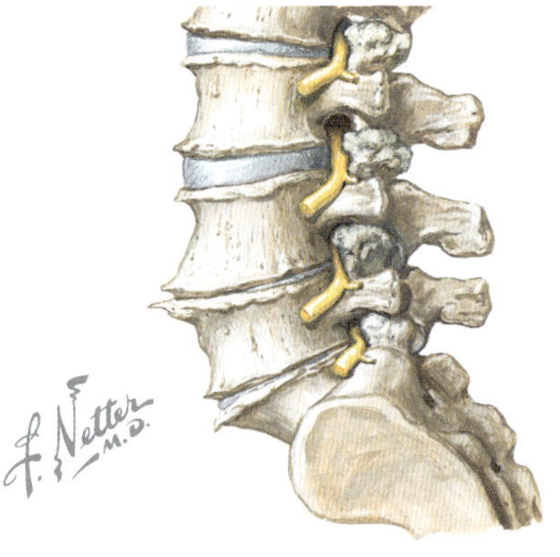

허리척추의 척추사이원반의 변성과 척추가장자리의 과증식성 변화, 척추사이구멍의 뼈돌기의 잠식이 척수신경을 압박한다.
Degeneration of lumbar intervertebral discs and hypertrophic changes at vertebral margins with spur formation. Osteophytic encroachment on intervertebral foramina compresses spinal nerves

질환설명	병력 및 이학적검사	방사선검사	치료
	목척추굳음증(경추척추증)		
• 척추사이원반, 면갈고리돌기 관절의 퇴행성변화 • C5－6 첫번째, C6－7 두번째; 남자가 여자보다 많다. • 목통증과 축의 원인 • 끈과 뿌리 압박의 결과가 될 수 있다. : 척수와 신경뿌리병증	**병력** : 목통증, +/－알 수 없는 통증, 감각이상 **이학적검사** : 운동범위의 감소, + 스펄링 검사 +/－, 신경학적 증상	**방사선검사** : 척주앞굽음증의 소실/목척추뼈 똑바름, 척추사이공간의 소실 **자기공명영상검사** : 척추사이원반의 퇴행성 또는 탈출을 보여줌.	• 비소염성진통제, 활동조절 • 물리치료, +/－ • 경막질바깥 또는 면 주입 • 외과적치료 ◦ 앞쪽 척추사이원반절제술 & 융합(ACDF) ◦ 뒤쪽 감압술/융합(고정)
	퇴행성 척추사이원반질환		
• 척추사이원반의 특성(수분감소하고 단백질로 대체됨)이 역학적 특성을 감소시킨다. • 큰 부하를 받은 인대/면이 통증의 근원이 될 수 있다. • 자연적 과정 : 가끔 통증의 원인이 명확하지 않음.	**병력** : 신경근병증 없는 등통증 **이학적검사** : +/－운동범위의 감소 또는 운동시 통증, 일반적 긴장증후(다리폄/활시위검사)	**방사선검사** : 정상이거나 척추사이원반의 길이 소실 **자기공명영상검사** : 낮은 신호(검은 척추사이원반), 길이감소 **척추사이원반 조영술** : 통증원인으로서 척추사이원반 확진(수술적 평가로 유용)	• 휴식, 활동조절, 비소염성 진통제, +/－근육이완제 • 물리치료 : 스트레칭, 똑바로 폄, 체중조절 • 허리보조기 고려 • 외과적 치료 : 허리융합 및 척추사이원반 교체는 선택

척추분리증과 척추전방전위증
Spondylolysis and Spondylolisthesis

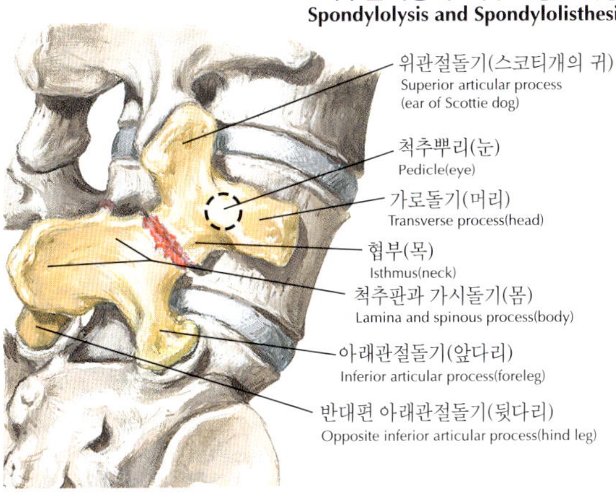

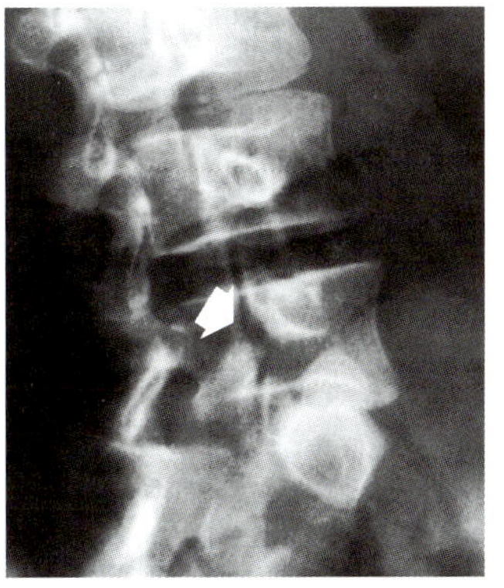

척추전방전위증 없는 척추분리증. 뒤쪽 방사선검사에서 관찰하면 스코티개의 구성 부분을 알 수 있다. 가쪽사진에서는 마치 개가 개목걸이를 하고 있는 것처럼 보인다.

Spondylolysis without spondylolisthesis. Posterolateral view demonstrates formation of radiographic Scottie dog. On lateral radiograph, dog appears to be wearing a collar

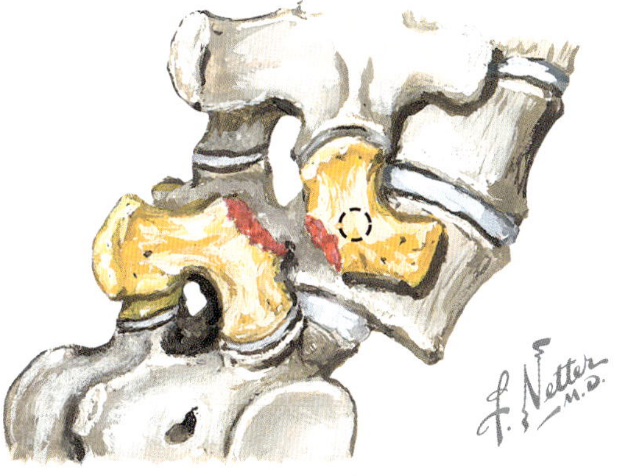

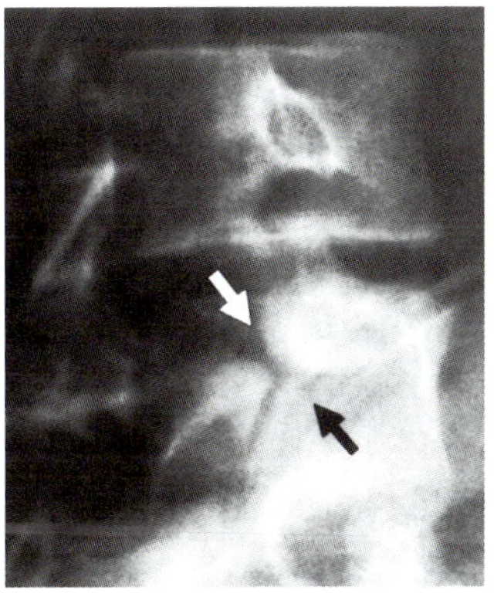

잘룩형 척추전방전위증. 협부의 골절로 인해 다섯번째 허리뼈가 엉치뼈로부터 앞쪽으로 굽이 있다. 잘룩해진 곳에 결손간격이 증가하며 개의 목이 떨어져 나간 것처럼 보인다.

Isthmic type spondylolisthesis. Anterior subluxation of L5 on sacrum due to fracture of isthmus. Note that gap is wider and dog appears decapitated

질환설명	병력 및 이학적검사	방사선검사	치료
척추분리증			
• 관절사이의 결손 또는 골절 • 과도한 폄운동과 관련(체조, 미식축구) • 소아에 흔함. • L5가 가장 흔한 장소	**병력** : 아래등 통증의 잠행성 시작, 활동시 악화 **이학적검사** : 허리뼈 앞굽음증의 감소, +/− 치밀한 넙다리뒤근	**방사선검사** : 허리뼈 기울어짐 "스코티개는 목 있음." **컴퓨터단층촬영** : 미묘한 병변에 대하여 **단일광자방출컴퓨터단층촬영** : 병변이 치유가능성 있다면 적응	• 휴식, 활동조절 • 물리치료 : 특히 뻗음, 굽힘운동 • 허리 보조기 • 진행된 척추증이 아니면 외과적 치료는 드물다.
척추전방전위증			
• 인접한 척추에서 한 척추의 미끄러짐 • 6가지 유형 ◦ 이형성(선천적) ◦ 잘룩(#1, L5−S1, 과도한 폄) ◦ 퇴행성(노년층) ◦ 외상성(급성 부분골절) ◦ 병리적 ◦ 수술 후	**병력** : 아래등 통증의 잠행성 시작, 활동시 악화 +/− 신경근 증상 **이학적검사** : 운동범위 감소, 종종 통증을 수반(특히, 폄시) +/− 신경 또는 운동 증상	**방사선검사** : 가쪽검사가 등급을 결정하는데 쓰인다. 등급 1 : 0~25% 등급 2 : 25~50% 등급 3 : 50~75% 등급 4 : >75% **단일광자방출컴퓨터단층촬영** : 미묘한 결손과 치유가능성을 보기 위해	**낮은 등급(1−2)** : • 휴식, 활동조절 • 물리치료 • 허리보조기 **높은 등급(3−4)** : • 소아 : 예방적 옆뒤쪽융합 • 성인 : 뒤쪽감압술과 옆뒤쪽 융합(고정)

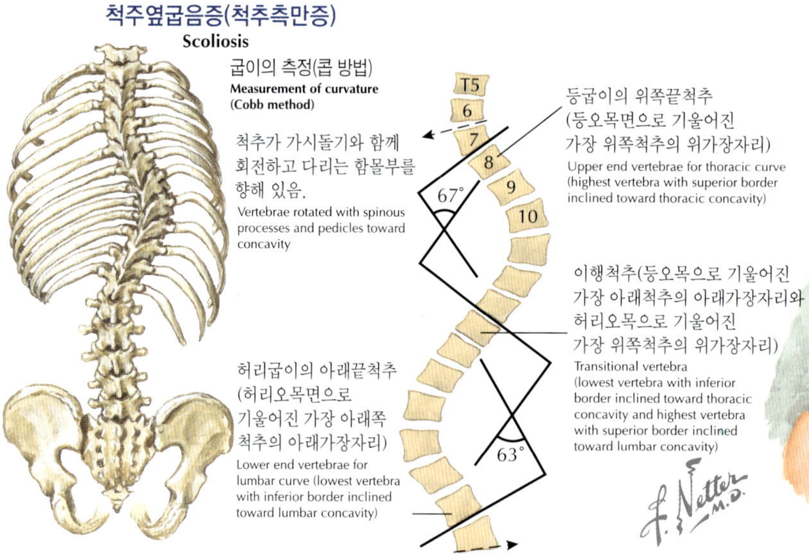

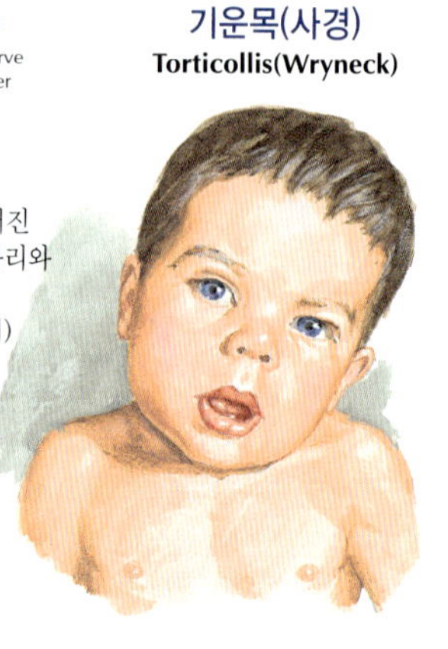

질환설명	병력 및 검사	치료
	척수기능부전증	
• 불완전한 척수 발달(신경관 폐쇄결손) • 정도에 따라 4가지 유형으로 구분 • 모체 삼인산아데노신 상승과 관련성 • 출생전 엽산투여는 발생률을 감소시킴. • 다발성 기형과 관련(척수, 엉덩이무릎, 발) • 종종 라텍스 알러지와 관련됨.	**병력** : 자궁내시기에 진단 가능 **이학적/방사선검사** : 결손의 유형에 근거 1. 척추갈림증 2. 수막탈출증 3. 척수수막류 4. 척추갈림증 낮은기능 수준에 근거한 증상/검사(L4가 정상이면 보행가능)	• 각 환자마다 개별화하여야 함. • 대부분 보행보조기 또는 정형보조기구가 필요 • 근육의 균형(이완) • 각각의 변형 ◦ 척추옆굽음증 : 융합이 반드시 필요 ◦ 엉덩이 : 조심히 유지 ◦ 발 : 박리 또는 관절융합술(고정술)
	척주옆굽음증(척추측만증)	
• 척추의 가쪽굽어짐과 돌림(회전) • 유형 ◦ Ⅰ. 선천성(척추기형) ◦ Ⅱ. 특발성 : #1, 종종+가족력 · 영아기 #1 <3세 남>여 · 유년기 : 3~10세 · 청소년기 : #1, 여>남, 오른쪽>왼쪽 ◦ Ⅲ. 신경근육 : 신경근육질환과 관련됨. • 곡선 진행은 평가된다. ◦ 곡선 코기 : X-ray/Cobb각 ◦ 뼈대성숙 : Risser 병기 사용 • 분류 : King & Moe, Lenke	**병력** : 환자 또는 부모가 비대칭이 보임.; 학령기에 선별검사 : +/-통증; 신경증상은 드물다. **이학적검사** : 육안적 또는 미묘한 척추기형, +앞으로 굽힘 검사; 신경학적 증상은 드물다(왼쪽휘어짐이 증가) **방사선검사** : 최대 길이 척수영상; cob 기술을 이용하여 각 측정 구부린 영상이 curve와 기형의 유연성을 측정함.	• 학령기 선별검사가 효과적 • 선천성 : 진행과 정도/유형에 따라 수술적 필요성 • 특발성 : 휘어진 정도와 나이에 따라서 ◦ <25° : 관찰 ◦ 25-40° : 보조기 ◦ >40° : 척추 융합 • 유년기 유형은 종종 융합이 필요하다. • 신경근 : 종종 앞쪽과 뒤쪽의 확장된 융합이 필요하다.
	기운목(사경)	
• 머리기울어지며, 반대편으로 턱돌림 • 목빗근의 수축 • 원인 알 수 없음. • 자궁내 위치와 관련성 • 다른 질환과 관련성	**병력** : 부모가 기형을 알림, +/-목의 덩어리(목빗근) **이학적검사** : 머리기울어짐/돌림, +/-목빗근, +/-머리 그리고/혹은 얼굴비대칭 **방사선검사** : 척추/엉덩이; 다른기형 배제	• 관련된 다른 질환을 배제함. • 물리치료/스트레칭(목빗근) • 머리뼈를 위해 헬멧 필요 • 지속된다면 수술적 치료 • 불완전한 시력발달이 관심사

목뼈의 앞쪽접근법
Anterior Approach to Cervical Spine

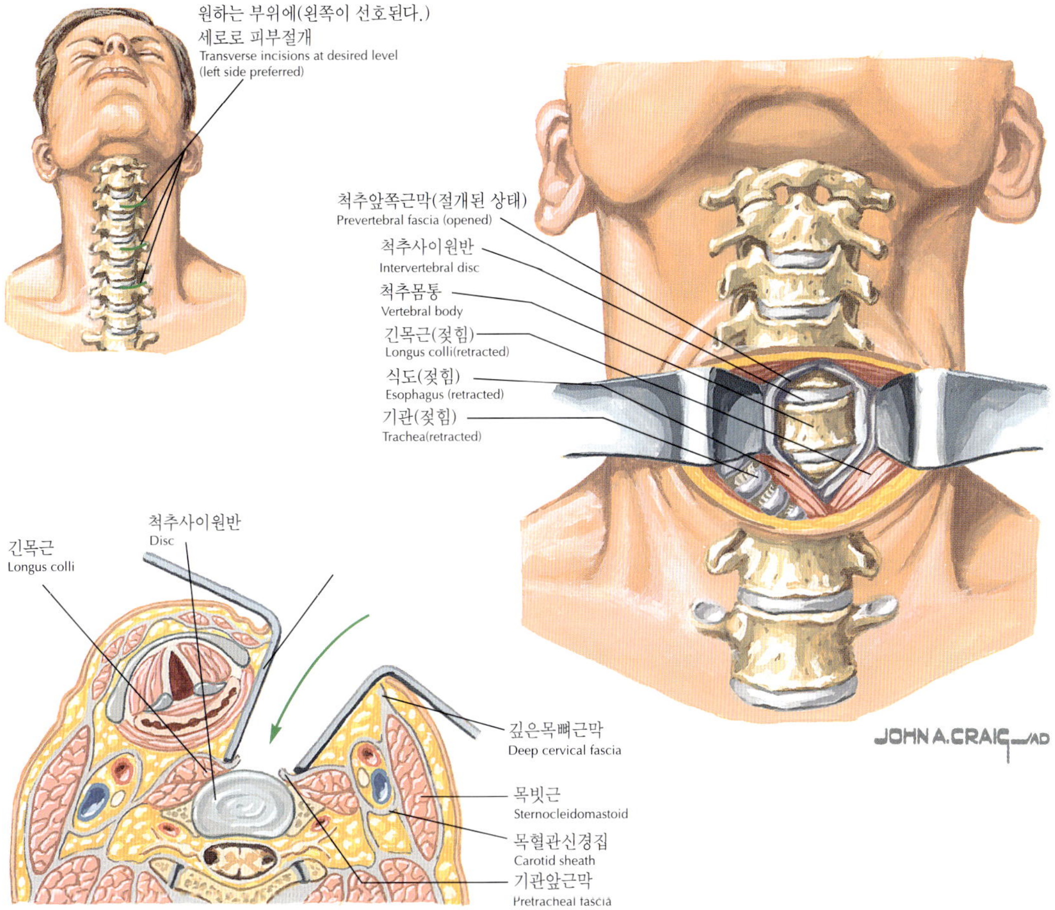

적응질환	접근경로	주의할 구조물	설명
	앞쪽접근법		
• 탈출된 앞쪽척추사이원반 절제, 척추뼈융합술, 뼈가시제거 • 종양 또는 생검	**얕은층** 깊은 목뼈 근막 : 가쪽복장빗장꼭지돌기로 감. 기관앞근막 : 목동맥집 가쪽으로 감. **깊은층** 척추앞근막 긴목근사이(오른쪽과 왼쪽)	• 되돌이후두신경 • 교감신경 • 온목동맥 • 속목정맥 • 미주신경 • 아래갑상동맥	• 세번째 목뼈에서 첫번째 등뼈까지 접근이 가능하다. • 오른쪽 되돌이후두신경은 쉽게 손상받을 수 있으므로 대부분 왼쪽에서 접근한다. • 갑상선으로 가는 동맥 때문에 절개가 제한된다.

목뼈의 뒤쪽접근법
Posterior Approach to Cervical Spine

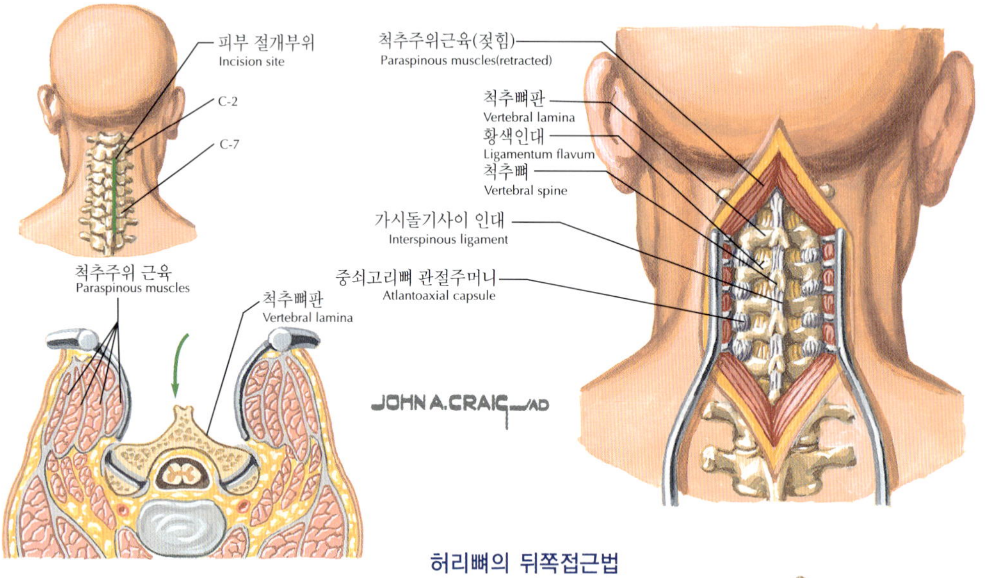

허리뼈의 뒤쪽접근법
Posterior Approach to Lumbar Spine

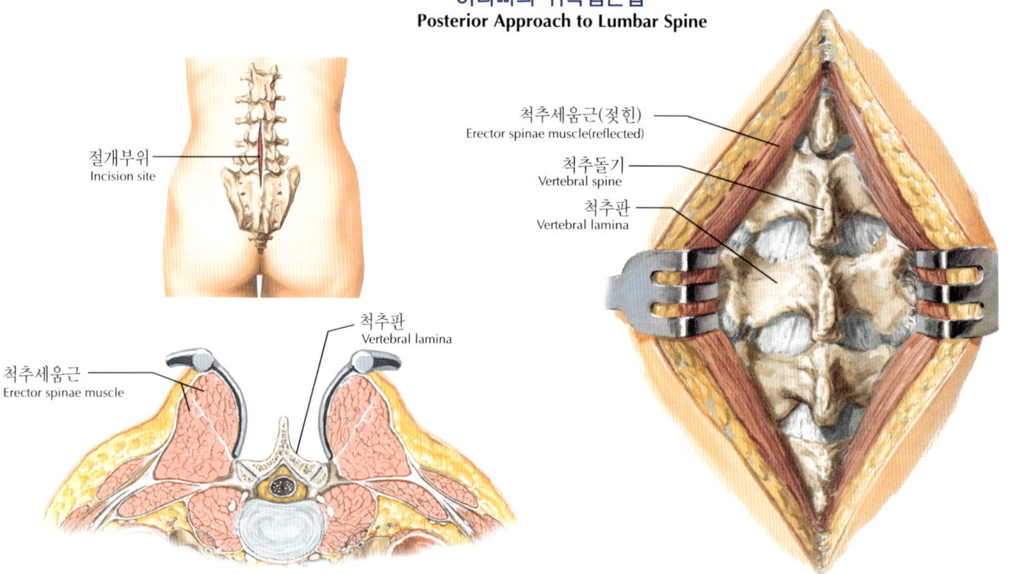

적응질환	접근경로	주의할 구조물	설명
	뒤쪽접근법		
	목뼈		
• 뒤쪽뼈융합술/탈출된 척추사이원반 절제술 • 가로돌기관절 탈구(어긋남)	왼쪽/오른쪽 목척추 주위 근육들 (목척추 신경 뒤쪽가지)	• 척수 • 척수신경뿌리 • 척추신경 뒤가지 • 척추동맥 • 척추구역동맥	• 목척추 수술 시 가장 많이 사용된다. • 수술도중 수술부위를 정확하게 찾는 것을 돕기위해 수술 전에 조영제로 병변 부위를 표시한다.
	허리뼈		
• 탈출된 척추사이원반 절제술과 신경압박 • 신경뿌리에의 접근	왼쪽/오른쪽 척추주위 근육들 (척추신경 뒤쪽가지)	• 척추 주위로 가는 구역동맥	• 척추가시돌기를 따라 절개한다.

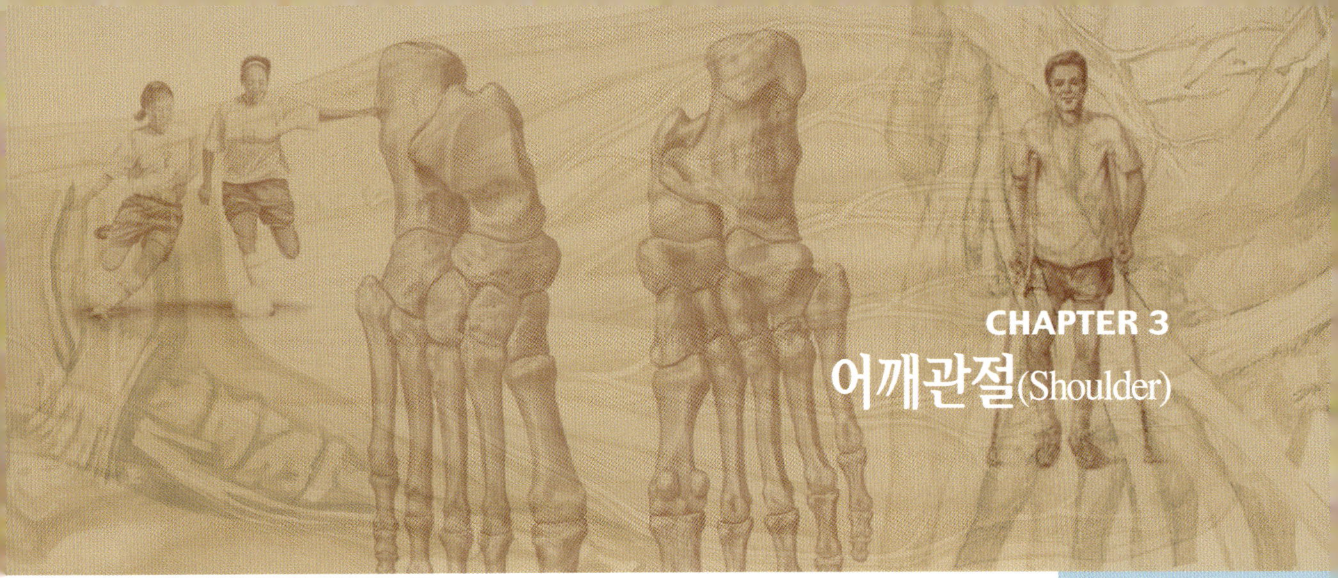

CHAPTER 3

어깨관절(Shoulder)

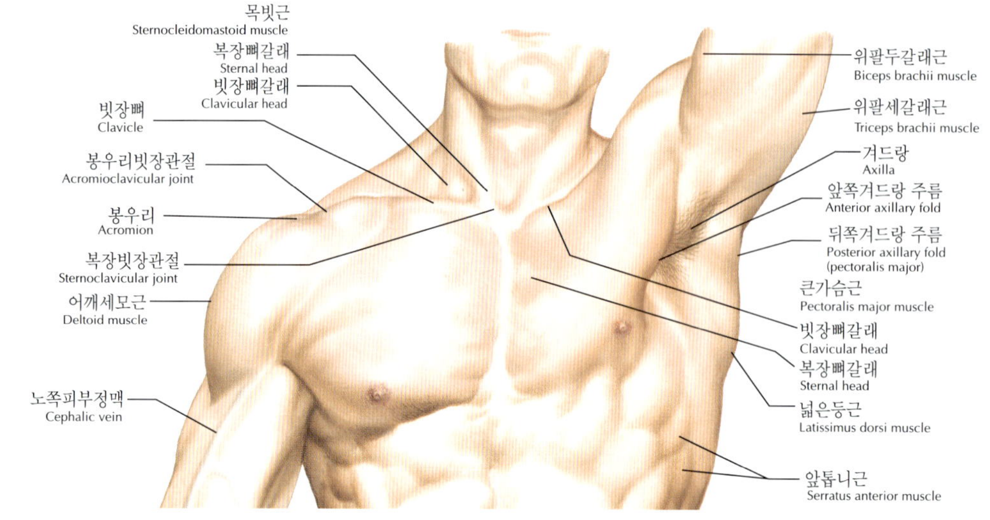

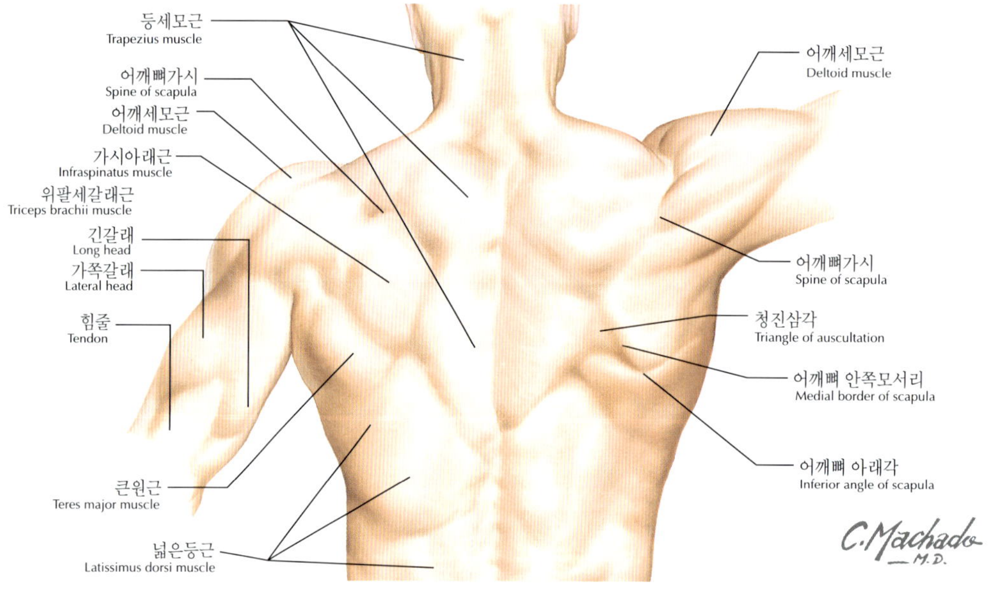

구조물	임상적용
복장빗장관절	탈구나 감염의 흔한 장소가 아니다.
빗장뼈	피부아래뼈, 골절의 가장 흔한 장소
봉우리빗장관절	어깨 분리 또는 퇴행성 관절 질환/동통의 흔한 장소
봉우리	어깨의 표식점(봉우리 밑 주사와 같은 주사시 유용한 표식점)
어깨세모근	겨드랑 신경 운동 기능을 평가 할 수 있다.
등세모근	통증의 가장 흔한 장소 : 약화는 가쪽날개 어깨뼈를 유발한다.
앞톱니근	약화/마비는 안쪽날개 어깨뼈를 유발한다.
큰가슴근	위팔뼈 닿는 곳에서 파열될 수 있다. 겨드랑 주름의 결손을 유발한다.
노쪽 피부정맥	세모가슴근에 간격을 두고 있다.
어깨뼈가시	가시위근 및 가시아래근의 소모시 더 현저하다(어깨위 신경마비).
어깨뼈 아래각	근육이 약할경우 날개가 안쪽 또는 가쪽으로 생길 수 있다(신경마비).

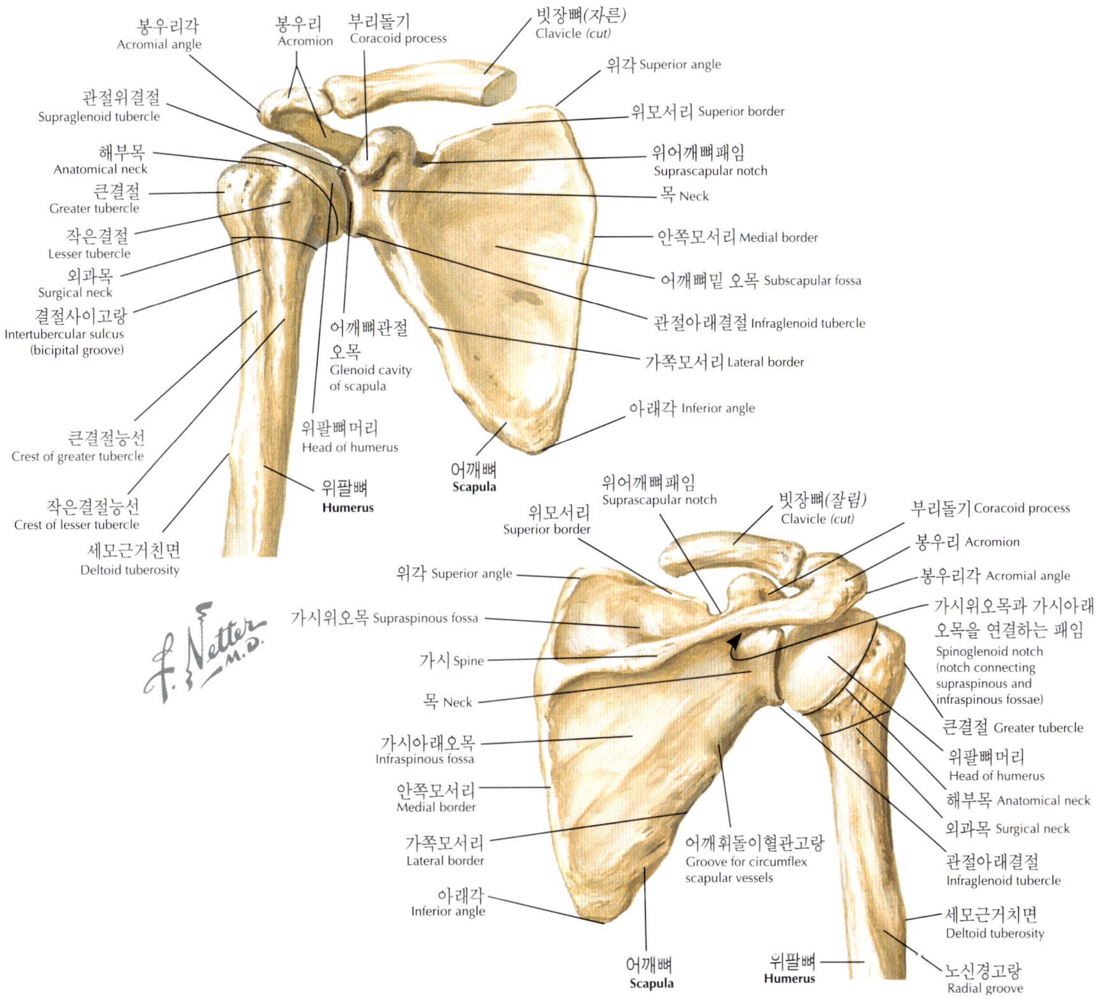

특징	뼈되기 중심 위치 및 출현시기		뼈유합	설명
	어깨뼈			
• 편평, 세모뼈	1차			• 어깨위신경이 가시관절오목 패임(가시아래근) & 어깨뼈 패임(가시위근과 가시아래근)에서 눌릴 수 있다.
• 척추가 뒤쪽으로 두 개의 오목을 분리한다.(가시위/가시아래)	몸통	태생 8주	15~20세	
• 두가지 패임	2차			• 어깨뼈 패임과 가시관절오목의 패임
• (앞쪽) 부리돌기	부리돌기	1세		• 부리돌기는 어깨뼈에서 "등대"이다
• 오목 : 배모양	오목	15~18세	15~20세에	• 관절와 : 5 - 7° 뒤굽음, 5° 위쪽 경사
• 봉우리 : 갈고리 모양, 가쪽 돌출	봉우리	15~18세	모두 유합	• 융합되지 않은 봉우리에 구멍이 날 수 있다.
	아래각	15~18세		• 어깨뼈 몸통은 매우 가늘며, 각은 두껍다.
	위팔뼈 몸쪽			
• 머리는 35° 뒤로 굽어있다.	1차			• 해부목골절 : 뼈괴사의 위험성이 높다.
• 해부학적 및 수술적 목	줄기	태생 8~9주	출생시	• 외과목골절 : 흔한 골절장소(고령의 환자)
• 머리/목 각 : 130°				• 80%이상의 뼈 성상은 몸쪽 성상판에서 이루어진다. : 소아의 몸쪽 골절은 많은 재형성 가능성이 있다.
• 두개의 결절	2차			
큰결절은 가쪽	몸쪽(3)	출생	17~20세	
작은결절은 앞쪽	머리	1~2세		• 큰결절 : 가시위근, 가시아래근, 작은원근의 닿는 곳
• 두갈래근고랑 : 큰결절과 작은결절사이(위팔뼈 두갈래힘줄)	큰결절	3~4세		
	작은결절			• 작은 결절 : 어깨밑근의 닿는 곳

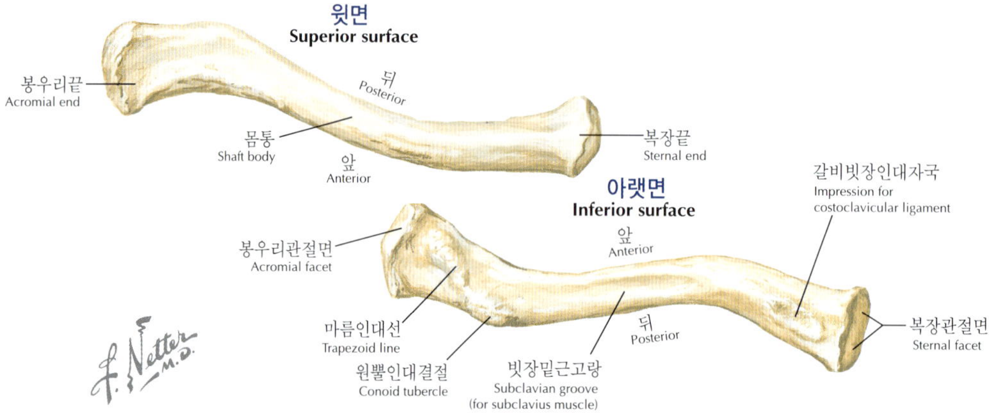

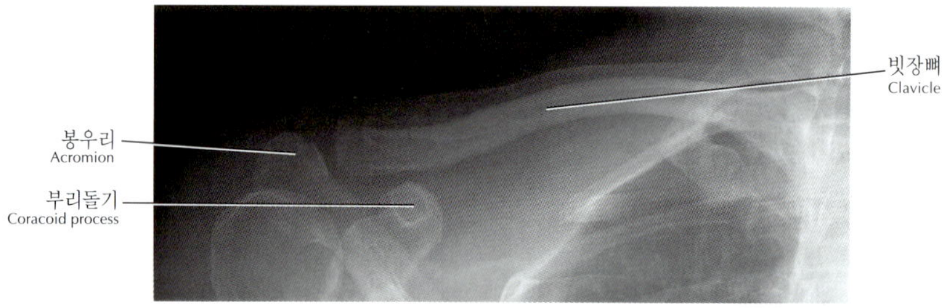

빗장뼈 방사선사진
X-ray, clavicle

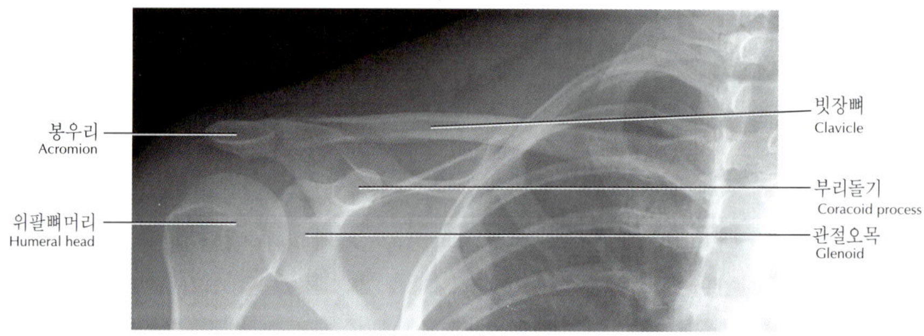

빗장뼈 방사선사진
X-ray, clavicle

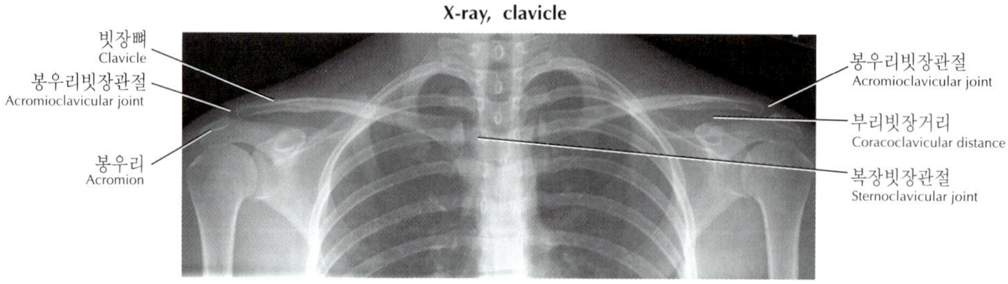

봉우리빗장관절 방사선사진
X-ray, AC joints

특징	뼈되기 중심 위치 및 출현시기		뼈융합	설명
	빗장뼈			
• 원통형, S자모양	1차(2)			• 팔을 몸통에 연결시킨다.
• 중앙부 1/3 가장 좁다. 부착인대가 없다.	안쪽/가쪽	태생 7주	태생 9주	• 인체에서 가장 많이 부러진다. : 중간 1/3이 가장 흔한 부위이다(80%).
• 가쪽으로 갈수록 평평해진다.	2차			• 최초로 뼈되기 시작하고, 마지막에 융합된다.
• 뼈속질 공간이 없다.	복장뼈(흉골)	18~20세	19~25세	• 막속뼈되기로 시작하여 막성뼈되기로 끝난다.
	봉우리	18~20세	19~22세	

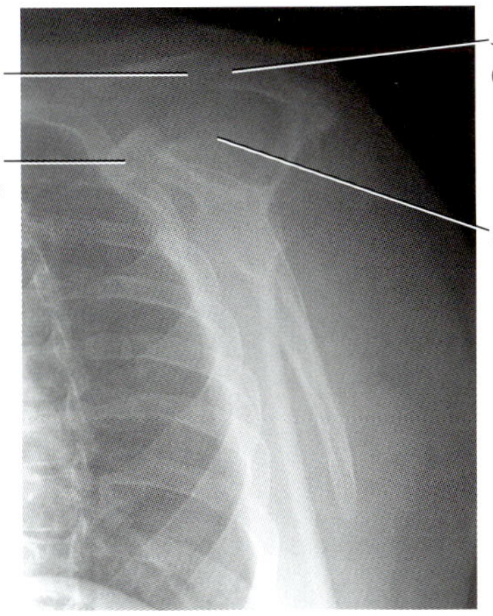

어깨뼈 방사선사진
X-ray, scapular

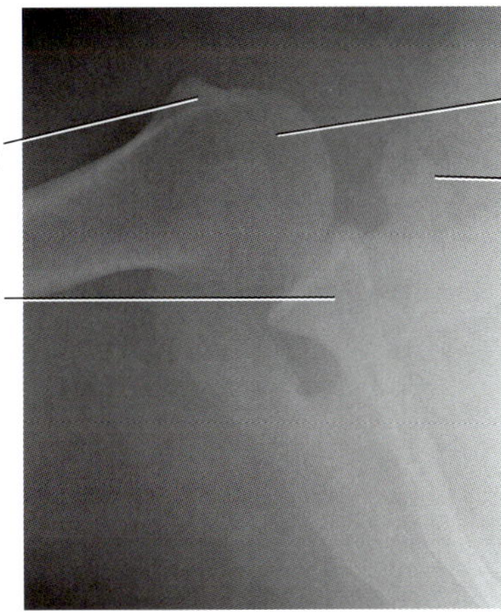

겨드랑가측면 방사선사진
X-ray axillary, lateral

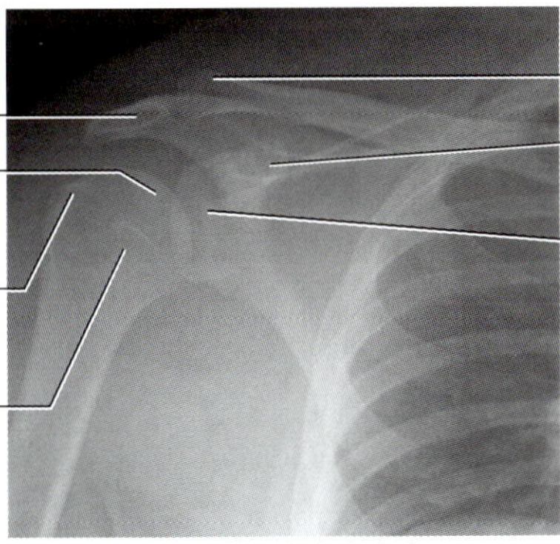

앞뒤방향 방사선사진
X-ray, AP

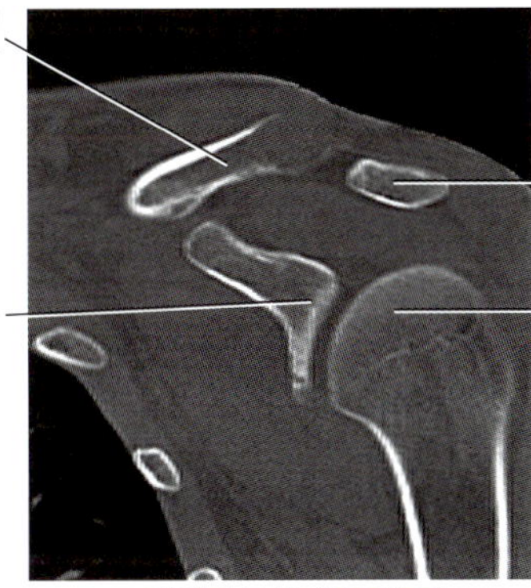

관상단층화 촬영사진
Coronal, CT

방사선촬영	검사방법	소견	임상적용
		빗장뼈	
빗장뼈(2 view)	앞뒷면/아래를 향해 촬영/머리를 향해 촬영	빗장뼈	골절, 관절염
Zanca	앞뒷면/10° 머리를 향해 촬영	봉우리빗장관절	봉우리빗장관절병변(관절염, 골절)
스트레스	양쪽 앞뒷면/부하를 주고/막고	봉우리빗장관절	봉우리빗장관절분리/불안정성
Serendipity	40° 머리를 향해 촬영	복장빗장관절	복장빗장관절 병변
		어깨	
앞뒤방향	어깨뼈에 수직으로 촬영	어깨 관절 공간	외상(골절/탈구), 관절염
겨드랑가쪽면	팔을 바깥으로 벌려서 겨드랑이에서 주사	관절오목, 위팔뼈 머리위치	탈구, Hill－Sachs병변
어깨뼈 Y	어깨뼈에 평행하게 주사	위팔뼈머리 위치	외상, 봉우리 종류
가시위근 출구	어깨뼈 Y, 10° 머리를 향해 촬영	봉우리 모양	굽어진 봉우리는 충돌증후군과 관련이 있다.
Stryker 패임	손을 머리위로 해서 10° 머리 향해 촬영	위팔뼈머리	Hill－Sachs병변
West 점	엎드린 자세, 겨드랑이를 향해 둠	안쪽아래 오목	뼈성 Bankart 병변
		기타 학습	
전산화단층촬영	축방향, 관상, 시상	관절일치, 골절조각 자세	골절(위팔뼈 골절/오목/관절내)
자기공명영상	절차적 순서는 다양	연부조직(힘줄, 테두리)	어깨돌림근 또는 관절 테두리 파열

빗장뼈 가쪽 1/3 골절
Fractures of lateral third of clavicle

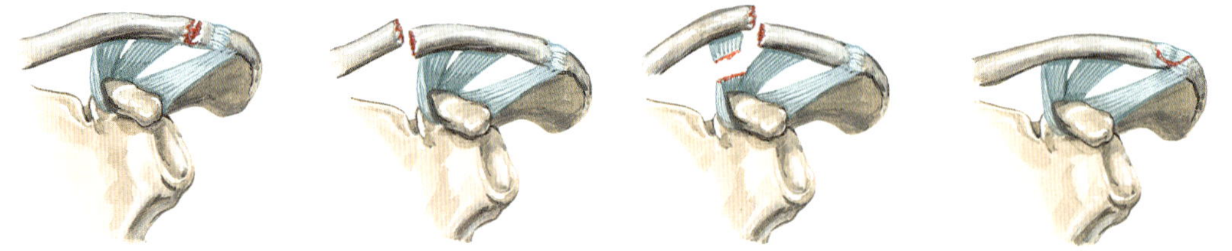

제 1형. 인대의 파열이 없는 골절이므로 뼈조각의 전위가 없는 안정골절이다. 치료는 간단한 팔걸이를 수주간 착용시킨다.
Type I. Fracture with no disruption of ligaments and therefore no displacement. Treated with simple sling for few weeks

제 2형A. 인대 안쪽골절이다. 양쪽인대는 정상이다.
Type IIA. Fracture is medial to ligaments.
Both ligaments are intact.

제 2형B. 부리빗장인대의 파열과 안쪽 뼈조각의 위쪽전위를 동반한 골절이다. 열림되맞춤술이 필요하며 핀을 사용 할 경우 핀의 이동을 예방하기 위해서 핀 끝을 구부려주어야 한다.
Type IIB. Fracture is between ligaments; coroid is disrupted, trapezoid is intact. Medial fragment may elevate.

제 3형. 봉우리빗장관절을 통한 골절; 뼈조각의 전위가 없다. 종종 발견하지 못하는 경우가 있고 시간이 지나면 통증성 뼈관절염을 유발하여 절제관절성형술을 시행하여야한다.
Type III. Fracture through acromioclavicular joint; no displacement. Often missed and may later cause painful osteoarthritis requiring resection arthroplasty

질환설명	병력 및 검사	분류	치료
빗장뼈 골절			
• 가장 흔한 골절 • 셋째중간에 80%(그룹 1) • 그룹 2 – 15%, 그룹 3 – 5% • 기전: 어깨가 빠졌을때(예; 미식축구, 하키) • 빗장뼈는 20세까지는 융합되지않음. 뼈막의 소매찢김 골절은 먼쪽에서 발생할 수 있다.	**병력 :** 외상/빠짐, 통증 **이학적검사 :** 부기, 누름통증 +/– 피부에 보조기를 넣는다./임상변형; 철저한 신경혈관검사 **방사선검사 :** 2가지 빗장뼈검사(짧아지고 단축되었는지를 평가) **컴퓨터단층촬영 :** 거의 필요 하지 않음.	• 그룹 1 : 중간 1/3 • 그룹 2 : 끝부분 1/3 ◦ 1형 : 가쪽의 부리빗장인대 ◦ 2a형 : 안쪽의 부리빗장인대 ◦ 2b형 : 부리빗장인대사이(원뿔찢김, 마름 무손상) ◦ 3형 : 앞십자인대안의 골절 • 그룹 3 : 뒷쪽 1/3	• 1그룹과 3그룹 대부분의 골절은 팔걸이와 폐쇄되맞춤술실시 • 혈관손상과 관련된 골절은 열림되맞춤술과 내고정을 실시하고 심한 경우는 열림과 폐쇄술을 병합해서 실시한다. • 가장 많은 두그룹과 먼쪽 골절 2형은 열림되맞춤술과 내고정을 실시
합병증 : 불유합 : 특히 가쪽 1/3 제 2형 골절 : 팔신경얼기(안쪽다발/자신경) 또는 빗장밑동맥손상, 기흉			
어깨뼈 골절			
• 기전 : 고에너지 손상 • 흔하지 않는 손상 • 젊은 여성들에게 많이 발생 • 85%이상 부상과 관련되어 있다. : 가슴타박상, 공기가슴증 • 주위근육에 좋은 치유가능성을 제공	**병력 :** 외상(예; 자동차 사고)어깨통증과 등통증 **이학적검사 :** 촉진시 부기, 누름통증, 움직임 반경 줄어듬 **방사선검사 :** 앞뒷면/겨드랑가쪽면/어깨뼈 Y면; 흉부방사선검사 **컴퓨터단층촬영 :** 관절안/관절오목골절, 변위된 신체골절 유무판정	• 해부학적 분류 : A – G • Idelberg (관절오목 골절) ◦ 제 1형 : 앞쪽견인골절 ◦ 제 2형 : 관절오목을 통한 가로모양, 빗모양골절; 관절오목, 아래골절 ◦ 제 3형 : 관절오목을 통한 빗모양골절 : 관절오목 위쪽골절 ◦ 제 4형 : 어깨뼈 몸통을 가로로 가로지르는 골절 ◦ 제 5형 : 제 2형 + 4형	• 대부분의 골절은 팔걸이를 2주간 착용하는 보존적인 방법으로 치료한다. 2주 후부터 관절운동을 시작한다 • 열림되맞춤술 및 내고정 : 뼈조각이 25%이상 전위된 경우 및/또는 관절내 골절
합병증 : 동반손상 : 갈비뼈골절(가장 많다), 기흉, 폐좌상, 혈관손상, 팔신경얼기손상, 봉우리빗장관절 손상(특히 제 2형 : 봉우리 골절) : 위어깨뼈신경손상			

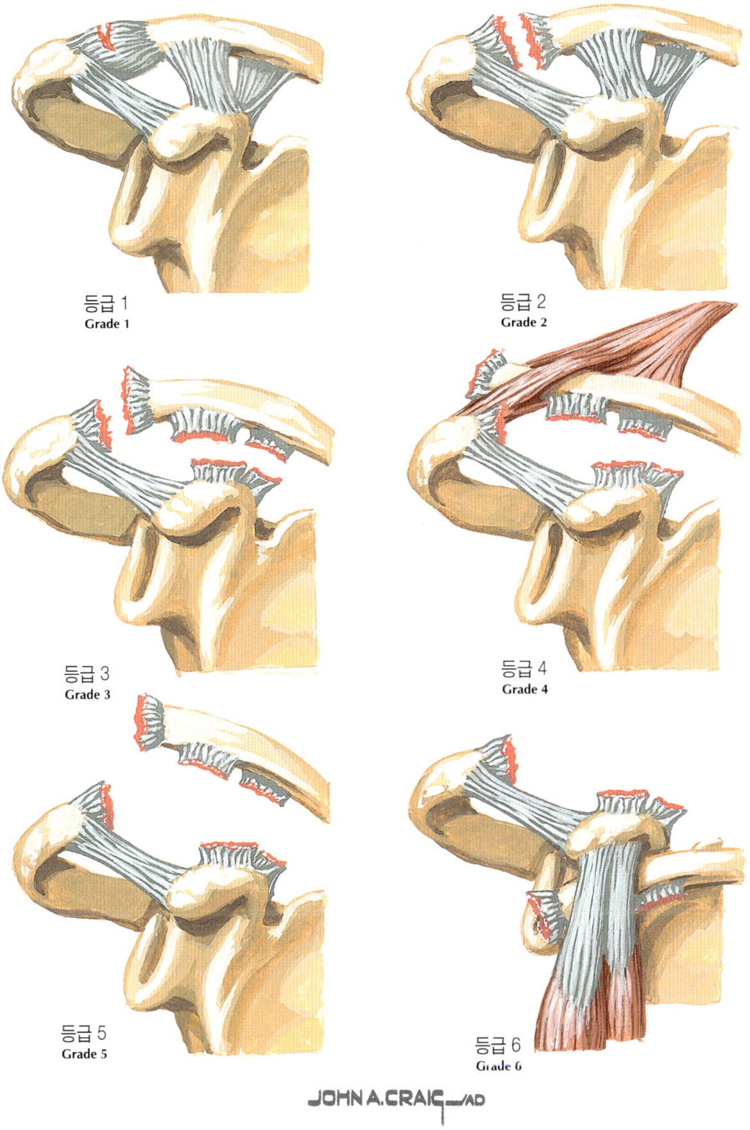

질환설명	병력 및 검사	분류	치료
봉우리빗장관절(AC)분리			
• 기전 : 어깨뼈 빠짐(예; 미식축구, 자전거선수) • 빗장뼈 변위와 변화와 함께 빗장봉우리와 부리빗장인대 파열로 서리가 진행 • 어깨뼈 분리증이라고도 한다.	**병력 :** 빠짐/직접타격/통증, 부기 +/− 딸깍소리 **이학적검사 :** 봉우리빗장누름통증 +/−불안정/변형 **방사선검사 :** 봉우리빗장관절 (+/−부하면, 2등급) (부리빗장거리 치수) **자기공명영상 :** 부리빗장인대 평가	Rockwood등급 Ⅰ. 봉우리빗장인대 삠 Ⅱ. 봉우리빗장인대 째짐, 부리빗장인대무손상 Ⅲ. 봉우리빗장인대와 부리빗장인대 째짐 ≤ 100% 위쪽변위 Ⅳ. 등급 3 뒷쪽변위 Ⅴ. 등급 3 ≤ 300% 위쪽변위 Ⅵ. 등급 3은 아래쪽변위	• 등급 Ⅰ − Ⅲ : 팔걸이 안정, 물리치료 • 등급 Ⅲ : 위험이 많은 선수와 육체노동자는 부리빗장인대 재건술을 하지 않는데 논쟁이 많다. • 등급 Ⅳ − Ⅵ : 부리빗장인대 재건술

합병증 : 봉우리빗장관절증/퇴행성관절병/강직, 동반손상(기흉, 골절, 생리적 신경차단)

앞쪽탈구
Anterior Dislocation

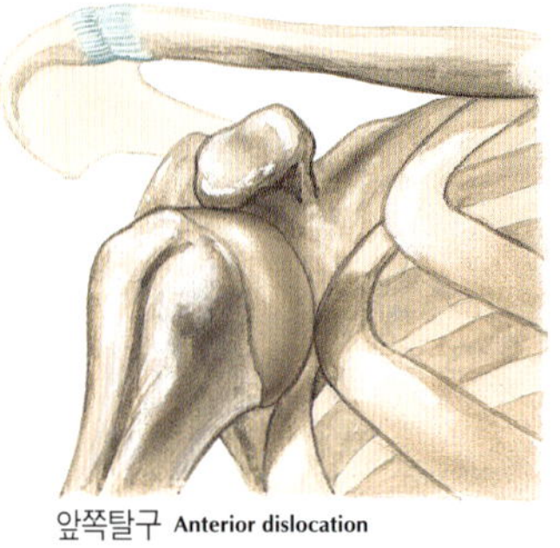

앞쪽탈구 Anterior dislocation
가장 흔하다. most common

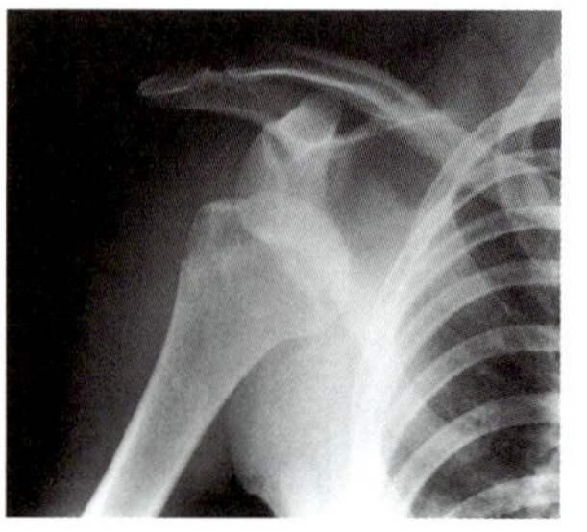

앞뒷면 방사선사진 Anteroposterior radiograph
앞쪽탈구 Anterior dislocation

뒤쪽탈구
Posterior Dislocation

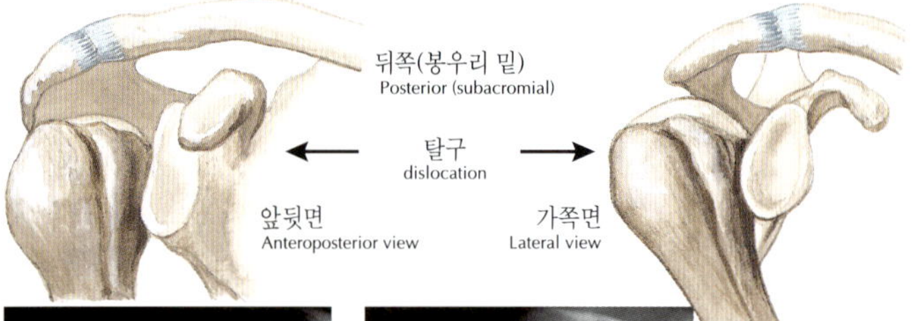

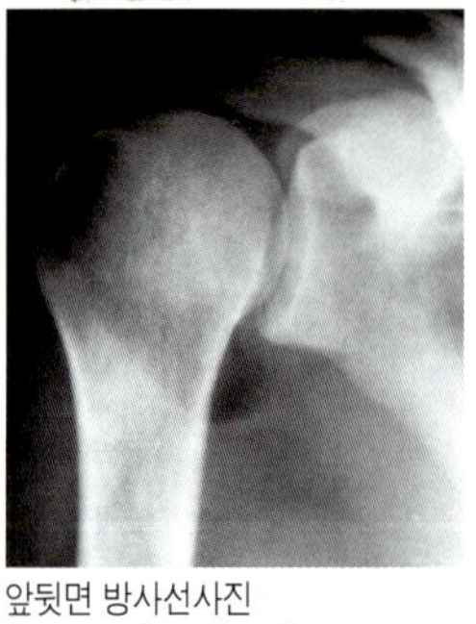

앞뒷면 방사선사진
Anteroposterior radiograph.
위팔뼈가 관절오목 안쪽, 앞쪽 또는 뒤쪽에 있는지 알기 어렵다
Difficult to determine if humeral head within, anterior, or posterior to glenoid cavity.

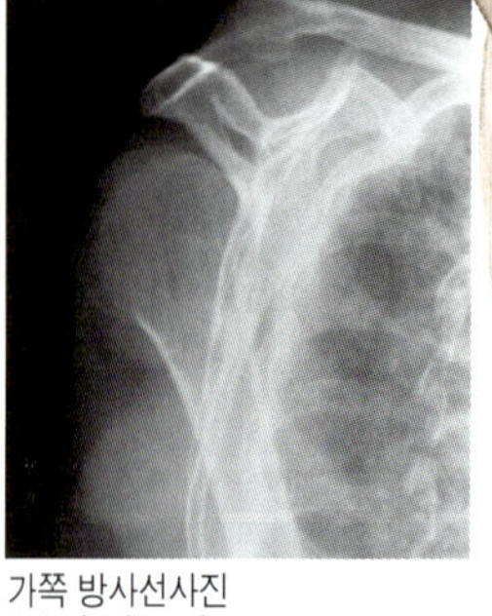

가쪽 방사선사진
Lateral radiograph
(어깨뼈 몸통에 평행하게 촬영)
(parallel to plane of body of scapula)
위팔뼈가 관절오목 뒤쪽에서 확실히 보인다.
Humeral head clearly seen to be posterior to glenoid cavity.

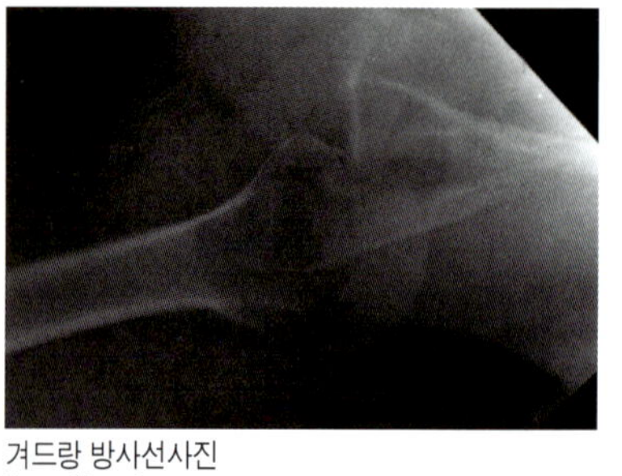

겨드랑 방사선사진
True axillary view
위팔뼈가 관절오목 뒤쪽에 있다.
Also shows humeral head posterior to glenoid cavity.

질환 설명	병력 및 진단	분류	치료
어깨뼈골절 탈구			
• 변위가 가장 흔함. • 젊은 운동선수에 흔함(25세이하에서 90%이상 재발). • 오목테두리 찢김(40세이상), 돌림근띠찢김(40세이하). • 골절과 동반 : 거친면과 관절오목테("bony Bankart") • 뒤쪽변위와 동반/발작 • 위팔머리에 골절자국(Hill–sach병변)이 발생할수있다.	**병력 :** 외상 또는 어깨관절이 제 위치에서 벗어난 과거력, 극심한 통증 **이학적검사 :** 어깨관절이 편평해지는 변형된 외관, 격렬한 누름통증, 완전한 신경학적 검사를 시행한다. **방사선검사 :** 어깨 3면; 대부분 뒤쪽과 가쪽겨드랑이 변위 **컴퓨터단층촬영 :** 골절을 평가; 거친면 또는 관절오목	해부학적 분류 : 위팔뼈 머리의 위치에 따라 • 앞쪽 탈구(> 90%) • 뒤쪽 탈구(자주 놓친다.) • 아래쪽 탈구(luxatio erecta) : 매우 드물다. • 위쪽 탈구 : 거의 볼 수 없다.	• 급성 : 변위를 감소 • 검사(진정) ◦ 히포크라테스식/당김 ◦ Stimson ◦ Mich ◦ 어깨뼈뒤당김 • 고정 : 2주간 팔걸이 • 물리치료 • 열림되맞춤술과 내고정의 골절 변위 • 젊은 환자에게는 조기복구가 중요

합병증 : 재발성 탈구/불안정(나이가 젊을 수록 많다. < 25세) : 신경손상(겨드랑, 근육피부)

오목위팔관절의 앞쪽탈구의 정복
Reduction of Anterior Dislocation of Glenohumeral Joint

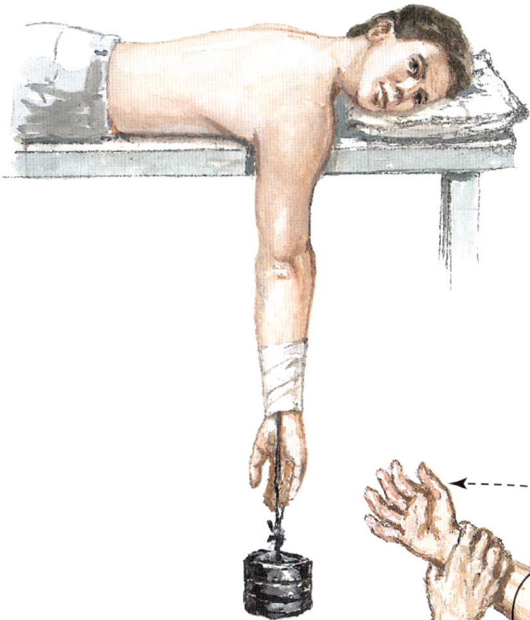

Stimson 방법
Stimson maneuver

환자는 엎드려 누워서, 아픈팔을 가장자리에서 자유로이 떨어뜨린다.
10-15파운드의 무게를 손목에 걸어서 지추적인 견인을 하며 근육의 수축에 의하여 20~25분정도 쯤이면 정복된다.

Patient prone on table with affected limb hanging freely over edge; 10-15-lb weight suspended from wrist. Gradual traction overcomes muscle spasm and in most cases achieves reduction in 20-25 minutes.

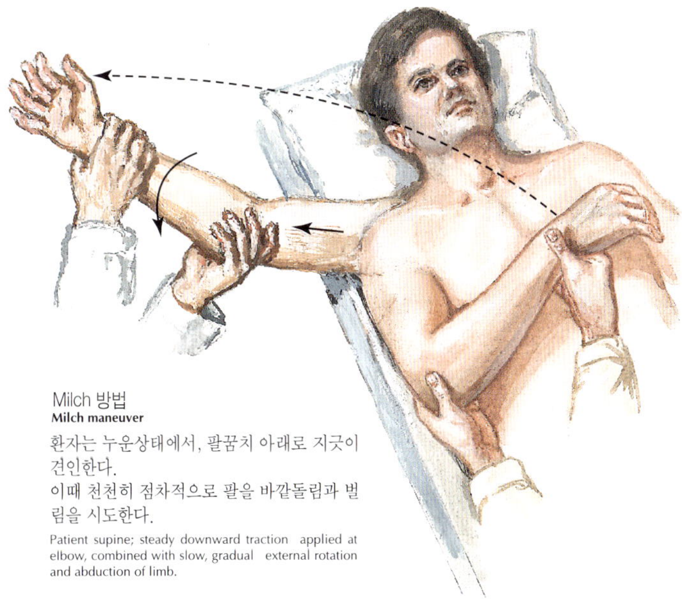

Milch 방법
Milch maneuver

환자는 누운상태에서, 팔꿈치 아래로 지긋이 견인한다.
이때 천천히 점차적으로 팔을 바깥돌림과 벌림을 시도한다.

Patient supine; steady downward traction applied at elbow, combined with slow, gradual external rotation and abduction of limb.

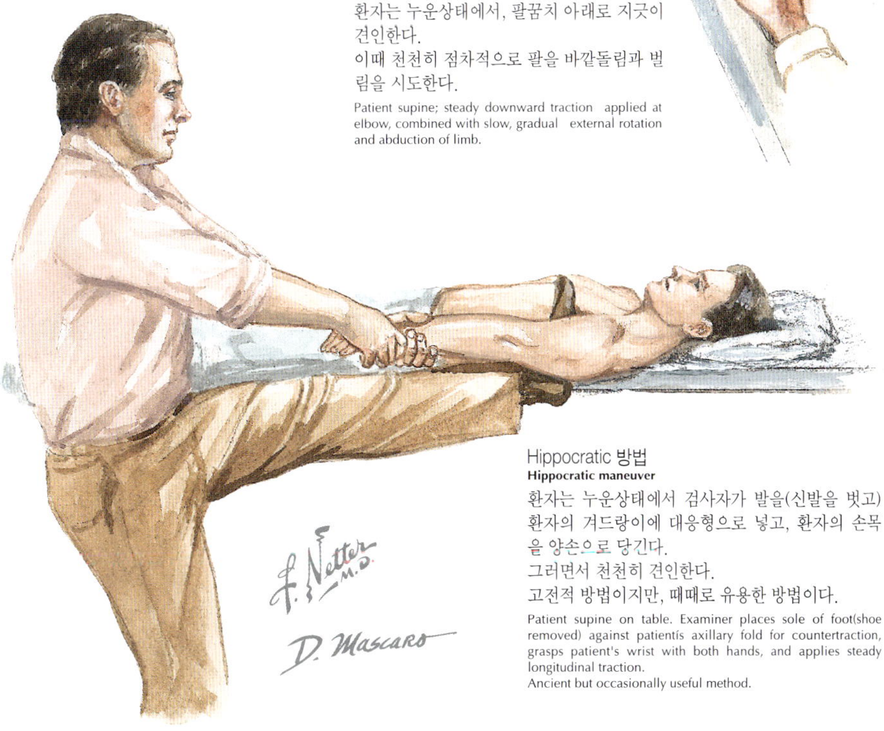

Hippocratic 방법
Hippocratic maneuver

환자는 누운상태에서 검사자가 발을(신발을 벗고) 환자의 겨드랑이에 대응형으로 넣고, 환자의 손목을 양손으로 당긴다.
그러면서 천천히 견인한다.
고전적 방법이지만, 때때로 유용한 방법이다.

Patient supine on table. Examiner places sole of foot(shoe removed) against patientís axillary fold for countertraction, grasps patient's wrist with both hands, and applies steady longitudinal traction.
Ancient but occasionally useful method.

1. 관절뼈조각(위팔뼈머리)
2. 작은결절
3. 큰결절
4. 몸통. 만약 뼈조각이 전위되지 않는다면, 골절은 안정하다고 여겨지며, 최소한의 안정으로 치료하고 조기가동운동을 한다.

Neer four-part classification of fractures of proximal humerus.
1. Articular fragment (humeral head).
2. Lesser tuberosity.
3. Greater tuberosity.
4. Shaft. If no fragments displaced, fracture considered stable (most common) and treated with minimal external immobilization and early range-of-motion exercise.

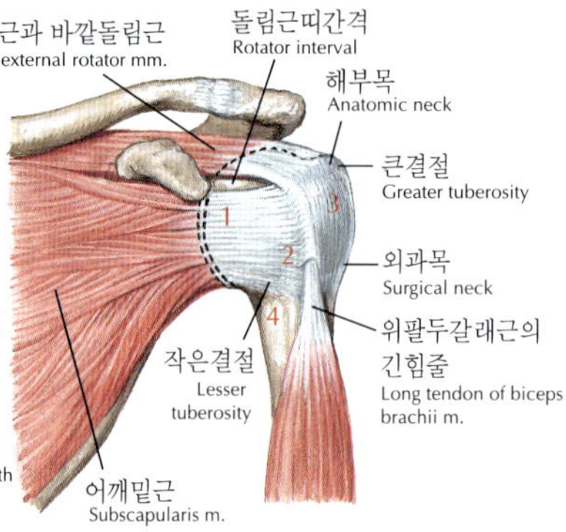

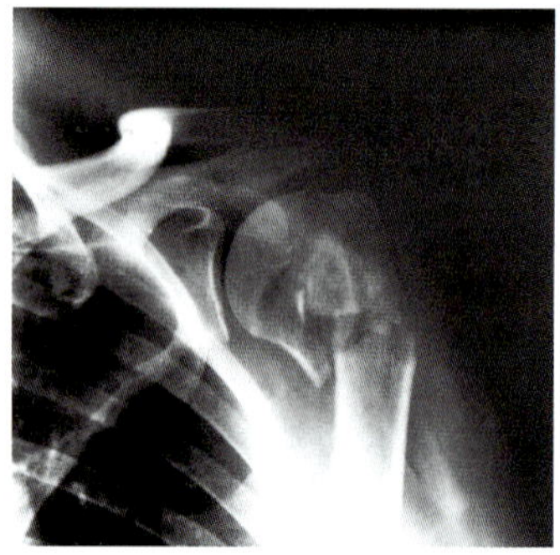

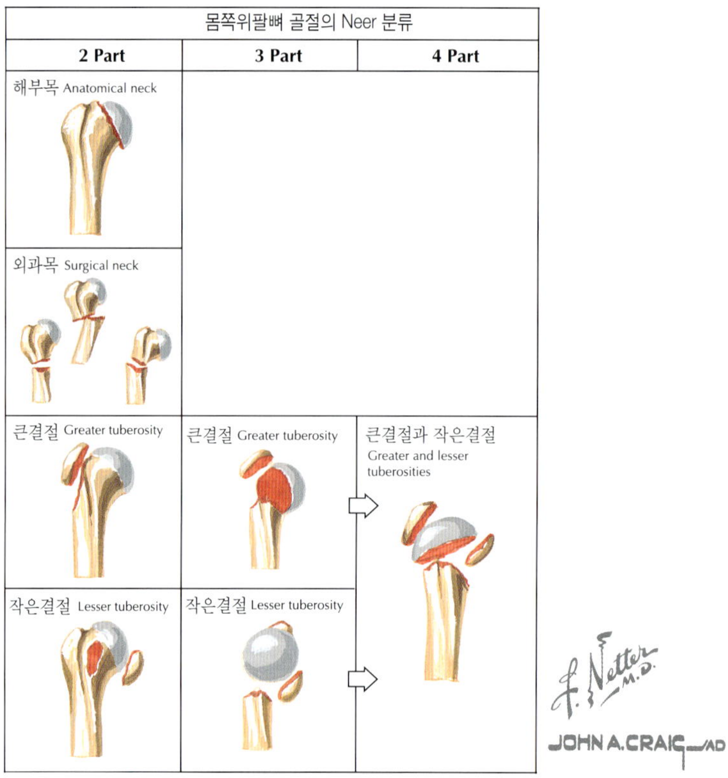

질환설명	병력 및 검사	분류	치료
몸쪽 위팔뼈 골절			
• 고령 및 뼈엉성증 환자에 흔하다. • 몸쪽 위팔뼈 갯솜뼈가 골절이 잘된다. • 근육의 부착정도가 전위를 결정한다. • 대부분은 전위가 적다. • 어깨돌림근 파열과 동반된다.	**병력 :** 외상/낙상, 누름통증, 팔을 움직이기 힘듬 **이학적검사 :** 위팔뼈 누름통증, 운동범위의 감소, 변형 **방사선검사 :** 3가지 어깨방사선검사 **컴퓨터단층촬영 :** 뼈조각의 발견 및 전위 유무	• Neer : 뼈조각의 숫자에 기준 • 4부분 : 머리, 큰결절, 작은결절 • 몸통, 뼈조각은 1㎝이상 및 45° 이상의 각형성이 있을시로 정의한다. • 여러가지 조각의 조합이 가능하다.	• 1분절 : 팔걸이, 조기가동 • 2분절 : 폐쇄되맞춤술, 접합팔걸이, 물리치료 • 3분절 : 미숙 • 4분절 : 열림되맞춤술과 내고정 vs 인공관절반성형술

합병증 : 어깨강직, 무혈성 괴사증(해부목 골절), 신경손상(겨드랑 신경, 팔신경얼기), 불유합

복장빗장관절
Sternoclavicular Joint

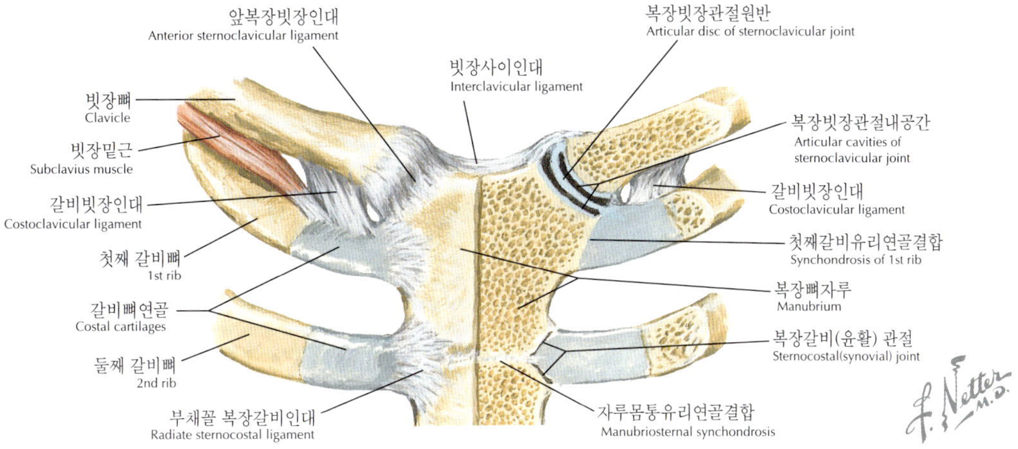

인대	부착	설명

어깨관절

일반적인

- 어깨는 4개의 관절로 이루어져 있다. 어깨 운동은 이 4개의 관절운동의 힘으로 이루어진다.
  1. 복장빗장관절, 2. 오목위팔뼈관절, 3. 봉우리빗장뼈관절, 4. 어깨가슴관절
- 어깨 관절은 신체운동에서 가장 넓은 범위를 가지고 있다.
  - 앞쪽굽힘 : 0 – 170°
  - 폄 : 0 – 60°
  - 벌림 : 0 – 170/180°
  - 안쪽 돌림 : 등뼈
  - 바깥돌림 : 70°
- 어깨의 벌림시 오목위팔관절과 어깨가슴관절의 운동은 2 : 1로 일어남.
- 많은 운동범위를 가지나, 선천적으로 불안정하다. 따라서 정적 · 동적 안정요소가 관절의 안정성을 부여한다.
  - 정적 : 오복, 테두리, 관절의 일치, 오목위팔 인대와 관절주머니, 음압
  - 동적 : 어깨돌림근/힘줄, 위팔두갈래힘줄, 어깨뼈 주위 근육, 고유감각
- 얕은 오목은 벽의 안정성은 적다. 섬유연골 안테두리에 의하여 깊어지고 안정화된다.
- 테두리는 가장자리의 역할을 하며 위팔뼈의 불완전 탈구를 방지한다. 또한 관절주머니인대조직의 부착부 역할을 함.
  관절의 불안정성은 테두리의 파열과 가장자리의 기능소실과 이로 인한 인대의 이완에 의한 것.
- 어깨돌림근 : 융합성, 말굽모양으로 넣는다(큰결절과 작은결절).
  어깨돌림근은 어깨관절의 모든 운동방향에서 위팔뼈 머리를 능동적으로 관절에 위치해 주도록 한다.

복장빗장관절

가동/이중 미끄러짐관절. 위팔을 축성뼈대에 붙여주는 유일한 구조물. 운동범위 : 빗장뼈가 고정된 복장뼈에서 50° 돌림한다.

인대	부착	설명
관절주머니	관절을 둘러싼다.	이차적 안정화 구조물
복장빗장관절	안쪽빗장뼈가 복장뼈에 붙는다. 앞쪽 · 뒤쪽 인대	복장빗장관절의 일차적 안정화 구조물 뒤쪽이 강하다. : 앞쪽으로의 탈구가 흔하다.
갈비빗장관절	아래쪽 빗장뼈와 갈비뼈 연골을 연결	가장 강한 복장빗장인대
빗장사이인대	빗장뼈의 안쪽사이	2차 안정화구조물
원반	관절내 원반	섬유연골

어깨가슴관절

이 관절은 진짜 관절은 아니다. 어깨뼈가 뒤쪽 갈비뼈(2 – 7)에서 미끄럼/돌림한다. 많은 근육(앞톱니근과 등세모근)이 포함된다. 굽힘과 벌림시 오목위팔뼈관절과 어깨가슴관절이 2 : 1로 움직인다.

관절의 관상단면
Coronal section through joint

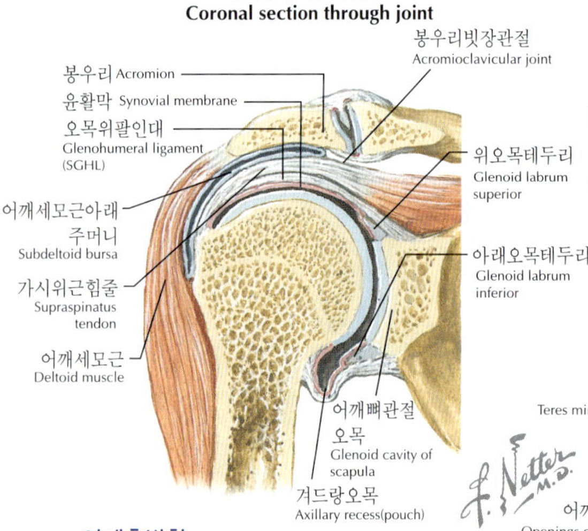

열려진관절: 가쪽면
Joint opened: lateral view

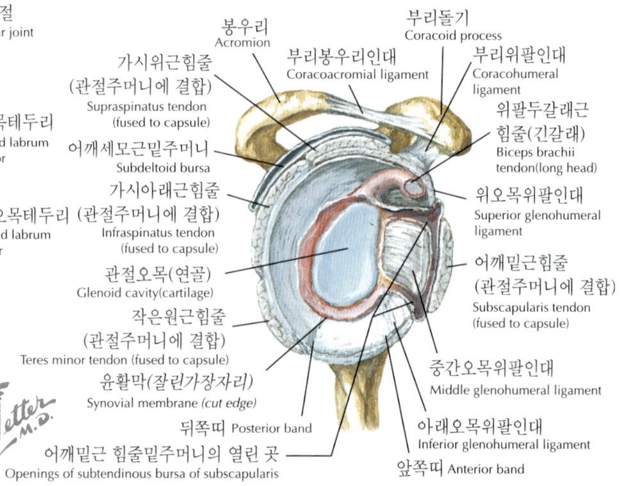

어깨축방향 자기공명영상 측정
MRI axial, shoulder

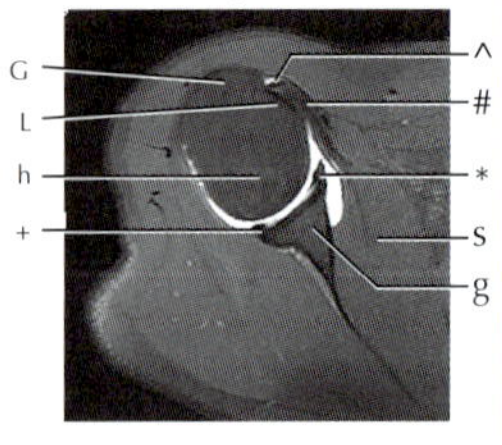

Key		
G 큰결절	G Greater tuberosity
L 작은결절	L Lesser tuberosity
h 위팔뼈머리	h Humeral head
^ 위팔두갈래힘줄	^ Biceps tendon
# 어깨밑근힘줄	# Subscapularis tendon
s 어깨밑근	s Subscapularis
g 오목	g Glenoid
* 앞쪽 테두리	* Anterior labrum
+ 뒤쪽 테두리	+ Posterior labrum

어깨관상면 자기공명영상 측정
MRI coronal, shoulder

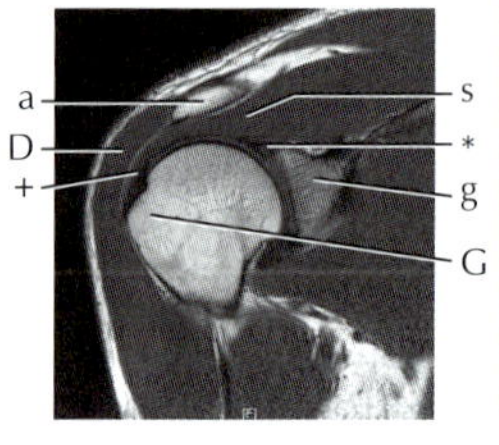

Key	
D 어깨세모근	D Deltoid
s 가시위근	s Supraspinatus
+ 가시위근힘줄	+ Supraspinatus tendon
a 봉우리	a Acromion
G 큰결절	G Greater tuberosity
* 위테두리	* Superior labrum
g 오목	g Glenoid

인대	부착	설명
	오목위팔관절	
절구 관절. 동적 그리고 정적 안정요소에 의하여 안정화가 유지되는 선천적으로 불안정한 관절		
	오목위팔인대	
위쪽 (위쪽오목위팔인대)	앞위쪽 오목 테두리에서 시작하여 몸쪽 작은 결절에 붙는다.	어깨모음시 아래쪽과 바깥돌림에 저항한다. 90° 앞쪽 굽힘시 뒤쪽으로 전위에 저항한다.
중간 (중간오목위팔인대)	앞위쪽 오목테두리(위쪽오목위팔인대 아래)에서 시작하여 작은 결절의 안쪽에 붙는다.	45° 벌림시에 앞 · 뒤쪽으로 전위에 저항한다. 복합체 : 중간오목위팔인대가 두꺼워지고, 앞위쪽 테두리가 없다.
아래 (아래오목위팔인대)	가장 중요한 인대, 벌림과 바깥돌림(앞쪽띠)시에 걸이를 형성하고, 안쪽돌림(뒤쪽띠)시에 걸이를 형성한다.	
• 앞쪽 띠	앞쪽테두리(3시)에서 위팔뼈목의 아래쪽에 붙는다.	모음과 바깥돌림시에 앞쪽과 아래쪽 이동에 저항한다. 앞쪽 불안정시 강화시켜야한다.
• 뒤쪽 띠	뒤쪽 테두리(9시)에서 위팔뼈목의 아래에 붙는다.	90° 굽힘과 안쪽돌림시 뒤쪽이동에 저항한다.
	기타 구조	
부리위팔인대	부리에서 큰결절과 작은 결절에 붙는다. (결절사이 고랑의 각각에)	모음시 아래쪽 이동에 저항(위쪽으로 위팔인대) : 관절내에서 위팔두갈래힘줄의 안정화시키는 도르래의 부분형성
테두리	오목에 고리형으로 붙는다.	섬유연골 : 오목을 깊게 해주고 안정화시켜준다. 오목위팔인대의 부착부위
관절주머니	관절을 감싼다.	관절내 음압을 유지시켜준다. 뒤쪽은 가늘다.

- 오목위팔인대 : 앞, 뒤쪽 관절주머니의 두꺼워진 부위로 관절의 안정성 제공 위쪽과 뒤쪽에서 인대가 없다.
- 어깨돌림근 간격 : 삼각형모양의 공간, 가시위근의 앞쪽과 어깨밑근의 위쪽
  - 구조물 : 위쪽오목위팔인대. 부리위팔인대. 위팔두갈래근. 앞쪽위쪽 오목위팔 관절주머니
  - 이 간격의 조임은 위팔뼈의 모임시 아래쪽 이동을 감소시킨다/ "sulcus 징후" 불안정 어깨
- 위팔두갈래근 도르래 : 위쪽 오목위팔인대, 부리위팔인대. 어깨밑근이 앞쪽 도르래를 형성하여 힘줄이 제위치에 있도록 하다.

어깨의 관절경
Arthroscopy of Shoulder

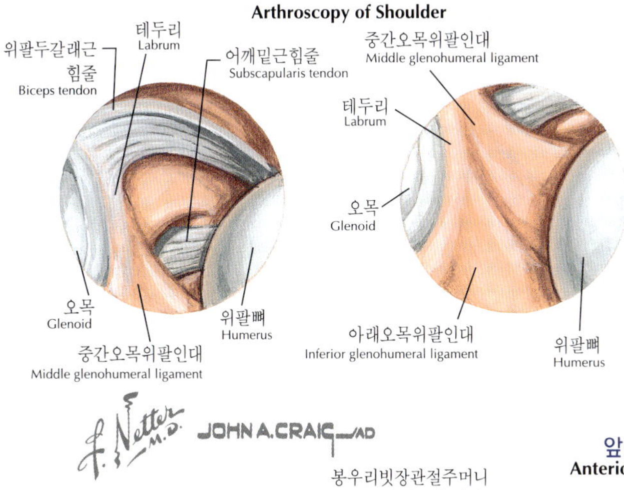

어깨자기공명영상, 시상면
MRI sagittal, shoulder

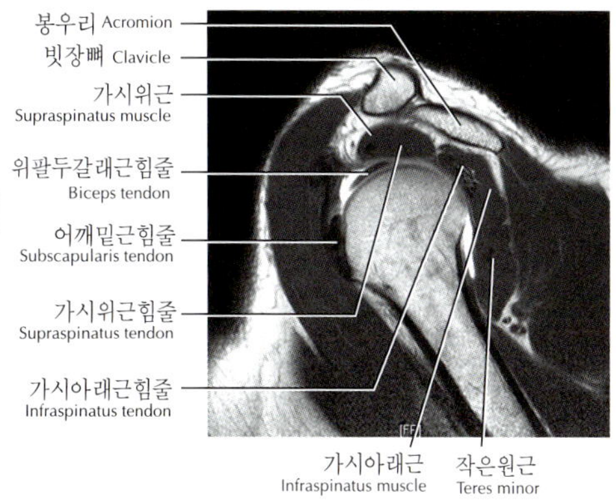

앞면
Anterior view

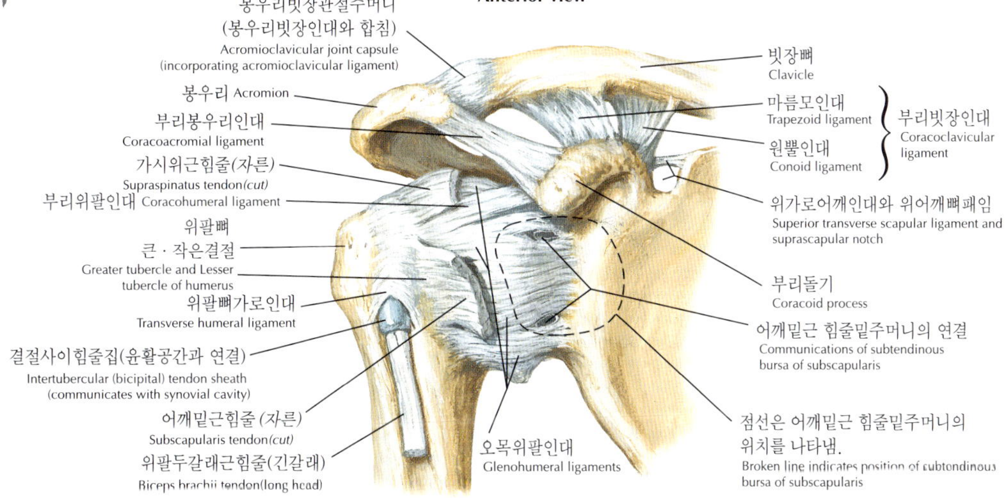

인대	부착	설명
	봉우리빗장관절	
가동(평면/미끄러짐) 관절. 매우 제한적 운동(5° 돌림) 손상의 흔한 장소/퇴행성 장소		
관절주머니	관절을 감싼다.	약한 안정화 구조물, 그렇지만 일상적인 하중에는 충분하다.
봉우리빗장관절	위쪽 관절주머니가 두껍다.	축성 및 앞 · 뒤쪽의 안정성을 제공하고 봉우리 빗장관절의 분리시 손상된다.
부리빗장인대 ◦ 원뿔 ◦ 마름모	부리돌기 바닥에서 빗장뼈 아래 빗장뼈의 뒷쪽 · 안쪽 빗장뼈의 앞쪽 · 바깥쪽	봉우리빗장관절에서 빗장뼈의 수직안정성을 제공한다. 마름모인대보다 수직하중에 강한 저항을 제공 어깨의 돌림근 하중에 저항한다(더 비스듬한 섬유).
원반	봉우리와 빗장뼈사이에 있다.	충격흡수를 제공한다.
	기타 구조	
부리봉우리인대	부리끝에서 앞쪽 · 아래쪽 봉우리에 붙는다.	부리봉우리활의 중요 요소이다. 어깨돌림근이 없을 시 위팔뼈의 이동을 방지한다.
위가로어깨인대	위어깨뼈패임을 가로 지른다.	어깨위신경이 인대 아래로 지나간다. 어깨위동맥은 인대 위로 지나간다.
위팔가로인대	작은 결절에서 큰결절	위팔두갈래근 힘줄을 안정화 시킨다.

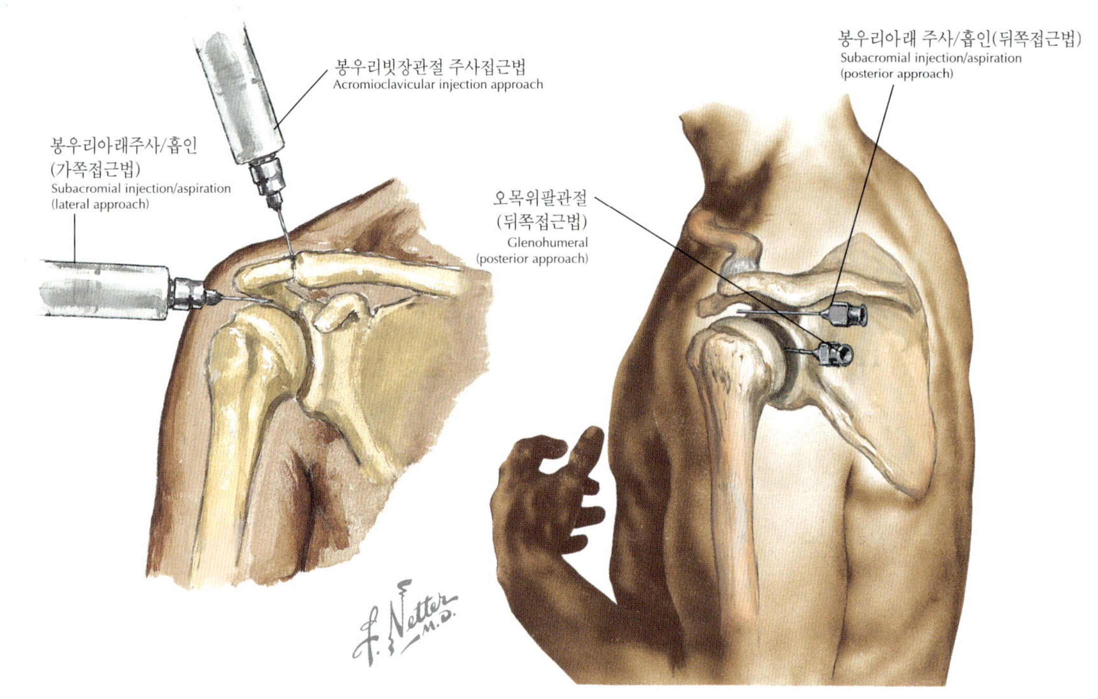

순서

봉우리빗장관절내 주사

1. 환자에게 약물에 대한 알러지에 대한 과거력을 물어본다.
2. 봉우리빗장관절에서 빗장뼈의 먼쪽의 움푹한 곳을 만지고 확인한다.
3. 봉우리빗장관절 위의 피부를 무균처치한다(아이오다인 액/향균 용액).
4. 피부를 국소마취한다(시술할 부위 크기만 마취).
5. 21게이지 또는 더 작은 주사바늘을 관절 내로 수직으로 삽입한다. 혈관 내로 삽입되지 않았는지 흡입하여 확인 후 국소마취제/코티코스테로이드 혼합액 2㎖를 관절 안으로 주사한다.
6. 시술부위에 소독된 거즈를 댄다.

봉우리밑공간내 주사

1. 환자에게 약물에 의한 알러지에 관한 과거력을 물어본다.
2. 봉우리의 가장 가장자리를 만지고 확인한다.
3. 어깨관절 위의 피부를 무균처치한다(아이오다인액/향균 용액).
4. 피부를 국소마취한다(시술할 부위 크기만 마취).
5. 소독된 수술용 장갑을 착용한 손가락으로 봉우리를 고정한 후 봉우리 뒤쪽에서 머리쪽을 향해서 바늘을 삽입한다. 혈관 내로 삽입되지 않았는지 흡입하여 확인 후 국소마취제/코티코스테로이드 혼합액 5 - 15㎖를 관절내로 주사한다. 시술자는 주사액이 관절내로 부드럽게 주입되는 느낌을 느껴야 한다.
6. 시술부위에 소독된 거즈를 댄다.

어깨관절 천자

1. 환자에게 약물에 대한 알러지에 대한 과거력을 물어본다.
2. 어깨뒤쪽의 연성부위를 촉진한다(보통 어깨뼈 봉우리 뒤가쪽모서리에서 2㎝아래 1㎝ 안쪽). 또한 어깨 앞쪽의 부리돌기를 촉진한다.
3. 뒷쪽어깨 연성부위의 피부를 무균처치한다(아이오다인액/항균 용액).
4. 피부를 국소마취한다(시술할 부위 크기만 마취).
5. 소독된 장갑을 끼고 어깨뼈 봉우리의 연성부위를 촉진한다. 다음은 어깨뼈 봉우리 연성부위쪽으로 바늘을 삽입한다. 만약 바늘이 뼈에 부딛히면 다른 방향으로 돌린다(관절오목 : 가쪽으로 움직이고, 위팔뼈 : 안쪽으로 움직임). 혈관에 안전하게 흡입, 주사약제(임상에서 코티코스테로이드 많이 사용) 관절안(관절사이에 흐름이 잘되게 한다.)
6. 시술부위에 소독된 거즈를 댄다.

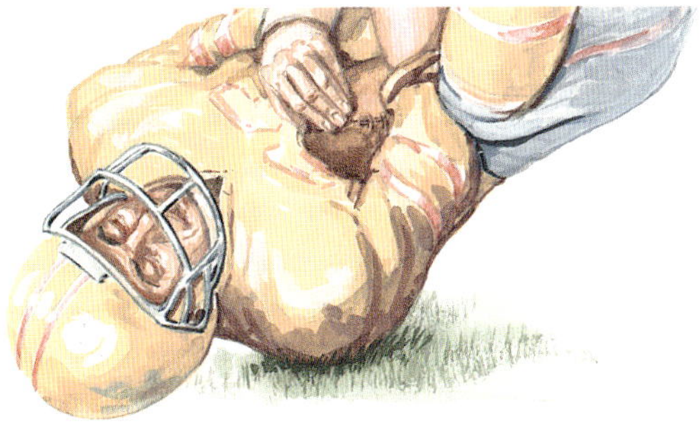

봉우리빗장관절 손상. 어깨 위쪽을 땅에 직접 부딪히면서 넘어지면 봉우리를 아래로 밀어내기 때문에 발생한다.

Injury to acromioclavicular joint. Usually caused by fall on tip of shoulder, depressing acromion (shoulder separation)

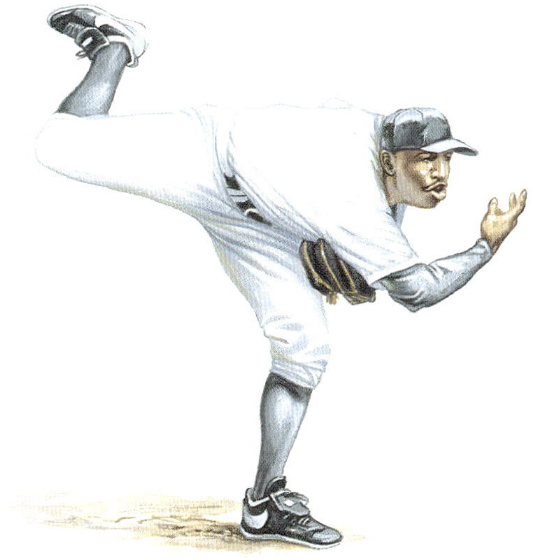

투수들에게서 어깨돌림근의 파열, 내부조임증상, 운동이상이 발생할 수 있다.

Throwing athletes can develop rotator cuff tears, internal impingement, and motion abnormalities

어깨의 불안정성은 수영선수에서 흔하다.

Shoulder instability is common in swimmers

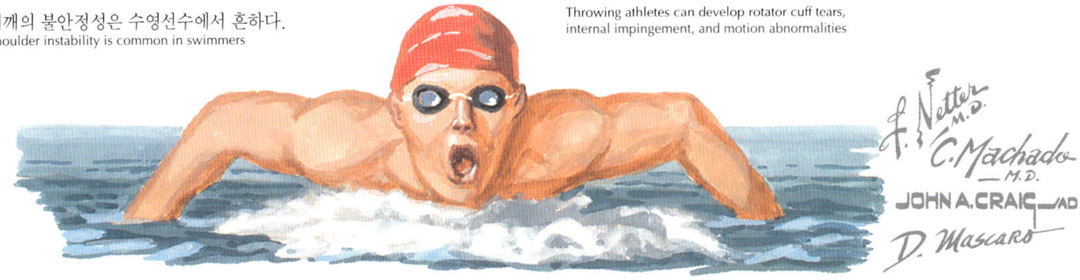

질문	답변	임상적용
1. 나이	고령	어깨돌림근파열, 부딪힘, 관절염, 유착관절주머니염(동결견), 위팔뼈골절(낙상 후)
	젊은	불안정, 테두리파열, 봉우리빗상관절 손상, 끝부분 빗장뼈 용해, 부딪힘증후근
2. 통증		
a. 시기	급성	골절, 탈구, 어깨돌림근 파열, 봉우리빗장 손상
b. 장소	만성	부딪힘증후군, 관절염/퇴행성관절염, 어깨돌림근 파열
c. 발생시기	위쪽/봉우리빗장관절	봉우리 빗장 관절증/분리
d. 약화/약화	야간통	전형적인 어깨돌림근 파열, 종양(드물다.)
	머리위 동작시 악화	어깨돌림근파열, 부딪힘 증후군
	머리위 동작시 완화	목신경근병증
3. 강직	예	뼈관절염, 유착성 관절주머니염
4. 불안정	안쪽 바깥쪽으로 들락한다.	탈구(> 90%이상은 앞쪽, 특히 벌림과 바깥돌림의(던지는 자세), 부분탈구, 테두리 파열
5. 외상	직접타격	봉우리 빗장, 봉우리 빗장뼈 손상
	손을 뻗친채 넘어짐.	오목위팔뼈 탈구(부분탈구 골절)
6. 일/활동	머리위에 던지는 습관	어깨돌림근 파열
	역도	뼈용해(빗장뼈끝)
	운동선수 : 던지는 유형	어깨돌림근 파열/내부충돌증후군/불안정성(수영선수)
	장시간 노동자	관절염(뼈관절염)
7. 신경학적 증상	무감각/저린감/무거움	가슴문, 팔신경얼기 손상
8. PMHx	심폐, 소화기	어깨로 방사통

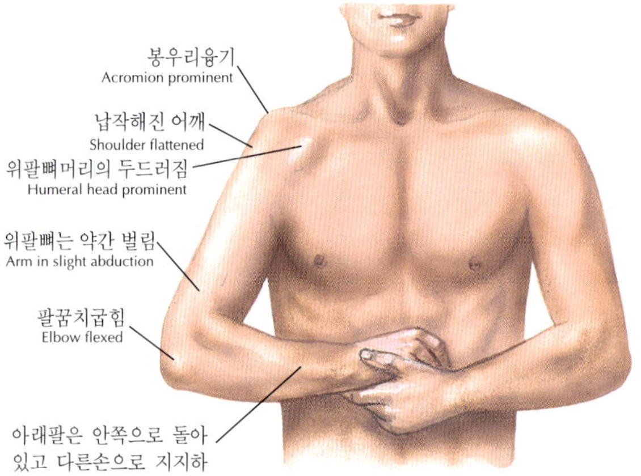

임상모양: 오목위팔관절의 탈구
Clinical appearance: glenohumeral dislocation

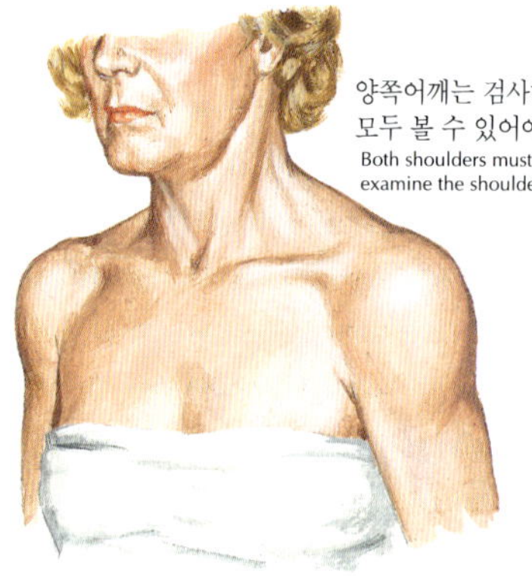

양쪽어깨는 검사하기 위하여 모두 볼 수 있어야 한다.
Both shoulders must be undressed to examine the shoulder.

어깨관절을 벌림시키고 팔꿉관절을 굽힘시키면 위팔두갈래근의 긴갈래 힘줄의 파열을 확인할 수 있다.
Rupture of tendon of long head of right biceps brachii muscle indicated by active flexion of elbow

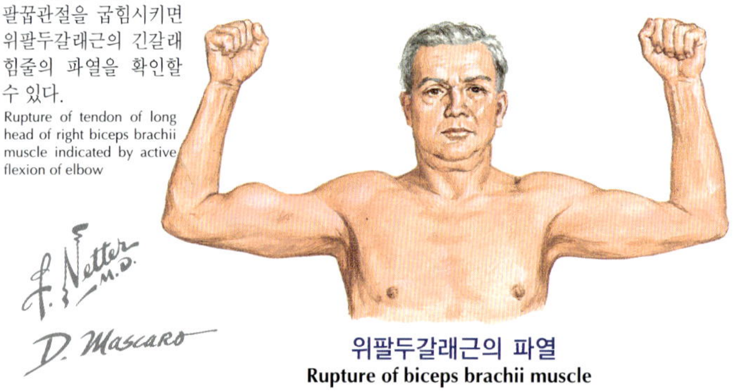

위팔두갈래근의 파열
Rupture of biceps brachii muscle

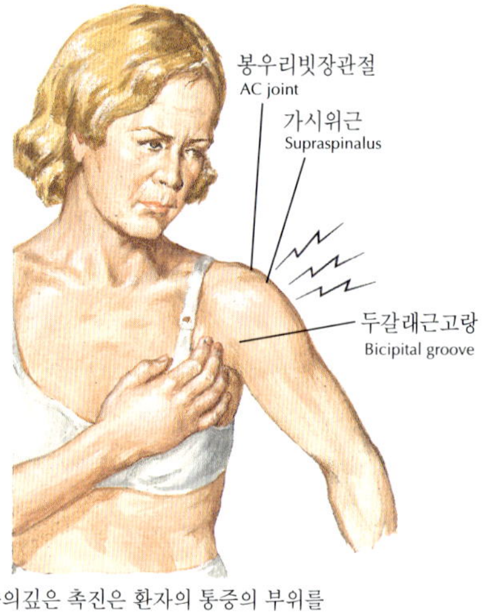

주의깊은 촉진은 환자의 통증의 부위를 발견하는데 도움을 준다.
Careful palpation helps isolate the location of the patientís pain.

검사/관찰	검사방법	임상적용
	시진(Inspection)	
어깨를 더 적절하게 시진하고 검사하기 위해 양쪽 어깨를 모두 노출시킨다.		
대칭적으로	양쪽을 비교한다.	봉우리빗장관절 분리, 탈구, 근위축
근육 위축	윤곽의 손실/근육덩이	어깨돌림근 파열 신경압박(예; 가시위근)
외관상 변형	위쪽 전위	봉우리빗장관절 손상(분리)
외관상 변형	앞쪽 전위	앞쪽 탈구(위팔오목관절)
외관상 변형	뽀빠이(popeye) 팔	위팔두갈래근 힘줄파열(긴갈래힘줄의 몸쪽이 많다.)
	촉진	
봉우리빗장관절	빗장뼈끝을 촉진	통증은 봉우리빗장관절의 병변
가시위근인대	봉우리뼈에서 봉우리위팔뼈고랑을 따라 촉진	통증은 가시위근인대의 손상 및 점액주머니염
위팔뼈근결절	위팔뼈머리의 바깥쪽의 돌출부위	어깨돌림근의 힘줄염, 찢어짐, 골절을 의미
위팔두갈래근 및 두갈래근사이 고랑	위팔뼈고랑의 인대를 촉진	위팔두갈래근의 힘줄염

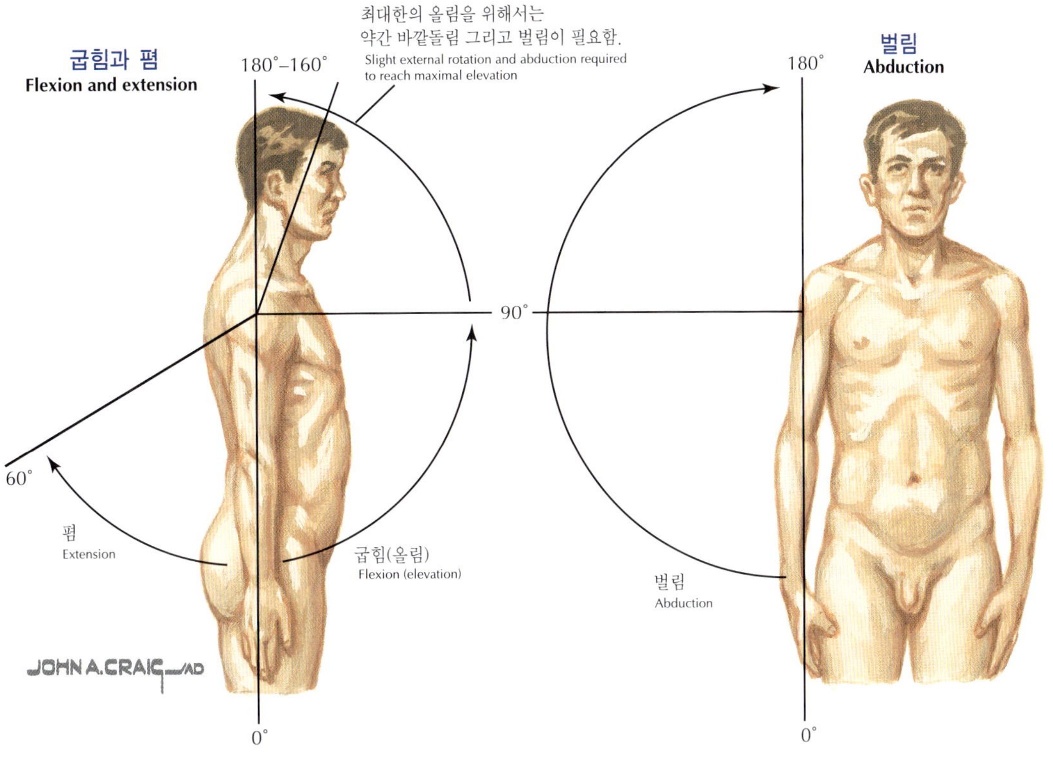

검사/관찰	검사방법	임상적용
	운동 범위	
굽힘	팔을 몸에 붙여서 앞쪽으로	0 – 160°/180° 정상
폄	팔을 몸에 붙여서 뒤쪽으로	0 – 60° 정상
벌림	팔을 몸에서 바깥으로	0 – 160°/180° 정상
안쪽돌림	엄지손가락을 위로하여, 등뒤로 해서 level을 check	T7 정상. 양쪽을 비교
바깥돌림	1. 팔꿈치를 몸에 붙여서, 아래팔을 바깥쪽으로 돌린다. 2. 위팔을 90° 벌려서, 바깥쪽으로 돌린다.	30 – 60° 정상 굳은어깨(frozen shoulder)에서는 줄어든다.

• 어깨돌림근 파열 : 능동적 운동범위는 줄어들고, 수동적 운동범위는 정상/굳은어깨 : 능동적/수동적 운동범위 감소
• 바깥돌림의 증가는 어깨밑근의 파열을 의미한다.

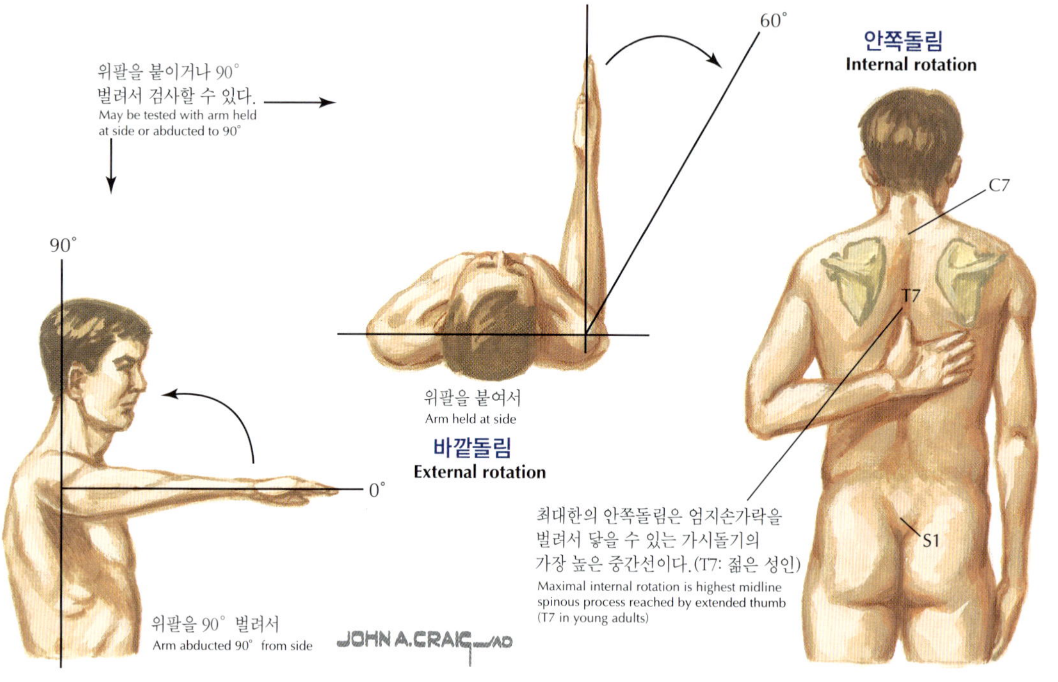

검사방법	검사방법	임상적용
	신경근	
	감각	
빗장뼈위신경(C4)	어깨 윗부분/빗장뼈 지역	신경과 신경뿌리 지역의 결손
겨드랑신경(C5)	바깥쪽 어깨	신경과 신경뿌리 지역의 결손
T2 국소신경	겨드랑	신경과 신경뿌리 지역의 결손
	운동	
척수더부신경	어깨가 으쓱하는것에 저항	약화 = 등세모근과 그와 동반된 신경손상
어깨위신경	모음에 저항, 가쪽돌림에 저항	약화 = 어깨위의 신경과 뿌리지역 약화 = 어깨뼈아래 또는 신경과 뿌리지역
겨드랑신경(C5)	모음에 저항, 가쪽돌림에 저항	약화 = 어깨세모근과 그와 연관된 신경과 신경뿌리 약화 = 작은원근과 그와 연관된 신경과 신경뿌리
등쪽어깨신경(C5)	어깨를 으쓱하게 함.	약화 = 어깨뼈 올림근육/마름근과 그와 연결된 신경과 신경 뿌리
가슴등신경(C7 – 8)	모음에 저항	약화 = 넓은등근 및 그와 연관된 신경과 신경뿌리
가쪽가슴신경(C5 – 7)	모음에 저항	약화 = 큰가슴근과 그와 연관된 신경과 신경뿌리
위/아래 어깨신경(C5 – 6)	안쪽돌림에 저항	약화 = 어깨밑근과 그와 연관된 신경과 신경뿌리
긴가슴신경(C5 – 7)	어깨뼈를 내밈/뒤당김	약화 = 앞톱니근과 그와 연관된 신경과 신경뿌리

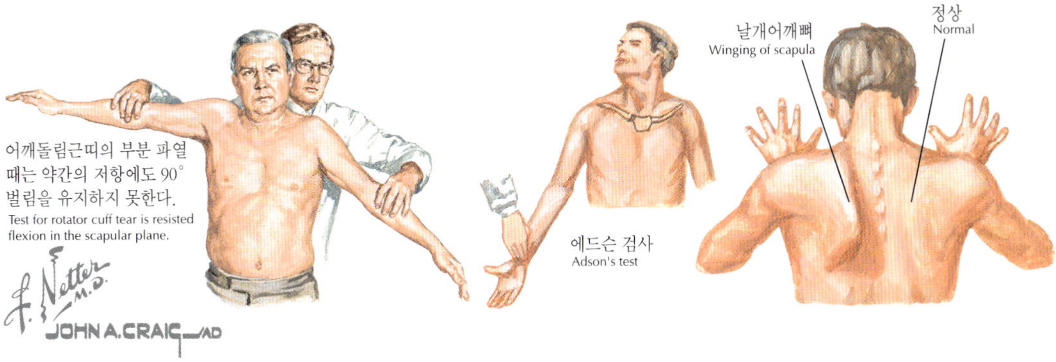

검사	검사방법	임상적용
특수검사		
충돌/돌림근띠		
부딪힘신호	앞쪽굽힘 > 90°	통증은 부딪힘 증후군을 의미한다.
호킨 검사	앞쪽굽힘 90°, 그리고 안쪽돌림	통증은 부딪힘 증후군을 의미한다.
가시위근/ Jobe 캔버라기 검사	위팔을 엎치고, 어깨뼈면에서 저항성 앞쪽 굽힘	통증이나 약화는 어깨돌림근(가시위근) 파열을 의미한다.(부분 또는 완전 파열)
팔 떨어뜨리기 검사	앞쪽굽힘 > 90° 유지하도록 한다.	굽힘을 유지할 수 없음(위팔내림)은 가시위근파열을 의미한다.
가쪽돌림 지연신호	어깨의 바깥돌림. 유지하도록 한다.	바깥돌림을 유지할 수 없음은 가시밑근 파열을 의미한다.
Hornblower	약간의 벌림과 저항성 바깥돌림	약화는 가시밑근을 포함한 어깨돌림근 파열을 의미한다.
올림징후	손을 허리 뒤로 하여, 뒤로 밀게 한다.	약화는 어깨밑근 파열을 의미한다.
올림지연징후	손을 허리 뒤로 하여 민 뒤 유지하도록 한다.	유지하지 못함은 어깨밑근의 파열을 의미한다.
배압력	손으로 배꼽을 눌리도록 한다.	약화는 어깨밑근의 파열을 의미한다.
어깨갈림근/위쪽테두리		
오브리언스	앞쪽굽힘 90° 모음 10° 저항성 굽힘, 엎친채 그리고 펼친나.	저항성 굽힘시 동통과 엎침시 심해짐은 위쪽테두리앞뒤쪽 파열을 의미 : 또한 봉우리빗장관절의 병변을 의미한다.
크랭크	90° 벌림, 축선하중, 돌림	동통은 위쪽테두리앞뒤쪽 파열을 의미한다.
스피드 검사	저항성굽힘(어깨뼈면)	동통은 위팔 두갈래근 병변 또는 힘줄염을 의미한다.
예르가슨 검사	팔꿈치의 90° 굽힘, 저항성 펼침	동통은 위팔 두갈래 힘줄염을 의미한다.
불안정성		
에프레핸션 검사	벌림, 가쪽돌림	동통과 불안감은 앞쪽 불안정성을 의미한다.
재배치 검사	벌림, 가쪽돌림, 위팔뼈의 뒤쪽 압박	동통과 불안감의 해소는 앞쪽 불안정성 의미한다.
하중이동 검사	축성하중, 앞/뒤쪽 이동	증가된 이동은 앞쪽 또는 뒤쪽 불안정성을 의미한다.
저크 검사	누워서, 모아서, 90° 굽혀서 뒤쪽으로 민다.	동통과 불안감과 이동은 뒤쪽 불안정성을 의미한다.
열구 징후	모음 팔은 아래로 당긴다.	가쪽 봉우리 아래고랑은 아래쪽 불안정성을 의미한다.
기타		
X – body 모음	팔은 모아서 몸안쪽으로 모은다.	봉우리빗장관절의 동통은 봉우리빗장관절의 병변을 의미한다.
날개어깨뼈	벽에 대항하여 밀도록 한다.	날개어깨뼈는 신경 또는 근육의 약화를 의미한다.
에드슨 검사	맥박검사, 목을 돌림.	무감각 또는 저린감은 가슴문 증후군을 의미한다.
와이트 검사	팔을 펴서, 목을 돌린다.	무감각 또는 저린감은 가슴문 증후군을 의미한다.
목압박 감사	목을 가쪽으로 굽히고 축성 압박	증상의 발현은 목뼈의 병변을 의미한다.

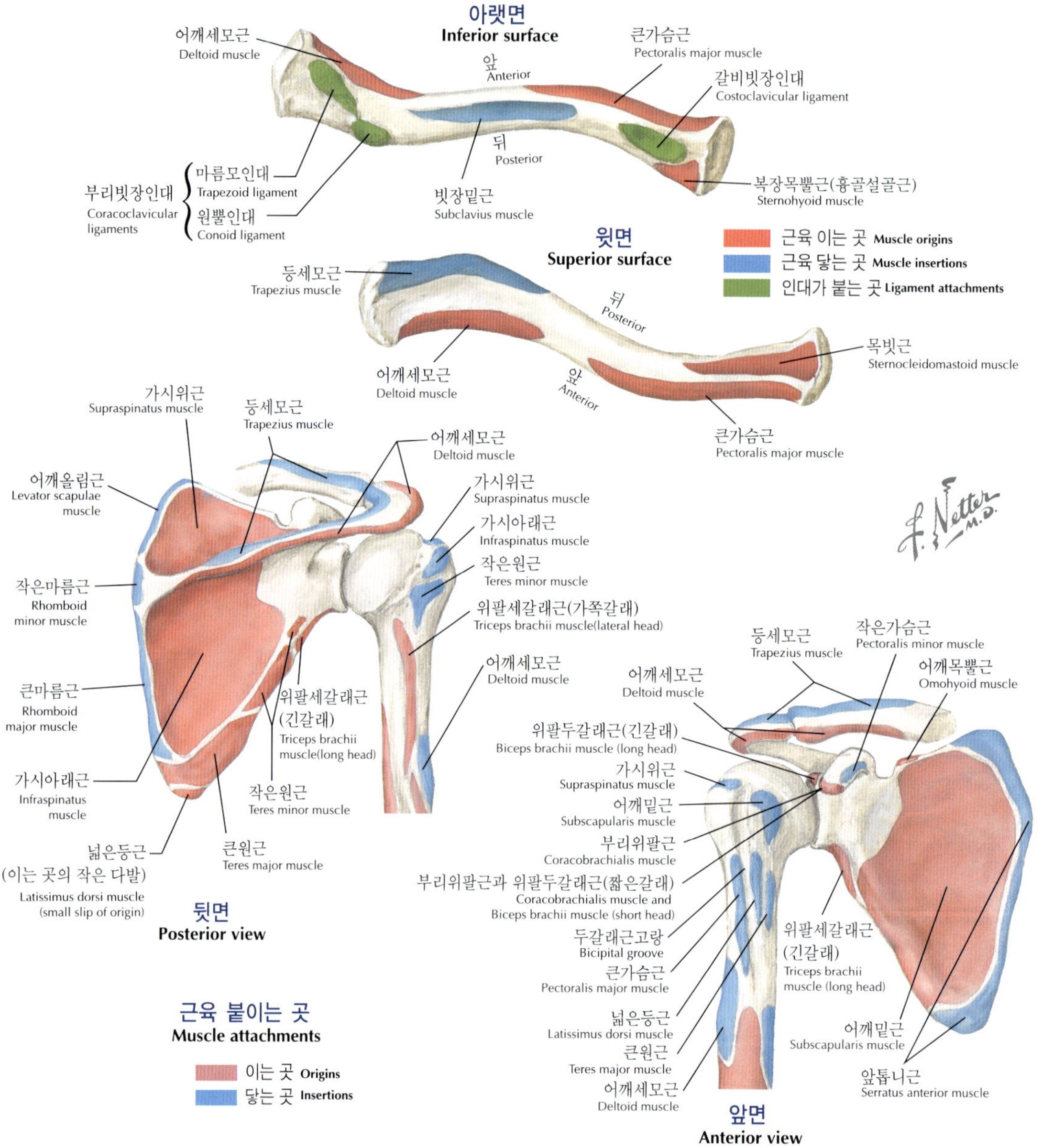

부리돌기	큰결절	몸쪽위팔뼈	어깨뼈(앞쪽)	어깨뼈(뒤쪽)
		이는 곳		
위팔두갈래근(작은머리)			어깨밑근	가시위근
			위팔세갈래근	가시밑근
부리위팔근			어깨목뿔근	어깨세모근
				큰/작은 원근
				넓은등근
		닿는 곳		
작은 가슴근	가시위근	큰가슴근	앞톱니근	등세모근(가시/봉우리)
	가시아래근	넓은등근		어깨올림근
	작은원근	큰원근		큰마름근/작은마름근

- 어깨뼈는 이는 곳 또는 닿는 곳의 17개의 근육이 있다.
- 근육위팔뼈 붙는 곳의 연상방법(바깥에서 안쪽) : PLT샌드위치(Pect, Lat, Teres major)

뒷면
Posterior view

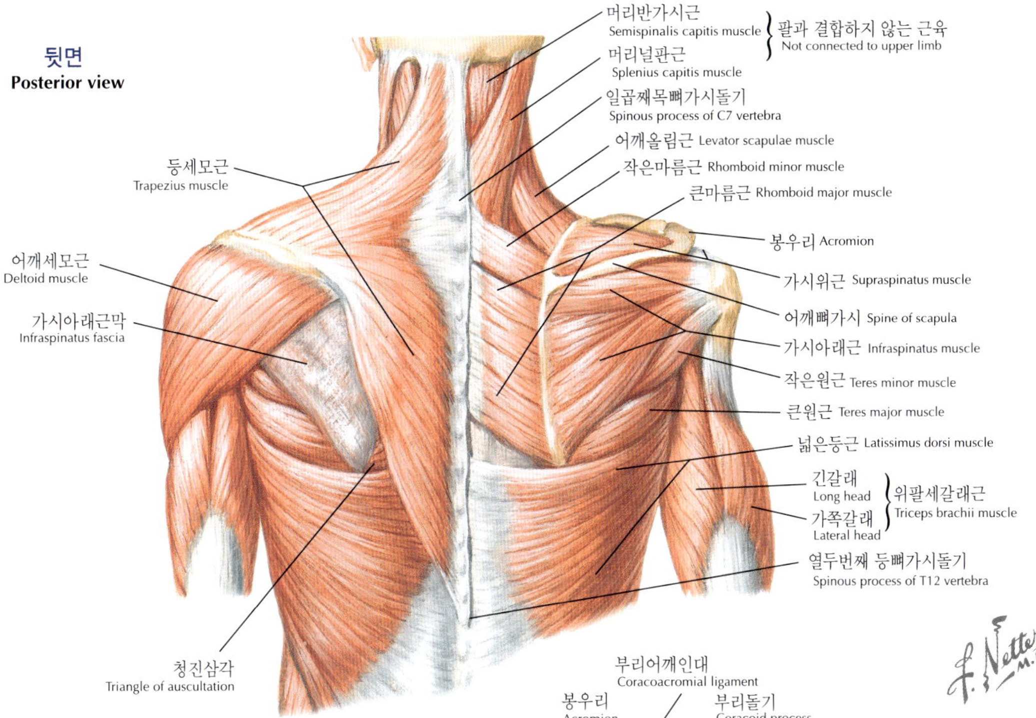

앞면
Anterior view

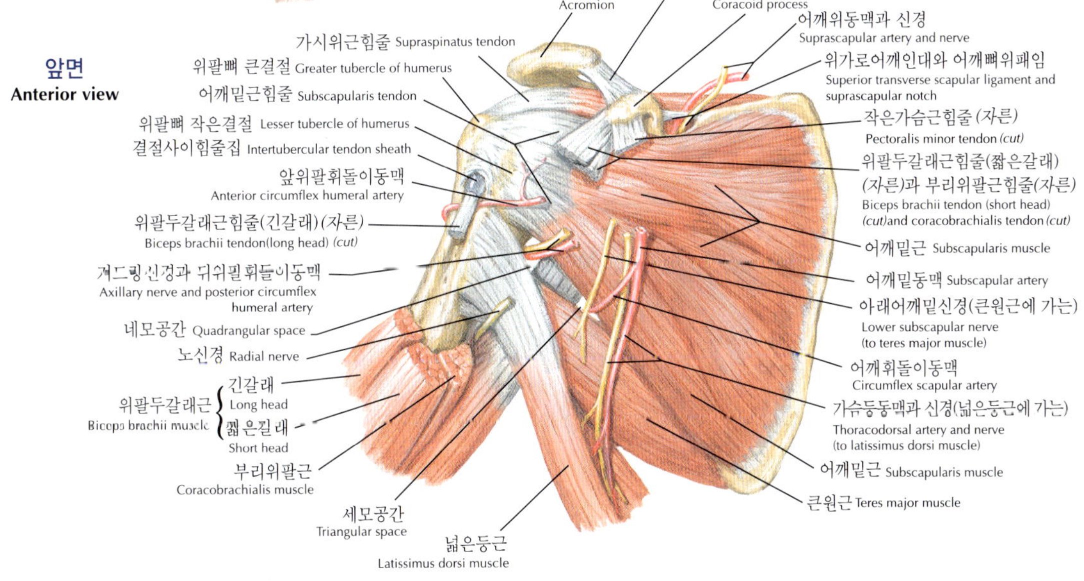

근육	이는 곳	닿는 곳	신경	작용	설명
등세모근	C7 – T12 척추가시돌기	빗장뼈, 어깨뼈의 가시돌기, 봉우리	제11뇌신경	어깨뼈의 올림, 돌림	척추에 위팔을 연결
넓은등근	T7 – T12 엉덩뼈능선	위팔뼈(결절사이고랑)	*가슴등신경*	팔의 폄, 모음. 위팔 안쪽돌림	척추에 위팔을 연결
어깨올림근	C1 – 4 가로돌기	어깨뼈위안쪽 모서리	*등쪽어깨신경, C3 – 4*	어깨뼈의 올림	척추에 위팔을 연결
작은마름근	C7 – T1 척추가시돌기	어깨뼈안쪽모서리 (어깨뼈가시 부위)	*등쪽어깨신경*	어깨뼈의 모음	척추에 위팔을 연결
큰마름근	T2 – T5 척추가시돌기	어깨뼈안쪽모서리	*등쪽어깨신경*	어깨뼈의 모음	척추에 위팔을 연결

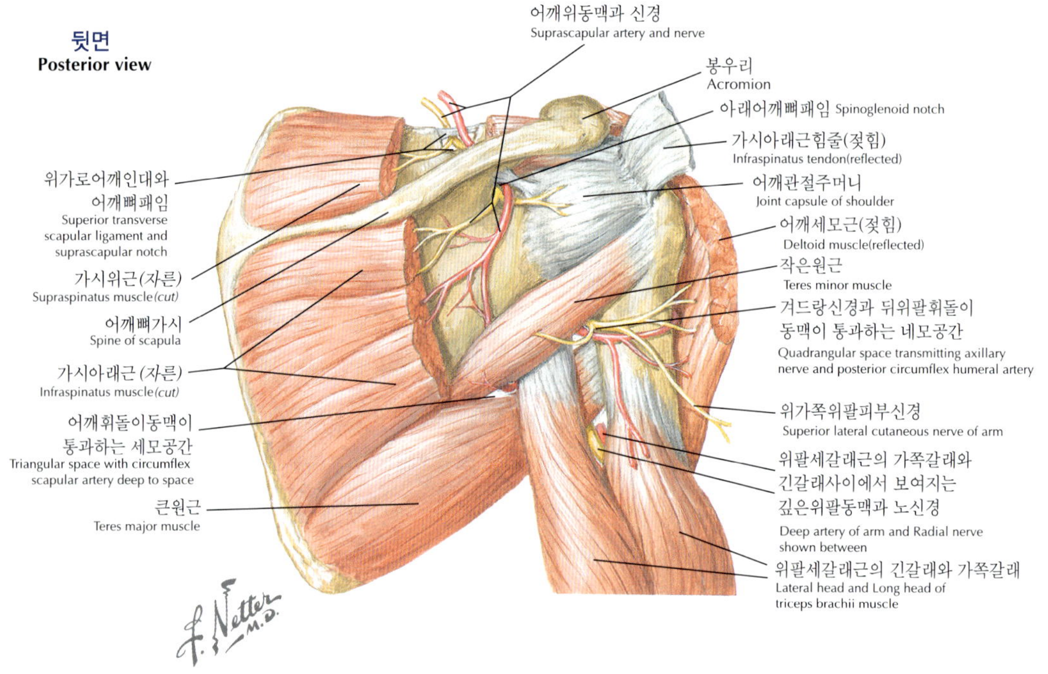

공간/범위	경계	구조물
세모공간	작은원근 큰원근 위팔세갈래근(긴갈래)	어깨휘돌이동맥
네모공간	작은원근 큰원근 위팔세갈래근(긴갈래) 위팔세갈래근(가쪽갈래)	겨드랑신경 뒤위팔휘돌이동맥 위팔동맥
세모틈	큰원근 위팔세갈래근(긴갈래) 위팔세갈래근(가쪽갈래)	노신경 깊은위팔동맥

근육	이는 곳	닿는 곳	신경	작용	설명
			어깨돌림근띠		
가시위근	가시위오목 (어깨뼈)	큰결절(아래)	*어깨위신경*	뒤쪽어깨뼈의 벌림 안정성	충돌시 잘 끼임, 돌림근띠 힘줄 째짐의 발생이 가장 많다.
가시아래근	가시아래오목 (어깨뼈)	큰결절(중간)	*어깨위신경*	위팔의 바깥돌림 안정성	약한 바깥돌림시 : 띠의 째김과 신경병변의 패임
작은원근	가쪽어깨뼈	큰결절(안쪽)	*겨드랑신랑*	위팔의 바깥돌림 안정성	드물게 돌림근띠(회전근개) 힘줄의 째짐이 발생
어깨밑근	어깨밑오목 (어깨뼈)	작은결절	위 · 아래 *어깨밑 신경*	안쪽돌림 위팔의 벌림, 안정성	앞쪽접근시 위험
			기타		
어깨세모근	빗장뼈, 어깨뼈봉우리 척추의 어깨뼈	위팔뼈 (삼각형 결절)	*겨드랑신랑*	위팔의 돌림	근육축증 : 겨드랑신경에 손상
큰원근	아래각의 어깨뼈	위팔뼈 (결절사이 고랑)	아래 *어깨밑신경*	안쪽돌림, 위팔의 돌림	뒤쪽접근시 노신경을 보호

겨드랑의 경사시상옆 단면
Oblique parasagittal section of axilla

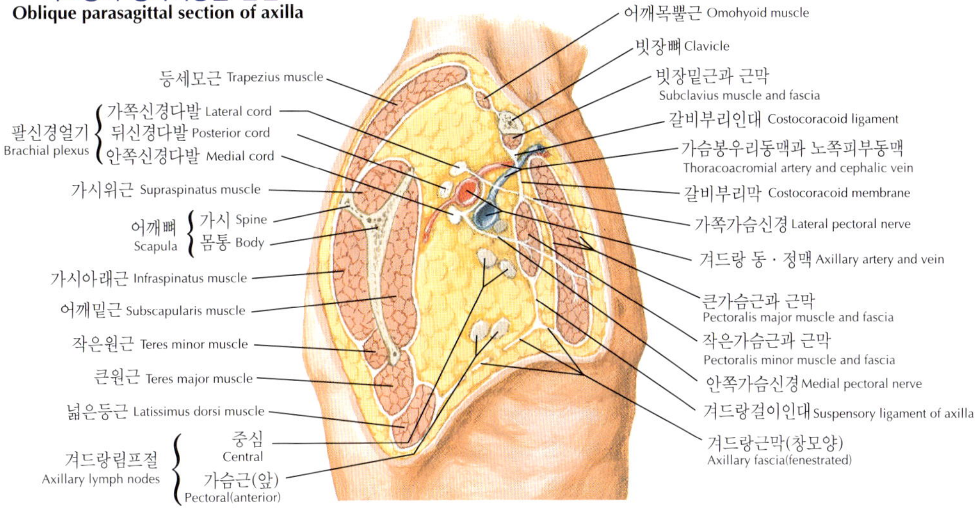

앞면
Anterior view

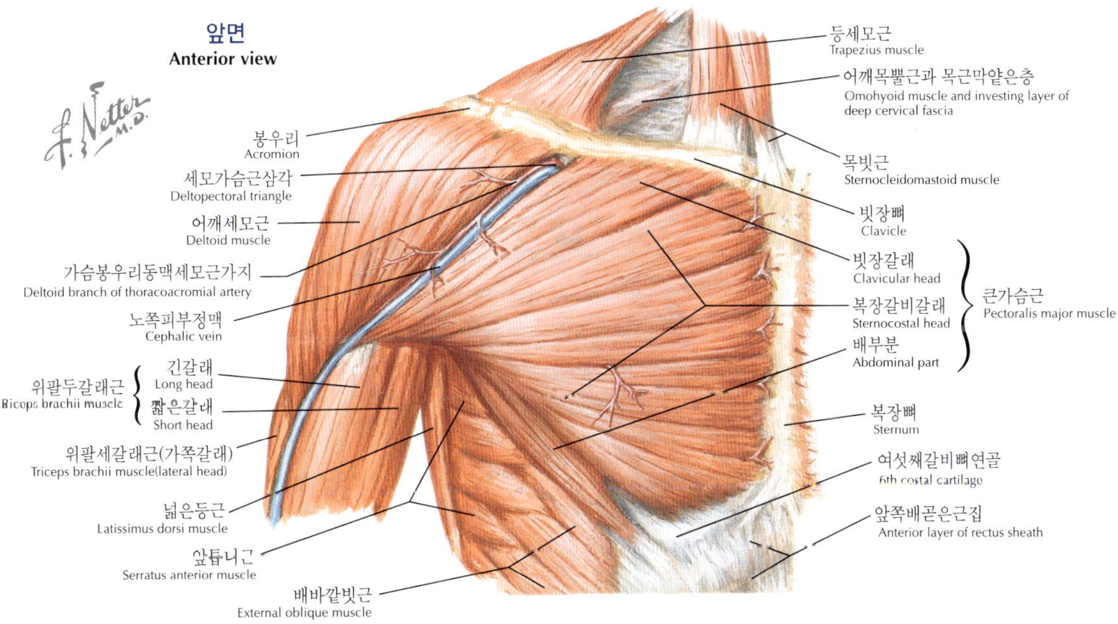

근육	이는 곳	닿는 곳	신경	작용	설명
어깨세모근	빗장뼈, 어깨뼈의 가시돌기, 봉우리	위팔뼈 (어깨 세모근결절)	*겨드랑신경*	위팔의 벌림	근위축, 겨드랑신경손상
큰가슴근	1. 빗장뼈 2. 복장뼈	위팔뼈 (결절사이고랑가쪽)	가쪽가슴신경 안쪽가슴신경	위팔의 모음, 위팔뼈 안쪽돌림	물건을 들어올릴 때 파열 가능
작은가슴근	세번째에서 다섯 번째 갈비뼈	어깨뼈의 부리돌기	안쪽가슴신경	어깨뼈를 안정시킴	겨드랑동맥을 3등분한다.
앞톱니근	첫번째에서 여덟 번째 갈비뼈 가쪽	어깨뼈의 (앞 – 안쪽 모서리)	긴가슴신경	가슴벽에 어깨뼈를 고정	날개어깨뼈는 마비를 의미
빗장밑근	첫번째 갈비뼈 (및 연골)	빗장뼈아래쪽 모서리 중간 1/3	빗장밑신경	빗장뼈를 끌어내림.	빗장뼈아래 큰혈관에 충격 완화

요점: 일반적인 구성을 보여줌.
앞쪽에 합쳐진 얼기의 구성성분에 넷째목신경이 크게 기여하지만 첫째가슴신경은 부족하다.
뒤쪽에 합쳐진 얼기의 구성성분에 다섯째목신경은 부족하지만 둘째가슴신경은 기여한다.

Note: Usual composition shown.
Prefixed plexus has large C4 contribution but lacks T1.
Postfixed plexus lacks C5 but has T2 contribution

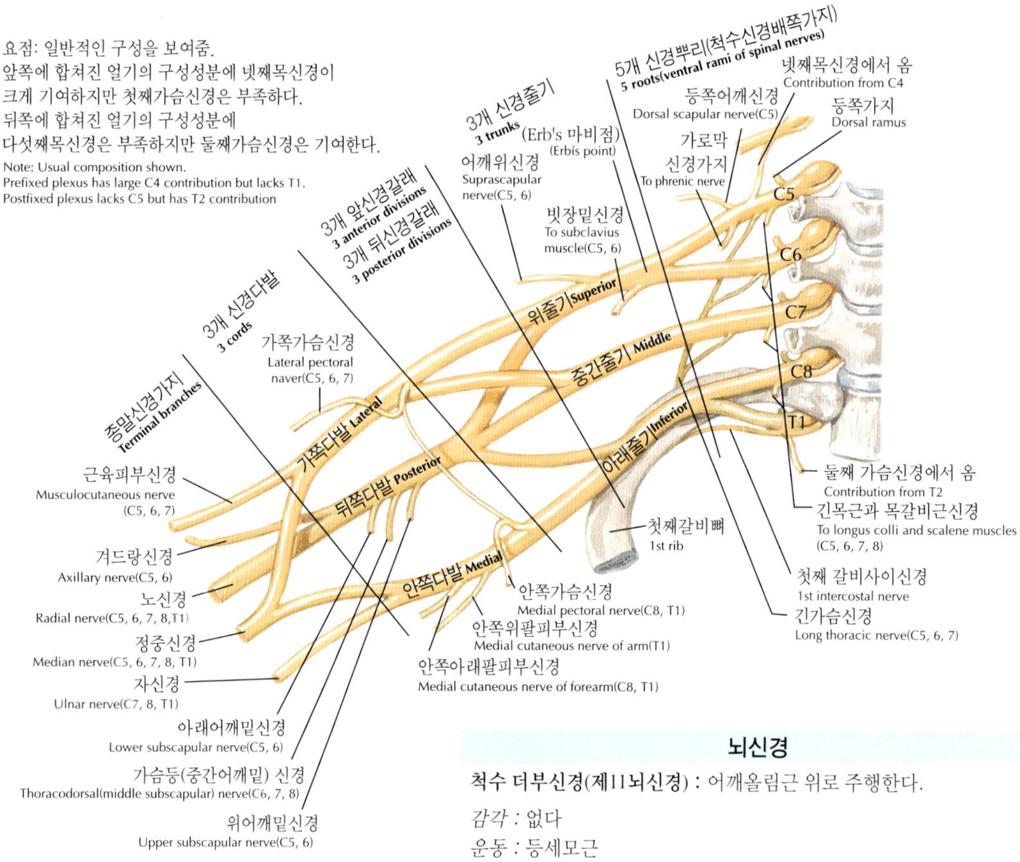

기여하는것이 일정하지 않음.
Inconstant contribution

앞(손바닥쪽)쪽
Anterior(palmar)view

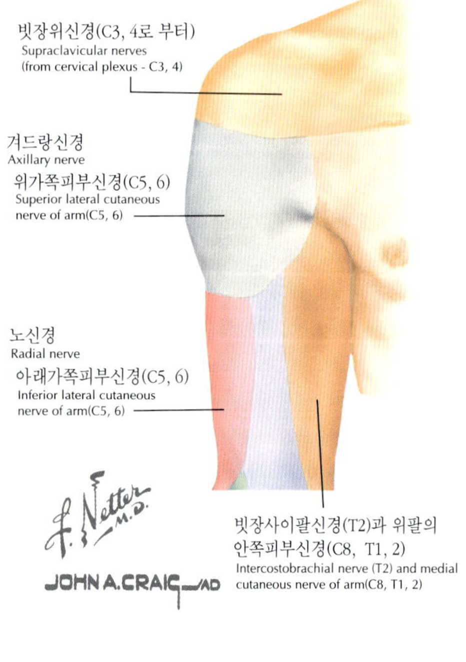

뇌신경

척수 더부신경(제11뇌신경) : 어깨올림근 위로 주행한다.

감각 : 없다
운동 : 등세모근
목빗근

목신경얼기

빗장위신경(C2~3) : 3가지 : 앞, 중간, 뒤가지

감각 : 어깨세모근, 빗장뼈, 등세모근 위 (어깨 위쪽)
움동 : 없다.

팔신경얼기

신경뿌리

등쪽어깨신경(C3 – 5) : 갈비근을 뚫고 어깨올림근의 아래로 주행한다.

감각 : 없다.
운동 : 어깨올림근
큰, 작은마름근

긴가슴신경 : 가쪽 가슴동맥과 함께 앞톱니근의 앞으로 주행한다.

감각 : 없다.
운동 : 앞톱니근

위신경줄기

어깨위신경(C5 – 6) : 어깨뼈위패임에서 인대아래를 지나, 가시위근에 신경분포를 하며 그런 다음, 가시오목패임을 통해(눌릴 수 있는 장소인) 가시아래오목에 이른다.(가시아래근에 신경분포한다.)

감각 : 어깨관절 주머니
운동 : 가시위근
가시아래근

빗장밑 신경(C5 – 6) : 신경얼기앞을 내려와 빗장뼈 뒤로 간다.

신경 : 없다.
운동 : 빗장밑근

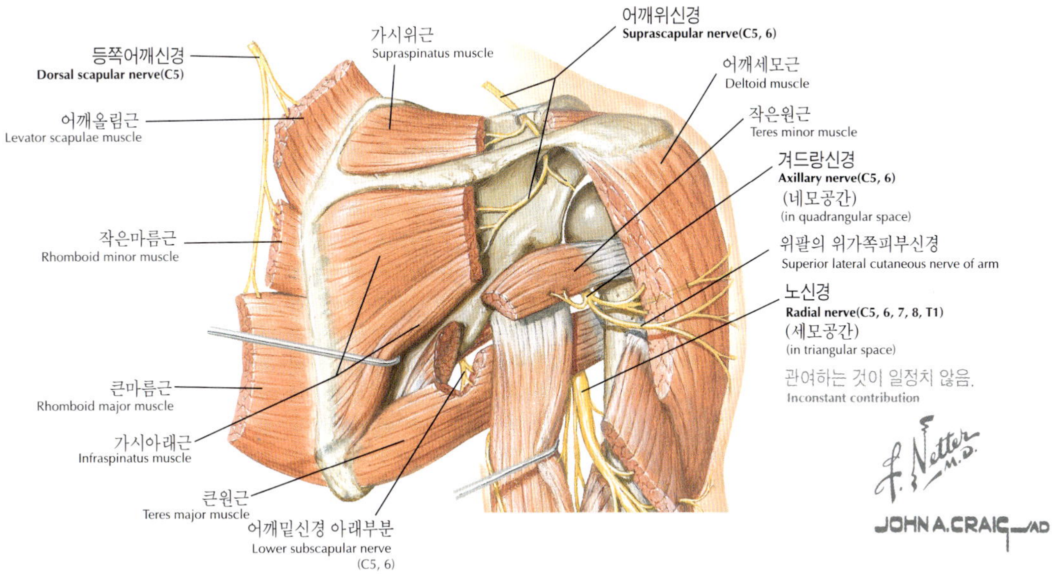

팔신경얼기

가쪽신경다발

가쪽가슴신경 : 출발하는 신경다발의 위치에 의해서 명명. 가슴동맥과 함께 안쪽가슴신경의 안쪽으로 주행한다.

감각 : 없다.
운동 : 큰가슴근(빗장뼈 부위)
작은가슴근(안쪽 가슴근 신경의 가지를 경유함.)

정중신경으로 가는 가쪽뿌리

안쪽신경다발

안쪽가슴신경 : 출발하는 신경다발의 위치에 의해서 명명. 가쪽가슴신경의 가쪽에 위치

감각 : 없다.
운동 : 작은 가슴근(복장뼈 부위)

정중신경으로 가는 안쪽뿌리

뒤쪽신경다발

위어깨밑신경

감각 : 없다.
운동 : 어깨밑근(윗부분)

가슴등신경 : 가슴등동맥과 함께 깊고넓은등근으로 주행한다.

감각 : 없다
운동 : 넓은 등근

아래어깨밑신경
감각 : 없다.
운동 : 어깨밑근(아래부분)
큰원근

겨드랑신경 : 관절주머니 아래로 직접 신경분포하며, 네모공간을 통하여 뒤위팔휘돌이동맥과 함께 뒤쪽으로 주행한 다음, 봉우리뼈의 민쪽 5cm에서 앞쪽으로 구부러진다. 위팔어깨관절 탈구시나 가쪽접근시 손상받을 수 있다.

감각 : 위가쪽팔; 위가쪽피부신경을 경유함.
운동 : 어깨세모근; 깊은 가지를 통해, 작은원근; 얕은가지를 통해

뒤(등)쪽
Posterior(dorsal)view

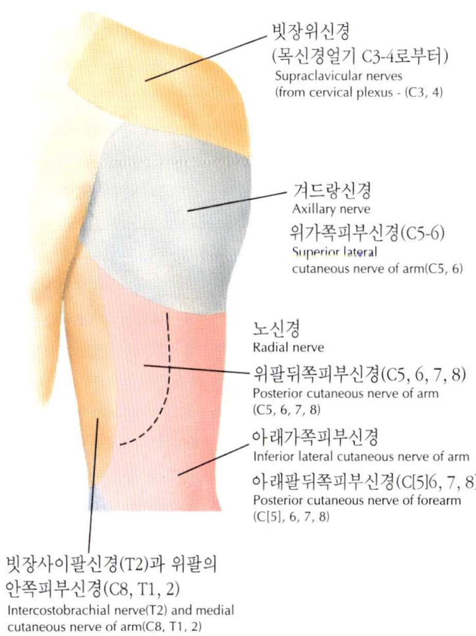

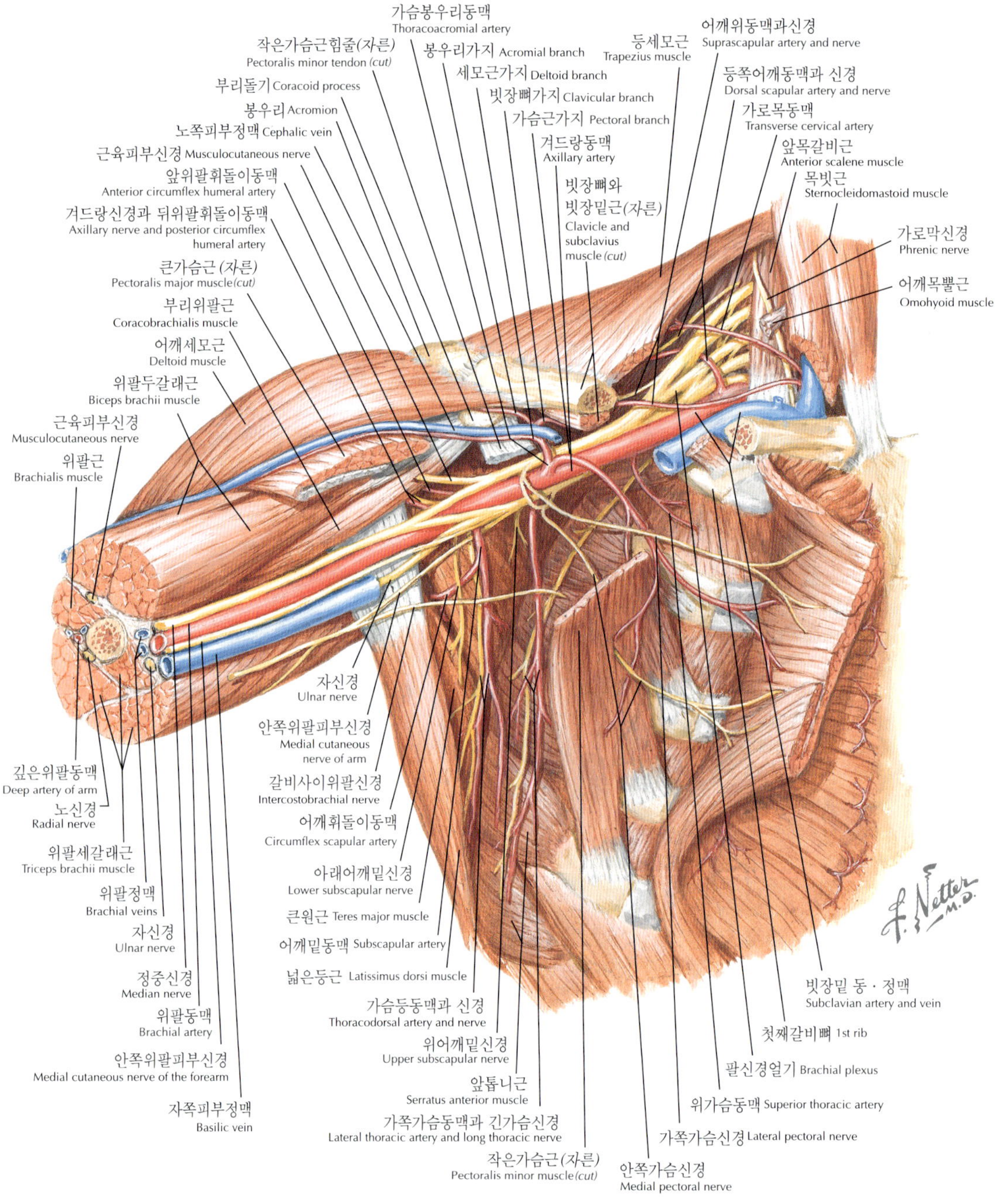

팔신경얼기

- 팔신경얼기는 어깨와 상지에 신경 분포하는 서로 얽힌 신경의 복합체이다.
- C5 – T1의 앞쪽가지에서 기원함(변위 : C4 앞고정 T2뒤고정)
- 뿌리, 신경줄기, 신경갈래, 신경다발, 신경가지
- 뿌리는 앞쪽 및 안쪽 목갈비근 사이에서 빠져나와, 겨드랑막 내에서 빗장뼈 아래동맥과 함께 주행한다.
- 뿌리와 신경줄기는 빗장뼈 위에 위치한다. 2개의 신경이 뿌리에서 나오고 2개의 신경이 신경줄기에서 나온다(윗부분).
- 신경갈래는 빗장뼈의 뒤쪽아래에 위치한다. 앞쪽신경갈래는 굽힘근에 신경분포하고 뒤쪽신경갈래는 폄근에 신경분포한다.
- 신경다발과 신경가지는 빗장뼈 아래에 위치한다. 신경다발은 그것의 겨드랑동맥과 관계에 의해 명명된다.
- 신경다발의 끝부분 신경가지는 어깨와 상지에 분포하는 말초신경이다.
- 신경얼기의 손상은 부분적으로 혹은 완전히 있을 수 있다. 손상은 모든 신경의 먼쪽면 손상으로 영향을 끼친다(예; 에르브 마비 : C5 – 6).

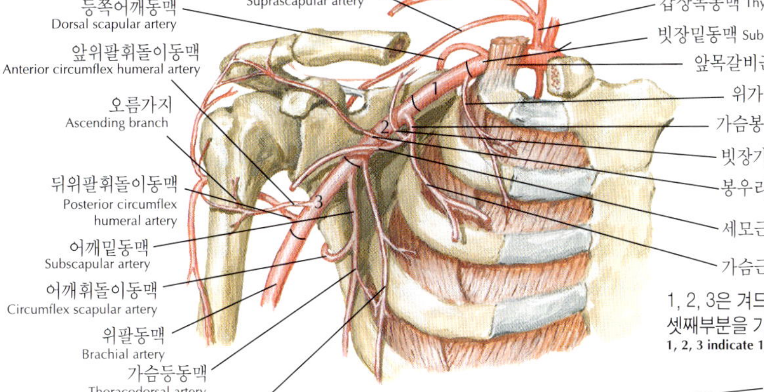

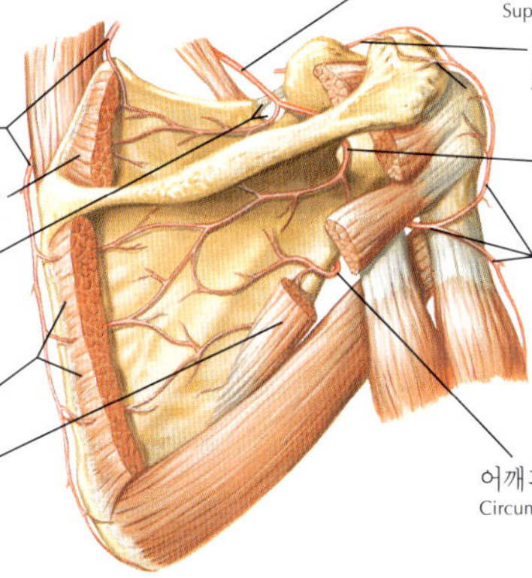

주행	가지	설명/공급
	빗장밑동맥	
왼쪽은 대동맥활, 오른쪽은 팔머리동맥에서 나와 팔신경얼기와 함께 앞쪽, 안쪽목갈비근사이를 지난다.	갑상목동맥	목쪽으로 향하는 3개의 다른가지
	어깨위동맥	위가로어깨인대위에서 어깨돌림근으로 주행한다.
	가시아래가지	관절과 패임 주위로 어깨위신경과 함께 주행한다.
	등쪽어깨동맥	어깨올림근 주위에서 분리한다.
	겨드랑동맥	
첫째갈비뼈 다음의 빗장밑동맥에서 계속된다. 겨드랑이에서 팔쪽으로 주행하여, 큰원근의 아래쪽 경계에서 팔동맥이 된다.	Ⅰ. 위가슴동맥	앞톱니근, 큰가슴근에 혈액공급한다.
	Ⅱ. 가슴봉우리동맥	4개의 가지를 가진다.
	빗장뼈가지	빗장뼈 골절이나 수술을 통해 손상 받을 수 있다.
	봉우리가지	부리봉우리인대
	어깨세모근가지	어깨세모가슴 접근시 머리정맥과 손상위험 있다.
	가슴근가지	가쪽 가슴근 신경과 함께 주행한다.
	가쪽가슴동맥	
	Ⅲ. 어깨밑동맥	2개의 가지를 가진다.
	어깨휘돌이동맥	세모공간의 뒤쪽에서 보인다.
	가슴등동맥	가슴등신경과 주행. 유리피부판에 사용
	앞휘돌이동맥	뼈머리로 공급한다.
	오름가지	손상은 뼈괴사를 일으킴.
	활꼴동맥	위팔뼈머리 전체부위, 거친부분에 혈액을 공급
	뒤휘돌이동맥	겨드랑신경과 함께 세모공간에서 보인다.

겨드랑동맥은 작은가슴근의 경계를 통해 3개의 부위로 나누어진다.(첫번째 위쪽, 두번째 뒤쪽, 세번째 아래쪽)
첫번째 부위는 1개의 가지를 가지며, 두번째 부위는 2개의 가지를 세번째 부위는 3개의 가지를 가진다.

유착성관절주머니염
Adhesive capsulitis

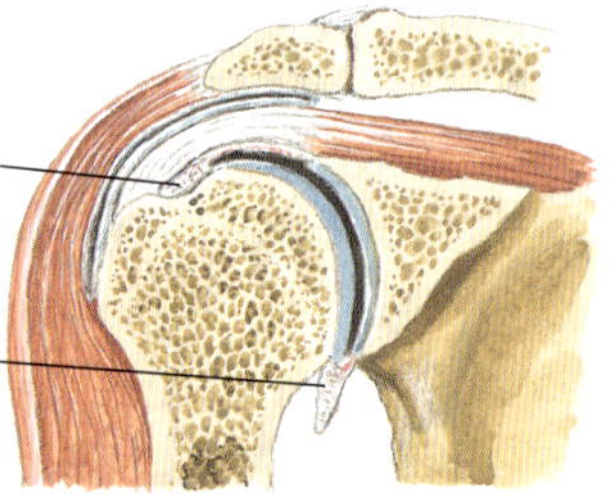

어깨의 관상절단면이 관절주머니와 위팔뼈머리의 사이에 유착을 보인다.
Coronal section of shoulder shows adhesions between capsule and periphery of humeral head

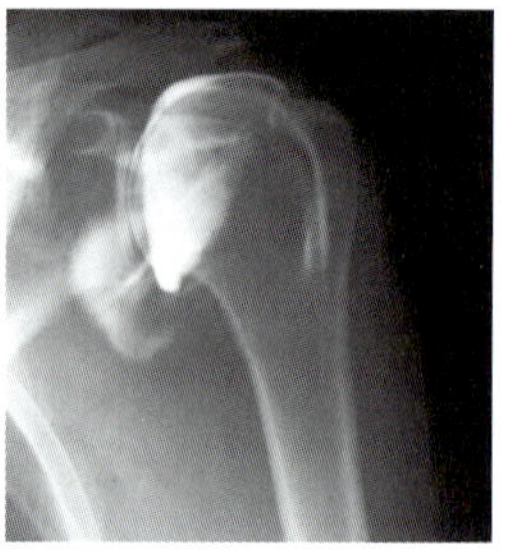

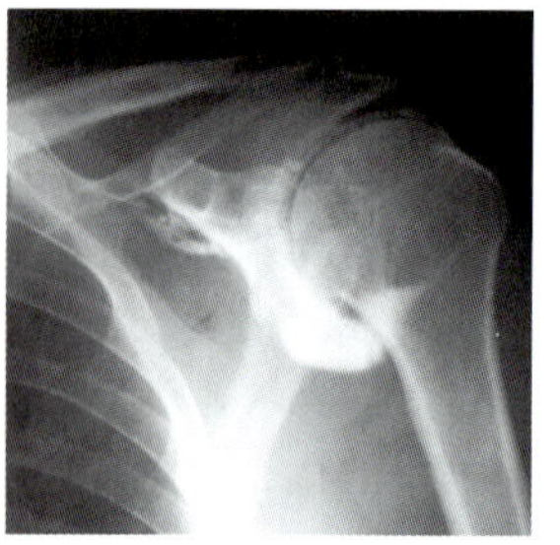

(왼쪽) 정상어깨의 앞뒤관절조영술사진
어깨주름의 유착과 위팔두갈래근이 보임. 관절주머니의 양은 정상
(오른쪽) 굳은어깨의 앞뒤관절 조영술사진 관절주머니의 용적 감소.
어깨 주름과 위팔두갈래근이 보이지 않음.
Anteroposterior arthrogram of normal shoulder (left).
Axillary fold and biceps brachii sheath visualized. Volume of capsule normal.
Anteroposterior arthrogram of frozen shoulder (right).
Joint capacity reduced. Axillary fold and biceps brachii sheath not evident.

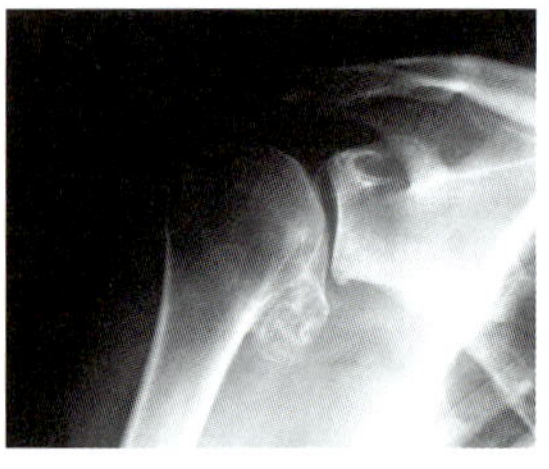

앞뒤 방사선사진상 관절주머니의 협착과 위팔뼈아래면의 두드러진 뼈곁돌기의 전형적인 관절염 변화의 소견이 나타남.
AP radiograph of shoulder demonstrates typical changes of osteoarthritis of the shoulder with narrowing of the joints and prominent osteophyte formation at the inferior aspect of the humeral head.

오목위팔관절염
Glenohumeral arthritis

F. Netter M.D.
JOHN A.CRAIG—MD

질환설명	병력 및 이학적검사	방사선검사	치료
		유착성관절주머니염(굳은어깨)	
• 활액주머니염에 의한 관절주머니의 섬유화(비후) 및 관절공간의 소실(특히 오목) • 3단계 : 통증, 경직, 완화/"융해"	**병력 :** 통증, 강직, +/−내과적 병력 유무(당뇨, 갑상선), 외상, 부동 **이학적검사 :** 능동적 및 수동적 관절운동감소	**방사선검사 :** 어깨사진 대부분 정상 **어깨조영술 :** 관절용적의 감소를 보임.	• 물리치료(부드러운 능동 및 수동적 관절운동, 통증 조절) (6+개월) • 심한 경우 유착의 관절경 용해
		빗장봉우리관절증	
• 봉우리부리관절의 퇴행 • 이전의 외상, 과용, 돌림근띠 질환과 관련됨 • 역도와 같은 운동이나 일을 하는 사람들의 뼈 융해	**병력 :** 통증, +/− 분쇄의 증가 **이학적검사 :** 봉우리 부리관절의 통증 및 누름통증, +/−미세한 불안정(촉진시)	**방사선검사 :** 봉우리부리관절의 협소 **자기공명영상 :** 종종 필요없다. 부종과 퇴행성 변화 보여줌.	• 휴식, 활동교정 • 스테로이드 주사 • 열림 혹은 관절경하 먼쪽빗장뼈 절개
		관절염(어깨위팔관절)	
• 관절염 또는 류마티스 관절염 • 외상후 2° 어깨돌림근 파열 2° 수술 후 발생 가능(충돌 증후군과 관련됨)	**병력 :** 보통 노령, 통증, 강직, +/−오래된 외상의 유무 **이학적검사 :** 관절운동의 감소 +/−, 소모의 유무	**방사선검사 :** 관절의 협착, 뼈곁돌기 **자기공명영상 :** 만약 적응증이 된다면 어깨돌림근의 평가위함.	• 비스테로이드성 소염제, 물리치료 • 스테로이드 주사 • 반 혹은 전 어깨인공관절 성형술
		위팔두갈래근힘줄염	
• 어깨돌림근(특히 어깨밑근) 파열 및 힘줄 부분탈구 등과 연관(위팔두갈래근 도르래 손상)	**병력 :** 통증 +/−소음 **이학적검사 :** 위팔두갈래근 누름통증+/−, Speed 또는 Yergason 검사 양성	**방사선검사 :** 종종 정상 **자기공명영상 :** 파열 평가	• 물리치료 • 스테로이드 주사 • 힘줄고정술 대 힘줄절단술
		위팔두갈래근파열	
• 주로 노인에서 흔함 • 종종(대개)퇴행성 동통 • 부딪힘증후군, 어깨돌림근과 연관됨.	**병력 :** 통증과 변형 **이학적검사 :** "뽀빠이"팔 변형, 뒤침 약화	**방사선검사 :** 보통 정상 **자기공명영상 :** 대개 필요치 않음. 하지만 파열 보임	• 물리치료, 환자 종종 뒤침의 잔근 약화 보임. • 힘줄고정술 고려(특히, 젊고 활동적 환자에게서)

어깨 바깥부딪힘
External impingement

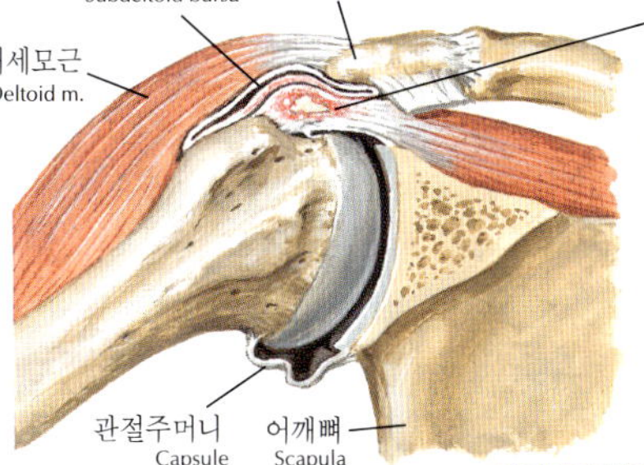

봉우리뼈결절의 계속적인 충돌을 유발하여 가시위근의 퇴행성은 염증을 유발하며 이차적으로 윤활주머니의 염증을 유발하여 위팔뼈의 벌림시 통증을 유발하고, 퇴행성 변화 전 힘줄에 칼슘의 침착은 팔을 석회화로 인해 심한 통증 및 염증을 유발시킨다.

Abduction of arm causes repeated impingement of greater tubercle of humerus on acromion, leading to degeneration and inflammation of supraspinatus tendon, secondary inflammation of bursa, and pain on abduction of arm. Calcific deposit in degenerated tendon produces elevation that further aggravates inflammation and pain.

어깨돌림근띠 파열
Rotator cuff tear

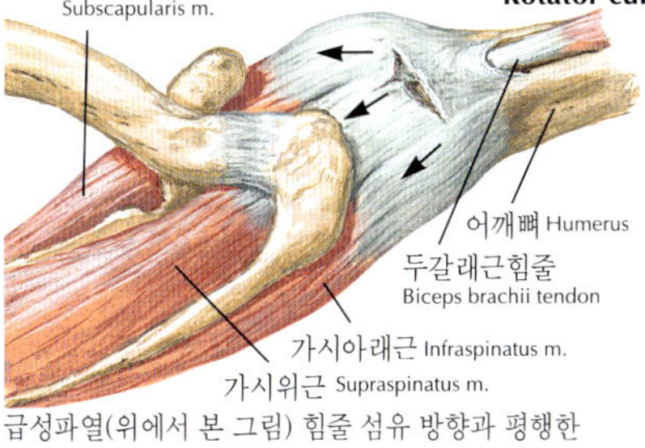

급성파열(위에서 본 그림) 힘줄 섬유 방향과 평행한 분리성 파열과 종종 관계된다.

Acute rupture (superior view).
Often associated with splitting tear parallel to tendon fibers.

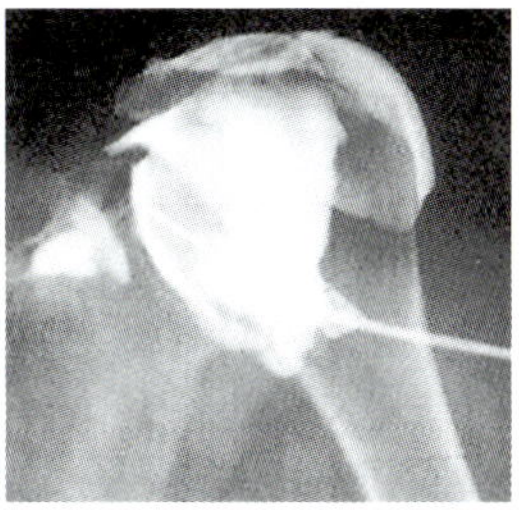

어깨관절과 어깨세모근밑윤활주머니 사이의 연결은 특징적인 어깨돌림근띠 파열소견이다.

Communication between shoulder joint and subdeltoid bursa is pathognomonic of cuff tear

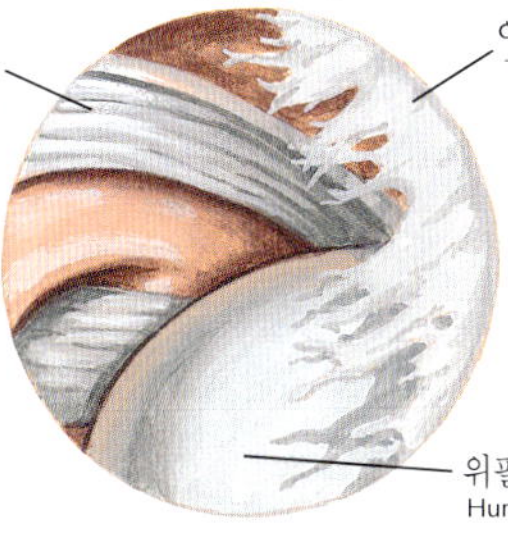

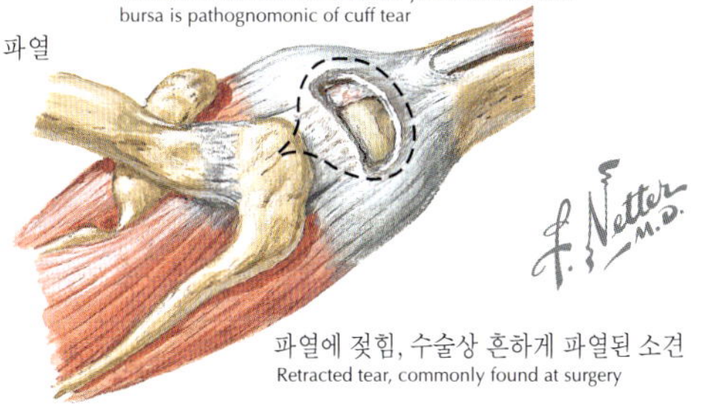

파열에 젖힘, 수술상 흔하게 파열된 소건

Retracted tear, commonly found at surgery

질환설명	병력 및 이학적검사	방사선검사	치료
	부딪힘 증후군		
• 봉우리 및 거친면에 어깨돌림근 및 윤활주머니의 감압 • 윤활주머니염에서 힘줄염, 부분·최대, 전층어깨돌림근파열까지 다양함.	**병력 :** 머리위 활동시 통증 **이학적검사 :** Neer sign 검사 양성, Hawkun 검사 양성	**방사선검사 :** 출구면 : 갈고리 모양(제 2, 3형), 봉우리 혹은 뼈곁돌기 **자기공명영상 :** 어깨돌림근 파열을 평가하는 제일 좋은 검사법	• 비스테로이드성 소염제, 운동(활동)조절 • 물리치료(어깨돌림근 강화) • 봉우리 아래 스테로이드 주사 • 봉우리 아래 감압술
	어깨돌림근 파열		
• 만성 : 부딪힘증후군과 연관(보통 윤활주머니 방향) • 급성 : 던지는 사람(관절면) (40세 이상) 탈구 후 • 가시위근 첫번째 • 크기에 의한 등급 : < 3㎝, 3–5㎝, > 5㎝ 혹은 첫번째의 힘줄이 연관된 경우	**병력 :** 머리위 활동시, 밤새 통증, 허약 +/– **이학적 검사 :** 가시아래근 통증 +/– : ◦ 가시위근 : 앞쪽굽힘시 + 빈깡통검사 ◦ 가시아래근 : 바깥돌림 + 나팔부는 사람 검사 ◦ 어깨밑근 : 안쪽돌림 + 제거검사(+), 복부압박검사(+), 뒤침시 증가	**방사선검사 :** 힘줄의 칼슘침착, 가시돌기, 위팔뼈머리 올림 **자기공명영상 :** 어깨돌림근 파열 영상에 우수; 조영제는 관절과 봉우리아래 공간 사이의 고통을 보여준다.	• 활동조절, 비스테로이드성 소염제 • 물리치료 : 관절,어깨돌림근 근력강화, 어깨뼈 안정화, 운동범위 • 수술 ◦ 부분파열 : 봉우리 아래 감압 및 어깨돌림근 절제술 vs 봉합술 ◦ 완전파열 : 어깨돌림근 봉합

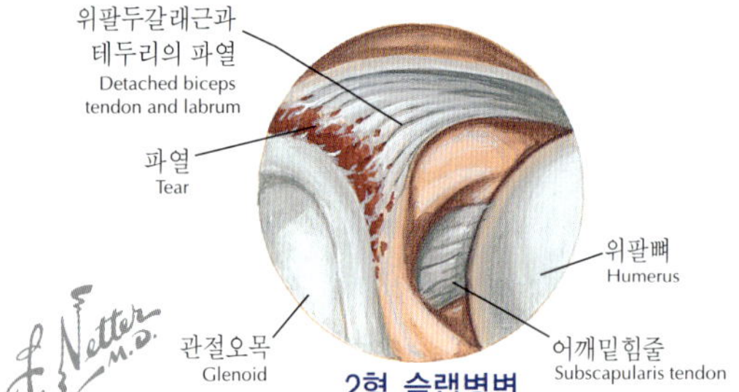

2형 슬랩병변
Type II slap lesion

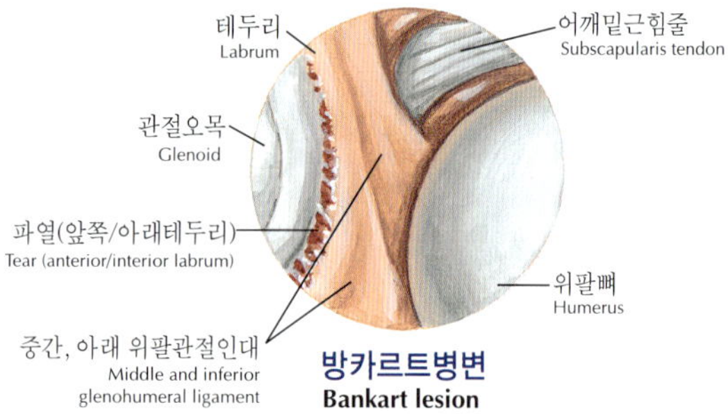

방카르트병변
Bankart lesion

질환설명	병력 및 이학적검사	방사선검사	치료
어깨관절 불안정성			
"TUBS"(Traumatic, Unilateral instability, Bankart lesion, Surgery)			
• 탈구의 결과 • 대부분 한쪽 • 탈구에 의한 테두리 파열(방가르트 병변) • 대부분 수술의 적응증(90% 재발률 때문에)	**병력 :** 탈구, 통증, 재발성 불안정성 **이학적검사 :** 불안정, 재탈구 검사 양성, 하중 & 이동(한 방향) 반사(뒤쪽 병변)	**방사선검사 :** West point **컴퓨터단층촬영 :** 관절오목 병변 **자기공명영상검사 관절조영술 :** 테두리 파열에 민감, 관절주머니 용적의 증가가 관찰됨.	• 물리치료(어깨돌림근 강화운동) 및 관절 운동 • 방카르트(테두리)의 복원(개방 혹은 관절경)
"AMBRI"(Atraumatic, Multidirectional, Bilateral instability, Rehabilitation, Inferior capsular shift)			
• 비외상성(탈구병력없음) • 다방향(전체, 왼쪽, 뒤쪽) • 양쪽(한 쪽은 종종 악화됨) • 재활치료에 반응 있음 • 아래쪽 관절주머니 이동이 도움이 될 수 있다.	**병력 :** 통증(관절움직임의 증가로 인한) **이학적검사 :** 고랑 후 양성, 하중 & 이동검사양성(보통, 앞쪽 및 뒤쪽)	**방사선검사 :** 대부분 정상 **자기공명영상 :** 외상없이 보통 필요없다. 테두리는 정상임.	• 확장된 물리치료(어깨돌림근 강화) • 개방 아래쪽 관절주머니 이동 vs 관절경관절주머니(270° 까지) 중합술
큰가슴근 파열			
• 외상이 흔하지 않음. 대부분 젊은 나이 호발 • 역도같은 무거운 물건을 나를때 흔히 발생 • 최대 편심 수축	**병력 :** 급성통증 **이학적검사 :** 겨드랑 변형, 벌림시 심해짐.	**방사선검사 :** 찢어짐을 보기 위함. **자기공명영상 :** 힘줄 뒤당김을 평가할 수 있음.	• 조기 봉합의 적응증 • 지연 봉합은 논쟁의 여지 • 비수술적 치료는 적절한 결과를 얻기 힘듬.
날개어깨뼈			
• 안쪽 : 앞톱니근의 위축, 2° 긴가슴 신경 마비 • 가쪽 : 등세모근 위축. 2° 척수 더부신경(최신경 11)마비	**병력 :** 위축 **이학적검사 :** 등으로부터 날개 어깨가 관찰됨.	**방사선검사 :** 대개 정상 **EMG/NCS :** 신경마비를 확진함.	• 결과관찰(1~2년) • 불응(치료실패)시 안쪽 : 큰가슴근 이식 가쪽 : 어깨 돌림근 이식
위테두리파열(SLAP 병변)			
• 앞뒤쪽의 위테두리의 파열 • 만성(어깨돌림근) 혹은 급성(팔의 가쪽 늘림시 하중) • 파열의 정도에 따라 7형이 있음.	**병력 :** 통증, 거대관절(+/−) 위축 **이학적검사 :** O' brien씨 검사 양성, 크랭크검사 양성, 움직임의 통증각도 양성	**방사선검사 :** 보통정상 **MR 관절조영술 :** 테두리 파열에 대해 가장 민감도 높음.	• 휴식, 활동조절, 물리치료 • 위테두리 가장자리 절제술, 봉합, 위팔래근 힘줄 고정술(타입 I~VII 병변시)
가슴문증후군			
• 신경혈관구조의 압박(동맥, 정맥 위팔 신경얼기) • 목갈비뼈와 연관	**병력 :** 모호한 증상 : 통증, 저린감/냉감 **이학적 검사 :** 에드슨씨 검사 양성, Wright 검사, 맥박 감소	**방사선검사 :** 어깨 : 정상 가슴뼈 : 목부위 갈비뼈 보기 위함. **가슴방사선검사 :** 폐덩이 배제 **근전도 :** 위팔 신경 얼기	• 활동조절 • 물리치료, 자세교정 • 갈비뼈(특히 목쪽갈비뼈)나 가로돌기의 절제술은 적응증이 잘 되지 않는다.

Sprengel 변형
Sprengel's Deformity

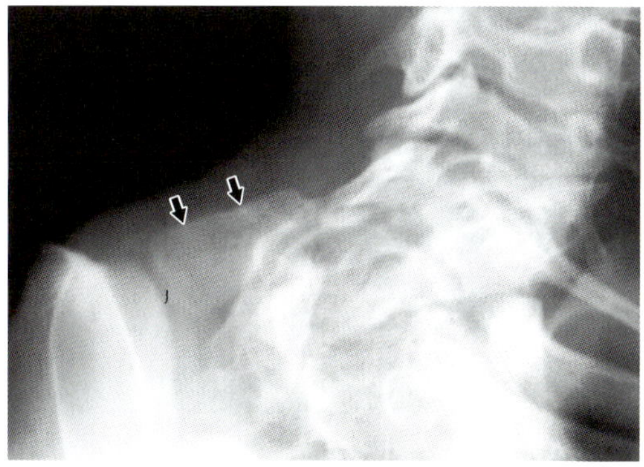

방사선사진상 어깨뼈(화살표 부위)가 뼈연골관절을 통해 어깨뼈가 목뼈의 가시돌기와 연결됨이 보임.
Radiograph shows omovertebral bone(arrows) connecting scapula to spinous processes of cervical vertebrae via osteochondral joint (J)

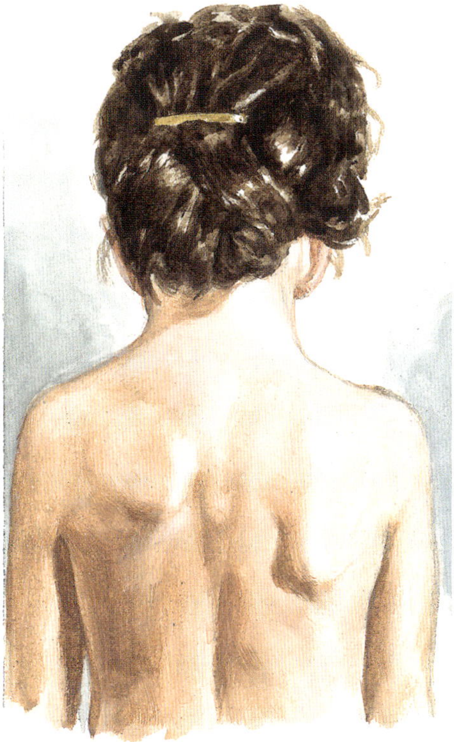

왼어깨뼈의 선천성 상승이 보이는 아이
기운목의 근긴장 및 목부위의 단축이 관찰됨.
Child with congenital elevation of left scapula.
Note shortness of neck on that side and tendency to torticollis

질환설명	병력 및 검사	치료
Sprengel 변형		
• 작은(발육부전), 내려앉지 않은 어깨뼈, 어깨뼈가 목뼈를 어깨뼈와 연결함. • Kilppel – Feil 증후군, 척추옆굽음증 신장질환과 연관됨.	**병력 :** 목/어깨 이상이 부모로부터 보고 **이학적검사 :** 목이 짧거나 정상 종종 관절운동 감소(특별히 벌림) **방사선사진 :** 어깨뼈 보기 위함.	• 검증 : 경과 관찰 • 증상시 : 어깨뼈제거, 근육이식에 의한 어깨먼쪽화, 팔얼기 신경을 보호하기 위한 빗장뼈 절제술

어깨관절의 세모가슴접근법
Deltopectoral Approach to Shoulder Joint

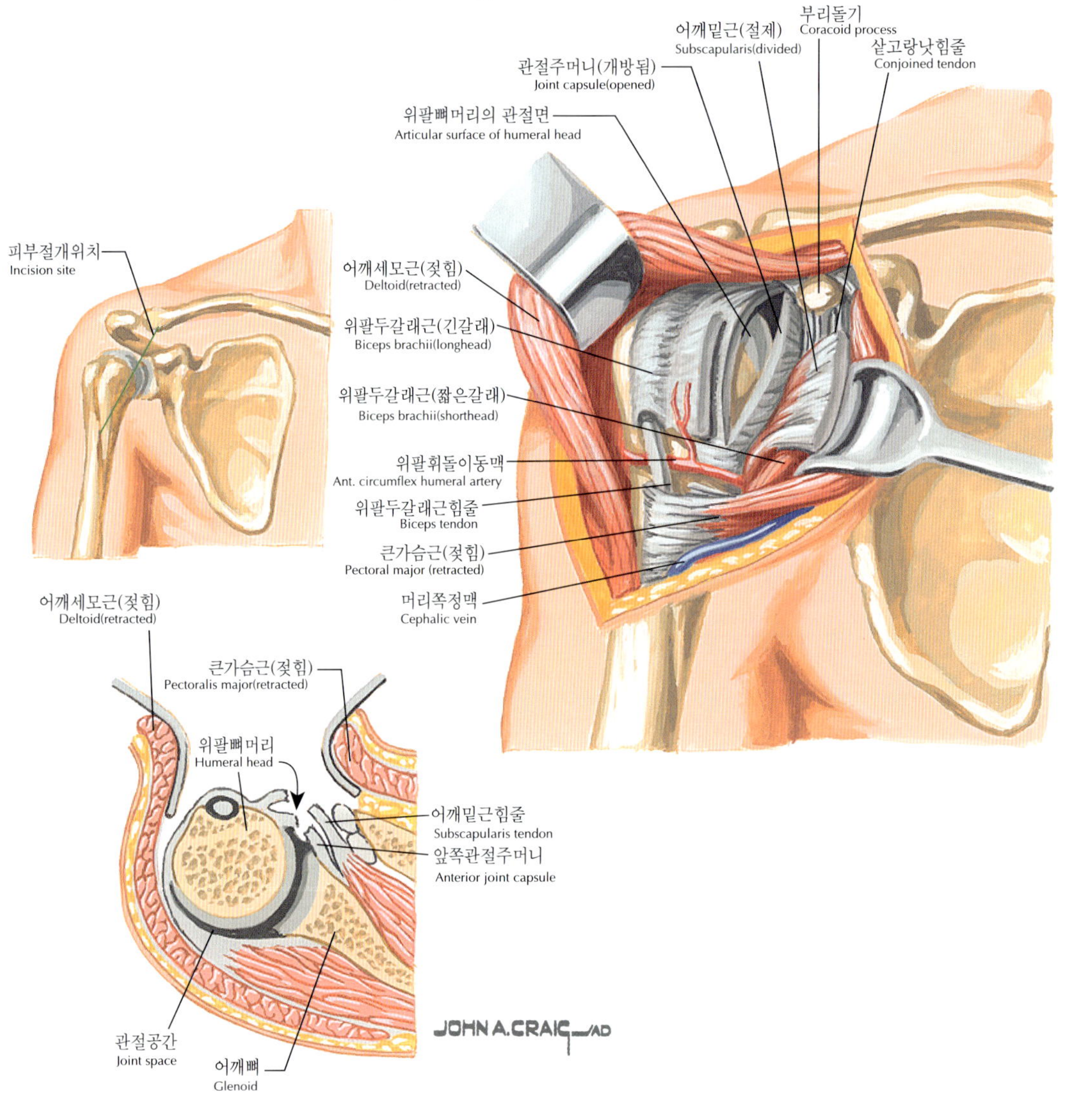

<table>
<tr><th>적응질환</th><th>접근경로</th><th>주의할 구조물</th><th>설명</th></tr>
<tr><td colspan="4">앞쪽어깨(세모가슴) 접근법</td></tr>
<tr><td>• 열림어깨 돌림근(특히 어깨밑근) 혹은 테두리 봉합
• 인공관절 성형술(반 vs 전체)
• 몸쪽 위팔뼈 골절</td><td>• 어깨세모근(겨드랑)
• 큰가슴근(가쪽 및 안쪽가슴근 신경)</td><td>• 근육피부신경(융합된 힘줄의 심한 뒤 당김)
• 노쪽피부정맥
• 겨드랑신경</td><td>• 어깨밑근은 개방해서 봉합해야 함.
• 어깨밑 경계를 따라 세개혈관 주행 : 묶음술이 필요
• 벌림/바깥돌림은 겨드랑신경을 보호함.</td></tr>
</table>

합병증 : 어깨밑근 파열; 신경 불능(근육피부 혹은 겨드랑신경)

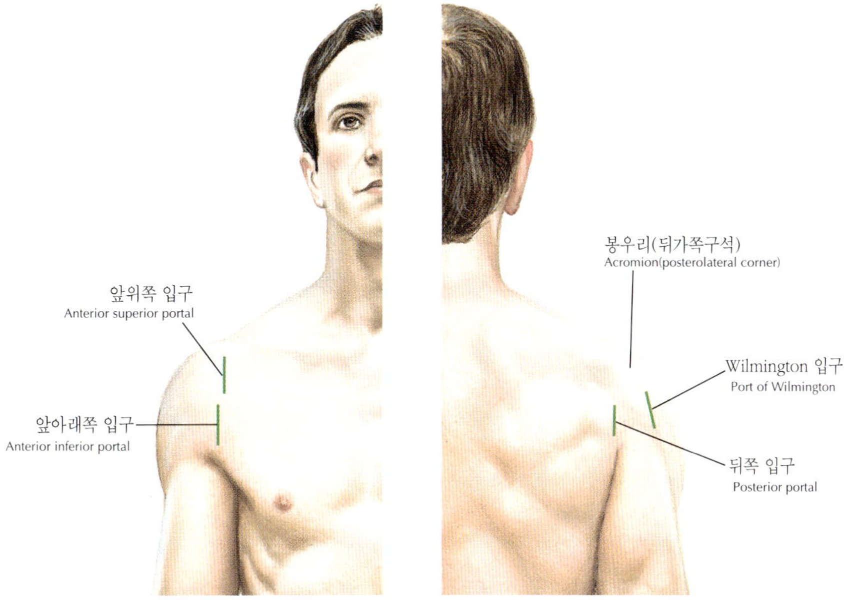

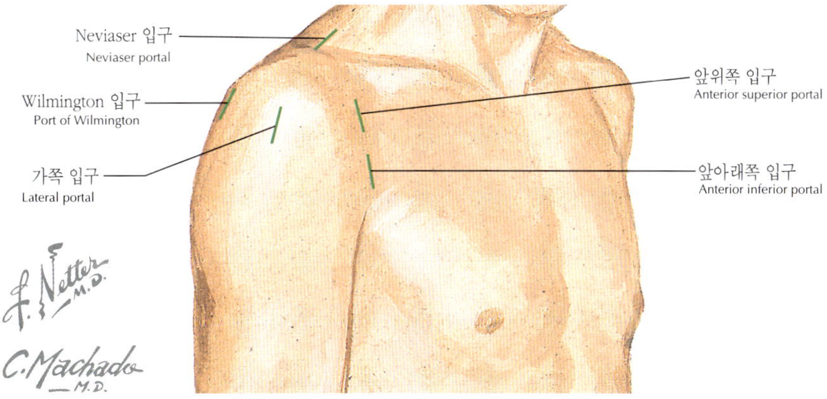

입구	위치	주의할 구조물	설명
		관절경 입구	
뒤	2㎝ 아래, 1㎝ 봉우리의 뒤가쪽 구석의 안쪽("부드러운 부위")	뒤쪽관절상/테두리	일차 입구
앞위	양쪽 앞의 문들은 봉우리빗장관절과 바깥쪽 부리사이	부리봉우리인대 혹은/그리고 동맥	종종 기구 위해 사용
앞아래	봉우리의 어깨돌림근 간격	근육피부신경	어깨밑 힘줄 바로 위 입구 – 어깨돌림근과 봉우리기 보임.
테두리	2㎝ 아래	5㎝ 먼쪽부위	어깨돌림근, 봉우리 시야 확보
Wilmington	뒤가쪽 봉우리구석의 1㎝ 앞쪽, 1㎝ 먼쪽 겨드랑신경	안전한 입구	어깨돌림근과 테두리 봉합에 사용
Neviaser(가시위근)	고랑의 봉우리부리관절의 뒤쪽	어깨 돌림근	앞쪽 관절오목 촬영

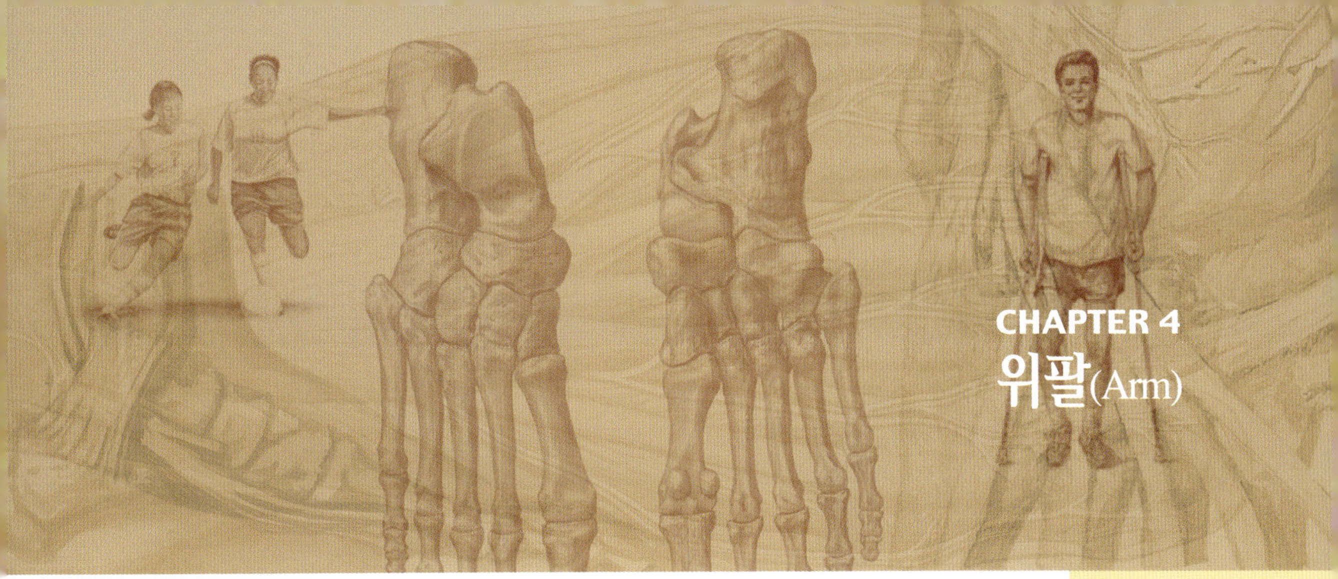

CHAPTER 4
위팔(Arm)

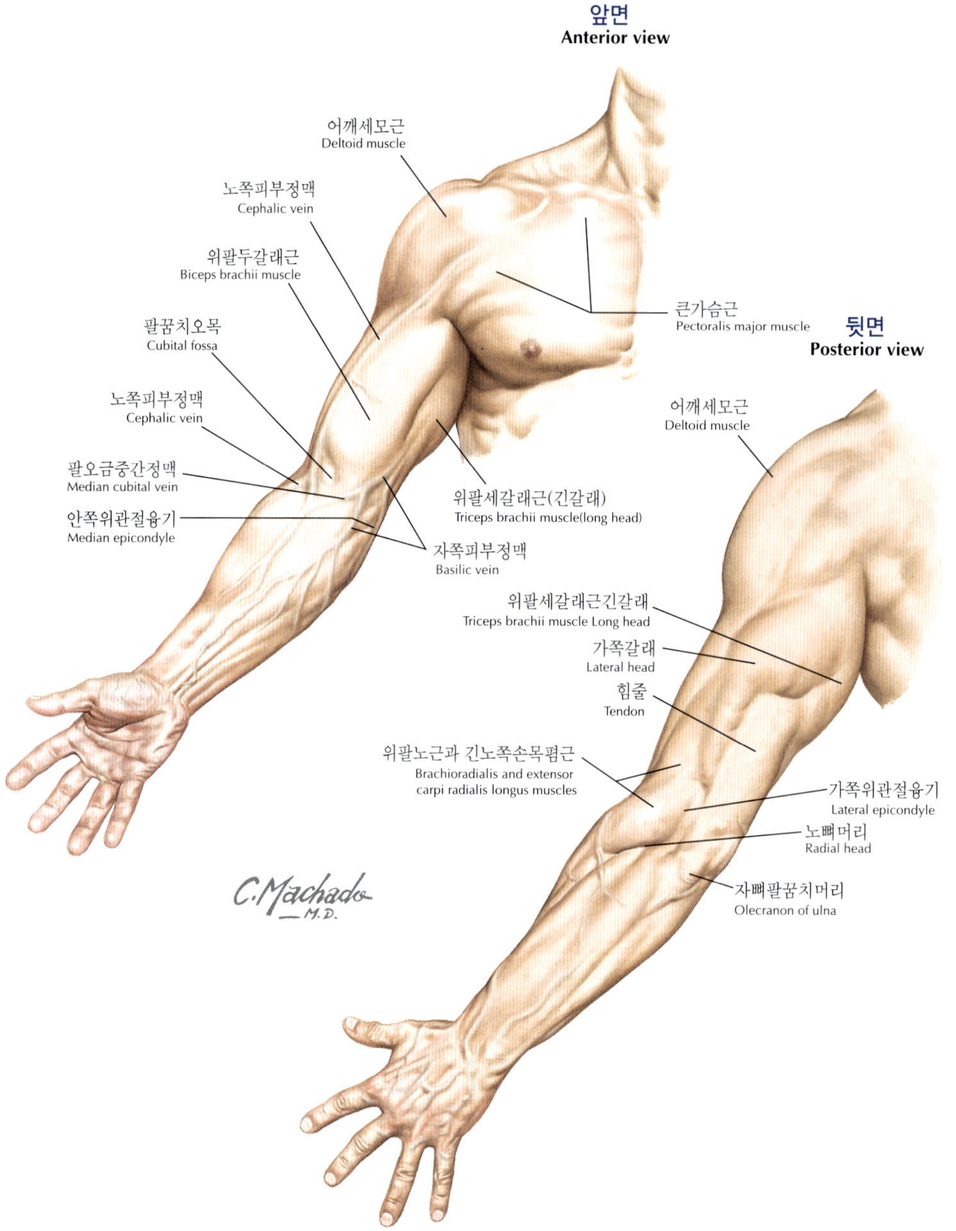

구조물	임상적용
위팔세갈래근	위팔의 뒤쪽에서 만져진다. 힘줄이 끊어지면 자뼈의 위쪽에서 촉진할 수 있다.
위팔두갈래근	위팔의 앞면에서 만져진다.
위팔오목	위팔두갈래근은 여기서 만져진다. 힘줄이 파열되면 만져지지 않는다.
가쪽위관절융기	온폄근 이는 곳. 안쪽위관절융기염(테니스 팔꿉증)에서 통증 부위
안쪽위관절융기	온굽힘근 이는 곳. 안쪽(골퍼 팔꿉증)에서 통증 부위
자뼈머리	자뼈의 가장 윗부분. 통증이 있다면 골절을 의심할 수 있다.
노뼈머리	노뼈의 가장 윗부분. 통증이 있다면 골절을 의심할 수 있다.

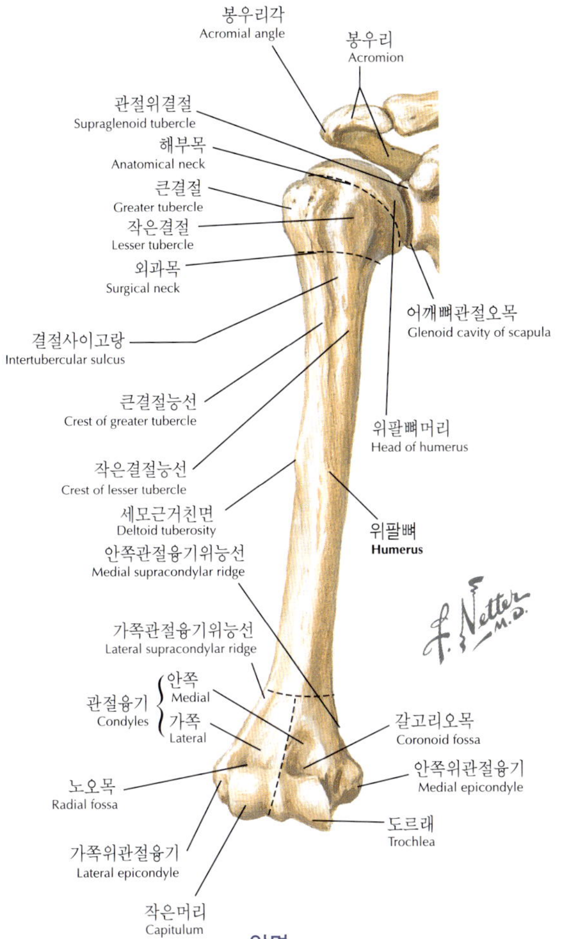

앞면
Anterior view

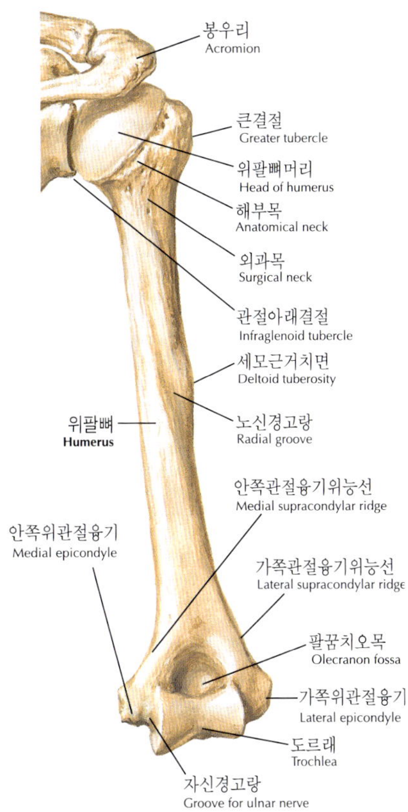

뒷면
Posterior view

특징	뼈되기 중심 위치 및 출현시기		뼈융합	설명
	위팔뼈			
• 원기둥형 긴뼈	**1차성**			• 먼쪽 골절시 재생능력 제한
• 세모근 거친면	뼈 몸통	6~7주(태아)	출생시	• 세모근은 몸통 골절시 변형을 일으키는 힘을 가지고 있다.
• 나선형 홈 : 노신경이 지나간다.	**2차성**			• 노신경은 위팔뼈 먼쪽 1/3골절시 골절편 사이에 낄 수 있다(Holstein－Lewis골절).
• 가쪽관절융기	**몸쪽부**(3)		14~18세	• 가쪽관절융기 골절은 소아에서 흔하다.
◦ 작은머리(관절)	머리	출생시		• 도르래는 방사선 사진상 노뼈 머리와 같은 선상에 있다.
◦ 가쪽위관절융기	거친면(2)	1~4세		• 가쪽위관절융기 : 폄 근육들과 가쪽 곁인대의 이는 곳
• 안쪽관절융기	**먼쪽부**(4)		12~17세	• 관절융기위 돌기 : 5%에서 발견된다. Struthers인대와의 사이에서 정중신경이 눌릴 수 있다.
◦ 도르래(관절)	작은머리	1세		• 안쪽위관절융기 : 굽힘근육 및 안쪽곁인대의 이는 곳
◦ 안쪽위관절융기	안쪽 위관절융기	5세		• 자뼈신경은 안쪽 위관절융기 뒤로 지나간다.
◦ 팔꿈치 굴				• 오목은 지방으로 채워져 있다. 골절이 발생하면 방사선상 '지방 패드(fat pad)' 가 나타난다.
• 자뼈의 팔꿈치머리와 갈고리오목	도르래	7세		
	가쪽 위관절융기	11세		

팔꿉뼈되기순서 : **C**apitullum, **R**adial head, **M**edial epicondyle, **T**rochlea, **O**lecranon, **L**ateral epicondyle(암기법 : Captain Roy Makes Trouble On Leave)
환자의 나이를 확인하는데 사용될 수 있다.

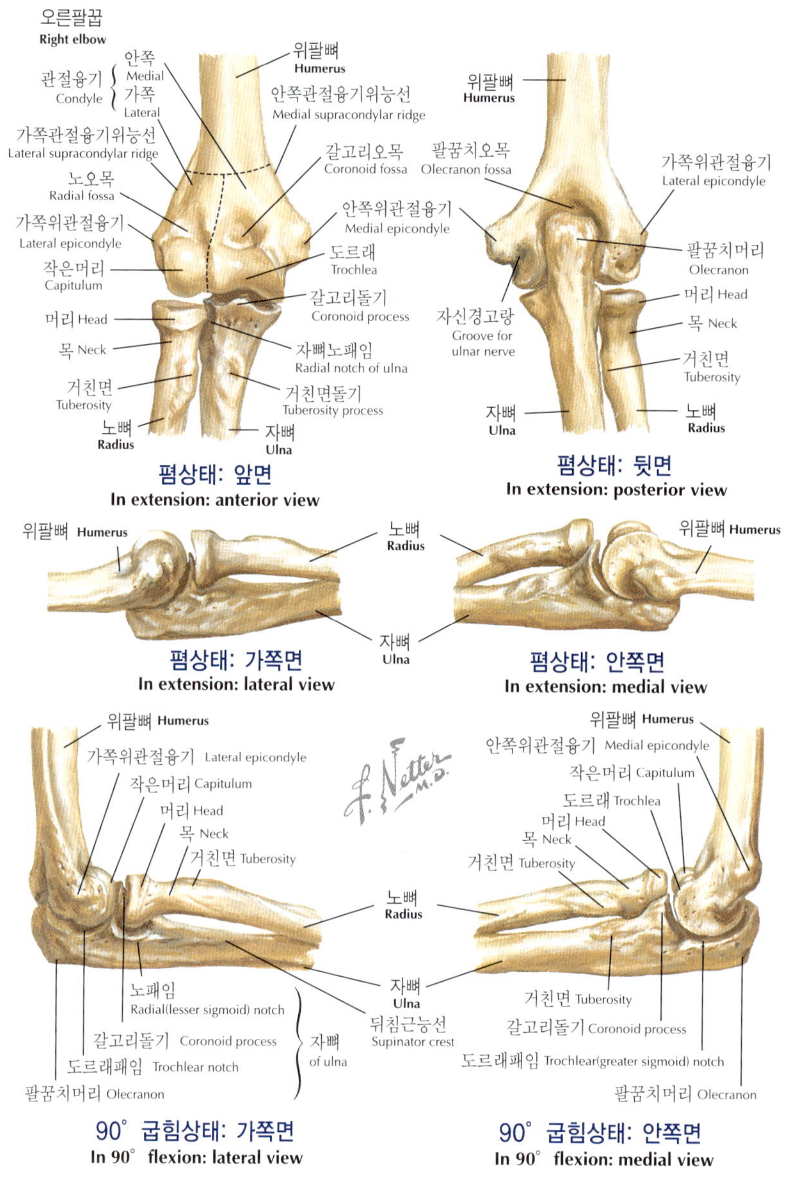

특징	뼈되기 중심 위치 및 출현시기		뼈융합	설명
		몸쪽 노뼈		
• 노뼈머리와 성장판은 관절 내 구조물이다. • 노뼈목 : 10 – 15° 경사져 있다. • 거친면 : 위팔두갈래근의 닿는 곳	2차성 머리	2~3세	16~18세	• 노뼈머리의 앞가쪽 부위는 연골밑뼈가 적다. 그래서 골절이 가장 잘 발생한다. • 노뼈머리는 항상 작은머리와 같은 선상에 있다. • 거친면은 바깥돌림시 자뼈쪽을 가리킨다.
		몸쪽 자뼈		
• 팔꿈치머리 • 갈고리돌기 • 뒤침근능선 • 자뼈거친면 • 큰 S자형 패임 • 작은 S자형 패임	2차성 팔꿈치머리	9세	16~20세	• 도르래와 관절을 이룸. 큰 패임의 일부 • 갈고리돌기는 앞쪽 안정성을 제공, 안쪽곁인대의 닿는 곳 • 가쪽안쪽곁인대는 뒤침근 능선에 닿는다. • 위팔근은 자뼈 거친면에 닿는다. • 큰 S자형 패임 : 팔꿈치머리와 갈고리 돌기 • 작은 S자형(노쪽) 패임 : 노뼈머리와 관절을 이룸.

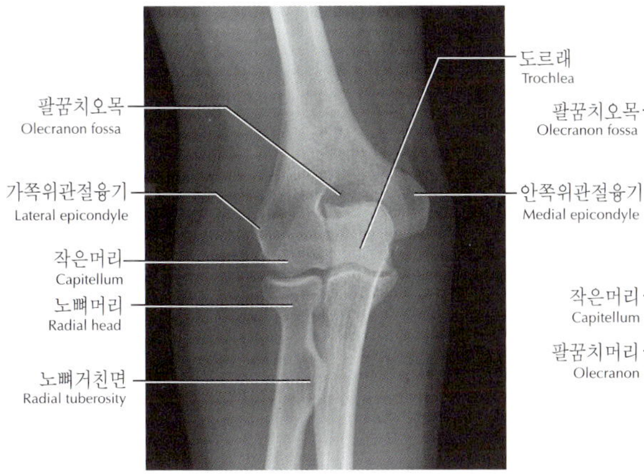

팔꿉 방사선사진 앞뒷면
Elbow x-ray, AP

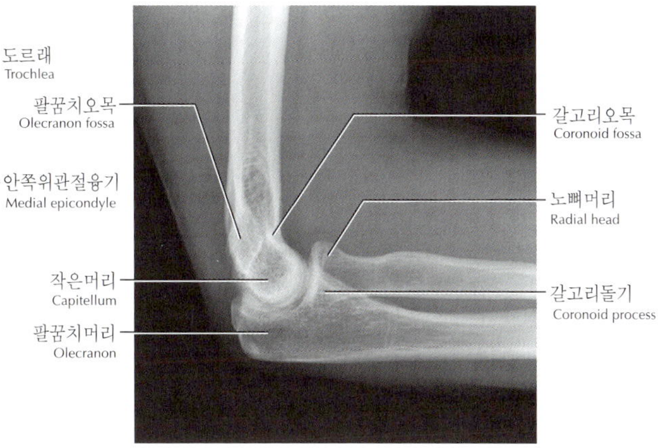

팔꿉 방사선사진 가쪽면
Elbow x-ray, lateral

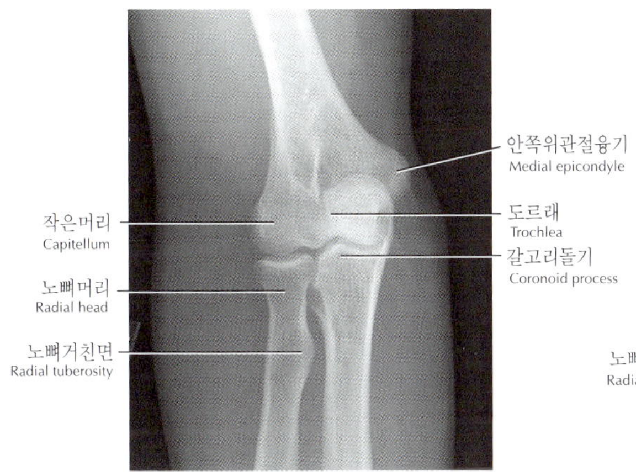

팔꿉 방사선사진 빗면
Elbow x-ray, oblique

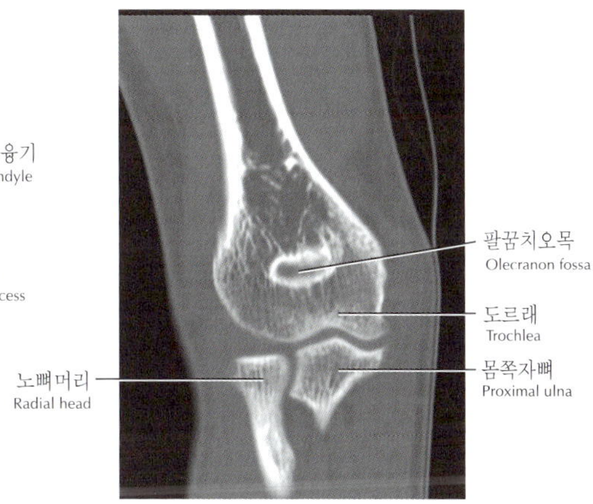

팔꿉 전산화단층촬영 이마면
Elbow CT, coronal

방사선촬영	검사방법	소견	임상적용
앞뒤	팔꿉 폄 상태 방사선은 필름에 직각으로	팔꿉관절, 먼쪽 위팔뼈, 몸쪽 노뼈 및 자뼈	골절, 탈구, 관절염/퇴행성 관절질환, 융기위능선돌기
가쪽면	팔꿉 90° 굽힘 방사선은 가쪽에서 노뼈머리쪽으로	팔꿉관절, 지방패드(지방층은 골절 혈종에 의해 전위된다.)	골절(특히 소아에서 지방패드, 앞쪽위팔뼈 선), 퇴행성관절 질환(뼈가시)
빗면	팔꿉 폄 30° 돌림	뼈의 정렬 및 위치	미세한 골절(노뼈머리 미세한 골절)
노뼈 – 작은머리 사진	가쪽면, 방사선은 팔꿉에 45° 각도로	작은머리와 노뼈머리를 구분	골절 : 노뼈머리, 작은머리, 갈고리뼈
		기타 검사법	
전산화단층촬영	축상면, 관상면, 시상면	관절 적합성, 뼈의 치유, 뼈의 정렬	골절(특히 갈고리뼈, 분쇄형 관절내 골절)
자기공명영상	다양	물렁조직(인대, 힘줄, 연골), 뼈	인대(예; 안쪽곁인대)와 힘줄(예; 위팔두갈래근)의 파열, 박리뼈연골염
동위원소검사		모든 뼈를 조사	감염, 스트레스 골절, 종양

위팔뼈몸통 골절
Humeral Shaft Fracture

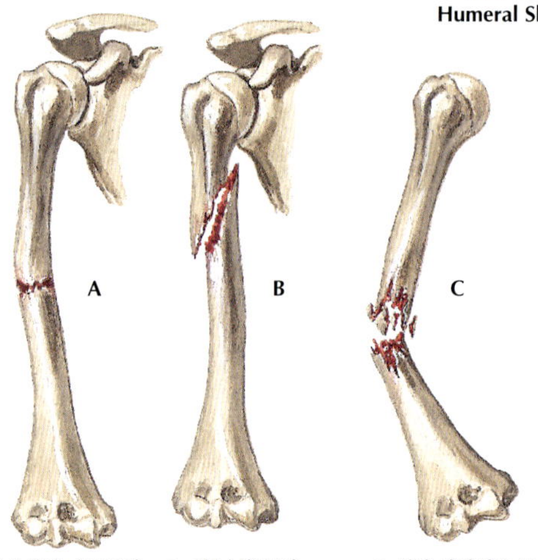

A. 몸통 중간부위의 가로골절
A. Transverse fracture of midshaft

B. 빗(나선)골절
B. Oblique (spiral) fracture

C. 심한 각형성을 동반한 분쇄골절
C. Comminuted fracture with marked angulation

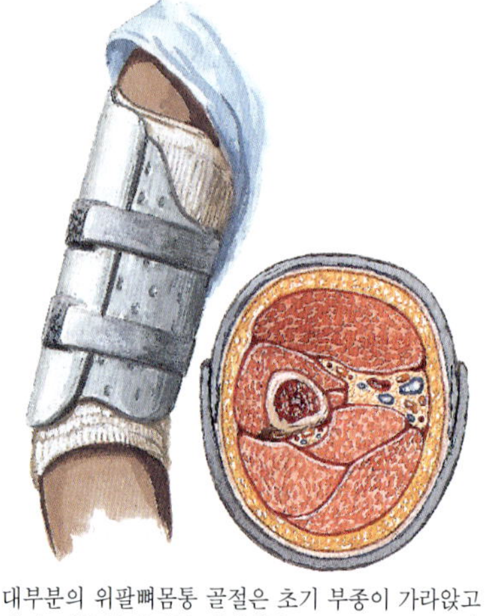

대부분의 위팔뼈몸통 골절은 초기 부종이 가라앉고 나면, 연동식 앞뒤쪽 지지대를 velcro strap으로 잡아주는 기능적 보조기로 치료할 수 있다.
After initial swelling subsides, most fractures of shaft of humerus can be treated with functional brace of interlocking anterior and posterior components held together with Velcro straps.

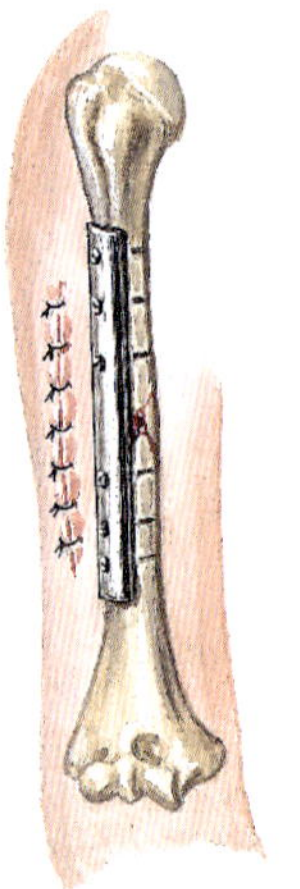

압박 금속판을 이용한 열림되맞춤술 및 내고정술은 특별한 경우에 적응증이 된다.
Open reduction and fixation with compression plate indicated under special conditions.

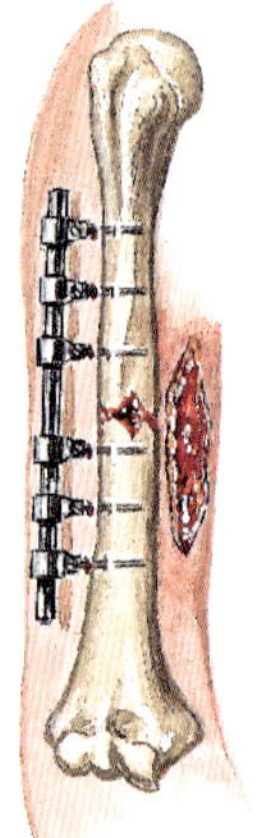

바깥 고정기를 이용한 골절의 정렬 및 고정. 잦은 창상치료가 필요한 경우에 가장 많이 사용된다.
Fracture aligned and held with external fixator. Most useful for wounds requiring frequent changes of dressing.

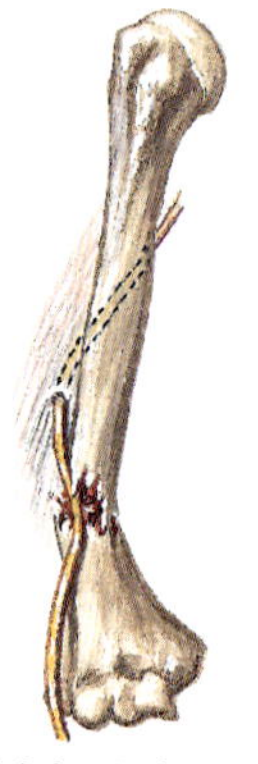

노신경은 위팔뼈몸통 먼쪽 골절시에 발생할 수 있으며, 또한 골절의 정복시 주의해야 한다.
Entrapment of radial nerve in fracture of shaft of distal humerus may occur at time of fracture; must also be avoided during reduction.

질환설명	병력 및 검사	분류	치료
위팔뼈몸통 골절			
• 흔한 골절 • 기전 : 직접 타격 및 손을 짚고 떨어짐. • 골절의 전위는 골절선의 위치와 큰가슴근, 어깨세모근이 닿는 곳에 따라 다르게 나타난다. • 거의 100% 유합 • 병적 골절 부위	**병력** : 외상/낙상, 통증과 부종 **이학적검사** : 부종, 변형 유무, 노신경 증상 **방사선검사** : 위팔의 앞뒤면과 가쪽면사진(어깨와 팔꿉 사진들) **전산화단층촬영** : 항상 필요한 것은 아니다.	기술법 • 위치 : 골절부위 • 전위 및 각형성 또는 분쇄상 • 형태 : 가로골절, 나선골절, 빗골절	• 석고붕대/보조기 : 전위가 적고 정렬이 용인 가능할 경우 • 용인 가능 범위 : 단축 3㎝이하, 앞뒤쪽 각형성 20° 이하, 안굽이 및 바깥굽이 각형성 30° 이하 • 수술적 치료 : 열림골절, 부유팔꿉관절, 분쇄골절, 다발성외상, 혈관손상 동반시 • 치료방법 : 금속판을 이용한 열림되맞춤술 및 내고정술, 바깥고정술, 뼈속질내 금속정

합병증 : 노신경손상(특히 위팔뼈먼쪽 1/3 나선골절[Holstein – Lewis골절]) : 대부분 신경좌상으로 자연회복이 가능하다. 신경탐색술은 논란의 여지가 많다. 불유합과 부정유합은 드물다.

먼쪽 위팔뼈 골절
Distal Humerus Fracture

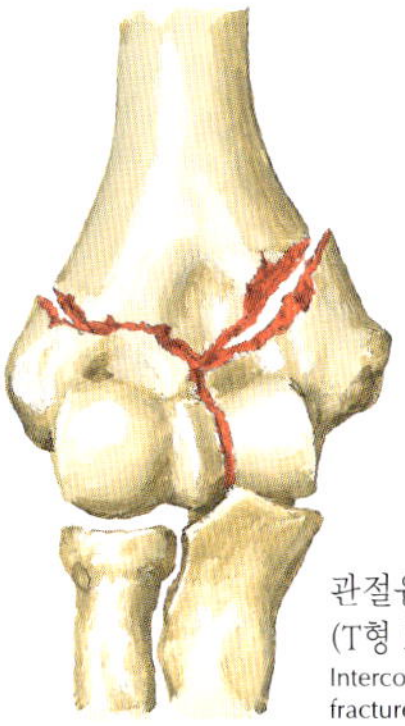

관절융기사이골절
(T형 또는 Y형)
Intercondylar(T or Y) fracture of distal humerus

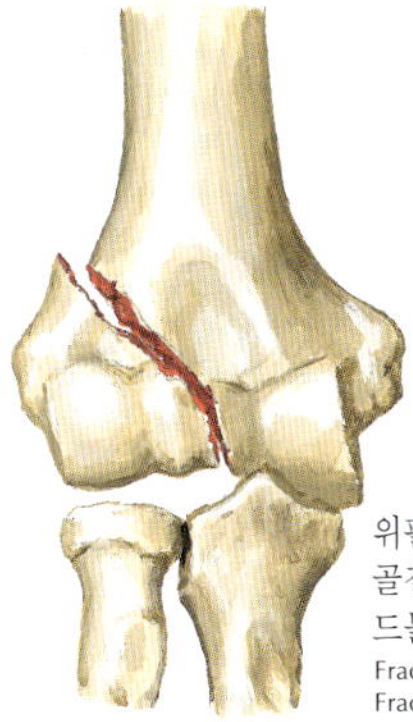

위팔뼈의 가쪽관절융기 골절 안쪽관절융기 골절은 드물다.
Fractured of lateral condyle of humerus. Fracture of medial condyle less common

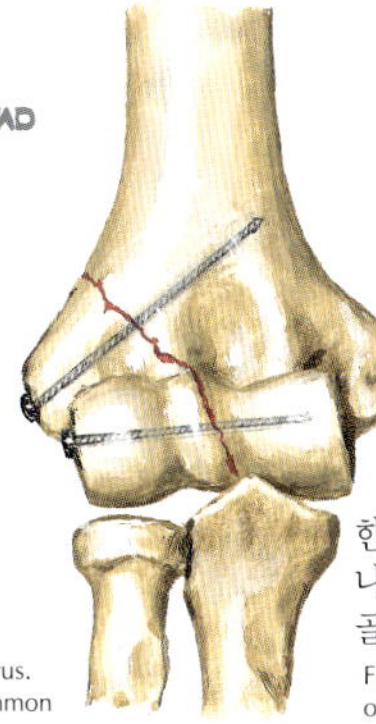

한 개 또는 두 개의 압박 나사를 이용한 관절융기 골절의 고정
Fractured condyle fixed with one or two compression screws

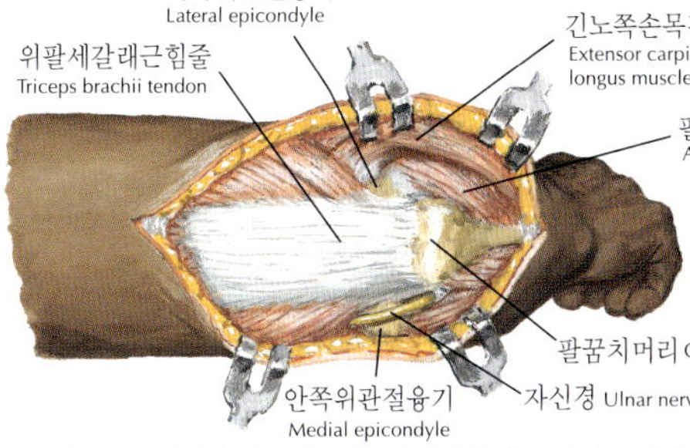

열림치료(가로팔꿈치머리 접근법). 팔꿈치머리의 안쪽 경계를 따라 뒤쪽 피부절개를 가하여 팔꿈치 머리와 위팔세갈래근힘줄을 노출시킨다. 안쪽 위관절융기의 뒤쪽면에서 자신경을 확인한다. 팔꿈치머리와 위팔세갈래근힘줄 각각의 가쪽면을 따라 절개를 가한다.
Open (transolecranon) repair. Posterior incision skirts medial margin of olecranon, exposing triceps brachii tendon and olecranon. Ulnar nerve identified on posterior surface of medial epicondyle. Incisions made along each side of olecranon and triceps brachii tendon

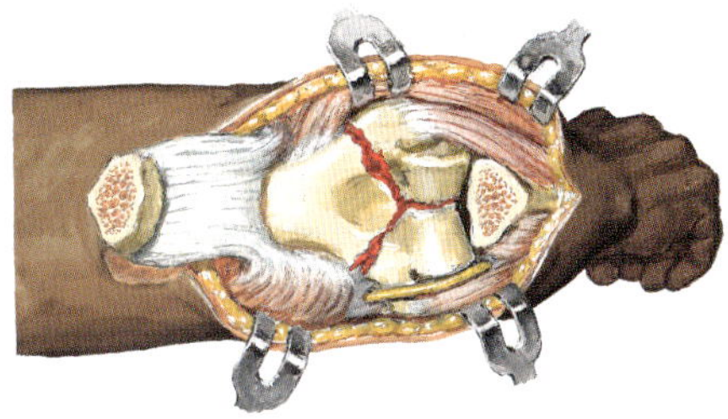

팔꿈치머리를 절단하여 위팔세갈래근힘줄과 함께 몸쪽으로 젖힌다.
Olecranon osteotomized and reflected proximally with triceps brachii tendon

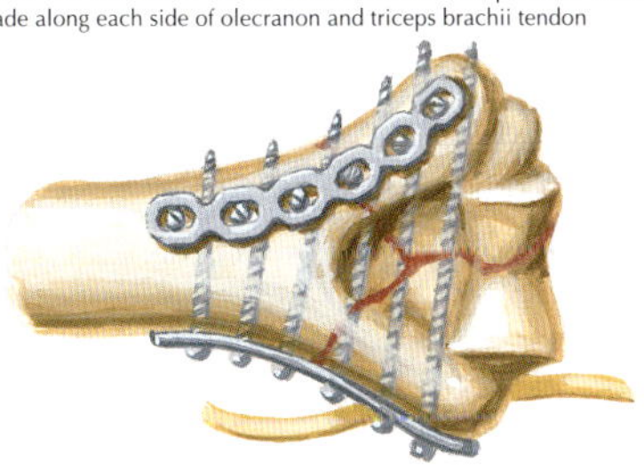

먼쪽위팔뼈의 관절면은 가로나사와 지지대금속판으로 재건 및 고정한다. 자신경은 손상을 예방하기 위해 앞쪽으로 전위시킨다. 뒤쪽 금속판으로 가쪽 구조물을 고정하고 안쪽 마루에 금속판을 이용해 안쪽 구조물을 고정한다.
Articular surface of distal humerus reconstructed and fixed with transverse screw and buttress plates with screws. Ulnar nerve may be transposed anteriorly to prevent injury. Lateral column fixed with posterior plate and medial column fixed with plate on the medial ridge.

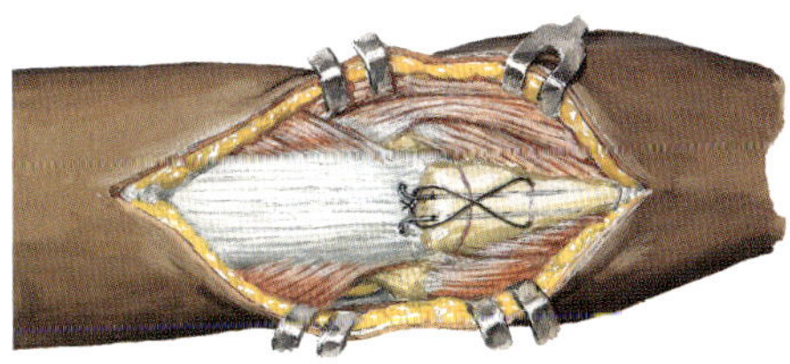

팔꿈치머리는 긴축 방향의 K강선과 장력 대강선으로 다시 제 위치에 고정한다.
Olecranon reattached with longitudinal Kirschner wires and tension band wire wrapped around them and through hole drilled in ulna

질환설명	병력 및 검사	분류	치료
먼쪽 위팔뼈 골절			
• 대부분 관절내 골절(성인) : 관절외골절(융기위능선골절)은 성인에서 드물다. • 기전 : 손을 짚고 떨어짐. • 한쪽 관절융기 또는 양쪽 관절융기골절 • 기타 : 위관절융기, 작은머리, 도르래 골절은 드물다.	**병력 :** 외상/낙상, 통증, 특히 주관절 운동범위 감소 **이학적검사 :** 부종, 누름통증, 신경 및 혈관검사 **방사선검사 :** 팔꿉관절 촬영 **전산화단층촬영 :** 골절 및 관절의 완벽한 검사를 위해 반드시 필요	기술법 • 한쪽 관절융기 또는 양쪽 관절융기 • T, Y, 형태 • 전위, 각형성, 분쇄골절(특히 이미면 골절신)	• 비수술적 치료 : 드물다. • 수술적 치료 : 열림되맞춤술 및 내고정술(나사 및 금속판) • 자신경은 종종 앞쪽으로 바꿔줘야 한다. • 소기 관절운동이 중요 • 팔꿉관절성형술 : 만약 열림되맞춤술 및 내고정이 어려울 정도로 분쇄가 심한 경우

합병증 : 팔꿉관절 강직, 딴곳 뼈되기(예방적 치료가 필요), 자신경 마비, 불유합

위팔뼈 융기위능선 골절
Supracondylar Fractures

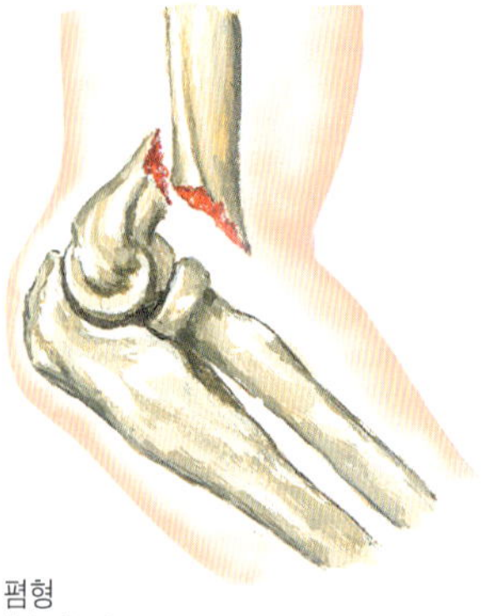

폄형
Extension type
먼쪽 뼈조각의 뒤쪽 전위(가장 흔함.)
Posterior displacement of distal fragment (most common)

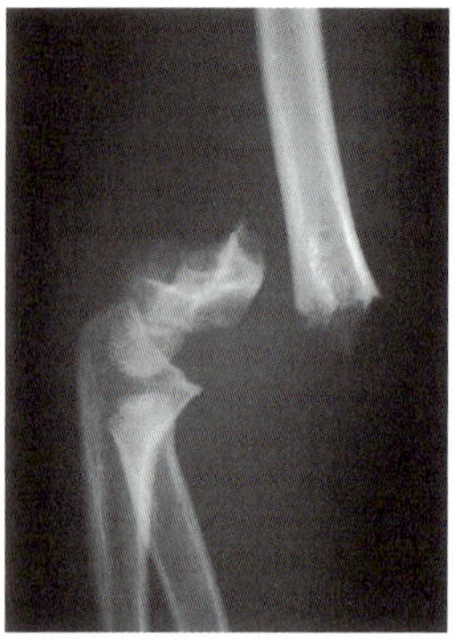

가쪽 방사선 사진
Lateral radiograph

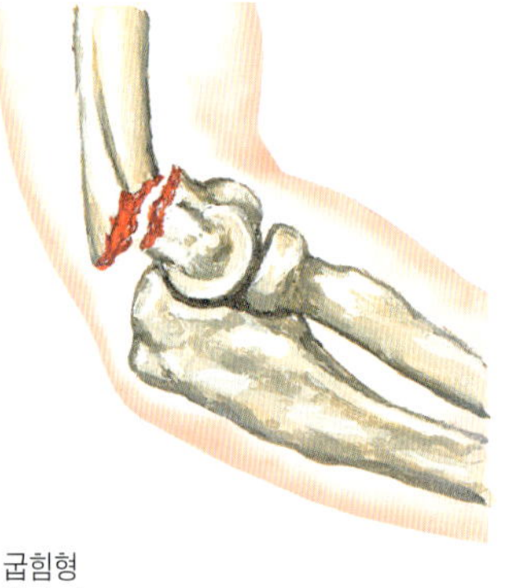

굽힘형
Flexion type
먼쪽 뼈조각의 앞쪽 전위(드뭄)
Anterior displacement of distal fragment(uncommon)

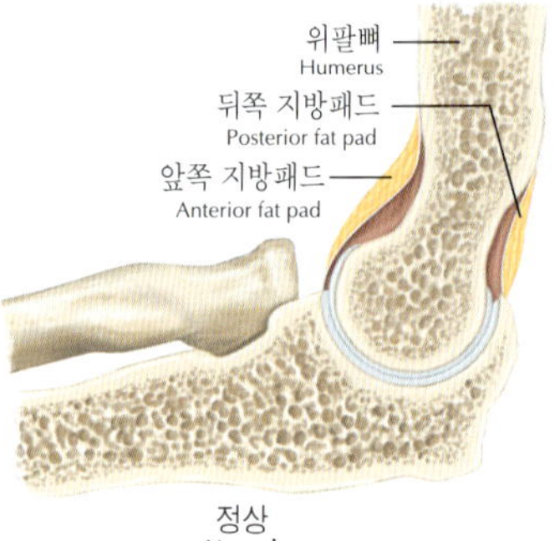

정상
Normal

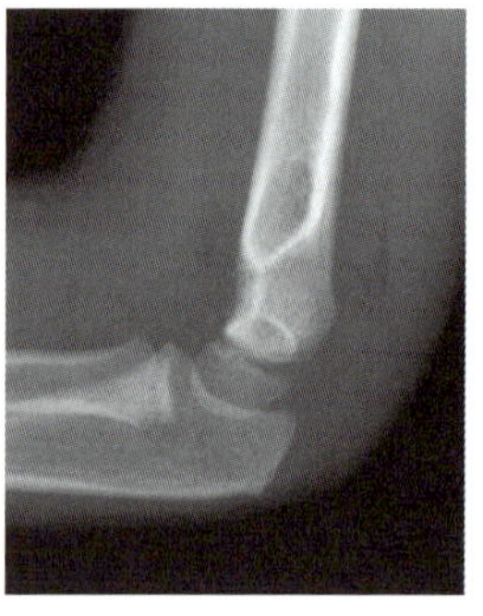

5세 남아 가쪽팔꿈치관절 방사선 사진상 왼쪽 팔꿈치관절 손상이 의심된다. 방사선 사진상 앞쪽 및 뒤쪽 지방패드의 상승이 보인다. 이 사진 상에서는 골절이 보이지 않는다. 그러나 차후의 방사선 소견상 비전위성 위팔뼈융기위능선 골절이 확인되었다.

Lateral radiograph of elbow in a 5-year-old sustaining injury to left elbow. Radiograph shows elevation of anterior and posterior fat pads. No apparent fracture on this view, but subsequent radiographs confirmed presence of a nondisplaced supracondylar humerus fracture.

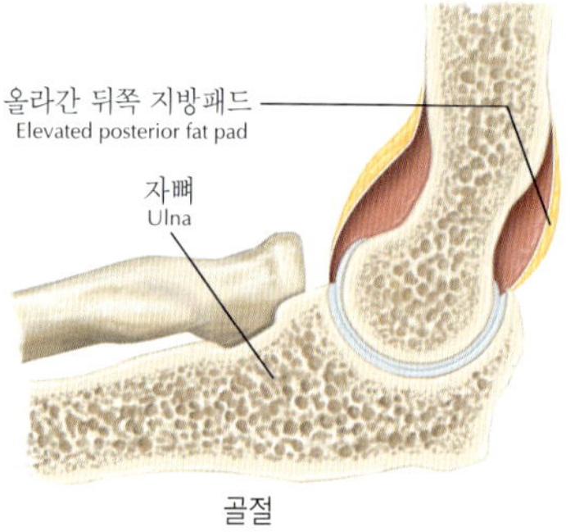

골절
Fracture

질환설명	병력 및 검사	분류	치료
위팔뼈 융기위능선 골절			
• 흔한 소아 골절 • 먼쪽 위팔뼈 오목사이의 뼈가 얇은 부분(1㎜)인 성장판 위의 골절 • 대부분 폄형 골절 • 골절의 잘못된 정복은 변형을 일으킴. : 안굽이 팔꿉 변형이 가장 흔함. • 신경혈관 손상이 흔하다.	**병력 :** 낙상,통증,팔을 움직이지 못함. 변형(+/−) **이학적검사 :** 부종, 변형(+/−), 신경혈관검사 필요(특히 AIN, 노신경, 말단동맥) **방사선검사 :** 팔꿉사진, 가쪽사진 (위팔뼈 앞쪽선은 전위골절에서 작은머리 중심의 앞쪽을 지난다.) 뒤쪽지방패드는 골절을 의미한다.	• 폄형골절(Gartland) ◦ Ⅰ : 비전위 골절 ◦ Ⅱ : 부분전위 골절(뒤쪽겉질뼈 연속성은 유지) ◦ Ⅲ : 전위골절(겉질뼈의 연속성 소실) • 굽힘형 골절(드물다.)	• Ⅰ형 : 긴팔 부목 • Ⅱ형&Ⅲ형 : 폐쇄되맞춤술 및 경피적 핀삽입, 2개 또는 3개 핀 사용(교차 또는 분기형으로 삽입), 안쪽 핀 삽입시 자신경 손상이 발생할 수 있다. • 정복이 되지 않는 경우 열림되맞춤술을 한다(드물다). • 혈관의 끼임현상으로 인해 골절부 이하의 팔에 맥박이 없고 관류가 안 되는 경우 탐색술을 시도한다.

합병증 : 부정유합(안굽이 팔꿉) 신경혈관 손상(정중신경/앞쪽뼈사이신경, 노신경, 위팔동맥)

팔꿈치머리 골절
Olecranon fracture

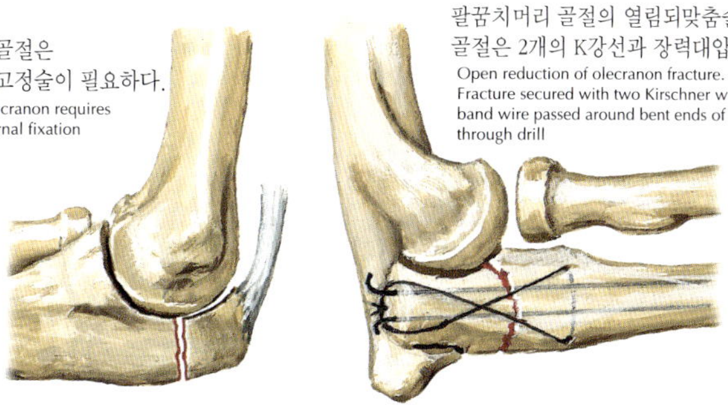

노뼈머리와 목골절
Fracture of head and neck of radius

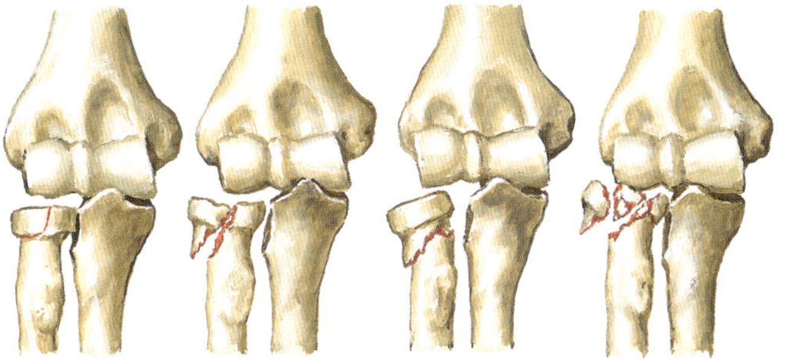

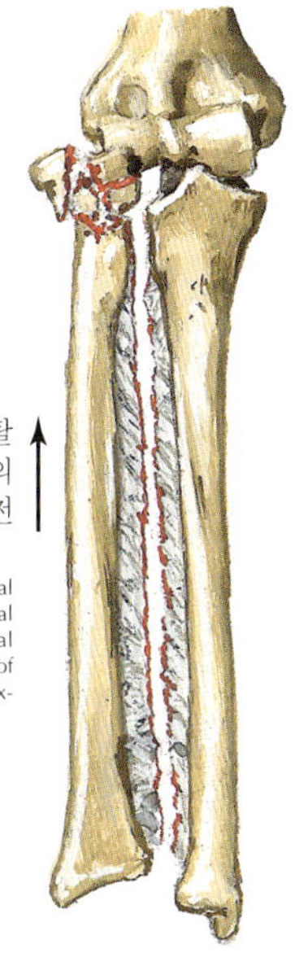

질환설명	병력 및 검사	분류	치료
팔꿈치머리 골절			
• 손상기전 : 낙상시 팔꿈치 관절 또는 손으로 떨어진 경우 • 관절내 골절 : 관절의 적합성이 치료 결과에 중요 • 위팔세갈래근이 몸쪽 뼈조각의 전위를 일으키는 원인	**병력** : 외상(보통 낙상)통증 및 부종 **이학적검사** : 누름통증, 팔꿉관절의 펌 제한, 신경 검사(특히 자신경) **방사선검사** : 팔꿉관절 촬영 **전산화단층촬영** : 골절을 확인하는데 더 유용	Colton • 1형 : 비전위골절(2㎜ 이하) • 2형 : 전위골절 ◦ 분열골절 ◦ 가로/빗골절 ◦ 분쇄골절 ◦ 전위성 골절 – 탈구	• 비전위성 골절 : 긴팔 부목 3주 착용 후 관절운동 • 전위성골절 : ◦ 가로골절 : 열림되맞춤술 및 내고정술(장력대압박강선, 뼈속 실공간 내금속나사) ◦ 빗골절/분쇄골절 : 열림되맞춤술 및 내고정술(윤곽 금속판) • 골절조각 절제술 및 힘줄 재부착
합병증 : 통증성 내고정물, 팔꿉관절 강직, 불유합, 관절염(외상 후) 자신경 손상			
노뼈머리 골절			
• 손상 기전 : 손을 짚고 낙상 • 관절내 골절 : 앞가쪽 부위가 가장 약하고 가장 흔히 골절되는 부위 • Essex – Lopresti골절 : 노뼈머리 골절 및 뼈사이막 파열 및 먼쪽 자뼈 – 노뼈관절탈구 • 팔꿉관절 탈구와 자주 동반	**병력** : 외상/낙상, 통증 **이학적검사** : 관절운동 제한(특히 아래팔의 바깥돌림 및 안쪽돌림 먼쪽 자뼈 – 노뼈관절의 불안정성을 확인할것) **방사선검사** : 팔꿉관절 촬영, 노뼈 – 작은머리 사진이 도움이 된다. 지방패드 징후 +/– **전산화단층촬영** : Ⅱ 형~Ⅳ 형에서 유용하다.	Mason분류 • 1형 : 비전위골절(2㎜ 이하) • 2형 : 단독뼈조각 전위 • 3형 : 분쇄형 • 4형 : 팔꿉관절의 탈구 동반시	• 1형 : 팔꿉관절 흡인 및 3일간 팔걸이 사용, 조기 관절운동 • 2형 : 열림되맞춤술 및 내고정술(특히 관절운동의 기계적 제한이 있는 경우) • 3형 : 노뼈머리 제거술 및/또는 노뼈머리 관절성형술 • Essex – Lopresti 골절 : 노뼈머리 관절성형술 필요
합병증 : 팔꿉관절 강직, 불안정성, 손목관절 불안정성(Essex – Lopresti 골절시)			

팔꿉관절 탈구
Elbow dislocation

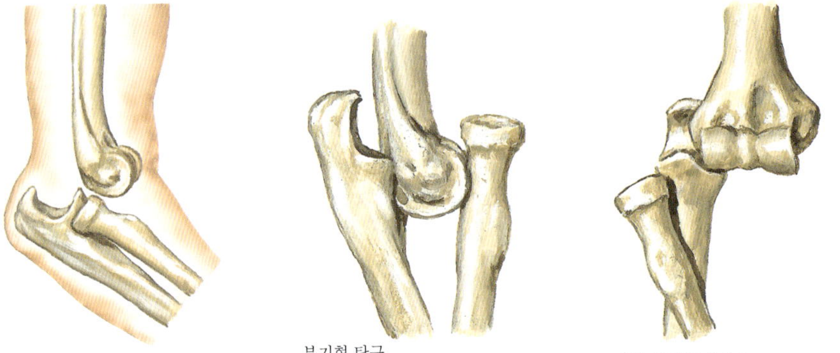

뒤쪽 탈구. 팔꿈치머리의 뒤쪽 돌출과 먼쪽 위팔뼈의 앞쪽 돌출
Posterior dislocation.
Note posteriorly and distal humerus anteriorly.

분기형 탈구
앞쪽 및 뒤쪽형; 드물다.
안쪽 가쪽형; 극히 드물다.
Divergent dislocation, anteriorposterior type (rare).
Medial-lateral type may also occur (extremely rare).

가쪽 탈구(드물다.)
Lateral dislocation (uncommon)

노뼈머리 부분탈구
Radial head subluxation

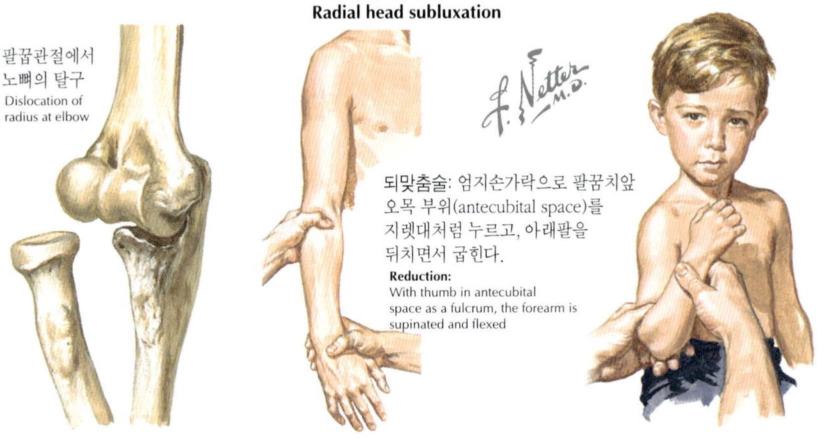

질환설명	병력 및 검사	분류	치료
	팔꿉관절 탈구		
• 손상기전 : 보통 아이들이 손을 짚고 떨어지면서 발생 • 가장 흔한 탈구 • 동반손상 : 'Terrible triad' = 팔꿈치 관절 탈구 및 노뼈머리 및 갈고리돌기 골절 • 곁인대 및 앞쪽 관절주머니이 특징적으로 파열된다.	**병력** : 외상/낙상, 팔꿉관절 운동 제한 **이학적검사** : 부종, 변형, 팔꿉관절 운동제한 신경혈관검사 필요 **방사선검사** : 팔꿉관절 촬영 **전산화단층촬영** : 연합손상 확인을 위해	아래팔뼈의 방향에 따라 • 뒤쪽 ◦ 뒤가쪽층(80% 이상) • 안쪽 • 가쪽(드물다.) • 앞쪽(드물다.) • 갈라짐(드물다.)	• 급성기 : 폐쇄되맞춤술 ◦ 안정 : 7~10일간 부목 ◦ 불안정 : 2~3주간 부목 • 열림되맞춤술 : 고정이 되지 않는 탈구 또는 열림되맞춤술 및 내고정이 필요한 골절이 있는 경우 • 심한 불안정이 있는 경우 경첩형 바깥 고정기 사용
합병증 : 팔꿉관절 강직, 불안정, 신경혈관손상(정중신경, 자신경, 위팔동맥)			
	노뼈머리 부분탈구		
• 손상기전 : 성인에서 손을 잡아 당김. • 유아에서 매우 흔함. • 나이가 들수록 빈도는 감소 • 띠인대가 늘어나 노뼈머리가 불완전 탈구가 된다.	**병력** : 소아에서 손을 잡아당김. 소아는 위팔을 사용하지 못함. **이학적검사** : 팔꿉관절 굽힘 및 안돌림, 노뼈머리에 누름통증 **방사선검사** : 팔꿉관절 촬영 – 정상, 검사가 필요없는 경우가 종종 있다.	없음.	• 폐쇄되맞춤술 : 완전 폄 및 바깥돌림상태에서 노뼈머리에 압력을 가하면서 굽힘. 보통 정복되면서 소리가 나는 느낌이 있다. • 고정할 필요는 없다.
합병증 : 재발			

오른팔꿉: 앞면
Right elbow: anterior view

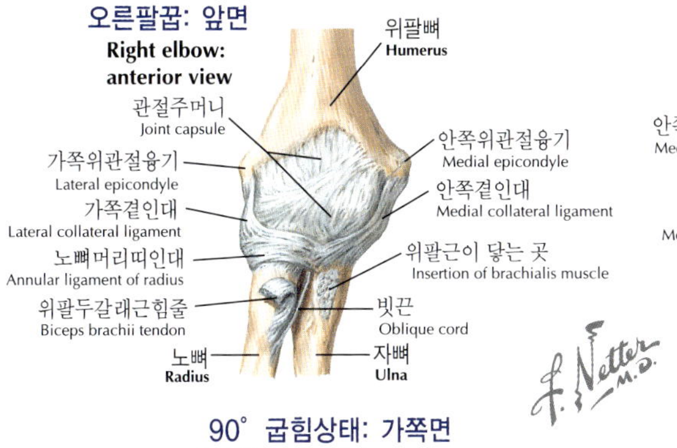

자기공명영상 이마면 팔꿉
MRI coronal, elbow

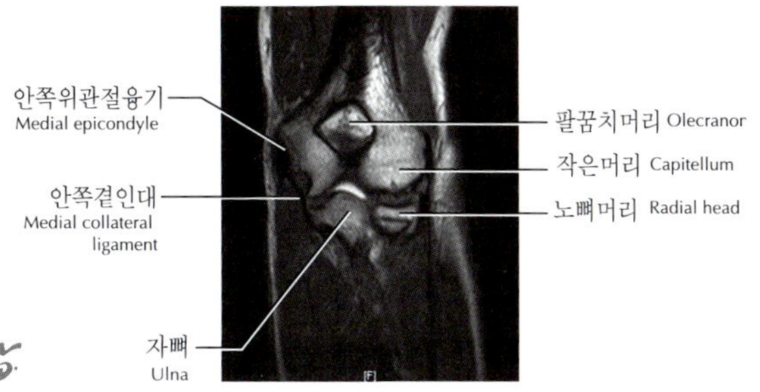

90° 굽힘상태: 가쪽면
In 90° flexion: lateral view

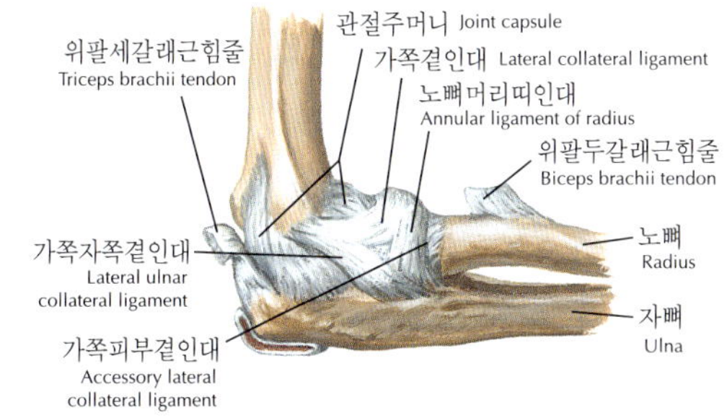

90° 굽힘상태: 안쪽면
In 90° flexion: medial view

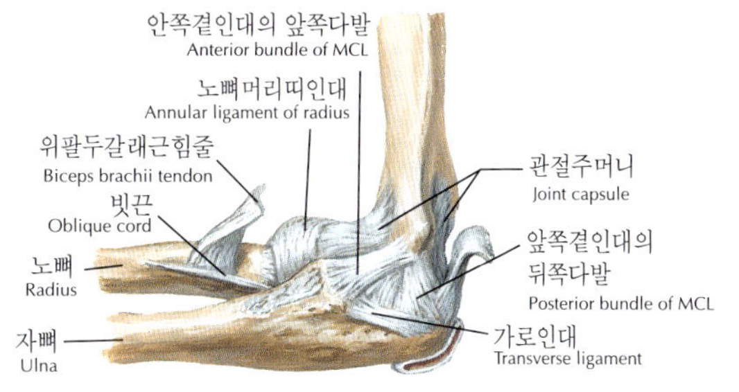

인대	부착	설명

팔꿉관절

- 팔꿉관절은 3개의 관절면으로 이루어져 있다.
  1. 자 – 위팔관절(도르래 및 도르래오목) : 경첩관절
  2. 노 – 위팔뼈(노뼈머리 및 작은머리) 도르래관절
  3. 몸쪽노자뼈(노뼈머리 및 노뼈오목)
- 일차적 기능 : 손을 적절한 위치로 들어올리고 위치시키는 지렛대 역할
- 2가지 일차적 운동 :
  1. 굽힘 및 폄 : 0°~150°(기능적 관절운동범위 : 100°[30° - 130°]), 축 – 도르래
  2. 엎침 – 뒤침 : 엎침 70° ~ 뒤침 80°(기능적 관절운동범위 : 100°(엎침 50° ~ 뒤침 50°); 축 – 노위팔뼈 관절
- 관절안정성은 골성(관절) 및 인대성 제한에 의해 유지된다. : 운반각 11° ~ 16° 바깥굽음

인대	부착	설명
인쪽(자뼈)곁인대		
앞쪽다발	안쪽위관절융기 아래에서 갈고리돌기 안쪽으로 (절묘한 걸절)	바깥굽음 스트레스에 가장 중요한 지지대, 항상 긴장상태로 보통 갈고리 돌기에서 파열된다.
뒤쪽다발	안쪽위관절융기에서 S자형 패임으로	90° 이상 굽힘 시에 바깥굽은힘에 저항하고 긴장된다.
가로다발	팔꿈치머리 안쪽에서 갈고리돌기 아래안쪽으로	도르래오목을 안정화시킨다.
가쪽(자뼈)곁인대		
가쪽 곁인대	가쪽위관절융기에서 띠인대 앞쪽으로	안굽이에 저항, 띠인대를 안정화시킨다.
가쪽자뼈 곁인대	가쪽위관절융기에서 자뼈의 뒤침근 능선으로	노뼈머리 불완전 탈구의 지지띠 : 손상시 뒤가쪽돌림 불안정 유발
가쪽더부곁인대	띠인대에서 뒤침근 능선으로	안굽이 스트레스시 띠인대 안정화
띠인대	S자형 패임 앞쪽 및 뒤쪽	노뼈머리의 돌림을 허용한다. 노뼈머리의 불완전 탈구나 탈구 시 늘어나거나 파열된다.
기타		
관절주머니	관절주위	2차안정화 구조물, 구축이 잘 발생한다.
네모인대	자뼈의 앞가쪽에서 노뼈목의 앞쪽으로 (띠인대보다 심부)	바깥돌림시 긴장되고 몸쪽 자 – 노뼈관절을 안정화
빗끈	자뼈 몸쪽 가쪽에서 노뼈목으로	안쪽돌림, 바깥돌림 시 관절을 안정화

팔꿉 안정성
Elbow stability

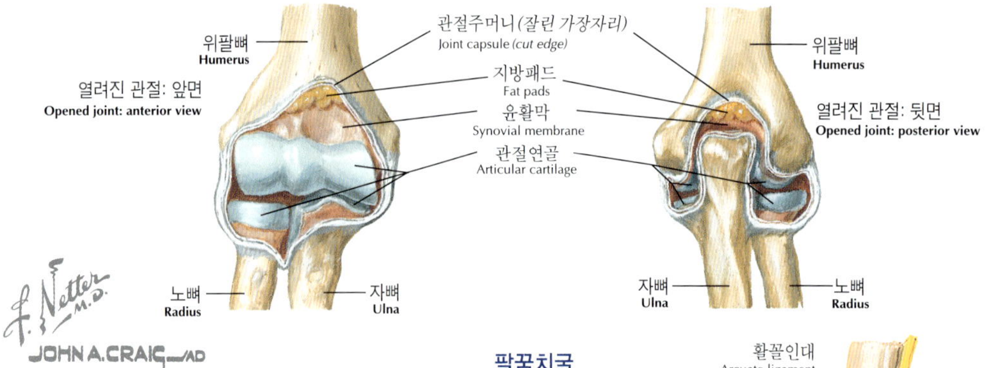

팔꿈치굴
Cubital tunnel

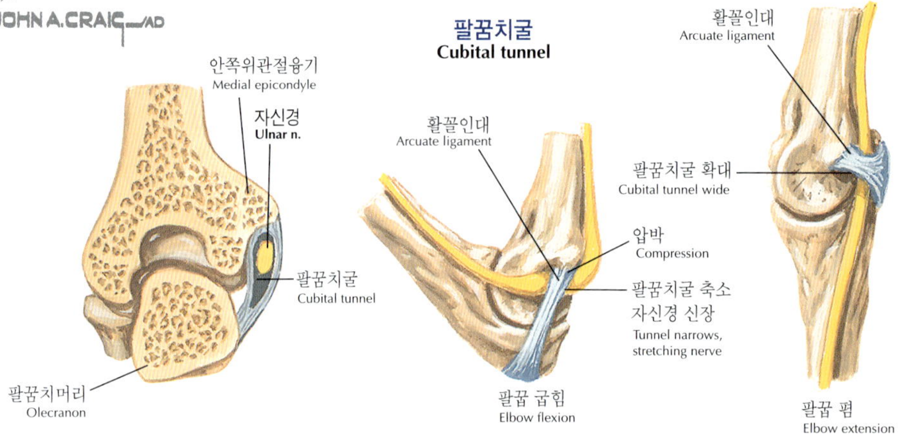

팔꿉 안정화	
일차적 안정화 구조물	
자 – 위팔 관절	바깥굽이 20° 이하 굽힘 120° 이상에서 일차적 저항 팔꿉관절을 편 상태 (굽힘 2°)에서 안굽이에 일차적 저항
안쪽곁인대(특히 앞쪽다발)	20° 에서 120° 굽힘상태에서 바깥굽이에 일차적 저항 앞쪽 다발은 항상 긴장되어 있고, 뒤쪽 다발은 90° 이상에서 긴장된다.
가쪽곁인대(특히 가쪽 자쪽곁인대)	굽힘(폄 2°)시 안굽이에 일차적 저항 LUCL은 노뼈머리의 불완전 탈구를 예방한다(예; 뒤가쪽 돌림불안정증).
이차적 안정화 구조물	
노 – 작은머리관절(노뼈머리)	굽힘 0° 에서 30° 까지 바깥굽이에 저항
앞쪽 및 뒷쪽 관절주머니	안굽이, 바깥굽이 모두에 저항
온굽힘 및 온폄근 이는 곳	역동적 힘이 안굽이, 바깥굽이 모두에 저항

구조물	구성물	설명
	팔꿉관절	
경계	• 지붕 : 활꼴인대(Osborne' s 인대) 안쪽 위관절융기에서 팔꿈치머리까지	• 굽힘 시 팽팽해지고 팔꿈치굴내에서 노신경을 압박
	• 바닥 : 안쪽곁인대	• 감압술 시 손상될 수 있다.
	• 뒤쪽 : 위팔세갈래근 안쪽갈래	• 전형적으로 신경을 압박하지는 않는다.
	• 앞쪽 : 안쪽위관절융기	• 안쪽위관절융기 절제술이 필요할 수도 있다.
	• 가쪽 : 팔꿈치머리	• 신경을 압축하지 않는다.
통과물	• 신경 : 노신경	• 팔꿈치굴 증후군에서 압박 될 수 있다.

• 안쪽위관절융기의 골절(부정유합)이 팔꿈치굴내에서 노신경 포착을 일으킬 수 있다.
• 활꼴인대는 Osborne' s 인대 그리고 팔꿈치굴 지지띠로도 알려져 있다.
• 노뼈굴에 대해서는 아래 8장을 볼 것

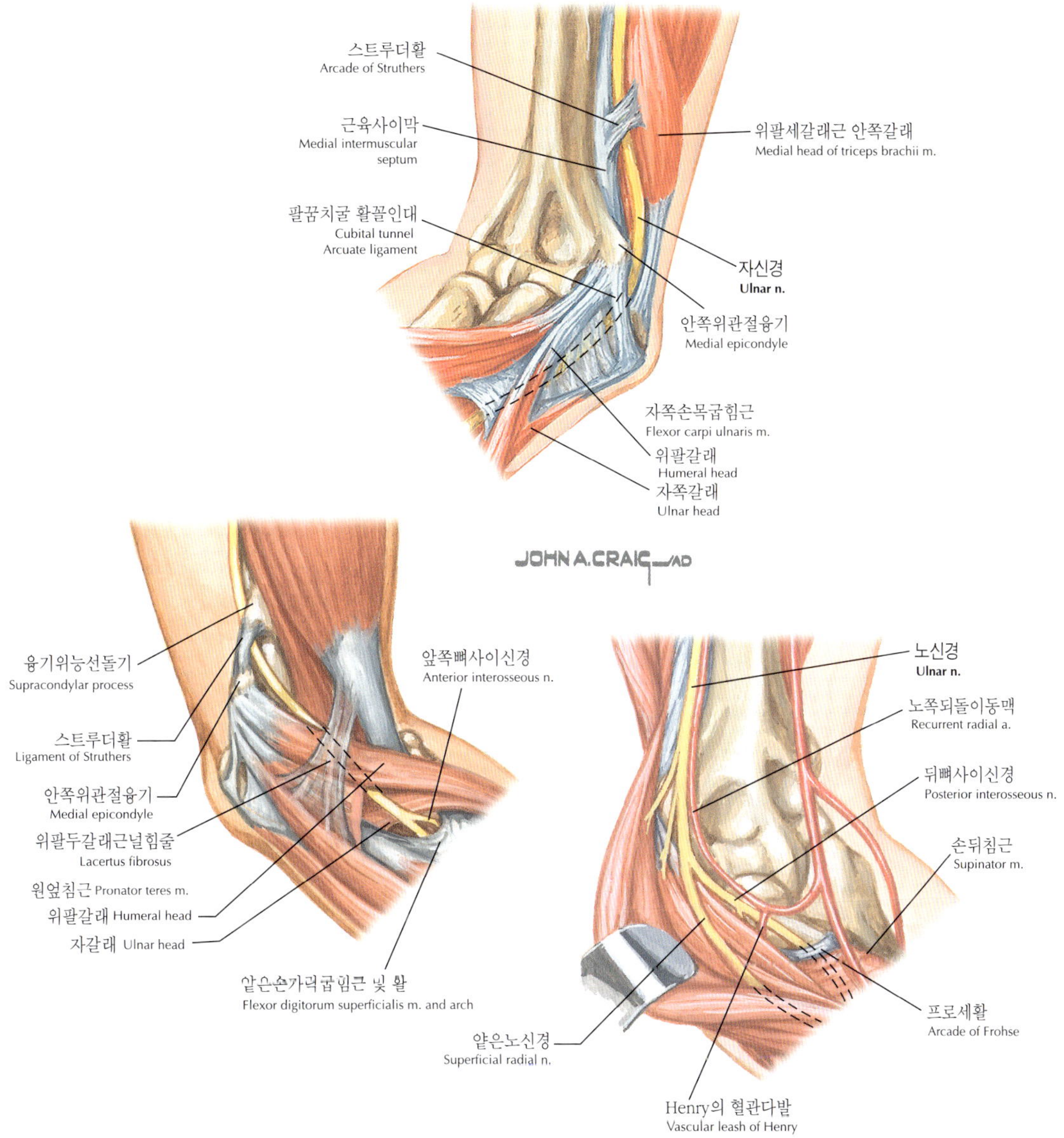

구조물	질환설명	설명
	기타 구조물	
지방패드	갈고리오목 및 팔꿈치머리 오목 양쪽에 위치 완전폄 또는 완전굽힘시 연동된다.	골절 혈종으로 인해 전위될 수 있고 방사선 상에서 투명하게 보이는 '돛징후' 가 나타남.
팔꿈치머리 주머니	팔꿈치머리돌기의 끝에 위치	염증 또는 감염이 발생할 수 있다.
스트레스인대	기형적인 융기위능선 돌기에서 안쪽위관절융기에 이르는 섬유띠	몸쪽에서 정중신경을 압박할 수 있다.
위팔두갈래근널힘줄 (lacertus fibrosus)	깊은아래팔근막으로 이행하는 먼쪽위팔두갈래근 및 힘줄로부터의 구막띠	정중신경과 위팔동맥을 감싸고 정중신경을 압박할 수 있다
스트루더활	뼈사이막에서 위팔세갈래근(안쪽갈래)에 이르는 두꺼워진 근막 위관절융기에서 몸쪽 8㎝에 위치	정상적으로 70%에서 발견될 수 있다. 팔꿈치굴의 몸쪽에서 자신경을 압박할 수 있다.
Henry의 다발	노쪽되돌이 동맥의 가지	자신경/뒤쪽뼈사이신경을 압박할 수 있다.

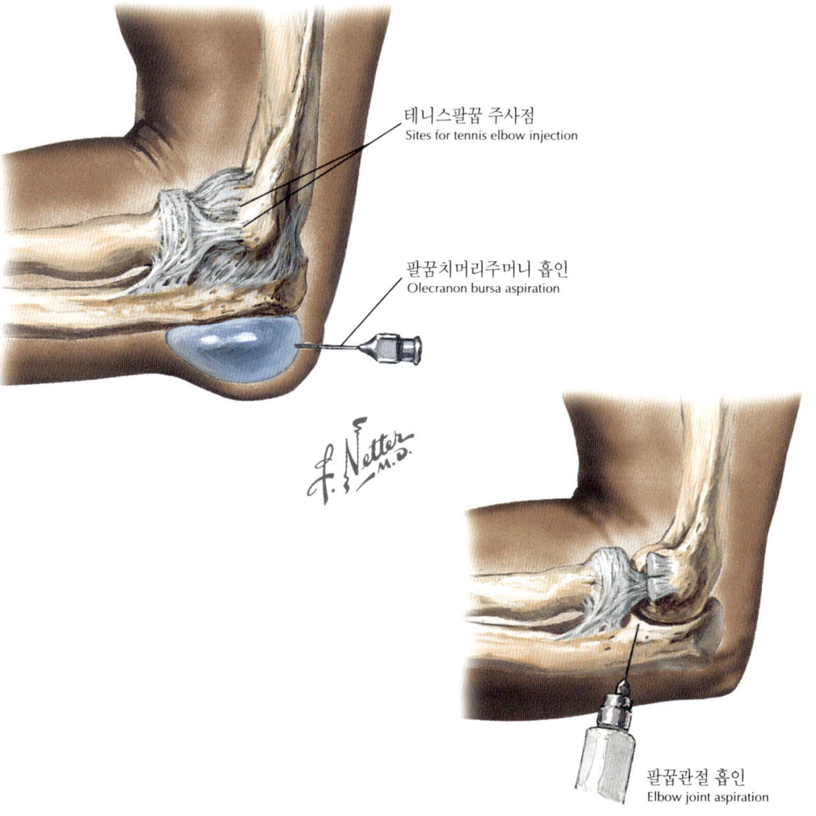

순서

팔꿉관절천자

1. 팔꿉을 펴고 가쪽관절융기와 노뼈머리, 팔꿈치머리를 촉진한 후 이 모든 세곳사이의 세모로 패인 곳을 확인한다(약점).
2. 패인부위의 피부를 요오드나 무균성 비누로 소독한다.
3. 피부에 국소 마취를 시행한다.
4. 팔을 폄 또는 굽힘 상태로 유지하면서, 바늘을 세모 모양의 뼈 표시 사이에 넣는다(안쪽 위관절융기를 향해서).
5. 관절액을 쉽게 뽑아낼 수 있다.
6. 주사 주위를 소독한다.

팔꿈치머리주머니 흡인

1. 팔꿈치 머리 피부를 요오드나 무균성 비누로 소독한다.
2. 피부에 국소 마취를 시행한다.
3. 주머니안에 18게이지 바늘을 넣고 윤활액을 뽑아낸다.
4. 만약 감염이 의심되면, 그람 염색이나 균배양을 보낸다.
5. 주사 주위를 소독한다.

테니스팔꿉 주사

1. 약물과민반응이 있는지 환자에게 묻는다.
2. 팔꿉을 90° 굽히고, 짧은 노뼈손목폄근을 촉진한다(가쪽위관절융기의 가장 누름통증이 심한곳).
3. 가쪽 팔꿉의 피부를 요오드나 무균성 비누로 소독한다.
4. 피부에 국소마취를 시행한다.
5. 가쪽위관절융기의 바로 아래 짧은 노뼈손목폄근이 붙는곳에 22게이지나 작은 바늘을 넣는다. 바늘이 혈관으로 들어가지 않았는지 확인하기 위해 흡입을 해 본다. 리도케인과 코르티코스테로이드 1 : 1 혼합액 2~3㎖를 주입한다(넓은 인대에 넓게 주사한다).
6. 주사 주위를 소독한다.
7. 증상의 호전 여부를 관찰한다.

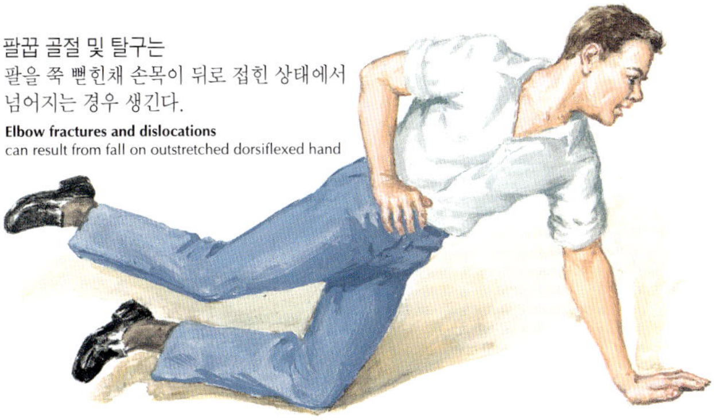

팔꿉 골절 및 탈구는
팔을 쭉 뻗힌채 손목이 뒤로 접힌 상태에서
넘어지는 경우 생긴다.

Elbow fractures and dislocations
can result from fall on outstretched dorsiflexed hand

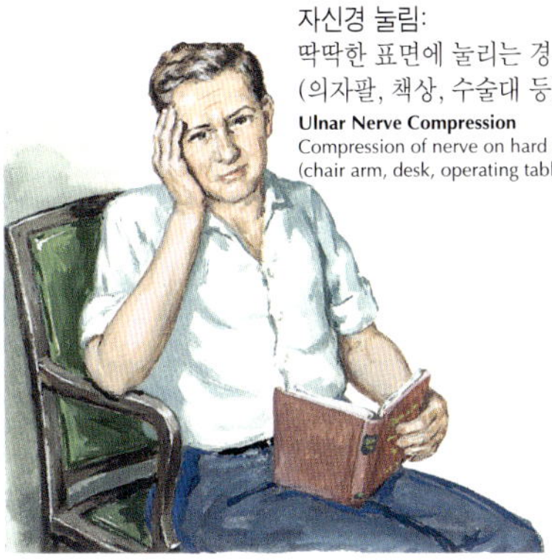

자신경 눌림:
딱딱한 표면에 눌리는 경우
(의자팔, 책상, 수술대 등)

Ulnar Nerve Compression
Compression of nerve on hard surface
(chair arm, desk, operating table, etc.)

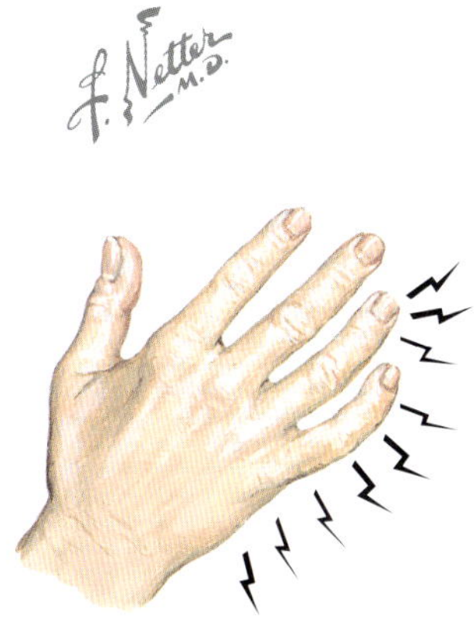

손의 자신경 분포영역에서의 얼얼한 느낌과 저린감
엄지 및 두번째 손가락사이의 뼈사이 근육의 위축

Numbness and tingling in ulnar nerve distribution in hand.
Interosseous wasting between thumb and index finger

질문	답변	임상적용
1. 나이	젊은이	탈구, 골절
	중년, 노년	테니스 팔꿉(가쪽위관절융기염), 관절염
2. 통증		
a. 시작	급성	탈구, 골절, 힘줄 찢김/파열, 인대손상
	만성	목척추 병변
b. 위치	앞	위팔두갈래근 파열, 관절염
	뒤	팔꿈치머리 주머니염
	가쪽	가쪽위관절융기염, 골절(특히 노뼈머리)
	안쪽	안쪽위관절융기염, 신경포획, 골절, 안쪽곁인대 염좌(삠)
c. 발생	야간 통증	감염, 종양
	쉴 때 통증	
	활동 시 통증	인대 및 힘줄이 원인
3. 강직	잠김 없음	관절염, 삼출액(외상)
	잠김	이물질, 가쪽곁인대 손상
4. 부종	팔꿈치 머리	팔꿈치머리 주머니염 이외 : 탈구, 골절, 통풍
5. 외상	넘어질 때 팔꿈이나 손으로 짚음.	탈구, 골절
6. 활동력	스포츠, 반복운동	위관절융기염, 자신경 마비
7. 신경학적 증상	통증, 마비	신경포획(많은 가능 부위), 목척추 병변, 가슴문증후군
	저린감	
8. 관절염 병력	여러 관절	루푸스, 류마티스 관절염, 건선, 통풍

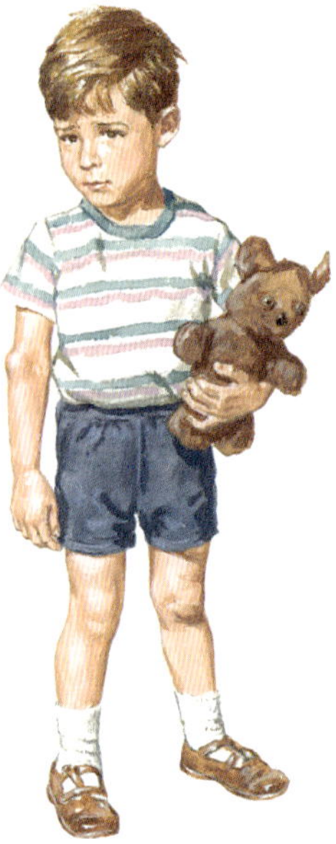

노뼈머리의 부분탈구
Subluxation of head of radius
(잡아당긴 팔꿈치/보호자 팔꿈치)
("pulled elbow"/ "nursemaid's")

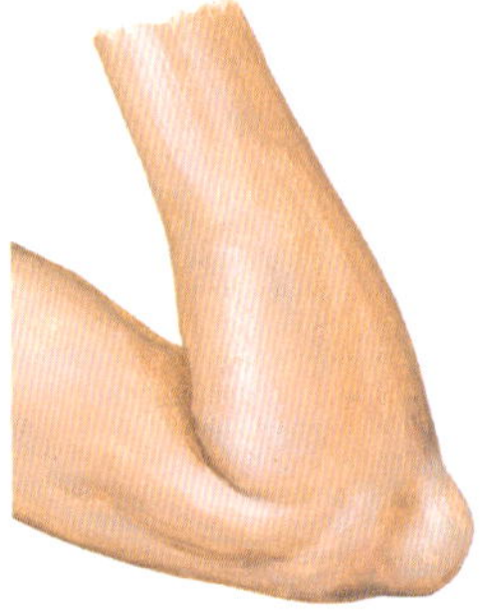

팔꿈치머리 주머니염
Olecranon bursitis
(학생 팔꿈치)
(student's elbow)

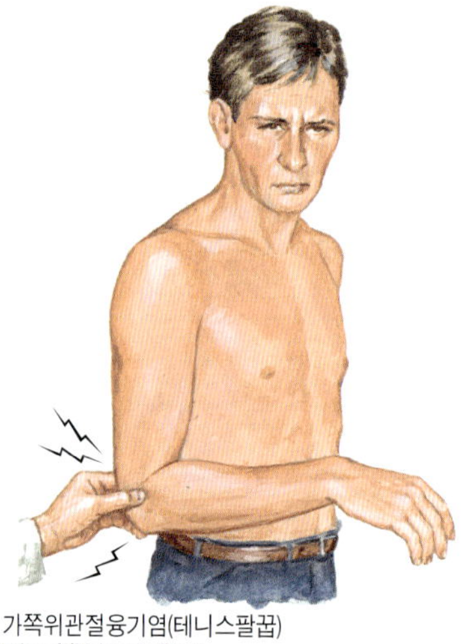

가쪽위관절융기염(테니스팔꿉)
Epicondylitis(tennis elbow)
위팔뼈 가쪽 또는 안쪽위관절융기의 격심한 누름통증
Exquisite tenderness over lateral or medial epicondyle of humerus

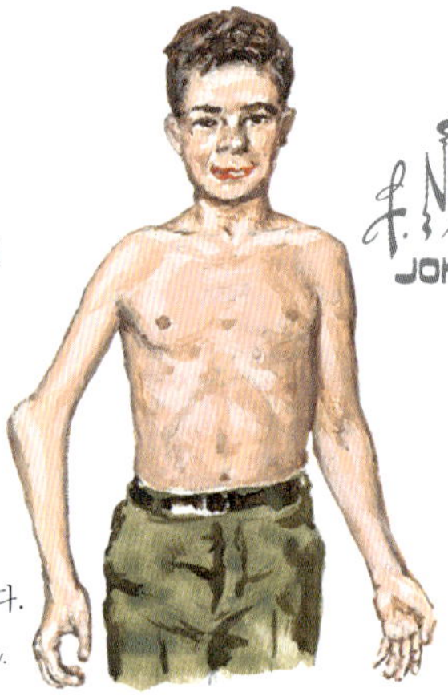

안쪽굽은팔꿉 변형
Cubitus varus deformity
관절융기위쪽 골절의
부정유합으로 발생될 수 있다.
Malunion of a supracondylar
fracture can result in this deformity.

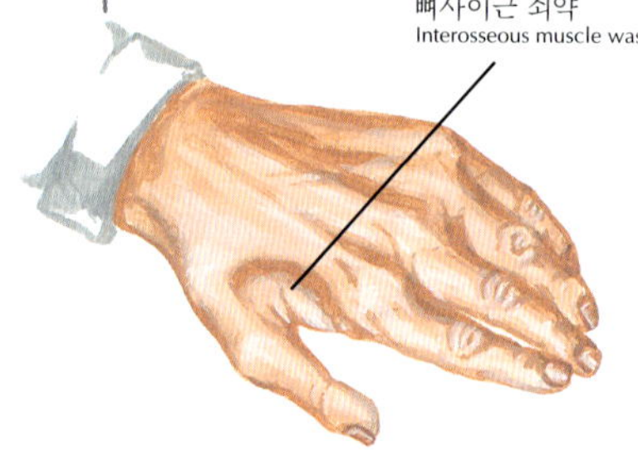

팔꿉굴 증후군
Cubital tunnel syndrome
뼈사이근 쇠약
Interosseous muscle wasting

검사/관찰	검사방법	임상적용
	시진	
팔사용을 꺼림	환자 관찰	골절, 탈구, 노뼈머리 불완전 탈구(보호자 팔꿉)
외관 상 변형, 부종	양쪽 비교	탈구, 골절, 주머니염
운반각(정상 5 – 15°)	음성(< 5°) 양성(> 15°)	안굽이팔꿈치 : 뼈끝판 손상(예; 관절 융기 위골절 부정유합) 바깥굽이팔꿈치 : 뼈끝판 손상(예; 가쪽 위관절 융기 골절)
근육쇠약	손의 근육검사	신경죄임(예; 팔꿈치굴 증후군)
	촉진	
안쪽	위관절융기, 관절융기위능선, 자신경고랑의 자신경	통증 : 안쪽위관절융기염(골프팔꿉) 골절, 안쪽 팔꿉곁인대 파열 감각 이상이 자신경 포획을 의미한다.
가쪽	위관절융기, 관절융기위능선 노뼈머리	통증 : 가쪽위관절융기염(테니스팔꿉), 골절 통증 : 관절염, 골절, 윤활주머니염
앞	앞팔꿉오목의 위팔두갈래근	통증은 위팔두갈래근의 파열을 의미한다.
뒤	팔꿉굽히기 : 팔꿈치머리	팔꿈치머리 주머니염, 위팔세갈래근의 파열

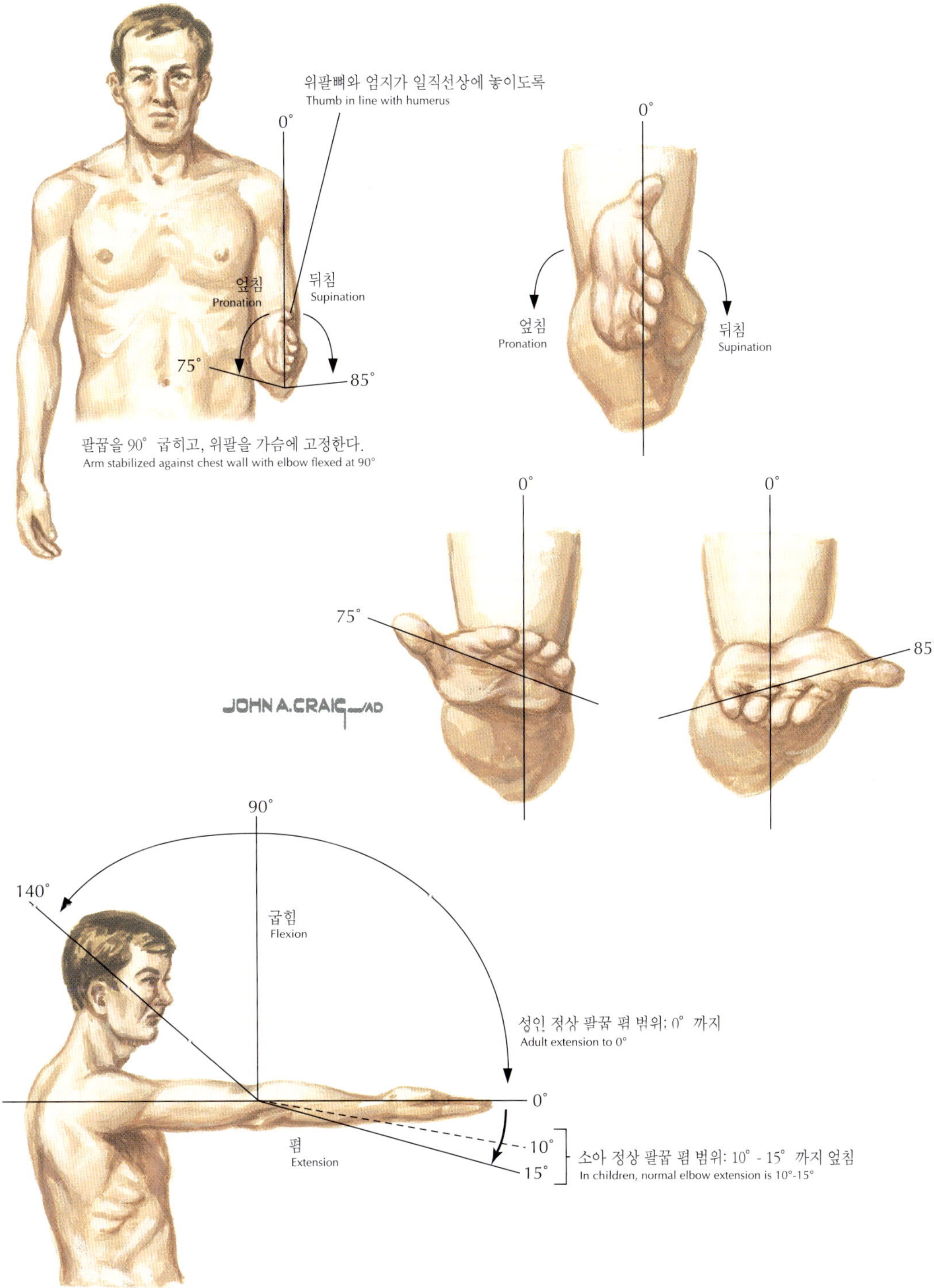

검사/관찰	검사방법	임상적용
	운동범위	
굽힘 및 폄	팔꿉에서 굽힘과 폄	정상 : 0° 에서 140° – 150° 까지 만약 수동운동 범위가 능동 운동범위 보다 많으면 주의
엎침과 뒤침	팔꿉을 가슴에 붙이고 엄지를 위로 한 자세에서 아래팔을 돌림시킨다.	정상 엎침 : 75° – 80° 정상 뒤침 : 80° – 85°

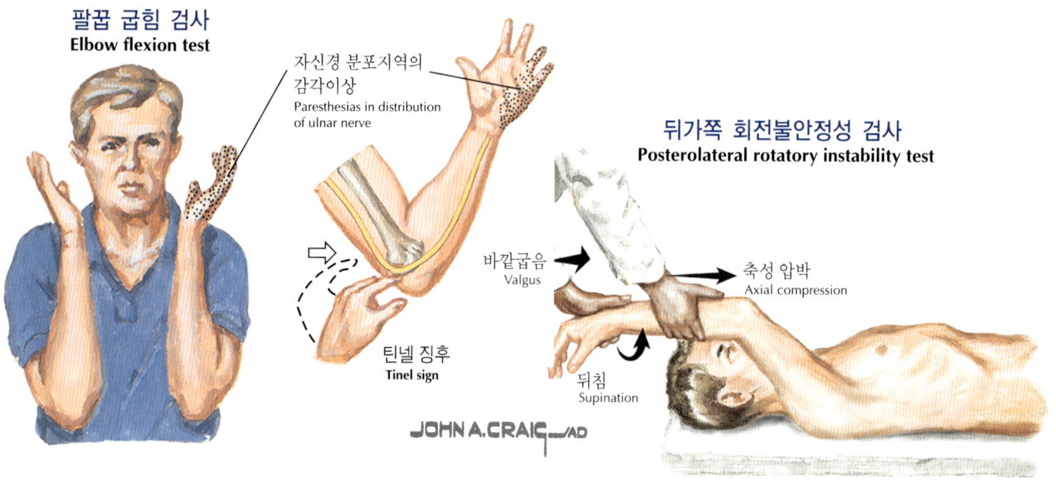

검사/관찰	검사방법	임상적용
	신경 및 혈관	
	감각	
겨드랑 신경(C5)	팔의 위가쪽	감각소실은 해당 신경/신경뿌리의 병변을 의미
노신경(C5)	팔의 아래가쪽과 뒤쪽	감각소실은 해당 신경/신경뿌리의 병변을 의미
안쪽 피부신경(T1)	팔의 안쪽	감각소실은 해당 신경/신경뿌리의 병변을 의미
	운동	
근육피부신경(C5 – 6)	팔꿉의 굽힘에 저항	약화 = 위팔노근/위팔두갈래근 또는 해당 신경/뿌리병변
근육피부신경(C6)	뒤침에 저항	약화 = 위팔두갈래근 또는 해당 신경/뿌리병변
정중신경(C6)	엎침에 저항	약화 = 원엎침근 또는 해당 신경/뿌리병변
노신경(C7)	팔꿉 폄에 저항	약화 = 위팔두갈래근 또는 해당 신경/뿌리병변
	반사	
C5	위팔두갈래근	방사통(부채살 통증)에 따른 저활동/없음
C6	위팔노근	방사통(부채살 통증)에 따른 저활동/없음
C7	위팔세갈래근	방사통(부채살 통증)에 따른 저활동/없음
맥박 : 위팔, 노, 자동맥		
	특별검사	
테니스팔꿉	주먹을 쥐고 손목을 펴고 엎치게 하여 손가락의 저항감	통증이 가쪽 위관절융기에 있으면, 가쪽 위관절융기염을 의미한다.
골프팔꿉	팔을 뒤치고 손목과 팔꿉을 폄	통증이 안쪽 위관절융기에 있으면, 안쪽 위관절융기염을 의미한다.
인대 불안정	25° 굽힘에서 벌림/모음 긴장	통증이나 이완은 안/가쪽 곁인대 손상을 의미한다.
추축변위 시험	바로누운자세, 팔꿉 폄, 어깨관절 굽힘, 위치에서 아래팔을 뒤침하고 축성 압박력을 가하면서 팔꿉을 바깥굽이 및 굽힘한다.	불안해하거나, 노뼈 머리의 불완전탈구 촉진 또는 노뼈머리 부위의 피부가 움푹 들어가면 양성소견이며 이는 돌림 불안정을 의미한다.
틴넬 징후	자신경고랑의 두드림	자신경 영역의 손저림은 포획을 의미한다.
팔꿉 굽힘	3~5분 동안 최대 팔꿉 굽히기	자신경 영역의 손저림은 포획을 의미한다.
집기와 잡음	엄지와 두번째 손가락으로 집기	불능시 앞뼈사이 신경의 병변을 의미한다.

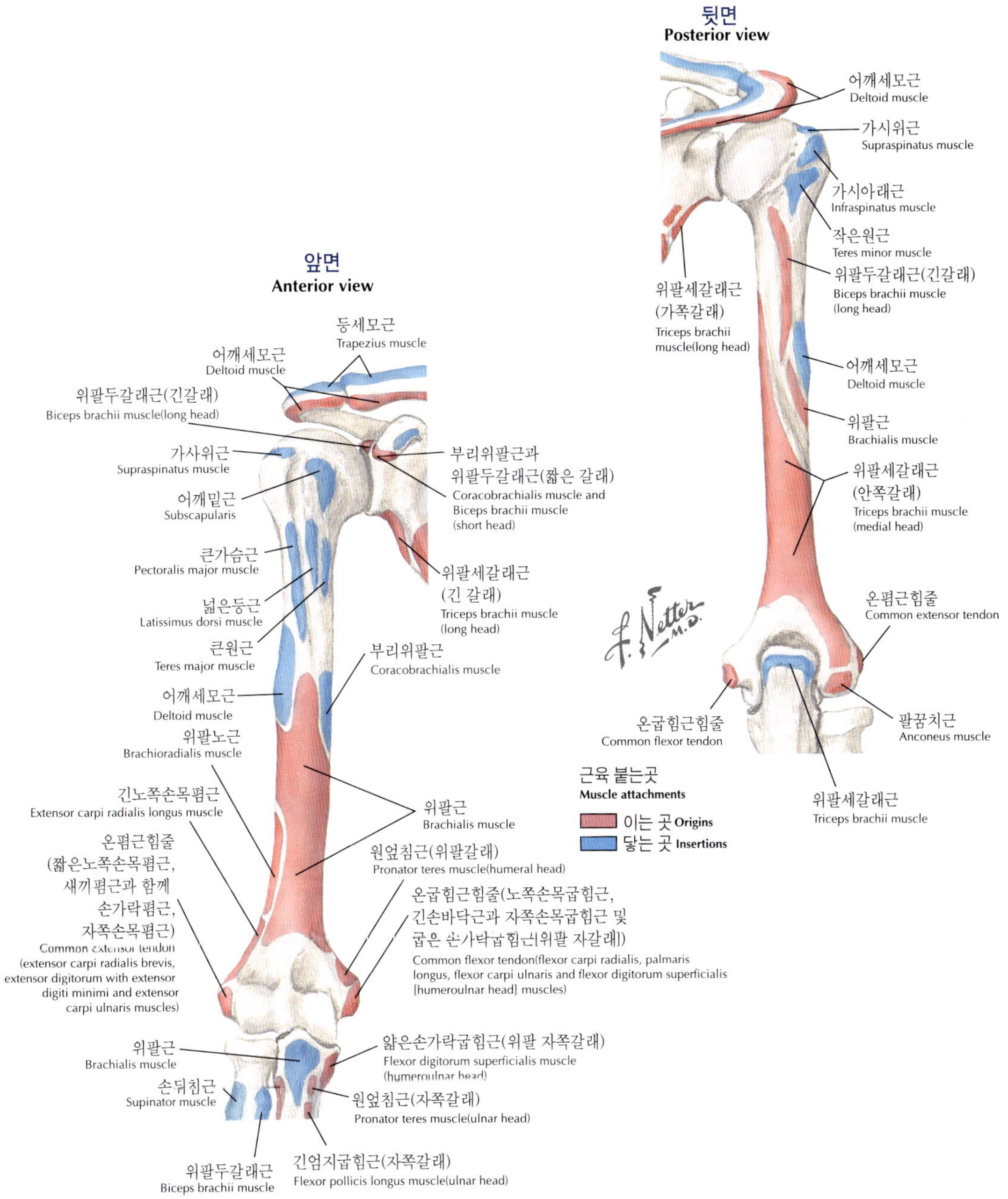

부리돌기	큰결절	앞 위팔뼈	안쪽위관절융기	가쪽위관절융기
		이는 곳		
위팔두갈래근 (짧은갈래) 부리위팔근			원엎침근 온굽힘근(노쪽손목굽힘근, 자쪽손목굽힘근, 굽은손가락굽힘근)	팔꿈치근 온폄근(짧은노쪽손목폄근, 손가락폄근, 자쪽손목폄근)
		닿는 곳		
작은가슴근	가시위근 가시아래근 작은원근	큰가슴근 넓은등근 큰원근		

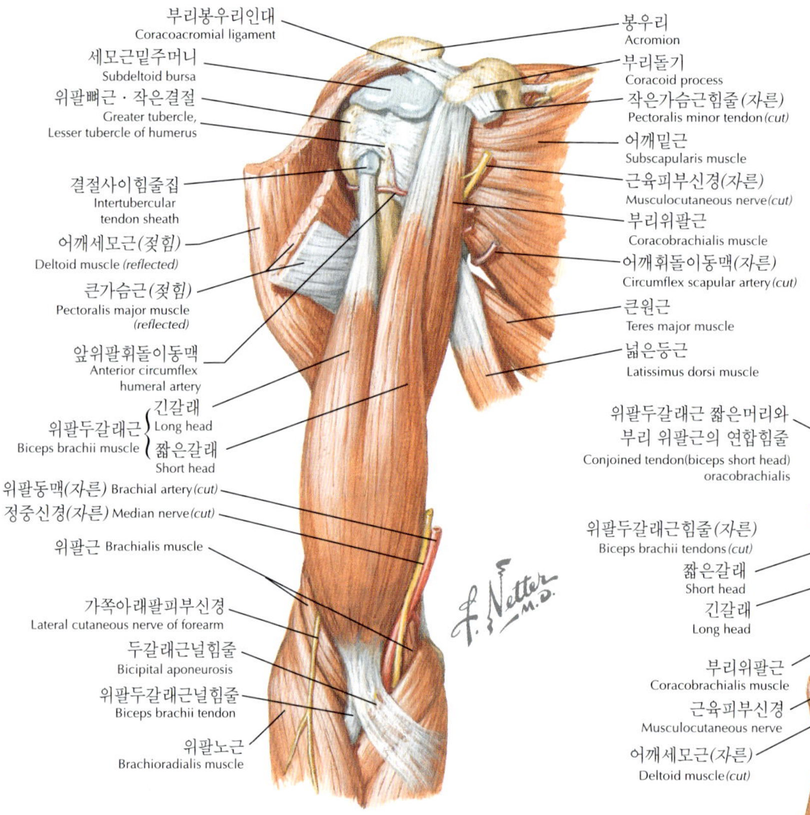

얕은층
Superficial layer

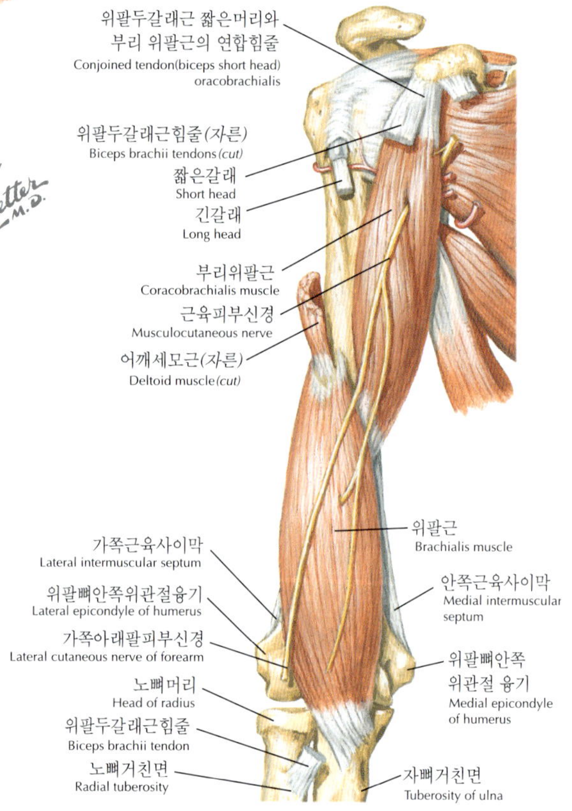

깊은층
Deep layer

근육	이는 곳	닿는 곳	신경	작용	설명
부리위팔근	부리돌기	중간 위팔뼈	근육피부신경	위팔 굽힘 및 모음	연합된 힘줄의 일부분
위팔근	위팔뼈 먼쪽 앞	자뼈결절 (몸쪽자뼈)	안쪽 : 근육피부신경 가쪽 : 노신경	아래팔 굽힘	앞쪽 수술 접근시 가르는 근육
위팔두갈래근					몸쪽이 파열되어 일명
긴갈래	관절위아래 결절	노뼈결절 (몸쪽노뼈)	근육피부신경	아래팔 굽힘 및 엎침	뽀빠이팔 유발
짧은갈래	부리돌기	노뼈결절 (몸쪽노뼈)	근육피부신경	아래팔 굽힘 및 엎침	연합된 힘줄의 일부분

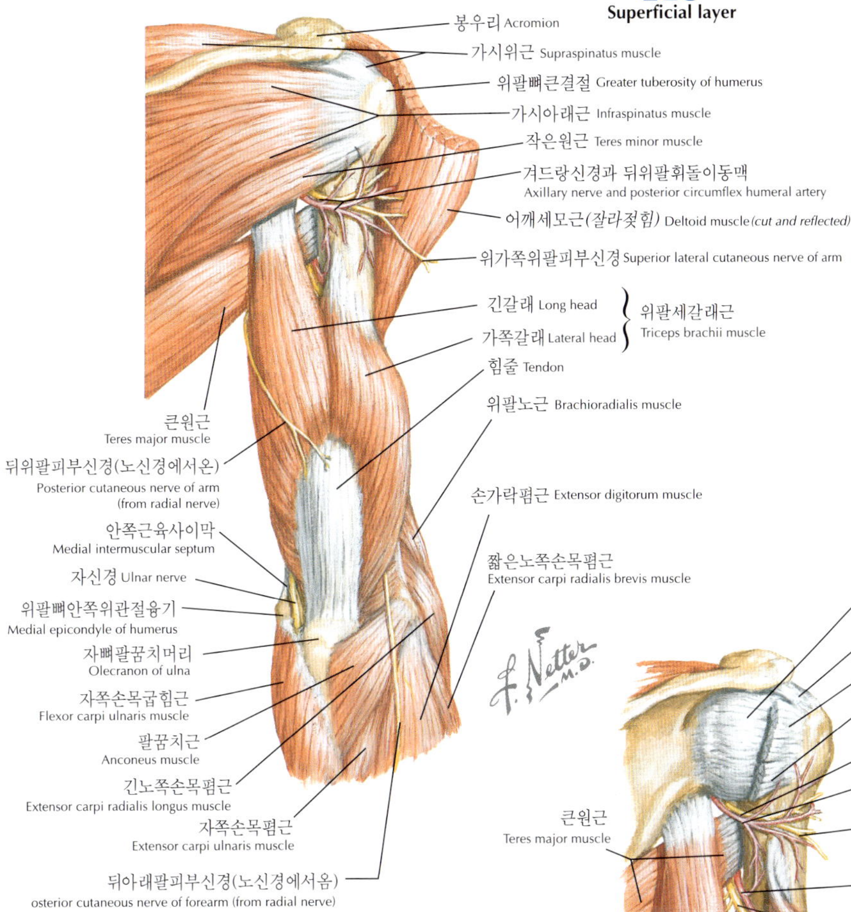

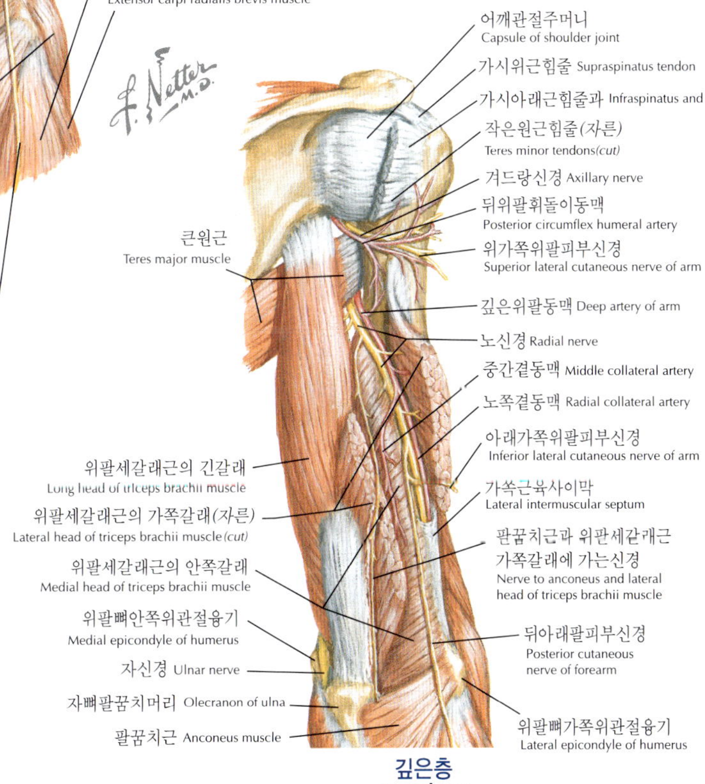

근육	이는 곳	닿는 곳	신경	작용	설명
위팔세갈래근					
긴갈래	관절아래 결절	팔꿈치머리	노신경	팔꿈치 폄	정사각형과 삼각형 사이의 경계
가쪽갈래	뒤쪽 위팔뼈(몸쪽)	팔꿈치머리	노신경	팔꿈치 폄	가쪽 수술적 접근 시 경계
안쪽갈래	뒤쪽 위팔뼈(몸쪽)	팔꿈치머리	노신경	팔꿈치 폄	뒤쪽 수술적 접근 시 하나 근육 축

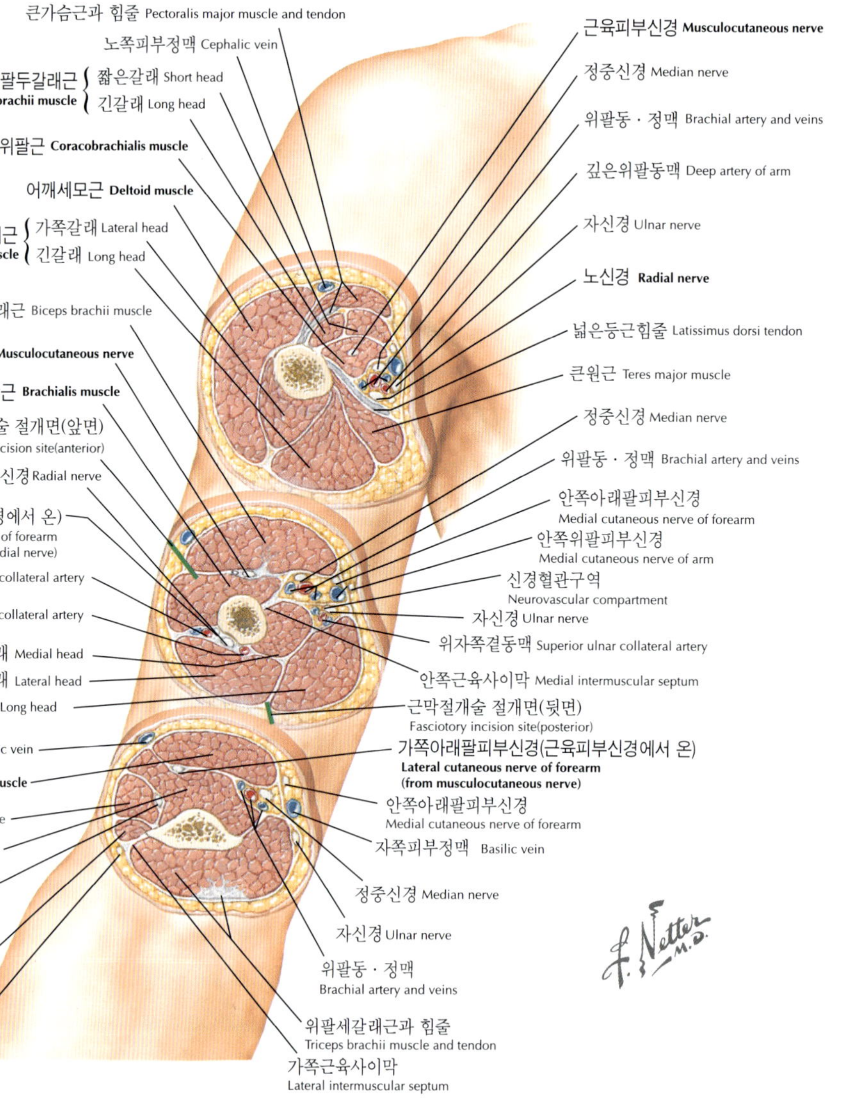

구조물	관계
	근육피부신경
노신경	안쪽에서 시작해 나선형홈을 따라 뒤쪽 및 가쪽으로 주행한다. 그리고 나서 먼가쪽위팔에서 위팔근 및 위팔노쪽근 사이로 나온다.
자신경	안쪽 위팔에서 뼈사이막을 통과하여 앞쪽구획에서 뒤쪽구획으로 주행하여 팔꿈치굴로 들어간다.
정중신경	위팔의 앞안쪽에서 처음에는 위팔동맥 가쪽에서 주행하다 가로질러 안쪽으로 주행하게 된다.
위팔동맥	정중신경과 함께 주행하다 먼쪽 위팔과 팔꿉관절에서 좀 더 한가운데에 이르게 된다.
	구획
앞쪽구획	근육 : 위팔근, 위팔두갈래근, 부리위팔근 신경 및 혈관 : 근육피부신경, 정중신경, 위팔동맥, 노신경
뒤쪽구획	근육 : 위팔세갈래근 신경 및 혈관 : 노신경(위팔중간), 자신경(위팔먼쪽), 노쪽 되돌이동맥

피부신경지배
Cutaneous Innervation

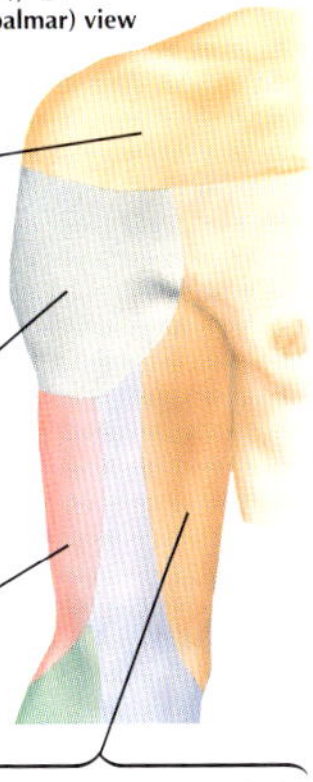

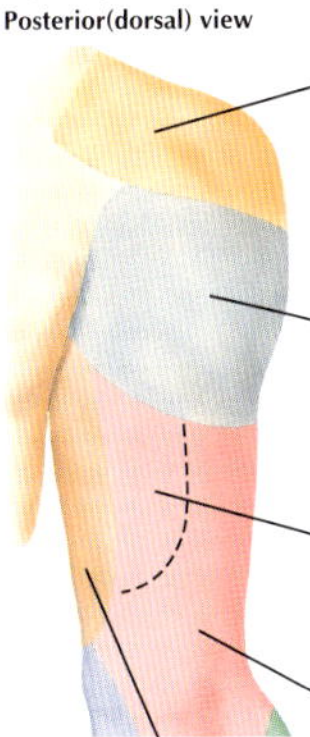

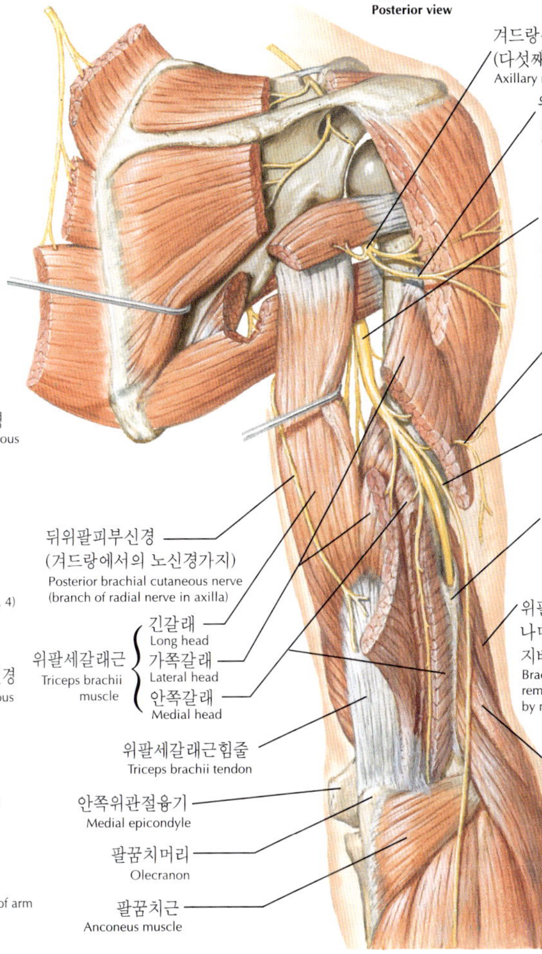

팔신경얼기

가쪽 및 안쪽 신경다발

정중신경(C[5]6 – T1) : 위팔 안쪽을 따라 주행(앞쪽구획), 위팔두갈래근과 위팔근의 안쪽으로 주행(위팔동맥 가쪽)후 위팔동맥의 안쪽으로 가로질러 주행하고 위팔두갈래근 널힘줄 아래로 아래팔로 들어간다.(섬유띠)

감각 : 위팔부위에서는 없다.(6장 참조)
운동 : 위팔부위에서는 없다.(5, 6장 참조)

뒤쪽 신경다발

노신경(C5 – T1) : 위팔뼈 안쪽에서 시작해서 위팔의 깊은 동맥과 함께 나선구가 있는 뒤쪽으로 가로질러 주행(위팔뼈 면쪽 1/3 골절시 신경이 눌릴 수 있다.) 그 후 위팔노근 및 위팔근사이에 놓이며 이후 깊은신경과 얕은신경(감각신경) 가지로 나뉜다.

감각 : 뒤쪽위팔 : **위팔의 뒤쪽피부신경을 경유하여**(뒤쪽위팔피부신경)
가쪽위팔 : **위팔의 아래가쪽 피부신경**
운동 : 뒤쪽구획 : 위팔세갈래근
앞쪽구획 : 위팔근(가쪽부위)

앞면
Anterior view

요점 : 근육피부신경에 의해 지배받는 근육들만 나타남.
Note: Only muscles innervated by musculocutaneous nerve shown

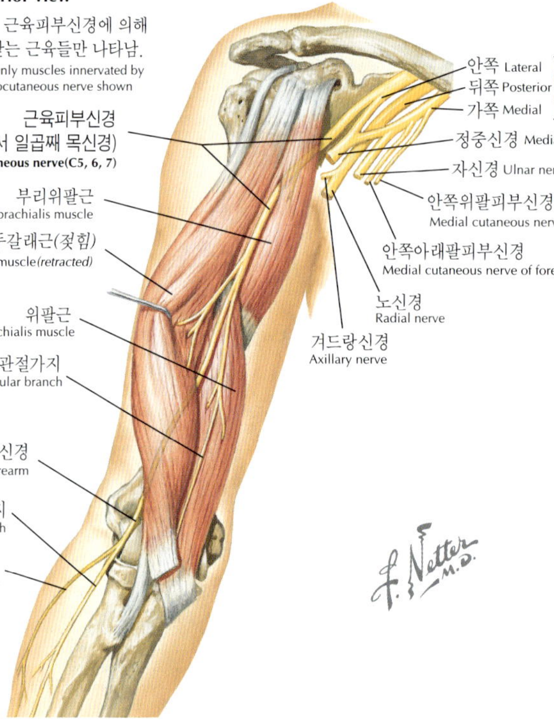

팔신경얼기

가쪽 신경다발

근육피부신경(C5－7) : 부리돌기 아래쪽 6~8㎝에서 부리위팔근을 뚫고 나온다.(수술시 손상받기 쉬운 부위) 이후 위팔두갈래근과 위팔근 사이를 지나고 이 근육들에 신경분포를 한다. 감각신경 말단가지는 팔꿈치 관절 부위에서 위팔두갈래근과 위팔근 사이에 놓인다.

감각 : 위팔에서는 없다.
운동 : 앞쪽 구획
- 부리위팔근
- 위팔두갈래근
- 위팔근(중간부위)

안쪽 신경다발

위팔의 안쪽피부신경(위팔피부신경 C8－T1) : 신경다발에서 나온 가지, 갈비뼈사이 위팔신경과 만나고 위팔 안쪽부위에서 피부밑으로 주행한다.

감각 : 위팔 안쪽
운동 : 없다.

자신경(C[7]8－T1) : 위팔 안쪽에서 근육사이막을 통해 앞쪽에서 뒤쪽 구획으로 지난다. 그 후 위팔세갈래근(안쪽갈래)의 스투르더활 아래로 지나고 이후 안쪽위관절융기 뒤쪽의 팔꿈치굴을 통해 지나간다.

감각 : 위팔에서는 없음(5, 6장 참조).
운동 : 위팔에서는 없음(5, 6장 참조).

위팔의 신경 앞쪽면
Nerves of the arm Anterior view

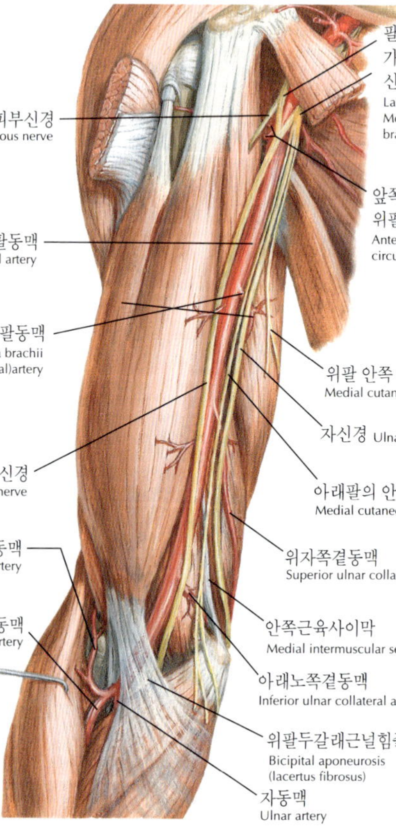

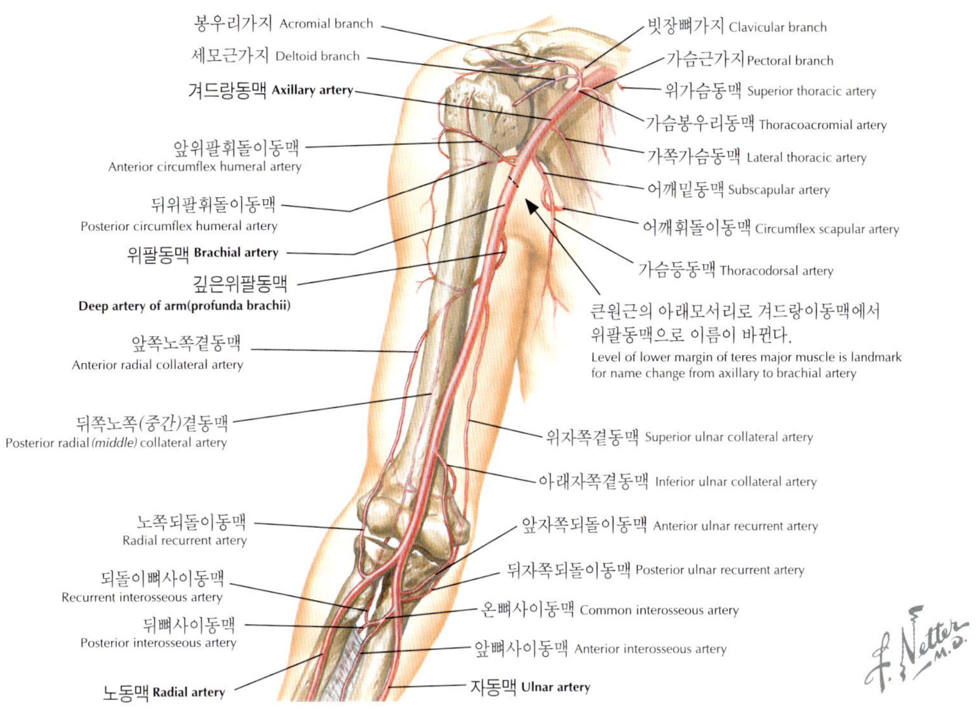

가지	주행	설명/공급
	위팔동맥	
겨드랑이동맥의 연장, 정중신경과 함께 주행, 정중신경을 가로질러 정중앙에 놓인다.		
깊은위팔동맥	나선고랑에 놓임.	노신경과 주행, 이위치에서 손상가능
영양위팔동맥	영양굴로 들어감.	위팔뼈에 공급
위자쪽곁동맥	안쪽 위팔에서 자신경과 주행	뒤자쪽 되돌이 동맥과 연결
아래자쪽곁동맥	먼쪽 위팔에서 가지를 냄.	앞자쪽 되돌이 동맥과 연결
근육가지	보통 가쪽으로 가지를 냄.	위팔의 근육에 공급
노동맥	마지막 가지	위팔동맥의 마지막 2개 가지중 하나
자동맥	마지막 가지	위팔동맥의 마지막 2개 가지중 하나
	깊은위팔동맥	
앞노쪽곁동맥	위팔의 앞가쪽에 위치	노쪽되돌이동맥과 연결
뒤(중간)노쪽곁동맥	위팔의 뒤쪽에 위치	되돌이뼈사이동맥과 연결 가쪽 위팔 피부분절에 사용
	노동맥	
노쪽되돌이동맥	위팔의 앞가쪽으로 주행	앞노쪽곁동맥과 연결 가지들(leash of Henry)은 노신경을 압박할 수 있다.
	자동맥	
앞자쪽 되돌이동맥	위팔의 앞안쪽에 위치	아래자쪽곁동맥과 연결
뒤자쪽되돌이동맥	위팔의 뒤안쪽에 위치	위자쪽곁동맥과 연결
온뼈사이동맥	중앙가지	여러 가지들의 몸통
되돌이뼈사이동맥	팔꿉의 뒤쪽	뒤노쪽곁동맥과 연결
앞/뒤 뼈사이동맥	근육사이막을 따라 주행	아래팔의 근육에 공급

팔꿉관절 인공관절성형술
Prosthesis for total elbow arthroplasty

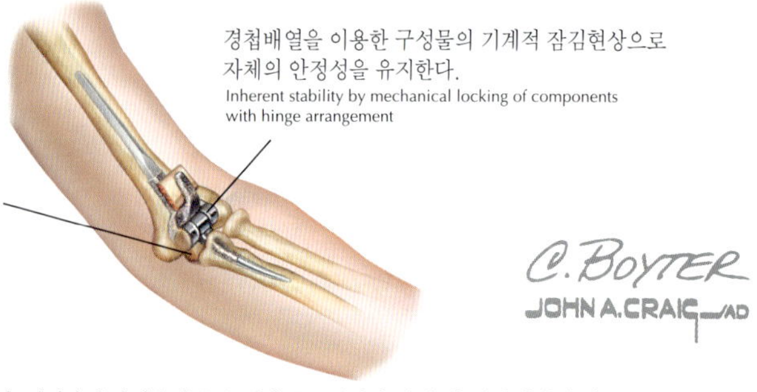

팔꿉관절 인공관절성형술은 3가지 종류가 있으며, 비제한성 삽입물이 좋은 결과를 보이지만, 수술 후 불안정성의 빈도는 5-20%. 대부분 환자는 반구속형 삽입물로 치료된다. 이 기구는 위 사진에서 보이는 것과 같은 경첩을 통한 자체 안정성을 가지거나 snap-fit축 배열을 통해 자체 안정성을 가진다.

Three types of total elbow arthroplasty have been used. Results were better with an unrestrained prosthesis but with 5%-20% incidence of postoperative instability, most patients are now treated with a semi-constrained prosthesis, which has inherent stability by linking of the component usually with a hinge (shown above) or a snap-fit axis arrangement.

자신경의 근육밑 이전술
Submuscular tranposition of ulnar nerve

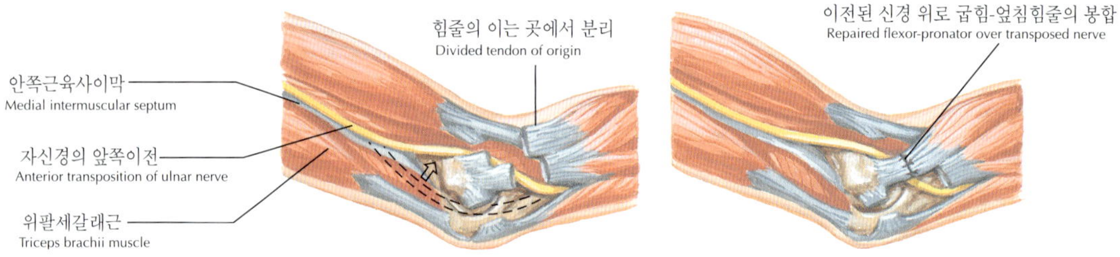

질환설명	병력 및 이학적검사	방사선검사/소견	치료
관절염			
• 흔하지 않음. • 운동선수에서 뼈관절염 • 관절염이 흔히 발생하는 부위 (예; 류마티스, 통풍)	**병력 :** 만성통증, 강직 이전의 외상(+/−) **이학적검사 :** 운동범위 감소 누름통증(특히 팔꿉을 펼때)	**방사선검사 :** 뼈관절염 대 염증 **혈액검사 :** RF, ESR, ANA **관절액 :** 결정물, 세포, 배양	1. 보존적 치료(안정, 진통제) 2. 뼈곁돌기/이물질 3. 가장자리 절제술 4. 인공 관절성형술
팔꿉굴 증후군			
• 팔꿈치 관절에서 자신경 압박 • 압박부위 • 근육사이막 • 스트루더스 아케이드 • 팔꿈치굴 자쪽손목굽힘근 근막	**병력 :** 자신경 분포를 따라 이상감각, 저린감 **이학적검사 :** 움켜쥐는 힘 감소, 손속근육들 위축, 틴넬징후, 팔꿉 굽힘검사	**방사선검사 :** 안쪽 위관절융기의 이상 **근전도검사 :** 확진	1. 안정, 냉찜질, 비스테로이드성 소염제, 활동수정 2. 부목(낮 또는 밤) 3. 자신경 이전술(근육하 vs 피하)
가쪽위관절융기염(테니스팔꿉)			
• 온손목폄근힘줄의 퇴행성 변화(특히 짧은노쪽손목폄근) • 과사용(테니스) 힘줄손상(미세외상)	**병력 :** 30~60세 사이 가쪽 팔꿉의 만성통증, 손목과 손가락을 펼때 악화 **이학적검사 :** 가쪽위관절융기의 누름통증, 손목을 펼때 저항을 주면 통증이 발생	**방사선검사 :** 골절이나 뼈관절염 비교위해 찍는다. 짧은 노쪽손목폄근의 석회화	1. 활동제한, 얼음, 진통제 2. 보조기나 팔걸이 3. 신장이나 강화 4. 스테로이드 주사 5. 힘줄의 수술적 가장자리 절제술(짧은노쪽손목폄근)
팔꿈치주머니염			
• 주머니의 염증 (감염/외상/이외)	**병력 :** 부종, 급/만성 **이학적검사 :** 팔꿈치 머리 주위에서 기복이 있는 덩어리를 만질 수 있다.	**병리검사 :** 주머니 흡인, 배양검사, 세포수, 그람염색 결정	1. 압박소독 2. 활동제한 3. 스테로이드 주사 4. 가장자리절제술

작은머리의 뼈연골병변
Osteochondral lesion of the capitulum

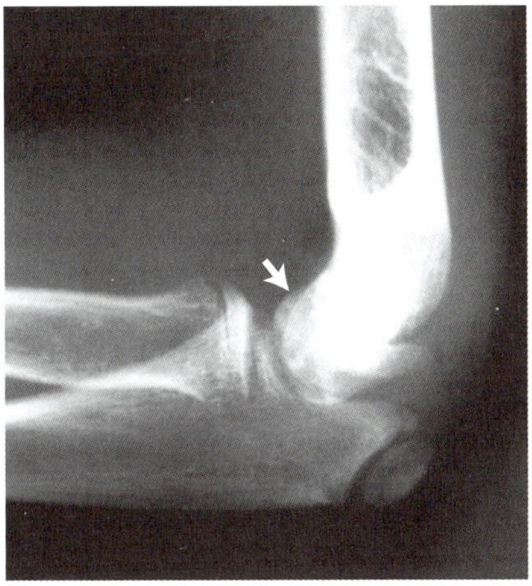

뼈흡수 부위는 방사선 투과성 영역으로 보이고, 작은머리의 경계가 불규칙하게 보인다.
Bone resorption seen as radiolucent areas and irregular surface of capitellum of humerus

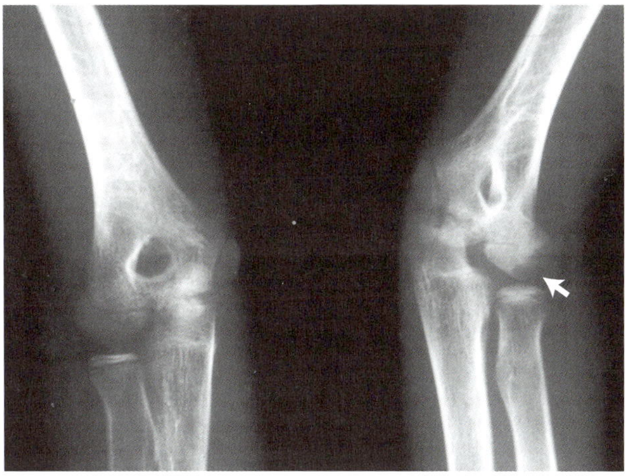

정상 오른쪽 팔꿉과 비교해 왼쪽 위팔뼈의 작은머리에서 특징적인 변화를 보인다(화살표).
Characteristic changes in capitellum of left humerus (arrow) compared with normal right elbow

질환설명	병력 및 이학적검사	방사선검사/소견	치료
먼쪽위팔두갈래근힘줄 파열			
• 기전 : 팔꿈치 관절을 약간 구부린 상태에서 편심성 과부하가 걸리는 경우 남자 40~60대 빨리 진단하는 것이 중요	**병력 :** 급성 손상/ 'pop' **이학적검사 :** 힘줄이 만져지지 않음. 팔꿈치 관절 굽힘 뒤침시 통증	**방사선검사 :** 보통정상 **자기공명영상검사 :** 확진검사	1. 초기 : 일차적 봉합 2. 후기 : 수술 불필요, 물리치료
안쪽팔꿉관절의 불안정성			
• 반복적인 바깥굽음스트레스로 인한 안쪽 곁인대(앞쪽가지) 손상 • 던지는 운동(야구, 창던지기)과 연관된 급성 또는 만성 손상	**병력 :** 던지는 동작에서의 통증 또는 던지는 동작을 못함. **이학적검사 :** 안쪽 곁인대의 누름통증, 바깥풀림(30° 이상)	**방사선검사 :** 부하검사상 관절 확장이 보임. 뒤안쪽의 뼈곁돌기 **자기공명영상검사 :** 분열 또는 파열	1. 안정, 운동제한 2. 물리치료(관절운동) 3. 인대재건술, 뼈곁돌기 및 이물질 가상사리 설제술
팔꿉관절의 박리성뼈연골염			
• 작은머리의 혈행이상 또는 미세외상 • 바깥굽이 압박 부하를 유발하는 청소년기 투수/체조	**병력 :** 팔꿉관절 가쪽의 통증, 강직, Catching +/− **이학적검사 :** 작은머리의 누름통증, 바깥굽이 부하에 통증유발	**방사선검사 :** 방사선투과성, 작은 머리의 분절화(+/−) **전산화단층촬영 :** 이물질을 확인하는 데 유용	1. 안정 및 물리치료 2. 분절의 열림되맞춤술 및 내고정술 또는 관절경을 이용한 이물질 제거 및 연골성형술
뒤가쪽돌림 불안정증			
• 가쪽 자쪽곁인대손상 노뼈머리 탈구를 보임. • 기전 : 외상성(팔꿉관절탈구) 또는 의인성(팔꿉관절수술)	**병력 :** 외상 또는 수술의 기왕력 통증, Cliking(+/−) **이학적검사 :** 가쪽 축이동검사	**방사선검사 :** 정상부하 방사선검사 : 노뼈 머리의 탈구 **자기공명영상검사 :** 가쪽 자쪽곁인대 파열	1. 안정, 운동제한 2. 물리치료 3. 가쪽자쪽곁인대 재건술(주로 장장근 힘줄 이용)
팔꿉관절 강직			
• 30 − 120° 이하 • 내인성 vs 외인성 원인 • 내인성 : 관절변화/관절증(후외상성) • 외인성 : 관절주머니 구축	**병력 :** 외상, 강직, 경한 통증 **이학적검사 :** 관절 운동범위 제한(특히 폄 − 굽힘운동에서)	**방사선검사 :** 앞뒷면/가쪽면/빗면 뼈곁돌기 또는 내인성 관절증 징후 관찰	1. 물리치료 : 관절운동 2. 수술적치료 : 내인성 − 뼈곁돌기, 이물질 제거술 외인성, 관절주머니 유리술

선천성 노뼈머리 탈구
Congenital dislocation of radial head

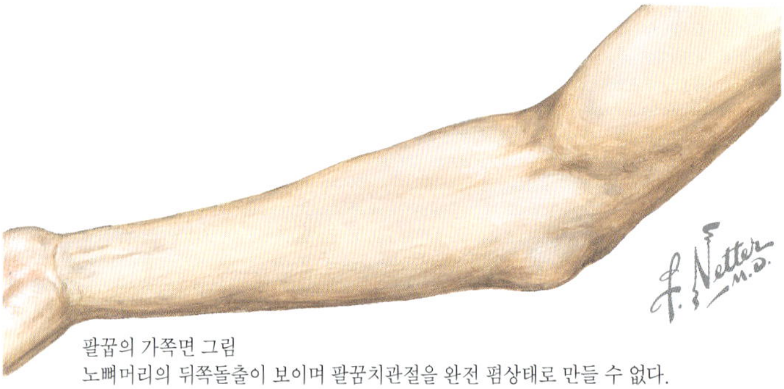

팔꿉의 가쪽면 그림
노뼈머리의 뒤쪽돌출이 보이며 팔꿈치관절을 완전 폄상태로 만들 수 없다.
Lateral view of upper extremity reveals posterior bulge of head of radius and inability to fully extend elbow.

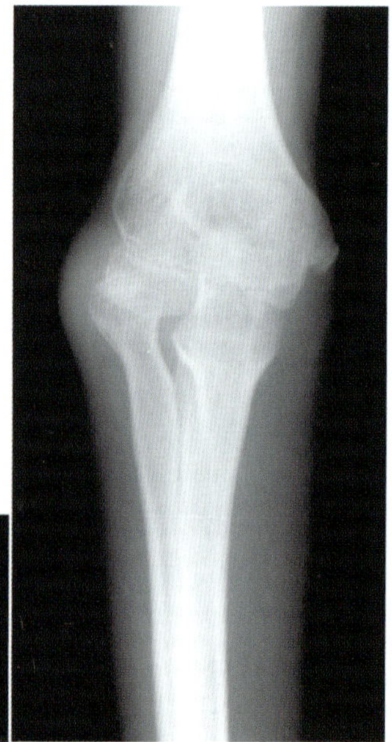

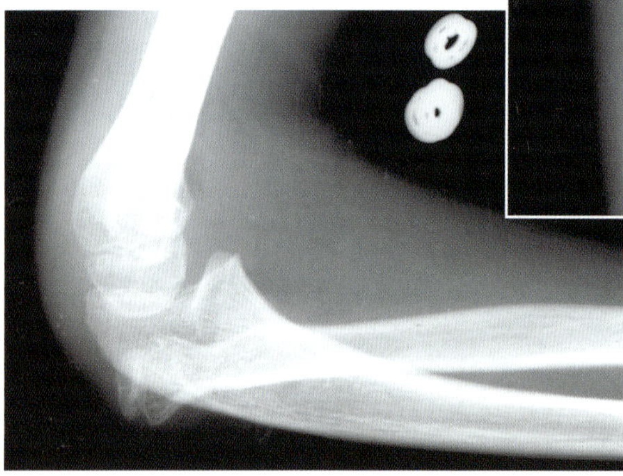

앞뒤면 및 가쪽면 방사선 사진;
노뼈머리의 뒤쪽 탈구(어긋남)
(팔꿉굽힘상태에서 더 잘 보임.)
위팔뼈의 작은머리의 저형성이 보임.
Anteroposterior and lateral radiographs reveal posterior dislocation of radial head, most evident on elbow flexion.
Note also hypoplastic capitulum of humerus.

질환설명	병력 및 검사	치료
	선천성 노뼈머리 탈구	
• 노뼈머리의 선천성 탈구 • 2~5세에 진단 • 기능적으로는 문제가 없다. • 한쪽 또는 양쪽 • 다른 증후군 동반 많다.	**병력 :** 운동범위 감소, 통증(+/−) 변형(후기) **이학적검사 :** 운동범위 감소, 노뼈머리가 튀어나와 보임. 누름통증(+/−) **방사선검사 :** 노뼈머리와 작은 머리의 이형성	• 통증이 없는 경우 : 관찰 • 통증이 있는 경우 : 뼈성숙이 이루어지면 노뼈머리 제거(통증은 조절되나 운동범위의 증가 효과는 없다.
	노뼈자뼈 뼈결합	
• 노뼈와 자뼈의 분리 실패 • 아래팔의 돌림이 안됨. • 다른 증후군과 동반이 많다. • 양측성 : 60%	**병력/이학적검사 :** 아래팔의 엎침, 뒤침이 안됨. 고정된 변형(60° 이상이면 심한 상태) **방사선검사 :** 노뼈 : 두꺼워짐. 자뼈 : 가늘어짐.	• 뼈결합 제거 : 결과가 좋지 않다. 가벼운 한쪽 : 관찰 • 뼈자름술술 : 우세팔 20° 엎침, 비우세팔 30° 뒤침
	작은머리뼈 연골증(Panner's 질환)	
• 내연골성 뼈되기의 이상 • 기전 : 바깥굽이 압박(투수의 경우) 또는 축성 과부하(체조 선수의 경우) • 보통 10세이하 : 남아 > 여아 • 장기적 예후 : 좋다.	**병력 :** 과사용에 의한 가쪽 팔꿉에 서서히 발생하는 통증(야구, 체조) **이학적검사 :** 위팔뼈의 작은머리의 누름통증, 운동 범위 감소 **방사선검사 :** 불규칙한 경계면, 갈라짐(+/−) 분절화(유리체는 드물다.)	1. 휴식(덤블링, 투구 금지) 2. 진통 소염제 3. 고정(3~4주) 증상은 몇 개월 간 지속될 수 있으나, 대부분 완전히 소실됨.

위팔뼈의 앞가쪽접근법
Anterolateral Approach to Humerus

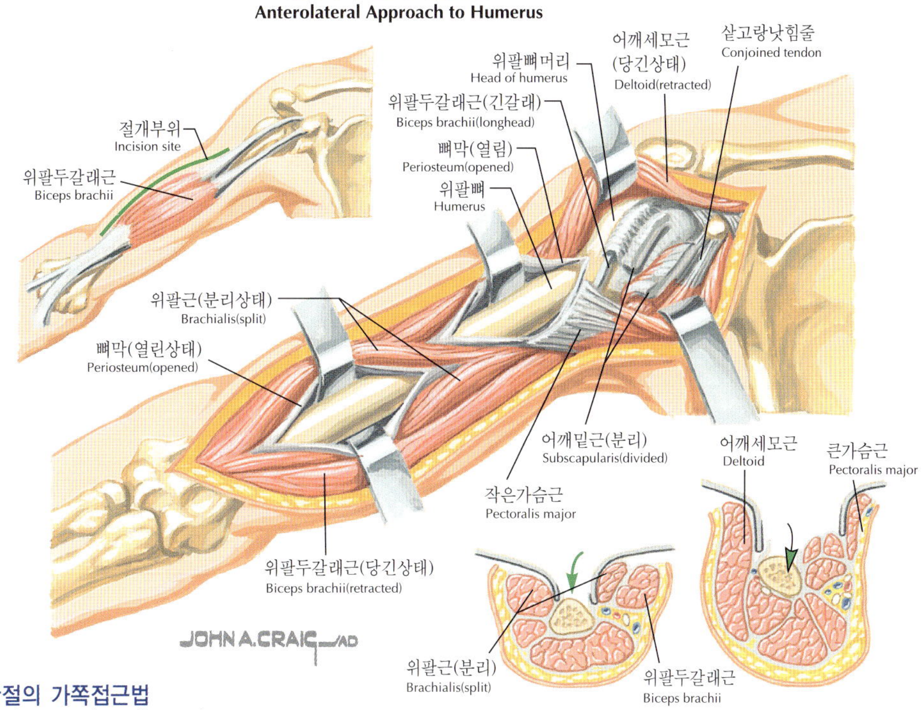

팔꿉관절의 가쪽접근법
Lateral (Kocher) Approach to Elbow Joint

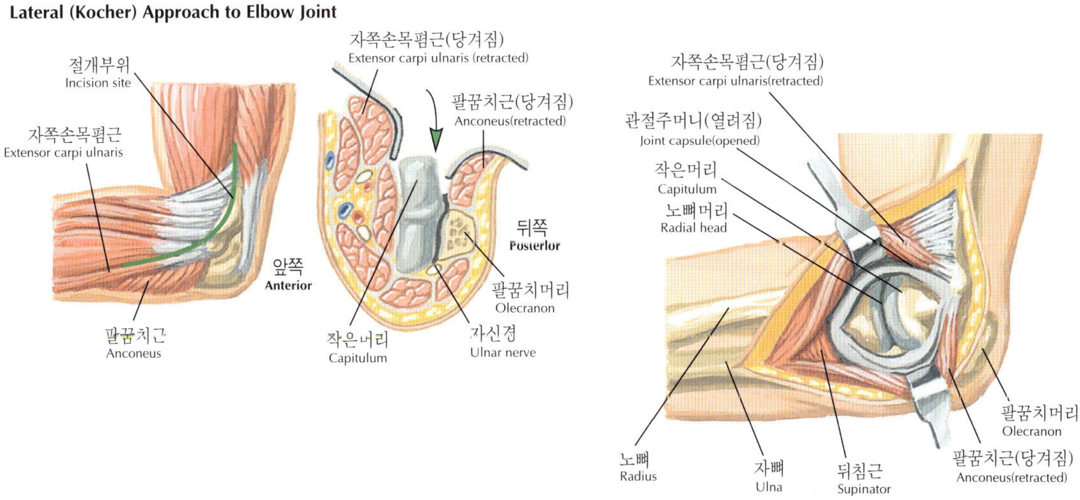

적응질환	접근경로	주위할 구조물	설명
	위팔뼈 : 앞쪽 접근		
• 골절의 열림되맞춤술 및 내고정 • 뼈조직 검사나 종양제거시	**몸쪽부위** • 어깨세모근(겨드랑이신경) • 큰가슴근(큰가슴신경) **먼쪽부위** • 위팔근 절개 ◦ 가쪽(노신경) ◦ 안쪽(근육피부신경)	**몸쪽부위** • 겨드랑신경 • 위팔 휘돌이동맥 **먼쪽부위** • 노신경 • 근육피부신경	• 앞위팔휘돌이동맥 결찰(묶기) 필요 • 위팔근은 신경사이면이 나누어서 지배 받는다.
	팔꿉 : 가쪽 접근(코흐)		
대부분 노뼈 머리시술	• 팔꿈치근(노신경) • 자쪽 손목폄근(뒤뼈사이 신경)	• 뒤뼈사이신경 • 노신경	• 뒤뼈사이신경보호 : 아래팔을 엎치고 머리띠인대위에 유지시킨다.

관절경 입구
Arthroscopy portals

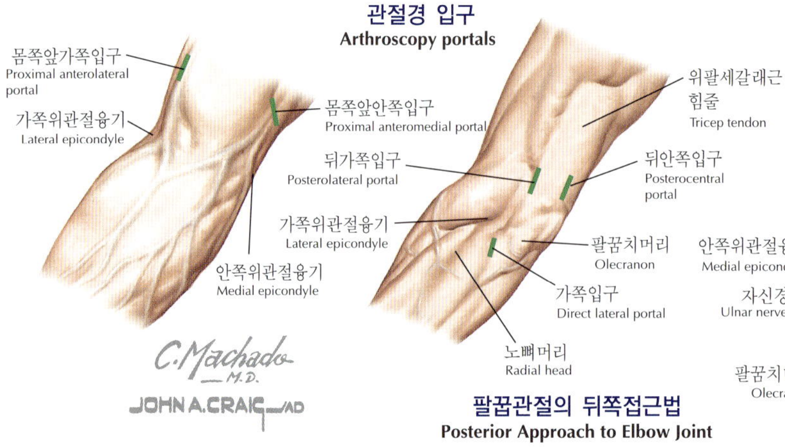

팔꿈치머리 뼈자름술을 이용한 뒤쪽접근법
Posterior approach with olecranon osteotomy

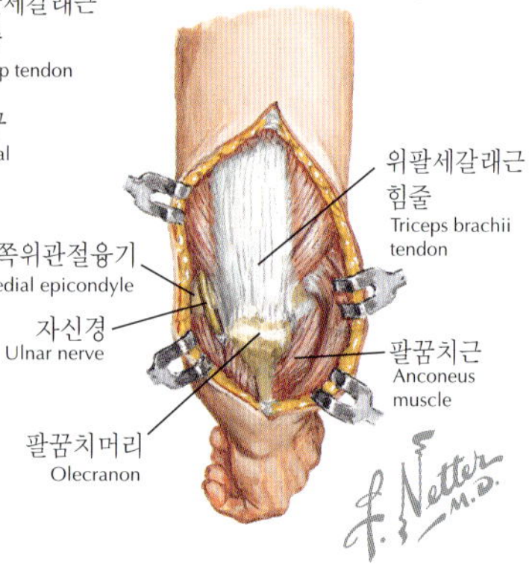

팔꿉관절의 뒤쪽접근법
Posterior Approach to Elbow Joint

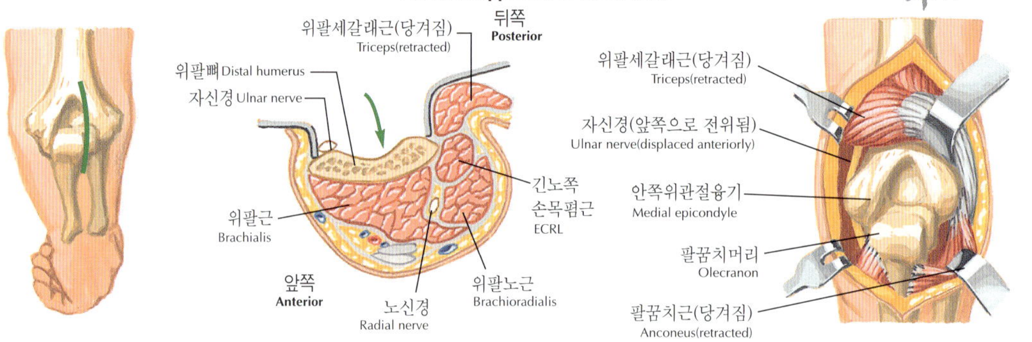

적응질환	접근경로	주의할 구조물	설명
뒤쪽접근법			
• 먼쪽 위팔뼈 골절 • 이물질 제거 • 인공관절 성형술	• 신경사이면 없음. • 먼쪽 위팔뼈와 팔꿈치 관절을 노출시키기 위해 팔꿈치머리를 뼈자름하고 제친다.	• 자신경 • 팔꿈치머리 뼈자름술 부위의 불유합	• 팔꿉관절 노출에 가장 좋은 방법 • 뼈자름술 하기 전에 두드려서 팔꿈치머리에 구멍을 낸다. • 갈매기형 뼈자름술이 좋다. • 팔꿈치머리가 불유합의 위험이 있다.
뒤쪽접근법(Brayan/Morrey)			
• 뼈자름술을 이용한 변형된 뒤쪽 접근법 • 뒤쪽 접근법과 같은 경우에 사용할 수 있다.	• 신경사이면 없음. • 위팔세갈래근은 부분 박리하고 가쪽으로 제친다.	• 자신경	• 관절시야 확보는 뼈자름술을 하는 경우보다 좋지 않으나 불유합의 위험이 없다.
관절경 입구			
적응증 : 이물질 제거/관절면 손상/가장자리 절제술 및 관절주머니 박리술/골절의 정복/제한된 관절성형술			
몸쪽 앞안쪽 입구	근육사이막 앞쪽에서 안쪽위관절융기의 위쪽 2㎝	자신경 안쪽위팔피부신경	앞쪽 구조물, 노뼈머리 및 작은머리, 관절주머니
몸쪽 앞가쪽 입구	위팔뼈 앞쪽에서 가쪽위관절융기의 위쪽 2㎝	노신경	안쪽 관절, 가쪽 함요부 위팔노관절
뒤쪽 중심 입구	팔꿈치머리에서 위쪽 3㎝	안전함(힘줄을 통과)	뒤쪽 구조물, 홈통
뒤가쪽 입구	위팔세갈래근 힘줄의 가쪽 경계에서 팔꿈치머리의 위쪽 3㎝	안쪽위팔피부신경 뒤쪽위팔피부신경	팔꿈치머리 끝부분과 오목, 뒤쪽 도르래
곧은 가쪽(연성 반점)	가쪽위관절융기, 노뼈머리, 팔꿈치머리 사이	뒤쪽위팔피부신경	아래쪽 작은머리/위팔노관절

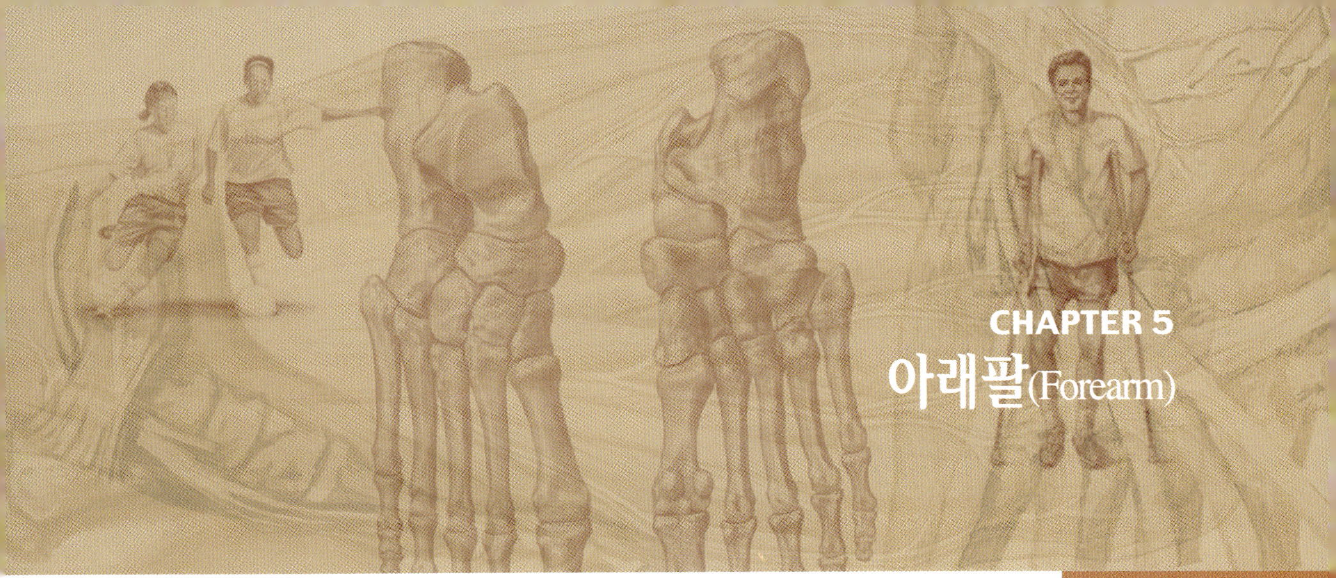

CHAPTER 5
아래팔(Forearm)

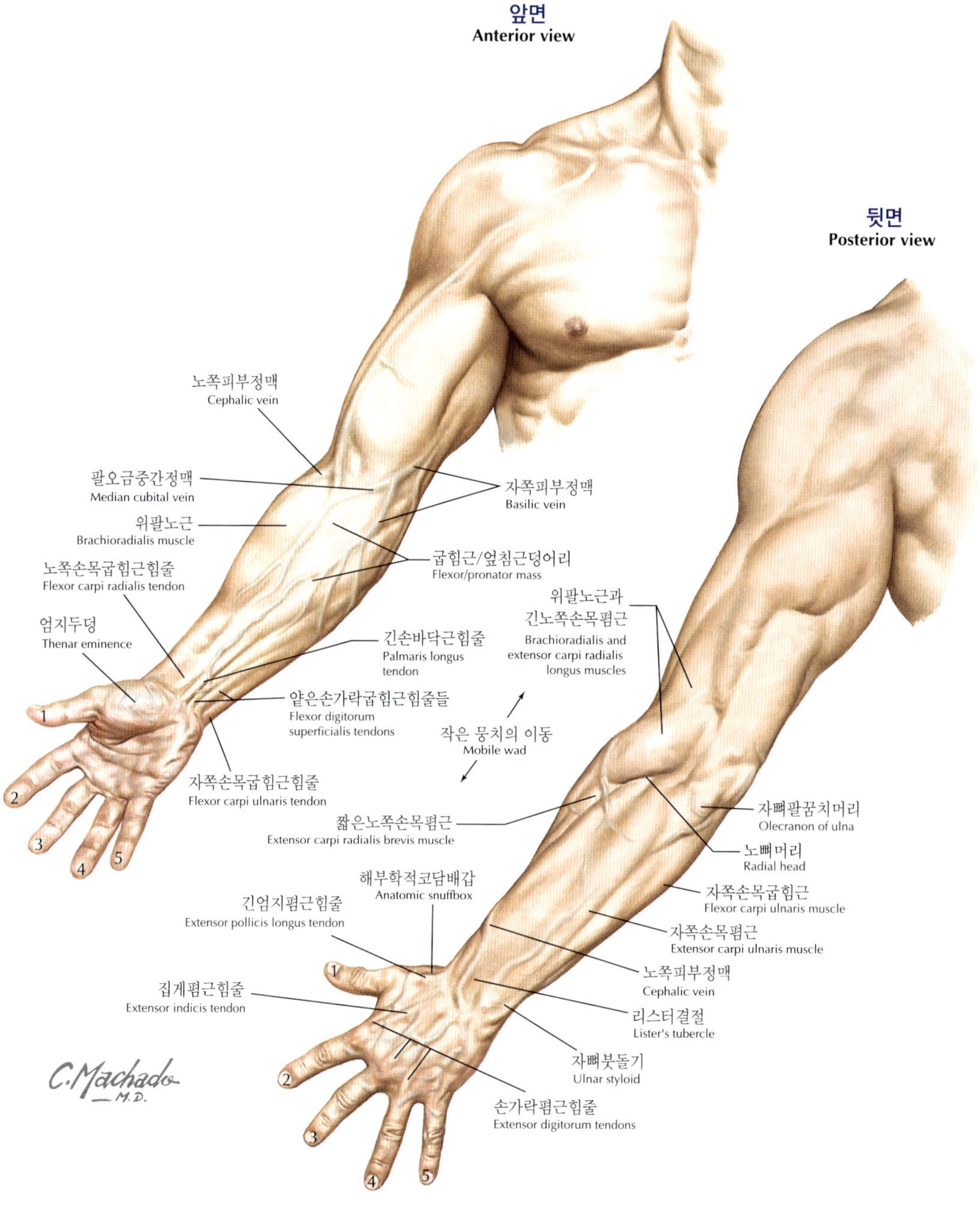

구조	임상적용
팔꿈치머리	자뼈몸쪽끝. 누름통증은 골절을 시사함.
노뼈머리	노뼈몸쪽끝. 누름통증은 골절을 시사함.
노쪽굽힘근힘줄	손목의 바닥쪽접근법의 기준점. 노뼈맥박힘줄의 노뼈쪽
리스터결절	노뼈뒷면의 결절. "손목의 등대" 긴엄지폄근힘줄이 주변을 지나감.
자뼈붓돌기	자뼈의 먼쪽끝에 돌출된 돌기. 누름통증은 골절을 시사함.
긴손바닥근 힘줄	모든사람에서 나타나지는 않음. 힘줄 이식편에 사용될 수 있다.
해부학적코담배갑	손배뼈의 위치. 누름통증은 손배뼈골절을 시사함.

뒤침상태의 오른쪽 노뼈와 자뼈: 앞면
Right radius and ulna in supination: anterior view

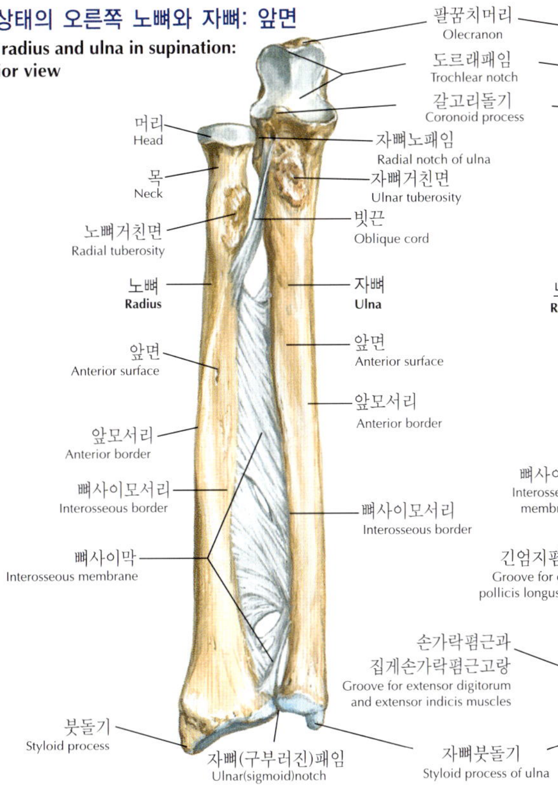

엎침상태의 오른쪽 노뼈와 자뼈: 앞면
Right radius and ulna in pronation: anterior view

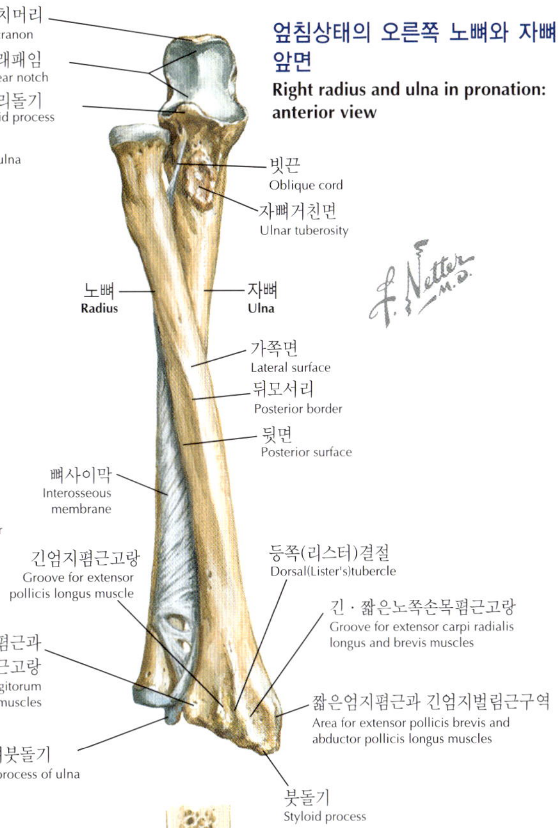

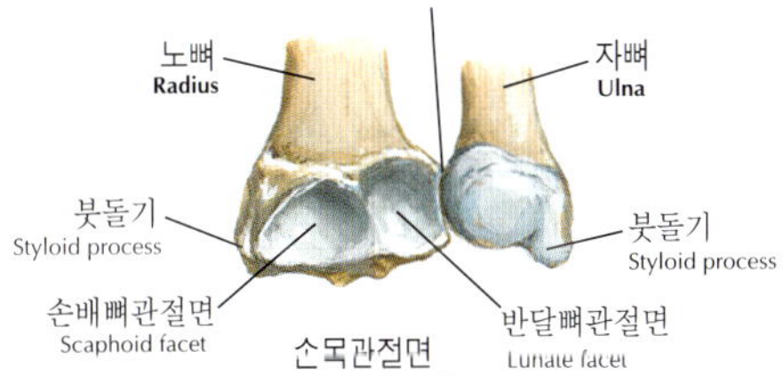

손목관절면
Carpal articular suface

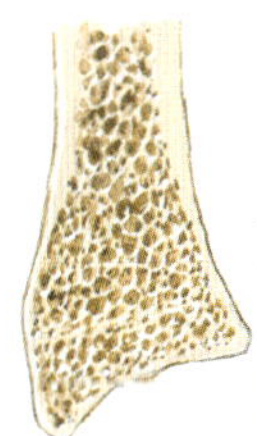

노뼈의 이마단면으로 몸통의 겉질뼈의 두께가 먼쪽끝의 갯솜뼈 위에서 얇아져 있음을 보여줌.
Coronal section of radius demonstrates how thickness of cortical bone of shaft diminishes to thin layer over cancellous bone at distal end

특징	뼈되기 중심 위치 및 출현시기		뼈융합	설명
		노뼈		
• 원통모양이 긴뼈 • 팔꿈치관절내에 머리가 위치 • 거친면 : 위팔두갈래근 삽입 • 몸통의 활을 가지고 있음. • 갯솜뼈로 이루어진 먼쪽끝은 넓어지고 손배뼈, 반달뼈 관절면과 노뼈붓돌기가 있음. • 노패임 : 먼쪽노자관절	1차 : 뼈몸통 2차 : 머리 먼쪽뼈끝	 8~9주 2~3세 4세	 14세 16~18세 16~18세	• 노뼈 머리의 앞가쪽 부분은 연골밑뼈가 더 적다(골절이 잘됨). • 거친면이 손뒤침할 때 자쪽으로 감. • 활은 자뼈 주위로 돌림 • 먼쪽 노쪽 갯솜뼈는 흔히 골절되는 부분임(특히, 소아 & 노인). • 먼쪽 노뼈 방사선 측정 : 11° 손바닥 기울어짐, 22° 노쪽 기울어짐, 노쪽 길이 11 – 22㎜
		자뼈		
• 긴뼈 : 곧은뼈 • 삼각가로단면 • 거친면 : 위팔근이 삽입 • 가까운쪽 : 팔꿈치머리, 갈고리돌기, 노패임 • 먼쪽 : 자뼈붓돌기	1차 : 뼈 몸통 2차 : 팔꿈치 머리 뼈끝	 8~9주 9세 5~6세	 16~18세 16~20세 16~20세	• 손뒤침/엎침 동안 노뼈는 움직이지 않는 자뼈 주위를 가까운 & 먼쪽 패임을 통해 돌림. • 먼쪽뼈끝에서 성장의 75%가 이루어짐. • 팔꿈치머리 & 갈고리돌기는 팔꿈치관절의 일차적인 안성을 제공함. • 갈고리돌기 골절은 불안정성을 야기할 수 있음. • 골절의 가장 흔한 장소(종종 먼쪽노뼈골절과 동반됨).

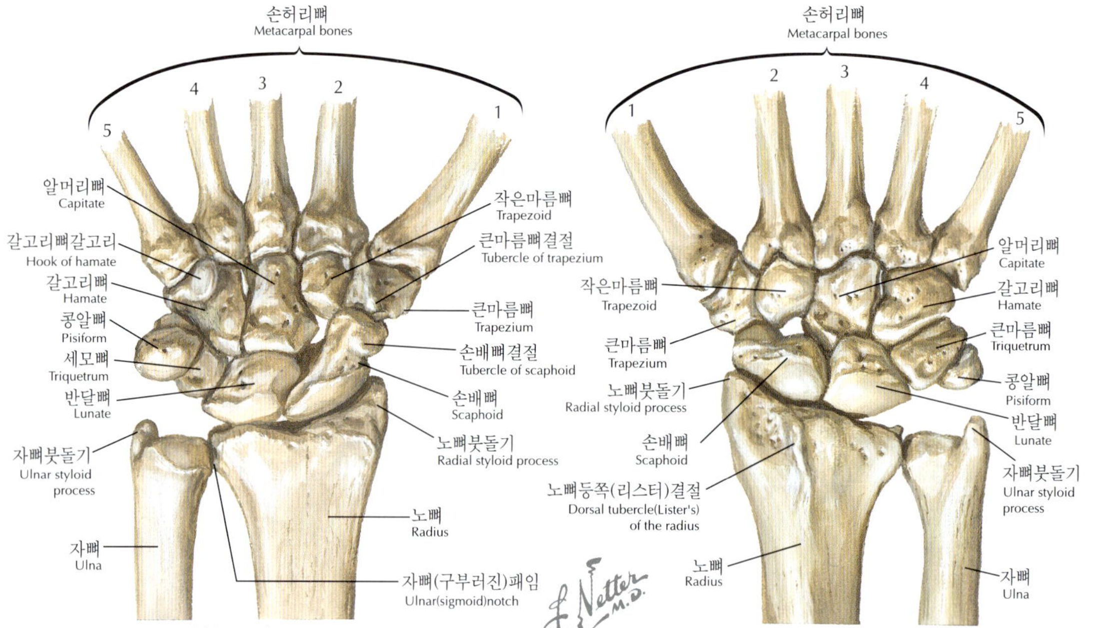

앞(손바닥)면
Anterior(palmar)view

뒷(손등)면
Posterior(dorsal)view

특징	뼈되기 중심 위치 및 출현시기		뼈융합	설명
		몸쪽뼈줄		
손배뼈 : 배모양과 절면의 80%를 덮고 있음(둘레가 아님).	5번째	5세	14~16세	• 등쪽허리로 혈액공급, 몸쪽과 먼쪽뼈줄을 연결함. • #1 손목골절의 가까운쪽의 골절은 불유합/무혈성괴사의 위험성이 있음.
반달뼈 : 달모양. 4개의 관절면 : 1. 노뼈(반달뼈 관절면), 2. 손배뼈, 3. 세모뼈, 4. 알머리뼈	4번째	4세	14~16세	• 탈구 : 드물게 있으나 종종 놓치기 쉽다. • 만일 주변뼈로 인대부착이 방해가 된다면 돌림된 것임(손목 불안정).
세모뼈 : 피라미드 모양, 콩알뼈와 노뼈붓돌기 아래에 놓여 있음.	3번째	3세	14~16세	• 손목골절에서 3번째로 흔함. • 세모섬유연골복합체와 관절함.
콩알뼈 : 큰종자뼈. 자쪽손목굽힘근 내, 세모뼈의 앞가쪽	8번째	9~10세	14~16세	• 다수부착 : 자쪽손목굽힘근, 가로손목인대(TCL), 새끼벌림근, 그외 다수의 인대
		먼쪽뼈줄		
큰마름뼈 : 안장모양	6번째	5~6세	14~16세	• 노뼈쪽 손목굽힘 힘줄을 위한 고랑이 있음.
작은마름뼈 : 작은마름/쐐기모양	7번째	6~7세	14~16세	• 2번째손허리뼈와 관절
알머리뼈 : 손목에서 가장 큰 뼈, 가장 먼저 뼈되기됨.	1번째	1세	14~16세	• CT단면에서 손목활의 중추 • 역행 혈액 공급
갈고리뼈 : 먼쪽 노쪽콩알뼈에서 기원한 고리를 가지고 있음.	2번째	2세	14~16세	• 갈고리는 부러질 수 있으며 자쪽동맥이 손상받을 수 있다. • 가로손목인대가 Guyon굴의 모서리에 붙음.

- 뼈되기 : 각 뼈는 하나의 뼈되기중심에서 이루어짐 : 시계반대방향(해부학적 위치) 알머리뼈에서 시작한다.
- 각 뼈는 인접 뼈와 다수(4 – 7)로 치밀하게 관절한다.
- 몸쪽 뼈줄은 먼쪽 노뼈/세모섬유연골복합체와 먼쪽 손목뼈줄사이의 “사이부분”으로 생각된다.
- 손배 – 반달 각(가쪽 방사선 사진에서 측정) : 47° (30 – 60° ; < 3 = 손바닥사이부분 불안정성, > 60 = 손등쪽 사이부분 불안정성

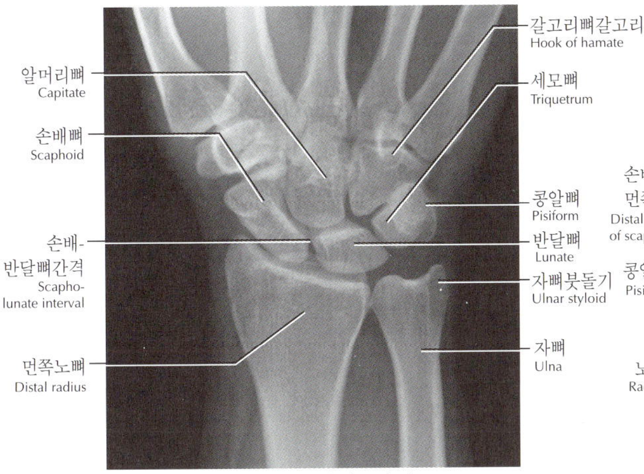

손목방사선사진, 앞뒤
Wrist x-ray, AP

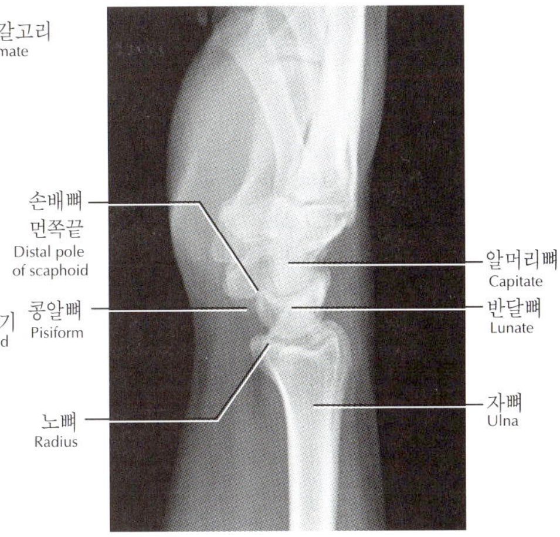

손목방사선사진, 가쪽사진
Wrist x-ray, lateral

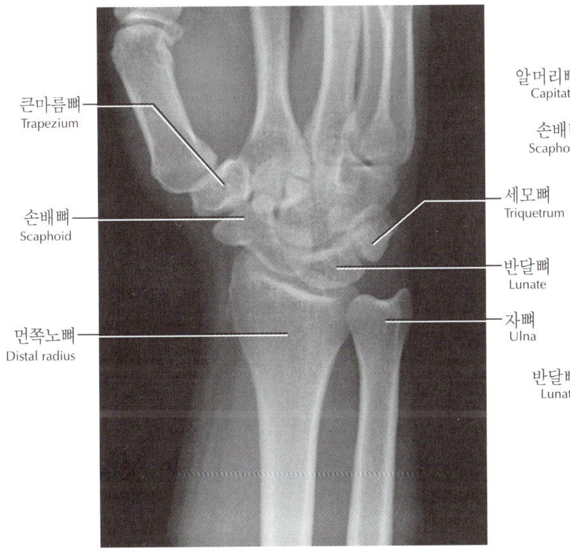

손목방시선시진, 빗면
Wrist x-ray, oblique

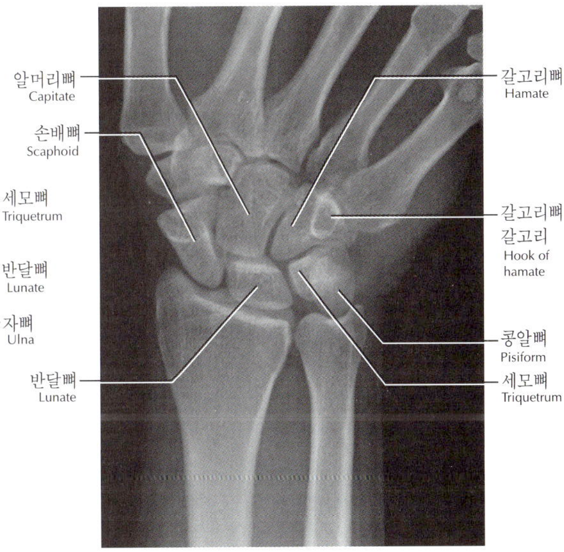

손목방사선사진, 자쪽치우침
Wrist x-ray, ulnar deviation

방사선촬영	검사방법	소견	임상적용
앞뒤쪽면	손바닥을 판위에 올리고 빔을 판에 수직으로	손목뼈, 노손목관절	먼쪽노뼈, 자뼈, 손목골절 또는 탈구
가쪽면	손목과 손의 자쪽을 판위에	뼈와 관절의 정렬	위와 같음. 손목(반달뼈) 불안정성
빗면	가쪽으로 40° 돌림	뼈의 정렬, 위치	위와 같음.
앞뒷면 – 자쪽치우침	앞뒤, 손목을 자쪽으로 치우침.	분리된 손배뼈	손배뼈 골절
손목굴영상	최대한 손목 폄, 15° 각도에서 빔	갈고리뼈, 콩알뼈, 큰마름뼈	골절(특히 갈고리뼈갈고리)
기디 학습			
전산화단층촬영	측면, 이마면 & 시상면	관절일치, 뼈치유, 뼈정렬	골절(손배뼈, 갈고리뼈갈고리)
자기공명영상	다양한 연속 검사	물렁조직(인대, 힘줄, 연골), 뼈	숨은골절(예; 손배뼈), 눈물(예; TFCC, S – L인대)
뼈스캔		모든 뼈평가	감염, 피로골절, 종양

아래팔 두뼈 골절
Fracture of Both Forearm Bones

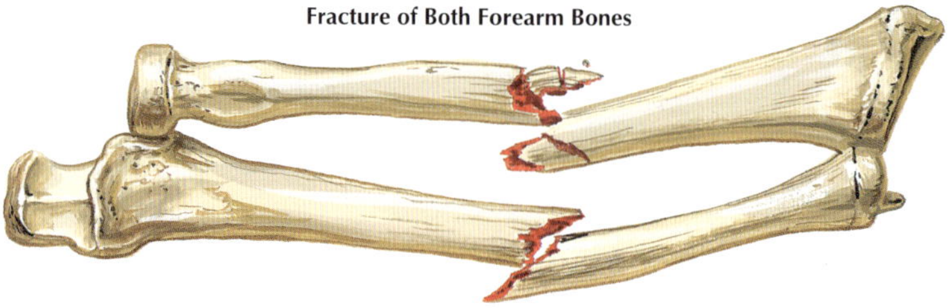

각변형, 단축, 노뼈의 분쇄를 동반한 노뼈, 자뼈의 양쪽 골절
Fracture of both radius and ulna with angulation, shortening, and comminution of radius

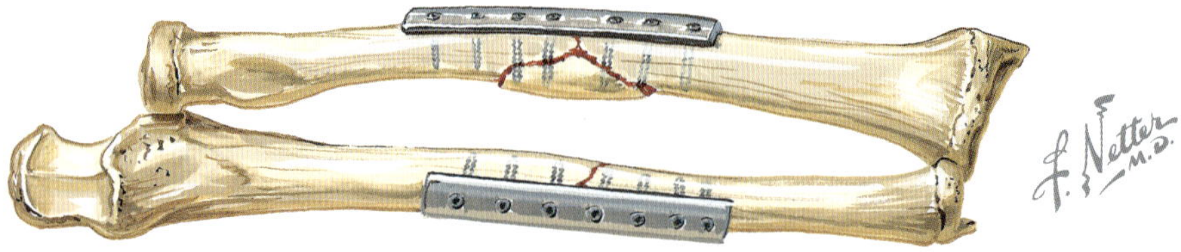

두뼈의 겉질을 통관하는 압박판과 나사를 사용한 열림교정과 고정술. 노뼈활과 뼈사이공간을 통한 바른 정렬
Open reduction and fixation with compression plates and screws through both cortices. Good alignment, with restoration of radial bow and interosseous space.

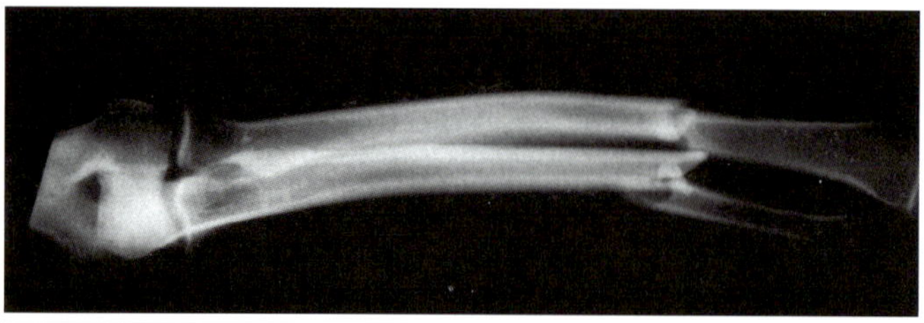

수술 전 방사선사진
Preoperative radiograph.
아래팔 두뼈몸통 골절
Fractures of shafts of both forearm bones

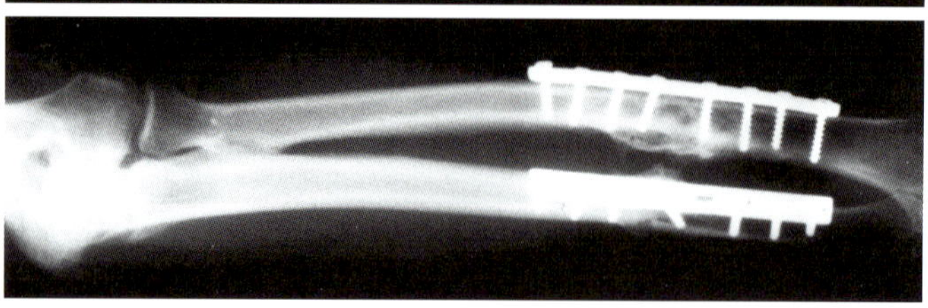

수술 후 방사선사진
Postoperative radiograph.
압박판이 적용되고 조각들이 바른 정렬을 이룸.
Compression plates applied and fragments in good alignment

질환설명	병력 및 검사	분류	치료
노뼈와 자뼈 골절			
두뼈 골절			
• 기전 : 추락 또는 강한 힘 • 두뼈 골절은 보통 두뼈로 강한 힘이 지날 때 일어남. • 골절은 서로 다른 위치에 생길 수 있다.	**병력** : 외상, 통증과 부종, +/– 변형 **이학적검사** : 부종, 누름통증, +/– 임상적 변형 **방사선검사** : 앞뒤/가쪽 아래팔	기술방법 : • 가까운, 중간, 먼쪽 1/3 • 전위/모남 분쇄됨. • 열림 또는 닫힘	• 소아(< 10~12세) : 닫힘정복과 석고붕대 • 성인 : 열림되맞춤술과 내고정(판 & 나사)을 통해 분한적 절개
부작용 : 부정유합(활의 감소로 손엎뒤침의 감소가 생김), 관절운동범위 감소			
노뼈머리 골절			
• 기전 : 직접 충격 '야경봉 골절' • 자뼈에서 가장 흔함.	**병력** : 아래팔의 직접적 충격 **이학적검사** : 종창, 누름통증 **방사선검사** : 앞뒤/가쪽 아래팔	기술방법 : • 전위, 단축, 모남, 분쇄됨.	• 비전위 : 석고붕대 • 전위 : 열림되맞춤술과 내고정
부작용 : 부정유합, 불유합			

몬테지아 골절
Monteggia Fracture

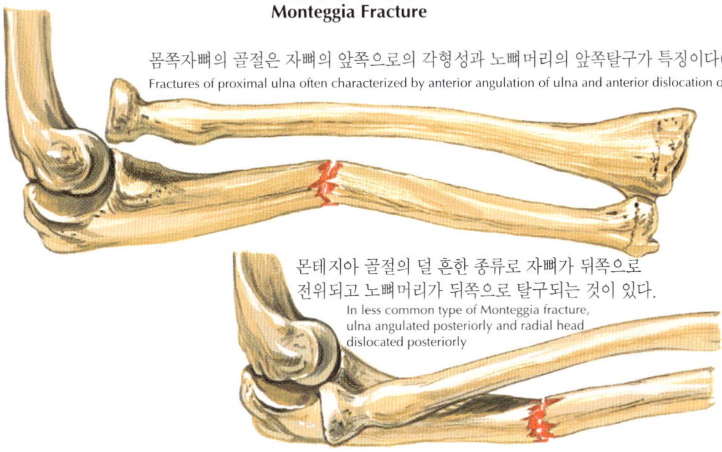

갈레아찌 골절
Galeazzi Fracture

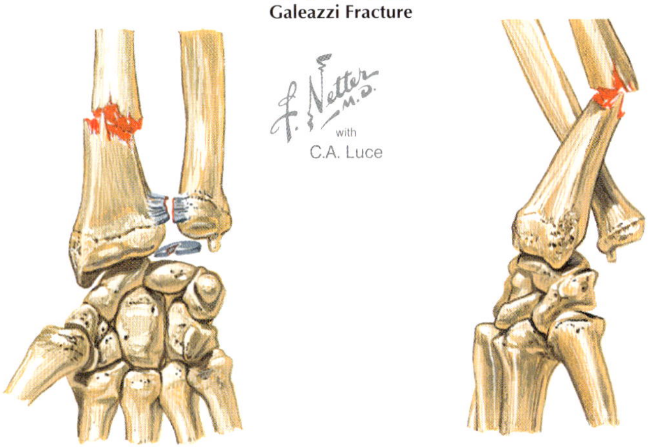

노뼈골절과 먼쪽 노자관절 탈구의 앞뒷면 소견(갈레아찌 골절)
Anteroposterior view of fracture of radius plus dislocation of distal radioulnar joint

먼쪽 노자관절의 탈구는 가쪽면상에서 보다 잘 살펴볼 수 있다.
Dislocation of distal radioulnar joint better demonstrated in lateral view

질환설명	병력 및 검사	분류	치료
	몬테지아 골절		
• 몸쪽 자뼈골절, 짧아진 후 남은 외력으로 노뼈머리가 탈구된다. • 기전 : 직접적인 타격 또는 팔을 쭉뻗은 상태로 추락 시	**병력 :** 추락, 부종, 통증 **이학적검사 :** 누름통증, 변형 구획에 대한 검사 및 신경혈관 검사 필요 **방사선검사 :** 앞뒷면/가쪽면상 : 팔꿈치 및 손목관절 포함	Bado 분류(노뼈머리 위치에 따라) • Ⅰ : 앞(흔함) • Ⅱ : 뒤 • Ⅲ : 가쪽 • Ⅳ : 양쪽뼈의 골절 및 앞	• 자뼈 : 열림되맞춤술 및 내고정(보통 금속판 및 금속나사) • 노뼈머리 : 도수정복(정복이 불가능하거나 불안정시 수술) • 소아 : 도수정복 및 석고고정
부작용 : 노신경/뒤뼈사이신경 손상; 관절운동범위 감소; 구획증후군; 불유합			
	갈레아찌/Piedmont 골절		
• 기전 : 팔을 쭉펴고 추락 • 먼쪽노뼈 몸통골절, 짧아진 후 남은 외력으로 먼쪽 노자관절 탈구	**병력 :** 추락, 부종, 통증 **이학적검사 :** 누름통증, 변형, 구획에 대한 검사 필요 **방사선검사 :** 앞뒤/가쪽사진 : 팔꿈치 및 손목관절 포함	손상기전에 의한 분류 • 엎침 상태에서 손상 : 갈레아찌 • 뒤침 상태에서 손상 : 역갈레아찌(자뼈몸통골절 및 먼쪽노자관절탈구 동반)	• 노뼈 : 열림되맞춤술 및 내고정 • 먼쪽노자관절 : 도수정복, +/− 경피석(보통 금속상선)(불안정이면 열림되맞춤술) • 4~6주간 석고고정 • 소아 : 도수정복 및 석고고정
부작용 : 신경 손상; 관절운동범위 감소, 불유합, 먼쪽노자관절 관절증			

먼쪽노뼈 골절의 Frygman 분류
Frykman Classification of Fractures of Distal Radius

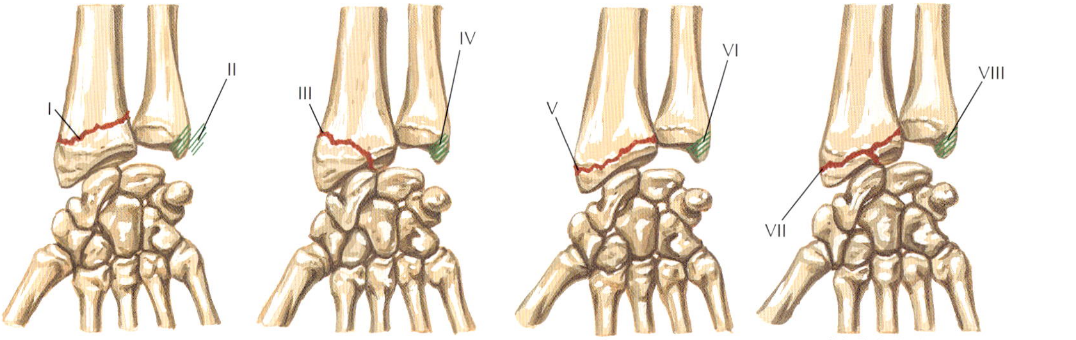

노뼈 바깥관절 : I
자뼈붓돌기: II
Extraarticular radius: I
Ulnar styloid: II

노손목뼈관절 내: III
자뼈붓돌기: IV
Radiocarpal intraarticular: III
Ulnar styloid: IV

먼쪽노자뼈관절 내: V
자뼈붓돌기: VI
Intraarticular distal radioulnar: V
Ulnar styloid: VI

노손목뼈관절내 및 먼쪽노자관절내: VII
자뼈붓돌기: VIII
Intraarticular radiocarpal and distal radioulnar: VII
Ulnar styloid: VIII

Colles 골절의 도수정복
Reduction of a Colles Fracture

이 골절은 보통은 도수정복으로 정복이 가능하다. 손목관절을 처음에 펴고; 먼쪽 뼈조각위에 엄지로 압박을 가하면서 먼쪽으로 견인한다.
Fractures can usually be reduced by closed manipulation. Wrist first dorsiflexed; traction initiated as distal and volar thumb pressure applied over distal fragments

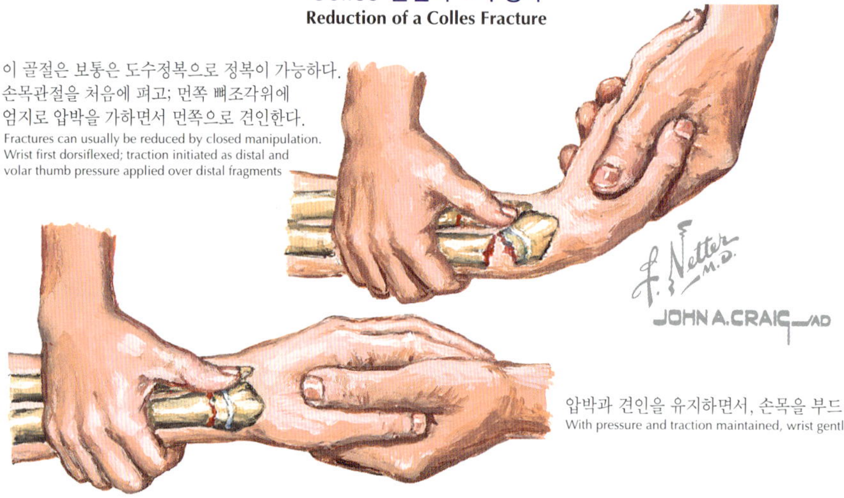

압박과 견인을 유지하면서, 손목을 부드럽게 편다.
With pressure and traction maintained, wrist gently straightened

질환설명	병력 및 진단	분류	치료
먼쪽노뼈 골절			
• 기전 : 팔을 쭉 편상태에서 넘어져 손상 • 매우 흔하다(colles 골절이 가장 많다). • 갯솜뼈 골절에 민감(뼈엉성증의 기울기) • Colles 골절 : 손등쪽전위(정점; 손바닥쪽) 노뼈 단축, 손등쪽 각변형 • Smith 골절 : 손바닥쪽 전위(정점; 손등쪽) • Barton 골절 : 노뼈먼쪽 주변부 골절 및 손목뼈 전위 동반됨. • 노뼈붓돌기 골절(Chauffeur 골절)	**병력 :** 추락, 통증 및 부종 **이학적검사 :** 부종, 기형을 유연함을 증가시킬 수 있다. 신경혈관 검사 필요 **방사선검사 :** 손목시리즈(3열) 정상측정 ◦ 11° 손바닥 경사 ◦ 11 – 12㎜노뼈 ◦ 23° 노뼈 경사 **컴퓨터단층촬영 :** 관절내의 골절을 위해	Frygman 분류(Colles) • Ⅰ, Ⅱ 형 : 관절외 골절 • Ⅲ, Ⅳ 형 : 노손목, 관절골절 • Ⅴ, Ⅵ 형 : 노자관절 골절 • Ⅶ, Ⅷ 형 : 노손목 및 복잡한 노자관절 골절 • 자뼈 붓돌기의 골절이 동반되는 경우가 많다. 기타 골절설명 : 변위되고, 모가난	• 변위되지 않는 경우 : 석고고정 • 변위된 경우 : ◦ 안정된 경우 : 도수정복, 좋은 예후는 4~6주 석고고정 ◦ 불안정된 경우 : 도수정복, +/– 경피적 금속 강선(예; 열림되맞춤술 및 내고정) • 관절내의 : 열림되맞춤술 및 내고정(예; 손가락 판) • 노인 : 석고 고정, 조기운동범위

부작용 : 불유합, 외상 후 관절염, 운동범위의 경직 및 손실

손배뼈 골절
Scaphoid Fracture

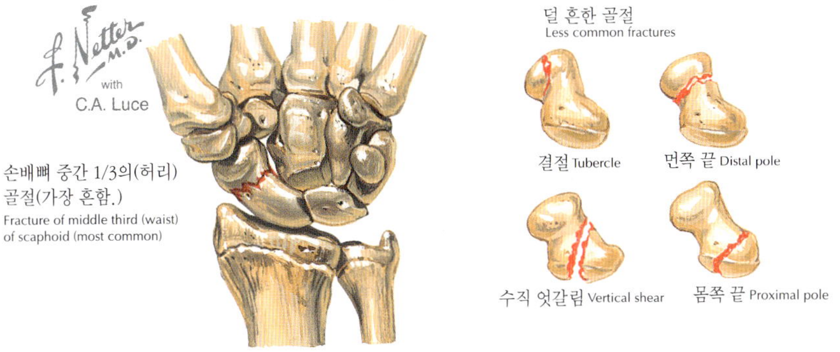

손목뼈 탈구
Perilunate Dislocation

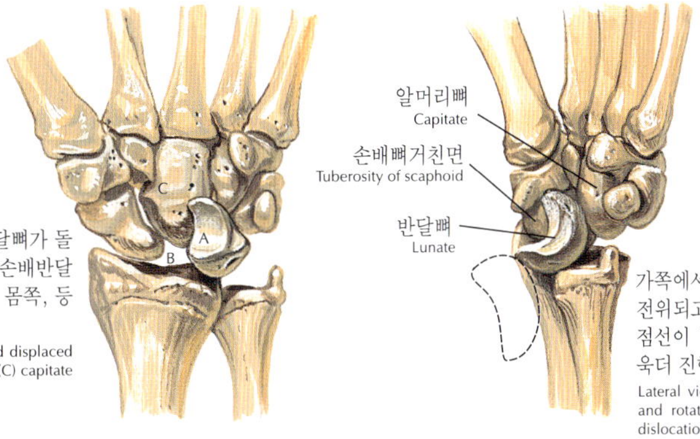

손바닥에서 찍은 사진에서 (A) 반달뼈가 돌아가고 손바닥쪽으로 전위됨. (B) 손배반달뼈공간이 넓어짐. (C) 알머리뼈가 몸쪽, 등쪽으로 전위됨.

Palmar view shows (A) lunate rotated and displaced volarly, (B) scapholunate space widened, (C) capitate displaced proximally and dorsally

가쪽에서 볼 때 반달뼈 손바닥쪽으로 전위되고 돌아가 있음을 볼 수 있다. 점선이 먼쪽노뼈의 손바닥쪽으로 더 욱더 진행된 탈구를 보여주고 있다.

Lateral view shows lunate displaced volarly and rotated. Broken line indicates further dislocation to volar aspect of distal radius

질환설명	병력 및 검사	분류	치료
손배뼈 골절			
• 기전 : 팔을 쭉 편 상태에서 넘어져 손상 • 가장 흔한 손목뼈 골절 • 손목 골절시 몸쪽부로 가는 역행성 혈류 공급이 손상되어 불유합을 일으킬 수 있다. • 먼쪽끝은 보통 치유된다. • 많은 의심이 골절을 놓치지 않게 해준다.	**병력 :** 추락, 통증 및 부종 **이학적검사 :** 해부학적코담배갑의 누름통증, 운동범위 감소 **방사선검사 :** 손목 및 자쪽 치우침 **컴퓨터단층촬영 :** 많은 골절; 위치 이동 **자기공명영상검사 :** 안보이는 골절, 무혈관성괴사	위치에 따라 : • 몸쪽 • 중간/허리부(#1) • 먼쪽 자세에 따라 : • 전위 • 모가남/짧아짐	• 비전위시 : 1. 평균 10~12주 동안 석고 고정 2. 피부경유 금속나사 못 • 전위시 : 열림되맞춤술 및 내고정 +/− 뼈이식 • 불유합 : 외피이식 및 혈관뼈이식과 함께 열림되맞춤술 및 내고정
부작용 : 불유합, 손목 관절증(SLAC 만성 불유합에서 옴), 뼈괴사(특히 몸쪽 끝)			
알머리뼈 불안정성			
• 기전 : 넘어짐, 과도한 폄 및 엎침손상 • 다양한 인대가 파괴되면서 4개의 단계에 따라 불안정성이 진행됨. • 푸아리에 공간이 약해져 탈구가 일어남(알머리반달뼈사이 관절). • 손배뼈 전위가 손상형태임.	**병력 :** 외상/추락, 통증 **이학적검사 :** 특징적으로 손발바닥 충만, 운동범위 감소 **방사선검사 :** 손배반달뼈사이 > 3㎜ 손배반달뼈사이 > 60° 또는 < 30° **컴퓨터단층촬영 :** 손가락 골절 평가 **자기공명영상검사 :** 미묘한 초기 단계에서 인대손상을 보여줌.	Mayfield 분류(4단계) • Ⅰ : 손배반달뼈 사이분리 • Ⅱ : 반달뼈 주위 탈구 • Ⅲ : 반달세모뼈 사이 분리 • Ⅳ : 반달뼈의 손바닥쪽 탈구 탈구(4단계 불안정성) • 작은 활 : 인대 • 큰 활 : 손가락 골절 관련	• 불안정성 : 닫힘 vs 열림 환원, 피부경유 핀 & 첫번째 인대 교정 • 탈구 : 반달뼈의 열림성 환원, 피부경유 핀 +/− 열림되맞춤술 및 내고정 • 늦은/손목 관절증 : 몸쪽 술 손가락 절제 또는 융합
부작용 : 손목 관절증(SLAC의 불안정성), 골절 불유합, 만성통증 또는 불안정성			

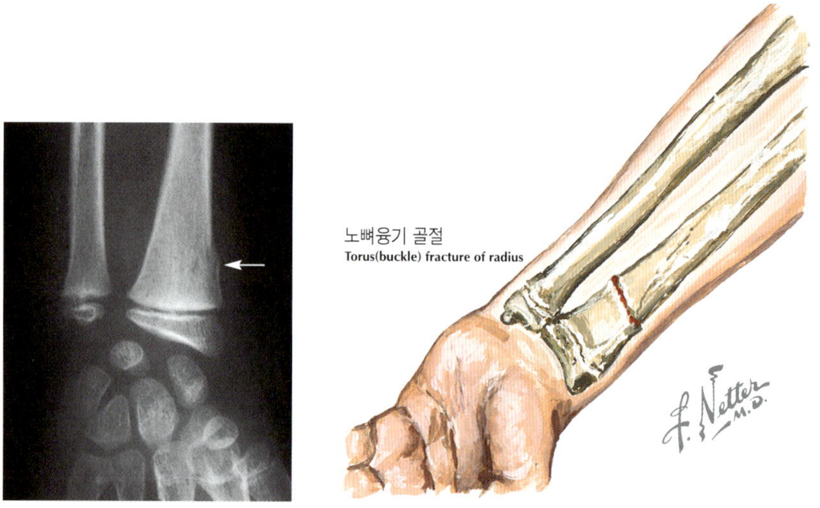

노뼈융기 골절
Torus(buckle) fracture of radius

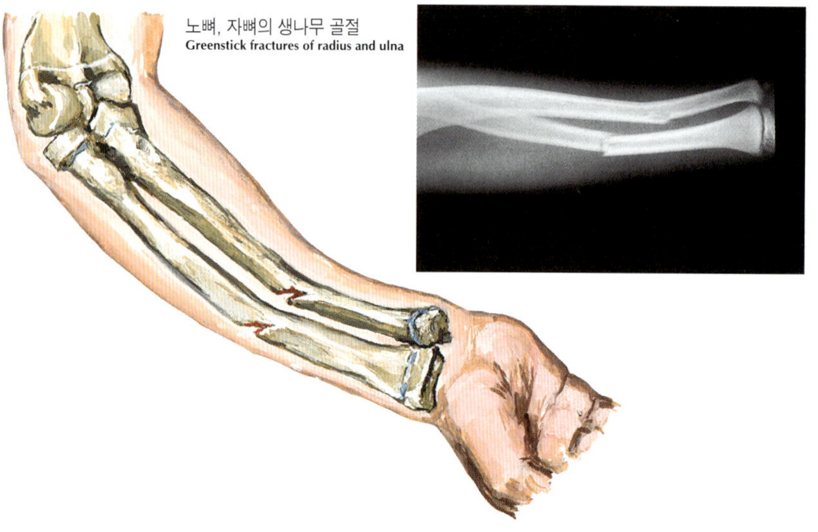

노뼈, 자뼈의 생나무 골절
Greenstick fractures of radius and ulna

질환설명	병력 및 검사	분류	치료
불완전 골절 : 노뼈융기 및 생나무 골절			
• 어린이에게 발생이 잘됨.(보통 3~12세) • 기전 : 손을 짚고 추락한 경우 가장 많다. • 먼쪽노뼈에 발생이 잘됨. • 어린이의 뼈는 굽힘성이 크기 때문에 골절이 한쪽 치밀뼈에만 일어나는 것이 가능하다. 부작용 : 변형; 부정유합; 신경혈관손상(드물다.)	**병력** : 외상, 통증, 팔을 사용하지 못함. **이학적검사** : +/− 변형, 좁은부위 누름통증과 부종 **방사선검사** : 앞뒤/가쪽사진 중 하나의 치밀뼈에만 골절 소견보임.	• 노뼈융기(죔쇠) 골절 : 오목안쪽 겉질은 압박됨(Buckle). 볼록가쪽/긴장부위 : 온전함. • 생나무 골절(불완전굽힘 골절) : 오목안쪽 겉질은 온전함. 볼록가쪽/긴장부위는 골절/소성변형	• 노뼈융기(죔쇠) 골절 : 도수정복은 불필요하며 2~4주간의 석고부목고정 • 생나무 골절(불완전굽힘 골절) : 각변형이 10° 이상인 경우 정복. 3~4주간의 긴팔 석고고정이 필요

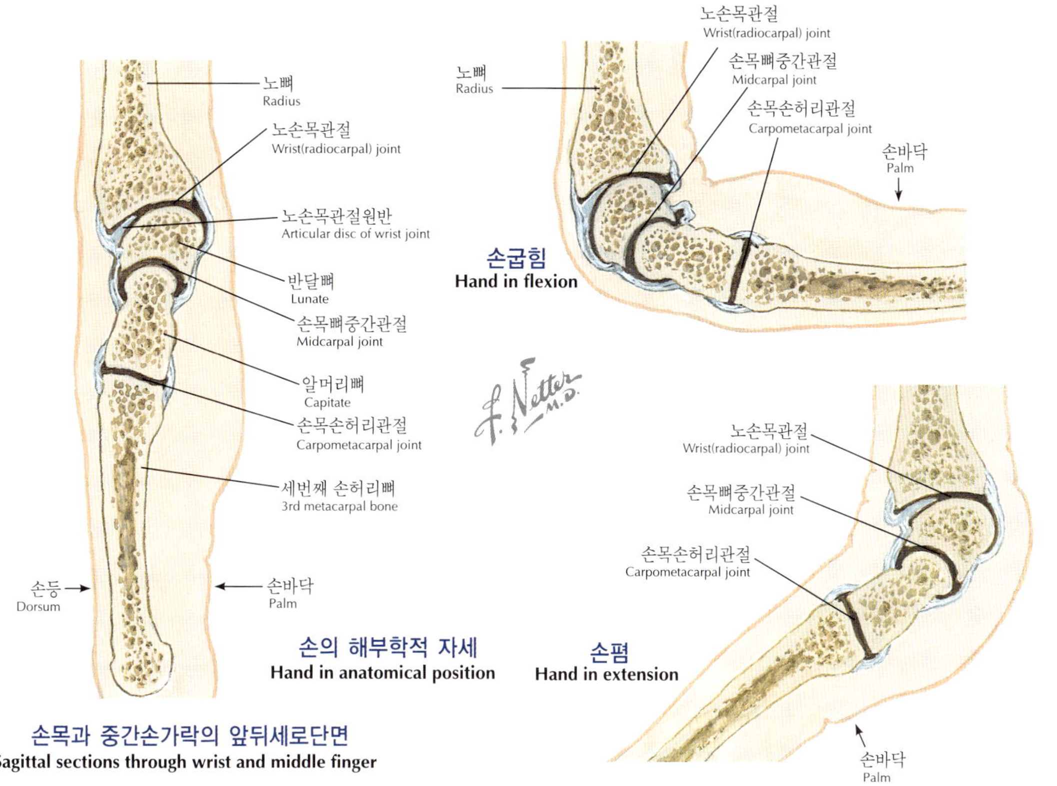

손목과 중간손가락의 앞뒤세로단면
Sagittal sections through wrist and middle finger

손목

일반적 설명

- 손목은 3가지의 주된 관절을 포함하는 복잡한 관절이다. : 1. 노손목(먼쪽노뼈/세모섬유연골 복합체에서 몸쪽줄까지), 2. 먼쪽 노자관절, 3. 손목뼈 중간(손목줄 사이)
- 다른 관절 : 콩알세모뼈와 다른 손목뼈사이 관절
- 몸쪽뼈줄은 근육 부착이 없어 사이 부분이라 여겨지고, 먼쪽뼈줄은 뼈들이 단단히 연결되어 정상 손목에서는 하나의 뼈처럼 행동한다
- 움직임의 범위
  - 굽힘 65 – 80° (40%는 노손목, 60% 손목뼈 중간) ; 폄 55 – 75° (65% 노손목 35% 손목뼈 중간)
  - 노쪽치우침 15 – 25° ; 자쪽치우침 30 – 45° (55% 손목뼈 중간 45% 노손목)
- 인대의 종류
  - **외적** : 아래팔(노뼈, 자뼈)와 손목을 연결
  - **내적** : 손목뼈들을 서로 연결 (손목내 인대의 이는 곳과 닿는 곳)
    - 뼈사이 : 손목뼈의 같은 줄을 서로 연결
    - 손목뼈 중간/손목뼈 사이 : 손목뼈의 몸쪽뼈줄과 먼쪽뼈줄을 연결
- 손바닥인대는 더 강하게 발전되어 있다 : 대부분이 관절 주머니속

굽힘근지지띠 제거: 손바닥면
Flexor retinaculum removed: palmar view

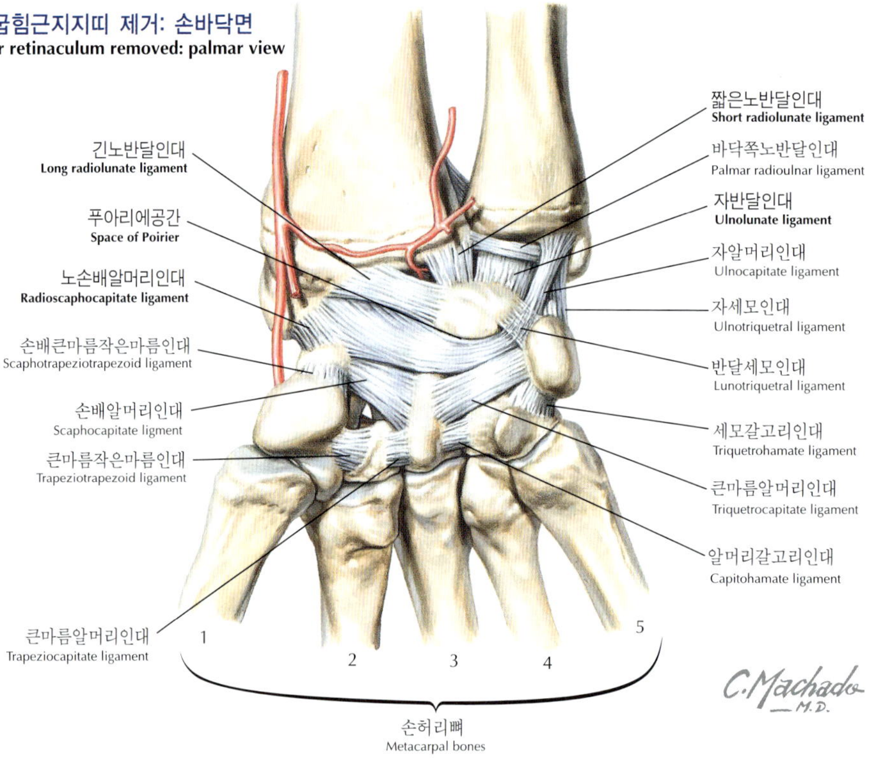

인대	부착	기능/설명
	노손목관절	
	외인성 – 손바닥	
	얕은쪽	
노손배알머리인대 ◦ 노손배인대(RS) ◦ 노알머리인대(RC)	노뼈에서 손목 노뼈붓돌기에서 손배뼈 노뼈에서 알머리뼈 몸통	자쪽손목과 조화를 이루어 푸아리에공간의 먼쪽 모서리를 형성함. '노쪽곁' 인대 가까운쪽 끝을 안정화 한다. 손배뼈 돌림의 지렛대를 형성한다.
긴노쪽인대(IRL)	노뼈의 바닥에서 반달뼈	손바닥 반달세모뼈사이 인대와 조화를 이룬다.
자알머리인대(UC)	자뼈/세모섬유연골에서 알머리뼈	노쪽손배알머리인대와 조화를 이룬다. 푸아리에의 공간의 먼쪽 모서리
	깊은쪽	
짧은노반달인대(sRL)	먼쪽노뼈에서 반달뼈	**견고하며, 수직임. 과도한 폄을 제한함.**
자반달인대(UL)	세모섬유연골에서 반달뼈	자쪽반달인대 & 자쪽세모인대가 자쪽알머리인대와 조화를 이루어 먼쪽 노자관절의 안정화를 이룸.
자세모인대(UT)	세모섬유연골에서 세모뼈	자쪽반달인대 & 자쪽세모인대가 세모섬유인대가 세모섬유연골 복합체의 일부로 생각됨.
노손배반달인대	노뼈에서 활면연결부	"Testut의 인대" 활면연결부의 신경혈관 다발
	외인성 – 등쪽	
등쪽노손목인대(DRC) ◦ 얕은다발 ◦ 깊은다발	노뼈에서 반달뼈/세모뼈 노뼈에서 세모뼈 노뼈에서 반달세모관절	노쪽반달세모인대 : 등쪽 안정화에 가장 기여 2개의 다발은 전형적으로 구분되지 않는다. 섬유는 반달뼈와 반달세모인대에 부착함.

- 푸아리에의 공간 : 반달뼈 주변탈구가 일어나는 손바닥의 약한지점(먼쪽으로는 노쪽손배알머리 & 자쪽알머리인대 모서리와 가까운쪽으로는 긴몸쪽인대의 먼쪽모서리 사이에 있음.)
- 손목에 실제 자쪽곁인대는 존재하지 않는다. 자쪽손목폄근과 막은 일부 자쪽곁 인대를 지지한다.
- 깊은 바닥쪽 외인성 인대는 손목관절경에서 쉽게 볼 수 있다; 얕은 구조물은 보기가 어렵다.
- 자쪽알머리인대, 자쪽반달인대, 자쪽세모인대는 자쪽손목인대복합체

뒷(손등)면
Posterior(dorsal)view

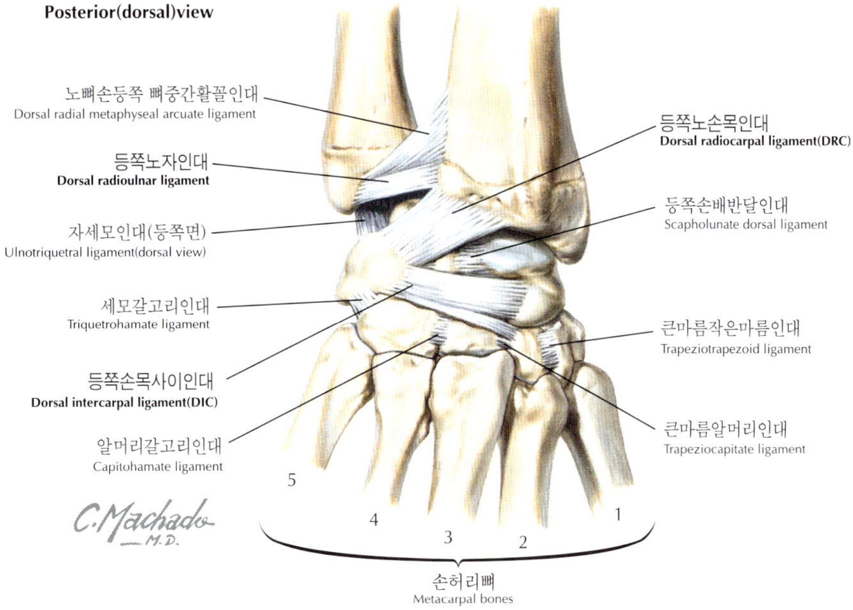

인대	부착	기능/설명
	내인성인대	
	손허리중간관절	
	손바닥	
세모갈고리알머리인대(THC) ◦ 세모갈고리인대(TH) ◦ 세모알머리인대(TC)	세모뼈에서 갈고리뼈 알머리뼈	활꼴인대의 자쪽부분 짧은인대 종종 자알머리인대와 합류
손배알머리인대(SC)	손배뼈에서 알머리뼈	먼쪽손배뼈 안정화 활꼴인대의 노쪽부분
	손등	
등쪽손목사이인대(DIC)	세모뼈에서 큰마름뼈/작은마름뼈	손등지지의 첫번째
손배큰마름작은마름인대(STT)	손배뼈에서 큰마름뼈/작은마름뼈	손배큰마름관절 자리
	뼈사이관절	
몸쪽줄 : 2개의 관절. 인대는 손등팔, 손바닥팔이 있는 "C"자 모양이고 그 사이에 막 부분이 있다. 막은 노손목, 손허리중간, 손목중간 관절사이의 교통을 막는다. 안정성을 더하는 것은 아니다. 1. 손배반달관절 : 손배뼈는 반달뼈에 굽는 힘을 준다. 운동범위에서 움직임의 활 : 손배뼈> 반달뼈 2. 반달세모관절 : 세모뼈는 반달뼈가 펴는 힘을 준다.		
손배반달인대(SL or SLIL)	손배뼈에서 반달뼈	손등쪽 섬유가 가장 강하다. 파열 : 불안정성
반달세모인대(LT)	반달뼈에서 세모뼈	손바닥 섬유가 가장 강하다. 파열은 손목불안정성을 가져온다.
먼쪽근 : 아래와 같이 3가지 관절. 강한 뼈사이인대가 먼쪽뼈줄을 한단위로 움직이게 만듦.		
큰마름작은마름 큰마름알머리뼈 알머리갈고리	작은마름뼈에서 큰마름뼈 알머리뼈에서 큰마름뼈 알머리뼈에서 갈고리뼈	각이 인대로(손바닥, 손등, 깊은 뼈 사이)의 3가지 분류로 나눈다. 먼쪽뼈줄의 인대는 몸쪽열 중 가장 튼튼하다.
	콩알세로관절	
콩알갈고리	콩알뼈에서 갈고리	갈고리뼈의 굽어진 부분에서 닿는다.; Guyon's 굴 부분
콩알손허리	콩알뼈에서 5번째 손허리뼈	손목굽힘근의 굽힘을 돕는다.

손목굴: 손바닥면
Carpal tunnel: palmar view

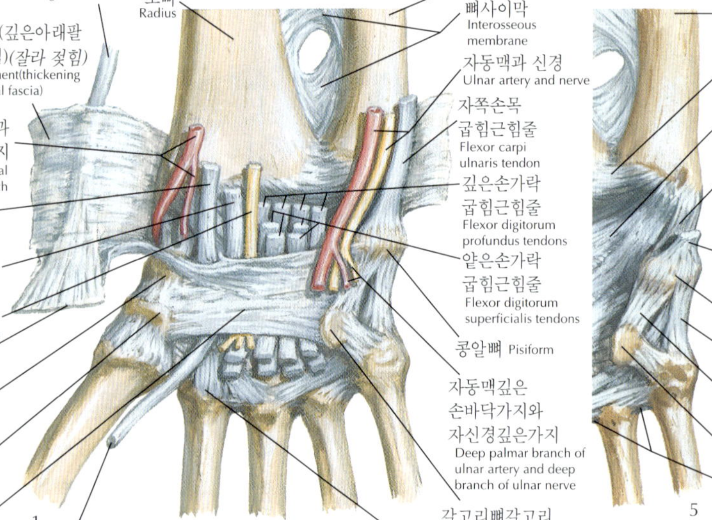

노손목관절
Radiocarpal joint

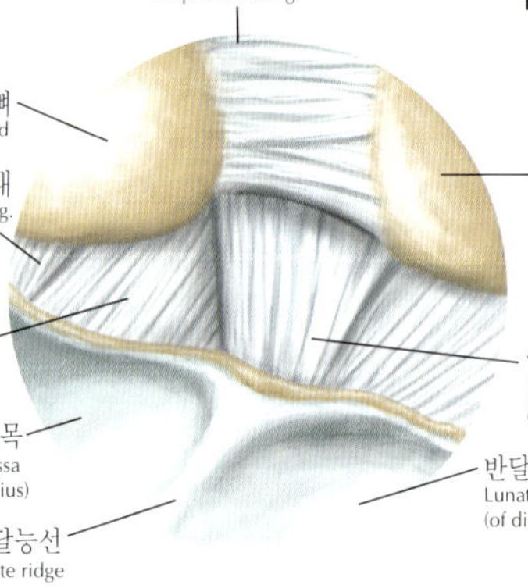

손목 자기공명영상 축
Wrist MRI, axial

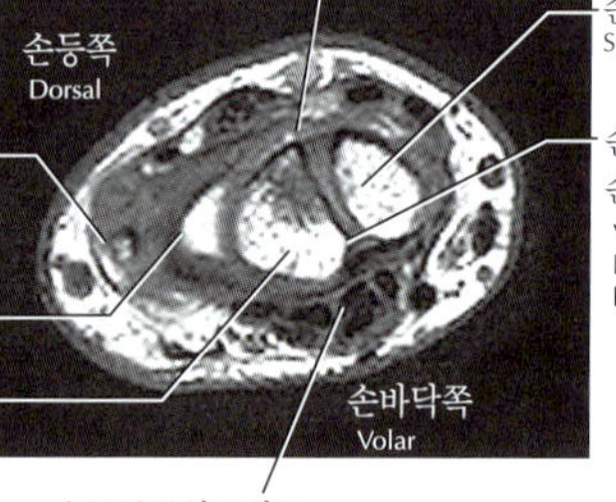

세모섬유연골 복합체
Triangular fibrocartilage complex

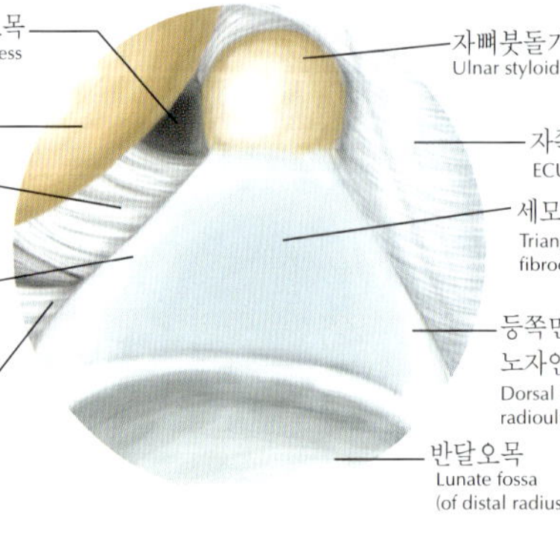

손목 자기공명영상 관상
Wrist MRI, coronal

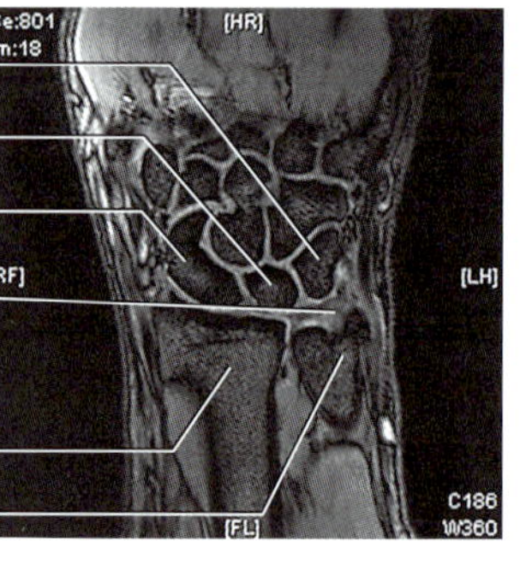

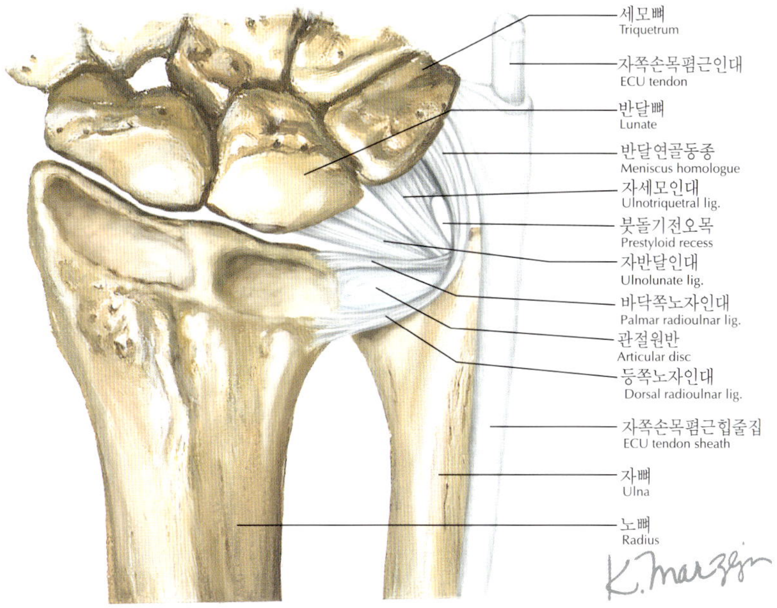

<table>
<tr><th>인대</th><th>부착</th><th>기능/설명</th></tr>
<tr><td colspan="3">먼쪽노자관절</td></tr>
<tr><td colspan="3">• 이 관절은 세모섬유연골복합체로부터의 구조물에 의해 안정화된다.
• 주된 동작은 엎침(60 – 80°)와 뒤침(60 – 85°) : 노뼈가 정지된 자뼈 주위를 돈다.
• 중립자세의 손목에서 수직하중의 20%가 자뼈에 전달된다.</td></tr>
<tr><td colspan="3">세모섬유연골복합체</td></tr>
<tr><td colspan="3">• 세모섬유연골복합체는 먼쪽자뼈와 세모뼈 사이에 위치한다. 이것은 S자 패임의 가장자리에서 시작되어 자뼈붓돌기의 바닥에서 끝난다.
• 세모섬유연골복합체의 혈액공급(자동맥과 앞쪽뼈사이 동맥)은 주위의 10 – 25%에 해당된다.</td></tr>
<tr><td>세모섬유인대</td><td>노뼈에서 자쪽오목과 붓돌기</td><td>세모섬유인대는 중간원반과 2개의 인대로 구성된다.</td></tr>
<tr><td>◦ 중앙 원반</td><td>노뼈관절연골과 섞임</td><td>압박과 장력에 강함 : 혈관과 신경이 없다.</td></tr>
<tr><td>◦ 등쪽노자(요척골)</td><td>등쪽 노뼈에서 자쪽오목
(인대계대배양)</td><td>세모섬유인대와 섞임, 뒤침 때 조여지고 엎침 때 느슨해진다.</td></tr>
<tr><td>◦ 손바닥쪽노자(요척골)</td><td>손바닥쪽 노뼈에서 자쪽오목
(인대계대배양)</td><td>세모섬유인대와 섞임, 엎침 때 조여지고 뒤칠 때 느슨해진다.</td></tr>
<tr><td>반달연골 동종</td><td>등쪽 노뼈에서 바닥쪽 세모뼈</td><td>혈관이 많음.</td></tr>
<tr><td>자쪽손목폄근힘줄집</td><td>자뼈붓돌기, 세모뼈, 갈고리뼈</td><td>자뼈곁인대로 간주됨.</td></tr>
<tr><td colspan="3">그 외</td></tr>
<tr><td colspan="3">• 자쪽세모인대, 자쪽반달인대, 붓돌기전오목들은 세모섬유연골복합체의 부분으로 간주된다.</td></tr>
<tr><td>자쪽반달인대(UL)
자쪽세모인대(UT)</td><td>세모섬유연골에서 반달뼈로
세모섬유연골에서 세모뼈로</td><td>자쪽반달인대와 자쪽세모인대는 자쪽손목인대로 혼합되어 세모섬유연골복합체의 굽힘과 먼쪽노자관절의 안정화에 기여한다.</td></tr>
<tr><td>붓돌기전 오목</td><td>없음</td><td>손바닥노자인대와 반달연골동종 사이</td></tr>
<tr><td colspan="3">• 먼쪽노자관절 안정화에 기여하는 다른 구조물 : 자쪽손목뼈폄근, 네모엎침근, 뼈사이막
• 세모섬유인대복합체는 찢어질 수 있음(퇴행성 또는 외상성). 말초 주위 찢어짐은 복원될 수 있으나 중심의 찢어짐은 제거술이 필요함.</td></tr>
</table>

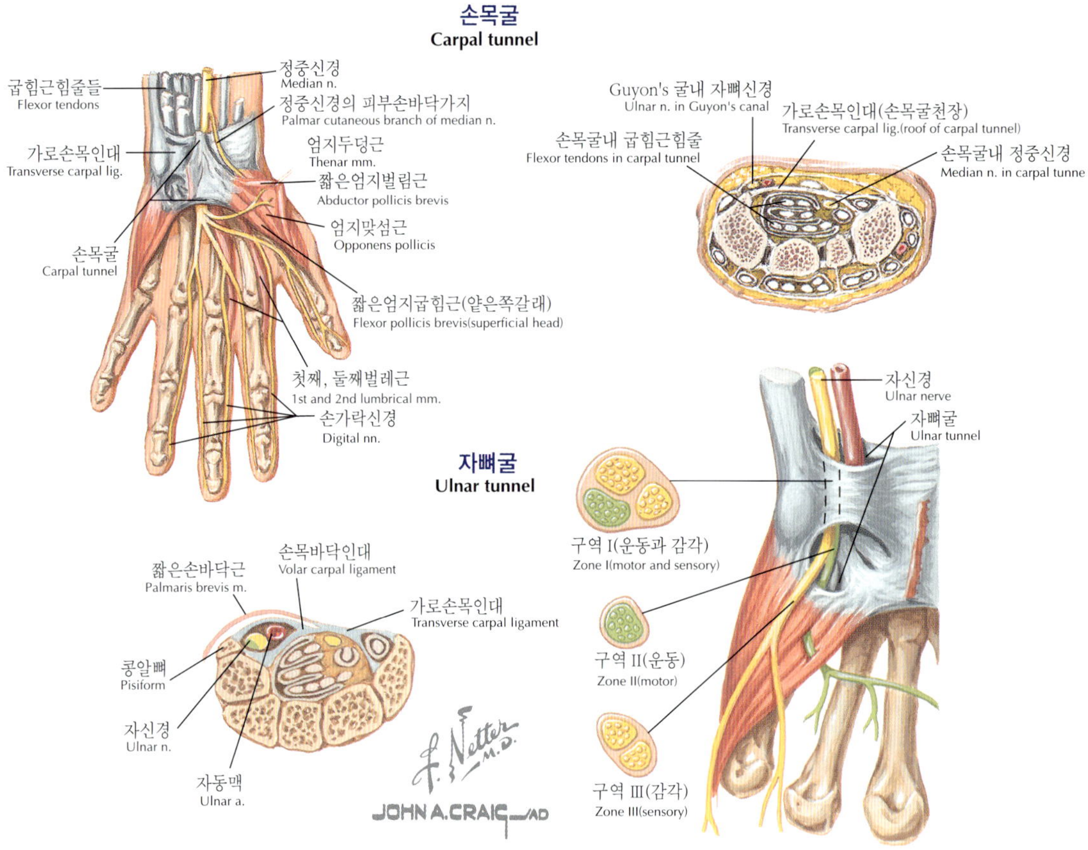

구조물	구성물	설명
	손목굴	
가로손목인대(TCL)	부착 : 안쪽 : 콩알뼈와 갈고리뼈 바깥쪽 : 손배뼈, 큰마름뼈	• 손목굴의 지붕 정중신경을 누를 수 있다. 가로손목뼈인대는 손목굴에 의해 절개될 수 있다. • 굴은 갈고리뼈에서 가장 좁아진다.
경계	지붕 : 가로손목인대 바닥 : 중간 손목뼈 안쪽벽 : 콩알뼈, 갈고리뼈 바깥쪽벽 : 큰마름뼈, 손배뼈	• 위쪽 참고 • 특히 알머리뼈와 작은마름뼈 • 갈고리뼈갈고리는 안쪽벽을 형성 • 큰마름뼈는 주된 벽 구조
구성물	힘줄 : 얕은손가락굽힘, 깊은손가락굽힘근, 긴엄지굽힘근 신경 : 정중신경	• 9개의 힘줄이 손목굴 안에 있다. • 손목굴증후군시 압박됨.

• 정중신경의 엄지운동가지는 가로손목인대의 아래로 나가거나 관통하거나 먼쪽으로 나갈 수 있다.
• 지속되는 정중동맥 또는 근육의 압박은 손목굴증후군을 유발할 수 있다.

구조물	구성물	설명
	자뼈굴/GUYON굴	
경계	바닥 : 가로손목인대 천장 : 손목바닥인대 안쪽벽 : 콩알뼈 가쪽벽 : 갈고리뼈갈고리	• 손목굴박리로 동시에 박리할 수 있다. • 깊은 아래팔근막으로 이어짐. • 콩알갈고리인대아래에 혈관신경집이 있음. • 골절은 신경압박을 유발할 수 있음.
구성	자신경 자동맥	• 굴내에서 깊은 그리고 얕은가지로 나누어짐. • 갈고리뼈 주위에 얕은활을 이루며 끝남.

• 골절(부정유합) 또는 덩어리(예; 신경절 주머니)들은 굴내에서 자신경이나 동맥을 압박할수 있음.

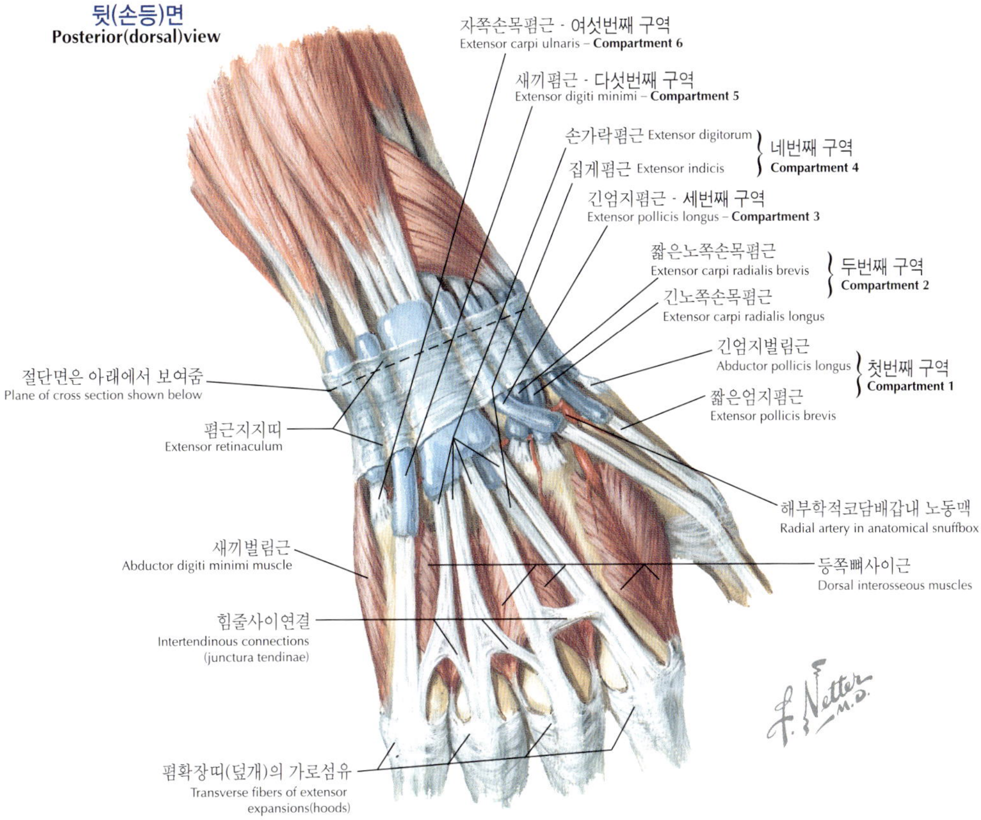

아래팔의 가장 먼쪽절단면
Cross section of most distal portion of forearm

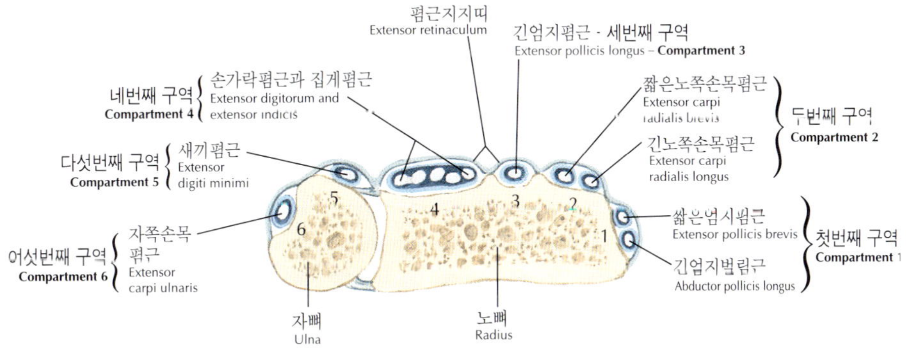

구조물	기능	설명
	펌근지지띠	
등쪽구역들	손목관절 손등쪽을 덮고 있다.	여섯개의 손등쪽 뼈섬유성 구역을 형성한다.

구조물	번호	힘줄	임상조건
가로손목인대 (손목가로인대, 굽힘근지지띠)	Ⅰ.	긴엄지벌림근, 짧은엄지펌근	드꿔르벵 힘줄집염 발생
	Ⅱ.	긴 · 짧은노쪽손목펌근	힘줄염(손목뼈 튀어나옴.)
	Ⅲ.	긴엄지펌근	리스터 결절주위 : 힘줄이 파열될 수 있다.
	Ⅳ.	온손가락펌근, 집게펌근	힘줄염, 결절종
	Ⅴ.	새끼펌근	Jackson – Vaughn 증후군(RA때의 파열)
	Ⅵ.	자쪽손목펌근	힘줄과 자뼈붓돌기가 부딪혀 소리를 낼 수있다.
			손목굴의 지붕, Guyon굴의 바닥(자신경이 여기서 포착될 수 있다.)

- 집게펌힘줄과 새끼펌힘줄은 자쪽에 온손가락펌근이 각각의 집게손가락과 새끼손가락에 있다.
- 첫번째 구역은 드꿔르벵병과 관련된 많은 힘줄집을 가지고 있다.

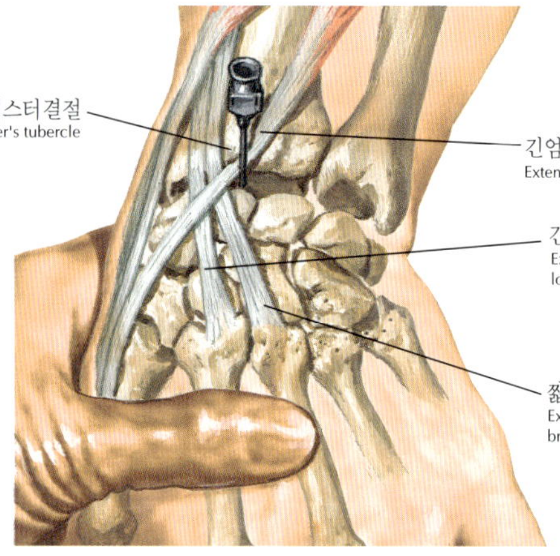

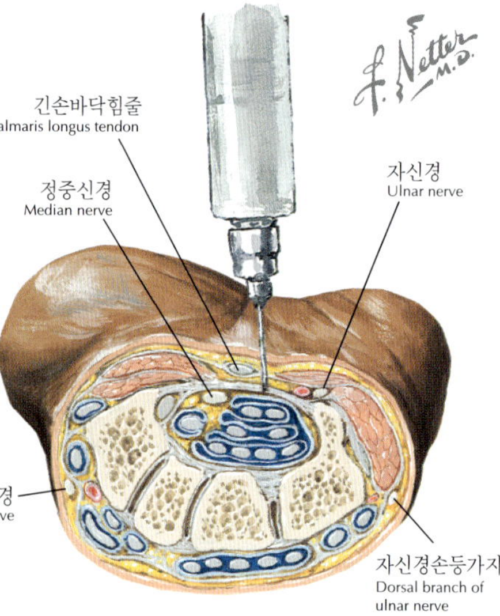

순서

손목관절 천자/관절내 주사

1. 환자에게 과거의 알레르기 반응 여부를 묻는다.
2. 손등의 긴엄지폄근, 짧은노쪽손목폄근, 리스터 결절과 자뼈사이 공간에서 노손목관절을 촉진한다.
3. 손목 등쪽의 피부를 소독한다 (Iodine/항균용액).
4. 피부를 국소마취한다(시술할 부위만).
5. 천자 : 20게이지 바늘을 짧은노쪽손목폄근/리스터 결절의 자쪽과 온손가락폄근 노쪽공간 사이에 삽입, 천자한다.
   주사 : 22게이지 바늘을 같은 공간에 삽입하고, 혈관을 찌르지 않았는지 흡인하여 확인한다.
   그리고 국소 또는 국소/스테로이드 혼합용액 1－2㎖을 회전돌림띠 관절에 주입한다.
6. 주사부위를 소독한다.
7. 감염이 의심되면 관절액을 그람염색 및 배양을 위해서 보낸다.

손목굴내 주사 및 정중신경 차단술

1. 환자에게 과거의 알레르기 반응 여부를 묻는다.
2. 환자에게 엄지와 새끼손가락 끝을 맞대게 한후 긴손바닥근힘줄을 튀어나오게 한 후(10－20%에서는 볼 수 없다.) 정중신경은 긴손바닥근 바로 옆 노쪽손목굽힘근의 자쪽에 있다.
3. 손목 바닥쪽의 피부를 소독한다(Iodine/항균용액).
4. 피부를 국소마취한다(시술할 부위만).
5. 손목이 45° 굽힘상태에서 22게이지 또는 그보다 작은 바늘을 손목의 자쪽에서 긴엄지벌림근쪽으로 삽입한다. 바늘이 혈관을 찌르지 않았는지 흡입하여 확인한다. 국소 또는 국소/스테로이드 혼합용액을 1－2㎖ 주입한다.
6. 주사부위를 소독한다.

손목차단

4개의 분리된 신경을 차단한다. 마취과학에 기초하여 완전 또는 부분차단을 할 수가 있다.

1. 환자에게 과거의 알레르기 반응 여부를 묻는다.
2. 각 표지점 마다 피부를 소독한다.(요오드/방부제 비누)
3. **자신경** : 자쪽손목굽힘근 힘줄을 촉진하고 가까운쪽 손목 바닥에 주름을 만든다. 자쪽손목굽힘근의 아래쪽으로 바늘을 삽입한다. 자동맥을 찌르지 않았는지 흡입하여 확인한다(신경은 동맥의 자쪽임). 3－4㎖의 국소 마취제를 자쪽손목굽힘근힘줄의 등쪽 공간으로 주입한다.
4. **자신경의 등쪽 피부 다발** : 먼쪽 자쪽붓돌기를 촉진한다. 자쪽붓돌기의 바로 가까운쪽의 손목 등쪽 자쪽면에 다량의 피부팽진이 생길만큼 주입한다.
5. **얕은 노신경** : 손목의 노쪽등쪽에서 노쪽붓돌기 지점에 마취제를 다량의 피부팽진이 생길만큼 주입을 한다.
6. **정중신경** : 위에서 언급한대로 손목굴에서 차단함.
7. **정중신경의 손바닥 피부 다발** : 손목바닥의 중앙에서 차단함.

- 정중신경, 얕은노신경 차단은 1번째, 2번째 손가락 그리고 대부분의 가운데손가락 손상에서 효과적이다.
- 자쪽 및 등쪽피부 다발 차단은 작은 손가락 손상에 쓰인다. 대부분 새끼손가락 손상은 완전 손목차단이 필요하다.

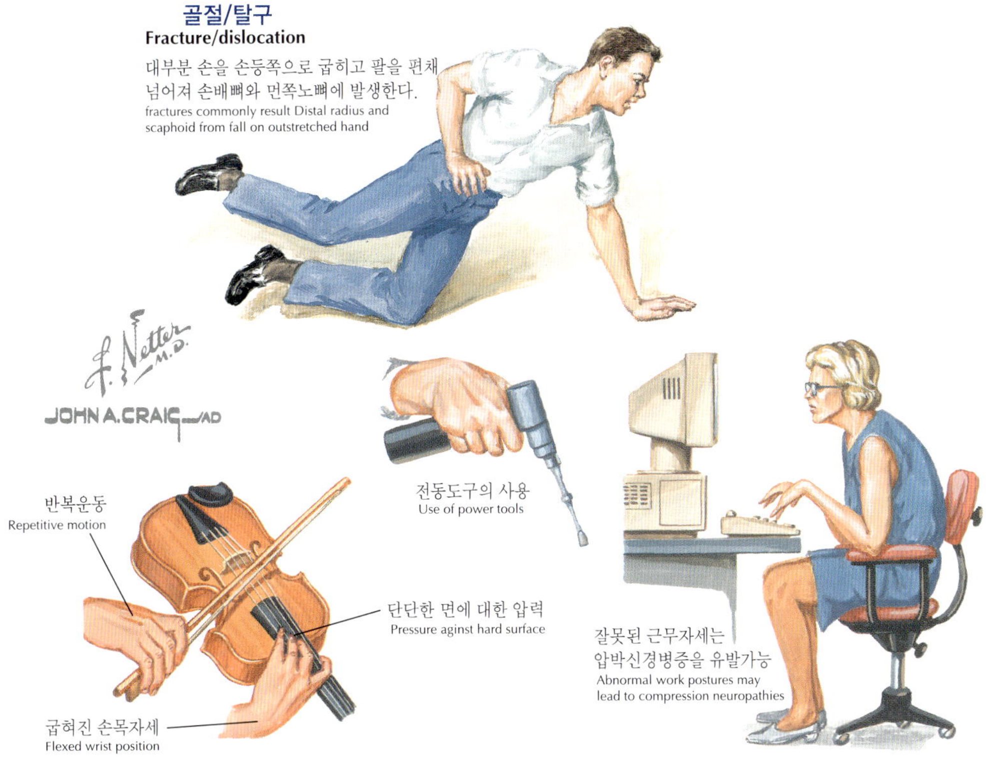

질문	답변	임상적용
1. 나이	청소년 중년, 노년	외상 : 골절 및 탈구, 결절종 관절염, 신경포착, 과도한 사용
2. 통증		
a. 시작	급성 만성	외상 관절염
b. 부위	손등 손바닥 노쪽 자쪽	반달뼈무혈성괴사증(Kienbock' s병), 결절종 손목굴증후군(CTS), 결절종(특히 손바닥노쪽) 손배뼈골절, 드퀴르벵 힘줄집염, 관절염 세모섬유연골복합체(TFCC)파열, 힘줄염
3. 강직	손등통증과 동반 손바닥 통증과 동반(밤에)	반달뼈무혈성괴사증 손목굴증후군
4. 종창	관절 : 외상 후 관절 : 비외상성 힘줄을 따라	골절 또는 염좌 관절염, 감염, 통풍 굽힘근 또는 폄근 힘줄염(석회화성), 드퀴르벵 힘줄집염
5. 불안정성	뚝(popping), 탄발음	손목불안정성(예; 손배반달뼈사이 탈구)
6. 종물	손목관절을 따라	결절종
7. 외상	손짚고 추락	골절 : 먼쪽노뼈, 손배뼈 탈구 : 반달뼈, 자뼈; 세모섬유연골복합체 파열
8. 활동정도	반복동작(컴퓨터,타자의 자판)	손목굴증후군, 드퀴르벵 힘줄집염
9. 신경학적증상	무딘감, 저린감, 근력약화	신경포착, 가슴문증후군, 신경뿌리병(목뼈) 예; 손목굴증후군신경 포착(안쪽, 자쪽, 노쪽)
10. 관절증의 과거력	여러관절 침범	관절염

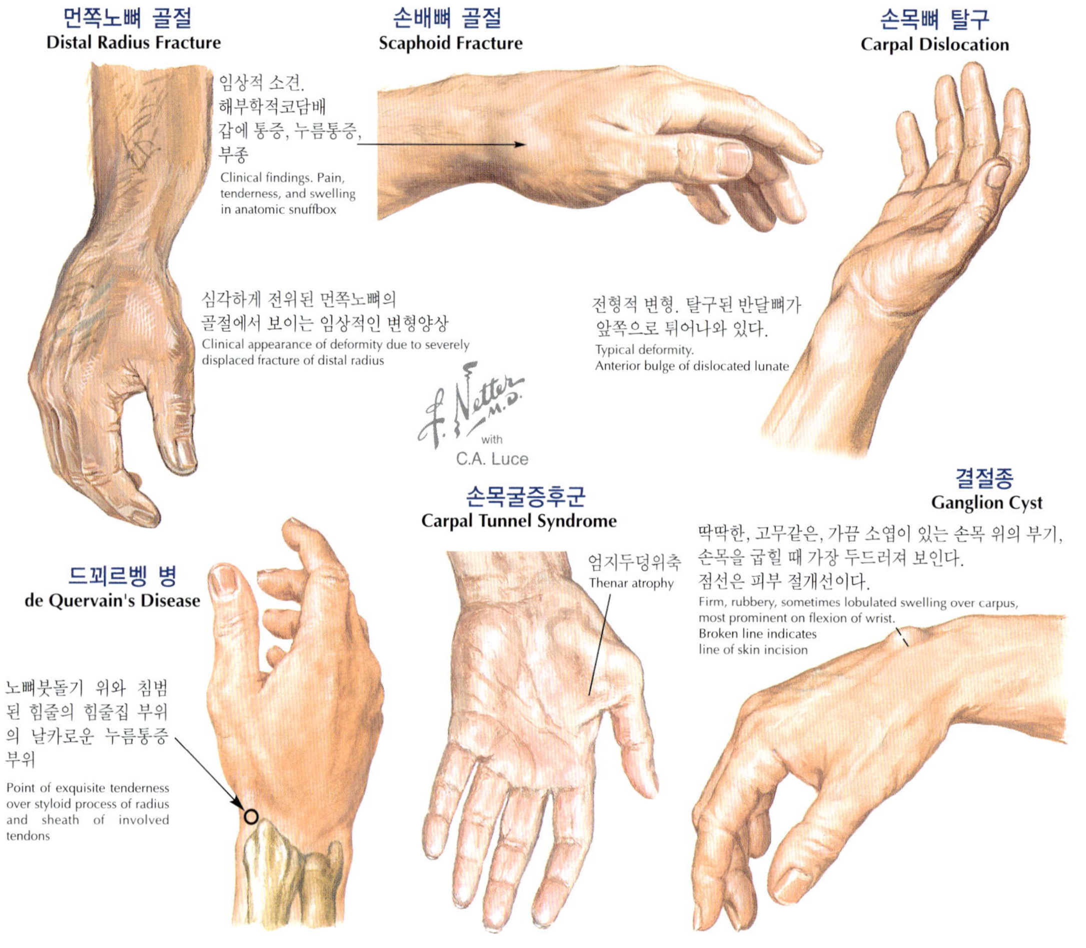

검사	검사방법	임상적용
		시진
육안관찰 가능 기형	뼈 및 물렁조직	골절, 탈구 : 아래팔 및 손목관절
종창(부기)	특히 노쪽손등 광범위	결절종(신경절) 주머니 외상, 감염
소모	근육의 소실	말초신경압박(예; 손목굴증후군)
		촉진
피부변화	열감, 발적 냉감, 건조	감염, 통풍 신경혈관 침범
노뼈 및 자뼈 붓돌기	각각 분리해서 촉진	누름통증은 골절을 의미할 수도 있다.
손목뼈	몸쪽, 먼쪽뼈줄 모두 검사 몸쪽손목뼈줄 콩알뼈	코담배갑부위 누름통증 : 손배뼈골절; 반달뼈 누름통증; 손배뼈골절 반달뼈누름통증 : 반달뼈무혈성괴사증(Kienböck병) 손배반달뼈사이 탈구 누름통증 : 콩알세모뼈관절 관절염 또는 자쪽손목굽힘근힘줄집염
물렁조직	손등의 폄근구역 VI TFCC : 자뼈돌기 먼쪽 구획들	첫번째 구역 누름통증 : 드꿰르벵 힘줄집염 누름통증은 세로섬유연골복합체 손상을 의미 굳은/긴장된 구획 = 구획증후군

손목운동 치우침의 범위
Wrist range of motion deviation

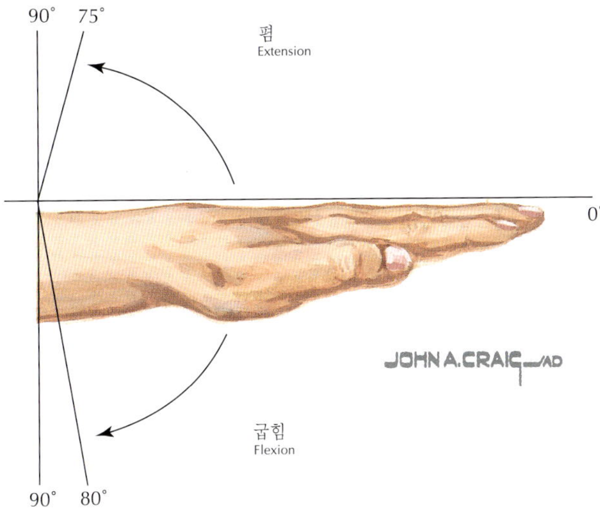

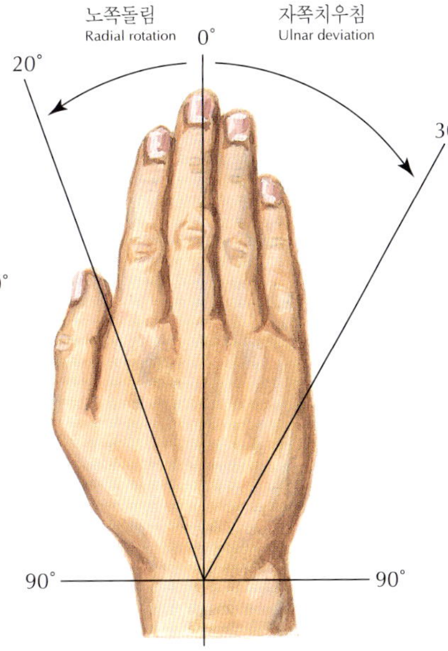

검사	검사방법	임상적용
	운동의 범위	
굽힘과 폄	굽힘(손바닥쪽으로). 반대편으로 폄.	정상 : 굽힘 80˚, 폄 75˚
노쪽/자쪽 치우침	손바닥과 동일함.	정상 : 노쪽 15 – 20˚, 자쪽 30 – 45˚
엎침과 뒤침	팔꿈치를 90˚로 굽힘. 손목을 돌림시킴.	정상 : 뒤침 90˚ 엎침 80 – 90˚(손목은 단지 10 – 15˚, 대부분 동작은 팔꿈치에서 일어남.)
	혈관 신경	
	감각	
아래팔의 가쪽피부신경(C6)	아래팔 가쪽	소실은 대응하는 신경/뿌리의 병변시사
아래팔의 안쪽피부신경(T1)	아래팔 안쪽	소실은 대응하는 신경/뿌리의 병변시사
아래팔의 뒤쪽피부신경	아래팔 뒤쪽	소실은 대응하는 신경/뿌리의 병변시사
	운동	
노신경(C6 – 7)	손목폄에 저항	약화 = 긴/짧은노쪽손목폄근 또는 대응하는 신경/뿌리 병변
뒤뼈사이신경(C6 – 7)	자쪽치우침에 저항	약화 = 자쪽손목폄근 또는 대응하는 신경/뿌리 병변
자신경(C8)	손목굽힘에 저항	약화 = 자쪽손목굽힘근 또는 대응하는 신경/뿌리 병변
정중신경(C7)	손목굽힘에 더항	약화 = 노쪽손목굽힘근 또는 대응하는 신경/뿌리 병변
정중신경(C6)	엎침에 저항	약화 = 원엎침근 또는 대응하는 신경/뿌리 병변
피부근육신경(C6)	뒤침에 저항	약화 = 위팔두갈래근 또는 대응하는 신경/뿌리 병변
	반사	
C6	위팔노근	감소/소실은 대응하는 신경뿌리병증을 시사
	맥박	
	노동맥, 자동맥	감소/소실 = 혈관손상 또는 이상(알렌검사 시행)

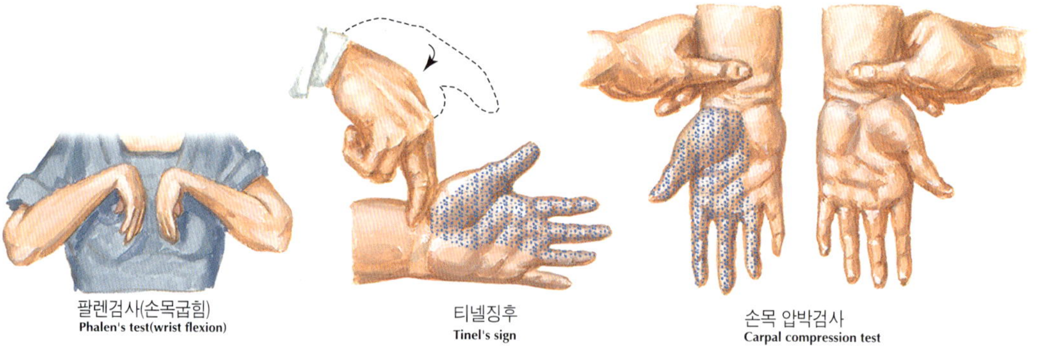

유발검사는 손에 감각이상을 유발한다.
Provocative tests elicit paresthesias in hand.

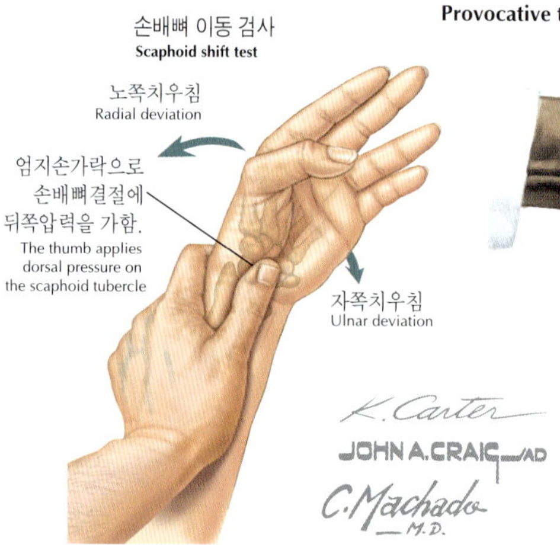

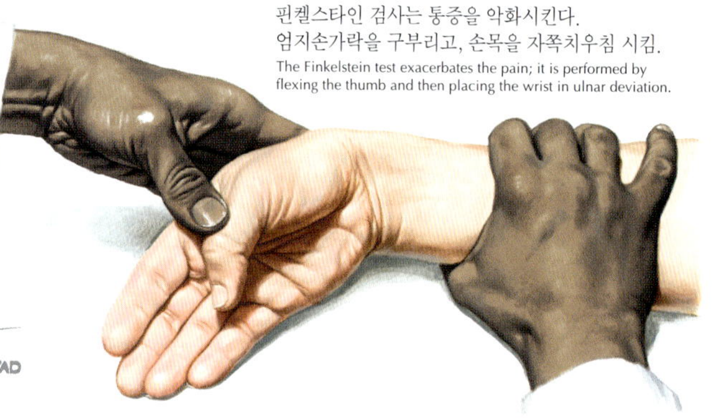

검사	검사방법	임상적용/감별진단
특별 검사		
더칸손목압박법	손목굴에 있는 정중신경을 손으로 압박함.	증상의 발생(저림, 무감각) 정중신경압박(손목굴증후군에 가장 민감한 검사)
팔렌검사	양쪽 손목을 1분간 굽힘.	증상의 발생(저림) : 정중신경압박
티넬검사	손목바닥쪽을 두드림	증상의 발생(저림) : 정중신경압박
핀켈스타인 검사	엄지손가락을 손바닥쪽으로 굽힘 손목을 자쪽 치우침	1번 손등구역의 통증(긴엄지벌림근힘줄/짧은엄지폄근힘줄들)은 느꿔르벵병을 시사
"피아노열쇠" 검사	자쪽을 고정시키고 노쪽을 손등쪽과 바닥쪽으로 이동시킴.	이완증과 부분탈구는 먼쪽노자관절의 불안정성을 의미함.
왓슨(손배뼈이동) 검사	손배뼈 먼쪽끝을 손등쪽으로 누르고 손목을 자쪽에서 노쪽치우침으로 이동시킴.	째깍음이나 잡음은 손목 불안정을 의미함(손배뼈가 먼쪽노뼈의 가장자리 구역 위로 부분탈구 되는 것). (손배반달뼈해리)
알렌검사	손으로 노뼈와 자동맥을 폐쇄. 주먹쥐기, 그리고 하나의 동맥만 이완시킴.	손바닥과 손가락이 '핑크색으로 되는것' 이 늦어진다거나 없다면 이완된 동맥에 문제가 있음을 시사함.

앞면(손바닥쪽)
Anterior(volar)

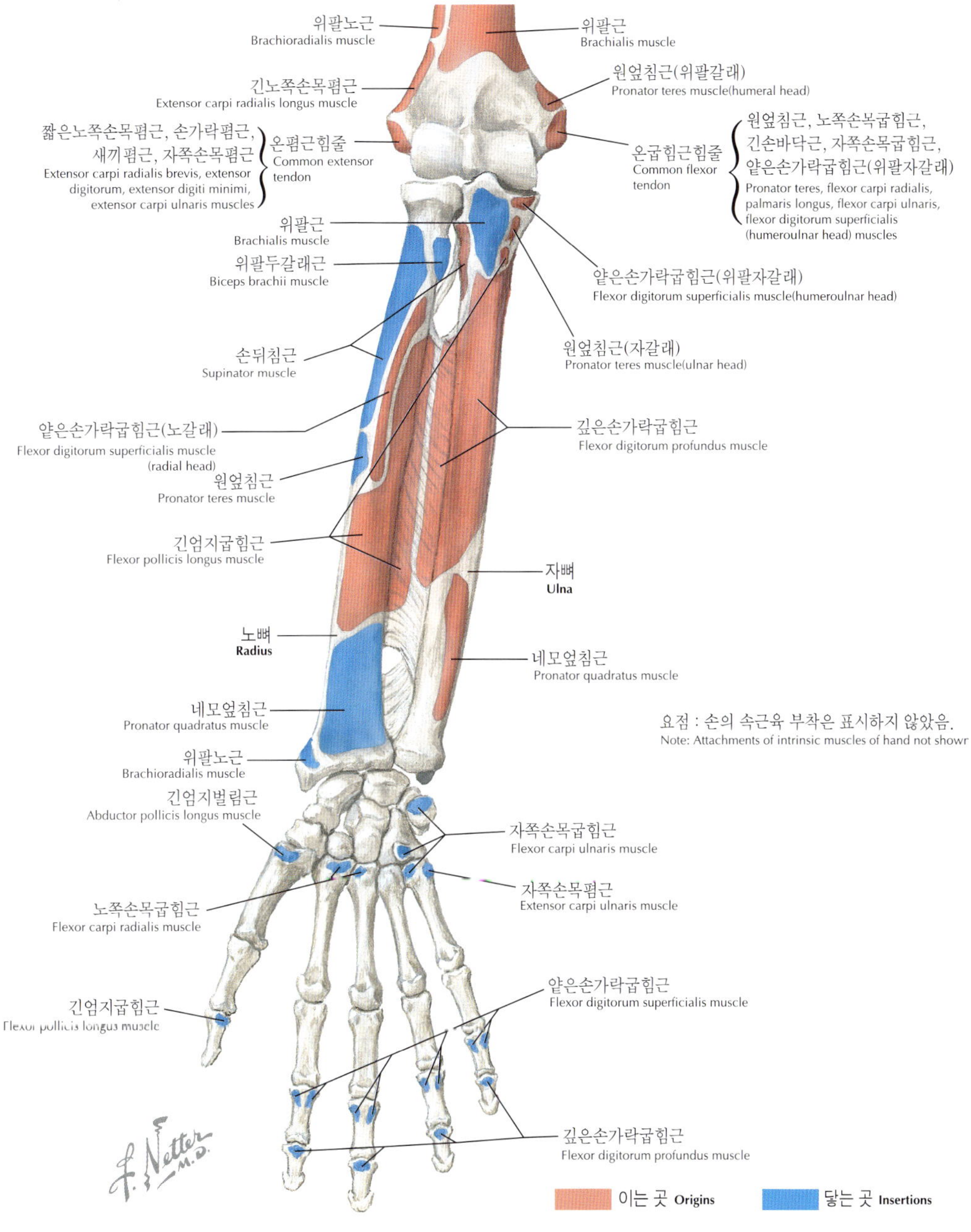

몸쪽 자뼈	몸쪽 노뼈
앞쪽	
이는 곳	
얕은손가락굽힘근(위팔자) 원엎침근 깊은손가락굽힘근	얕은손가락굽힘근(노갈래)
닿는 곳	
위팔근	위팔두갈래근 손뒤침근

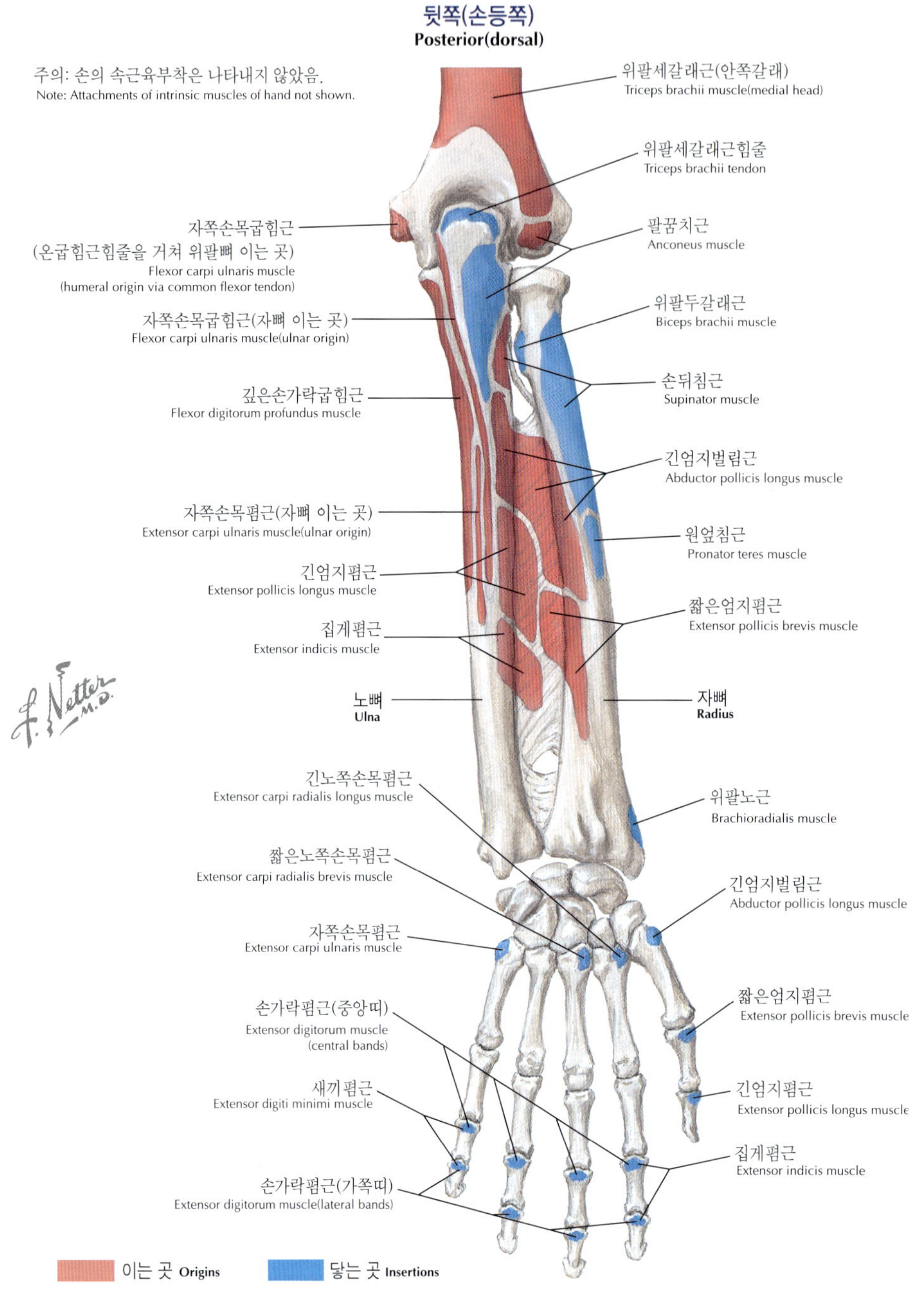

몸쪽 자뼈	몸쪽 노뼈
뒷쪽	
이는 곳	
자쪽손목굽힘근 깊은손가락굽힘근 손뒤침근	없음
닿는 곳	
위팔세갈래근 팔꿈치근	위팔두갈래근 손뒤침근

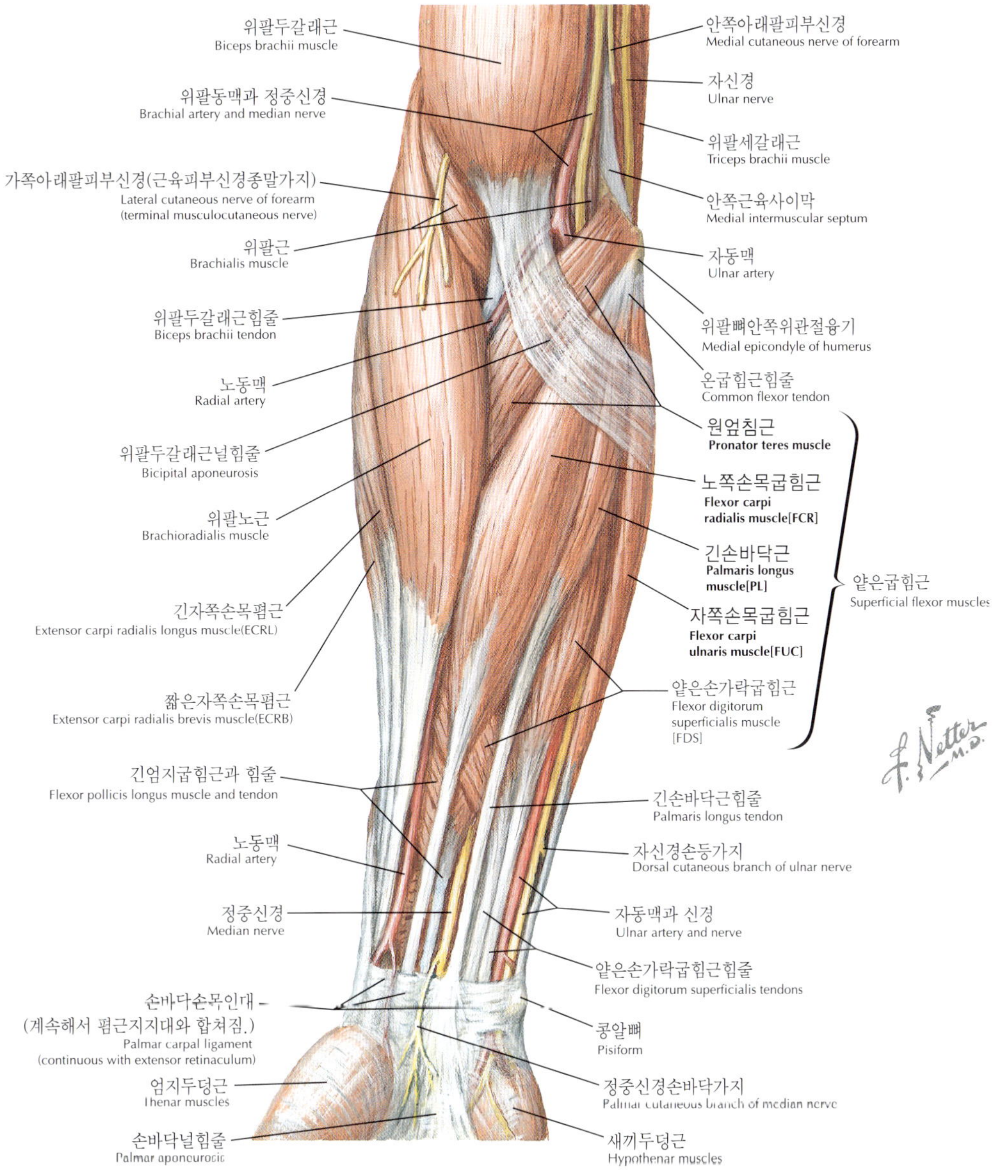

근육	이는 곳	닿는 곳	신경	작용	설명
		얕은 굽힘근들			
원엎침근(PT) 위팔뼈머리 자뼈(깊은곳)머리	 안쪽위관절융기 갈고리오목	 노뼈가쪽 중간 1/3	 정중신경	 아래팔 굽힘 뒤침.	 앞뼈사이신경 포착 (앞뼈사이신경 증후군 초래)
노쪽손목굽힘근(FCR)	안쪽위관절융기	2, 3번째 손허리뼈 바닥	정중신경	손목굽힘, 노쪽치우침	노동맥이 바로 가쪽으로 지난다.
긴손바닥근(PL)	안쪽위관절융기	굽힘근지지띠 및 손바닥널힘줄	정중신경	손목굽힘	힘줄이전, 이식술에 공여부로 이용됨. 10%에서 선천적으로 없을 수 있다.
자쪽손목굽힘근(FCU)	자뼈뒤쪽	콩알뼈, 갈고리뼈갈고리, 5번째 손허리뼈	정중신경	손목굽힘, 자쪽치우침	가장 강한 손목굽힘근은 자신경을 누를 수 있다.

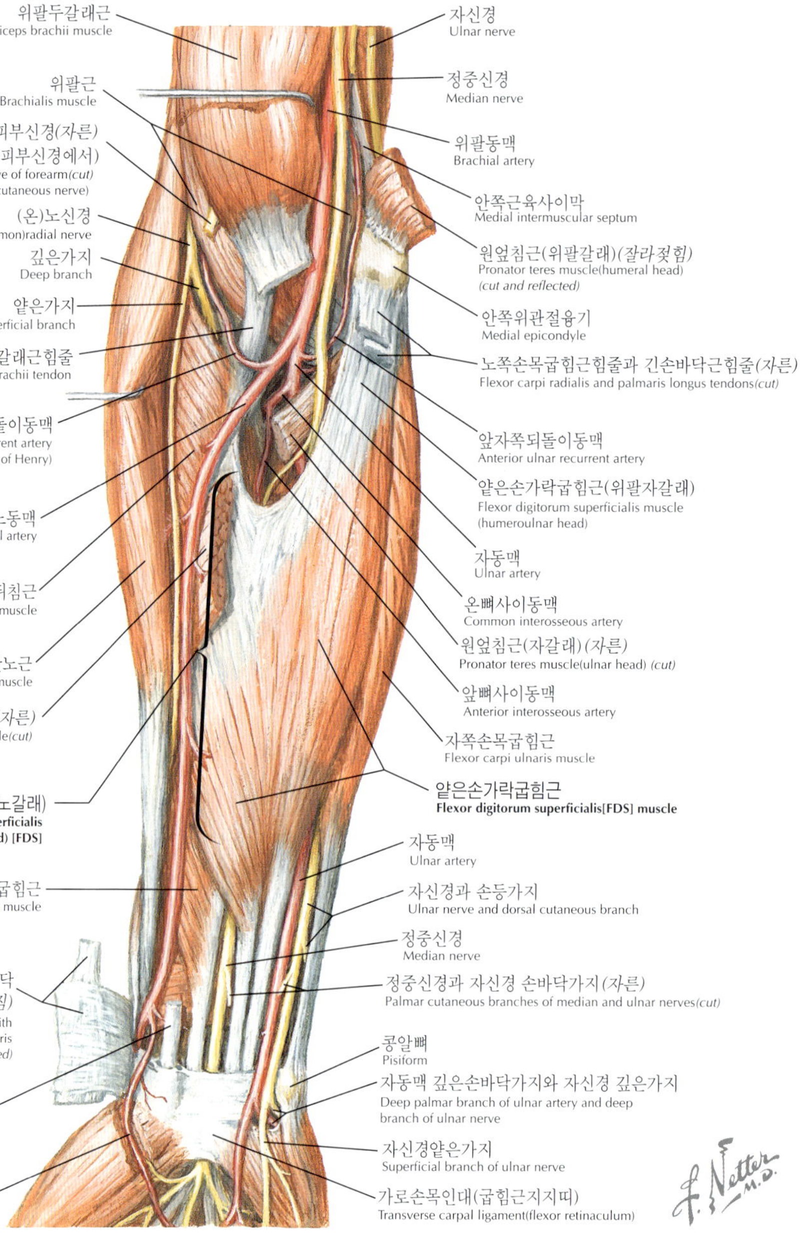

근육	이는 곳	닿는 곳	신경	작용	설명
		얕은굽힘근들			
얕은손가락굽힘근 (FDS)	1. 안쪽위관절융기 갈고리오목 2. 앞몸쪽 노뼈	중간마디손가락뼈 (엄지 제외)	정중신경	몸쪽손가락뼈사이관절 굽힘(손, 손가락 굽힘)	얕은손가락굽힘근 검사를 깊은 손가락굽힘근과 분리해서 시행하고 기능을 검사할 수 있다.

얕은손가락굽힘근은 근육사이에 위치해 있어 종종 "중간굽힘근"으로 간주된다.

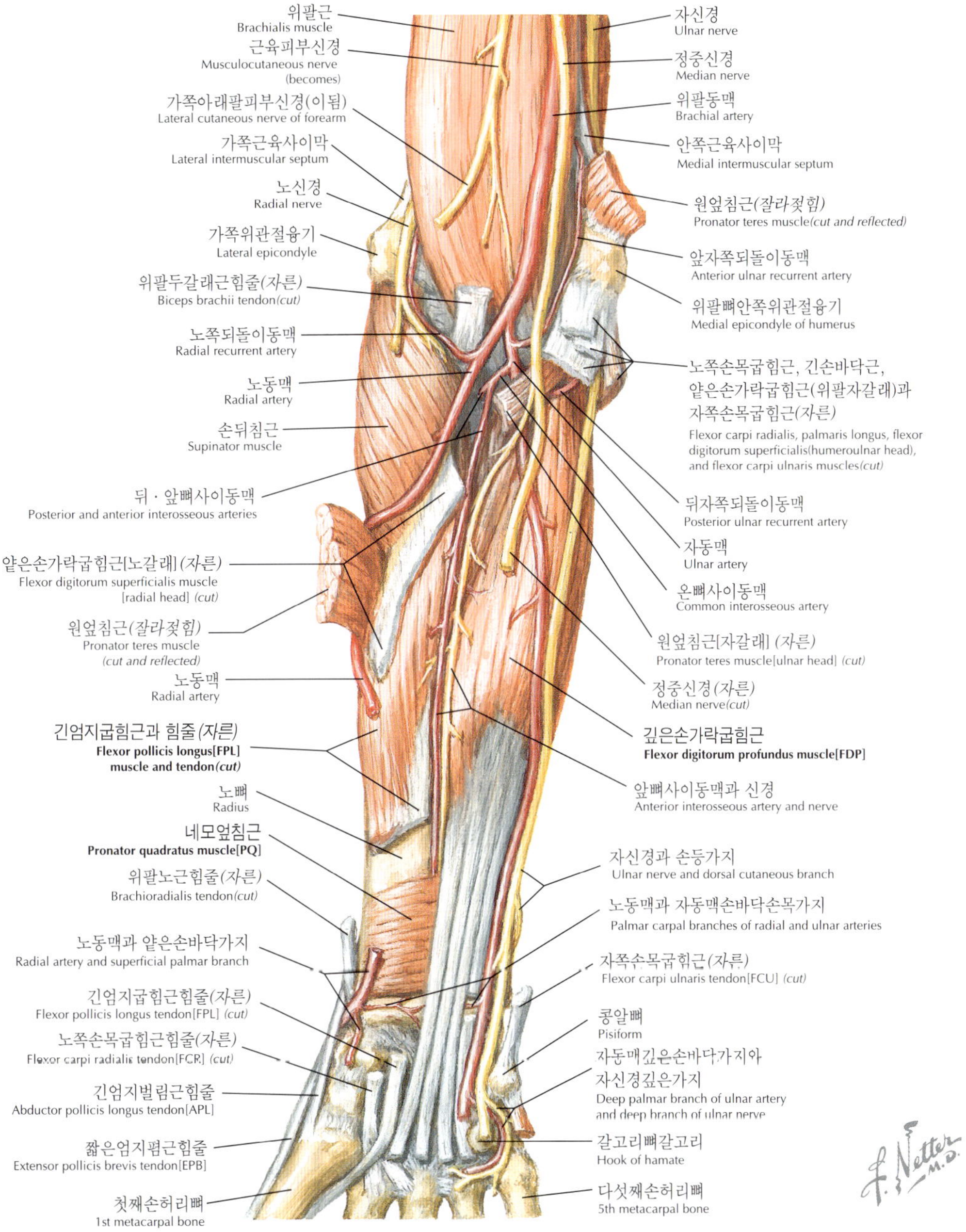

근육	이는 곳	닿는 곳	신경	작용	설명
			깊은굽힘근들		
깊은손가락굽힘근 (FDP)	자뼈앞, 뼈사이막	끝마디손가락뼈 (2, 3번째 손가락) 끝마디손가락뼈 (4, 5번째 손가락)	정중신경/ 앞뼈사이 신경 자신경	끝마디손가락뼈 굽힘 (손가락, 손 굽힘도)	찢김 : jersey 손가락 심재성 검사가 기능 검사에 이용된다.
긴엄지굽힘근 (FPL)	노뼈앞, 갈고리오목	끝마디 손가락뼈 (엄지)	정중신경/ 앞뼈사이 신경	엄지 굽힘 (손가락뼈사이관절)	깊은손가락굽힘근, 긴엄지굽힘근에서 볼크만구축이 잘 생김.
네모엎침근(PQ)	먼쪽자뼈의 안쪽	먼쪽자뼈의 안쪽	정중신경/ 앞뼈사이신경	아래팔 엎침	엎침주작용근 (엎침을 시작한다.)

• 앞뼈사이신경은 모두 3개의 깊은굽힘근을 지배한다. "OK" 사인으로 테스트 된다.

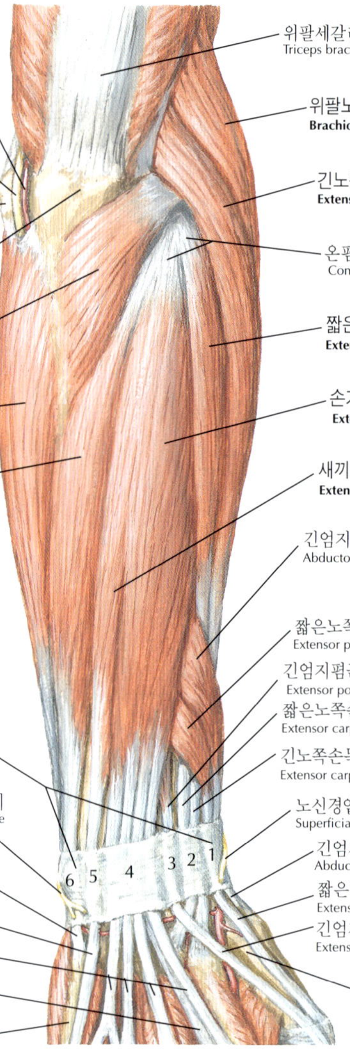

근육	이는 곳	닿는 곳	신경	작용	설명
		얕은폄근들			
팔꿈치근	뒤쪽가쪽위관절융기	뒤쪽몸쪽자뼈	노신경	아래팔 폄	Kocher접근에서 근육면
손가락폄근	가쪽위관절융기	손허리손가락 : 시상띠 P2 : 중간띠 P3 : 끝마디 손가락뼈	노신경 – 뒤뼈사이신경	손가락 폄	힘줄 찢어짐. P2 : 단추구멍에 꽂는 꽃 P3 : 망치손가락
새끼폄근	가쪽위관절융기	위와 같다.	노신경 – 뒤뼈사이신경	새끼손가락 폄	다섯번째 손등구역
자쪽손목폄근	가쪽위관절융기	다섯번째손가락바닥	노신경 – 뒤뼈사이신경	손폄 모음	자뼈위로 고통스런 소음유발
		사이신경			
위팔노근	위팔뼈가쪽위관절융기	먼쪽노뼈가쪽	노신경	아래팔굽힘	노뼈 골절때 뼈조각을 잡아당긴다.
긴노쪽손목폄근	위팔뼈가쪽위관절융기	2번째 손허리뼈바닥	노신경	손목폄	긴노쪽손목폄근이라 불린다.
짧은노쪽손목폄근	가쪽위관절융기	3번째 손허리뼈바닥	노신경 – 뒤뼈사이신경	손목폄	테니스팔꿈치 때 염증이 있음.

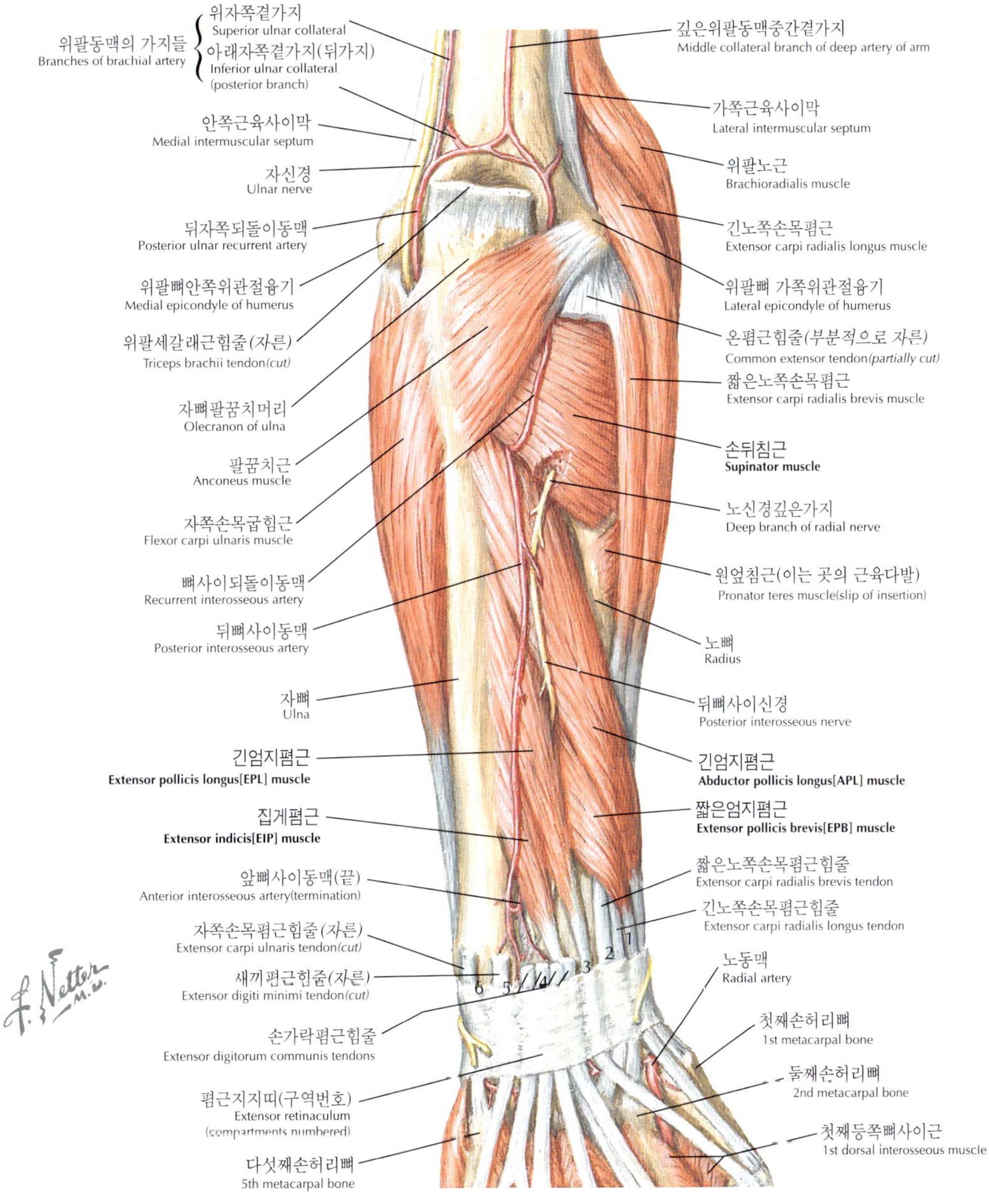

근육	이는 곳	닿는 곳	신경	작용	설명
			깊은폄근들		
손뒤침근	가쪽관절위융기 자뼈 안쪽	몸쪽 노뼈가쪽	노신경 – 뒤뼈사이 신경	아래팔 뒤침	뒤뼈사이신경 압박
긴엄지벌림근 (APL)	자뼈/노뼈 뒤쪽	첫번째손허리뼈 바닥	노신경 – 뒤뼈사이 신경	엄지벌림, 폄 (손목손허리관절)	첫번째 구역 : 드꿰르벵병
짧은엄지폄근 (EPB)	노뼈 뒤쪽	엄지첫마디 손가락뼈바닥	노신경 – 뒤뼈사이 신경	엄지폄 (손허리손가락관절)	위와 같음. 코담배갑의 노쪽
긴엄지폄근 (EPL)	자뼈 뒤쪽	엄지끝마디 손가락뼈바닥	노신경 – 뒤뼈사이 신경	엄지폄 (손가락뼈사이관절)	노뼈 리스터결절에서 힘줄이 45° 로 방향을 바꿈.
집게폄근 (EIP)	자뼈 뒤쪽	집게손가락 끝마디 손가락뼈, 중간띠, 세로띠	노신경 – 뒤뼈사이 신경	집게(두번째) 손가락폄	손가락폄힘줄의 자쪽; 뒤뼈사이신경이 지배하는 마지막 근육

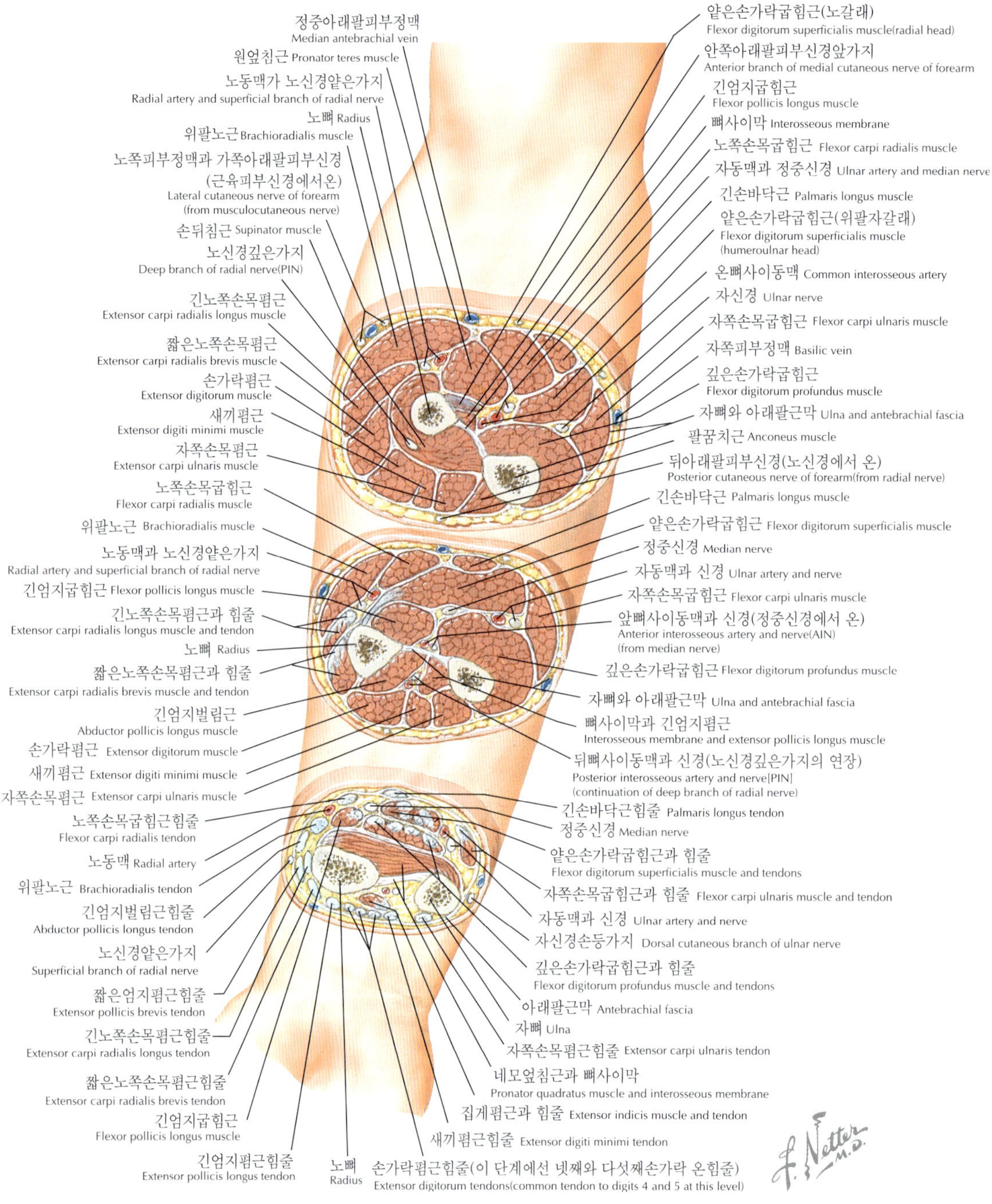

구조물	관계
	관계
자신경과 자동맥	깊은손가락굽힘근, 가장위쪽의 얕은손가락굽힘근 아래로 주행, 동맥보다 자쪽
위쪽노신경	위팔노근/힘줄 아래로 주행, 동맥보다 노쪽
노동맥	노쪽손목굽힘근/힘줄 보다 노쪽(가쪽)
정중신경	자신경보다 노쪽(가쪽), 손목굴안에서 깊은손가락굽힘근과 긴엄지굽힘근 사이로 주행
뒤뼈사이신경	뒤침근을 몸쪽으로 관통하고, 긴엄지벌림근과 긴엄지폄근사이로 뼈사이막을 따라 주행

아래팔 및 손의 구획증후군 때 절개
Incisions for Compartment Syndrome of Forearm and Hand

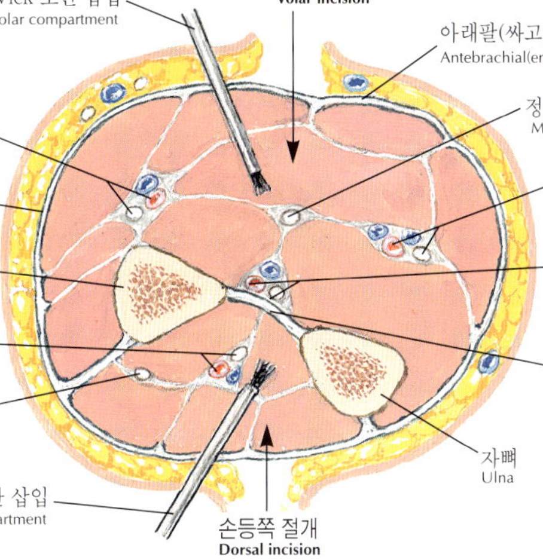

아래팔 가운데 부위 절개
Section through midforearm

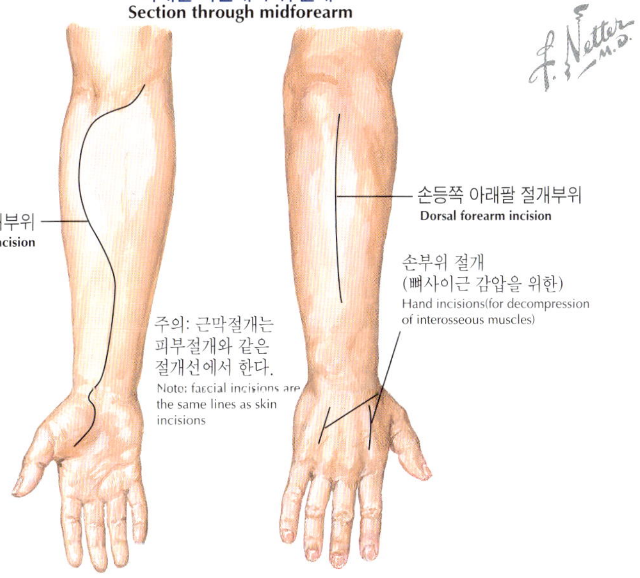

구조물	내용
	구획
	앞
얕음	원엎침근, 노쪽손목굽힘근, 긴손바닥근, 자쪽손목굽힘근
중간	얕은손가락굽힘근
깊음	깊은손가락굽힘근, 긴엄지굽힘근, 네모엎침근
	뒤
얕음	팔꿈치근, 넓은손가락폄근, 짧은손가락폄근, 자쪽손목폄근
깊음	뒤침근, 긴엄지벌림근, 짧은엄지폄근, 긴엄지폄근, 고유집게손가락폄근
	움직이는 근육
	위팔노근, 긴노쪽손목폄근, 짧은노쪽손목폄근
	근막 절개술
손바닥 절개	안쪽 모든 구획을 이완시켜줌.
손등 절개	움직이는 근육과 뒤쪽 모든 구획을 이완시켜줌.

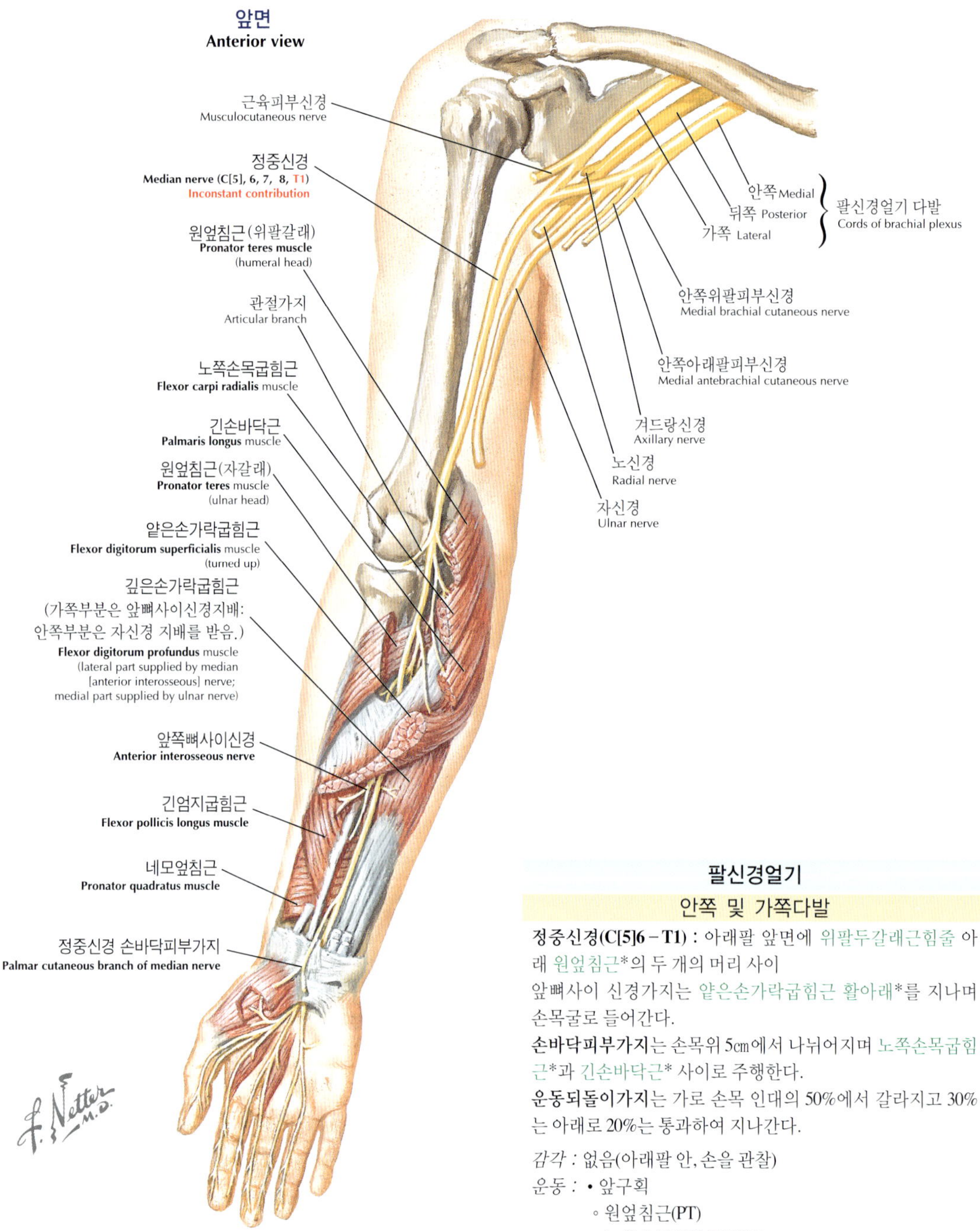

팔신경얼기

안쪽 및 가쪽다발

정중신경(C[5]6 – T1) : 아래팔 앞면에 위팔두갈래근힘줄 아래 원엎침근*의 두 개의 머리 사이
앞뼈사이 신경가지는 얕은손가락굽힘근 활아래*를 지나며 손목굴로 들어간다.
손바닥피부가지는 손목위 5㎝에서 나뉘어지며 노쪽손목굽힘근*과 긴손바닥근* 사이로 주행한다.
운동되돌이가지는 가로 손목 인대의 50%에서 갈라지고 30%는 아래로 20%는 통과하여 지나간다.

감각 : 없음(아래팔 안, 손을 관찰)
운동 : • 앞구획
- ◦ 원엎침근(PT)
- ◦ 노쪽손목굽힘근(FCR)
- ◦ 긴손바닥근(PL)
- ◦ 얕은손가락굽힘근(FDS)

앞쪽사이신경 : 몸쪽에서 가지가 나누어지며 뼈사이막을 따라 앞쪽사이동맥과 함께 주행하여 긴엄지굽힘근과 깊은손가락굽힘근사이를 지난다.

감각 : 손바닥 손목주머니
운동 : • 앞구획 – 깊은굽힘근
- ◦ 깊은손가락굽힘근에서 두번째(세번째) 손가락
- ◦ 긴엄지굽힘근(FPL)
- ◦ 네모엎침근(PQ)

*신경압박의 가능성이 있는 부위

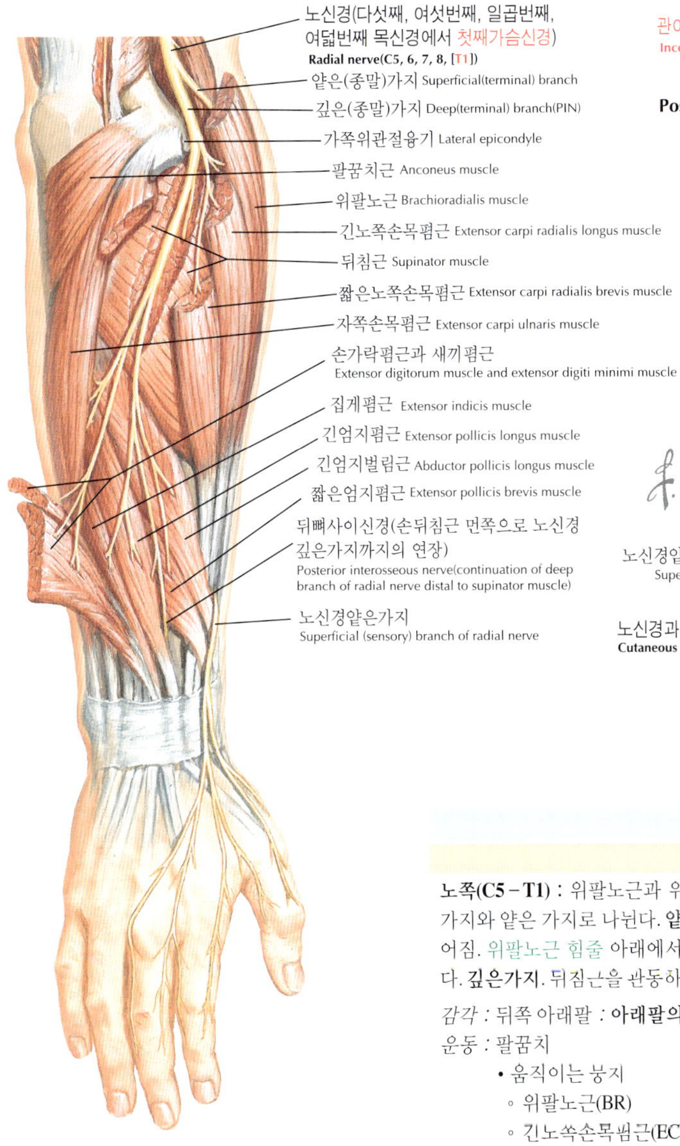

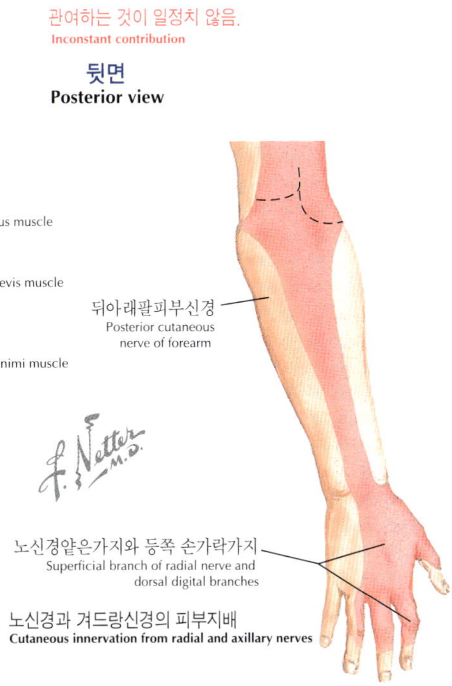

팔신경얼기

뒤쪽다발

노쪽(C5–T1) : 위팔노근과 위팔근 사이를 통해서 아래팔로 들어감. 이후 깊은 가지와 얕은 가지로 나뉜다. **얕은가지**. 위팔노근아래로 주행하여 엄지 사이로 이어짐. 위팔노근 힘줄 아래에서 눌러 줄 수 있다.* 이것은 노쪽 동맥의 가쪽에 있다. **깊은가지**. 뒤침근을 관통하여 **뒤뼈사이신경**이 된다.

감각 : 뒤쪽 아래팔 : **아래팔의 뒤쪽피부신경을 경유한다.**

운동 : 팔꿈치

- 움직이는 뭉치
  - 위팔노근(BR)
  - 긴노쪽손목폄근(ECRL)

뒤뼈사이신경 : Frohse연속활*을 통해 Hnery*의 혈관끈과 짧은노쪽손목폄근(가까운 뒤침근)을 주행하여(되돌이노동맥) 원엎침근의 먼쪽 모서리까지 간다. 이후 온손가락폄근과* 긴엄지벌림근과 긴엄지폄근 사이의 뼈사이막에 이른다.

감각 : 등쪽 손목주머니(4번째 등쪽 구획)

운동 :
- 움직이는 뭉치
  - 짧은노쪽손목폄근(ECRB)
- 뒤쪽구획 – 얕은폄근
  - 손뒤침근
  - 온손가락폄근(EDC)
  - 새끼폄근(EDM or EDQ)
  - 자쪽손목폄근(ECU)
- 뒤쪽 구획 – 깊은폄근
  - 긴엄지벌림근(APL)
  - 짧은엄지폄근(EPB)
  - 긴엄지폄근(EPL)
  - 집게폄근(EIP)

*신경압박의 가능성이 있는 부위

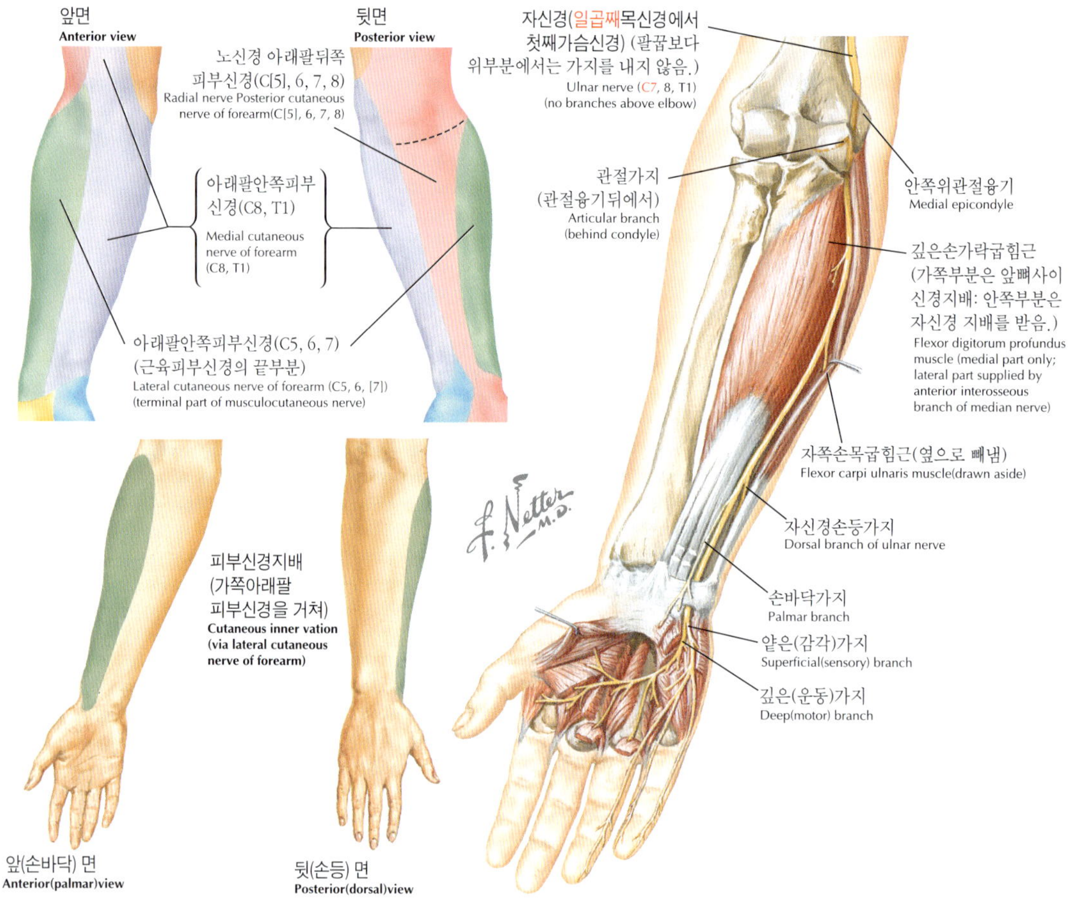

팔신경얼기

가쪽다발

근육피부(C5 - 7) : 순수 감각신경이며 위팔두갈래근과 위팔근사이로 빠져나와, 위팔노근위의 피부밑조직 위를 주행한다.

감각 : 노쪽 아래팔 : **아래팔의 가쪽피부신경을 경유한다.**

운동 : 없음(아래팔에서는)

안쪽다발

아래팔의 안쪽피부신경(가쪽아래팔) (C8 - T1) : 다발에서 직접 가지되며 피부밑으로 주행하여 안쪽 아래팔의 위관절융기가 앞쪽에서 가운데로 주행한다.

감각 : 안쪽 아래팔

운동 : 없음

자쪽(C[7]8 - T1) : 팔꿉굴*의 뒤쪽에서 안쪽위관절융기로 주행한다. 자쪽손목굽힘근의 머리/널힘줄*을 통해서 깊은손가락굽힘근을 주행하여 손목으로 간다. **등쪽가쪽 손바닥피부가지**들이 손목 4~5㎝ 가까운곳에서 나뉜뒤 자쪽굴(Guyon굴*)로 주행한다. 그리고 깊은층 **운동**가지와 얕은층 **감각가지**로 나뉜다.

감각 : 없음(아래팔에서)

운동 :
- 앞쪽 구획
  - 자쪽손목굽힘근
  - 깊은손가락굽힘근에서(3번째) 4번째, 5번째 손가락

*신경압박의 가능성이 있는 부위

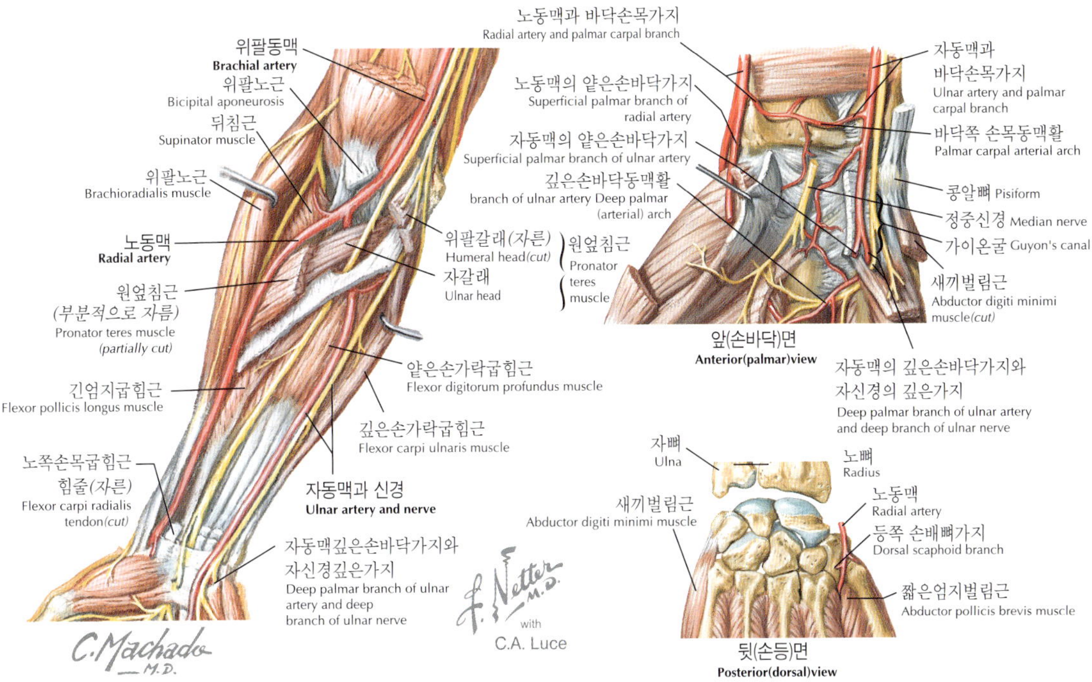

주행	가지	
	아래팔	
	노동맥	
원엎침근 위로 주행, 얕은손가락굽힘근 & 긴엄지굽힘근에서 노쪽손목굽힘근의 가쪽	노쪽되돌이(leash of Henry) 근육가지	
	자동맥	
원엎침근의 자쪽 머리 아래로 주행, 깊은손가락굽힘근, 자신경의 가쪽과 인접부위	앞쪽자쪽 되돌이 뒤쪽자쪽 되돌이 공통 뼈사이 ◦앞쏙뼈사이 ◦뒤쪽뼈사이 ◦뇌돌이뼈사이 근육가지	
	손목	
	노동맥	
노쪽손목굽힘근의 가쪽, 등쪽으로 쌈, 긴엄지벌림근과 짧은엄지폄근의 힘줄아래, 첫번째 등쪽 뼈사이근의 2개 머리사이, 깊은 활의 손바닥쪽 끝	손바닥쪽 손목가지 등쪽손목가지 **얕은손바닥쪽 가지** ◦ 손바닥쪽 손배뼈가지 등쪽손바닥가지 **깊은손바닥쪽활**	깊은굽힘근힘줄 깊은폄근힘줄 위쪽 손바닥 활과 연접 손배뼈의 25%를 공급(먼쪽) 손배뼈의 75%를 공급(가까운 쪽) 손의 노동맥의 끝가지
	자동맥	
Guyon굴의 가로손목인대에서 깊은 & 얕은 손바닥쪽 가지로 나뉨.	손바닥쪽 손목가지 등쪽 손목가지 **깊은손바닥쪽**가지 **얕은손바닥쪽활**	깊은굽힘근힘줄 깊은폄근힘줄 깊은손바닥활과 연접 자동맥의 끝가지

• 알렌검사 : 손목에서 노쪽&자쪽 동맥 모두 막음. 환자는 손에서 피를 뽑아내기 위해 주먹을 쥔다. 한쪽 동맥을 풀고 손의 관류를 확인한다. 다른 동맥에서도 반복한다. 이검사는 활/혈관의 개방성을 확인한다.

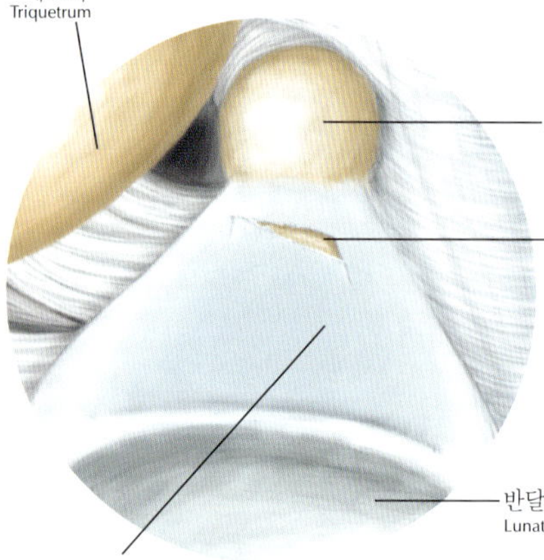

드꾀르벵 병
de Quervain's Disease

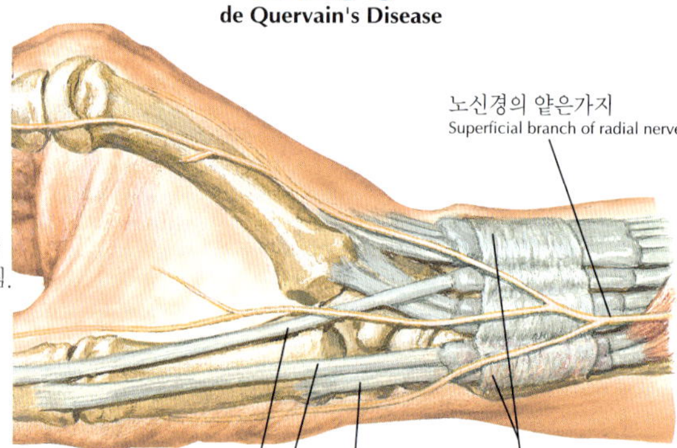

긴엄지벌림근과 짧은엄지폄근힘줄의 폄근지지띠를 통한 첫번째 구획의 주행경로, 가로방향 절개선, 노신경의 감각가지와 활막과의 관계
Course of abductor pollicis longus and extensor pollicis brevis tendons through 1st compartment of extensor retinaculum

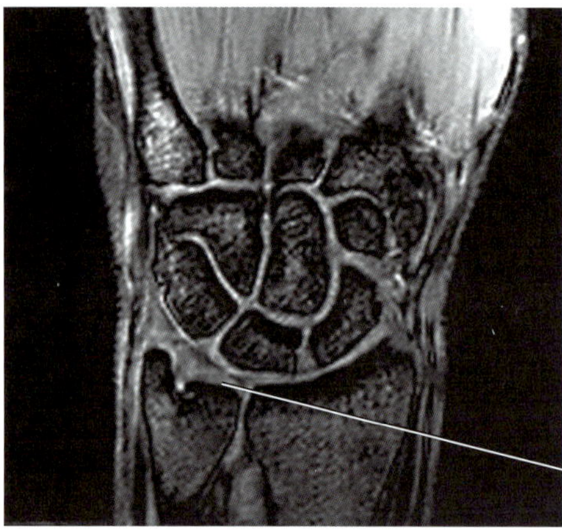

세모섬유연골 찢어짐
Triangular fibrocartilage tear(TFCC)

손목의 결절종(신경절)
Ganglion of Wrist

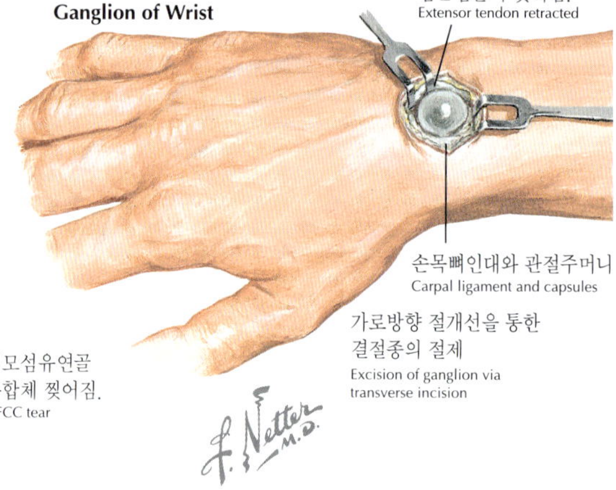

가로방향 절개선을 통한 결절종의 절제
Excision of ganglion via transverse incision

질환설명	병력 및 이학적검사	방사선검사/소견	치료
	세모섬유연골 복합체 파열		
• 외상성(분류 1) or 퇴행성 말초성은 혈관성임(분류 2) • 말초파열은 회복될 수 있음).	**병력** : 노쪽 손목통증, +/− 관절음/분쇄 **이학적검사** : 세모섬유연골은 TTP, + 세모섬유연골 복합체 분쇄, +/− 피아노 키	**방사선검사** : 보통 정상; 붓돌기 바닥 골절과 관련된 파열 **자기공명영상검사** : 파열의 진단을 위한 확진검사	1. 분류 1 : 회복 또는 파열의 제거(필요하다면 붓돌기의 고정) 2. 분류 2 : 스테로이드, 부목; 노쪽을 짧게하는 술기
	드꾀르벵힘줄집염		
• 첫번째 등쪽 구획의 염증(긴엄지벌림근/짧은엄지폄근힘줄) • 중년여성에서 흔하다. • 손목/힘줄비정상 연관	**병력** : 노쪽통증/부종 **이학적검사** : 첫번째 등쪽 구획의 누름통증 + 핀겔스타인 검사	**방사선검사** : 보통 정상 **자기공명영상검사** : 적응증 없음.	1. 부목과 스테로이드 2. 껍질 안에 코트티코스테로이드 주사 3. 수술적 치료
	신경결절 주머니		
• 손목관절에 윤활액으로 찬 주머니가 생김. • 손목에서 가장 흔한 덩이 • 등쪽 손목이 가장 흔함(보통 손배뼈관절)	**병력** : 덩이, +/− 통증 **이학적검사** : 움직이며 만져지는 덩이, +/− 누름통증 + 투과조영검사	**방사선검사** : 손목시리즈는 보통 정상 **자기공명영상검사** : 주머니를 잘보여주며 진단이 불확실할 경우에만 시행	1. 증상이 없다면 경과 관찰 2. 흡입(재발률 20%) 3. 절제(주머니의 줄기포함; 재발률 < 10%)

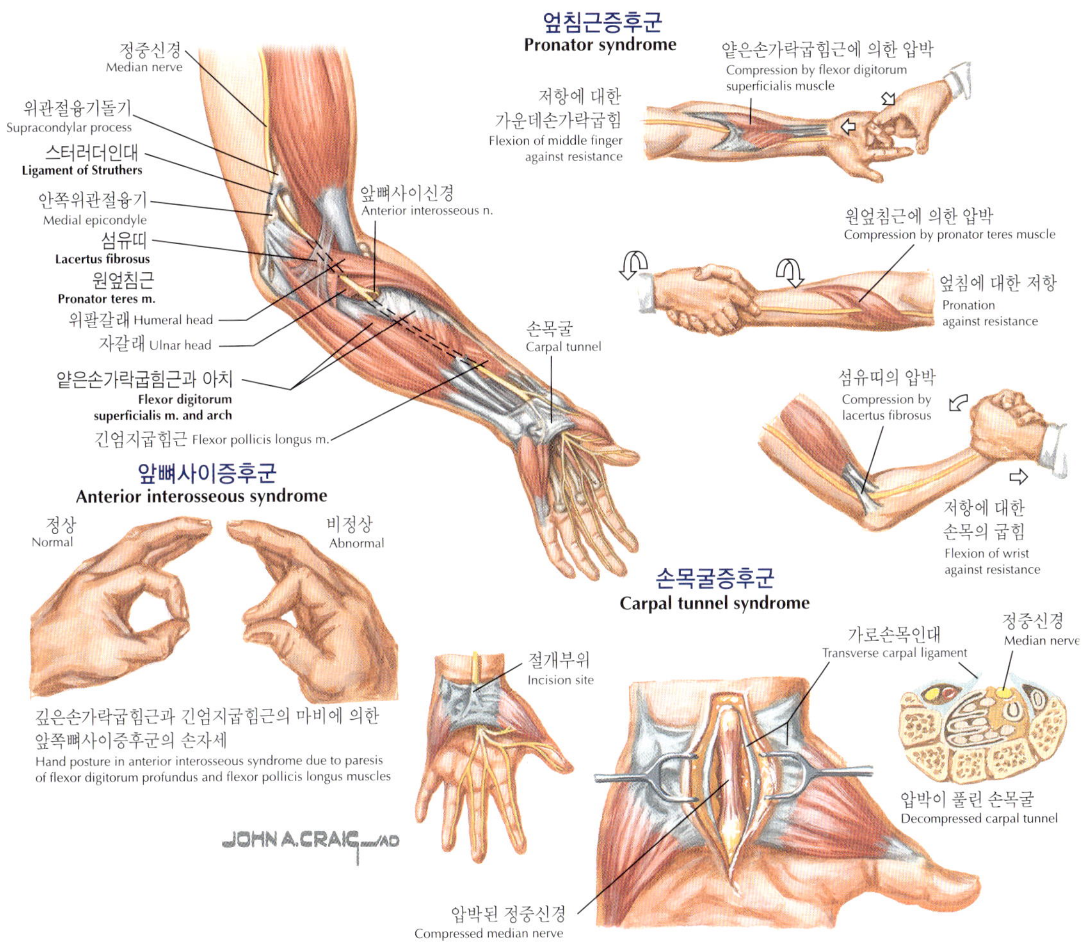

질환설명	병력 및 이학적검사	방사선검사/소견	치료
	정중신경압박		
	엎침근증후군		
• 몸쪽 정중신경 • 부위 : 1. 스터러더 인대, 2. 원엎침근, 3. 섬유띠 섬유화, 4. 얕은손가락굽힘근널힘줄과 활	**병력** : 무감각, 저림, +/− 쇠약 **이학적검사** : 손바닥 감각저하, 엎침근 또는 얕은손가락굽힘근 징후	**방사선검사** : 위팔뼈 관절위돌기 소실 관찰 **근전도/신경전도검사** : 진단 확인 가능(정상 소견 보일 수 있음.)	1. 활동조절/휴식 2. 부목, 스테로이드 3. 모든 몸쪽 압박 부위의 외과적 감압술
	앞뼈사이신경증후군		
• 신경압박은 드묾 • 엎침근증후군과 같은 부위 • 운동 증상만 보임.	**병력** : 쇠약, +/− 통증 **이학적검사** : 엄지손가락 쇠약(긴엄지굽힘근) & IF(깊은손가락굽힘근) 집기동작	**방사선검사** : 보통 정상 **근전도/신경전도검사** : 불확실하다면 진단을 확인할 수 있음.	1. 활동조절 2. 부목, 스테로이드 3. 외과적 감압술 4. 손목굴 박리
	손목굴증후군		
• 손목굴에서의 압박 • 신경병증이 가장 흔함. • 대사적 질병(갑상선, 당뇨), 임신과 연관	**병력** : 무감각, +/− 통증 **이학적검사** : +/− 엄지두덩위축, + Durkin's, +/− Phalen's & Tinel's 검사	**방사선검사** : 보통 정상 **근전도/신경전도검사** : 명확하지 않을 경우 진단을 확인할 수 있음(잠복기 증가, 속도 감소).	1. 활동조절 2. 야간 부목, 스테로이드 3. 코토티코 스테로이드 주사 4. 손목굴 박리

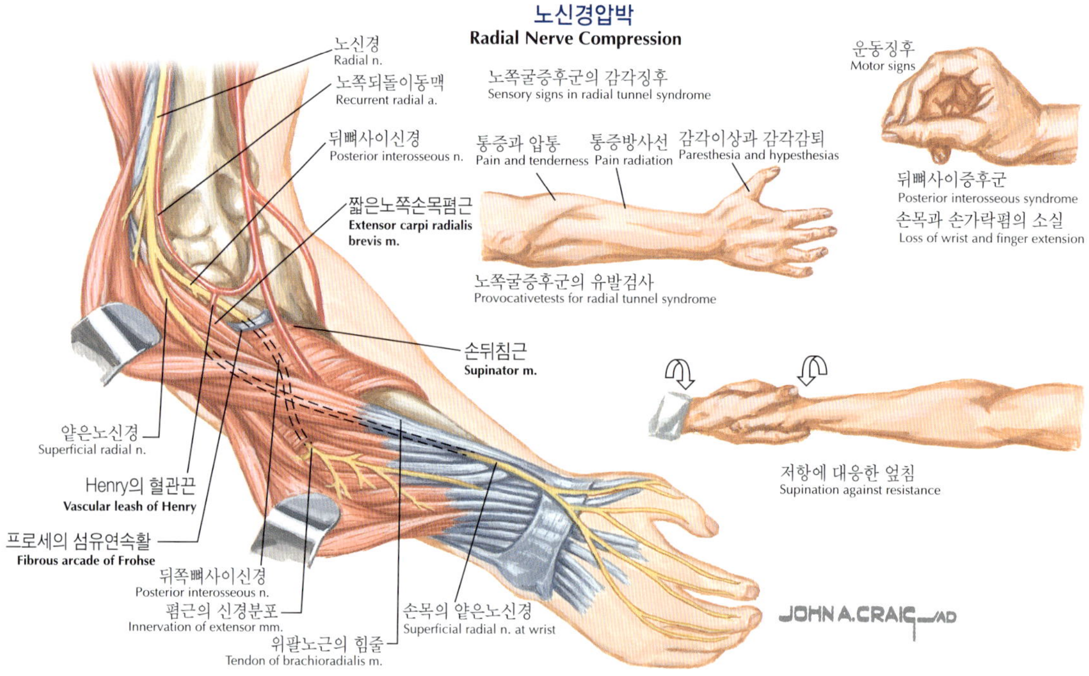

질환설명	병력 및 이학적검사	방사선검사/소견	치료
노신경 압박			
뒤뼈사이신경증후군			
• 노신경압박 • 장소 : 1. 섬유띠, 2. Henry의 끈, 3. 짧은노쪽손목폄근, 4. Frohse의 연속활(몸쪽 손뒤침근 모서리), 5. 손뒤침근 끝부분 모서리	**병력** : 손과 손목약화, +/− 팔꿈치 통증 **이학적검사** : 엄지 약화/끝부분 손가락, 노쪽굴의 누름통증 촉진	**방사선검사** : 노쪽 작은머리의 비정상을 찾음. **자기공명영상검사** : 덩어리의 평가 **근전도/신경전도검사** : 진단 및 병변 위치를 확인	1. 활동조절 2. 부목, 스테로이드 3. 외과적 감압술(완전 박리)
노쪽굴증후군			
• 노쪽굴의 압박 • 위와 같은 장소임. • 통증만 있고 약화는 없음.	**병력** : 가쪽 팔꿈치 통증 **이학적검사** : 가쪽굴 누름통증 촉진, 약화는 없음.	**방사선검사** : 노쪽손목 관절의 평가 **자기공명영상검사** : 덩어리의 평가 **근전도/신경전도검사** : 유용성 없음.	1. 활동조절 2. 부목, 스테로이드 3. 외과적 감압술
와텐버그증후군			
• 손목에서 얕은노신경의 압박(노쪽손목폄인대와 위팔노근힘줄사이) • 감각증상	**병력** : 저림/통증 **이학적검사** : 감각 감소 엄지/검지. 엎칠때 + Tinel징후	**방사선검사** : 보통정상 **자기공명영상검사** : 도움이 되지 않음. **근전도/신경전도검사** : 진단을 확인 가능	1. 활동조절 2. 부목, 스테로이드 3. 외과적 감압술
자신경 압박			
자쪽굴(Guyon굴)증후군			
• Guyon굴의 압박 • 병인론 : 신경절, 갈고리 불유합, 혈전성동맥, 근육 • 감각(Zone 3), 운동(Zone 2), 복합증상(Zone 1)	**병력** : 손의 저림, 약화 **이학적검사** : 감각 저하 +/− 위축, 갈퀴손, 약화	**방사선검사** : 골절을 찾음 **전산화단층촬영** : 골절 불유합을 평가 **자기공명영상검사** : 덩어리 찾는데 유용 **초음파** : 혈전을 평가 **근전도** : 확진	1. 활동조절 2. 부목, 스테로이드 3. 외과적 감압술(압박의 기저원인을 기술)

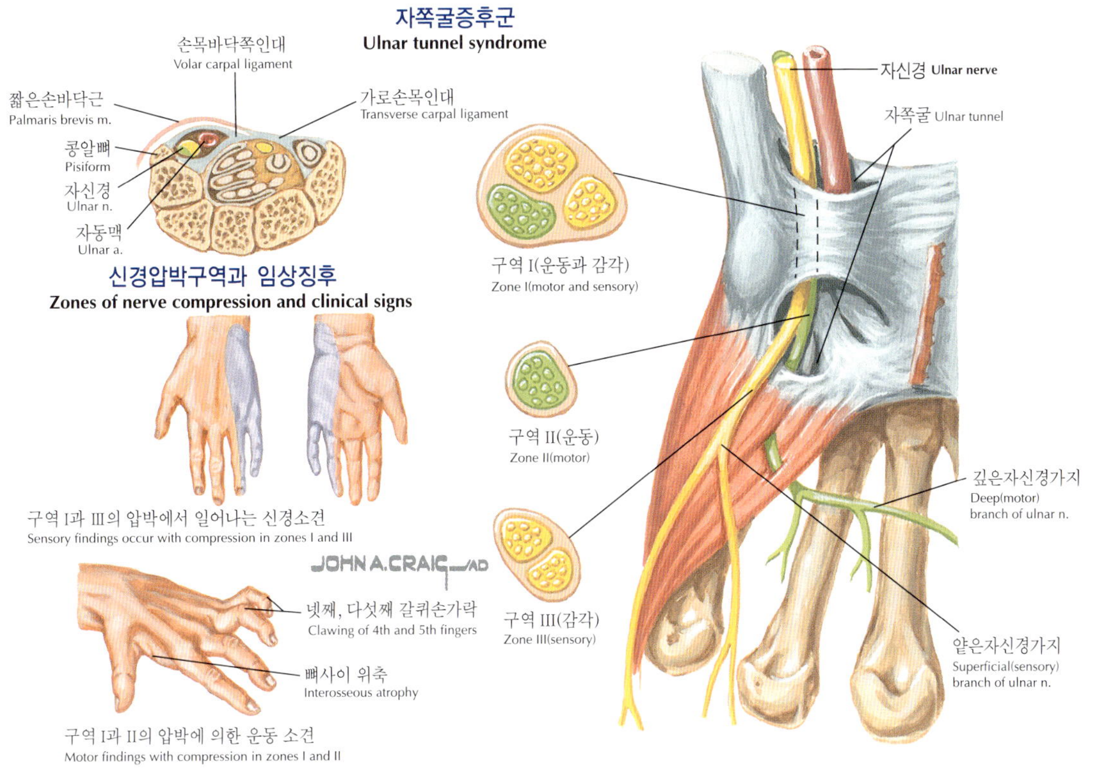

질환설명	병력 및 검사	치료
	손목 불안정성	
	손목 불안정성, 해리성	
손목근육의 불안정성 : 두개의 주된 유형 1. 손등 사이 원반 불안성성 ◦ 손배반달인대의 파괴나 손배뼈의 골절/비결합에 의함. ◦ 변형 : 손배뼈굽힘. 반달뼈폄 ◦ 손배큰마름 · 작은마름 관절염이나 손배반달의 진행된 허탈을 유발할 수 있다. 2. 손바닥사이원반의 불안정성(VISI) ◦ 반달세모뼈인대의 파열에 의함(손등 노쪽손목인대의 손상도 요구됨).	**병력 :** 외상, 통증 +/− **이학적검사 :** +/− 줄어든 운동반경, +/− 코담배갑이나 손배/손배올림근사이 동통 + Watson 검사(DISI) 또는 Regan 검사(VISI) **방사선검사 :** 손목과 주먹쥔 영상 ◦ DISI : SL틈 > 3㎜, SL각 > 70° "반지 징후" ◦ VISI : 파괴된 손목다리 **자기공명혈관촬영 :** 인대 손상 확인가능	**급성기 치료** 1. 골절 : 손배뼈의 열림되맞춤술 및 내고정 2. 인대 : SL 또는 LT인대 복구 또는 핀 고정에 의한 재건 3. 관절구역 **만성기 치료** 1. 제한된 융합(예; DISI에서 STT 융합)
	손목 불안정성, 비해리성	
• 손목근사이의 불안정성 • 중간손목 또는 노손목 변이 • 인대(RCJ에서 자뼈 전위)나 뼈(먼쪽노뼈관절)에서 나타나는 일반적인 과다이완 또는 외상과 관련	**병력 :** 떨어짐/외상. 인대 과다이완 **이학적검사 :** 동통, 불안정성 **방사선검사 :** 골절과 정적인 손목전위를 평가 **투시검사 :** 동적인 손목 전위	1. 비수술적 : 덧대, 석고붕대(특히 중간손목) 2. 관절고정술(융합) ◦ 중간손목 ◦ 노쪽손목
	손목 불안정성, 복합판	
• 한줄안쪽과 줄 사이 모두의 불안정성 • 반달뼈위의 탈구가 가장 흔함. • 큰활 손상 = 뼈통과 손상 • 작은활 손상 = 인대손상	**병력 :** 떨어짐/ 외상, 통증 **이학적검사 :** 동통, 불안정성 **방사선검사 :** 손목활의 파괴, 반달뼈 비정상(각 그리고/또는 위치)	1. 인대복구를 동반한 열림되맞춤술과 내부고정 2. 후기치료 : 관절고정술

류마티스관절염
Rheumatoid Arthritis

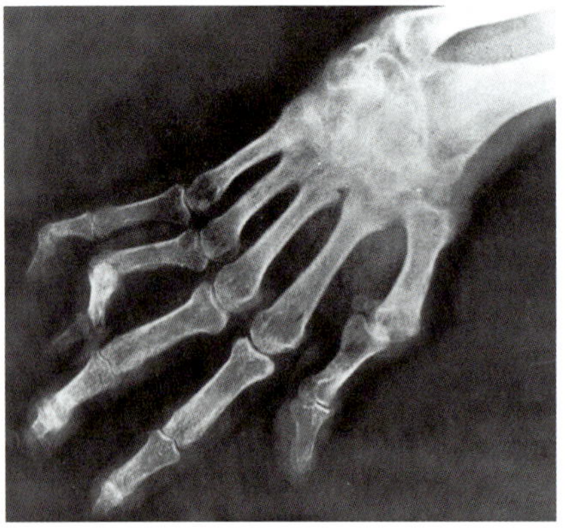

방사선사진에서는 몸쪽손가락관절의 연골이 얇아지고, 손목과 손목관절의 짓무름이 생기며, 뼈엉성증과 손가락 변형 등이 관찰된다.
Radiograph shows cartilage thinning at proximal interphalangeal joints, erosion of carpus and wrist joint, osteoporosis, and finger deformities

Kienböck's병
Kienböck's Disease

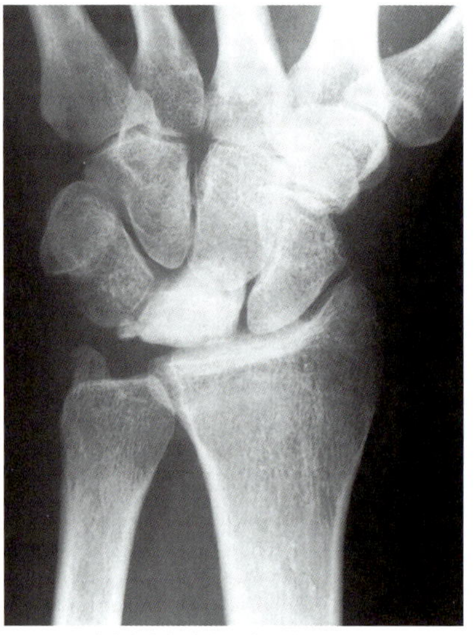

손목 방사선사진에서 반달뼈에 특징적인 뼈굳음 소견을 보인다.
Radiograph of wrist shows characteristic sclerosis of lunate

질환설명	병력 및 이학적검사	방사선검사/소견	치료
퇴행성/관절염 조건			
• 손목의 일차적 뼈관절염은 드물다. 대개 외상 이후임(먼쪽 노뼈/손배뼈의 골절 또는 인대손상)			
손배반달뼈의 허탈(SLAC)			
• 외상후 손배뼈 굽힘변형으로 인한 손목 관절염(손배반달 인대 손상 또는 손배뼈 골절) • 관절염의 4단계 이상의 진전	**병력**: 이상의 외상/낙상(치료하지 않았던), 통증 **이학적검사**: +/− 운동범위의 감소, 누름통증	**방사선검사**: 4단계 퇴행성 관절질환: 위치 Ⅰ. 노뼈붓돌기 & 손배뼈 Ⅱ. 노손목 관절 Ⅲ. 알머리반달관절 Ⅳ. 알머리뼈 이동(노반달뼈 관절은 보존)	Ⅰ. 붓돌기자름 & 손배큰마름작은마름뼈 Ⅱ. 몸쪽 뼈줄 손목뼈 자름술 또는 손배뼈 절제 & 4각 고정(반달뼈, 큰마름뼈, 알머리뼈, 갈고리뼈) Ⅲ. 4각 고정 Ⅳ. 손목관절고정술
류마티스 관절염			
• 윤활막에 손상을 입는 염증성 질환이며 관절을 파괴함. • 노쪽손목(뒤침 & 자쪽바닥 전위) & 먼쪽 노쪽관절(먼쪽 자쪽 부분탈구)에 영향을 미침.	**병력**: 통증, 경직, 변형 **이학적검사**: 부종, 변형(손목의 바닥, 노쪽 전위)	**방사선검사**: 손목사진. 심한 정도에 따름. 관절의 가벼운 퇴행에서 파괴까지 이름. **검사실검사**: 류마티스 인자, 항핵항체, 적혈구 침강속도	1. 내과적 치료 2. 윤활막 절제 3. 힘줄이식 4. 손목고정 또는 관절 성형술
Kienböck's병			
• 반달뼈의 뼈괴사 • 병인론: 반달뼈의 외상 또는 반복적인 미세외상 • 4단계의 방사선학적 소견 • 손목의 자쪽 음성분산과 연관	**병력**: 손목의 불안정성 통증, 경직, 장애 **이학적검사**: 반달뼈/몸쪽 열의 누름통증, 운동범위 감소, 쥐는 힘 감소	**방사선검사** Ⅰ단계: 정상 Ⅱ단계: 반달뼈 굳음. ⅢA: 반달뼈 균열 ⅢB: ⅢA+ 손배뼈 굽어짐. Ⅳ: 인접관절의 퇴행성관절 질환 **자기공명영상**: Ⅰ단계에서 진단을 위해 필요	단계 Ⅰ: 고정 Ⅰ−ⅢA: 노쪽 단축 ⅢB: 손배큰마름작은마름 고정 또는 몸쪽열 손목절제술 Ⅳ: 손목고정 또는 몸쪽열 손목절제술

마델롱 변형
Madelung's Deformity

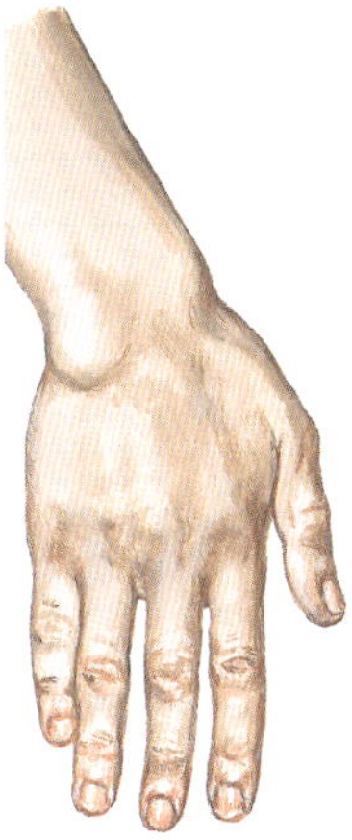

손등면에서 자갈래 융기가 보인다.
Dorsal view of hand reveals prominence of ulnar heads

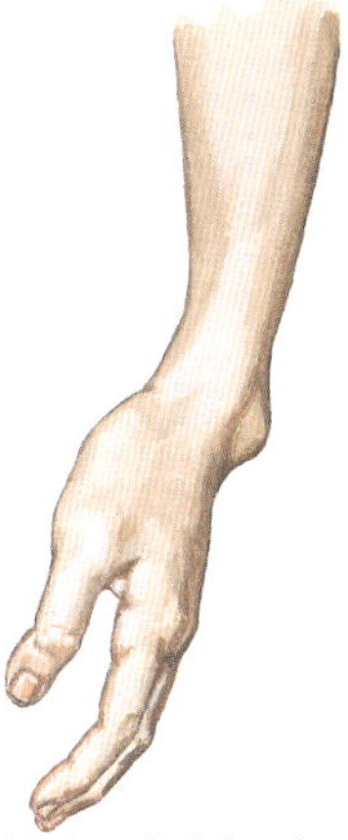

노갈래융기, 손의 바닥쪽 치우침, 아래팔의 활꼴이 노쪽면에서 명확히 보인다.
Prominence of ulnar head, palmar deviation of hand, and bowing of forearm clearly seen on radial view

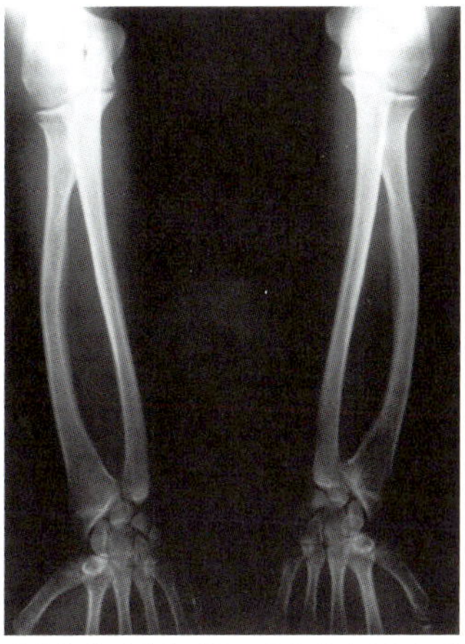

방사선 촬영에서 먼쪽노뼈의 관절면에서 자뼈의 기움과 손목뼈의 쐐기박힘, 노뼈의 활꼴이 보인다.
Radiograph shows ulnar inclination of articular surfaces of distal radius, wedging of carpal bones into resulting space, and bowing of radius

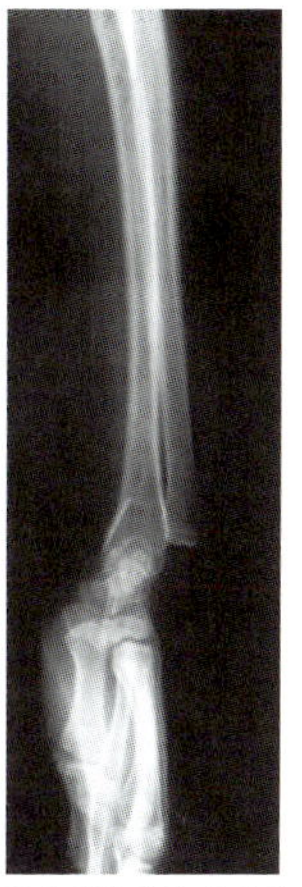

가쪽 방사선촬영에 자갈래의 손등쪽융기와 손목뼈의 손바닥쪽 치우침이 보인다.
Lateral radiograph demonstrates dorsal prominence of ulnar head with palmar deviation of carpal bones

노뼈 곤봉손
Radial Club Hand

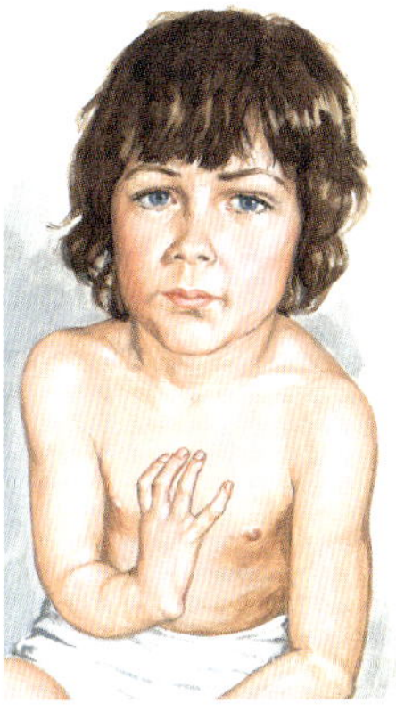

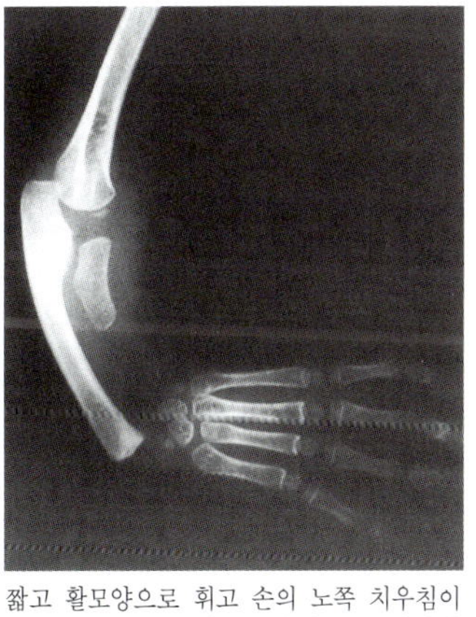

짧고 활모양으로 휘고 손의 노쪽 치우침이 확연한 아래팔, 엄지는 보이지 않음. 방사선촬영에서 노뼈선의 부분적 결손이 보임. 손배뼈, 큰마름뼈와 엄지의 손허리뼈와 손가락뼈가 없다.
Short, bowed forearm with marked radial deviation of hand. Thumb absent. Radiograph shows partial deficit of radial ray (vestige of radius present). Scaphoid, trapezium, and metacarpal and phlanges of thumb absent.

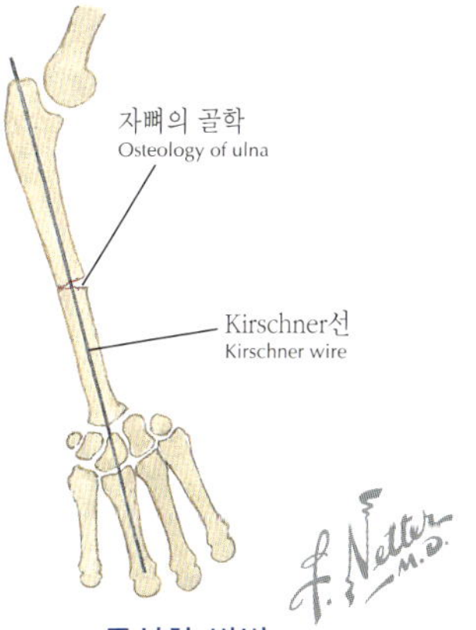

중심화 방법
Centralization procedure

질환설명	병력 및 검사	치료
	마델롱 변형	
• 먼쪽노뼈의 변형 • 자뼈 바닥쪽 성장판 파괴가 바닥쪽 기울임과 노쪽 경사를 증가시킨다. • 6~12세 여 >남	**병력 :** 손목 통증과 변형 **이학적검사 :** 변형과 두드러진 자뼈머리 **방사선검사 :** 먼쪽노뼈 변형과 등쪽자뼈 부부 탈구	무증상 : 관찰 그리고/또는 활동조절 증상 : 노뼈 뼈자름술 +/− 자뼈 뒤옮김술
	노뼈 곤봉손(자뼈 반쪽팔증)	
• 노뼈의 형성실패(부분 또는 완전 : Ⅰ~Ⅳ단계) • 증후군과 연관됨(TAR, VATER)	**병력/이학적검사 :** 아래팔 휨, 손의 노쪽 치우침 **방사선검사 :** 짧아지거나 소실된 노뼈, 휘어진 자뼈	1. 팔꿈치 운동범위(단단하다면 수술 필요 없음.) 2. 손중심화(1세)

아래팔의 뒤쪽접근법
Posterior Approach to Forearm

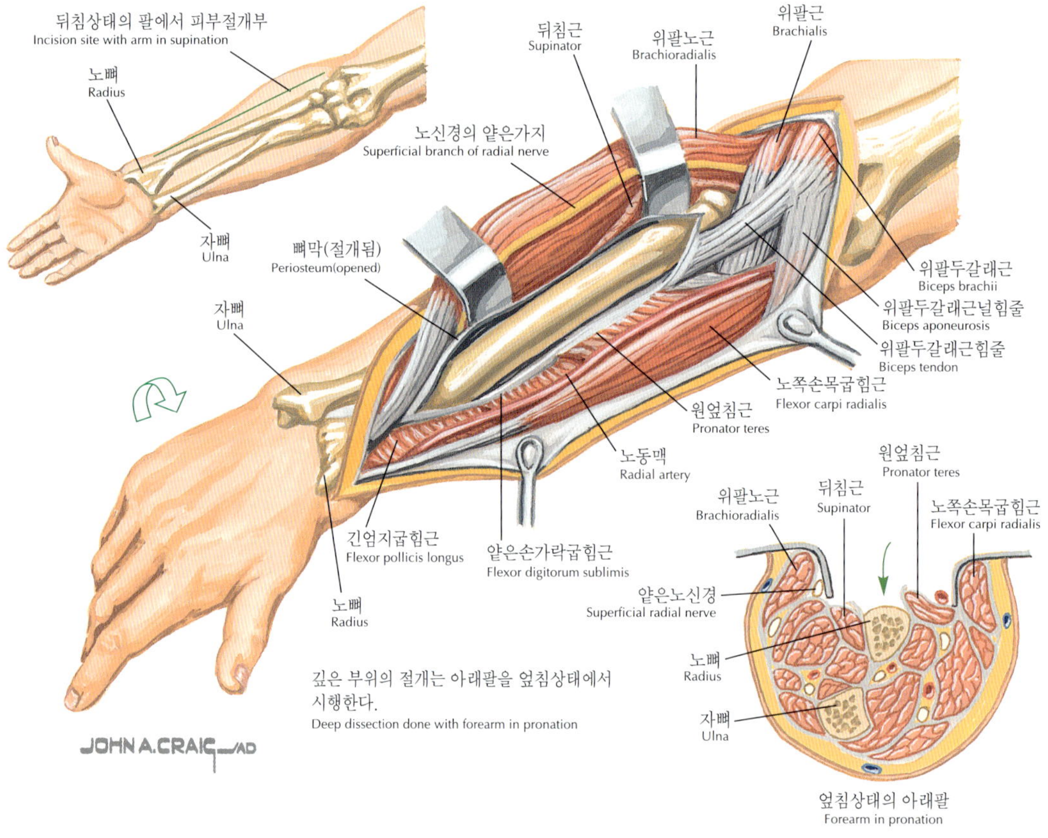

적응질환	접근경로	주의할 구조물	설명
아래팔 : 앞쪽접근법(Henry)			
• 골절의 열림되맞춤술 및 내고정술 • 뼈자름술 • 조직생검 및 뼈종양	**몸쪽** ◦ 위팔노근[노쪽] ◦ 노쪽손목굽힘근[중앙] **먼쪽** ◦ 위팔노근[노쪽] ◦ 원엎침근[중앙]	• 노동맥 • 얕은노동맥 • 뒤뼈사이신경	• 대부분 절개부위가 필요 • 가까운쪽으로 노쪽되돌이동맥을 반드시 결찰함. • 먼쪽으로 먼쪽 노쪽 부위를 얻기 위해서 네모엎침근을 반드시 분리시킴.
손목관절 : 뒤쪽접근법			
• 골절의 열림되맞춤술 및 내고정술 • 고정술 혹은 손목뼈절제술 • 인대재건술	• 신경사이면이 없다(근육은 모두 노신경에 의해 지배된다.[PIN]) • 4번째 손등쪽 구역은 열려있고 인대는 당겨져 있음.	• 노신경(얕은가지) • 노동맥	• 필요하다면, 4번째 구획보다는 다른 구획띠를 열 수 있음. • 뒤뼈사이신경의 관절감각신경가지는 4번째 구획내에 있다.
손목관절 : 앞쪽접근법			
• 열림되맞춤술 및 내고정술(먼쪽노뼈, 손배뼈) • 손목뼈 감압 • 인대재건	• **몸쪽**(Henry와 같다.) ◦ 위팔노근(노쪽) ◦ 노쪽손목굽힘근(중앙) • **먼쪽**(손목과 손바닥 위로) ◦ 없음	• 정중신경 ◦ 손바닥피부신경 ◦ 되돌이운동신경 • 손바닥동맥활	• 손바닥 손목관절/뼈에 접근하기 위해서 가로 손목인대를 절개한다. • 먼쪽 노뼈를 드러내기 위해서 네모엎침근을 반드시 분리시킴.

손목관절의 뒤쪽접근법
Dorsal Approach to Wrist Joint

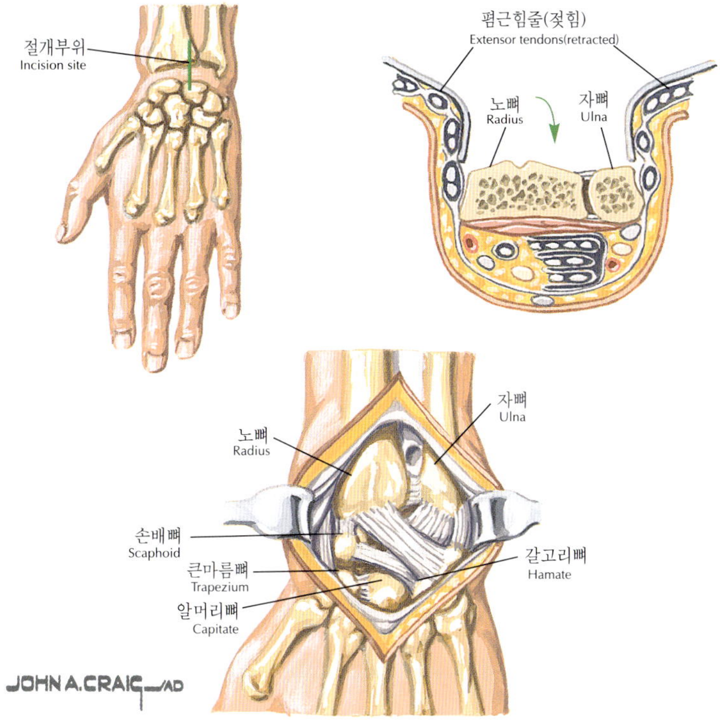

손목관절의 앞쪽접근법
Volar Approach to Wrist Joint

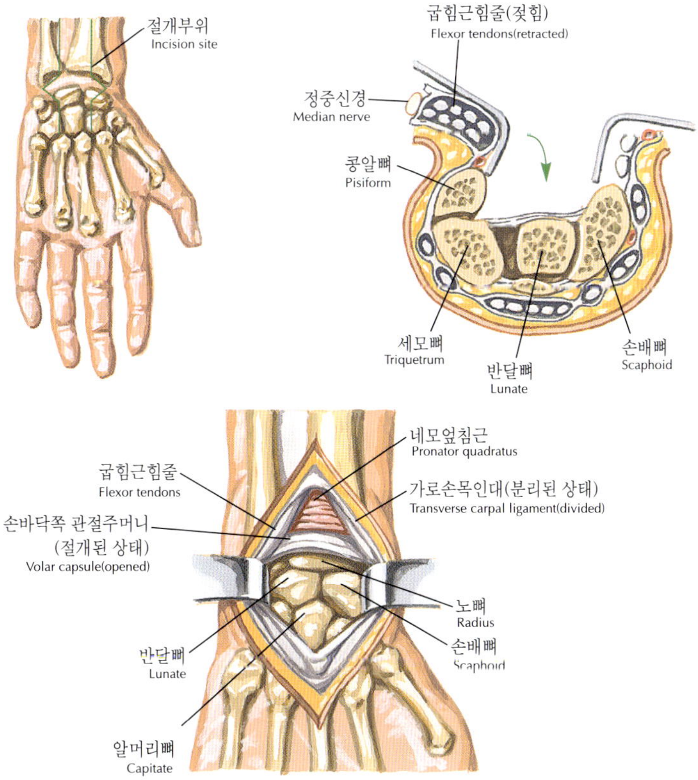

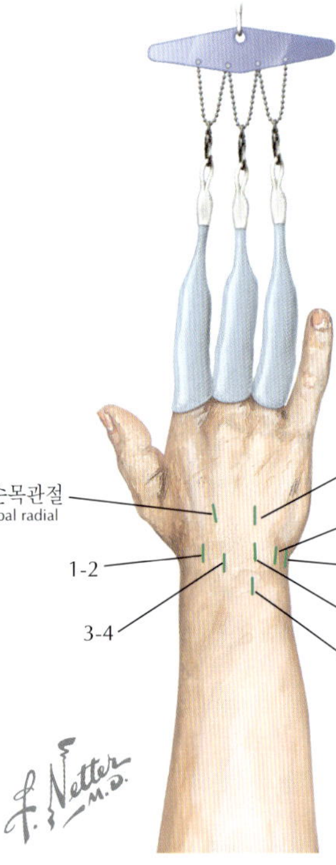

문맥	위치	주의할 구조물	설명
손목관절경 입구			
• 이용 : 진단적 세모섬유연골 복합체 찢김. 윤활적 절제술, 골절 고정술 보조, 유리체 제거, 연골병변 • 문맥은 등쪽손목폄근과 연관되어 명명되어짐.(*R & U*는 힘줄의 노쪽 또는 자쪽을 가리킴.)			
1 – 2	긴엄지벌림힘줄과 긴노쪽손목폄힘줄 인대사이 노뼈붓돌기의 먼쪽부	1. 노동맥의 깊은가지 2. 노신경 얕은가지 3. 가쪽아래팔피부신경	• 신경혈관 손상 위험과 매우 가까운 접근도 때문에 사용제한됨. • 먼쪽손배뼈와 노뼈붓돌기
3 – 4	긴엄지손가락폄힘줄과 긴손가락폄총 인대사이, 리스터 결절의 1㎝ 먼쪽부	없음(4번째 구획의 뒤뼈사이신경 피막가지).	• '일하는 기계' 관절형의 문맥 • 손배뼈사이인대, Testut 인대 먼쪽 노뼈 오목
4 – 5	긴손가락폄총(EDC)과 5번째 긴손가락사이(EDQ)	없음	• 노뼈와 세모섬유연골복합체 접합, 긴세모뼈사이인대
6R	자쪽손목폄힘줄 인대의 노쪽면(EDQ와 ECU사이)	자신경의 손등피부가지	• 세모섬유연골복합체의 자뼈 닿는 곳, 자세모와 자반달인대, 붓돌기전 오목
6U	자쪽손목폄힘줄 인대(ECU)의 자쪽면	자신경의 손등피부가지	• 6R과 유사. 신경손상위험으로 덜 사용됨.
중간손목 노뼈쪽	3~4문맥의 1㎝ 먼쪽 3번째 중간손목의 노뼈면을 따라	없음	• 먼쪽손배뼈, 몸쪽알머리뼈, 손배뼈힘줄, 손배뼈 큰마름 작은마름 관절
중간손목 자뼈쪽	4~5번째 문맥의 1㎝ 먼쪽부 4번째 중간손목선을 따라	없음	• 반달삼각관절, 긴세모뼈인대, 세모갈고리관절
다른 입구로 : 중간손목 : 손배뼈 큰마름 작은마름과 세모갈고리뼈, 먼쪽노자뼈 자갈래에 대한 몸쪽과 먼쪽			
근막절개술			
169쪽 참조			

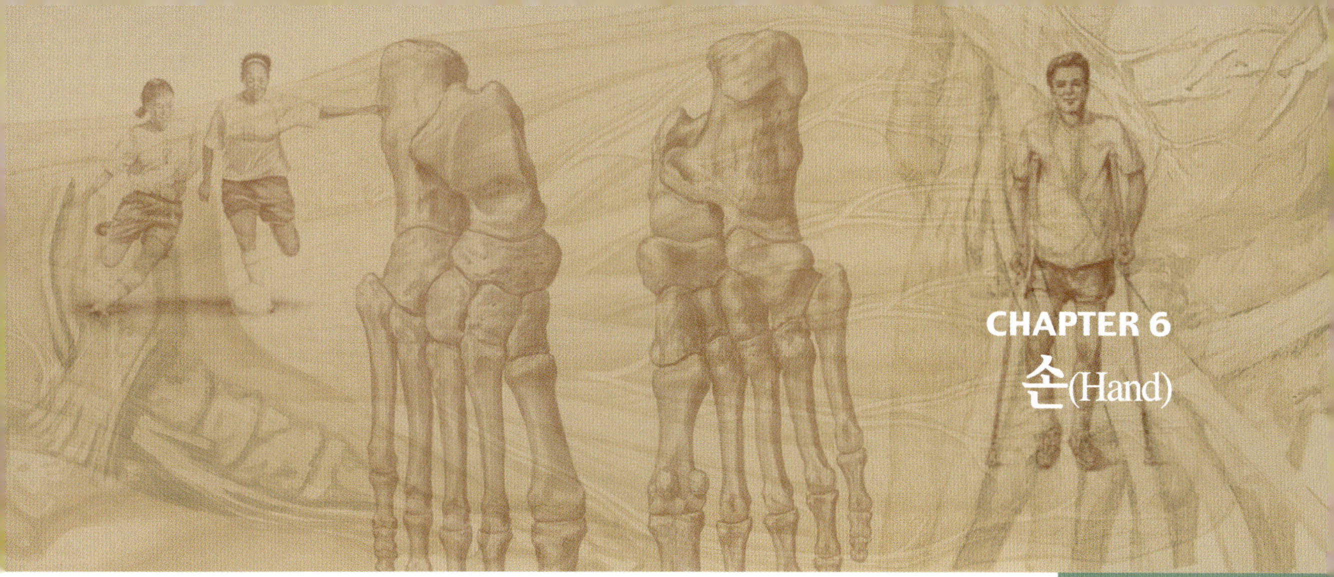

CHAPTER 6
손(Hand)

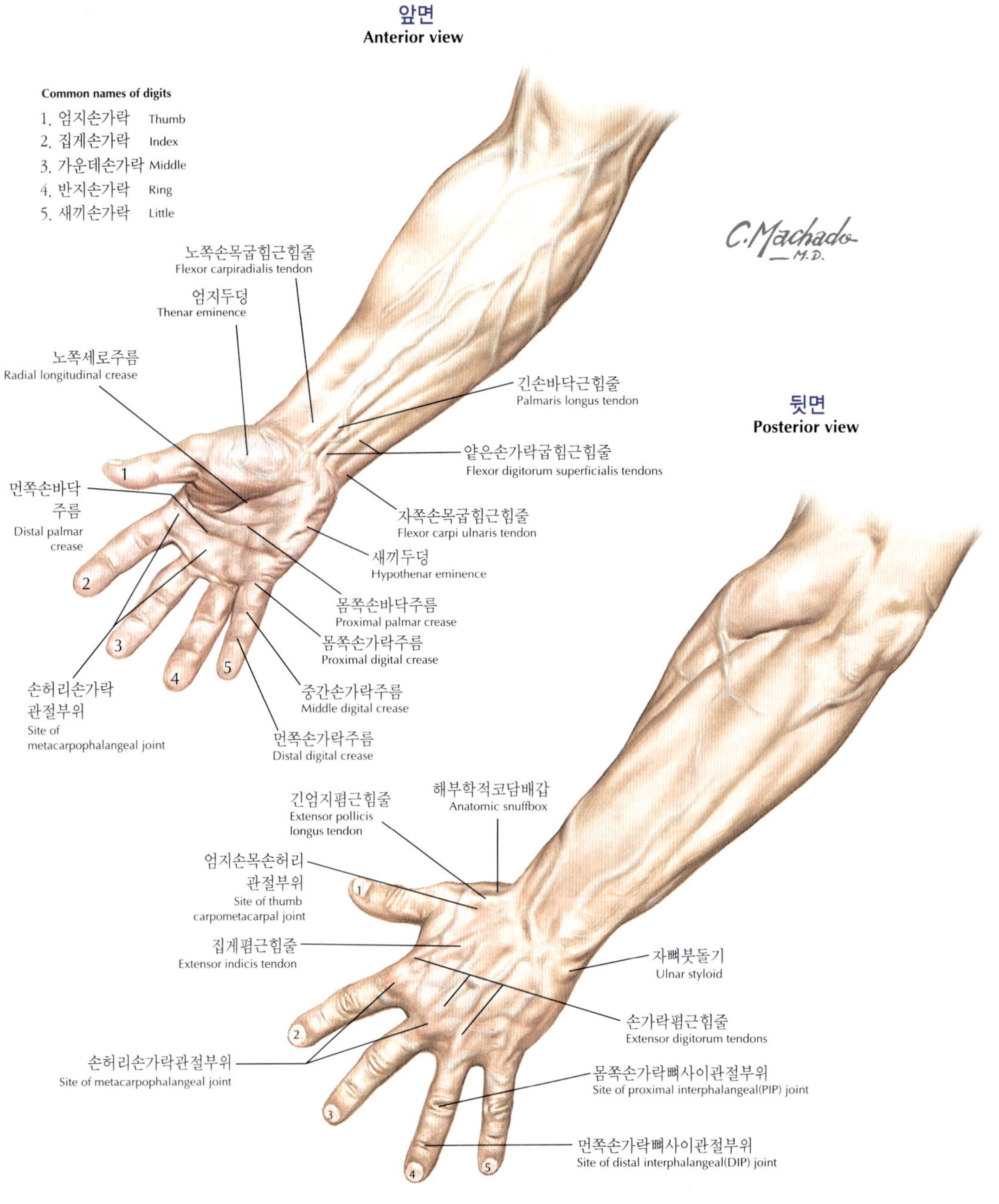

구조물	임상적용
긴손바닥근 힘줄	모든 사람에게 있는 것은 아니다. 힘줄 이식에 사용될 수 있다.
해부학적코담배갑	손배뼈의 부위. 누름통증은 손배뼈의 골절을 나타낼 수 있다.
엄지손목손허리관절	관절염이 가장 흔한 부위이며, 노쪽 손 통증의 근원이 되는 부위
엄지두덩근	위축은 정중신경의 압박을 나타낼 수 있다(예; 손목굴증후군).
새끼두덩근	위축은 자신경의 압박을 나타낼 수 있다(예; 자뼈굴증후군 혹은 팔꿉굴증후군).
몸쪽손바닥주름	손바닥의 얕은손바닥동맥활의 거의 정확한 위치
먼쪽손바닥주름	손의 바닥쪽에서 손허리손가락관절의 위치

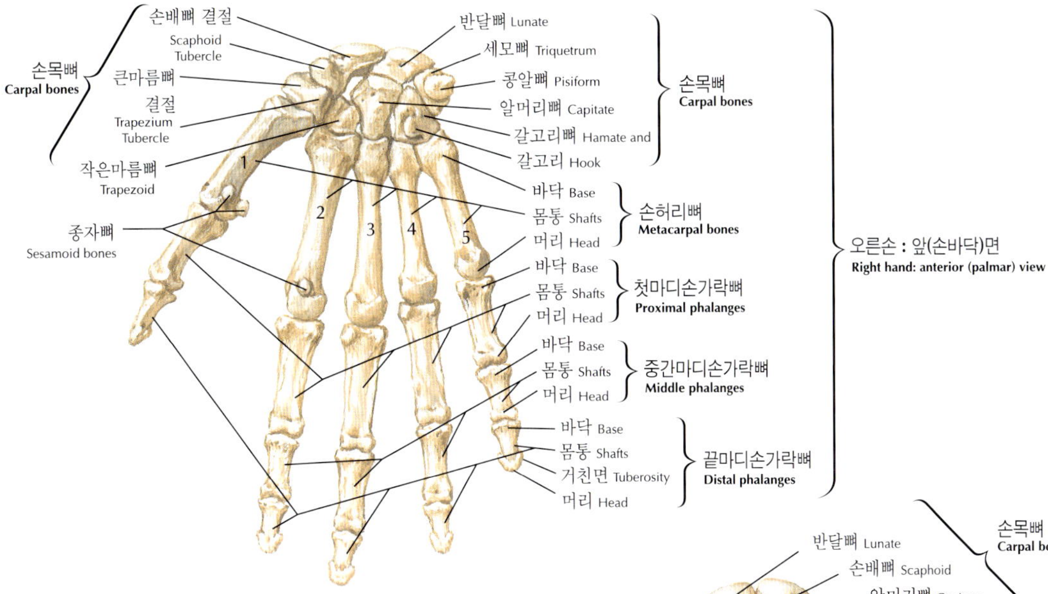

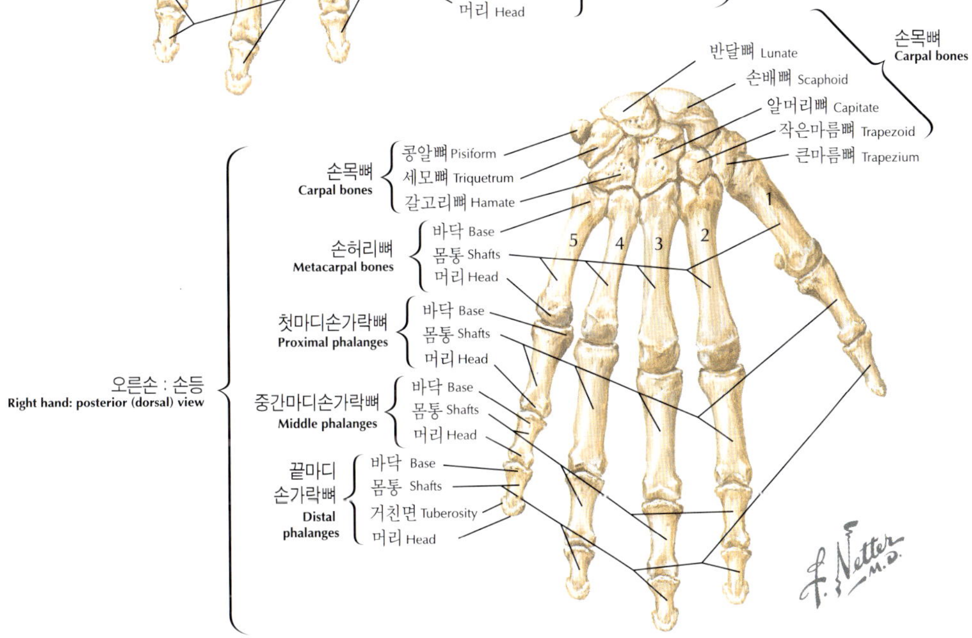

특징	뼈되기 중심 위치 및 출현시기		뼈융합	설명
		손허리뼈		
• 가로 절단면은 삼각형 : 2개근육 부착	1차 : 뼈몸통	태생 9주	18세	• 첫번째 – 다섯번째 손허리뼈로 명명 (엄지에서 새끼손가락 순으로)
• 엄지허리뼈는 말안장 모양의 바닥 : 운동범위 증가에 기여	2차 뼈끝	2세	18세	• 각 허리뼈는 머리에 하나의 뼈끝성장판 만을 가진다. 엄지의 허리뼈는 바닥에 가진다.
		손가락뼈		
• 손바닥쪽은 거의 편평	1차 : 뼈몸통	태생 8주	14~18세	• 엄지를 제외하고 각 손가락마다 3개씩 존재
• 거친면과 능선은 부착부	2차 뼈끝		14~18세	• 각 뼈의 바닥의 뼈끝성장판에 한 개씩만 존재

손가락 명명 : 엄지 손가락, 집게 손가락, 가운데 손가락, 반지 손가락, 새끼 손가락, 첫마디 손가락뼈, 중간마디 손가락뼈, 끝마디 손가락뼈

손 방사선사진
X-ray, hand

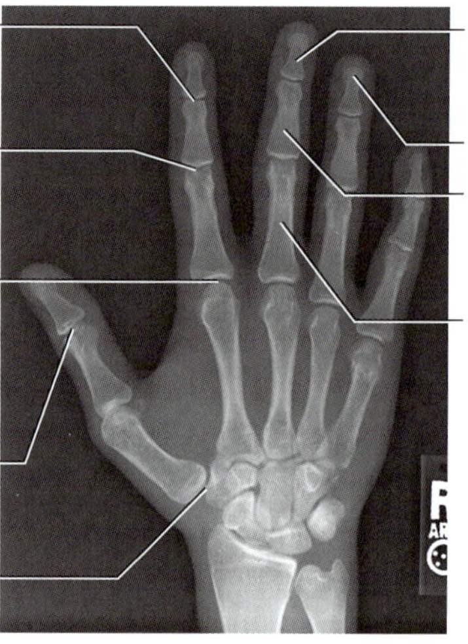

손가락 방사선사진
Lateral x-ray, finger

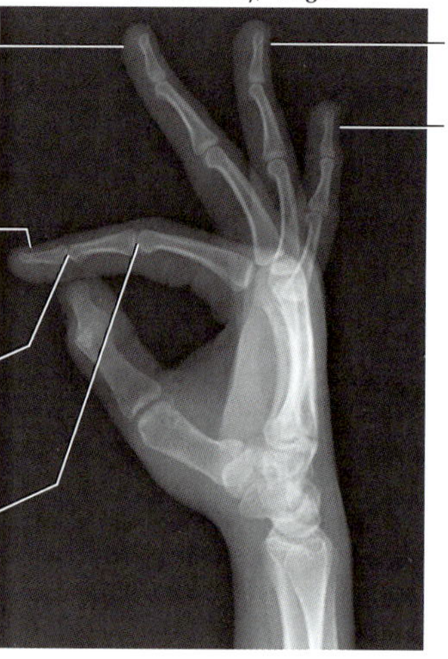

손 방사선사진
X-ray, hand

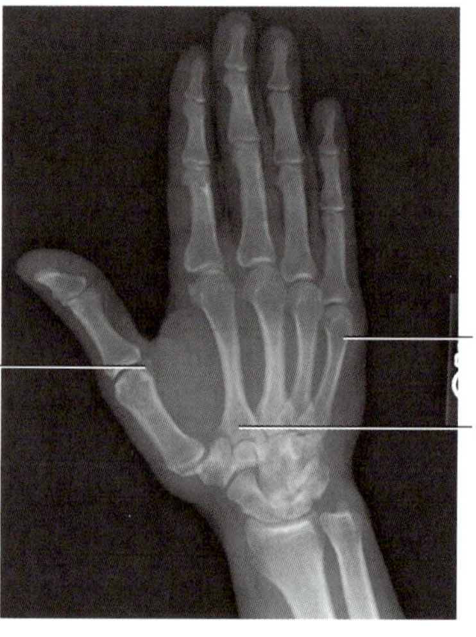

손가락 방사선사진
X-ray, finger

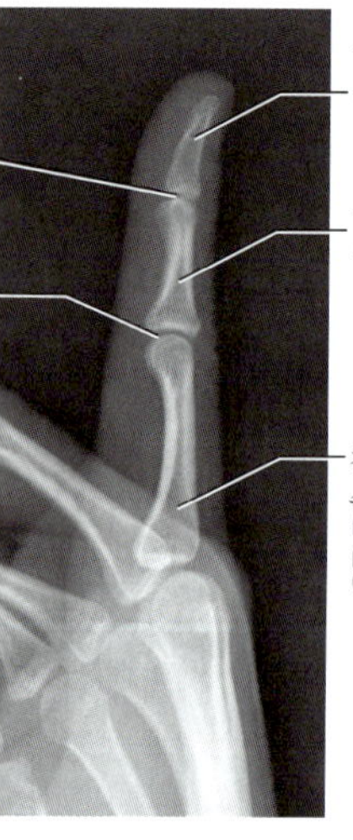

방사선촬영	검사방법	소견	임상적용
앞뒤	손바닥을 아래쪽으로 판에 대고, 방사선을 판에 수직으로 비춘다.	손허리뼈, 손가락뼈, 손목손허리뼈관절, 손허리뼈관절, 뼈사이관절	손과 손가락골절, 손관절 어긋남, 그리고 퇴행성관절질환
가쪽	자쪽손목과 손을 판에 대고, 손가락을 엇갈리게 굽힌다.	뼈와 관절의 정렬	위와 동일
빗	40° 돌림 후 가쪽	뼈의 위치와 정렬	위와 동일
엄지 부하 영상	0°와 30° 굽힌 상태에서 엄지를 옆으로 벌리고, 방사선을 손허리뼈관절에 비춘다.	부하 상태에서 엄지의 손허리뼈관절	자쪽 곁인대의 온전함을 평가(사냥터지기의 엄지)
		다른 검사	
전산화 단층 촬영	축, 이마면, 시상면	관절의 적합성, 뼈의 회복, 뼈의 정렬	골절(특별히 손배뼈, 갈고리뼈의 갈고리), 불유합
자기공명영상	순서와 프로토콜에 따라 다르다.	물렁조직(인대, 힘줄), 뼈	숨은골절(예; 손배뼈), 인대/힘줄 손상
뼈스캔		모든 뼈 평가	감염, 피로골절, 종양

손허리뼈의 골절
Metacarpal Fractures

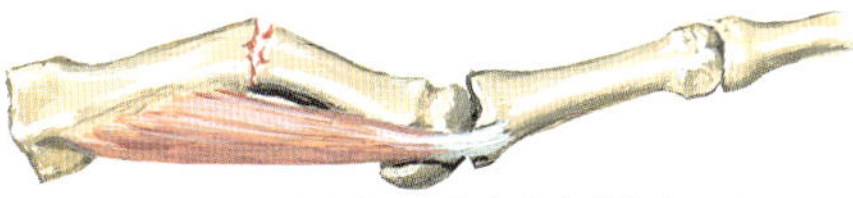

손허리뼈몸통의 가로골절은 뼈사이근육의 당김에 의하여 손등쪽으로 각지게 된다.
Transverse fractures of metacarpal shaft usually angulated dorsally by pull of interosseous muscles

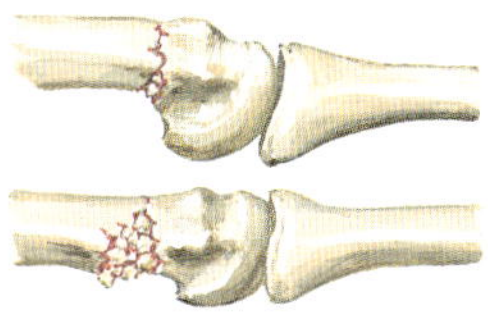

손허리뼈목의 골절에서 손바닥쪽 겉질이 종종 분쇄되어 정복시 대개 핀 삽입이 필요한 심각한 불안정을 초래한다.
In fractures of metacarpal neck, volar cortex often comminuted, resulting in marked instability after reduction, which often necessitates pinning

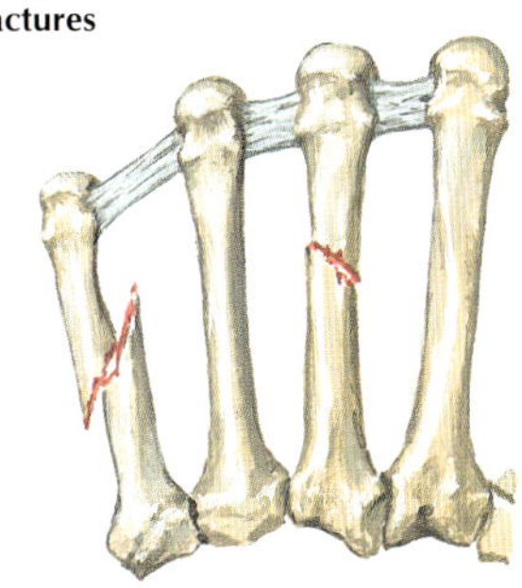

빗골절은 손허리뼈를 단축시키고 돌리는 경향이 있으며, 특히 가운데손가락과 반지손가락은 깊은 가로손허리인대에 의해 안정되므로 더 잘 나타난다.
Oblique fractures tend to shorten and rotate metacarpal, particularly in index and little fingers because metacarpals of middle and ring fingers are stabilized by deep transverse metacarpal ligaments

엄지손허리뼈 바닥의 골절
Fracture of Base of Metacarpals of Thumb

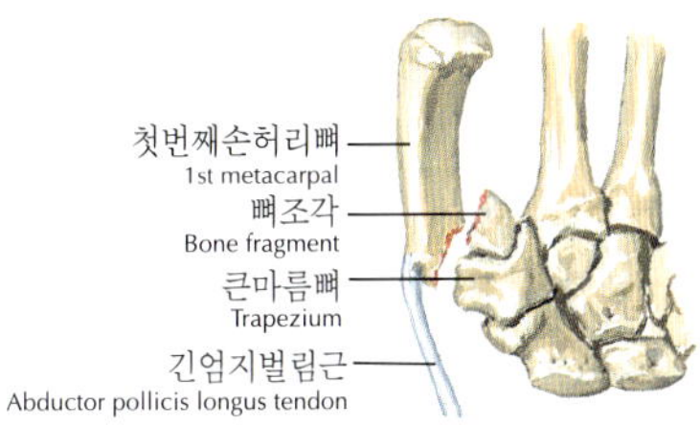

제 1형(베네트 골절). 첫번째 손허리뼈의 몸쪽과 노쪽 탈구가 동반된 관절내 골절. 세모 모양의 뼈조각이 떨어져 나왔다.
Type I(Bennett fracture). Intraarticular fracture with proximal and radial dislocation of 1st metacarpal. Triangular bone fragment sheared off

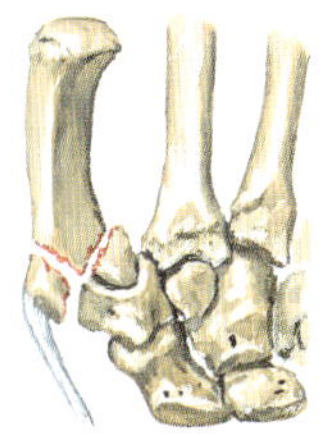

제 2형(롤란도 골절). Y자 모양을 보이는 관절내 골절
Type II (Rolando fracture). Intraarticular fracture with Y-shaped configuration

첫마디손가락뼈의 골절
Fracture of Proximal Phalanx

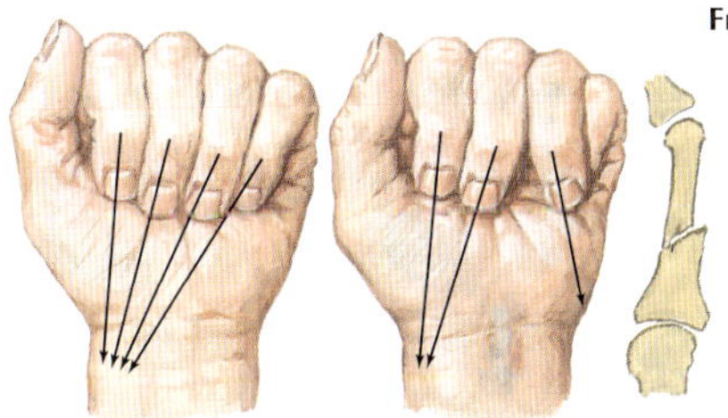

손가락이나 손허리뼈의 골절의 정복은 세로 정렬뿐만 아니라 정확한 회전이 필요하다.
정상손에서는 왼쪽의 손과 같이, 손가락들을 굽혔을 때 그 끝이 모두 손배뼈거친면을 가리킨다.
Reduction of fractures of phalanges or metacarpals requires correct rotational as well as longitudinal alignment.
In normal hand, tips of flexed fingers point toward tuberosity of scaphoid, as in hand at left.

질환설명	병력 및 검사	분류	치료
손허리뼈 골절			
• 어른에 많다(보통 추락이나 주먹으로 치는 기전). • 다섯번째손허리뼈에 많다(복싱선수 [Boxer' s]골절). • 첫번째손허리뼈 바닥골절 : 전위성, 관절내 골절 문제가 있음. ◦ 베네트골절 : 긴엄지벌림근이 골절에 변형을 일으킴. ◦ 롤란도골절 : 퇴행성관절질환에 이를 수 있다. • 네번째, 다섯번째손허리뼈 각변형이 허용된다. : 두번째, 세번째 손허리뼈는 허용 안됨.	**병력 :** 외상, 부기, 통증, 변형 **이학적검사 :** 부종, 누름통증 +/− 돌림변형, 단축, 관절운동범위 감소 **방사선검사 :** 손, 모서리(angulation)나 단축 평가 **컴퓨터단층촬영 :** 골절의 불유합을 평가하는 데 유용하다.	골절위치 : • 머리 • 목(가장 많다.) • 몸통(가로, 나선) • 바닥 ◦ 엄지의 손허리뼈 · 베네트 : 손바닥입술(volar lip) 골절 · 롤란도 : 분쇄성 ◦ 새끼 손가락의 손허리뼈 : "아기 베네트"	• 비전위성 : 석고붕대 • 전위성 : 정복 ◦ 안정 : 석고붕대 ◦ 불안정 : 폐쇄되맞춤술 대 열림되맞춤술 및 내고정술 ◦ 단축 : 열림되맞춤술 및 내고정술 • 관절 내 골절 ◦ 머리 : 열림되맞춤술 및 내고정술 ◦ 임지바닥 : · 베네트 : 폐쇄되맞춤술 · 롤란도 : 열림되맞춤술 및 내고정술

합병증 : 불유합/부정유합, 쥐는 힘 결함, 외상 후 뼈관절염 (특별히 : 롤란도 골절)

손가락뼈 골절
Phalangeal Fractures

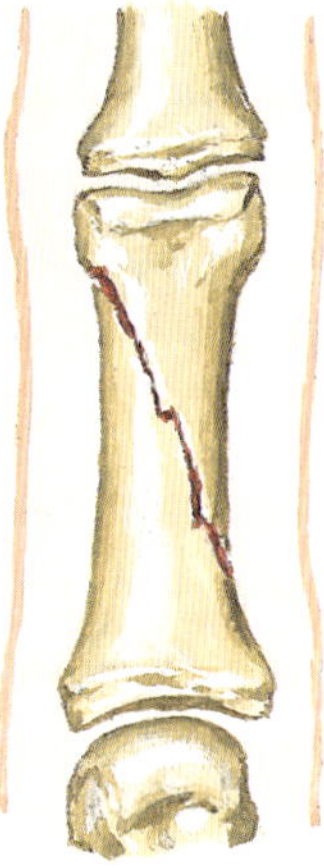

관절외 몸통(뼈몸통) 빗골절
Extraarticular oblique shaft(diaphysis) **fracture**

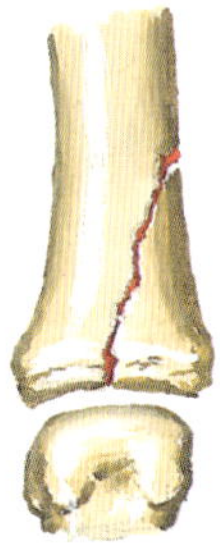

관절내 손가락바닥골절 : 어긋나지 않고 안정된 손가락뼈의 관절내 골절은 옆손가락과 함께 테이핑(buddy taping), 주위깊은 관찰, 빠른 능동운동으로 치료 될 수 있다.
Intraarticular phalangeal base **fracture.**
Intraarticular fractures of phalanx that are non-displaced and stable may be treated with buddy taping, careful observation, and early active exercise.

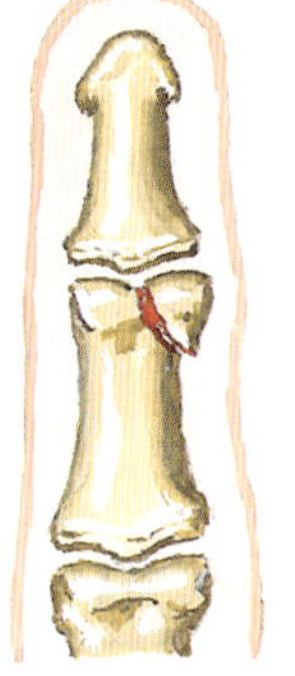

관절내관절융기 골절
Intraarticular condyle fractures.

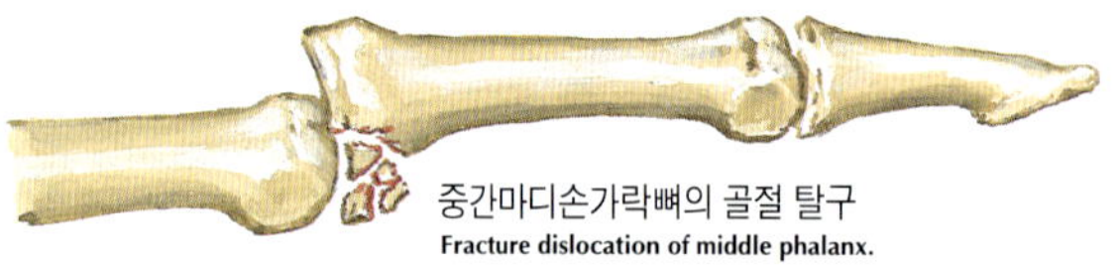

중간마디손가락뼈의 골절 탈구
Fracture dislocation of middle phalanx.

끝마디손가락뼈 골절
Fractures of distal phalanx

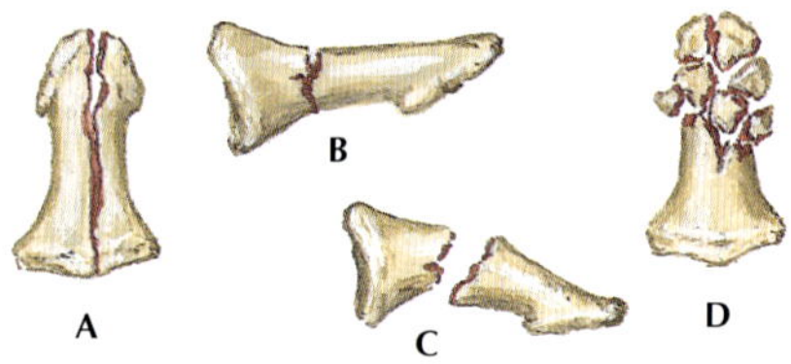

골절의 유형
Types of fractures.
A. 세로 골절 Longitudinal
B. 비전위성 가로골절 Nondisplaced transverse
C. 각이있는 가로골절 Angulated transverse
D. 분쇄골절 Comminuted

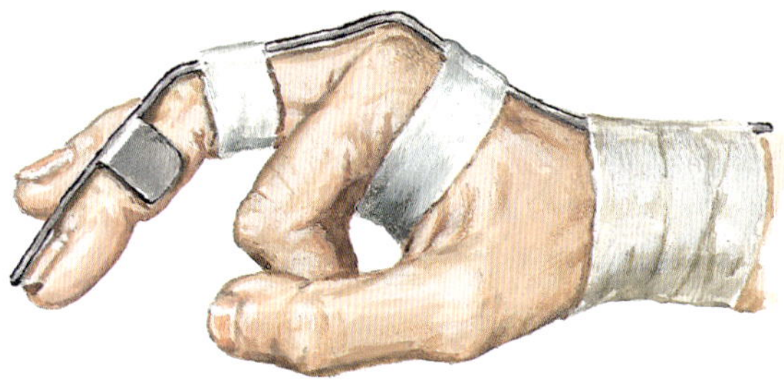

폄제한부목은 몸쪽손가락뼈사이 관절의 작은 골절 어긋남 또는 중간마디손가락뼈 바닥의 분쇄된 조각에 유용하다.
Extension block splint useful for fracture dislocation of proximal interphalangeal joint with small or comminuted fragment from base of middle phalanx.

질환설명	병력 및 검사	분류	치료
손가락뼈 골절			
• 흔한 손상 • 기전 : 조임, 으깸, 혹은 비틀림. • 끝마디손가락뼈가 가장 흔하다. • 뻣뻣함이 가장 흔한 문제다 : 좋은 치료 결과를 위해서는 조기 관절운동과 작업요법이 필요하다. • 관절내 골절은 조기 뼈관절염에 이를 수 있다. • 끝마디손가락뼈 골절과 동반된 손톱바닥 손상이 흔하다.	**병력 :** 외상, 통증, 부종, +/− 변형 **이학적검사 :** 부종, 누름통증, 돌림변형을 검사 신경혈관의 온전함 확인 **방사선검사 :** 손, 경사(angulation)나 단축평가 **컴퓨터단층촬영 :** 골절의 불유합을 평가하는데 유용하다.	기술방법 : • 관절내, 관절외 • 전위성/비전위성 • 가로형(transverse)/빗형(oblique)/나선형(spiral) 위치 : • 돌기 • 목 • 몸통/뼈몸통 • 바닥 • 끝마디손가락뼈	• 관절외 ◦ 안정 : 옆손가락과 함께 테이핑(buddy taping)/부목 고정 ◦ 불안정 : 폐쇄되맞춤술 대 열림되맞춤술 및 내고정술 • 관절내 : 열림되맞춤술 및 내고정술 • 중간마디손가락뼈 손바닥쪽 바닥(volar base) 골절 ◦ 안정 : 폄제한 부목 고정 ◦ 불안정 : 열림되맞춤술 및 내고정술 • 끝마디손가락뼈 골절 : 상처 세척, 필요시 손톱바닥 봉합, 부목 고정 골절/손가락

합병증 : 뻣뻣함/운동범위 감소(특별히 관절내 골절), 불유합/부정유합, 뼈관절염

사냥터지기 엄지
Gamekeeper's thumb

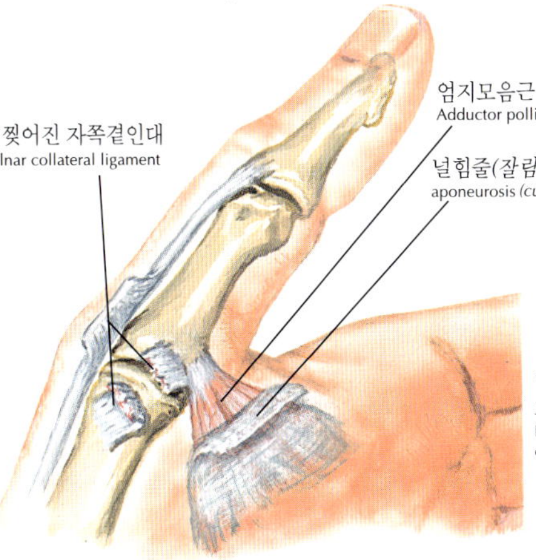

망치손가락
Mallet finger

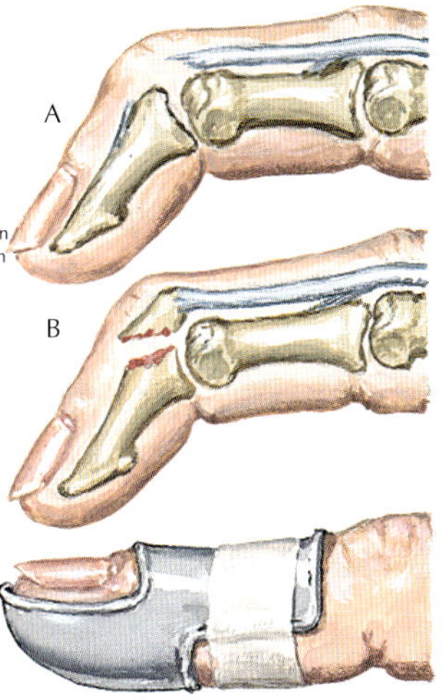

부목고정된 망치손가락
Splinted Mallet Finger

Jersey 손가락
Jersey finger

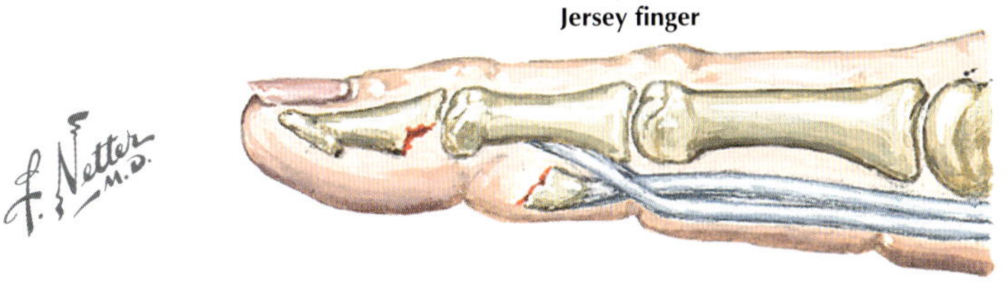

깊은손가락굽힘근힘줄은 끝마디손가락뼈에서 찢어지거나 작은 또는 큰 뼈조각을 떼어놓을 수 있다.
Flexor digitorum profundus tendon may be torn directly from distal phalanx or may avulse small or large bone fragment.

질환설명	병력 및 검사	방사선검사/소견	치료
	망치손가락 – 손가락폄근힘줄 손상		
• 끝마디손가락뼈에서 폄근힘줄의 파열 • 물렁조직이나 뼈 형태 • 기전 : 손가락 끼임(jamming finger)	**병력 :** 손가락 조임; 통증, 먼쪽손가락뼈사이관절 변형 **이학적검사 :** 먼쪽손가락뼈사이관절 펴는 것 지연; 능동적으로 먼쪽손가락뼈사이관절을 펼 수 없음.	**방사선 검사 :** 손방사선 사진, 끝마디손가락뼈의 등쪽 바닥으로부터 뼈의 찢김 골절을 보아야 한다.	1. 먼쪽 손가락뼈사이관절의 폄 부목고정, 대부분의 수상에서 6주간 2. 먼쪽 손가락뼈사이 관절의 부분 탈구와 뼈망치 : 경피적 고정 또는 열림되맞춤 및 내고정술 고려
	Jersey 손가락 – 깊은손가락굽힘근힘줄 찢김		
• 끝마디손가락뼈에서 깊은손가락굽힘근힘줄의 파열 • 기전 : 굽혀진 손가락에 대한 강한 펴는 힘(extension) • 힘줄은 다양하게 당겨진다.	**병력 :** 먼쪽손가락뼈사이관절의 강한 펴는 힘, 손상; 통증 **이학적검사 :** 먼쪽손가락뼈사이관절을 굽히는 것이 불가능하다. 깊은손가락굽힘근힘줄 검사)	**방사선 검사 :** 손방사선 사진, 끝마디손가락뼈의 바닥쪽 바닥에서부터 찢어진 관절을 보아야 한다. 손가락/손바닥 쪽으로 당겨졌을 수 있다.	Leddy 분류 : 형; • 1 : 바닥쪽, 빠른복구(repair) • 2 : 몸쪽손가락뼈사이 관절쪽 6주내에 복구 • 3 : A4쪽으로 뼈형성. 열림되맞춤 및 내고정술
	사냥터지기(gamekeeper) 엄지		
• 엄지의 손허리뼈관절의 자쪽곁인대 손상 • 기전 : 강한 노쪽 치우침(deviation) • 가끔 스키 손잡이 손상	**병력 :** 통증, 쥐는 힘의 감소 **이학적검사 :** 손허리뼈관절의 30° 굽힌 상태에서 통증과 이완 +/– 만져지는 덩어리[스테너(stenor)병변]	**방사선검사 :** 손; 찢김 골절을 배제 **부하투시**(stress fluoro) **:** 옆과 옆의 비대칭을 비교할 수 있다. **자기공명영상검사 :** 진단이 불확실하다면 실시	• 불완전한 찢어짐(삠) 또는 스태너 병변이 없을 때 : 4~6주 부목고정 • 완전한 찢어짐 또는 스태니 병변 : 일차 봉합술

• 스태너 병변 : 찢어진 자쪽곁인대 밑으로 모음 근막이 떨어질때. 만져지는 덩어리/요철을 만든다.
• 엄지 손허리뼈관절을 편 상태에서의 부하 검사는 더부곁인대(accesory collateral ligament)와 손바닥판(volar plate) 온전성을 검사한다.

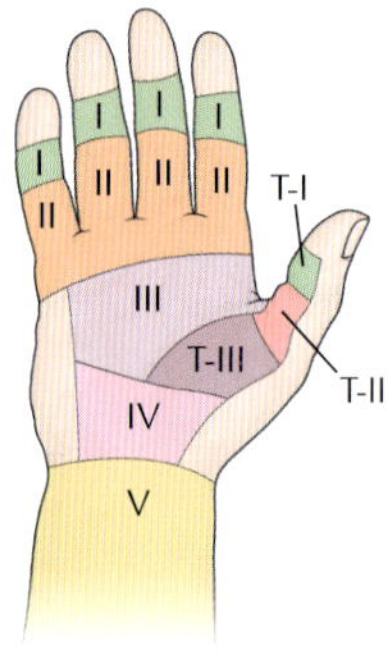

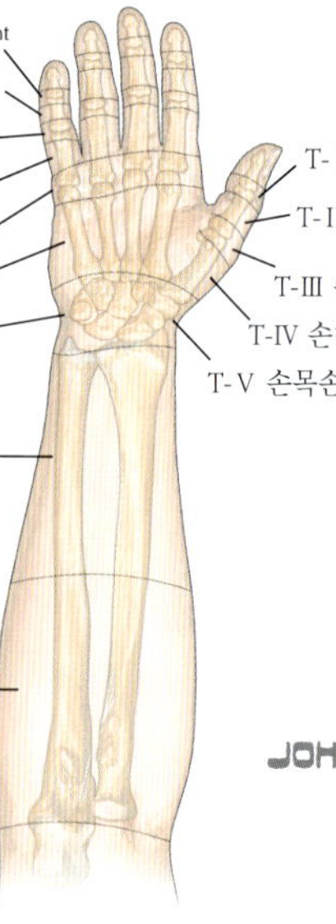

구역	경계	설명
		굽힘근힘줄 구역
Ⅰ	얕은손가락굽힘근 닿는곳에서 먼쪽	단일 힘줄(깊은손가락굽힘근) 손상. 일차봉합술. 힘줄이 1㎝이상 짧아지면 먼쪽 손가락뼈사이관절 구축이 일어난다. quadriga 효과 또한 발생할 수 있다.
Ⅱ	손가락 굽힘근지지띠	"No man' s land"라고 불린다. 얕은손가락굽힘근, 깊은손가락굽힘근 모두 빠른 봉합과 가동(mobilization)이 필요하다(7일 이내에). 찢어진 부위가 각 힘줄마다 다른 부위일 수 있고, 피부의 열상과도 다른 부분에 있을 수 있다. 봉합 도중 A2와 A4 도르래(pulley)를 보존해야 한다.
Ⅲ	손바닥	일차 봉합술. 동맥활과 정중신경 손상이 흔하다.
Ⅳ	손목굴	인대 복구 중에 가로손목인대를 풀어주고(release) 봉합해야 한다.
Ⅴ	손목과 아래팔	일차 봉합술(+다른 신경혈관 손상) 대개 양호하다.
엄지 Ⅰ	긴엄지굽힘근에서 먼쪽	일차 봉합술 재파열 확률이 높다.
엄지 Ⅱ	엄지굽힘근지지띠	일차 봉합술. A1이나 빗도르래(pulley)를 보존해야 한다.
엄지 Ⅲ	엄지두덩	이 구역을 수술하지 마라. 되돌이 운동가지의 손상 위험이 있다.
		폄근힘줄 구역
Ⅰ	먼쪽손가락뼈사이관절	"망치손가락" 폄손부목을 6주간 지속해야 한다.
Ⅱ	중간마디손가락뼈	완전히 찢어짐 : 일차 봉합술과 폄부목
Ⅲ	몸쪽손가락뼈사이관절	중앙띠 손상(central slip injury) 폄부목을 6주. 만약 세모인대가 파열되었다면 바깥쪽띠가 손바닥으로 이동하게 되고 단추구멍변형 손가락을 일으킨다.
Ⅳ	첫마디손가락뼈	일차 봉합술(그리고 필요하다면 가쪽띠도), 그리고 폄 부목고정
Ⅴ	손허리손가락관절	가끔 "fight bite(싸움시 물림)"에 의해 발생. 힘줄을 봉합하고 시상띠(sagittal band)로 필요하면 봉합
Ⅵ	손허리뼈	일차 봉합술과 빠른 가동(mobilization)/동적부목(dynamic splinting)
Ⅶ	손목	지지띠가 손상됐을 가능성이 있음. 일차봉합술과 빠른 가동(mobilization)
Ⅷ	먼쪽아래팔	근육힘줄 이음부(musculotendinous jxn) 힘줄조직의 일차 봉합술과 고정
Ⅸ	몸쪽아래팔	가끔 근육 손상. 신경혈관 손상이 잘 일어난다. 근육 봉합과 고정

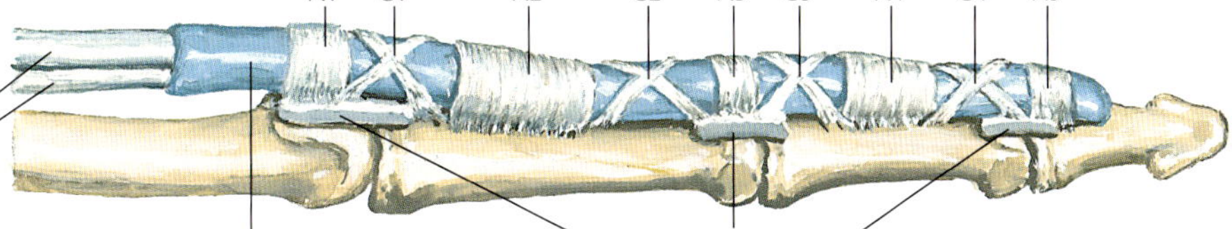

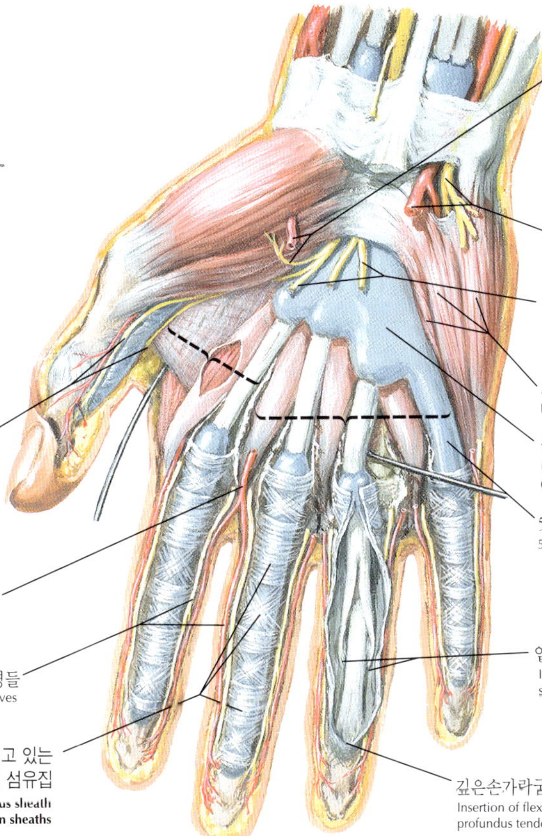

앞(손바닥)면
Anterior(Palmar)views

구조물	특징	설명
	굽힘근힘줄집	
굽힘근힘줄집	힘줄주머니막과 섬유뼈굴을 형성해 힘줄에 대한 보호, 윤활, 영양공급 역할을 한다.	감염이 가능한 장소 : 카나벨징후를 확인해야 한다.(표를 보라.)
도르래(pulleys)	힘줄을 안정시키기 위해 집(sheath)이 두꺼워져서 생긴 것으로 5개는 고리모양(A1(손허리손가락뼈), A3(몸쪽손가락뼈사이관절), A5(먼쪽손가락뼈사이관절)는 관절 위에, A2와 A4는 손가락뼈 위에 3개나 4개는 십자모양의 도르래(pulleys)이다.	A2와 A4(첫마디손가락뼈와 중간마디손가락뼈 위)가 가장 중요하다. : 힘줄의 "활줄현상"을 방지하기 위해 온전해야 한다. 꼭 끼는 A1은 방아쇠손가락의 원인이 될 수 있다. A3는 몸쪽손가락뼈사이관절의 손바닥판을 덮고 있다. : 접근하기 위해 절개해야 한다(incrise to access).
끈(vincula)	집(sheath)안에서 힘줄에 혈액을 공급한다. : 2개의 끈(긴끝과 짧은끈)	1형 깊은손가락굽힘근(FDP) 파열에서(dysvascualr) 끈은 찢어져 있고, 2와 3형 파열에서는 보존되어 있다.
손바닥판(손바닥인대)	손가락사이관절의 바닥쪽주머니(volar capsule)가 두꺼워진 것.	얕은손가락굽힘근과 깊은손가락굽힘근힘줄이 각자 몸쪽손가락뼈사이관절과 먼쪽손가락뼈사이관절을 굽히기 위하여 여기에 부착한다. 과도한 폄을 방지한다.

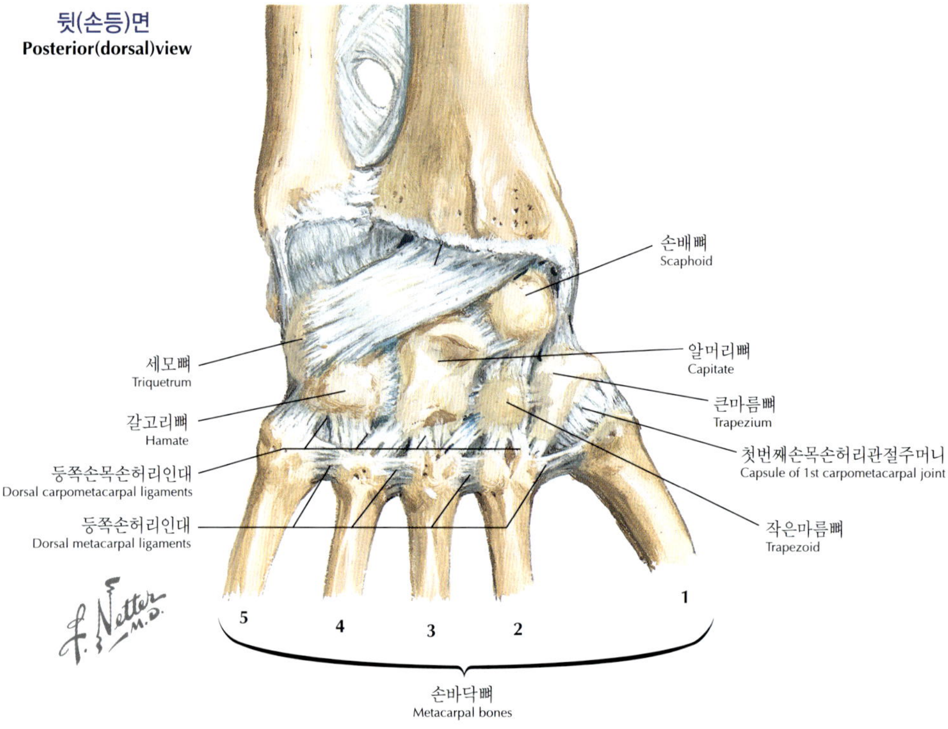

인대	부착	설명
	손목손허리관절	
	엄지	
• 안장관절, 많이 움직임, 고유의 뼈와 인대 안정성을 가진다. 뼈관절염이 발생하기 쉽다. • 주된 움직임 : 굽힘, 폄, 모음, 벌림 • 복합(연합된) 움직임 : 맞섬(opposition), 후방돌진(retropulsion), 손바닥쪽 벌림, 노쪽 벌림/모음		
관절주머니	손허리뼈에서부터 큰마름뼈까지의 바닥	관절을 둘러싸고 있으며 이차적인 안정장치 이다.
앞빗인대 (anterior [volar] oblique)	첫번째 손허리뼈 바닥의 자쪽에서 큰마름뼈의 결절까지	"매부리(beak)" 인대. 베네트골절에서 조작을 잡고 있다. 부분탈구를 막는 주된 요인, 손상으로 인해 뼈관절염이 생길 수 있다.
등노쪽(dorasal radial)인대	등쪽 큰마름뼈에서 등쪽손허리뼈의 바닥	가장 강하다. 등쪽과 노쪽을 보강. 등쪽 탈구시 찢어진다.
첫번째손허리뼈사이인대	자쪽의 첫번째 손허리뼈바닥부터 노쪽의 두번째 손허리뼈 바닥	첫번째 손허리뼈가 노쪽으로 가로이동하는 것을 막아준다.
뒤빗인대(posterior oblique)	큰마름뼈부터 뒤자쪽 손허리뼈바닥	이차적인 안정장치
자쪽곁인대	자쪽바닥의 큰마름뼈부터 자쪽 손허리뼈바닥	벌림과 폄을 제한
노쪽가쪽인대	노쪽큰마름뼈와 손허리뼈바닥	긴엄지벌림근힘줄과 닿는 곳의 아래쪽
	손가락	
• 평면관절(gliding joints). 2번째와 3번째 손목손허리뼈는 작은 움직임을 가져서 가동성이 없기 때문에 미세한 손허리뼈골절 경사(angulation)만이 발생한다. 4번째와 5번째 손목손허리뼈는 더 큰 앞뒤 움직임을 가지기 때문에, 더 심한 손허리뼈골절 경사가 가동성 때문에 발생한다.		
관절주머니	손허리뼈바닥부터 손목뼈	안정성을 더한다.
손목손허리(CMC)인대	손허리뼈바닥부터 손목뼈	등쪽(가장 강하다), 바닥쪽, 뼈사이인대
손허리뼈사이인대	손허리뼈에서 근접한 사이	손목손허리관절에 대해 자쪽과 노쪽 안정성을 더한다.

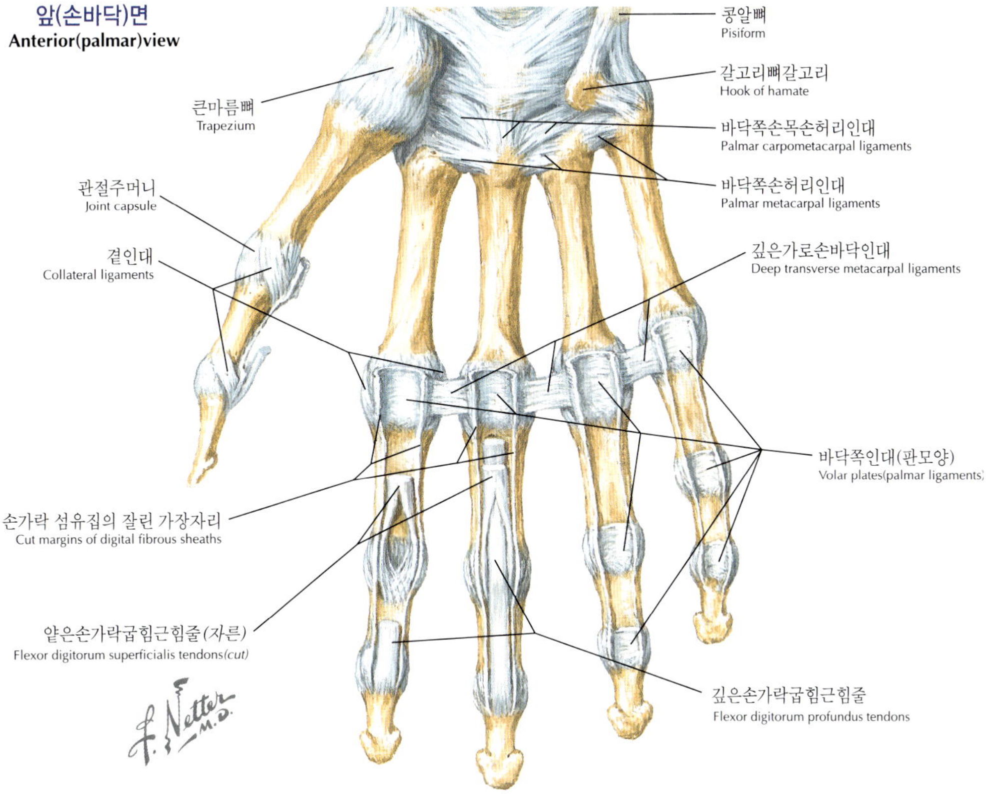

인대	부착	설명
	손허리손가락관절	
	엄지	
• 가동관절. 움직임 : 일차 = 굽힘과 폄; 이차 = 돌림, 모음, 벌림		
관절주머니	관절을 둘러쌈.	등쪽의 이차적인 안정장치. 굽힐때 긴장됨(taut)
고유곁인대 (proper collateral)	손허리뼈머리의 중심에서 손바닥쪽손가락뼈	일차적인 안정장치 굽힐때 긴장됨(taut), 30° 굽힌상태에서 검사. 사냥터지기/스키선수 엄지에서 자쪽곁가지가 손상되어 있다.
더부곁인대 (accessory collateral)	손바닥부터 고유곁인대	펼 때 긴장됨(taut). 폄 상태에서 온전함을 검사.
손바닥판 (volar [plamar] plate)	손바닥손허리뼈머리부터 손바닥몸쪽손가락뼈 바닥	폄 상태에서 일차적인 안정장치. 폄 상태에서 이완되는 것은 손바닥판의 손상을 의미한다(+/– 보조곁인대).
	손가락	
• 가동관절. 움직임 : 일차 = 굽힘과 폄(운동범위(ROM) 0 – 90); 이차 = 자쪽과 노쪽 치우침(deviation) • 비대칭의 손허리뼈머리와 곁가지인대의 이는 곳은 "캠효과"의 결과(굽힘은 조이고, 폄은 느슨함.)		
관절주머니	관절을 둘러쌈.	이차적인 안정장치 : 손바닥과 등쪽으로 윤활막이 있다.
고유곁인대	등쪽 손허리뼈머리부터 손바닥 P1 바닥	일차적인 안정장치 굽힐 때 긴장되고, 펼 때 이완 된다.
더부곁인대	손바닥손허리뼈부터 손바닥판	고유곁인대에서 바닥쪽; 손바닥판을 안정화함.
손바닥판	손바닥손허리뼈부터 손바닥 P1 바닥	펴는 것을 제한; 손바닥쪽을 지지한다.
깊은가로손허리(사이)	손허리바닥 근처 사이와 손허리손가락뼈관절의 손바닥판	손바닥판, 손허리손가락뼈관절, 그리고 손허리뼈를 서로 연결한다. 단독 손허리뼈 골절의 단축을 방지할 수 있다.

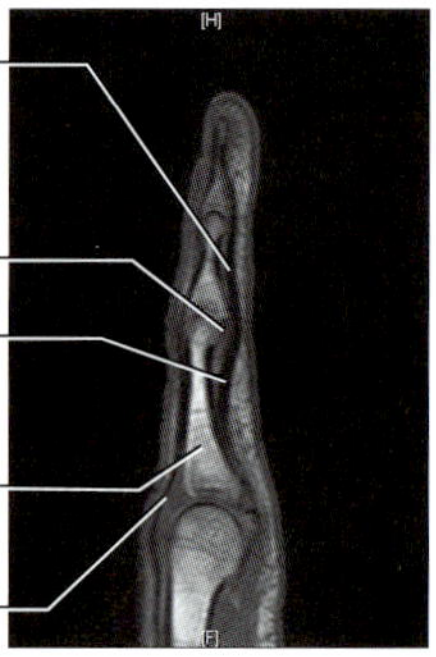

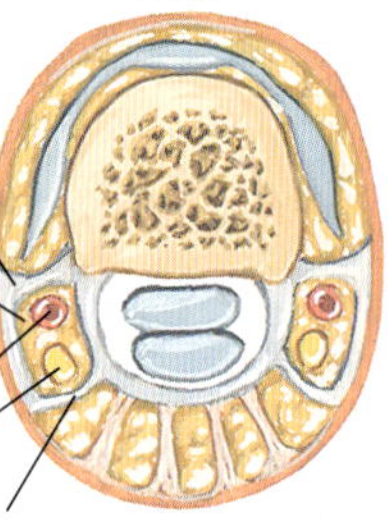

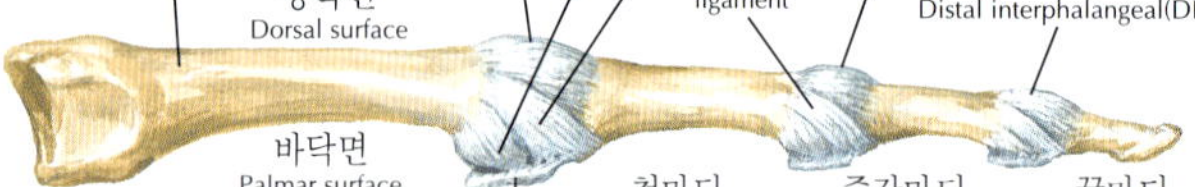

펌상태: 안쪽면
In extension: medial view

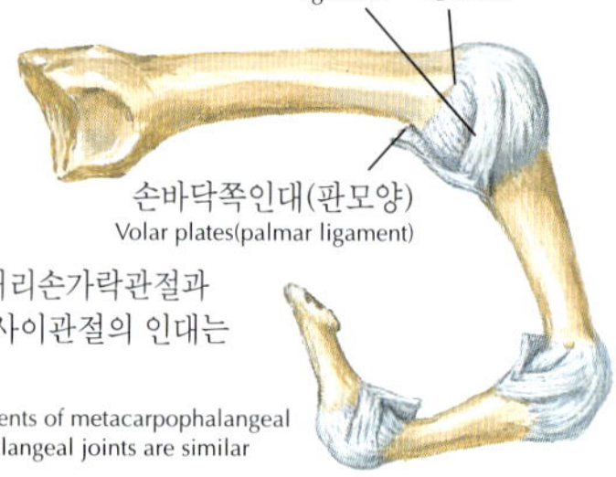

굽힘상태: 안쪽면
In flexion: medial view

인대	부착	설명
	몸쪽손가락사이관절	
• 경첩 관절 : 일차 움직임 = 굽힘과 폄[몸쪽손가락뼈사이관절 : 운동범위(ROM) 0 – 110°, 먼쪽손가락뼈사이관절 : 운동범위(ROM) 0 – 60°] 약간의 돌림이나 치우친 움직임 "캠효과"는 이 관절에서 없다. 몸쪽손가락뼈사이관절은 손상과/또는 고정 이후에 뻣뻣해짐/이 일어나기 쉽다.		
관절주머니	관절을 둘러쌈.	약한 안정장치 특히 등쪽으로 중앙 띠(centralslip)가 가장 큰 지원을 한다.
고유곁인대	첫마디손가락뼈머리의 중앙부터 중간마디손가락뼈의 바닥쪽	편위에 대한 일차적인 안정장치 운동범위안에서 지속적인 긴장상태
더부곁인대	바닥쪽손가락머리부터 손바닥판(뼈아님)	손바닥쪽에서 기원하여 돌림의 축까지 펼 때 긴장, 굽힐 때 이완, 구축을 일으킬 수 있다(굽힌상태에서 고정하지 말 것).
손바닥판	바닥쪽중간마디손가락뼈부터 바닥쪽첫마디손가락뼈(checkrein 인대를 통과한다.)	과다폄에 대한 일차적인 제한. 먼쪽 부착은 견고하고, 몸쪽 부착은 느슨하다(더 손상되기 쉽다). checkrein 인대는 가끔 손상 후에 수축한다. : 구축
	다른 손가락사이관절	
• 엄지 손가락사이관절과 손가락 먼쪽손가락뼈사이관절 • 경첩 관절 : 일차움직임 = 굽힘과 폄[손가락사이관절 : 운동범위(ROM) 0 – 90°; 먼쪽손가락뼈사이관절 : 운동범위(ROM) 0 – 60°]. 돌림과 치우침은 취소		
관절주머니	관절을 둘러쌈	약한 안정장치
고유곁인대	근처의 손가락뼈사이	몸쪽손가락뼈사이와 유사하다. 지속적인 긴장, "캠효과"가 없다.
더부곁인대	손바닥쪽곁인대	몸쪽손가락뼈사이관절과 유사하다. 몸쪽손가락뼈사이관절에 비해서 구축을 일으킬 가능성이 낮다.
손바닥판	손바닥쪽에 손가락뼈 사이	과다폄에 대한 일차적인 제한; 손상받을 수 있다.
	기타 구조물	
Grayson 인대	굽힘근힘줄집(sheath)부터 피부까지 : 바닥쪽 신경혈관 다발까지	피부와 신경혈관다발의 안정화 뒤퓌트렌 질환/결절에 연관되어 있다.
클리랜드 인대	뼈막부터 피부	굽힐때와 펼때 피부를 안정화; 등쪽으로 신경혈관 다발까지

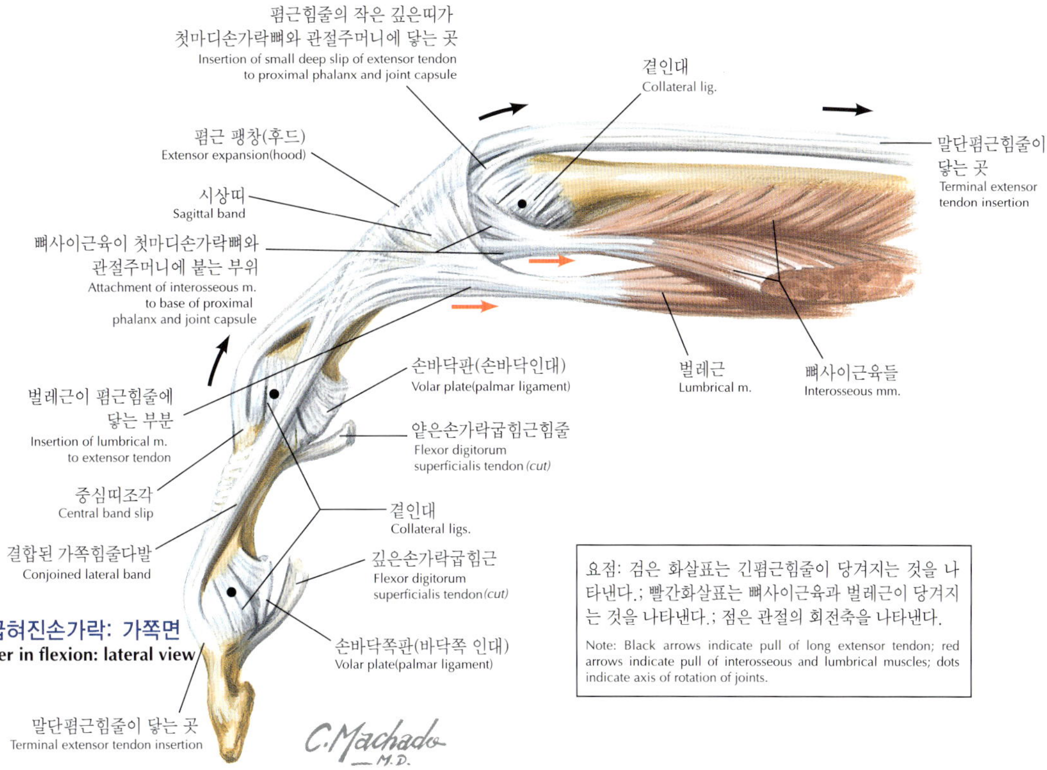

굽혀진손가락: 가쪽면
Finger in flexion: lateral view

요점: 검은 화살표는 긴폄근힘줄이 당겨지는 것을 나타낸다.; 빨간화살표는 뼈사이근육과 벌레근이 당겨지는 것을 나타낸다.; 점은 관절의 회전축을 나타낸다.

Note: Black arrows indicate pull of long extensor tendon; red arrows indicate pull of interosseous and lumbrical muscles; dots indicate axis of rotation of joints.

운동	구조물	설명
	관절운동	
	손허리손가락관절	
굽힘	뼈사이근 벌레근	첫마디손가락뼈와 가쪽띠에 부착하다(바닥쪽에서 돌림축까지). 노쪽가쪽띠에 부착한다(바닥쪽에서 손허리손가락관절의 돌림축까지).
폄	시상띠를 통과하는 온손가락폄근(EDC)	시상띠는 손바닥판(volar plate)에 닿게 되며, 첫마디손가락뼈 바닥쪽 위주로 "올가미(lasso)"를 형성하고, 올가미를 통하여 관절을 편다. 온손가락폄근은 첫마디손가락뼈(관절을 펴지 않는)에 아주 미세하게 부착되어 있는데 가쪽띠를 통해서 관절을 편다.
	몸쪽손가락뼈사이관절	
굽힘	얕은손가락굽힘근 깊은손가락굽힘근	중간마디손가락뼈의 바닥쪽 바닥에 부착하는 것을 통하여 일차적인 몸쪽손가락뼈사이관절을 굽히는 작용 이차적인 몸쪽손가락뼈사이관절을 굽히는 작용
폄	중앙띠(central slip)를 통해서 온손가락폄근(EDC) 가쪽띠를 통해서 벌레근	온손가락폄근의 중앙띠(central slip)는 등쪽 중간마디손가락뼈바닥에 부착되어 몸쪽손가락뼈사이관절을 편다. 노쪽가쪽밴드에 부착되어있다(등쪽으로 돌림축까지).
	먼쪽손가락뼈사이관절	
굽힘	깊은손가락굽힘근	힘줄은 끝마디손가락뼈의 바닥쪽 바닥에 부착해서, 힘줄집을 통해 끌어당긴다.
폄	말단폄근힘줄(terminal extensor tendon)을 통해서 온손가락폄근 빗지지인대(oblique retinacular ligament)	가쪽띠들은 끝마디손가락뼈바닥의 등쪽에 말단쪽 부착부위에 모인다. 몸쪽손가락뼈사이관절과 먼쪽손가락뼈사이관절의 펴는 동작을 연결한다.; 몸쪽손가락뼈사이관절이 펴질 때 먼쪽손가락뼈사이관절을 편다.

뒷(손등)면
Posterior(dorsal)view

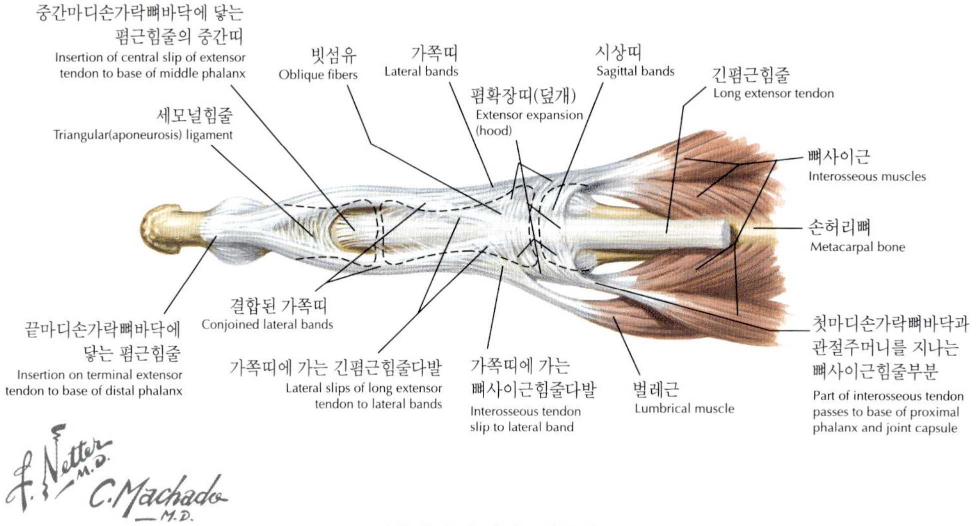

폄상태의 손가락: 가쪽면
Finger in extension: lateral view

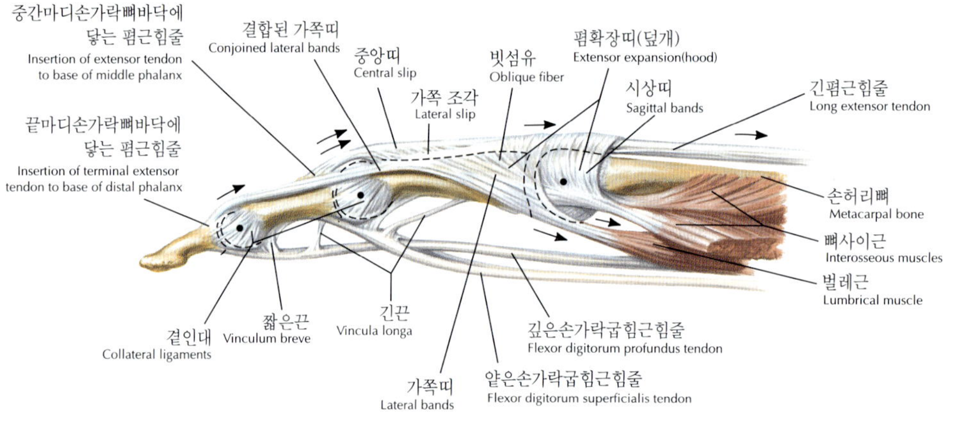

구조물	특징	설명
	내부 기구	
• **등쪽폄근널힘줄**(Dorsal extensor aponeurosis) (또한, 등쪽 확장(dorsal expansion), 등쪽덮개(dorsal hood), 폄근덮개(extensor hood)라고도 불린다.)		
시상띠	손바닥판(첫마디손가락뼈)에 닿는다.; 폄근힘줄(온손가락폄근)이 그 아래로 미끄러진다.	첫마디손가락뼈바닥 근처의 "올가미(lasso)"를 통하여 손허리손가락뼈를 편다.; 노쪽 시상띠가 더 약하여 파열될 수 있다.
빗섬유	손허리손가락뼈마디와 첫마디손가락뼈의 바닥을 덮는다.	손허리손가락뼈마디위에 중간에 자리잡은 온손가락폄근을 잡고 있다.
가쪽띠	가쪽덮개섬유는 가쪽띠를 형성하기 위하여 뼈사이근/벌레근의 힘줄 부분을 연결한다.	손허리손가락뼈의 바닥쪽 축 : 손허리손가락뼈를 굽힌다. 몸쪽손가락뼈 사이관절의 등쪽 축 : 몸쪽손가락뼈사이관절을 편다.
• **온손가락폄근**은 첫마디손가락뼈에서 세 갈래로 갈라지기 전에 등쪽덮개 아래로 미끄러져 들어간다(손허리손가락뼈마디를 펴기 위해서).		
가쪽 조각	온손가락폄근은 첫마디손가락뼈 위에서 세갈래로 나뉘고 두 가쪽 조각을 준다.	이 조각들은 가쪽띠와 결합한다.
중간 조각	세 갈래 중 중간 조각은 중간마디손가락뼈의 바닥에 부착한다.	몸쪽손가락뼈사이관절을 편다.; 단추구멍 변형의 손상에서 찢어진다.
말단폄근힘줄 (terminal extensor tendon)	끝마디손가락뼈의 등쪽 바닥에 두 합쳐진 가쪽띠의 합류지점	끝마디손가락뼈에 등쪽 바닥에 부착한 것을 통해 먼쪽손가락뼈사이관절을 편다.; 망치손가락 손상에서 떼어진다.
• **온손가락폄근**은 첫마디손가락뼈에서 세 갈래로 갈라지기 전에 등쪽 덮개 아래로 미끄러져 들어간다(손허리손가락뼈마디를 펴기 위해서).		
• 결합된 가쪽띠 (conjoined lateralband)	온손가락폄근의 가쪽 조각과 폄근널힘줄의 가쪽띠의 합류	말단폄근힘줄을 만들기 위해 둘다 먼쪽에서 만난다.
• 가로지지인대 (transverse retinacular ligaments)	몸쪽손가락뼈사이관절의 손바닥판과 굽힘집부터 두 개의 결합된 가쪽띠까지	몸쪽손가락뼈사이관절이 펴질 때 결합된 가쪽띠의 등쪽부분 탈구를 예방한다.
• 세모인대(널힘줄)	중간마디손가락뼈 위의 가로 띠, 결합된 가쪽띠와 말단힘줄(terminal tendon)을 연결	몸쪽손가락뼈사이관절이 굽혀질 때, 가쪽띠의 바닥쪽 부분탈구를 방지한다.; 단추구멍변형손상에서 찢어짐.
• 빗지지인대 (oblique retinacular ligament)	바닥쪽 첫마디손가락뼈부터 등쪽 끝마디손가락뼈/말단힘줄까지	몸쪽손가락뼈사이관절이 펴졌을 때 먼쪽손가락뼈사이관절을 편다.
	기타 구조물	
힘줄 연결 (Junctura tendinae)	손허리손가락뼈마디보다 몸쪽에서 근처 손가락의 손허리손가락뼈의 힘줄 연결	인접한 다른 손가락이 굽혀졌을 때, 손가락이 완전히 펴지는 것을 막아준다.

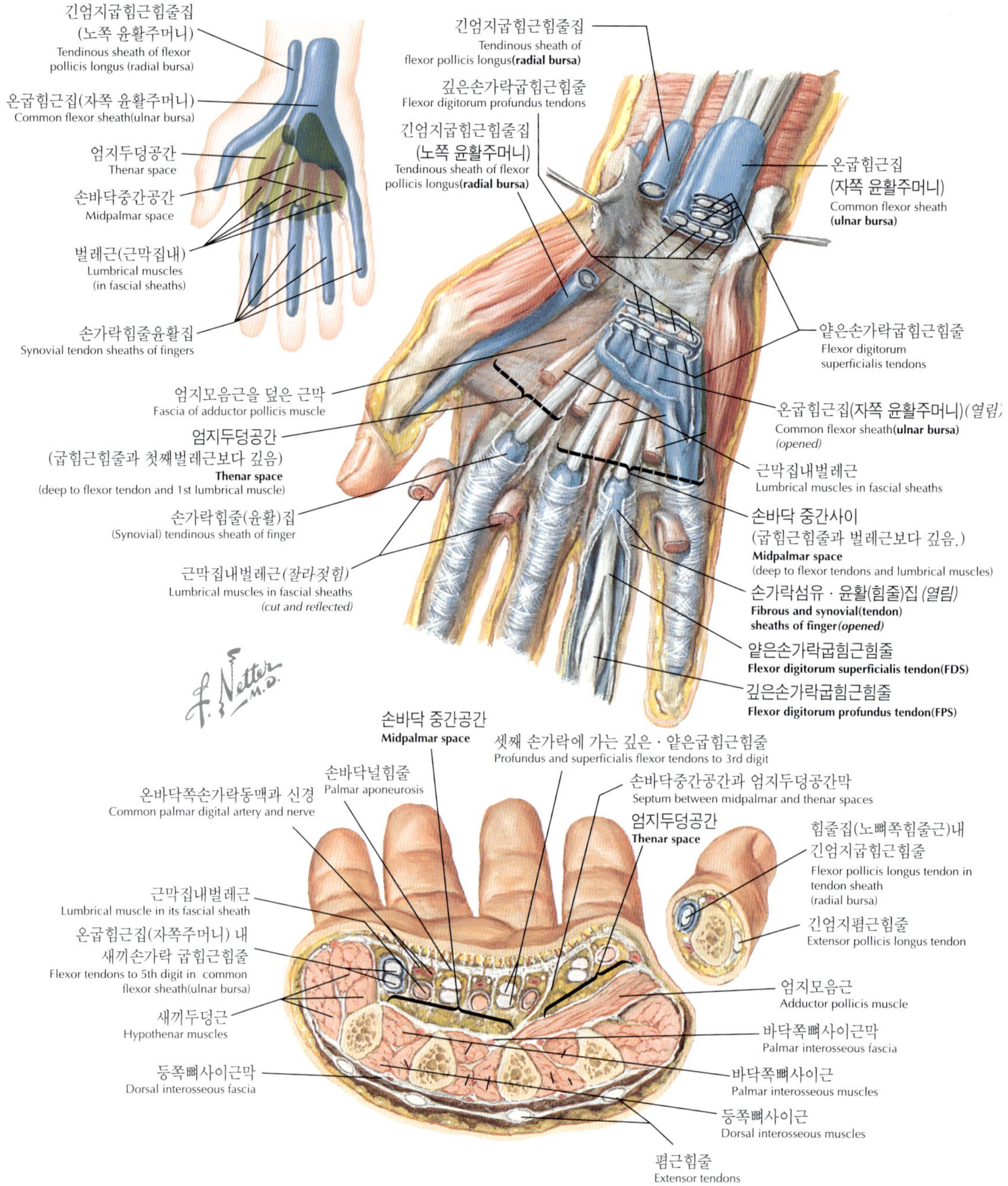

손의 공간

구조물	특징	설명
엄지두덩공간	굽힘근힘줄과 엄지모음근 사이	잠재공간 : 감염이 가능한 부위
손바닥중간공간	굽힘근힘줄과 손허리뼈 사이	잠재공간 : 감염이 가능한 부위
파로나의 공간	굽힘근힘줄과 네모엎침근 사이	잠재공간 : 감염이 몸쪽으로 진행되면 "말발굽" 농양이 여기서 발생할 수 있다.
노쪽주머니	엄지와 새끼굽힘근집이 여기서 연결된다. 긴엄지굽힘근의 힘줄집이 위쪽으로 확장된 것	감염이 위쪽으로 퍼지는 통로
자쪽주머니	작은손가락들, 얕은손가락굽힘근, 깊은손가락굽힘근 힘줄집과 교통한다.	굽힘근힘줄집 감염은 위쪽의 자쪽주머니와 통할 수 있다.

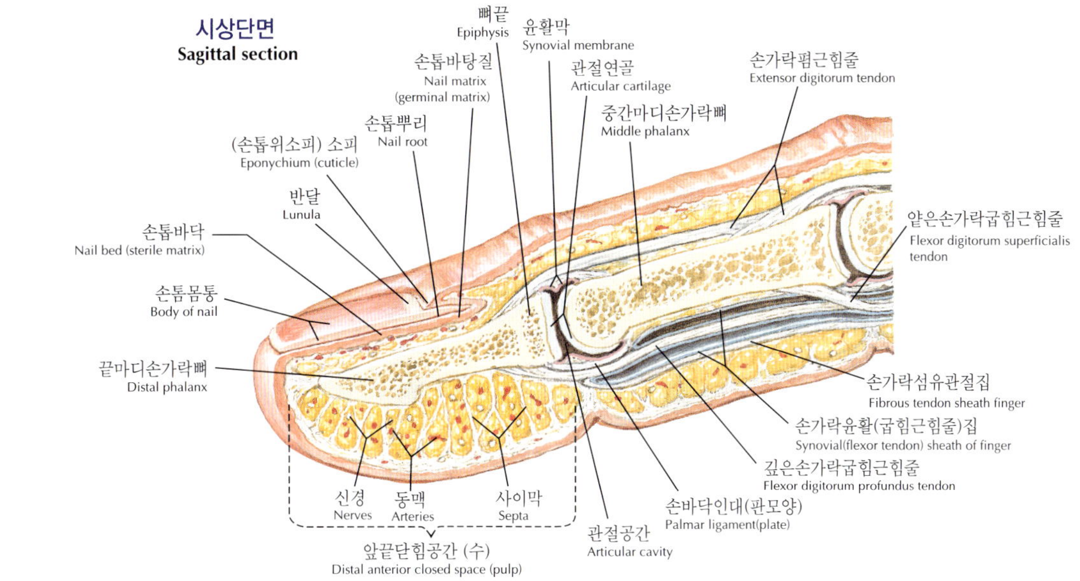

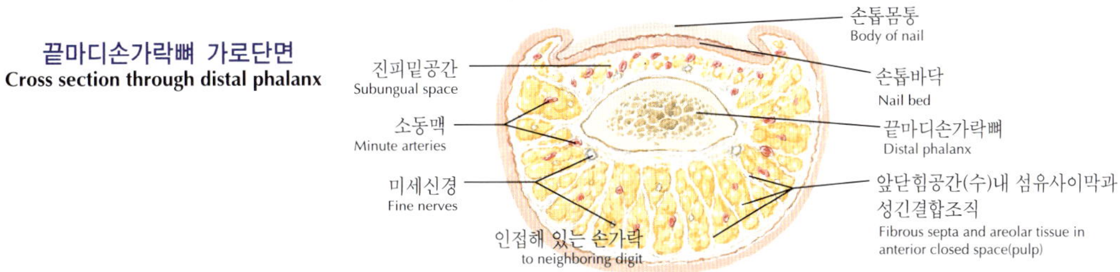

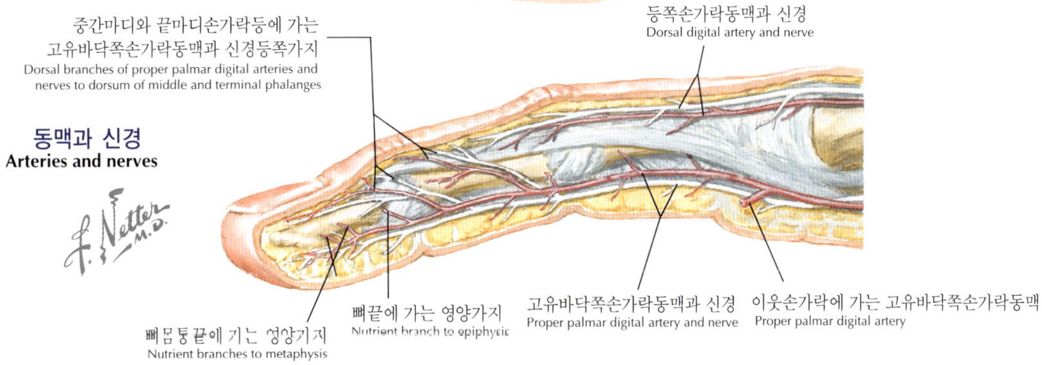

구조물	특징	설명
	손가락끝	
손톱	상피에 한정된다.	손톱이 완전히 빠진 경우 손톱이 완전히 자랄 때까지 손톱바탕질과 손톱위허물을 분리시켜주기 위해서 빠진 손톱을 제자리에 넣어준다.
손톱바닥/손톱바탕질	손톱위 허물아래에서 손톱반달이 된다.	손톱이 성장하는 곳(주당 1㎜) 손톱성장을 위해서 온전해야(봉합되거나)한다.
Sterile	손톱아래, 반달에서 먼쪽부	손상시 손톱의 기능유지를 위해 봉합할 필요는 없다.
속질(치수)	여러 개의 사이막으로 분리되어 있고 여러 개의 신경, 혈관이 있다.	손가락 발가락의 화농성 골수염(Felon)은 속질
손톱주위염(paronychia)	노쪽과 자쪽 손톱 주름들	감염의 흔한 부위
손톱위허물주위염(eponychia)	몸쪽 손톱주름	감염의 흔한 부위

- 손가락의 몸쪽에서 손가락 동맥은 신경에 대해 표면/바닥쪽이지만, 손가락에서는 신경에 대해 등쪽으로 주행한다.
- 바닥쪽 신경혈관다발은 먼쪽 손가락과 손가락끝을 공급한다.

엄지 손목손허리관절 주사
Thumb CMC Injection

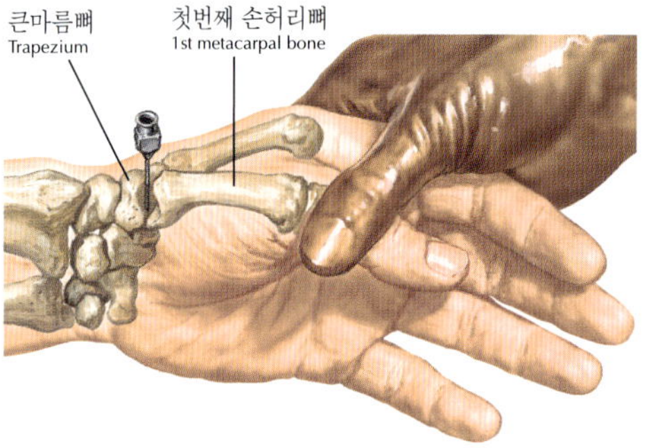

손가락 차단
Digital Block

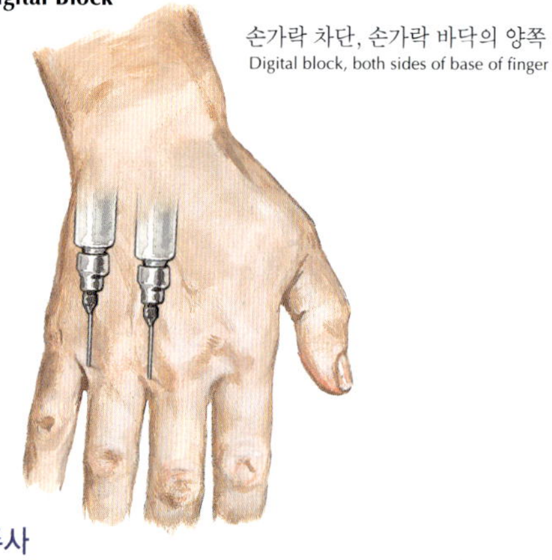

굽힘근힘줄집 주사
Flexor Sheath Injection

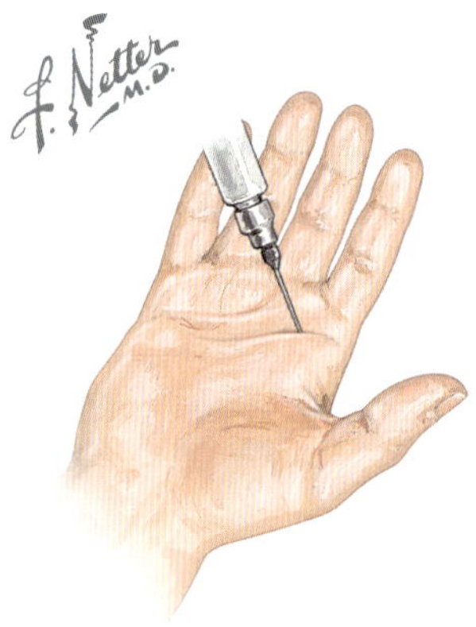

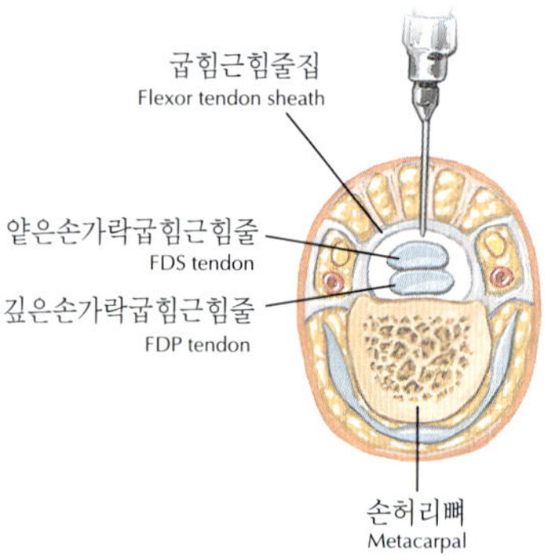

순서

엄지 손목손허리관절

1. 환자에게 알레르기의 과거력에 대해 묻는다.
2. 손바닥의 노쪽에서 손목손허리관절을 촉진한다.
3. 손목손허리관절부위 피부를 무균처치한다(iodine/항균용액).
4. 피부를 국소마취한다(시술할 부위만).
5. 엄지의 손허리뼈의 바닥을 촉진한 후 관절 간격을 넓히기 위해서 축 방향으로 잡아당긴다. 22게이지 또는 이보다 적은 바늘을 관절 안으로 삽입한다. 바늘이 혈관 안으로 삽입되었는지를 흡인하여 확인한다. 2~3㎖의 국소마취제(에피네프린이 혼합되지 않은)/코티코스테로이드 혼합용액을 관절 안으로 주입한다.(주사바늘이 관절 내에 정확히 위치하면 주사액이 부드럽게 주입된다.)
6. 주사부위를 무균처치한다.

굽힘근힘줄집 신경차단술

1. 환자에게 알레르기의 과거력에 대해 묻는다.
2. 손허리뼈 위에 있는 먼쪽손바닥주름에서 굽힘근힘줄을 촉진한다.
3. 손바닥 피부를 무균처치한다(iodine/항균용액).
4. 먼쪽손바닥손금 부위에서 굽힘근힘줄 안으로 22게이지 바늘을 삽입한다. 바늘 끝이 힘줄 밖, 힘줄집 안에 위치하도록 깊이를 조절한다. 2~5㎖의 국소마취제(에피네프린이 혼합되지않은)를 주입한다.
5. 주사부위를 무균처치한다.

손가락 신경차단술

1. 손등의 손가락 갈퀴막공간(Web space)피부를 무균처치한다(iodine/항균용액).
2. 차단 할 손가락의 양쪽 가쪽, 손허리뼈머리사이에 22게이지 바늘을 삽입한다. 바늘이 혈관 안으로 삽입되었는지를 흡인하여 확인한다. 2~5㎖의 국소마취제(에피네프린이 혼합되지않은)를 주입한다. 손가락 바닥의 손등부위도 적절한 신경차단을 위해서 마취제 주입이 필요할 수도 있다.
3. 손가락바닥의 제한된 공간에 너무 많은 주사액이 주입되지 않도록 주의해야 한다.
4. 주사부위를 무균처치한다.

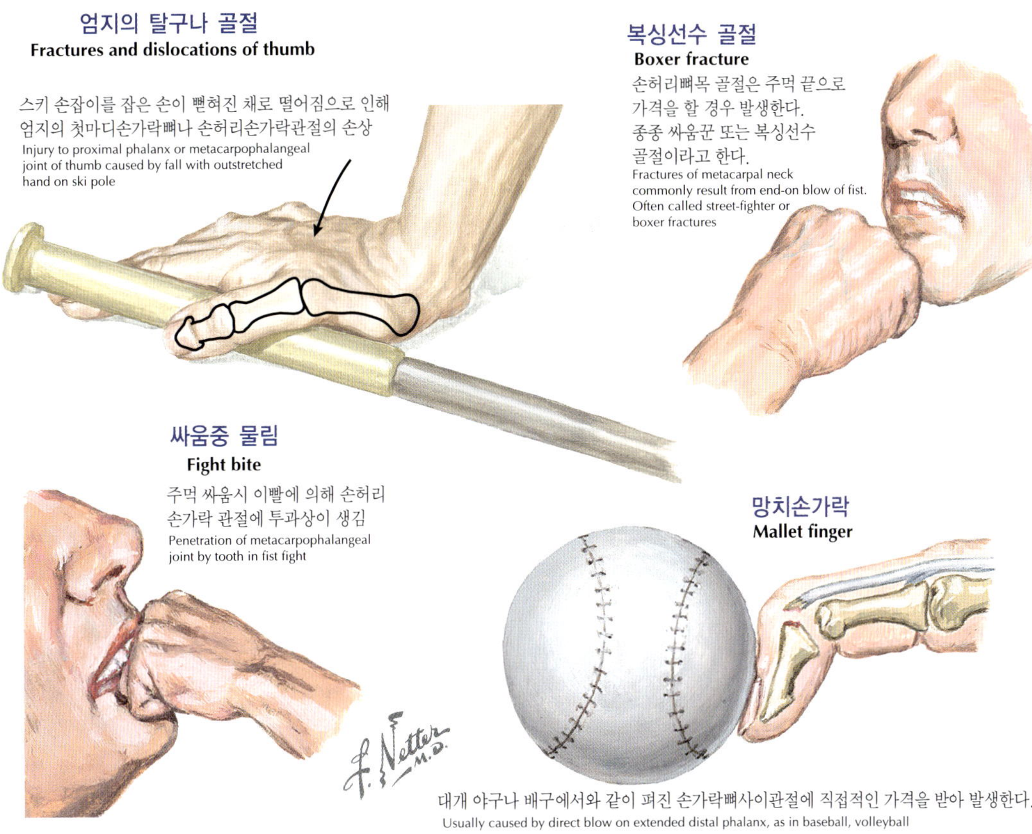

질문	답변	임상적용
1. 주로 사용하는 손	왼손 또는 오른손	자주 사용하는 손이 더 많이 손상된다.
2. 나이	젊다. 중년, 노년	외상, 감염 관절염, 신경포착
3. 통증		
a. 시작	급성 만성	외상, 감염 관절염
b. 부위	엄지의 손목손허리관절 관절(손가락손허리 뼈관절, 손가락뼈사이관절) 손가락의 손바닥 쪽	뼈관절염(특히 여자) 관절염(뼈관절염, 류마티스) 화농성 윤활힘줄집염(+Kanavel 징후)
4. 강직감	오전에 "걸리는 느낌(Catching)" 포획감/딸각소리(Clicking)	류마티스관절염 방아쇠손가락
5. 부기	외상 후 비외상성	감염(예; 화농성 윤활힘줄집염, 손가락 발가락의 화농성 골수염(Felon), 화농성손톱주위염) 퇴행성 관절염, 통풍, 힘줄염
6. 덩어리		결절종, 뒤퓌트렌구축, 거대세포증
7. 외상	추락, 운동손상 개방상처	골절, 탈구, 힘줄 손상, 인대 손상 감염
8. 활동정도, 직업	운동선수, 기계공	외상(예; 골절, 탈구, 힘줄찢어짐.)
9. 신경학적 증상	통증, 무딘감, 저린감 근력 약화	신경죄임(예; 손목굴증후군), 가슴문증후군, 신경뿌리병(목쪽) 신경죄임(보통 손목관절이나 그 윗부분)
10. 관절염의 과거력	여러 관절 이환	류마티스 관절염, 라이터 증후군 등

류마티스 관절염
Rheumatoid arthritis
집게손가락의 단추구멍 변형과 다른 손가락들의 백조목변형
Boutonniere deformity of index finger with swan-neck deformity of other fingers

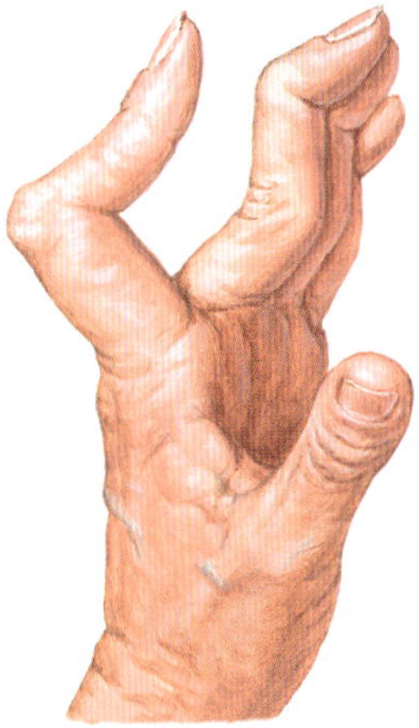

뼈관절염
Osteoarthritis
Heberden 결절은 집게손가락과 가운데손가락의 먼쪽손가락뼈사이 관절에서 보인다.
Bouchard 결절은 반지손가락과 새끼손가락의 몸쪽손가락뼈사이 관절에서 보인다.
Heberden's nodes seen in index and middle finger distal interphalangeal joints.
Bouchards nodes seen in proximal interphlangeal joints of the ring and small finger.

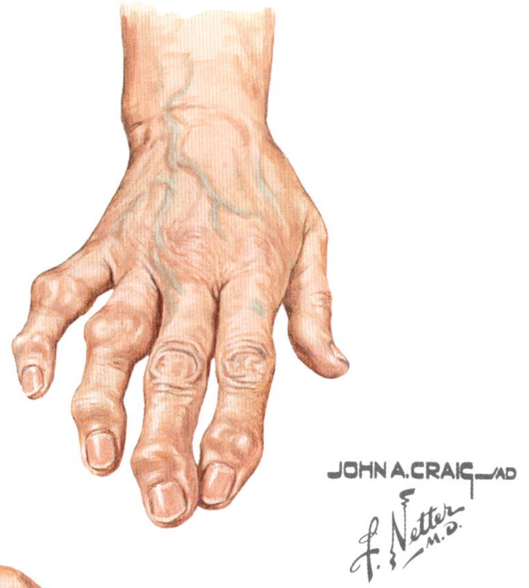

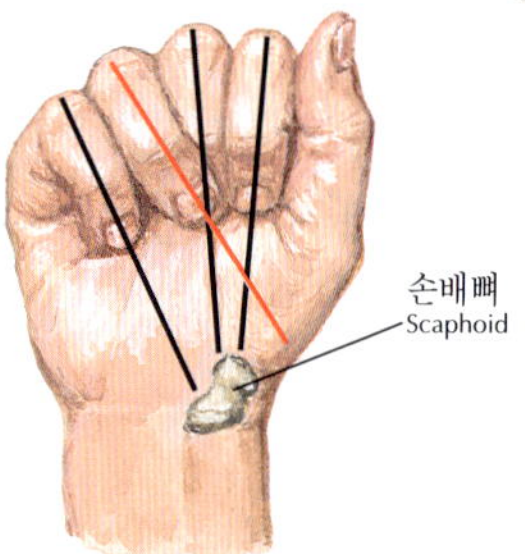

새끼손가락의 돌림 변이
Rotation displacement of ring
모든 손가락은 주먹을 쥐었을 때
손배뼈 방향으로 모아져야 한다.
All fingers should point toward scaphoid when clenched

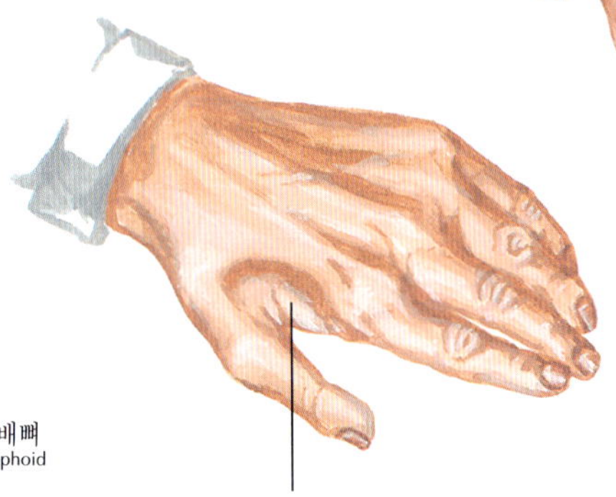

자신경 압박
Ulnar nerve compression
자신경 압박에 의한 뼈사이근육 소실
Interosseous muscle wasting from ulnar nerve compression

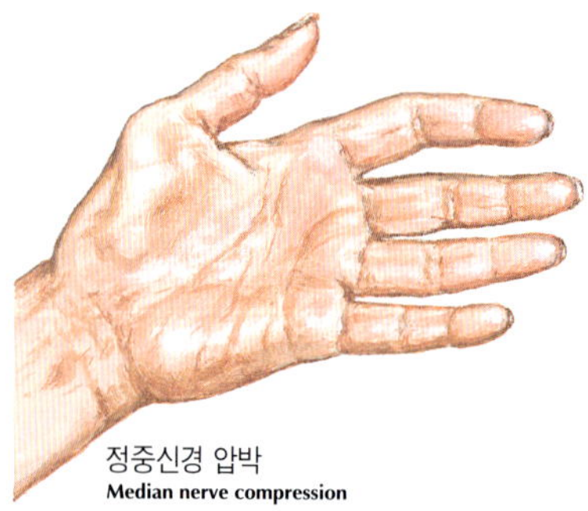

정중신경 압박
Median nerve compression
정중신경의 압박으로 인한
엄지두덩근의 위축
Atrophy of thenar muscles due to compression of median nerve

검사	검사방법	임상적용
	시진	
육안관찰이 가능한 변형	자쪽변이, 백조목변형, 단추구멍변형 돌림, 각변형	류마티스관절염 골절
손가락 위치	굽힘 손가락의 돌림	뒤퓌트렌 구축, 화농성 윤활힘줄집염 골절(급성), 골절 부정 유합
피부, 체모, 손톱의 변화	차가움, 탈모, 수저 모양의 손톱 등	신경혈관질환 : 레이노병성, 류마티스성, 신경손상
부기	먼쪽손가락뼈사이관절 몸쪽손가락뼈사이관절 손허리손가락관절 방추형 손가락	뼈관절염 때 피부결절 : Heberden 결절(먼쪽손가락뼈사이관절에 제일 많다.) 부샤르 결절(몸쪽손가락뼈사이 관절에 많다.) 류마티스관절염 화농성 윤활힘줄집염
근육위축	엄지두덩근 새끼두덩근, 손의 근육	정중신경손상, 팔꿈치증후군, C8/T1병변 손허리손가락관절 병변 자신경 손상(예; 팔꿈치 증후군)

손가락 감염
Infections of the fingers

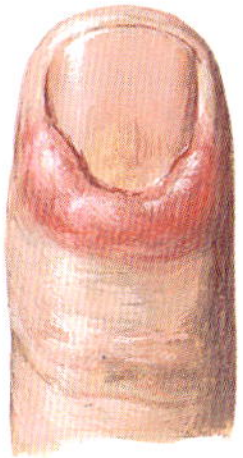

손톱주위염
Paronychia

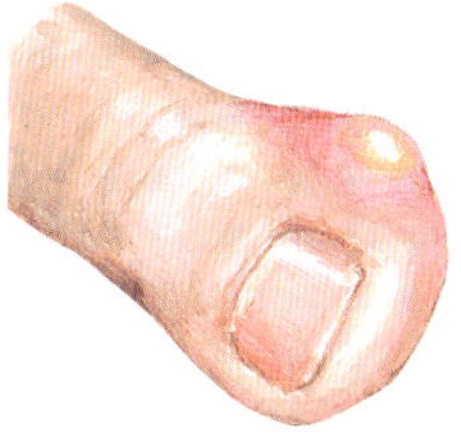

손가락 화농성 골수염
Felon

협착성 힘줄집염(방아쇠 손가락)
Stenosing tenosynovitis(trigger finger)

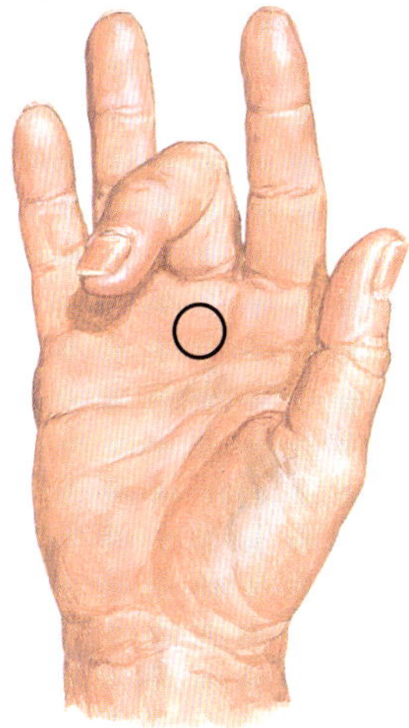

환자는 이완된 손가락을 펼 수 없으나 수동적으로는 펼 수 있으며, 이것은 명백한 통증과 함께 딸각소리가 난다.
힘줄과 힘줄집이 결절모양으로 커져 만져지는 곳에 누름통증점이 있다.

Patient unable to extend affected finger. It can be extended passively, and extension occurs with distinct and painful snapping action.
Circle indicates point of tenderness where nodular enlargement of tendons and sheath is usually palpable

뒤퓌트렌 구축
Dupuytren's contracture

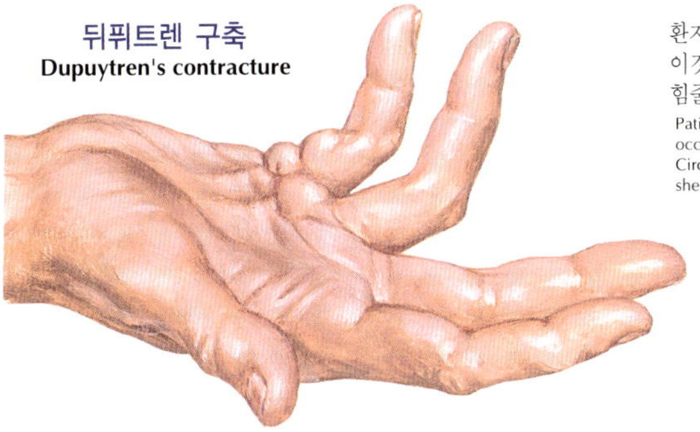

네 번째, 다섯 번째 손가락의 굽힘 구축(가장 흔함).
피부의 패임과 주름짐. 침범된 손가락의 바닥 부분에 손바닥 굽힘주름 근처에 만져지는 근막결절과 몸쪽 손바닥으로 퍼지는 밧줄 모양의 형성물

Flexion contracture of 4th and 5th fingers (most common). Dimpling and puckering of skin. Palpable fascial nodules near flexion crease of palm at base of involved fingers with cordlike formations extending to proximal palm

화농성윤활힘줄집염
Kanavel의 4가지 기본 징후
Purulent tenosynovitis.
Four cardinal signs of Kanavel

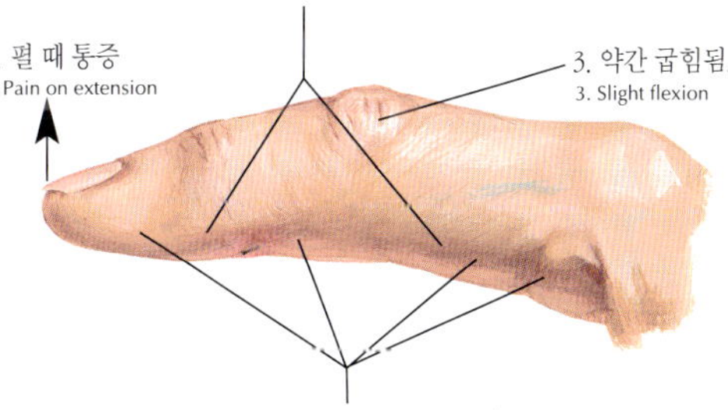

검사	검사방법	임상적용
	촉진	
피부	열감, 불그스레한 피부 차가움, 건조	감염 신경혈관 질환
손허리뼈	뼈를 따라서	누름통증은 골절을 의미
손가락뼈 및 손가락 관절	각각 따로 검사	누름통증 : 골절, 관절염 부기 : 관절염
물렁조직	임지두덩 새끼두덩 손바닥(손바닥근막) 굽힘근힘줄 : 손바닥쪽을 따라서 손가락가쪽, 손가락끝	근육위축은 정중신경의 손상의미 근육위축은 자신경의 손상의미 결절 : 뒤퓌트렌 구축 펼 때 손가락의 염발음 : 방아쇠손가락 누름통증은 화농성윤활힘줄집염을 의미 누름통증 : 손가락화농성골수염(Felon), 화농성 손톱주위염

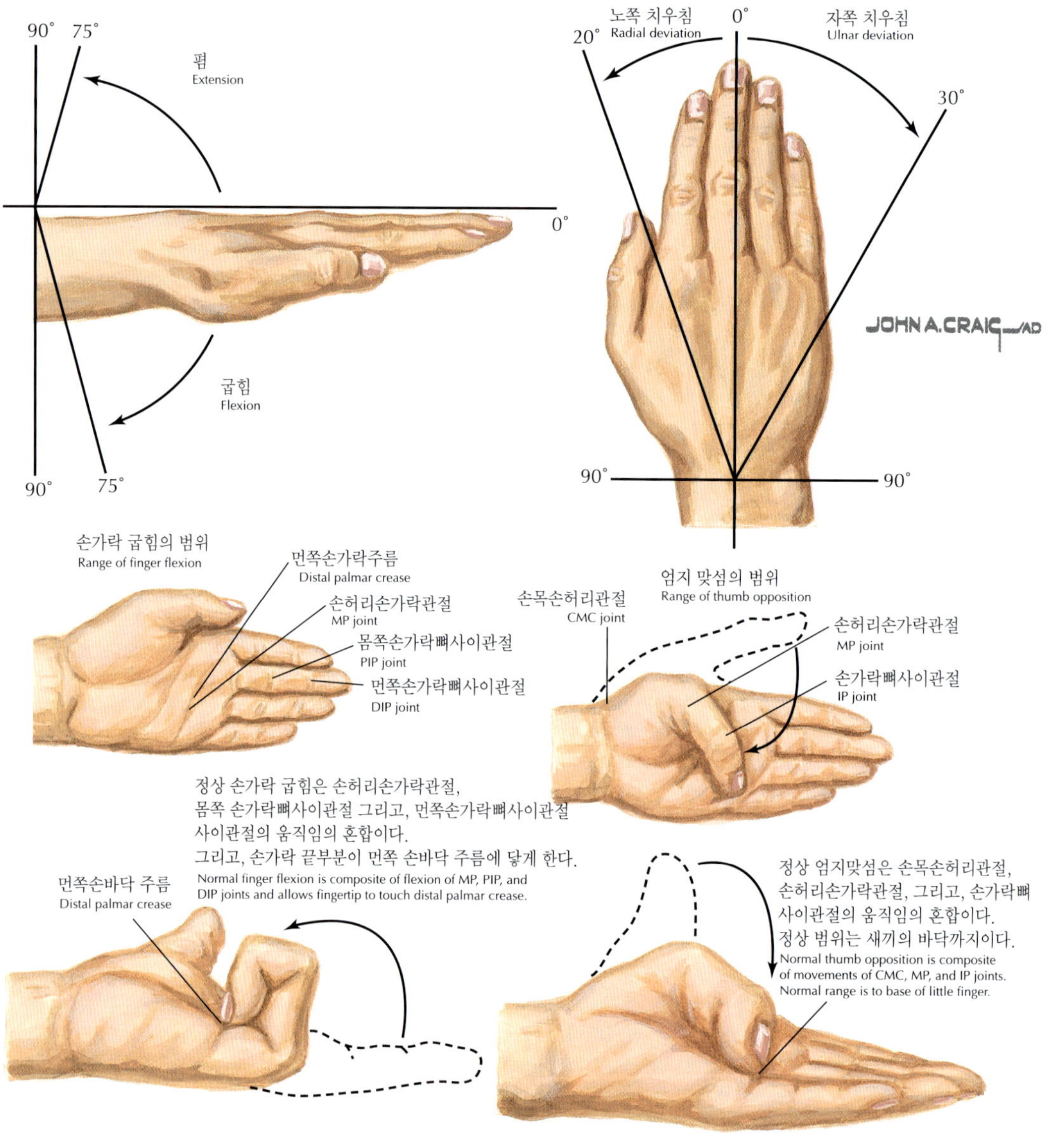

검사	검사방법	임상적용
	관절운동범위	
	손가락	
손허리손가락관절	90° 굽힘, 폄 0°, 모음/벌림 0 – 20°	폄상태에서의 석고 고정은 굽힘의 범위를 가속시킨다(곁인대 단축).
먼쪽손가락뼈사이관절	110° 굽힘, 폄 10°	과도한 폄은 백조목변형 유발
몸쪽손가락뼈사이관절	80° 굽힘, 폄 10°	모든 손가락을 최대로 구부렸을 때 손가락 끝이 손배뼈를 향해야 한다.
	엄지	
손목손허리관절	노쪽 벌림 50°, 폄 50° 손바닥쪽벌림 : 벌림 70°, 모음 0°	손바닥면에서의 운동 손바닥면과 수직면에서의 운동
손허리손가락관절	손바닥면에서 : 50° 굽힘, 폄 0°	
먼쪽손가락뼈사이관절	손바닥면에서 : 90° 굽힘, 폄 0°	
맞섬운동	엄지와 새끼손가락 끝을 맞댐	대부분 손목손허리관절 운동

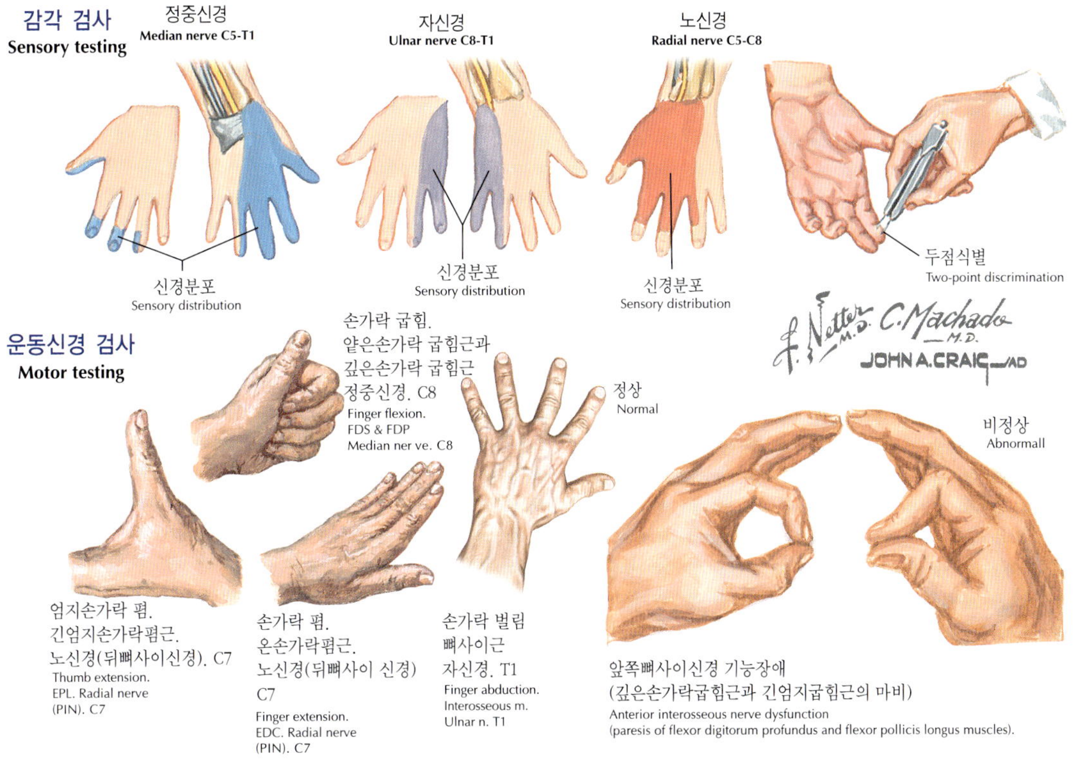

검사	검사방법	임상적용
	신경혈관	
	감각	
노신경(C6)	엄지와 집게손가락 사이공간 손등쪽	해당신경/신경뿌리의 병변을 의미
정중신경(C6－7)	가운데손가락 노쪽	해당신경/신경뿌리의 병변을 의미
자신경(C8)	새끼손가락 자쪽	해당신경/신경뿌리의 병변을 의미
	근력	
노신경/뒤뼈사이신경(C7)	손허리손가락 폄 엄지 벌림 및 폄	약화＝온손가락폄근(4), 집게폄근(4), 새끼폄근(5) 또는 신경병변 약화＝긴엄지손가락벌림근(1), 긴엄지손가락폄근(3) 또는 신경/신경뿌리병변
정중신경/앞뼈사이신경(C8) 정중신경 되돌이신경	먼쪽손가락뼈사이관절 굽힘 몸쪽손가락뼈사이관절 굽힘 엄지 손가락뼈사이관절 엄지 맞섬	약화＝얕은손가락굽힘근(5) 또는 신경/신경뿌리병변 약화＝깊은손가락굽힘근(1/2) 또는 신경병변 약화＝긴엄지손가락굽힘근 또는 신경/신경뿌리병변병변 약화＝짧은엄지벌림근, 엄지맞섬근, 1/2 짧은엄지굽힘근, 또는 신경병변; 손목굴증후군
자신경(깊은가지)(T1)	손가락 벌림 임상적용 엄지 모음 임상적용	약화＝손등/바닥 뼈사이근 또는 신경병변 약화＝엄지모음근이나 신경/신경뿌리병변
	반사	
Hoffman	가운데손가락 먼쪽손가락뼈사이관절을 튕겨 굽히게 한다.	엄지손가락뼈사이관절이 굽으면 병변을 의미 : 척수병증(myelopathy)
	혈관	
모세혈관 재충전 알렌(allen) 검사	손가락 끝을 꽉 누른다. 자동맥과 노동맥을 모두 폐쇄하고, 그 중 한 개만 푼다.	색깔(혈액)이 최소 2초안에 돌아와야 한다. 만약 이완된쪽의 혈관과 동맥활이 정상이면 손이 "분홍색이 차오른다(pinck up)"가 되어야 한다. 만약 "분홍색이 차오르지 않으면" 동맥성 손상
도플러	동맥활, 손가락 경계	맥박/혈관의 개방이 의문스러운 점이 있을 때 사용한다.

양성 프로망 징후
Positive Froment's sign

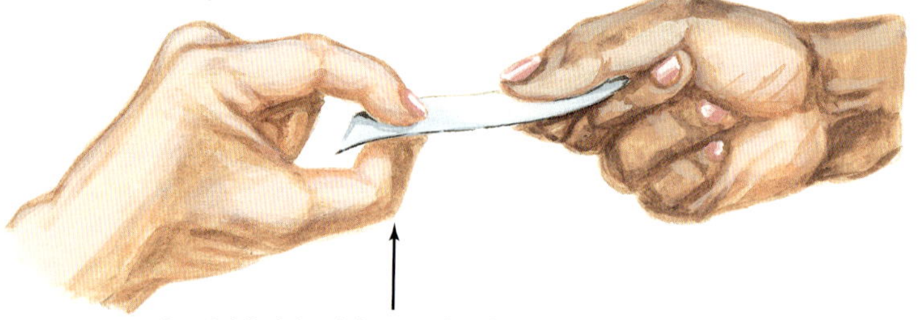

종이를 엄지와 집게 손가락으로 꼬집고 있을 때,
엄지모음근이 약하면(자신경 마비)
엄지손가락뼈사이관절이 굽혀질 것이다.

When pinching a piece of paper between thumb and index finger, the thumb IP joint will flex if the adductor pollicis muscle is weak (ulnar nerve paralysis).

'엘슨' 검사
Elson test

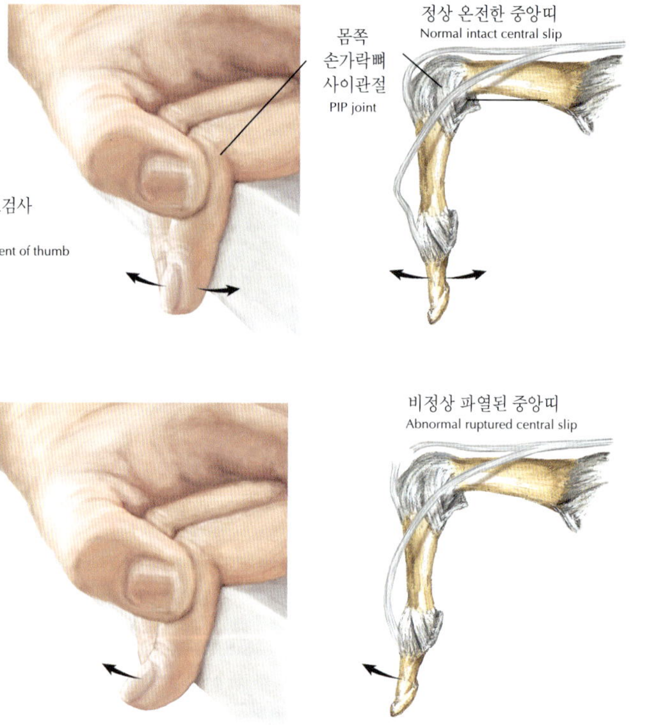

골절이외의 엄지손상
Thumb instability test

파열된 엄지의 자쪽곁인대의 긴장도검사
(사냥터지기 [gamekeeper] 엄지)

Stress test for ruptured ulnar collateral ligament of thumb (gamekeeper thumb)

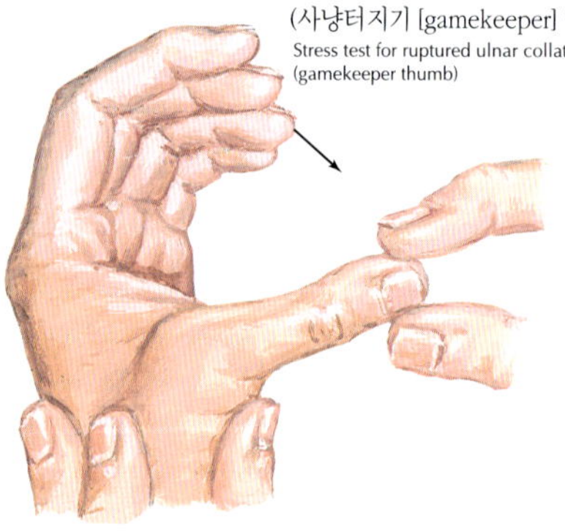

검사	검사방법	임상적용
	특수검사	
깊은손가락굽힘근 검사 (profundus test)	손가락을 펴고 몸쪽손가락뼈사이관절을 안정시킨 후 먼쪽손가락뼈사이관절 굽히게 한다.	먼쪽손가락뼈사이관절을 굽히지 못하면 깊은손가락굽힘근의 병변을 의미
얕은손가락굽힘근 검사 (sublimus test)	모든 손가락을 펴고, 하나의 손가락만 몸쪽손가락뼈사이관절을 구부리게한다.	몸쪽손가락뼈사이관절 굽히지 못하면 얕은손가락굽힘근의 병변을 의미
프로망 징후	엄지와 집게손가락사이에 종이를 끼운 후 종이를 잡아당긴다.	엄지의 뼈사이관절이 굽혀지면 양성으로 엄지모음근 또는 정중신경의 마비를 의미한다.
손목손허리관절 분쇄검사	관절에 축성압박을 가하면서 돌린다.	통증은 손목손허리관절 및 / 또는 엄지의 손허리손가락관절의 관절염을 의미
손가락불안정성검사	몸쪽손가락뼈사이관절을 안정시킨 후 안쪽굽힘, 바깥굽힘 힘을 가한다.	불안정성은 곁인대의 손상을 의미한다.
엄지손가락 불안정성검사	손허리손가락관절을 안정시킨 후 바깥굽은 힘을 30° 굽힘과 폄에 가한다.	불안정성 30° : 자쪽곁인대의 손상을 의미한다. 불안정한 폄 : 덧곁인대와 손바닥판 손상을 의미
Bunnel – littler 검사	손허리손가락관절을 편 후 수동적으로 몸쪽손가락뼈사이관절을 굽힌다.	몸쪽손가락뼈사이관절을 굽힐 수 없거나 힘이 들고, 손허리손가락관절을 구부리면 호전되는 것은 손 속근육이 단축, 긴장되어 있다는 것을 의미한다.
엘슨 검사	책상의 끝에, 몸쪽손가락뼈사이관절을 90° 굽히고, 중간마디손가락뼈는 펴지지 않도록 한다.	먼쪽손가락뼈사이관절이 뻣뻣하게 펴지면(가쪽띠를 통하여)는 중앙띠(central slip)의 손상을 나타낸다(단추구멍변형).

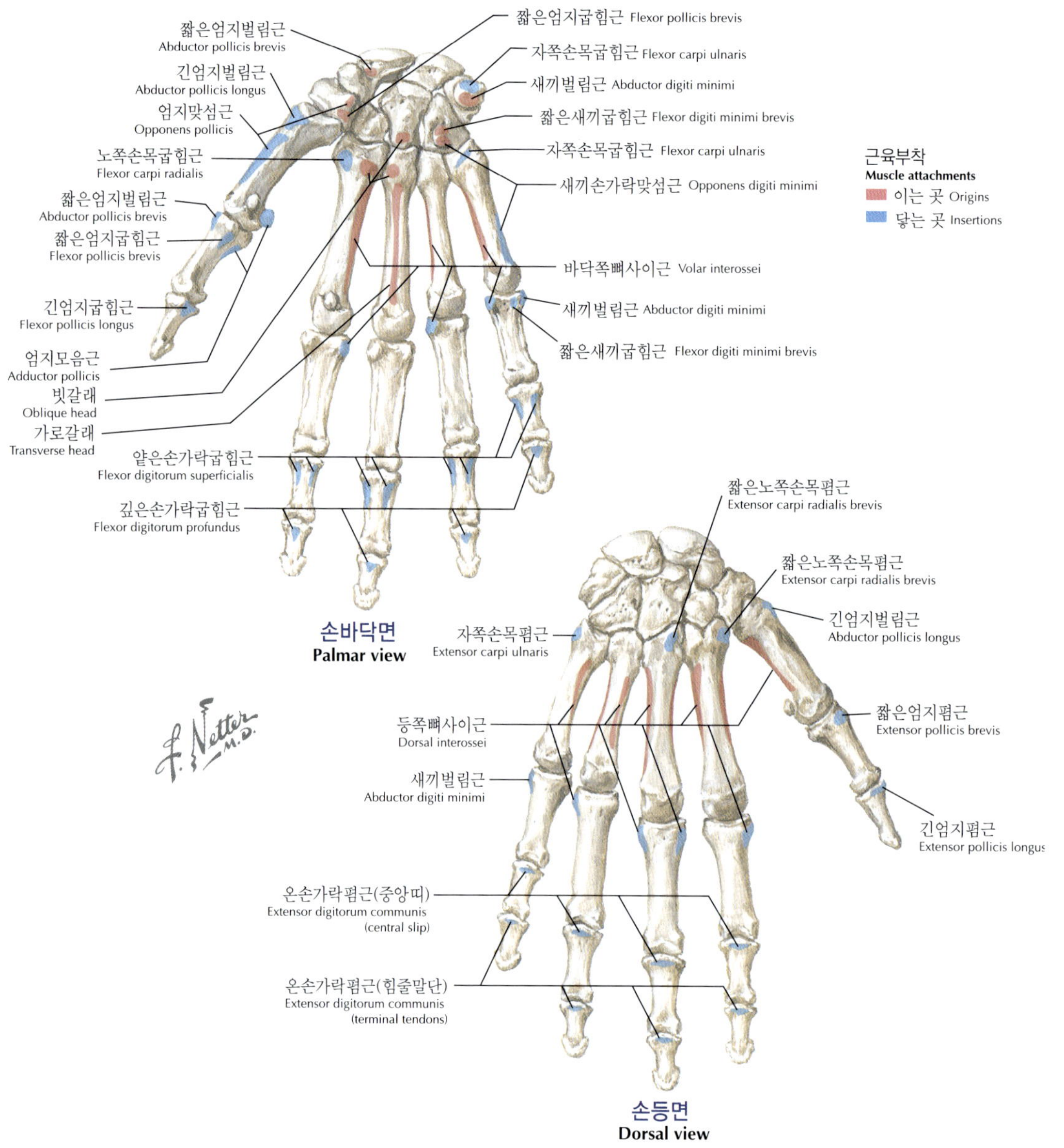

손목	손허리	손가락(등쪽)	손가락(바닥쪽)
큰마름뼈	등쪽뼈사이근	**첫마디손가락뼈**	**첫마디손가락뼈**
짧은엄지벌림근	바닥쪽뼈사이근	짧은엄지폄근(엄지)	짧은엄지벌림근(엄지)
짧은엄지굽힘근	엄지모음근	등쪽뼈사이근	짧은엄지굽힘근(엄지)
엄지맞섬근	긴엄지벌림근	새끼벌림근	엄지모음근(엄지)
알머리뼈	엄지맞섬근	**중간마디손가락뼈**	바닥쪽뼈사이근
엄지모음근	새끼손가락맞섬근	온손가락폄근(중앙띠)	짧은새끼굽힘근
갈고리뼈	노쪽손목굽힘근	**끝마디손가락뼈**	새끼벌림근
짧은새끼굽힘근	자쪽손목굽힘근	긴엄지폄근(엄지)	**중간마디손가락뼈**
새끼맞섬근	긴노쪽손목폄근	온손가락폄근(힘줄말단)	얕은손가락굽힘근
콩알뼈	짧은노쪽손목폄근		**끝마디손가락뼈**
새끼벌림근	자쪽손목폄근		긴엄지굽힘근(엄지)
			깊은손가락굽힘근

벌레근은 깊은손가락굽힘근에서 이고 노쪽 가쪽띠에 닿는다.

앞(손바닥)면
Anterior(palmar)view

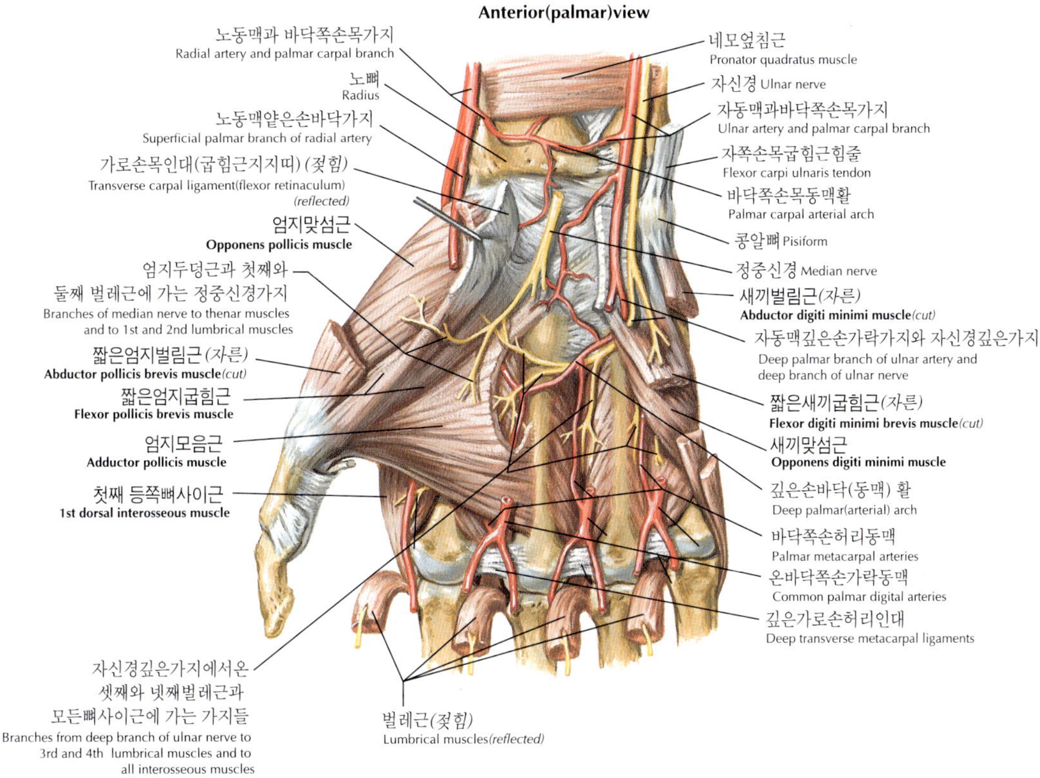

근육	이는 곳	닿는 곳	신경	작용	설명
		엄지두덩구획			
짧은엄지벌림근 (APB)	손배뼈, 큰마름뼈	엄지 첫마디손가락뼈 가쪽	정중신경	손바닥 엎침	근육 맞섬에 있어 일차적 근육
짧은엄지벌림근 1. 얕은갈래 2. 깊은갈래	 가로손목뼈인대 큰마름뼈	 엄지의 바닥 첫마디뼈	 정중신경 자신경	엄지손허리손가락관절 굽힘	근육이 두 개의 신경분포를 가진다.
엄지맞섬근	큰마름뼈	엄지 손허리뼈 가쪽	정중신경	엄지맞섬, 안쪽으로 돌림	엄지손허리(MC)의 엎침(pronate)/안정화
		엄지모음구획			
엄지모음근 1.빗갈래 2.가로갈래	 1. 알머리뼈, 두번째－세번째 손허리뼈 2. 세번째 손허리뼈	엄지 첫마디손가락뼈 바닥	자신경	엄지모음과 엄지 손허리손가락관절 굽힘	프로망검사를 통해 기능을 검사
		새끼두덩구획			
짧은손바닥근(PB)	손목가로인대(TCL)	안쪽 손바닥 피부	자신경	피부주름을 만든다.	자신경을 보호
새끼벌림근(ADM)	콩알뼈	새끼손가락 첫 마디 손가락뼈 바닥	자신경	새끼손가락 벌림	자신경과 자동맥이 아래 있다.
짧은새끼굽힘근 (FDMB)	갈고리뼈, 가로손목인대	새끼손가락 첫 마디 손가락뼈 바닥	자신경	새끼손가락의 손허리손가락뼈관절 굽힘	새끼벌림근과 신경보다 깊은곳
새끼맞섬근(ODM)	갈고리뼈, 가로손목인대	다섯번째 손허리뼈가쪽	자신경	새끼손가락 맞섬, 가쪽으로 돌림	다른 근육들보다 깊게 위치

• 벌림근은 표면에 있다.; 모음근은 깊숙한 곳에 있다.
• 정중신경의 운동되돌이가지는 엄지두덩근과 노쪽 2개의 벌레근에 분포한다.
• 자신경의 깊은가지는 새끼두덩근, 엄지모음근, 손가락사이근, 그리고 자쪽 2개의 벌레근에 분포한다.

벌레근
Lumbrical muscles

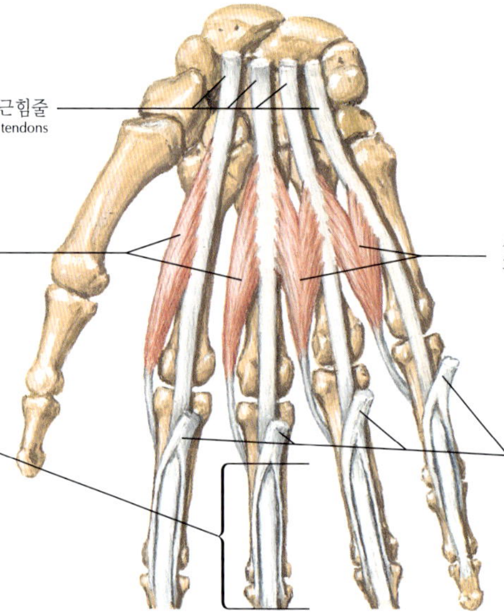

뼈사이근
Interosseous muscles

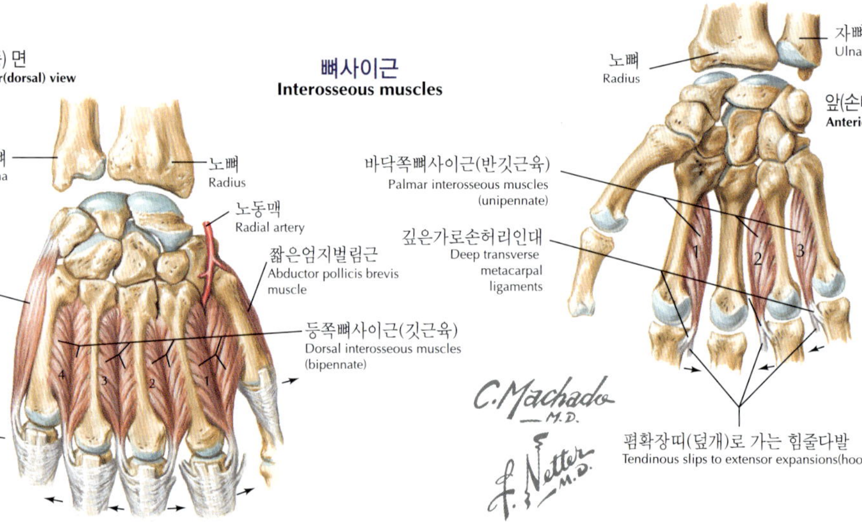

근육	이는 곳	닿는 곳	신경	작용	설명
			속근육		
벌레근 1과 2	깊은손가락굽힘근 (가쪽 2)	노쪽가쪽	정중신경	몸쪽손가락뼈사이관절을 펴고 손허리손가락관절 굽힘	몸에서 자신과 반대작용을 하는 근육에 붙는 유일한 근육(깊은손가락굽힘근)
벌레근 3과 4	깊은손가락굽힘근 (안쪽 3)	노쪽가쪽	자신경	몸쪽손가락뼈사이관절을 펴고 손허리손가락관절 굽힘	깊은 가로손허리인대에서 바닥쪽에 있다.
뼈사이근 : 손등 (DIO)	옆 손허리뼈	첫마디손가락뼈, 폄확장띠(가쪽띠)	자신경	손가락 벌림	DAB : 손등쪽 벌림작용 깃근육(bipennate) : 각각의 힘살은 다른 닿는 곳을 가진다.
뼈사이근 : 손바닥 (PIO)	옆 손허리뼈	첫마디손가락뼈, 폄확장띠(가쪽띠)	자신경	손가락 벌림	PAD : 손바닥쪽 모음작용 반깃근육(unipennate)

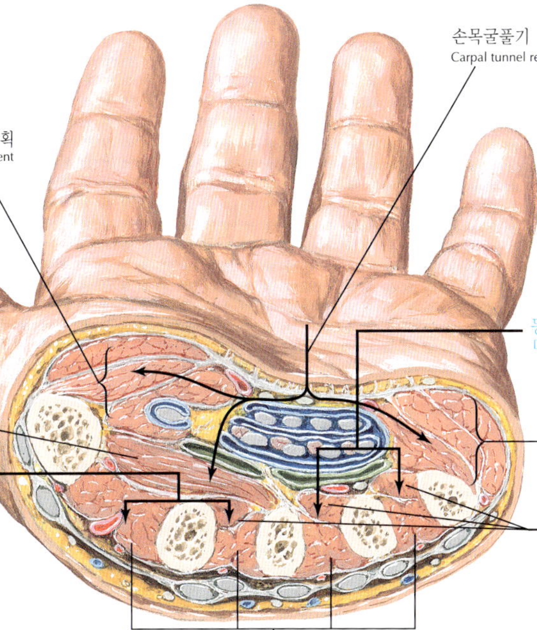

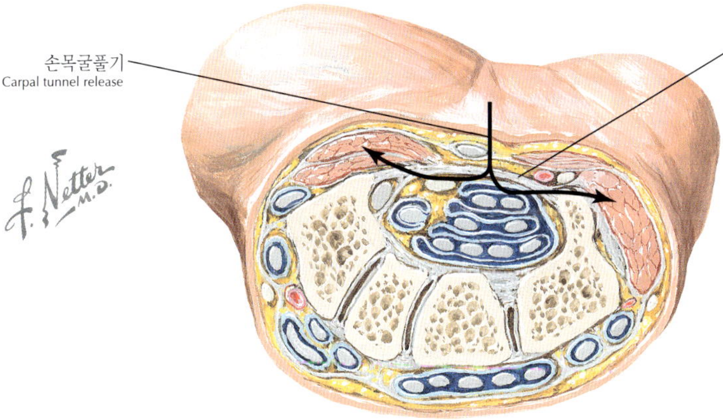

내용	구획
	구획들(compartments) (10)
엄지두덩근	짧은엄지벌림근, 짧은엄지굽힘근, 엄지맞섬근
새끼두덩근	새끼벌림근, 짧은새끼굽힘근, 새끼손가락맞섬근
모음근	엄지모음근
바닥쪽뼈사이 근(3)	바닥쪽뼈사이근
등쪽뼈사이근 (4)	등쪽뼈사이근
	근막절개술들(fasciotomies)
절개	3절개(등쪽 2개 그리고 1개의 손목굴 풀기) 이 모든 칸을 다 풀 수 있다.
등쪽 (1)	2번째 손허리 위에, 양쪽을 다 박리 : 노쪽 2개의 등사이공간을 푼다(등쪽 2개, 바닥쪽 1개).
등쪽 (2)	4번째 손허리 위에, 양쪽을 다 박리 : 자쪽 4개의 뼈사이공간을 푼다(등쪽 2개, 바닥쪽1개).
인쪽	가로손허리인대를 풀고 나서 엄지두덩, 새끼두덩 그리고 모음근 칸을 푼다.

손의 피부신경분포도
Cutaneous innervation of the hand

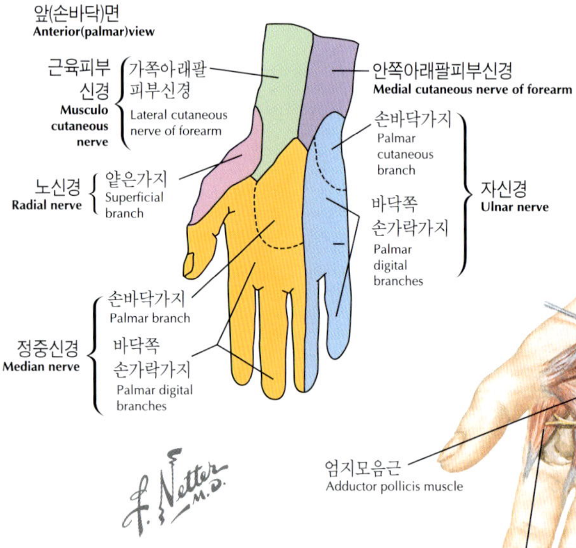

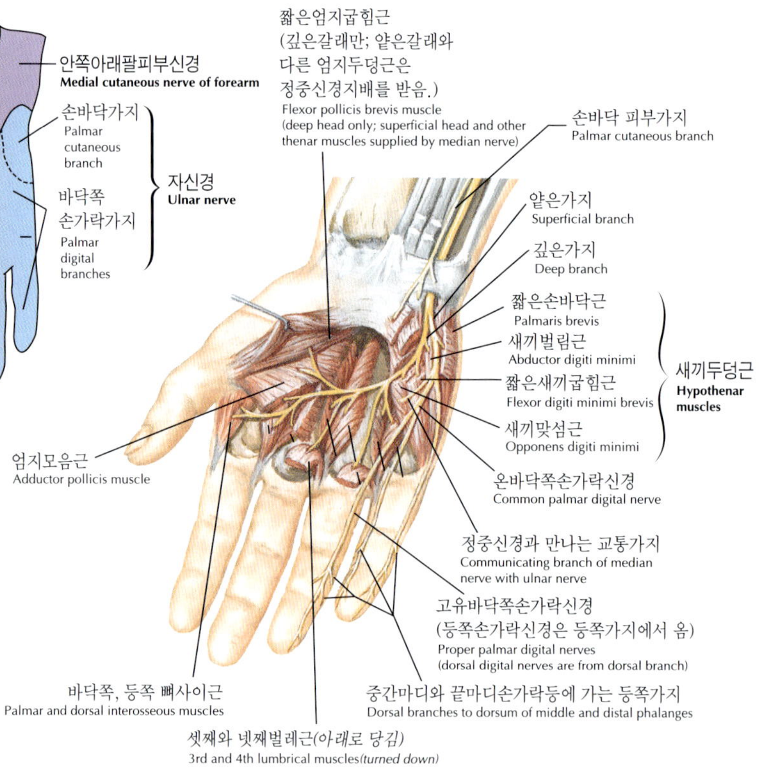

팔신경얼기

안쪽신경다발

자신경(C[7]8 – T1) : 아래팔의 자쪽손목굽힘근 아래 깊은 손가락굽힘근 위로 주행한다. **등쪽피부가지**는 손목에서 5㎝ 정도 몸 쪽에서 분지한다. 이 신경은 자쪽 손가락 가쪽면의 먼 쪽으로 가면서 **등쪽손가락신경**이 된다. 자신경은 가이온굴(Guyon' s canal)을 통과하여 **피부가지**(감각)와 **깊은**가지(운동)로 나뉜다. 깊은가지는 갈고리뼈의 갈고리 근처에서 굽혀져 깊은 동맥활(deep arterial arch)과 같이 주행한다. 피부가지는 손바닥의 손가락 가쪽면으로 가면서 **바닥쪽손가락신경**이 된다.

감각 : 등 자쪽 : **등쪽피부가지**

등쪽새끼손가락과 반지손가락 : **등쪽피부가지**

자쪽몸쪽손바닥 : **바닥쪽피부가지**

자쪽먼쪽손바닥 : **온바닥쪽손가락가지**

손바닥 새끼손가락과 반지손가락 : **고유바닥쪽손가락가지**

운동 : **얕은(감각)가지**

- ◦ 손바닥근 – 이 가지가 분포하는 유일한 근육

깊은(운동)가지 : 깊은동맥활과 같이 주행

- 새끼두덩 구획
  - ◦ 새끼벌림근(ADM)
  - ◦ 짧은새끼굽힘근(FDMB)
  - ◦ 새끼맞섬근(ODM)
- 모음근 구획
  - ◦ 엄지모음근
- 엄지두덩 구획
  - ◦ 짧은엄지굽힘근(FBP) – 깊은갈래만

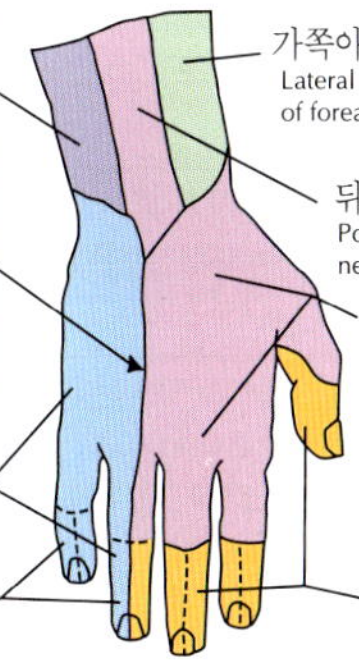

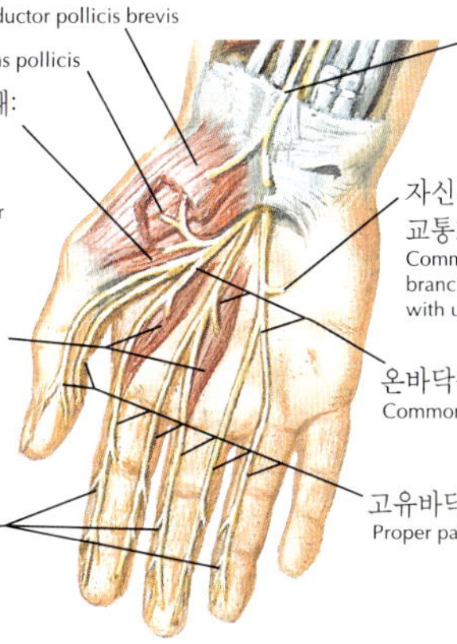

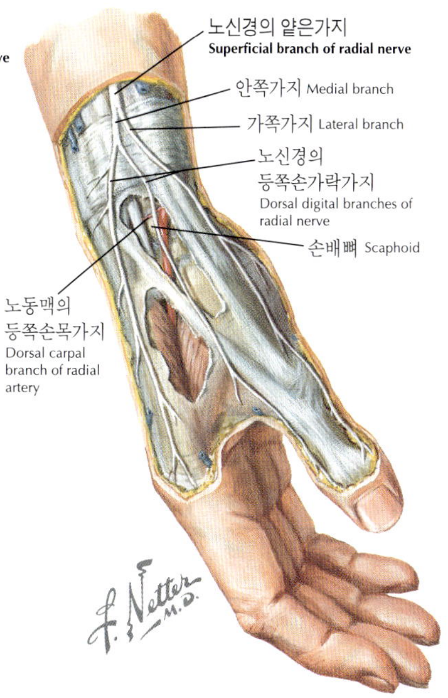

팔신경얼기

안쪽과 가쪽신경다발

정중신경(C[5]8 – T1) : 아래팔의 깊은손가락굽힘근 위로 주행한다. 손목굴에서 몸쪽으로는 **바닥쪽피부가지**들이다. 정중신경은 손목굴을 통과한다. **운동되돌이가지**는 가로손목인대(TCL)의 먼쪽으로 나가서 엄지두덩근에 분포한다. 통과해 나가거나(손목굴을 풀 때 위험하다.) 아래로 나가서나 하는 해부학적 다양성이 존재한다. 나머지 신경은 감각이고 1~3째 손가락과 넷째 손가락 3½에 분포한다.

감각 : 손의 손바닥 : **손바닥피부가지**
　엄지 손바닥판, 집게손가락, 가운데손가락, 반지손가락의 노쪽 : **바닥쪽손가락가지**
　등쪽먼쪽엄지, 집게손가락, 가운데손가락, 반지손가락의 노쪽 : **고유바닥쪽손가락가지**

운동 : **운동(되돌이)가지**

- 엄지두덩 구획
  - 짧은엄지벌림근(APB)
  - 엄지맞섬근
  - 짧은엄지굽힘근(FPB) – 얕은갈래만
- 고유근육
  - 벌레근(가쪽 두 개[1, 2])

뒤신경다발

노신경(C5 – T1) : 얕은가지는 위팔노근 아래쪽에서 손목을 향해 주행한다. 그리고 두 갈래로 갈라져 안쪽과 가쪽가시가 되어 등쪽 손과 엄지살공간에 분포한다. 그리고 계속 주행하여 등쪽 손가락의 **등쪽손가락가지**가 된다.

감각 : 등쪽노쪽 손 : **얕은 가지**
　등쪽몸쪽엄지, 집게손가락, 가운데손가락, 반지손가락의 노쪽 : **등쪽손가락가지**

운동 : 없다(손에서는).

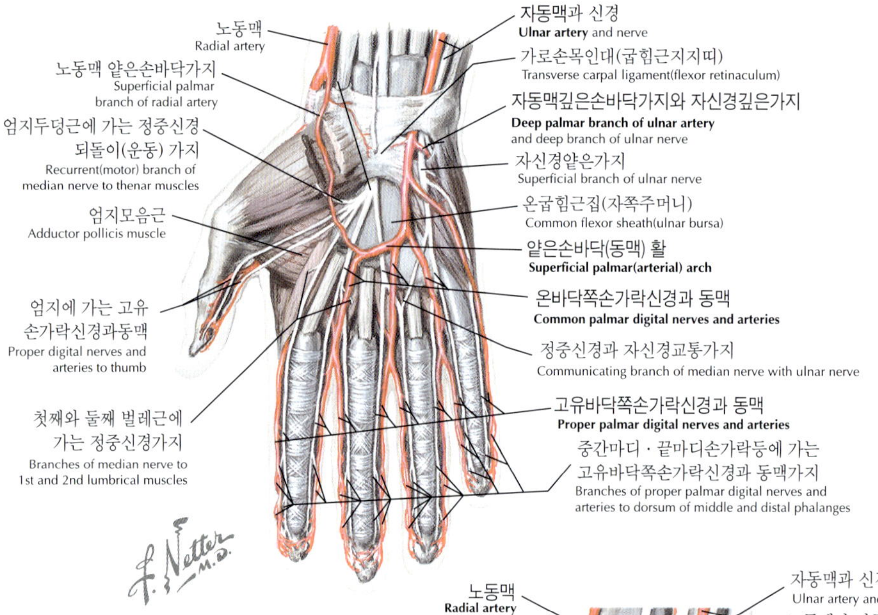

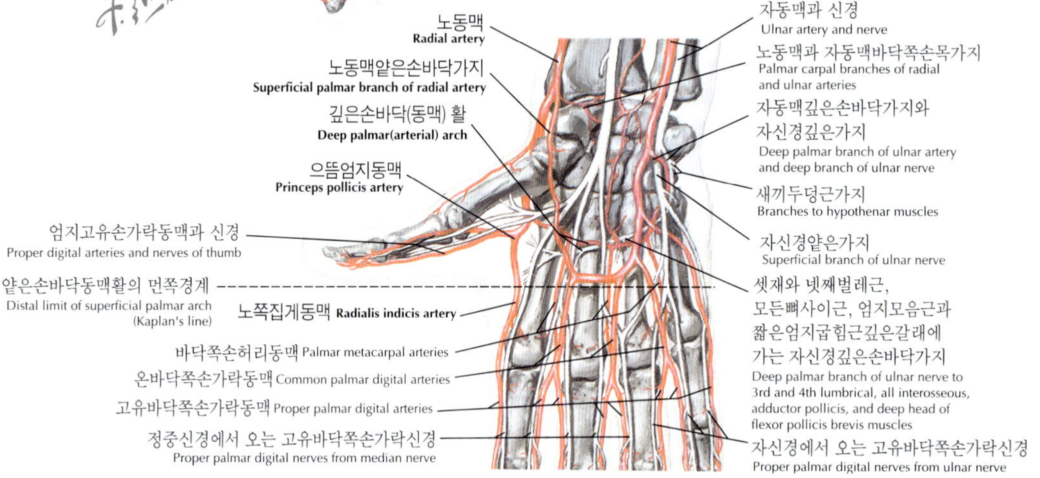

주행	가지	설명/공급
• **노동맥** : 손목에서 **얕은가지**로 나뉘는데, 이는 얕은손바닥동맥활과 합쳐진다. **깊은가지**는 첫번째 등쪽 뼈사이근의 둥근 부분을 통과하여 **깊은손바닥동맥활**에서 끝난다. • **자동맥** : 손목에서 **깊은가지**로 나뉘는데, 이는 깊은 손바닥 동맥활과 합쳐진다. **표면가지**는 **얕은손바닥동맥활**에서 끝난다.		
	깊은손바닥동맥활	
손허리뼈바닥의 손바닥쪽으로 주행한다. 얕은 손바닥 동맥활로부터 몸쪽이다.	으뜸엄지동맥	노동맥의 깊은 가지로 지속
	노쪽집게동맥	깊은손가락자쪽에 공급; 깊은동맥활에서 분지됨.
	엄지고유손가락동맥(2)	두갈래로 나뉘어진 으뜸엄지동맥의 두 개의 끝부분 가지
	바닥쪽손허리동맥(3)	온손가락동맥과 합쳐진다.
	얕은손바닥동맥활	
Kaplan의 선에 위치; 깊은손바닥동맥활로부터 먼쪽이다.	새끼고유손바닥쪽 손가락동맥	동맥활의 첫번째 가지; 자쪽새끼손가락에 공급
	온손바닥쪽 손가락동맥(3)	2~4번째 샅공간, 각각 두 갈래로 나뉘어진다.
	고유손바닥쪽 손가락동맥	손가락의 노쪽과 자쪽 경계를 따라 주행한다.

• 얕은손바닥동맥활은 손/손가락의 대부분에 혈액을 공급한다. 2/3의 확률로 우성이다. 이 동맥활은 80%에서 완전하다.
• 깊은손바닥 동맥활은 엄지(집게손가락의 노쪽)에 혈액을 공급한다. 주로 우성인 혈관이 아니다. 이 동맥활은 98%에서 완전하다.
• 동맥활들은 1/3에서 공동우성이다. Allen 검사로 동맥활이 완전한 지 알아낼 수 있다.(하지만 무엇이 우성인지는 알 수 없다.)
• 손바닥에서 동맥은 신경에 대해 손바닥쪽이다. 하지만 손가락쪽으로 가면서 신경에 대해 등쪽이 된다.

뼈관절염
Osteoarthritis

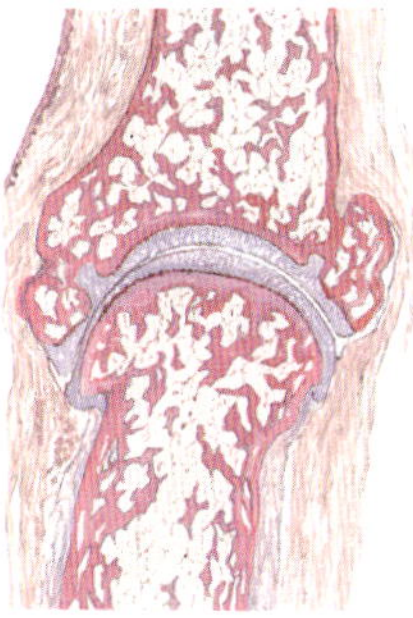

먼쪽손가락뼈사이관절의 절단면에서 불규칙한 과증식성 뼈결절(Heberden 결절)이 끝마디손가락뼈의 관절쪽 모서리에서 관찰된다.
연골은 짓무르고(erosion) 관절 공간이 좁아졌다.

Section through distal interphalangeal joint shows irregular, hyperplastic bony nodules (Heberden's nodes) at articular margins of distal phalanx.
Cartilage eroded and joint space narrowed

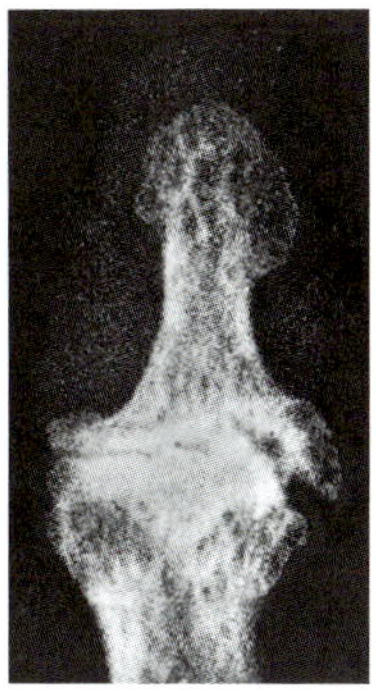

먼쪽손가락뼈사이관절의 방사선 검사에서 말기 퇴행성 변화가 관찰된다.
연골파괴와 가장자리의 뼈돌기(Heberden 결절)

Radiograph of distal interphalangeal joint reveals late-stage degenerative changes.
Cartilage destruction and marginal osteophytes(Heberden's nodes)

류마티스 관절염
Rheumatoid arthritis

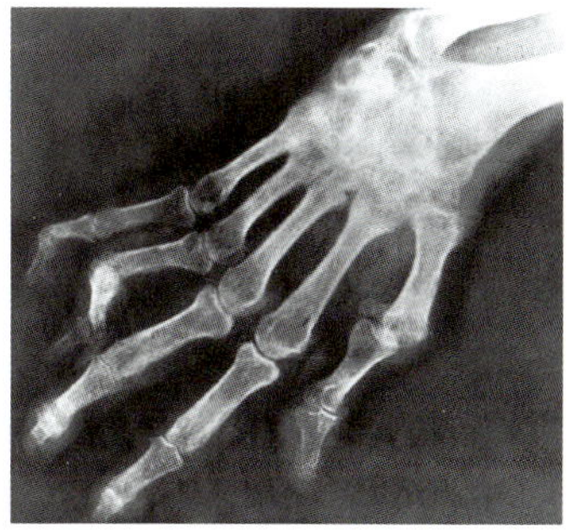

방사선 사진에서는 몸쪽손가락뼈관절의 연골이 얇아지고, 손목과 손목 관절의 짓무름이 생기며, 뼈엉성증과 손가락 변형 등이 관찰된다.

Radiograph shows cartilage thinning at proximal interphalangeal joints, erosion of carpus and wrist joint, osteoporosis, and finger deformities

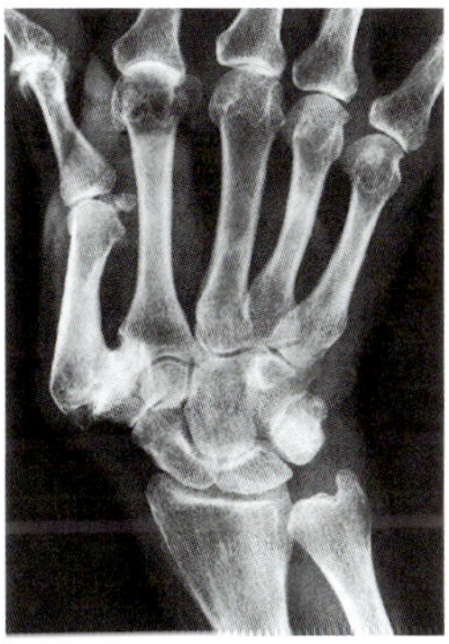

엄지의 손목손허리관절에서의 말기 퇴행성 변화

Late-stage degenerative changes in carpometacarpal articulation of thumb

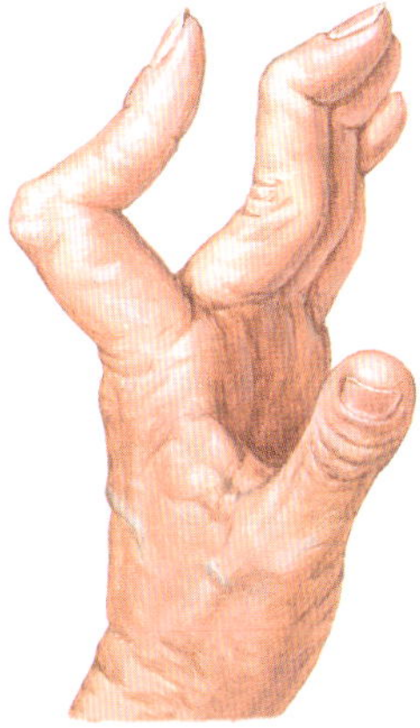

집게손가락의 단추구멍변형과 다른 손가락의 백조목변형

Boutonniere deformity of index finger with swan-neck deformity of other fingers

질환설명	병력 및 이학적검사	방사선검사/소견	치료
		뼈관절염	
• 관절 연골의 손실 • 반복자극피부염(wear)이나 외상 후에 발생 • 먼쪽손가락뼈사이관절 #1 (Heberden 결절) • 몸쪽손가락뼈사이관절 #2 (Bouchard 결절)	**병력 :** 노년기, 손상의 병력 통증 : 활동으로 인해 악화 **이학적검사 :** 결절/변형, 누름 통증, 운동범위감소	**방사선검사 :** 뼈관절염소견 : 관절간격 감소, 뼈곁돌기, 연골아래뼈 굳음, 연골밑주머니덩이	1. 비스테로이드성 소염진통제 (NSAIDs) 2. 스테로이드 주사 3. 관절유합술/융합 4. 관절성형술
		점액주머니	
• 관절염의 관절에 있는 결절종(먼쪽손가락뼈사이관절 #1)	**병력 :** 관절 주위 덩이 **이학적검사 :** 덩이 +/− 누름 통증	**방사선검사 :** 관절염	1. 주머니덩이와 동반된 뼈곁돌기의 절제
		류마티스관절염	
• 자가면역질환은 활막을 공격하고 관절을 파괴한다. • 손허리손가락뼈 #1 • 다수의 변형이 발생	**병력 :** 통증과 강직(오전에 심함.) **이학적검사 :** 변형(자쪽 변위, 백조목, 단추구멍)	**방사선검사 :** 관절 파괴 **혈액검사 :** 류마티스열(RF), 항핵항체(ANA), 적혈구침강속도(ESR), 완전혈구계산(CBC), 요산(uricacid)	1. 약물치료 2. 윤활막절제술(1개 관절) 3. 힘줄 이식/복원 4. 관절유합술/관절성형술
		백조목변형	
• 얕은손가락굽힘근 닿는 곳/손바닥판 손상 • 외상성 또는 류마티스관절염과 동반 • 가쪽띠가 등쪽으로 부분탈구 되면서, 몸쪽 손가락뼈사이관절이 과도하게 펴져있다.	**병력 :** 손상 또는 류마티스 관절 **이학적검사 :** 변형; 굽혀진 먼쪽손가락뼈사이관절, 손상된 과하게 펴진 몸쪽손가락뼈사이관절	**방사선검사 :** 뼈 변형을 보인다.	1. 초기 : 부목 2. 말기 : 외과적 풀어줌과 재건술 3.관절유합술
		단추구멍(boutonniere) 변형	
• 중앙띠(central slip, 온손가락폄근)와 세모인대손상 • 외상성 또는 류마티스관절염과 동반 • 가쪽띠가 손바닥쪽으로 부분탈구되어있고, 몸쪽손가락뼈사이관절이 과도하게 굽혀져 있다.	**병력 :** 외상성 손상 또는 류마티스 관절염 **이학적검사 :** 변형; 굽혀진 몸쪽손가락뼈사이관절 + elson검사(굽혀진 몸쪽손가락뼈사이관절을 펴는 것이 불가능하다.)	**방사선검사 :** 뼈 변형을 보인다.	1. 초기 : 몸쪽손가락뼈사이관절을 편채로 부목고정 2. 가쪽띠와 중앙띠 재건술 3. 관절유합술/ 관절성형술

윤활힘줄집염
Tenosynovitis

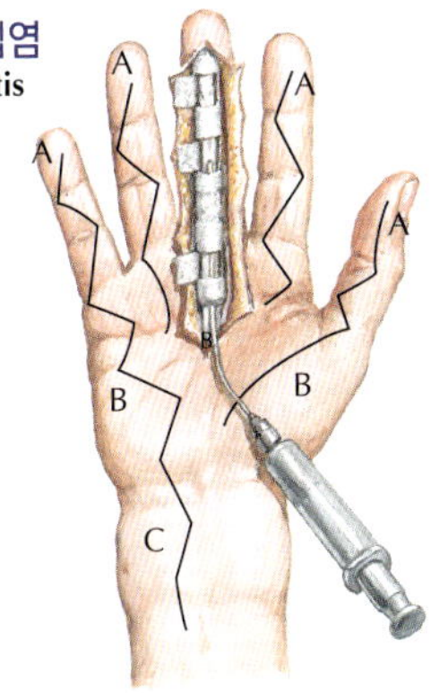

가운데손가락에 발생한 윤활힘줄집염. 지그재그 손바닥쪽 절개로 치료한다. 힘줄집은 십자섬유집을 드러내는 것을 통해 열린다. 세척을 위해 순수한(fine) 플라스틱 도관을 넣는다. 절개선은 다른 손가락의 힘줄 집을 지시한다.

Tenosynovitis of the middle finger. Treated with zigzag volar incision. Tendon sheath opened by reflecting cruciate pulleys Fine plastic catheter inserted for irrigation. Lines of incision. indicated for tendon sheaths of other fingers(A); radial and ulnar bursae (B); and Paronaís subtendinous space(C)

손가락화농성뼈속질염
Felon

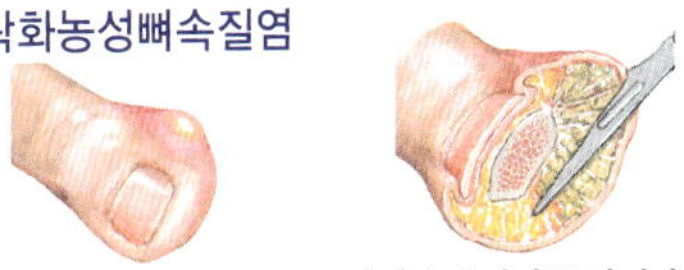

단면은 손가락끝 사이막의 절개를 보여준다.

Cross section shows division of septum in finger pulp

손톱주위 감염
Paronychia infection

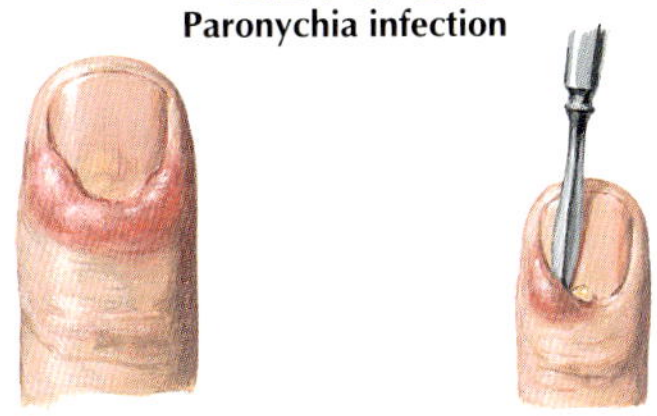

손톱위 허물을 손톱바닥으로부터 들어올림.

Eponychium elevated from nail surface

스포로트릭스증
Sporotrichosis

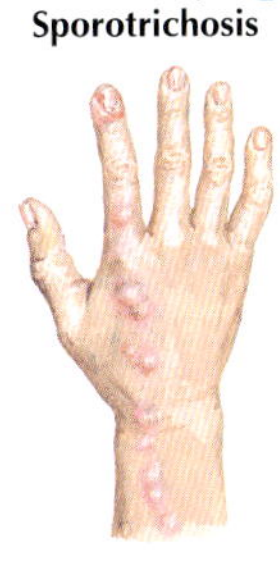

작은결절로 시작하여 손, 손목, 아래팔(심지어 전신적으로) 파급된다.

Begins as small nodule and spreads to hand, wrist, forearm (even systemically).

말굽형 농양
Horseshoe abscess

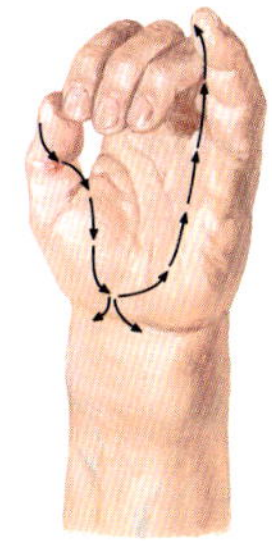

엄지에 있으면 노쪽과 자쪽 주머니나 다섯째 손가락의 힘줄집을 따라 파급되고 파로나 공간으로 터져 나갈 수 있다.

From focus in thumb spreads through radial and ulnar bursae and tendon sheath of little finger, with rupture into Parona's subtendinous space

질환설명	병력 및 이학적검사	방사선검사/소견	치료
화농성 굽힘근 윤활힘줄집염(Purulent flexor tenosynovitis)			
• 힘줄집의 감염 • 일반적으로 찔린 상처/물린상처로 인해 생긴다. • Parona 공간이나 깊은 공간까지 몸쪽으로 퍼질 수 있다(말발굽 모양 농양).	**병력 :** 통증과 종창 **이학적검사 :** Kanaval 징후(4) : 1. 굽혀진 손 2. 방추모양 부기 3. 수동으로 펼 때 통증 4. 굽힘근힘줄집의 누름통증	**방사선검사 :** 단순사진, 이물질, 공기음영 감별 **혈액검사 :** 완전혈구계산(CBC), 적혈구침강속도(ESR), C반응성 단백질(CRP)	1. 진단<24시간 : 항생재 정주, 주의 깊게 관찰(호전양상이 없을 때 절개 및 배액) 2. 진단>24시간 : 세척과 집의 죽은 조직 제거술 + 항생제 정주
화농성뼈속질염(Felon)			
• 손가락 끝 닫힌공간 순(pulp)의 깊은 감염/농양 • 황색포도상구균 #1	**병력 :** 통증과 부기 **이학적검사 :** 고인감(pointing) 농양, 부종, 홍반, +/− 배액	**방사선검사 :** 대부분 필요 없다.	1. 절개 및 배액(반드시 손가락 끝 닫힌공간의 사이막을 풀어줘야 한다.)
손톱주위역/손톱위허물주위염			
• 손톱바닥의 감염 • #1 손의 감염 • 병인 : 손톱 깨물기, 늘어진 손톱(hang nail)	**병력 :** 통증과 부기 **이학적검사 :** 홍반, 누름통증, +/− 배액	**방사선검사 :** 대부분 필요 없다.	1. 초기 : 따뜻한 물에 담그기(warm soaks) 2. 절개와 배액 그리고 경구 항생제 3. 손톱의 부분적 절제
깊은 곳의 감염			
• 깊은 공간 조직의 감염(엄지두덩, 새끼두덩, 파로나의 공간[말발굽])	**병력 :** 통증과 부기 **이학적검사 :** 부종, 홍반, 누름통증, 파동(fluctuance), +/− 배액	**방사선검사 :** 대부분 정상 **자기공명영상/컴퓨터단층촬영 :** 진단이 확실하지 않을때 도움	1. 절개와 배액, 항생제 정주 2. 필요시 상처 관리/드레싱 변경
스포로트릭스증(sporotrichosis)			
• 식물/장미에서의 진균(스포로트릭스 속)감염 • 림프절을 따라 퍼짐.	**병력 :** 발진/변색 **이학적검사 :** 초기; 단일결절 후기; 다발결절/발진	**방사선검사 :** 대부분 필요없다.	칼륨요오드용액

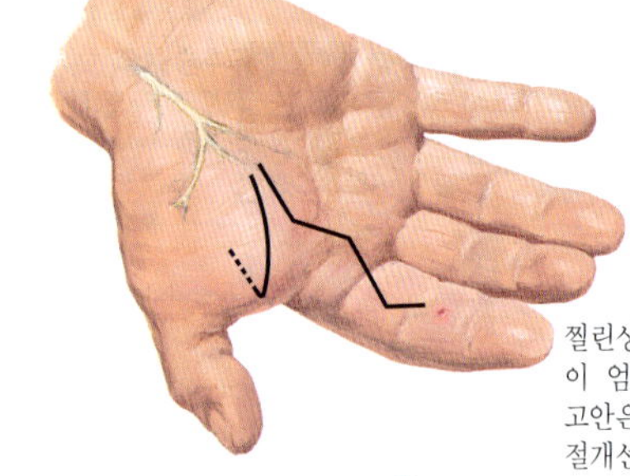

찔린상처에 의한 집게손가락의 힘줄집염이 엄지두덩공간에 감염유발, 엄지두덩 고안은 엄지모음근 손등쪽으로 연장된다. 절개선은 그림과 같다.

Infection of thenar space from tenosynovitis of index finger due to puncture wound.

깊은 공간 감염
Deep space infections

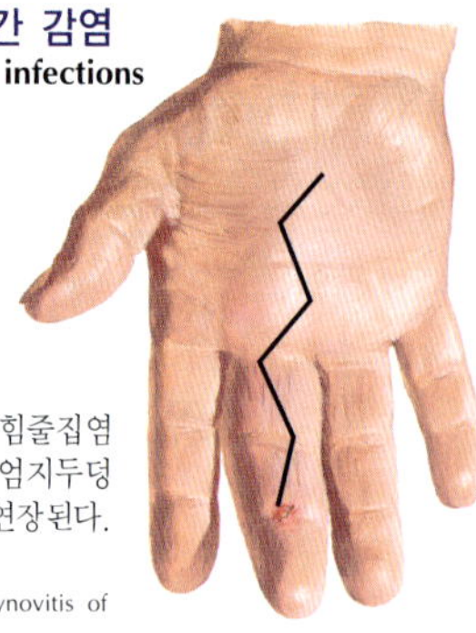

세번째손가락의 힘줄집에 2차적으로 발생한 가운데 손바닥 공간의 감염.
감염의 원인은 먼쪽손바닥주름에서 잘린 상처이며 절개선은 그림과 같다.

Infection of midpalmar space secondary to tenosynovitis of middle finger. Focus is infected puncture wound at distal crease. Line of incision indicated

뒤퓌트렌 구축
Dupuytren's Disease

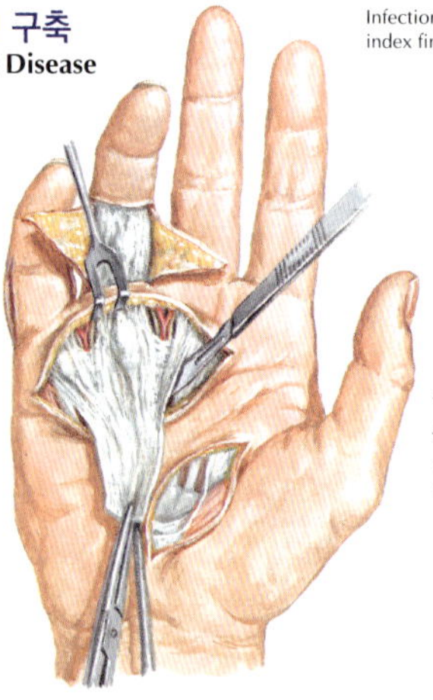

신경혈관다발을 회피하도록 조심하면서 손바닥 근막의 부분적인 절제를 한다.

Partial excision of palmar fascia with care to avoid neurovascular bundles.

협착성 힘줄집염(방아쇠손가락)
Stenosing Tenosynovitis(Trigger Finger)

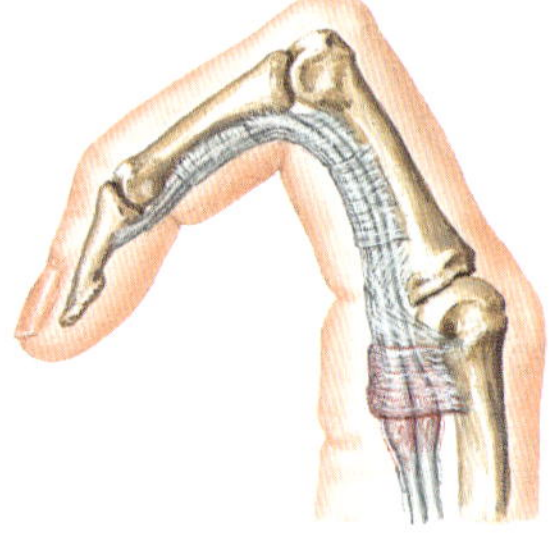

굽힘근 힘줄의 섬유성 힘줄집(섬유집)의 염증성 비후화와 양쪽 힘줄의 방추형 결절성 비대. 점선은 섬유집의 가쪽면에서 절개하는 선을 가리킨다.

Inflammatory thickening of fibrous sheath(pulley) of flexor tendons with fusiform nodular enlargement of both tendons. Broken line indicates line for incision of lateral aspect of pulley

질환설명	병력 및 이학적검사	방사선검사/소견	치료
물림(bites) : 사람/동물			
• 주로 자주 쓰는 손 • "싸움 중 물림(fight bite)"= 주먹에서 입으로 #1 • 세균 : 연쇄상구균, 황색포도상구균 사람 : 아이케넬라 코로덴스 (*Eikenella corr*) 동물 : *pasteurella mult*	**병력** : 물림, 통증과 부기 **이학적검사** : 구멍난 상처나 찢어짐, 부종, +/− 배액, 홍반(국소적이나 몸쪽으로 이어지는)	**방사선검사** : 손사진 : 이물질을 감별(예; 이빨) 또는 조직/관절의 공기 **혈액 검사** : 완전혈구계산(CBC), 적혈구침강속도(EST), C반응성 단백질(CRP)	1. 필요하다면, 파상풍약독화균(Td)과 광견병 예방 2. 벌개 및 배액, 상처 관리 3. 항생제(암피실린/설박탐)정맥주사
협착성힘줄집염(방아쇠 손가락)			
• 단단한/두꺼워진 A1 도르래(pulley)에 포착된 굽힘근힘줄 • 당뇨, 류마티스 관절염, 나이와 연관 • 소아에서는 선천성 형태	**병력** : 40세이상, 통증. 발음성(snapping) 또는 잠금(locking) (특히 오전에) **이학적검사** : 통증이 있는 굽힘 힘줄집, 굽힐때/펼때 연발음(snapping)	**방사선검사** : 일반적으로 정상 **자기공명영상검사** : 대부분 필요 없다. 이학적검사로 진단가능	1. 부목, 직업재활(occupational rx) 2. 힘줄집 안으로 스테로이드 주사 3. A1 도르래(pulley) 풀기 (release)
뒤퓌트렌(Dupuytren)구축			
• 손바닥근막의 구축 • 근섬유모세포(Myofibroblasts)가 3형 아교질로 된 두꺼운 다발을 만든다. • 북부유럽(상염색체우성), 당뇨,에탄올(EtOH)과 연관	**병력** : 남자, 40세이상, 손의 낭종을 호소 **이학적검사** : 손바닥의 결절, +/− 손허리손가락뼈와 몸쪽 손가락뼈사이 관절의 구축	**방사선검사** : 일반적으로 정상 **자기공명영상검사** : 진단이 명확하면 필요없다. 낭종의 병인이 명확하지 않을때 유용할 수 있다.	1. 초기(덩어리, 구축없음) : 안심시키기 2. 후기(구축) : 다발의 수술적 절제
허물 주머니낭종			
• 굽힘근힘줄집의 결절종(ganglion)형 주머니낭종 • 가장 흔한 손낭종	**병력** : 작은 손바닥쪽낭종 **이학적검사** : 단단한 "완두콩(pea)" 크기의 결절, 힘줄과 같이 움직이지 않는다.	**방사선검사** : 일반적으로 정상 **자기공명영상검사** : 필요없다.	1. 흡인/구멍냄. 2. 재발성일 경우 수술적 절제

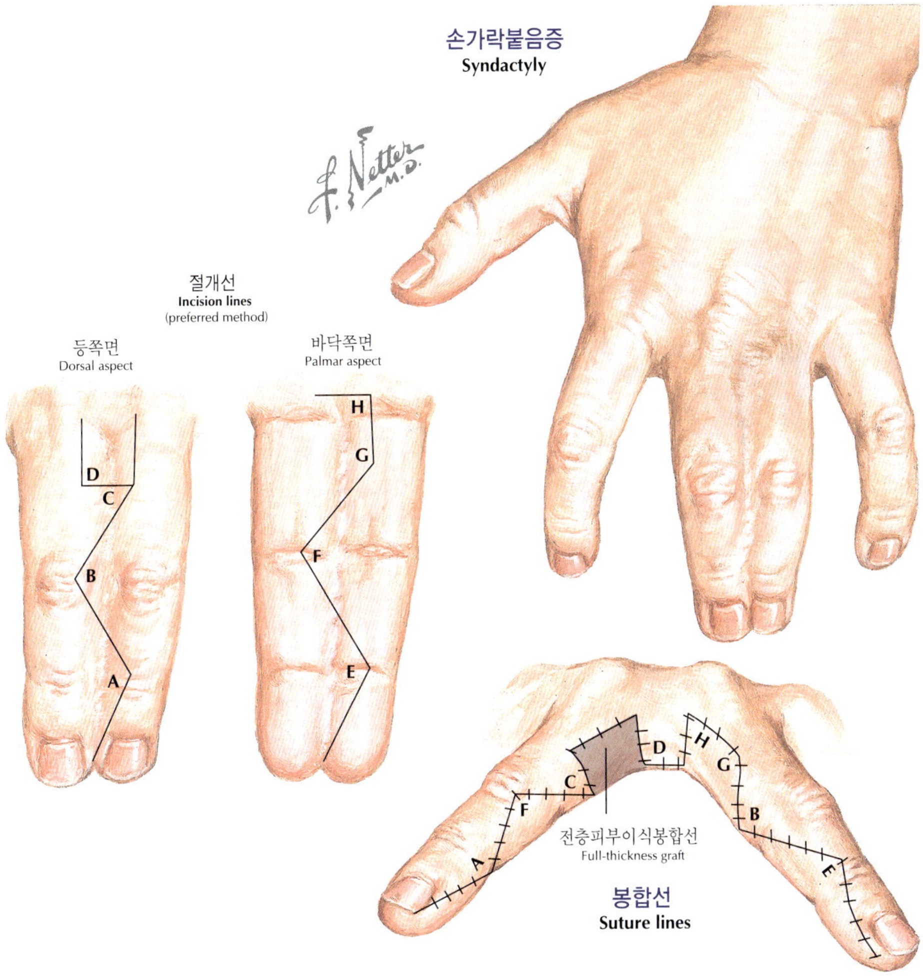

질환설명	병력 및 검사	치료
	손가락붙음증	
• 손가락 조직의 분화 실패 • 가장 흔한 선천적 손 이상 • 완전(손가락 끝까지)내 불완전 • 단순(물렁조직) 대 복합(뼈)	**병력 :** 손가락이 연결되어 있음. **이학적검사 :** 손가락이 손끝까지 혹은 불완전하게 손가락 아래쪽에 연결되어 있다. **방사선검사 :** 뼈가 융합되었는지 알아낼 수 있다(복합).	1. 1년 정도 기다려 보고, 그 다음에 수술적으로 손가락을 나눈다. 2. 세심한 절개 계획과 피부 이식은 결과를 향상시킨다.
	손가락굽음증(Camptodactyly)	
• 선천적 손가락이 굽힘 이상 • 새끼손가락의 몸쪽손가락뼈사이관절에 호발 • 1형(신생아), 2형(청소년) • 병인 : 비정상적인 벌레근이나 얕은손가락굽힘근의 부착	**병력 :** 손가락이 굽혀져 있다. 태어날 때 알거나 청소년기 성장 시 알 수 있다. **이학적검사 :** 관절을 완전히 펴는 것이 불가능하다. **방사선검사 :** 굽힘을 보이고, 뼈는 보통 정상이다.	1. 수술하지 않는다. : 스트레칭, 부목 2. 기능적으로 약화된 구축 : 수술적 이완/힘줄이식
	손가락옆굽음증(Clinoidactyly)	
• 손가락 관상면(coronal plane)으로 치우쳐(deviation) 있다. • 새끼손가락의 자쪽 치우침 #1 • 병인 : 삼각형 모양의 중간마디뼈	**병력/이학적검사 :** 손가락의 치우침, 미용적 그리고 기능적 불편함. **방사선검사 :** 삼각형 모양의 중간마디첫마디뼈를 보인다.	1. 경미함. : 치료 안 함. 2. 기능이 결핍 : 수술적 교정/재정비 뼈자름술

손가락 과다증
Polydactyly

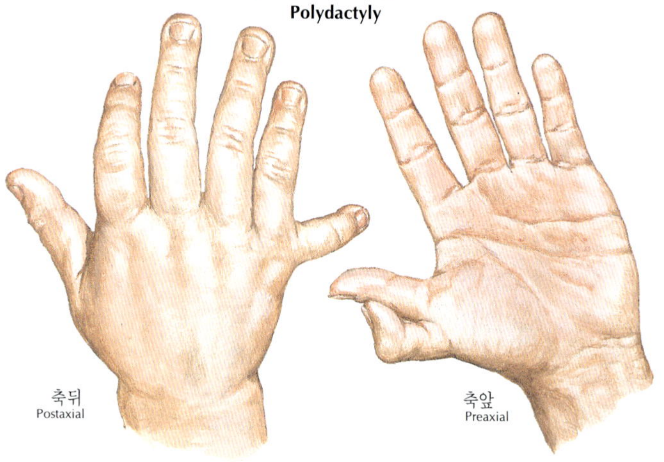

선천성 수축띠증후군
Congenital constriction band syndrome

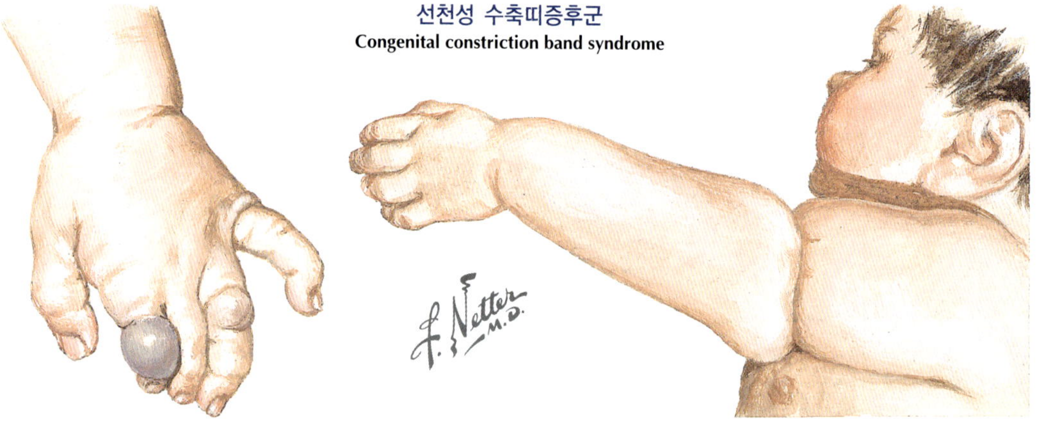

질환설명	병력 및 검사	치료
복제 엄지(duplicate thumb) [축앞손가락과다증(preaxial polydactyly)]		
• 엄지가 하나 더 있거나 부분이 하나 더 있음. • Wassel 분류(7가지 유형) : 4형이 가장 흔하다. • 상염색체 우선이거나 산발적 • 다른 증후군과 동반	**병력/이학적검사 :** 엄지의 위치에 엄지가 하나 더 있음. **방사선검사 :** 복제의 유형에 따라 두 개로 나뉘어진 또는 여분의 손가락뼈가 보인다.	1. 안정적인 엄지를 얻기 위한 수술적 재건술. 일반적으로, 자쪽 엄지/구조들을 유지하고 노쪽을 제거한다(예; 4형).
엄지형성저하증(Thumb hypoplasia)		
• 부분적으로 혹은 완전히 엄지가 없음. • Blauth 분류 : Ⅰ – Ⅴ형 • 치료는 손목손허리관절의 존재에 기반한다. • 다른 증후군과 동반	**병력/이학적검사 :** 엄지가 작거나 완전히 없음. **방사선검사 :** 뼈가 작거나, 짧아졌거나, 또는 없거나 하는 범위를 알 수 있다(손가락뼈, 손허리뼈, 큰마름뼈). 손목손허리관절의 존재 여부를 평가한다.	1. Ⅰ형 : 작은엄지; 치료 안함. 2. Ⅱ – Ⅲa형 : 재건술 3. ⅢB – Ⅴ(손목손허리관절이 없음.) : 절단과 엄지성형술
수축띠증후군(Constriction band syndrome)		
• 수축된 띠는 손가락의 괴사와 마모된 성장/발달로 이어진다 • 비유전성	**병력/이학적검사 :** 짧은/불완전한 손가락과 그 띠가 감소된 성장부위에 있다. **방사선검사 :** 손가락뼈가 짧거나, 짧아졌거나 아예 없다.	1. 필요하면 완전한 절단 2. 띠를 이완(release)/자르고, 필요하다면 피부를 덮기 위해 Z성형술을 시행한다.

손가락 손바닥접근법
Volar approach to finger

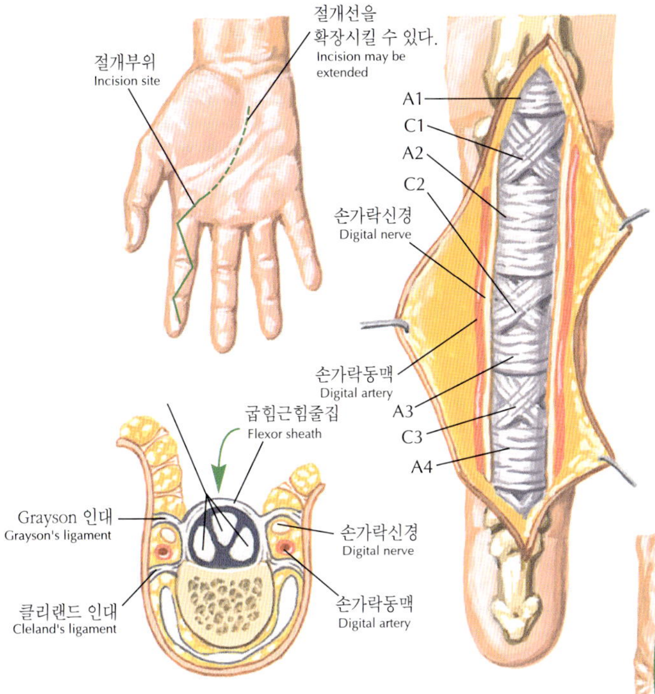

손가락 안가쪽접근법
Midlateral approach to finger

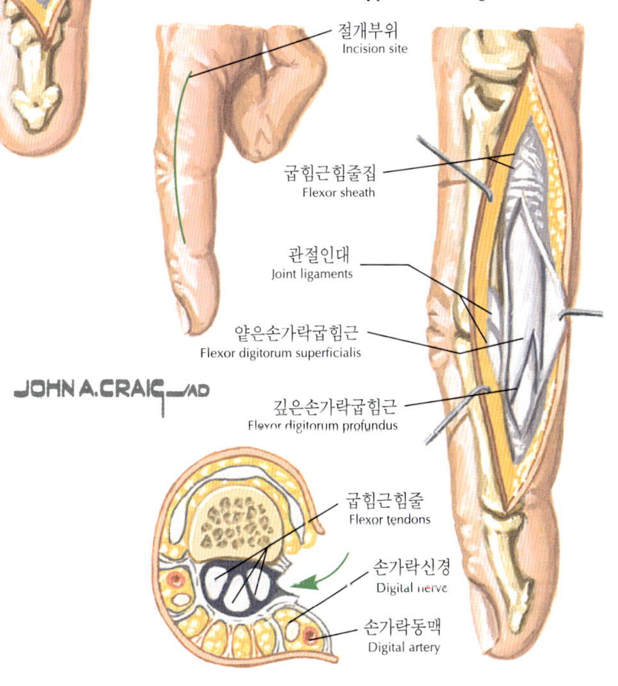

적응질환	접근경로	주의할 구조물	설명
	손가락 : 손바닥쪽접근법		
• 굽힘근 • 손가락신경 • 물링조직 절제술 • 감염시 배농	특별한 경로가 없다.	• 손가락동맥 • 손가락신경 • 굽힘근힘줄	• 90° 각도의 지그재그 절개를 한다. • 힘줄집의 가쪽으로 신경혈관이 있다.
	손가락 : 안가쪽접근법		
• 손가락골절	특별한 경로가 없다.	• 손가락신경 • 손가락동맥	• 물렁조직은 얇아 주의하지 않으면 관절주머니를 절개할 수 없다.

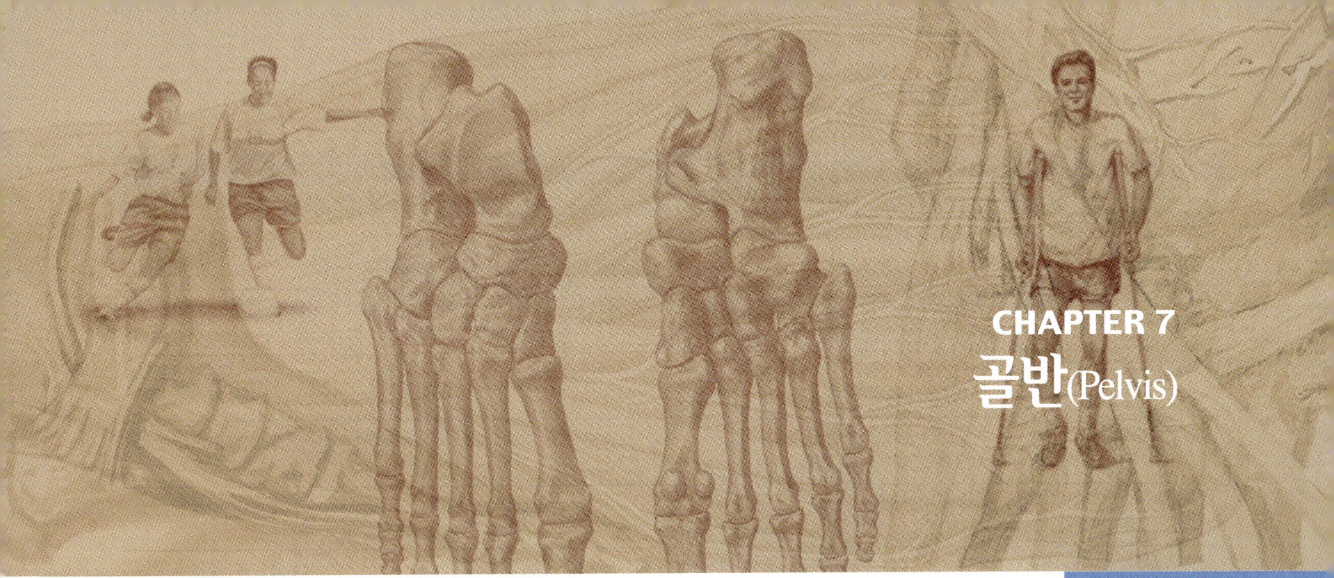

CHAPTER 7

골반(Pelvis)

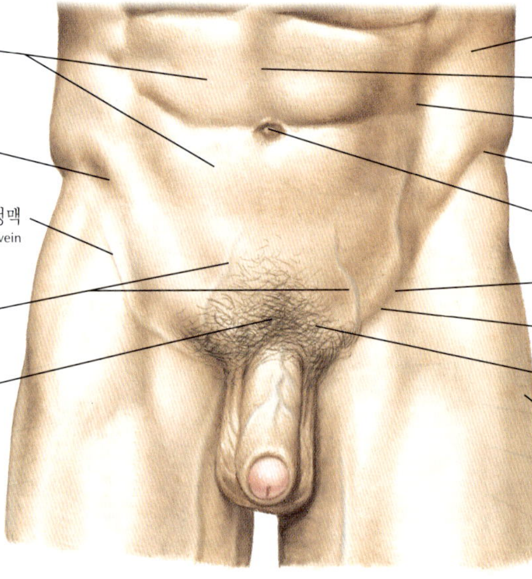

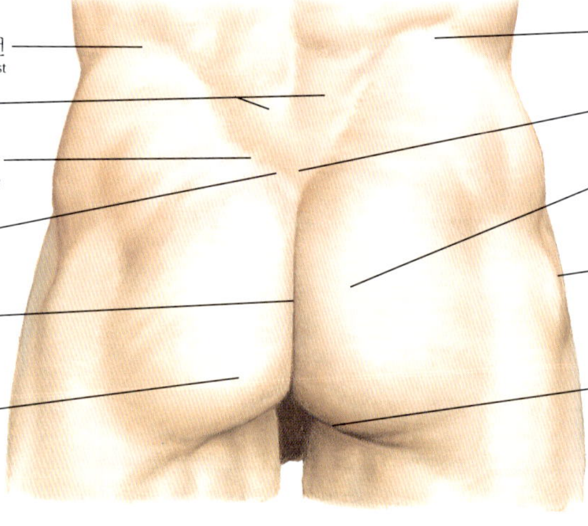

구조물	임상적용
엉덩뼈능선	엉덩뼈능선의 타박상 지점(Hip pointer) 자가 뼈이식 공여부로 흔하게 이용
위앞엉덩뼈가시	넙다리빗근의 이는 곳로 찢김골절이 이 부위에서 발생 가능하다. 가쪽 넙다리 피부신경이 이 곳을 지나며 포착이 가능하다. 무릎관절의 Q각 측정시 지표
두덩결합	두덩뼈염 발생 부위로 드물게 앞쪽 골반통증의 원인이 된다.
샅고랑인대	바깥 엉덩동맥이 넙다리 동맥으로 전환되는 지점으로 맥박이 넙다리 삼각안에서 이 인대의 바로 아래에서 촉진된다.
넙다리뼈큰돌기	이 부위의 누름통증은 넙다리뼈큰돌기 윤활주머니염을 의미한다.
척주세움근	과사용과 연축은 허리통증의 주원인이다.
위뒤엉덩뼈가시	뒤쪽에서 시행하는 척주 수술시 자가뼈의 공여부로 이용된다.
엉치엉덩관절	퇴행성 변화가 허리통증의 원인이 될 수 있다.
궁둥뼈 결절	뒤넙다리근에 의한 찢김골절이나 윤활주머니염이 발생 가능하다.

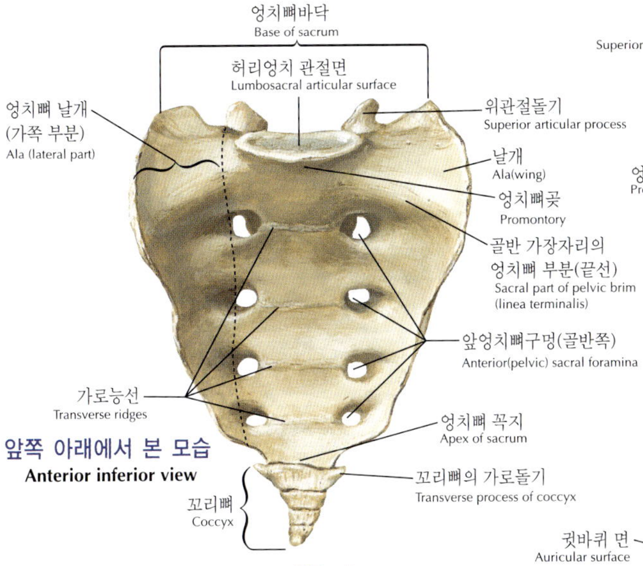

앞쪽 아래에서 본 모습
Anterior inferior view

골반쪽 면
Pelvic surface

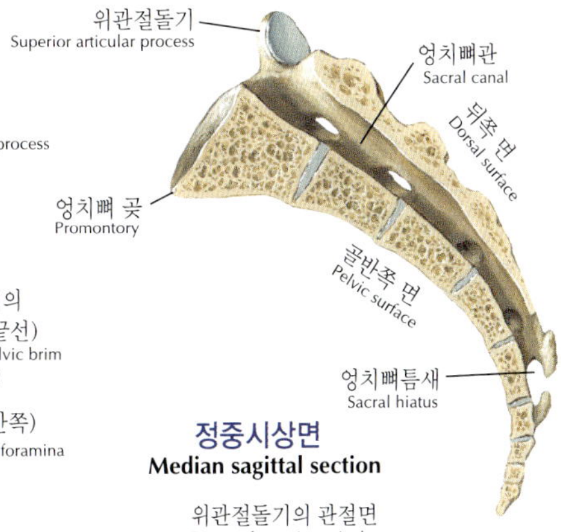

정중시상면
Median sagittal section

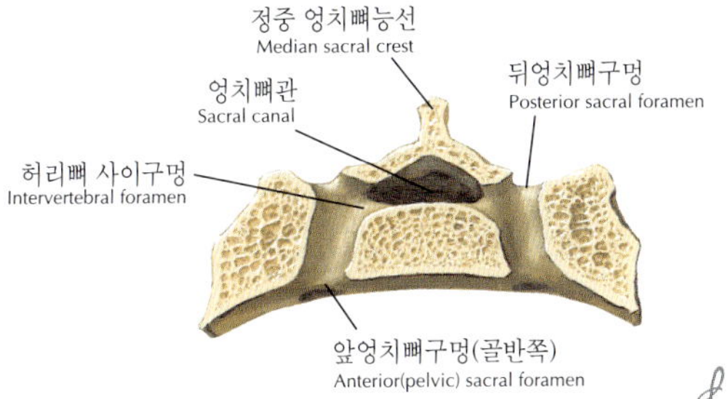

S1 신경구멍 수준에서의 관상면
Coronal section through S1 foramina

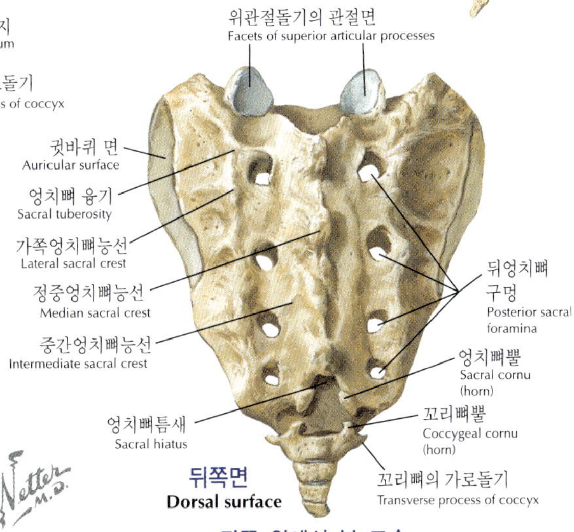

뒤쪽면
Dorsal surface

뒤쪽 위에서 본 모습
Posterior superior view

특징	뼈되기 중심 위치 및 출현시기		뼈융합	설명
골반				
• 3개 뼈 (2개의 볼기뼈와 엉치뼈)와 3개의 관절(2개의 엉치엉덩관절과 두덩결합)의 조합 • 골반은 고유의 안전성이 없으며 자체의 안정성을 위해 인대의 지지를 필요로 한다. • 골반의 두 부분은 골반 가장자리/엉덩두덩근막선에 의해 양분된다. ◦ 거짓(큰) 골반 – 골반 가장자리의 윗부분으로 엉치뼈 날개와 엉덩뼈 날개가 경계 ◦ 참(작은) 골반 – 골반 가장자리의 아랫부분으로 궁둥뼈와 두덩뼈(치골)가 경계				
엉치뼈(천골)				
• 5개의 척추가 융합	1차			• 체중을 척추에서 골반으로 전달
• 4쌍의 신경구멍(좌우)	척추몸통	8주(태아기)	2~8세	• 신경은(앞과 뒤) 엉치뼈 신경구멍으로 탈출
• 날개가 가쪽으로 펼쳐짐				• 날개는 엉치뼈 골절의 흔한 부위임.
• 엉치뼈 신경관은 아래의 구멍으로 열림.	활형		2~8세	• 엉치뼈 신경관은 아래로 갈수록 구멍에 이를 때 까지 점차 좁아짐.
	갈비뼈 요소		2~8세	
• 뒤굽음(거의 25°)이며, 굽음의 정점은 3번 척추	2차	11~14세	20세	• 각 분절은 사춘기 때 융합됨.
꼬리뼈				
• 4개의 척추가 융합	1차굽음	7~8주 (태아기)	1~2세	• 큰볼기근과 꼬리근이 부착 • 꼬리뼈 골절이 흔하게 발생하는 부위
• 전형적인 척추의 생김새가 없음.	척추몸통		7~10세	

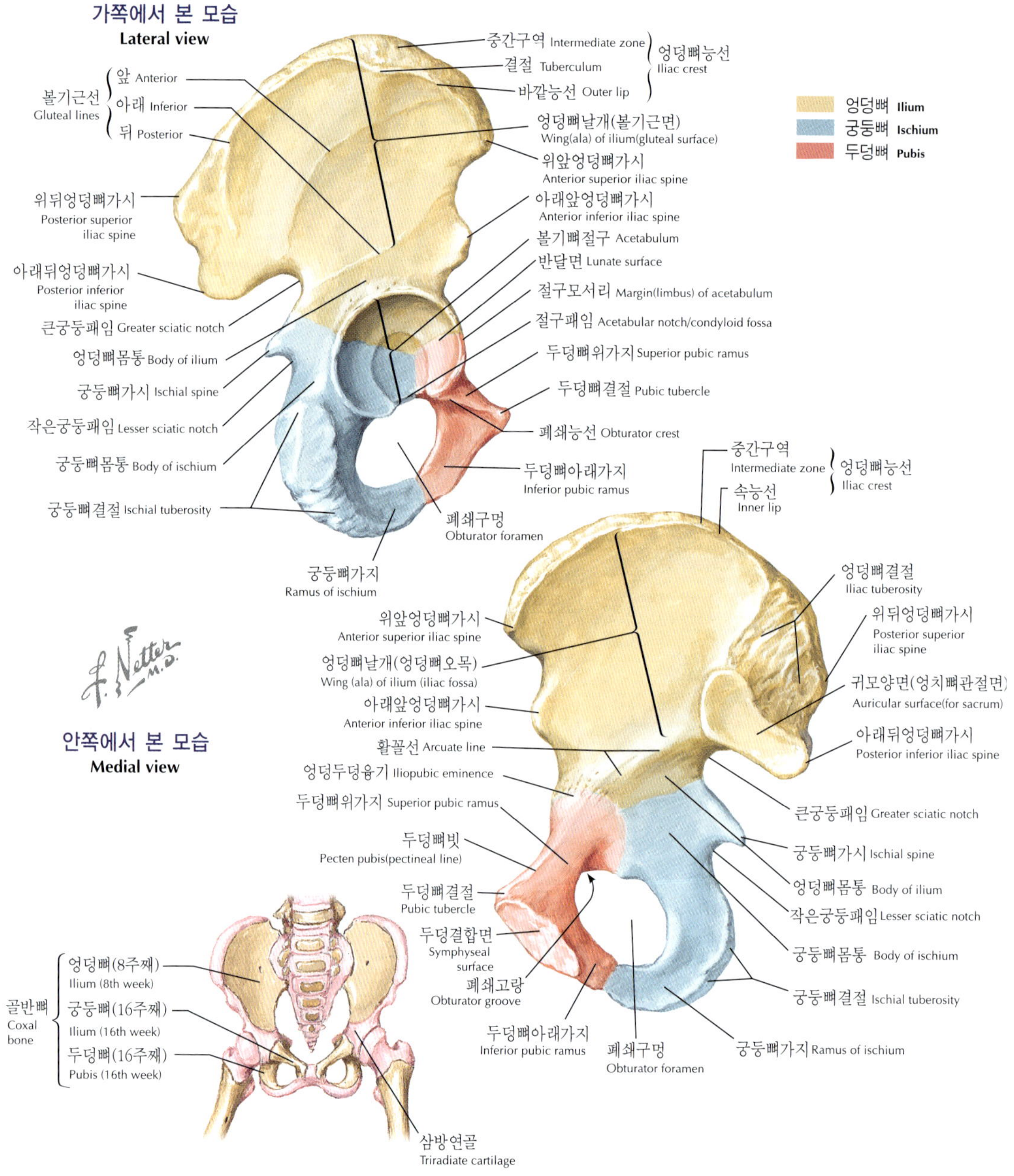

특징	뼈되기 중심 위치 및 출현시기		뼈융합	설명
	볼기뼈(무명골)			
• 3개 뼈(엉덩뼈, 궁둥뼈, 두덩뼈)가 볼기뼈절구안의 삼방연골에서 하나로 융합된다. • 엉덩뼈 : 몸통과 날개 • 두덩뼈 : 아래가지와 위가지 • 궁둥뼈 : 몸통과 결절 • 볼기뼈절구(비구) : 엉덩관절의 소켓으로 2개의 벽(앞쪽과 뒤쪽)과 아래의 패임/관절융기 오목을 가지고 있다. 관절면은 말발굽 모양이다.	1차 (각 몸통에 1개씩) 2차 엉덩뼈 능선 삼방연골 궁둥뼈결절 앞위엉덩뼈가시 두덩뼈	2~6개월 15세 11~14세	15세에 절구로 융합 20세에 모두 융합	• 엉덩뼈능선은 세치밀뼈와 갯솜뼈 이식의 흔한 공여부이다. • 엉덩뼈능선의 타박상은 hip pointer로 알려져 있다. • 엉덩뼈능선의 뼈되기는 뼈대성숙을 결정하는데 이용된다(Risser stage). • 다수의 엉덩뼈가시들은 해부학적 지표이자 근육의 이는 곳이다(ASIS, AIIS, PSIS, PIIS). • 볼기뼈절구 : 45° 의 빗경사와 15° 의 앞경사

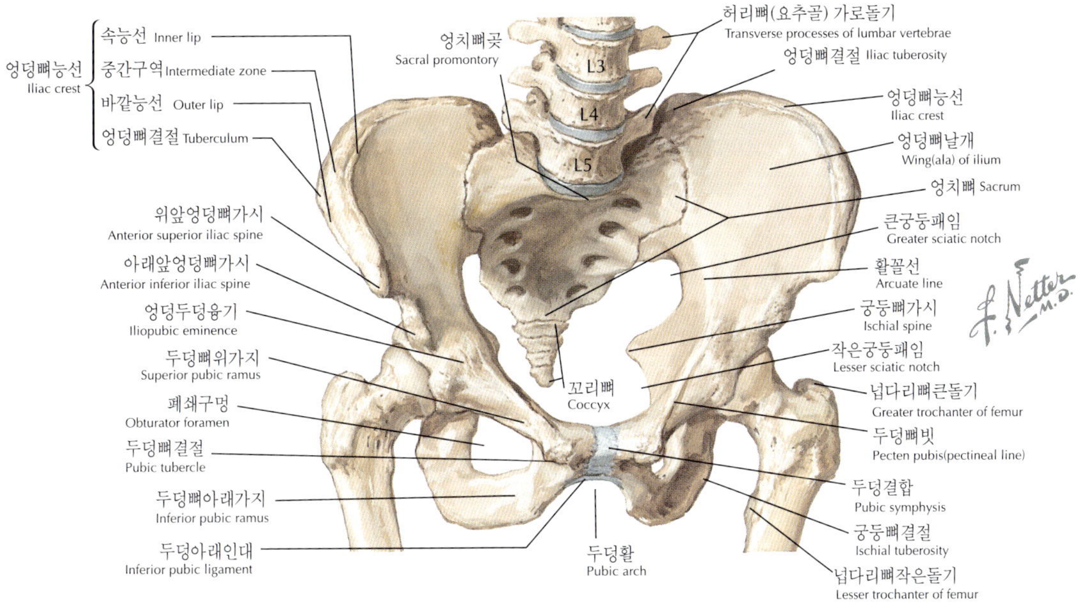

구조물	부착물/관련 구조물	설명
	골반의 지표 및 기타 구조물	
앞위엉덩뼈가시(ASIS)	넙다리빗근 샅고랑인대 배가로근과 배속빗근	• 넙다리 가쪽피부신경이 앞위엉덩뼈가시앞을 지나고 이 부위에서 신경이 눌릴 수 있다. • 넙다리빗근에 의한 찢김골절이 가능하다. • 무릎관절 Q각 측정의 지표
앞아래엉덩뼈가시(AIIS)	넙다리곧은근	• 넙다리곧은근에 의한 찢김골절이 가능하다.
위뒤엉덩뼈가시(PSIS)	뒤엉치엉덩인대 피부함몰 부위	• 최적의 뼈이식 공여부
엉덩두덩선의 활꼴선	두덩근	• 강하고 체중부하 부위
볼기근선	3개의 선 : 앞, 아래, 뒤	• 볼기근 각각의 이는 곳
넙다리뼈큰돌기	이는 곳/닿는 곳 참조	• 넙다리뼈큰돌기 윤활주머니염이 있을 시 누름통증
넙다리뼈작은돌기	엉덩근과 허리근	• 힘줄이 돌기에서 딸깍거릴 수 있다("발음성 잉딩관절"). 궁둥뼈결절
궁둥뼈결절	이는 곳/닿는 곳 참조 엉치결절인대	• 과도한 마찰 = 윤활주머니염(직조공 윤활주머니염) • 넙다리인대가 찢어질 수 있다(찢김골절).
궁둥뼈가시	꼬리근 및 항문올림근의 닿는 곳 엉치가시인대	
작은궁둥구멍	짧은 바깥돌림근의 출구 바깥폐쇄근 속폐쇄근	• 속폐쇄근은 절구의 뒤기둥(후주)의 지표이다. • 바깥폐쇄근은 뒤쪽접근법에 의한 수술에서 보이지 않는다.
큰궁둥구멍	빠져나가는 구조물 1. 위볼기신경 2. 위볼기동맥 3. 궁둥구멍근 4. 음부신경(Pudendal nerve) 5. 아래음부동맥 6. 속폐쇄근으로 가는 신경 (Nerve to Obturator internus) 7. 뒤넙다리 피부신경 (Posterior cutaneous nerve of thigh) 8. 궁둥신경(Sciatic nerve) 9. 아래볼기신경(Inferior gluteal nerve) 10. 아래볼기동맥 11. 넙다리네모근으로 가는 신경 (Nerve to Quadratus femoris)	• 궁둥구멍근은 위치 표지자이다. • 위볼기신경 및 동맥은 궁둥구멍근의 위로 지나간다. • POP' S IQ는 궁둥구멍근의 아래로 지나는 신경을 안쪽에서 가쪽으로 나열한 첫 글자 모음이다(247쪽 참고). • 궁둥신경(특히 종아리신경 갈래)은 궁둥구멍근의 위쪽이나 근육을 뚫고 지나는 해부학적 변이가 있다.

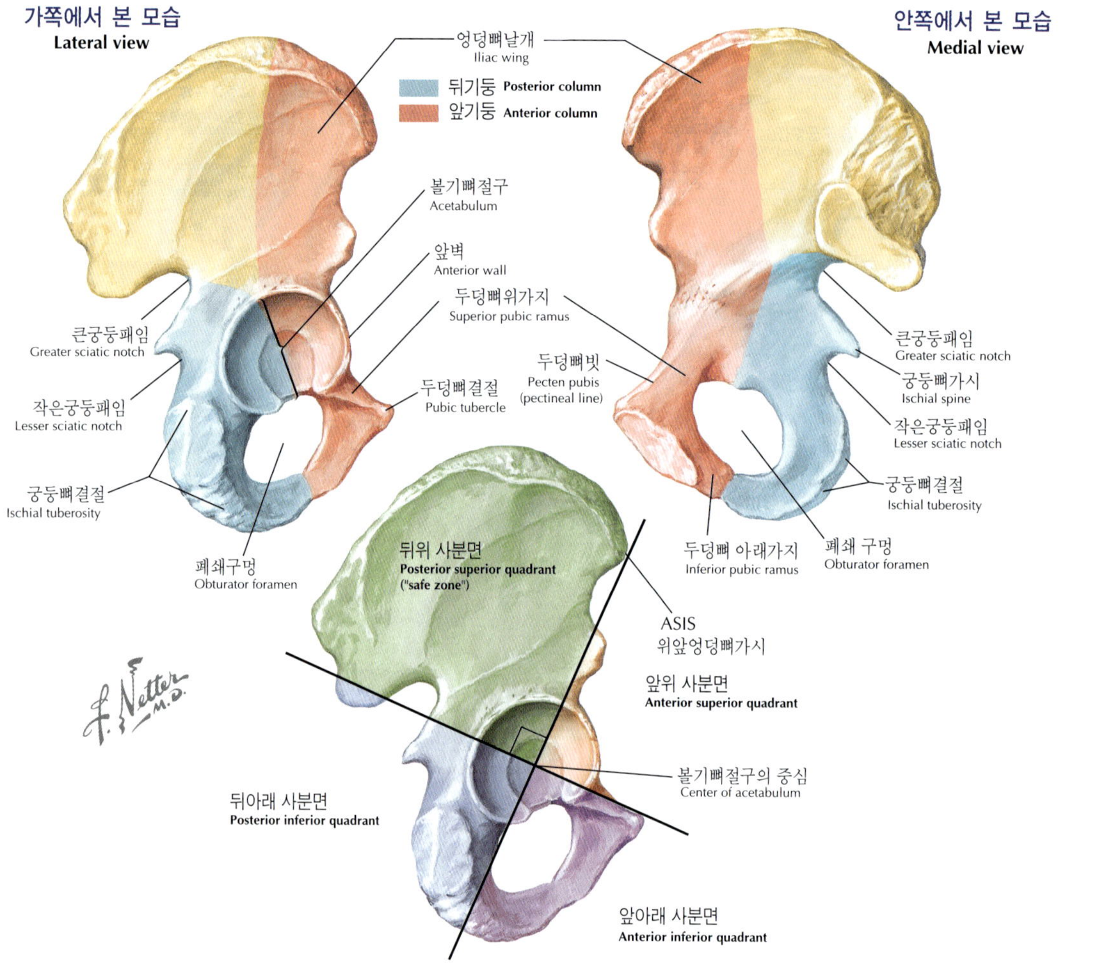

구조물	관련 구조물	설명
	절구의 기둥	
앞쪽(엉덩두덩쪽)	1. 위두덩가지 2. 앞절구벽 3. 앞엉덩뼈날개 4. 골반가장자리	• 다양한 형태의 골절이 가능
뒤쪽(엉덩궁둥쪽)	1. 궁둥뼈결절 2. 뒤절구벽 3. 큰/작은궁둥뼈결절	• 다양한 형태의 골절이 가능
	절구의 구역	
2개의 선에 의해 구분되는 구역 : 1. 위앞엉덩뼈가시에서 절구의 중심까지 이은 선 2. 1의 선에 수직인 선으로 절구컵 등의 고정을 위한 나사를 이 구역에 삽입하는 경우 구조물들이 손상될 수 있다.		
앞위 사분면	바깥 엉덩동맥, 정맥	나사 삽입 금지 구역
앞아래 사분면	폐쇄신경, 동맥, 정맥	나사 삽입 금지 구역
뒤위 사분면	궁둥신경 위볼기신경, 동맥, 정맥	안전구역
뒤아래 사분면	궁둥신경 아래볼기신경, 동맥, 정맥 속음부신경, 동맥, 정맥	2차 안전구역으로 필요에 의해 조심스럽게 나사 삽입

골반뼈 앞뒤 방사선 사진

Radiograph, AP pelvis

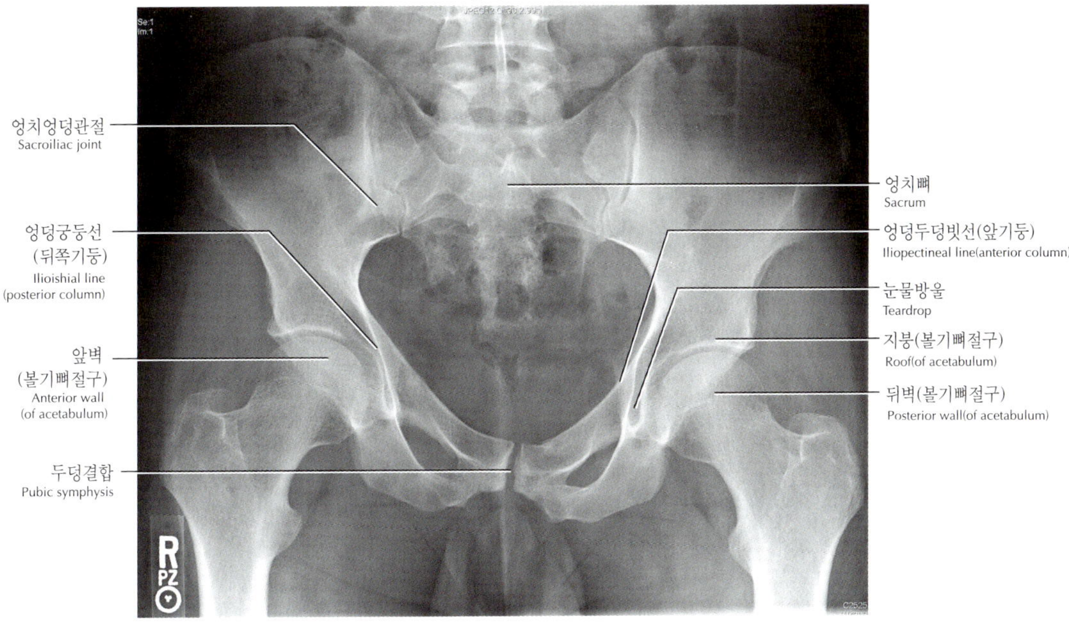

방사선촬영	검사방법	소견	임상적용
앞뒤	앞뒤, 발을 15° 안쪽돌림, 골반중간에 방출함.	6개의 방사선사진 선 : 1. 엉덩두덩빗선(앞쪽기둥) 2. 엉덩궁둥선(뒤쪽기둥) 3. 방사선적 '눈물방울' 4. 볼기뼈절구지붕(dome) 5. 볼기뼈절구 앞벽 6. 볼기뼈절구 뒤벽	골절(엉치뼈, 절구, 몸쪽넙다리뼈), 급성종양용해증후군 절차; 형성이상증, 퇴행성 관절질환/관절염을 선별
골반입구면	앞뒤, 45° 꼬리쪽으로 방출함.	엉치엉덩관절, 골반가장자리/두덩뼈가지, 엉치뼈	골반고리 골절 : 뒤쪽의 뼈변위 또는 두덩결합의 넓어짐을 보임.
골반출구면	앞뒤, 45° 머리쪽으로 방출함.	엉덩뼈능선, 두덩결합, 엉치뼈구멍	골반고리 골절 : 골반뼈 절반의 위쪽 전위를 보임.
엉덩뼈빗면/Judet면 엉덩뼈폐쇄빗면 엉덩뼈빗면	영향 받는 엉덩이에 방출함. : 영향 받는 엉덩이를 45° 올림 영향 받지 않는 엉덩이를 45° 올림	 폐쇄 구멍 엉덩뼈능선, 궁둥패임	 절구골절 : 앞기둥, 뒷벽 절구골절 : 뒷기둥, 앞벽
		다른 검사	
컴퓨터단층촬영	축면, 관상면, 시상면	관절면 일치, 골절뼈조각	골절, 특히 엉치뼈와 볼기뼈절구
자기공명영상	순서에 의함.	물렁조직 : 근육, 연골	테두리찢김, 종양, 피로 골절
뼈스캔		모든 뼈 평가	종양, 감염

입구면
Inlet view

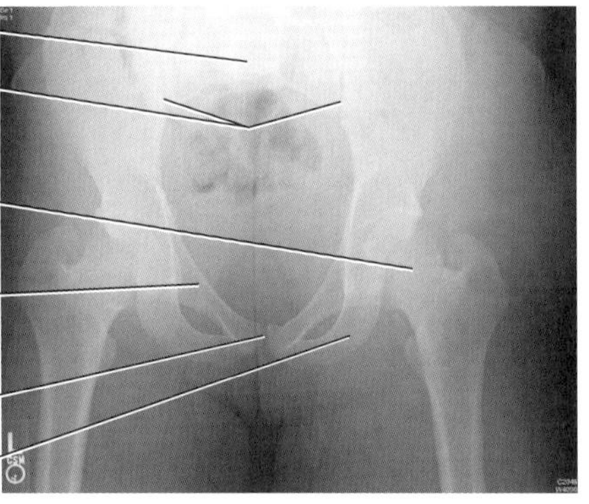

출구면
Outlet view

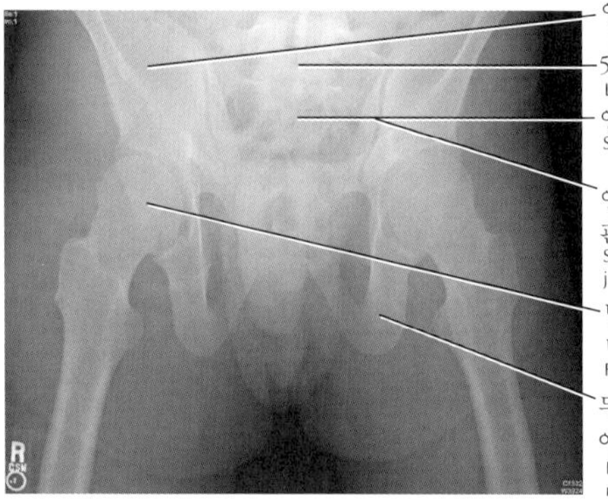

엉덩뼈 빗면(Judet)
Iliac oblique(Judet)

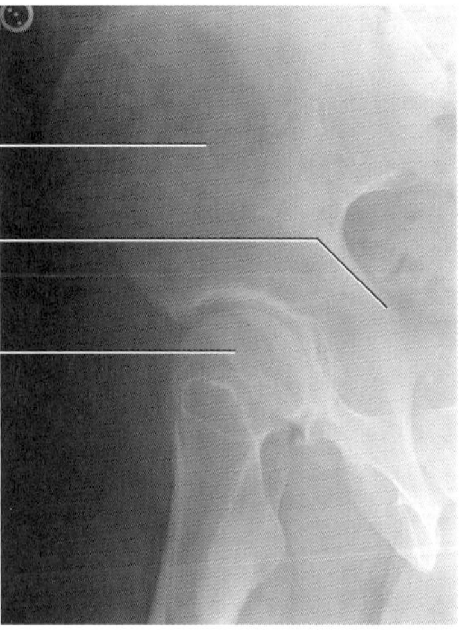

엉덩뼈 폐쇄빗면(Judet)
Obturator oblique(Judet)

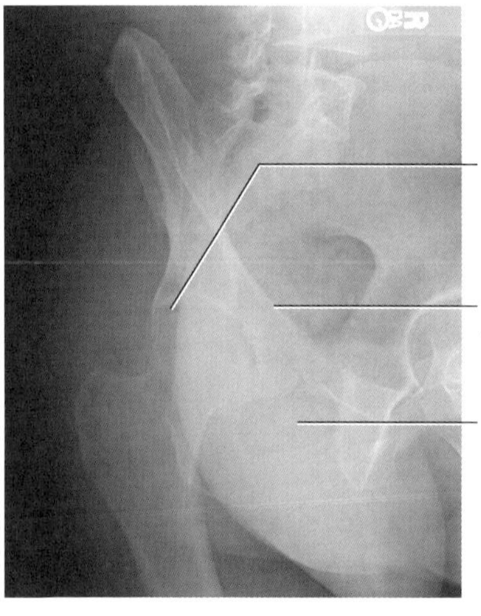

골반 컴퓨터단층촬영
CT pelvis

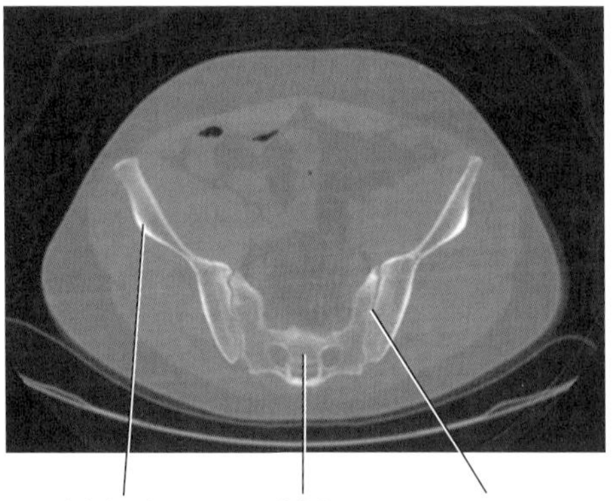

골반 컴퓨터단층촬영
CT pelvis

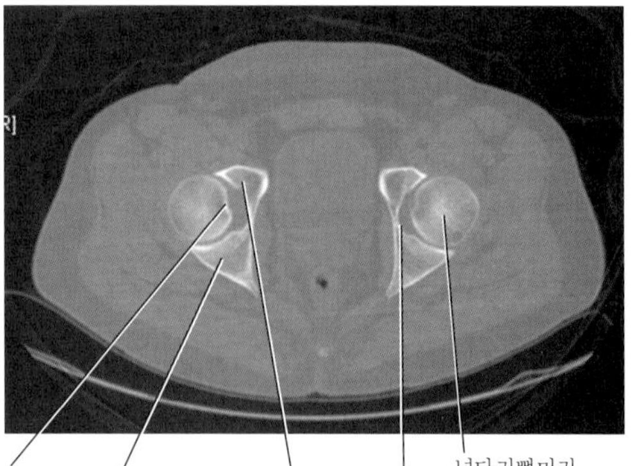

엉치뼈의 수직 골절, Denis 분류
Vertical sacral fracture, Denis classification

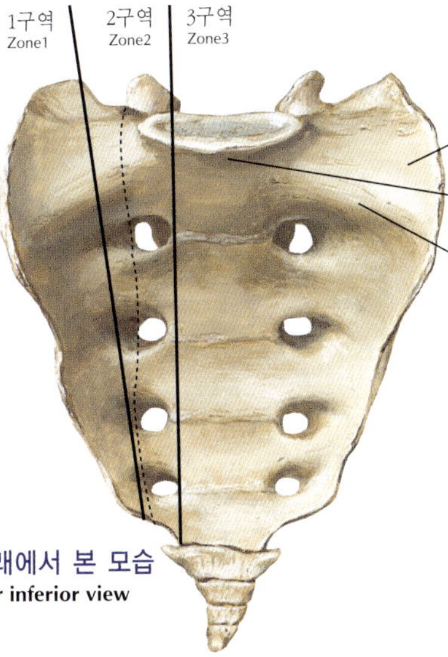

앞쪽 아래에서 본 모습
Anterior inferior view

엉치뼈 골절
Sacral fractures

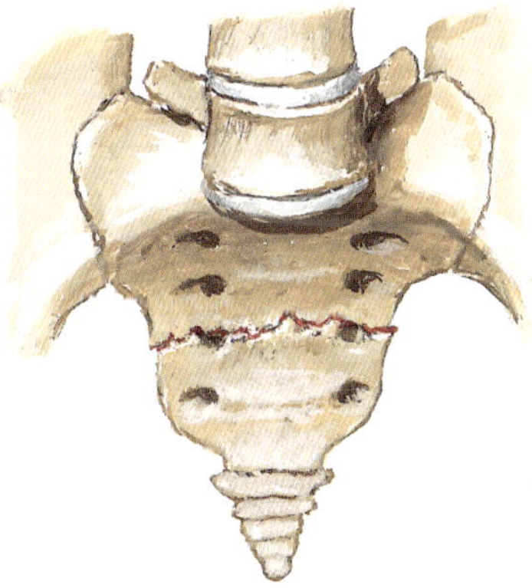

경미하게 변위된 엉치뼈의 가로 골절
Transverse fracture of the sacrum that is minimally displaced

골반쪽면
Pelvic surface

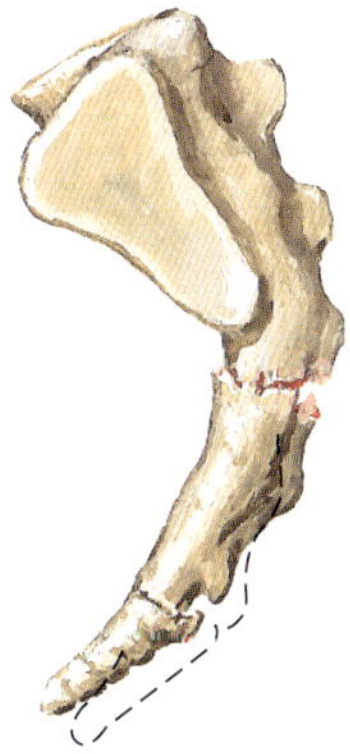

꼬리뼈 골절
Coccyx fracture

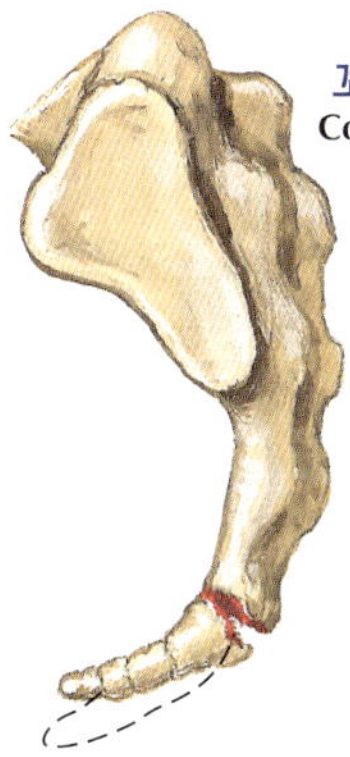

꼬리뼈의 골절은 앉을때 조심하는것 외에 보통 치료가 필요하지 않으며 팽창성 공기방석이 도움이 된다. 통증은 지속될 수 있다.
Fracture usually requires no treatment other than care in sitting; inflatable ring helpful. Pain may persist for a long time.

질환설명	병력 및 검사	분류	치료
	엉치뼈 골절		
• 기전 : 노인 – 추락/청년 – 고에너지(예; 교통사고) • 단일손상은 드물고 보통 골반이나 척추 골절과 동반한다. • 신경뿌리 손상이 매우 흔하다. • 50%이내 골절에서만 방사선사진상 확인이 가능하다. • 간과되기 쉽고 치료가 어려우며 만성 통증으로 진행한다.	**병력 :** 외상(추락 또는 사고) 신경증상이 있는/없는 통증 **이학적검사 :** 척추와 엉덩뼈의 촉진, 곧창자검사를 포함한 완전한 신경학적 검사 **방사선검사 :** 골반 앞뒤쪽, 엉치뼈 가쪽사진 **전산화단층촬영 :** 진단과 수술계획에 필요	**골절의 방향에 따른 분류** • 수직골절(Denis) ◦ 1구역 : 신경구멍의 가쪽 ◦ 2구역 : 신경구멍을 지남 ◦ 3구역 : 신경구멍의 안쪽 • Ⅱ. 가로골절 • Ⅲ. 빗골절 • 복합골절 : U자 또는 H자 모양	• 경미한 전위/안정성 ◦ 비수술적 치료 • 변위/불안정성 ◦ 도수 정복 및 경피적 고정 ◦ 열림되맞춤술 및 내고정 • 신경손상 : 감압술

합병증 : 특히 3구역에서 신경뿌리 손상과 말총증후군, 골절의 불유합과 부정유합, 만성통증

골반뼈 골절의 분류
Classification of pelvic fractures(Young and Burgess)

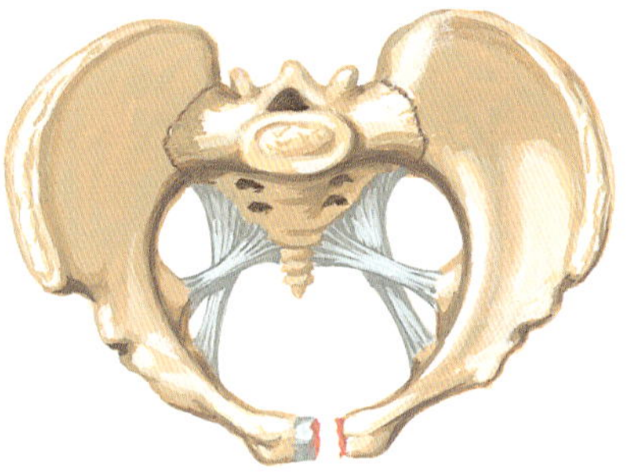

앞뒤쪽 압박골절 1형
Anteroposterior Compression Type I(APC-I)

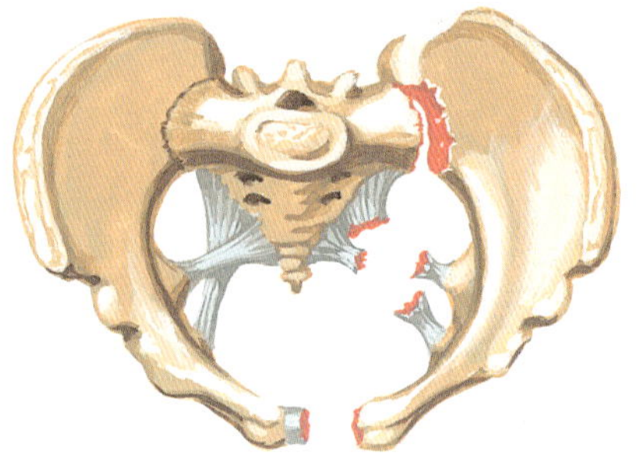

앞뒤쪽 압박골절 2형
Anteroposterior Compression Type II(APC-II)

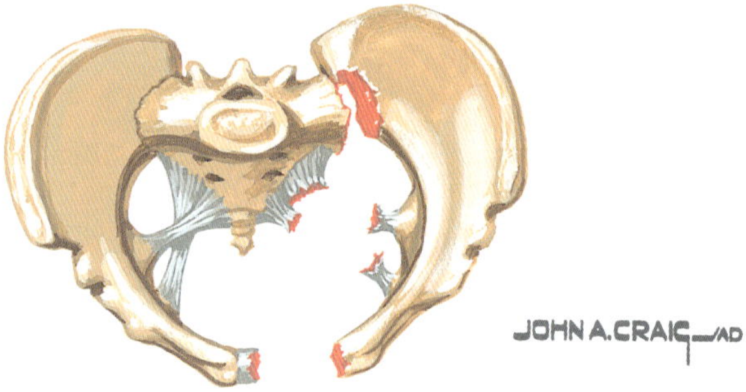

앞뒤쪽 압박골절 3형
Anteroposterior Compression Type III(APC-III)

질환설명	병력 및 검사	분류	치료
골반뼈 골절			
• 기전 : 고에너지의 둔기외상(예; 교통사고) • 소화기, 비뇨생식기, 하지골절, 신경학적, 혈관, 머리 등의 다발성 외상과 동반 • APC3(책열림) 골절 등에서 보통 조절 불가능한 출혈(정맥성 > 동맥성)로 높은 사망률 • 열림골절은 사망률과 합병증의 빈도가 높다. • 골절의 안정성은 인대(특히 ST, SS, posterior SI)의 파열을 기초로 평가 • 5번 허리뼈의 가로돌기골절과 엉덩허리인대의 찢김골절은 불안정성 골절을 의미한다. • 가쪽압박 골절이 가장 흔하다. ◦ LC1 : 뒤쪽 방향의 외력 ◦ LC2 : 앞쪽 방향의 외력	**병력 :** 고에너지 외상, 신경증상이 있는/없는 통증 **이학적검사 :** 회음부의 열림손상에 대한 시진. 하지의 이상돌림. 골반의 "흔들림". 동반손상을 찾기 위한 곧창자 및 질 검사. 신경학적 검사, 망울 해면체 반사. **방사선검사 :** 골반 앞뒷면, 입구면(두미), 출구면(미두) 사진이 필수 **컴퓨터단층촬영 :** 엉치뼈 및 엉치엉덩관절의 조사에 특히 유용 **혈관조영술 :** 골반의 안정화 이후 혈류역학적으로 불안정한 경우 시행하며 동맥의 색전술을 고려	**Young & Burgess :** **앞뒤쪽 압박형(APC)** Ⅰ. 2.5㎝ 미만의 두덩결합의 벌어짐 + 1 또는 2개의 두덩뼈 가지의 골절 Ⅱ. 2.5㎝ 이상의 벌어짐 + 앞쪽의 엉치엉덩관절 손상이 있으나 수직방향으로는 안정 Ⅲ. 완전한 앞쪽의 두덩결합의 손상과 뒤쪽의 엉치엉덩관절의 파괴, 불안정성 **가쪽 압박형(LC)** Ⅰ. 엉치뼈의 압박과 같은쪽의 두덩뼈 가지 골절 Ⅱ. LC1에 부가하여 엉덩뼈날개나 엉치엉덩관절 뒤쪽의 골절. 수직방향으로는 안정. Ⅲ. LC2에 부가하여 반대쪽의 APC3 골절("바람에 쓸린" 골반) **수직 엇갈림형** 엉치엉덩관절과 엉치결절/엉치가시인대의 파열과 두덩뼈가지의 골절, 수직방향의 불안정성	• ATLS 프로토콜. 생명을 위협하는 손상을 치료하라 • 골반출혈 : 골반의 용적을 줄이기 위한 골반의 압박(예; 침대보) 또는 바깥고정 • 장의 열림손상과 통하는 손상이나 열림손상의 경우 결장 조루술 시행 • 비수술적 치료 : LC1, APC1, 두덩뼈가지 골절의 경우 체중부하 금지 및 안정 • 수술적 치료 : LC 2 및 3, APC 2 및 3, 수직 엇갈림 손상 ◦ 앞쪽 : 두덩결합의 열림되맞춤술 및 내고정 ◦ 뒤쪽 : 1. 엉덩뼈 날개와 엉치뼈 골절에 대한 열림되맞춤술 및 내고정 2. 엉치엉덩관절 탈구에 대한 SI나사 고정

합병증 : 출혈(정맥성 > 동맥성[속음부동맥 > 위볼기동맥], 신경학적 손상(SI나사에 의한 5번 허리뼈신경근 손상), 부정유합/불유합, 만성통증(특히 엉치엉덩관절)과 기능적인 불안정성, 감염, 혈전색전증

골반뼈 골절의 분류
Classification of Pelvic Fractures(Young and Burgess)

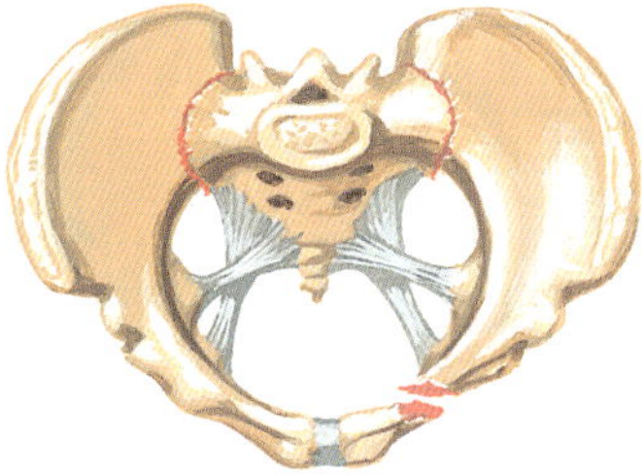

가쪽 압박골절 1형
Lateral Compression Type I(LC-I)

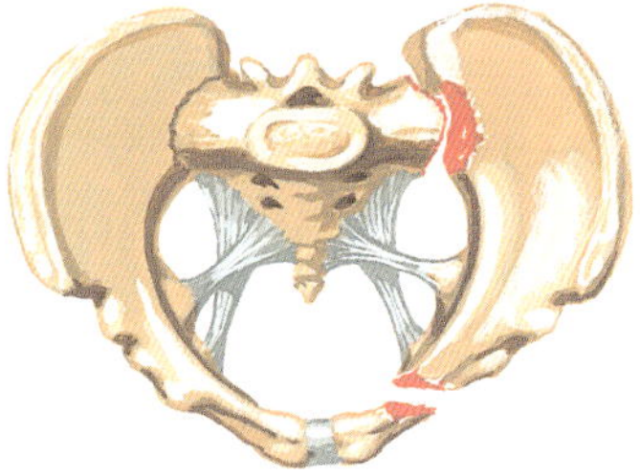

가쪽 압박골절 2형
Lateral Compression Type II(LC-II)

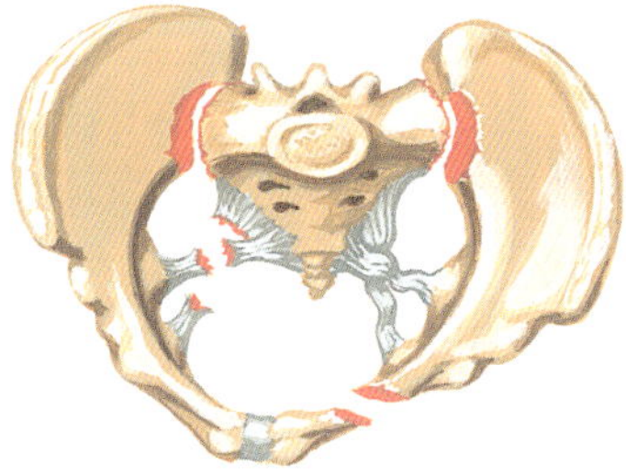

가쪽 압박골절 3형
Lateral Compression Type III(LC-III)

수직 엇갈림
Vertical shear

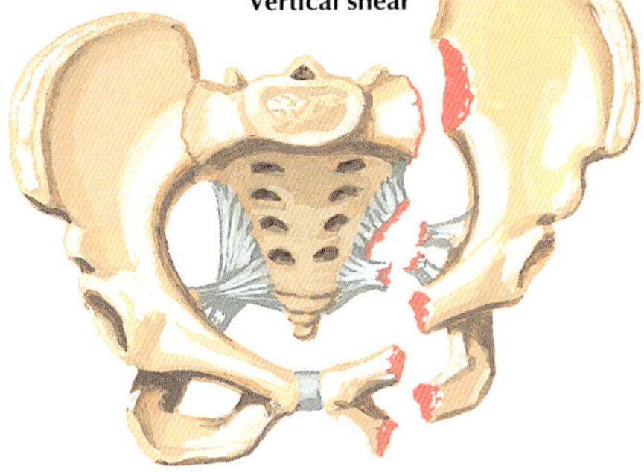

골반 두덩뼈가지의 골절
Pelvic rami fractures

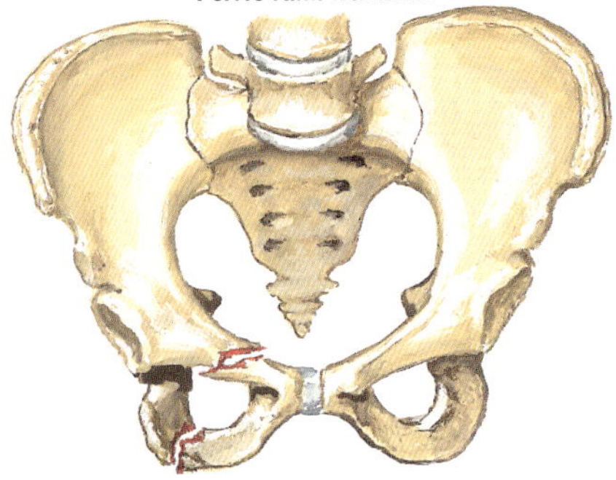

같은쪽의 두덩뼈의 두덩가지와 궁둥가지의 골절은 단기간의 침상안정과 4~6주 가량 목발 보행등의 제한된 활동으로 대증적인 치료를 요한다
Fracture of ipsilateral pubic and ischial ramus requires only symptomatic treatment with shortterm bed rest and limited activity with walkeror crutch-assisted ambulation for 4 to 6 weeks.

골반고리의 손상이 없는 골반뼈 골절
Fracture of pelvis without disruption of pelvic ring

찢김골절
Avulsions

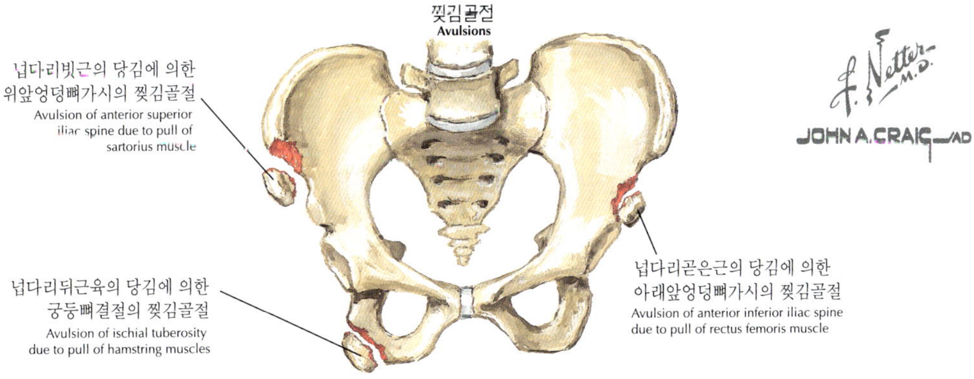

질환설명	병력 및 검사	분류	치료
기타 골반뼈 골절			
• 기전 : 저에너지 손상(낙상, 운동손상 등) • 단독 안정성 골절 • 뼈엉성증 뼈에서 발생 가능	**병력** : 체중부하시 통증 **이학적검사** : 뼈 부위의 누름통증을 촉진 **방사선검사** : 골반 앞뒷면, 입구면(두미), 출구면(미두)사진 **컴퓨터단층촬영** : 보통 필요치 않으나 전위의 정도를 확인	**단독골절** : 아래 또는 위두덩뼈가지, 엉덩뼈날개 및 능선 **찢김골절** : ASIS(넙다리빗근), AIIS(넙다리곧은근 패임), 궁둥뼈 결절(넙다리뒤근육)	• 단독골절 : 안정 및 체중부하 금지 • 찢김골절 : 대부분 비수술적으로 치료하나 전위가 큰 경우 재부착 수술

합병증 : 부정유합/불유합, 만성통증/장애, 혈전색전증

볼기뼈절구 – 기본 골절
Acetabulum-Elementary Fractures

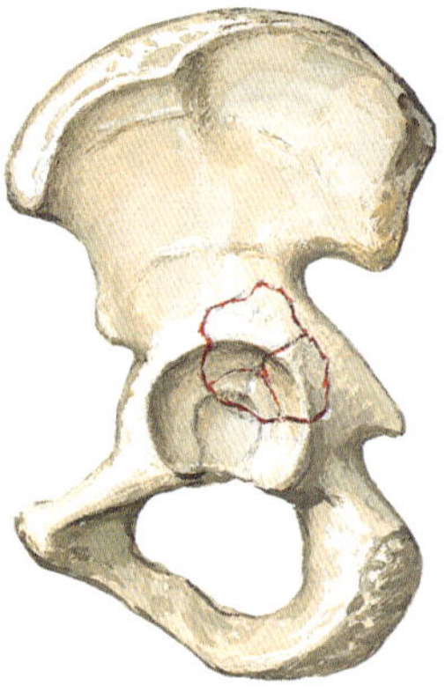

뒤벽 골절
Fracture of posterior wall

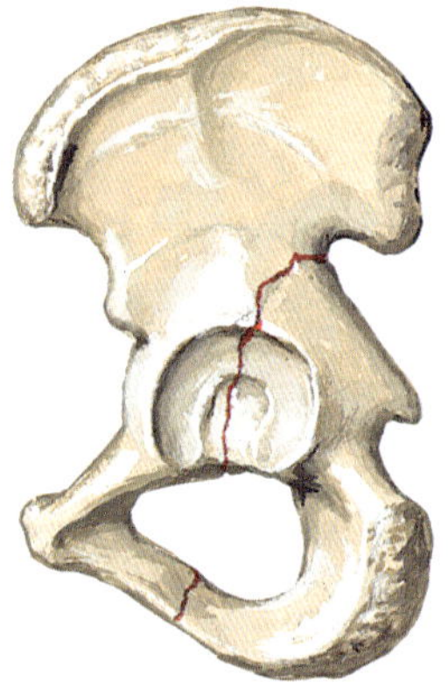

뒤기둥 골절
Fracture of posterior column

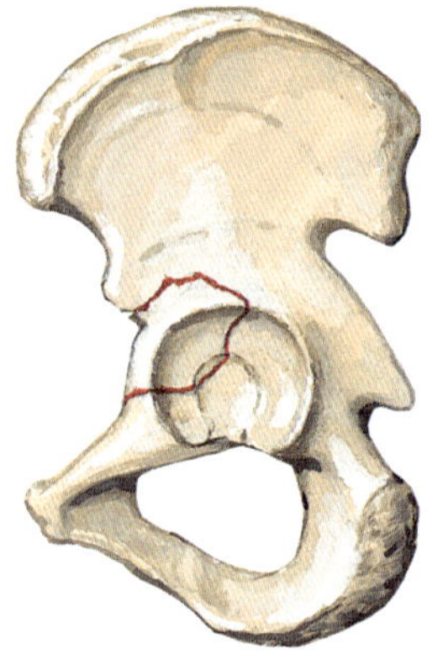

앞벽 쐐기 골절
Wedge fracture of anterior wall

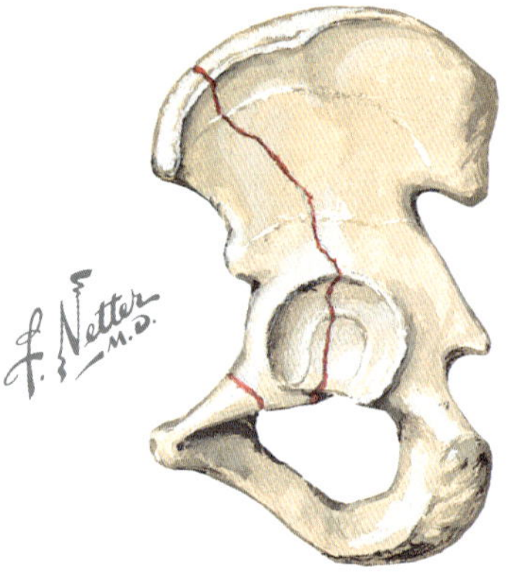

앞기둥 골절
Fracture of anterior column

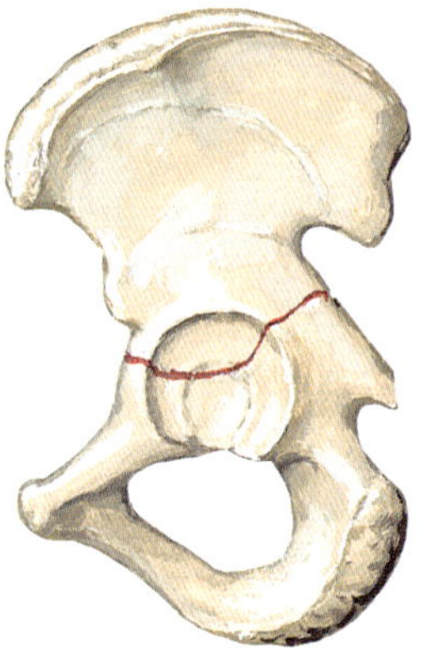

가로 골절
Transverse fracture

질환설명	병력 및 검사	분류	치료
절구 골절			
• 기전 : 고에너지 둔기손상(예; 교통사고), 넙다리뼈머리의 절구내 진입 • 골절의 형태는 충격 당시 힘의 방향과 넙다리뼈머리의 위치에 의해 결정된다. • 소화기, 비뇨생식기, 하지골절 등의 다발성 손상과 동반 • 수술적 접근법 : ◦ Kocher – Langebeck : 뒤쪽골절(뒷벽, 뒷기둥, T형) ◦ 엉덩샅고랑 : 앞쪽골절(앞쪽벽, 앞기둥/가로골절, 양쪽기둥)	**병력 :** 고에너지 외상, 통증, 체중부하시 불안정성 **이학적검사 :** 다리의 이상돌림, Morel – La balle 병변(광범위한 피부밑 혈종)을 위한 피부 시진. 신경학적 검사 **방사선검사 :** 골반 앞뒷면, 엉덩뼈 폐쇄 및 엉덩뼈빗면 사진이 필수적. 골절선에서 넙다리뼈머리의 중심을 잇는 선과 절구의 머리중심이 이루는 각도인 천장활각 측정(< 45° 부위가 체중부하) **컴퓨터단층촬영 :** 골절을 정확히 판단하기 위해 필수적(크기, 감입, 관절면 손상, 수술전 계획)	Letournel & Judet : • **기본골절** ◦ 뒤벽 ◦ 뒤기둥 ◦ 앞벽 ◦ 앞기둥 ◦ 가로 • **동반골절** ◦ 뒤기둥 및 뒤벽 ◦ 가로 및 뒤벽 ◦ T자형 ◦ 앞기둥 및 뒤반가로 ◦ 양쪽 기둥	• 엉덩관절 탈구의 경우 맞춤하고 필요한 경우 맞춤 유리를 위해 견인 • 비수술적 치료 : 12주간 비체중부하 ◦ 2㎜ 이내의 관절면 저위 ◦ 천장활쪽 > 45° ◦ 뒤벽골절 < 20 – 30% • 수술 열림되맞춤술 및 내고정 : 12주간 비체중 부하 ◦ 2㎜ 이내의 관절면 저위 ◦ 열림되맞춤술불능 골절/진단 ◦ 모서리박힘(매복) ◦ 엉덩관절 안의 유리체 • 방사선 치료와 딴곳뼈되기로 예방

합병증 : 외상후 관절염, 신경손상(궁둥신경), 수술 후 딴곳뼈되기, 궁둥신경 손상, 출혈, 부정유합/불유합, Morel – Lavalle 병변과 연관된 감염, 혈전색전증

볼기뼈절구 – 동반 골절
Acetabulum-Associated Fractures

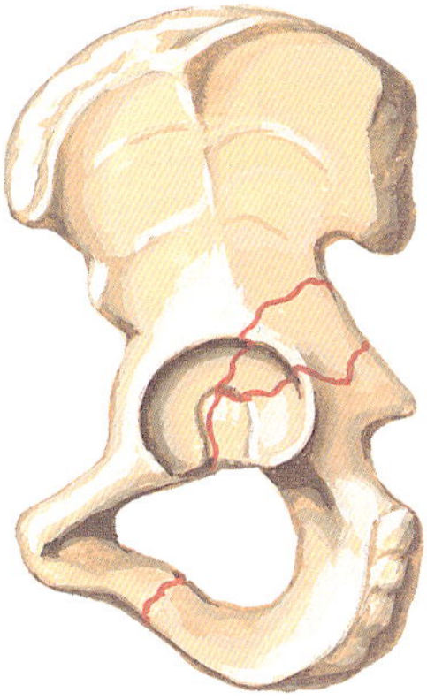

뒤기둥/뒤벽 골절
Posterior column/posterior wall

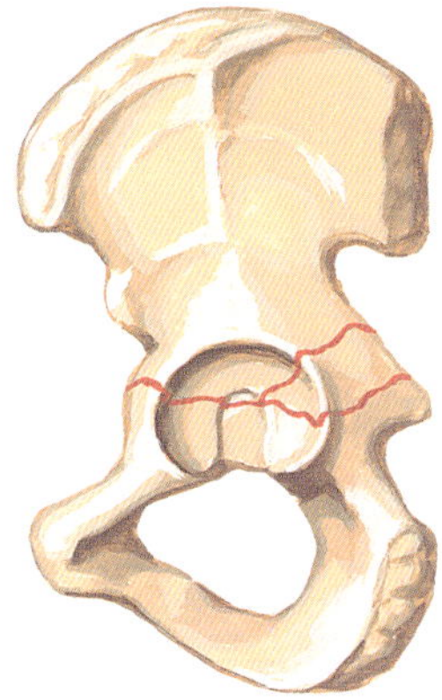

가로/뒤벽 골절
Transverse/posterior wall

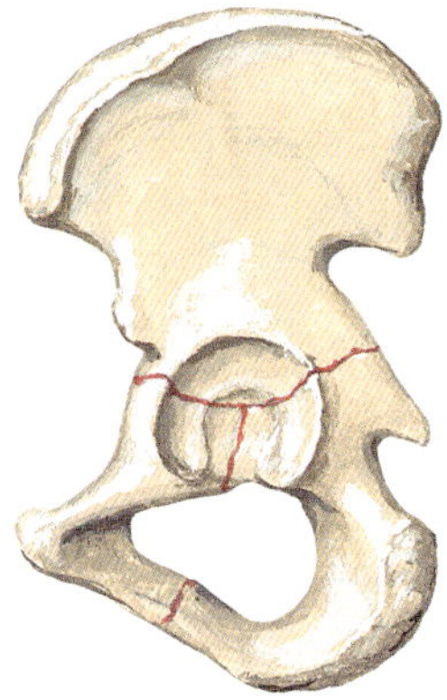

T자형 골절
T-shaped fracture

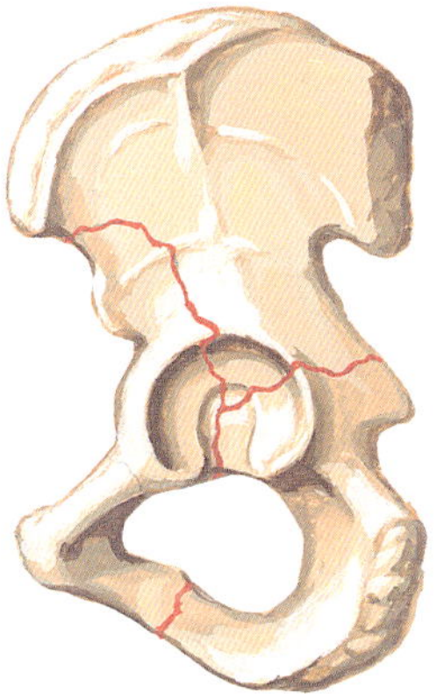

앞기둥/뒤반가로 골절
Anterior column/posterior hemi transverse

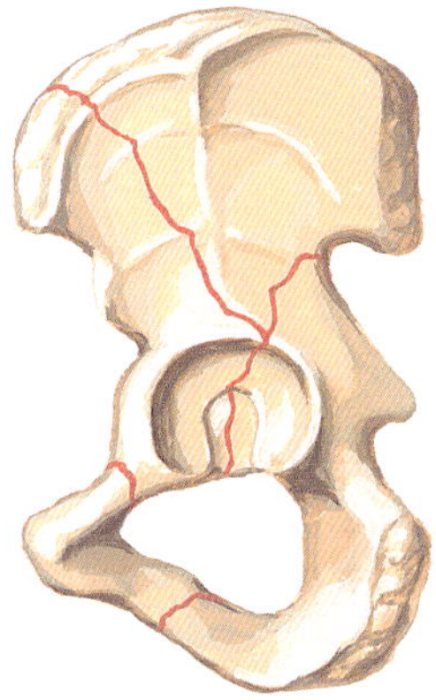

양쪽기둥 골절
Both columns

볼기뼈절구 골절의 열림되맞춤술과 내고정
Open reduction internal fixation acetabular fracture

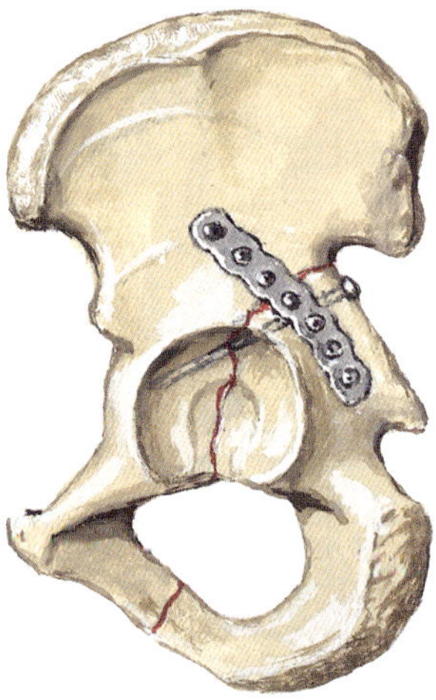

뒤기둥 골절
Posterior column fracture
금속판과 지연나사를 이용한 고정
Repair with plate and lag screw

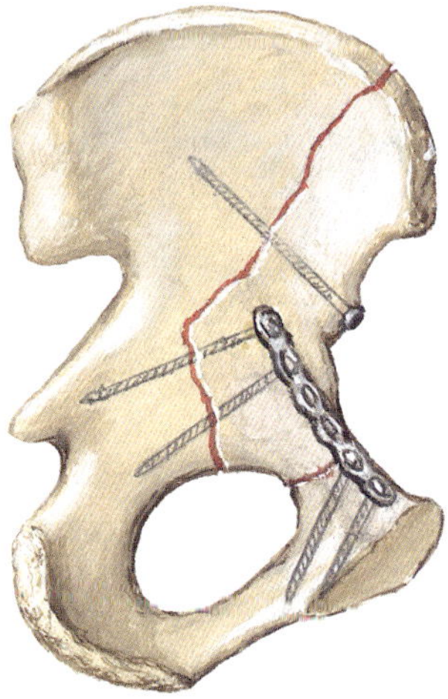

앞기둥 골절
Anterior column fracture
금속판과 긴 나사를 이용한 고정
Repair with plate and long screws

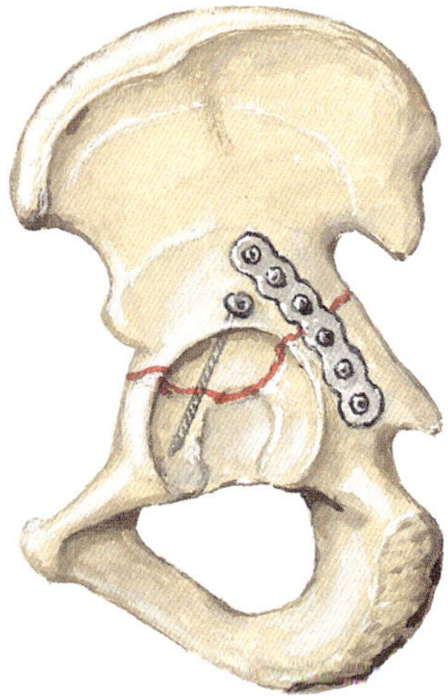

가로 골절
Transverse fracture.
금속판과 지연나사에 의한 고정
Repair with plate and lag screw

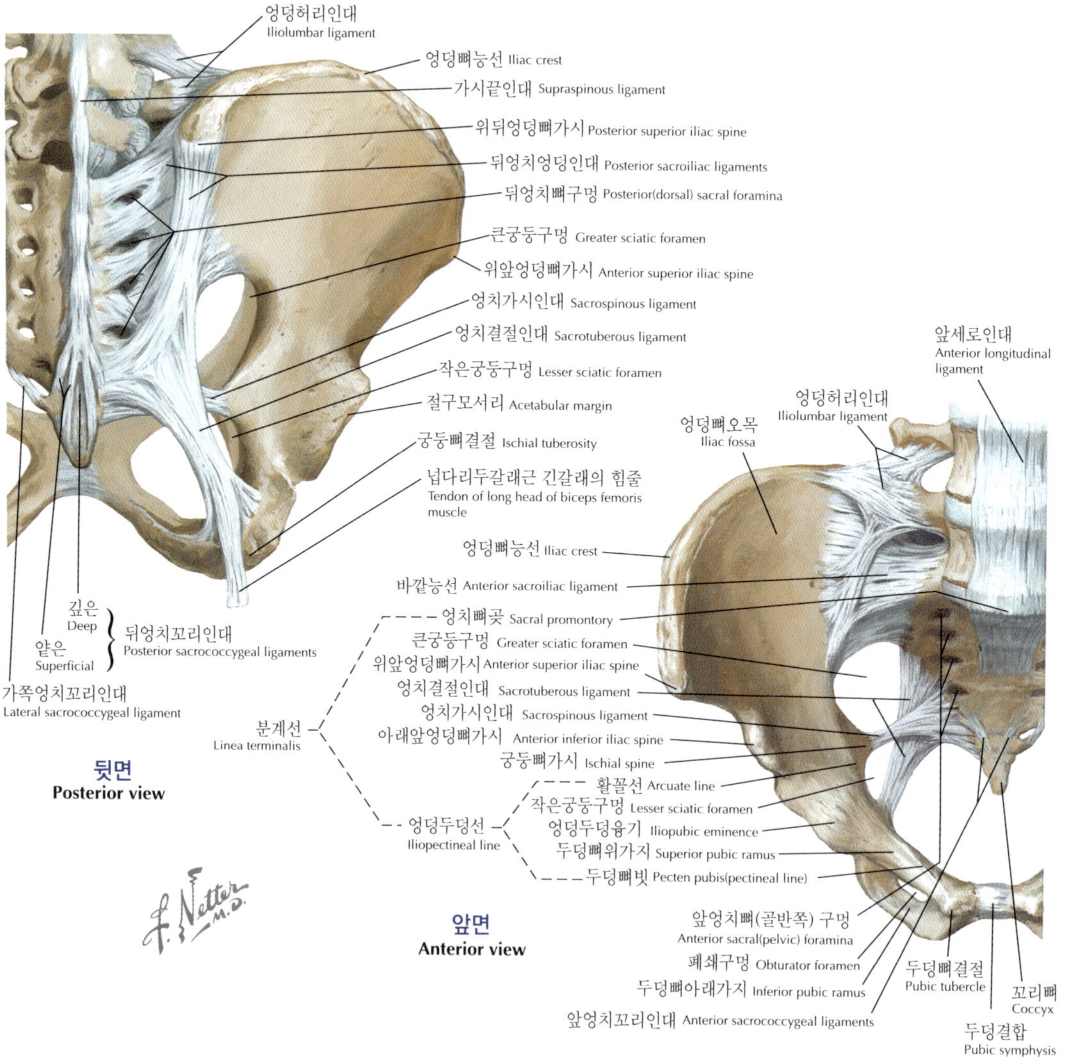

인대	부착	설명
	엉치엉덩관절	
• 미끄러짐 관절로 약간의 보행시 돌림운동이 발생한다. 정상적인 관절에서는 수직방향의 움직임은 없다. • 수직 안정성은 필수적이며, 체중이 이 관절을 통해 전달된다. • 관절면(관절의 아래에 위치)은 엉치뼈쪽은 관절연골로, 엉덩뼈쪽은 섬유연골로 덮여있다.		
뒤엉치엉덩인대	엉치뼈의 뒤가쪽, 엉덩뼈의 뒤안쪽	골반에서 가장 강한 인대 : 수직 안정성의 핵심요소
◦ 짧은엉치엉덩인대	비스듬한 주행 : 엉치뼈에서 위뒤엉덩뼈가시(PSIS)와 아래뒤엉덩뼈가시(PIIS)	돌리는 힘에 저항
◦ 긴엉치엉덩인대	수직주행 : 엉치뼈에서 위뒤엉덩뼈가시(PSIS)	수직방향의 힘에 저항 엉치결절인대와 섞임.
앞엉치엉덩인대	엉치뼈의 앞쪽에서 엉덩뼈의 앞쪽	뒤쪽의 인대보다 약하고 돌림력에 저항한다.
뼈사이인대	엉치뼈와 엉덩뼈 사이	앞 및 뒤인대를 보조한다.
	골반 안정성	
돌림 안정성	가로/수평방향	짧은 뒤엉치엉덩인대, 엉치가시인대, 엉덩허리인대
수직안정성	세로/수직 방향	긴 뒤엉치엉덩인대, 엉덩결절인대, 허리엉치인대

정중(시상)단면
Median(sagittal)section

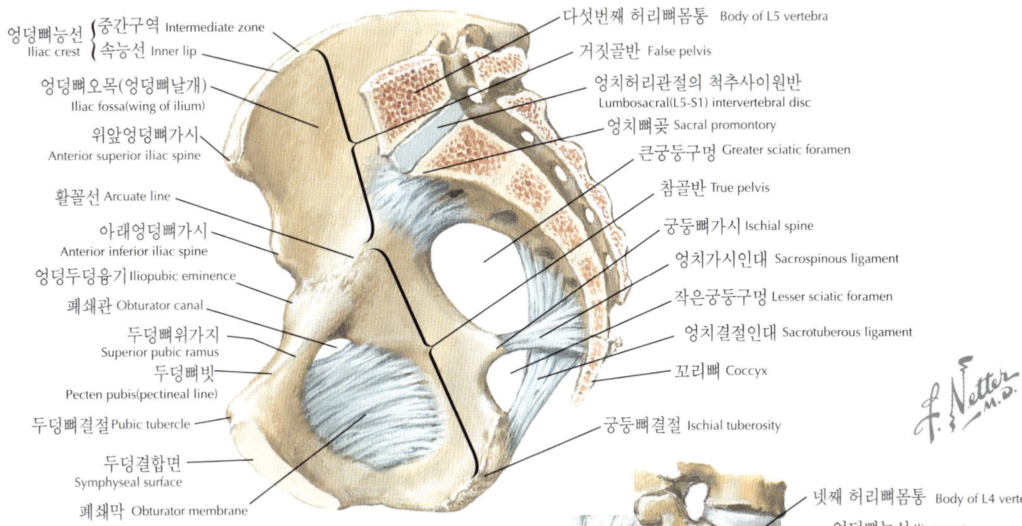

가쪽면
Lateral view

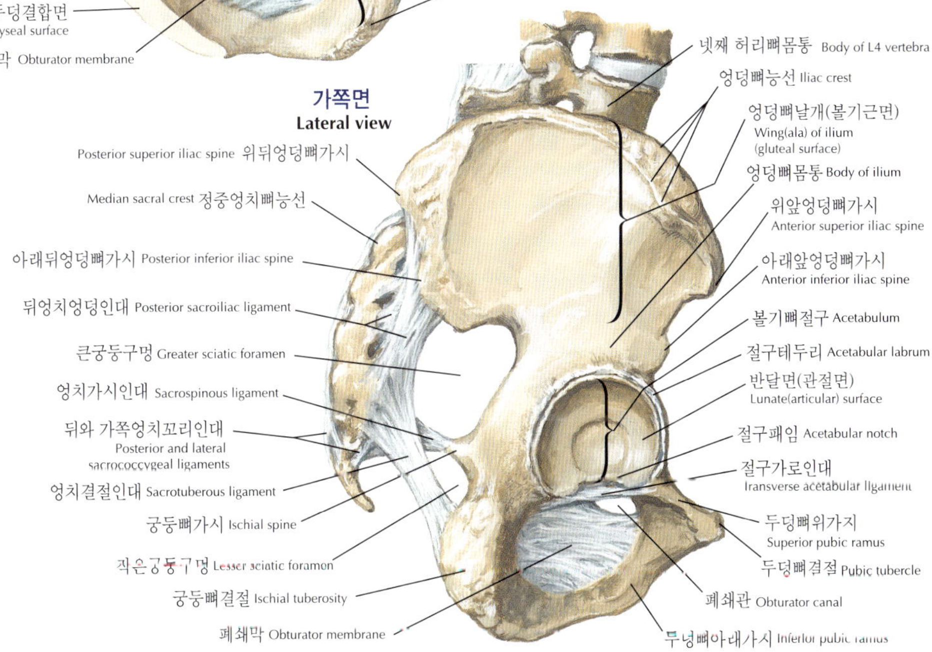

인대	부착	설명
	두덩결합	
• 두 개의 반쪽골반의 앞쪽의 관절 결합으로 관절면은 유리연골로 덮여있다. • 섬유성 원판이 관절내의 두 두덩뼈 사이에 있다.		
위두덩인대	양쪽 두덩뼈의 위와 앞	강한 지지 인대
활꼴두덩인대	양쪽 두덩뼈의 아래	근육의 부착들은 아래로 지지한다.
	기타인대	
엉치가시인대	엉치뼈의 앞가쪽에서 가시돌기	돌림력에 저항하고 궁둥뼈패임을 가른다.
엉치결절인대	엉치뼈의 뒤가쪽에서 궁둥결절	수직력에 저항하고 수직 안정성에 기여한다.
엉덩허리인대	4와 5허리뼈의 가로돌기에서 엉덩뼈능선의 뒤쪽	골반고리의 불안정성 골절에서 찢김골절 징후
허리엉치인대	5번 허리뼈 가로돌기에서 엉치뼈날개	앞쪽의 지지물이며 수직 안정성에 기여한다.

골반의 앞뒤 압박 골절(책열림 골절)
Anteroposterior compression pelvic fracture of pelvis(open book fracture)

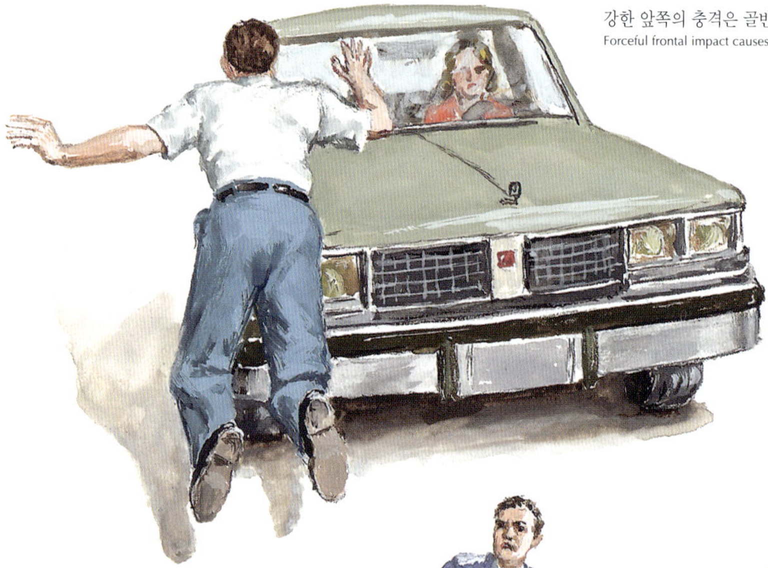

강한 앞쪽의 충격은 골반의 앞뒤방향 압박을 초래한다.
Forceful frontal impact causes anteroposterior compression of pelvis

골반의 가쪽 압박 손상
Lateral compression injury pelvic (overlapping pelvis)

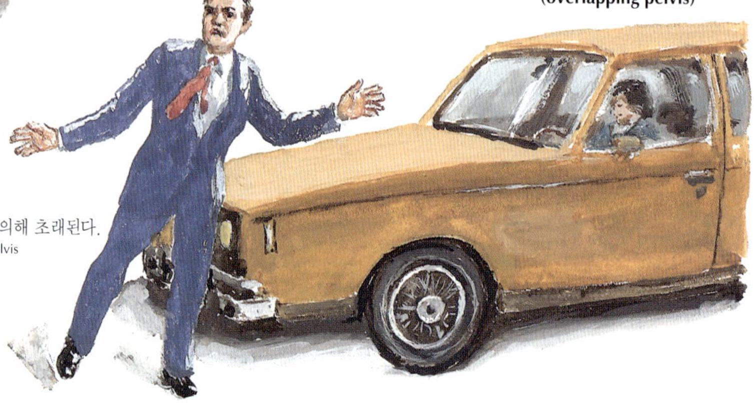

골반의 가쪽에서 강한 충격에 의해 초래된다.
Caused by forceful blow to side of pelvis

질문	답변	임상적용
1. **나이**	청년기	강직 척추염
	중년에서 노년기	엉치엉덩 관절염, 관절가동성 감소
2. **통증**		
a. 시작	급성	외상 : 골절, 탈구, 타박상
	만성	전신적 염증성 질환, 퇴행성 질환, 엉치엉덩관절 기원, 감염, 종양, 넙다리와 볼기, 엉치엉덩관절, 허리뼈로 방사
b. 특징	심부, 비특이적	
	부채꼴 통증	엉치엉덩관절 기원
c. 발생	취침전후, 계단 오를 때	두덩결합 기원
	다리를 모을때	
3. **월경력**	임신	엉치엉덩관절의 인대 이완이 통증을 유발한다.
4. **외상**	엉덩이 낙상, 염전손상	엉치엉덩관절 손상
	고속손상 : 교통사고, 추락	골절, 골반고리 파괴
5. **활동/작업**	비틀림, 한발로 서기	엉치엉덩관절 기원
6. **신경학적 증상**	통증, 둔함, 저림	척추 기원, 엉치엉덩 기원
7. **관절염의 과거력**	다발성 관절의 침범	류마티스 관절염의 엉치엉덩관절 침범, 라이터(Reiter) 증후군, 강직척추염 등

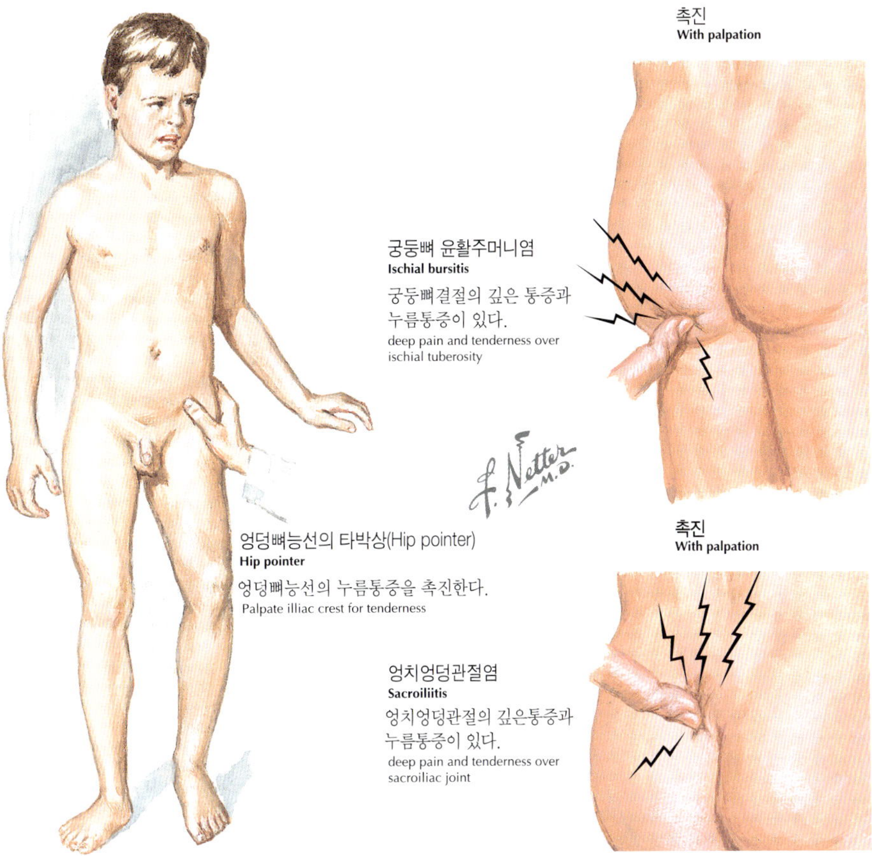

검시/관찰	검사방법	임상적용
	시진	
피부	착색, 상처	최근의 외상
ASIS/엉덩뼈능선	양쪽의 높이(동일 평면)	다른 면에 위치 : 다리길이 불일치, 엉치뼈 뒤틀림
허리의 굽음	증가된 척주앞굽음 감소된 척주앞굽음	굽힘 구축 척추 주위근육의 연축
	촉진	
뼈구조물	선 자세 : 위앞엉덩뼈가시, 두덩뼈 및 엉덩뼈결절, 아래뒤엉덩뼈가시 누운 자세 : 엉덩뼈능선, 궁둥뼈결절	양쪽의 차이 = 골반의 경사에 의한 다리길이 불일치 "Hip pointer"/타박상, 골절 궁둥뼈 윤활주머니염(직조공 궁둥이), 찢김골절
물렁조직	엉치엉덩관절 샅고랑인대 넙다리 맥박과 임파선 근육군	엉치엉덩관절염 튀어나온 덩어리 : 탈장 감소된 맥박은 혈관손상, 임파선이 만져지면 감염 각 근육군은 양쪽으로 대칭적이어야 함.
	관절 운동범위	
앞쪽굽힘	선 자세 : 앞으로 굽히기	위뒤엉덩뼈가시는 똑같이 약간 올라간다.
폄	선 자세 : 뒤로 기대기	위뒤엉덩뼈가시는 똑같이 내려간다.
엉덩관절 굽힘	선 자세 : 무릎을 가슴에 대기	위뒤엉덩뼈가시는 내려가야 하지만 엉치엉덩관절의 운동성이 떨어지면 올라간다. 궁둥뼈결절은 가쪽으로 움직여야 하지만 엉치엉덩관절의 운동성이 떨어진 경우 올라간다.

트렌델렌버그 검사
Trendelenburg test

왼쪽 환자는 정상 오른쪽 엉덩관절의 트렌델렌버그 검사 음성 소견을 보인다.
오른쪽 환자는 손상된 왼쪽 엉덩관절의 양성 소견이다. 체중이 손상된 쪽에 실렸을 때 반대쪽 엉덩관절이 아래로 처지는데 이는 왼쪽 중간볼기근의 약화를 의미한다.
몸통의 균형을 잡기위해 왼쪽으로 기운다.

Left: patient demonstrates negative Trendelenburg test of normal right hip.
Right: positive test of involved left hip.
When weight is on affected side, normal hip drops, indicating weakness of left gluteus medius muscle.
Trunk shifts left as patient attempts to maintain balance

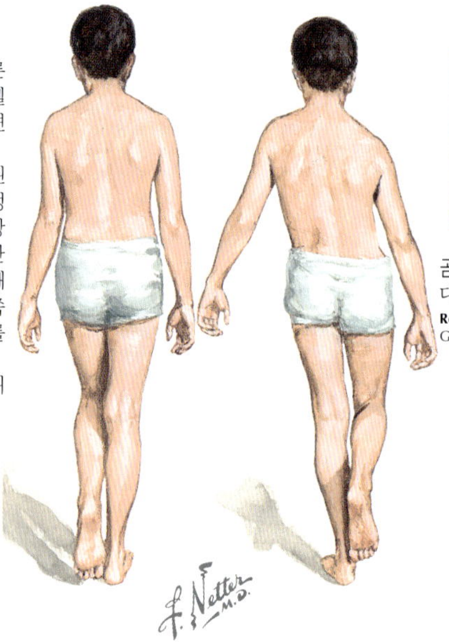

곧창자 검사
Rectal examination

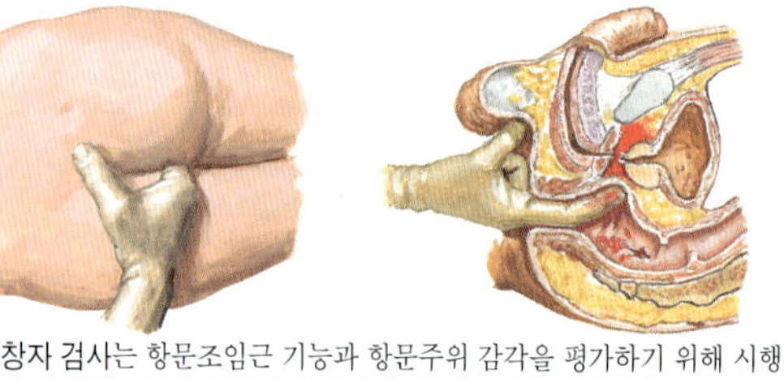

곧창자 검사는 항문조임근 기능과 항문주위 감각을 평가하기 위해 시행한다. 다량의 혈액은 골반 골절이 큰 창자와 통하는 것을 의미한다.

Rectal examination for sphincter function and perianal sensation. Gross blood indicates pelvic fracture communicating with colon.

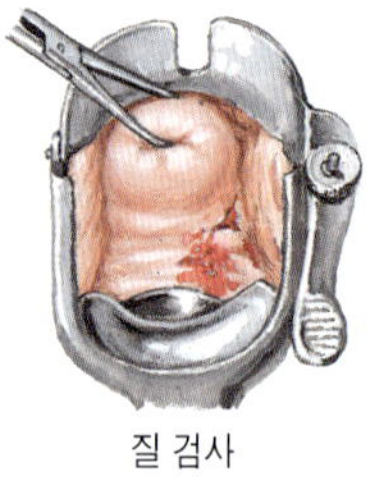

질 검사
Vaginal examination

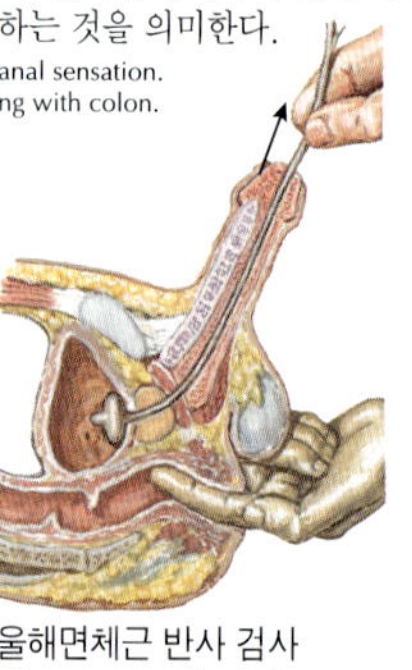

망울해면체근 반사 검사
Bulbcavernosus reflex test

검사/관찰	검사방법	임상적용
	신경혈관성	
	감각	
엉덩아랫배신경(L1)	두덩위, 가쪽 볼기 및 넙다리	이상감각은 해당 신경/신경근 병변을 의미
엉덩샅고랑신경(L1)	샅고랑 부위	이상감각은 해당 신경/신경근 병변을 의미
음부넙다리신경(L1 – 2)	음낭 또는 불두덩	이상감각은 해당 신경/신경근 병변을 의미
가쪽넙다리피부신경(L2 – 3)	가쪽 엉덩관절/넙다리	이상감각은 해당 신경/신경근 병변을 의미(예; 넙다리, 감각이상증)
음부신경(S2 – 4)	샅	이상감각은 해당 신경/신경근 병변을 의미
	운동	
넙다리신경(L2 – 4)	엉덩관절 굽힘	약화는 엉덩허리근 또는 해당 신경/ 신경근의 병변
아래볼기신경	바깥돌림	약화는 큰볼기근 또는 해당 신경/ 신경근의 병변
넙다리네모신경	바깥돌림	약화는 짧은 돌림근 또는 해당 신경/ 신경근의 병변
위볼기신경	벌림	약화는 엉덩허리근 또는 해당 신경/ 신경근의 병변
	기타	
반사	망울해면체근반사	손가락을 곧창자에 넣고 음경/음핵을 자극하거나 도뇨관을 당기면 항문조임근이 수축해야 한다.
맥박	넙다리동맥 맥박	감소된 맥박은 비정상이다.
	특수검사	
골반 흔들기	양쪽 엉덩뼈능선을 밀어본다.	불안정성/움직임은 골반고리 손상을 의미
엉치엉덩관절 부하검사	위앞엉덩뼈가시와 엉덩뼈능선을 누른다.	엉치엉덩관절의 통증은 엉치엉덩인대의 손상일 수 있다.
트렌델렌버그 징후	한 다리로 들기(엉덩관절 굽힘)	굽은쪽 : 골반이 올라가야 하나 만약 처지면 벌림근이나 중간볼기근(위볼기신경)의 이상이다.
패트릭(FABER) 검사	굽힘(Flex), 벌림(Abduction), 바깥돌림(ER) 자세에서 더 벌려본다.	통증이 있거나 하지가 반대쪽 다리 아래까지 벌려지지 않는 경우는 엉치엉덩관절의 병변이다.
넓적다리통증	위앞엉덩뼈가시(ASIS)의 안쪽을 눌러본다.	통증, 화끈거림, 저림이 야기되면 가쪽넙다리신경의 포착이다.
직장 및 질	특히 외상에 권장	대량의 혈액은 이들 기관과 통하는 외상을 의미한다.

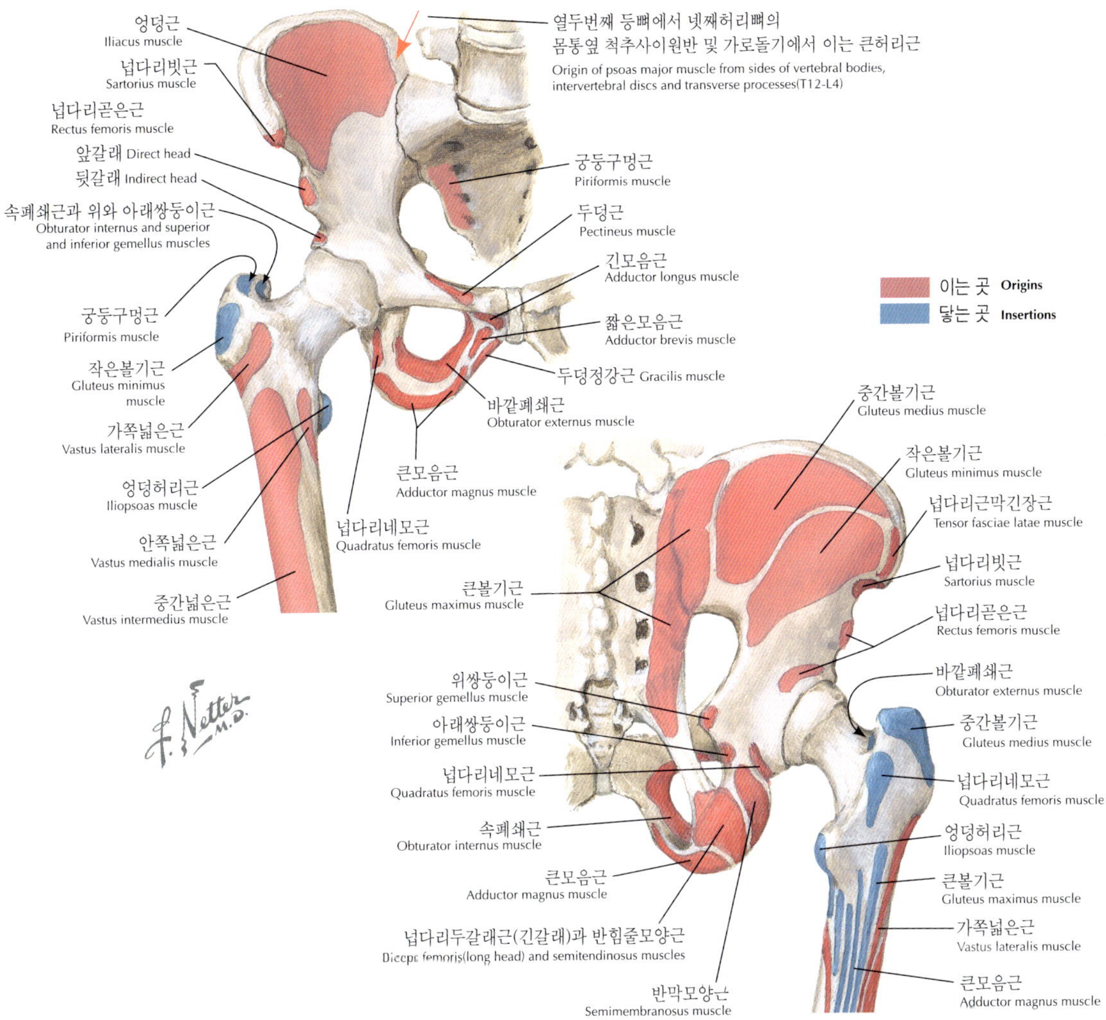

두덩뼈가지	큰돌기	궁둥뼈결절	넙다리 거친선
		이는 곳	
두덩근 긴모음근 짧은모음근 큰모음근* 두덩정강근 속폐쇄근 바깥폐쇄근		반막모양근 반힘줄모양근 넙다리두갈래근(긴갈래) 큰모음근* ***궁둥뼈*** 넙다리네모근 아래쌍둥이근	가쪽넓은근 중간넓은근 안쪽넓은근 넙다리두갈래근(짧은갈래)
		닿는 곳	
	중간볼기근(뒤쪽) 작은볼기근(앞쪽) 넙다리네모근(아래) 바깥폐쇄근(오목) ***짧은바깥돌림근*** 궁둥구멍근 위쌍둥이근 속폐쇄근 아래쌍둥이근		큰볼기근 큰모음근 짧은모음근 긴모음근 두덩근

*의 근육은 두 개의 이는 곳를 갖는다.

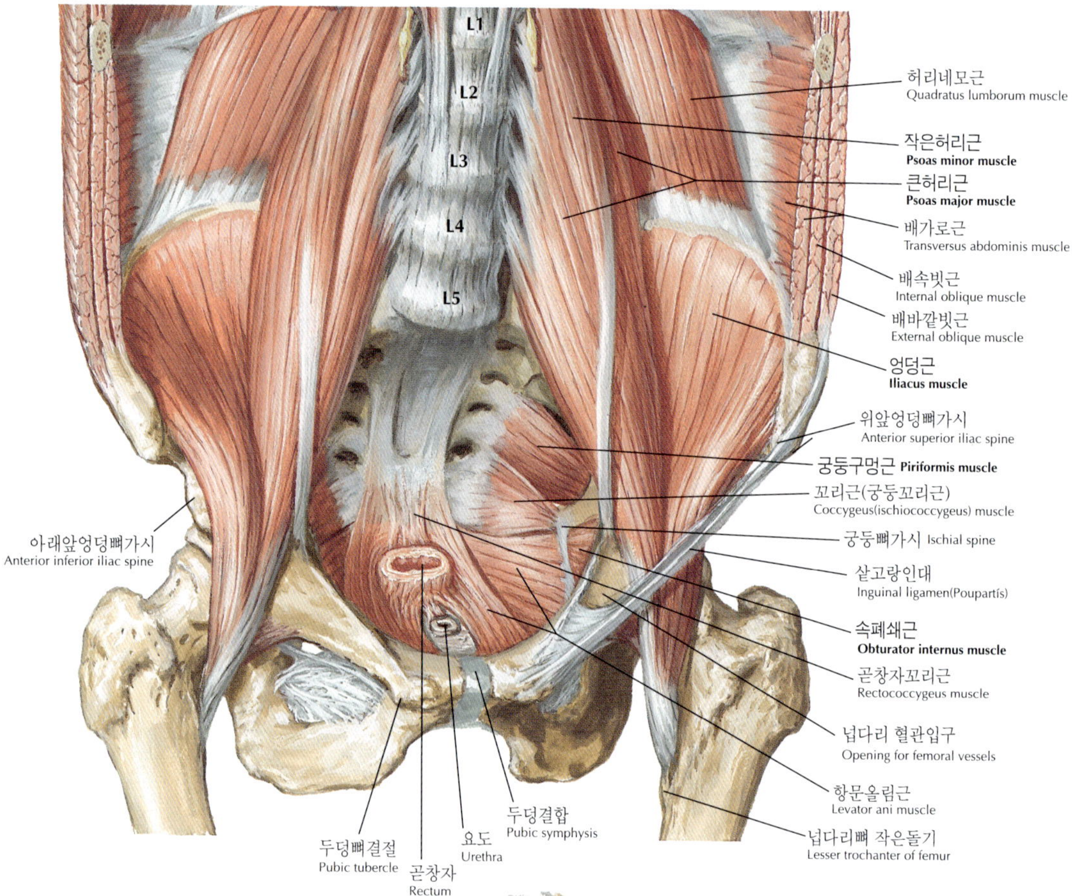

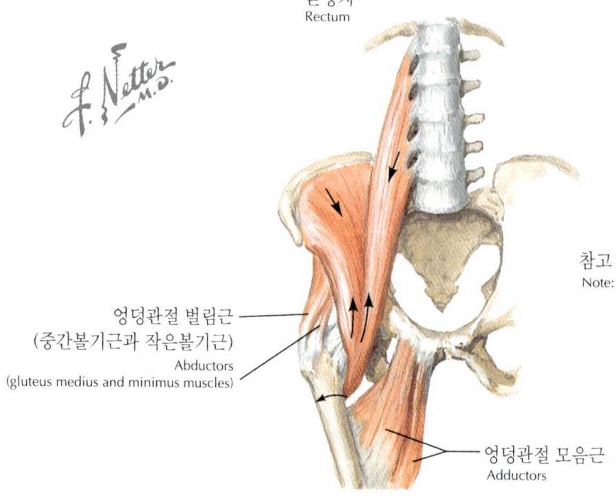

참고 : 화살표는 엉덩허리근의 작용방향이다.
Note: Arrows indicate direction of action of iliopsoas muscle.

근육	이는 곳	닿는 곳	신경	작용	설명
			엉덩관절 굽힘근		
큰허리근	T12 – L5 척추	작은돌기	넙다리신경	엉덩관절 굽힘	허리신경얼기를 덮는다.
작은허리근	T12 – L1 척추	엉덩두덩융기	L1 배쪽가지	엉덩관절 굽힘 보조	50% 인구에서 존재하며 약하다.
엉덩근	엉덩뼈오목/엉치뼈 날개	작은돌기	넙다리신경	엉덩관절 굽힘	엉덩뼈 앞쪽을 덮는다.

Chapter 8의 넙다리/엉덩관절의 근육을 같이 참고하시요.

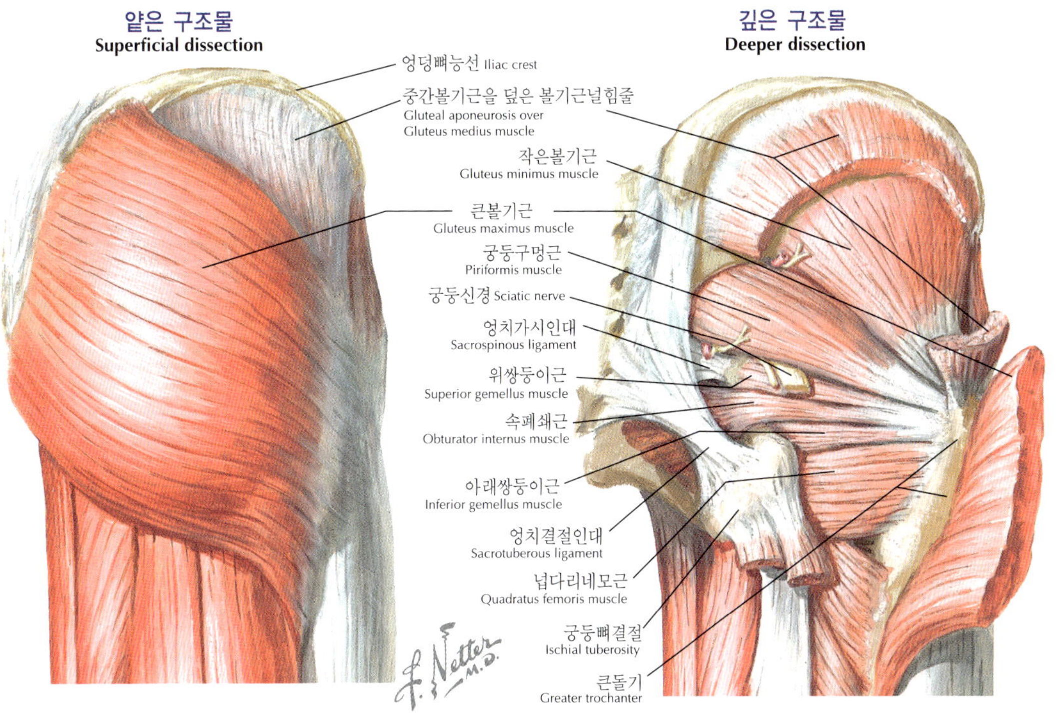

근육	이는 곳	닿는 곳	신경	작용	설명
		엉덩관절 벌림근			
넙다리근막긴장근	엉덩뼈능선, 위앞엉덩뼈가시	엉덩정강뼈띠/몸쪽정강뼈	위볼기신경	넙다리의 벌림, 굽힘, 안쪽돌림	엉덩관절 앞쪽 접근법의 경로
중간볼기근	앞볼기선과 뒤볼기선의 사이	큰돌기(뒷면)	위볼기신경	넙다리의 벌림과 안쪽돌림	근육이 비정상이면 트렌델렌버그 보행
작은볼기근	앞볼기선과 아래볼기선의 사이	큰돌기(앞면)	위볼기신경	넙다리의 벌림과 안쪽돌림	중간볼기근과 공동작용
		엉덩관절 폄근 및 바깥돌림근			
큰볼기근	엉덩뼈, 엉치뼈의 뒤쪽면	엉덩정강뼈띠, 볼기결절(넙다리뼈)	아래볼기신경	넙다리의 폄과 바깥돌림	엉덩관절 뒤쪽 접근시 잘라야 한다.
바깥폐쇄근	궁둥두덩 뼈가지, 폐쇄막	돌기 오목	폐쇄신경	넙다리의 바깥돌림	뼈속질 못고정의 삽입부
		짧은바깥돌림근			
궁둥구멍근	엉치뼈의 앞면	큰돌기의 위쪽	궁둥구멍근의 신경	넙다리의 바깥돌림	궁둥신경의 지표로 이용
위쌍둥이근	궁둥뼈가시	큰돌기의 안쪽	속폐쇄근의 신경	넙다리의 바깥돌림	엉덩관절 뒤쪽접근법시 잘라야 한다.
속폐쇄근	궁둥두덩뼈 가지, 폐쇄막	큰돌기의 안쪽	속폐쇄근의 신경	넙다리의 바깥돌림과 벌림	작은궁둥구멍으로 나간다.
아래쌍둥이근	궁둥뼈결절	큰돌기의 안쪽	넙다리네모근의 신경	넙다리의 바깥돌림	엉덩관절 뒤쪽접근시 잘라야 한다.
넙다리네모근	궁둥뼈결절	돌기사이능선	넙다리네모근의 신경	넙다리의 바깥돌림	근육의 아래로 안쪽 휘돌이 동맥의 오름가지가 위치

가로단면: 두덩뼈능선, 넙다리뼈머리, 꼬리뼈
Transverse Section: Pubic Crest, Femoral Heads, Coccyx

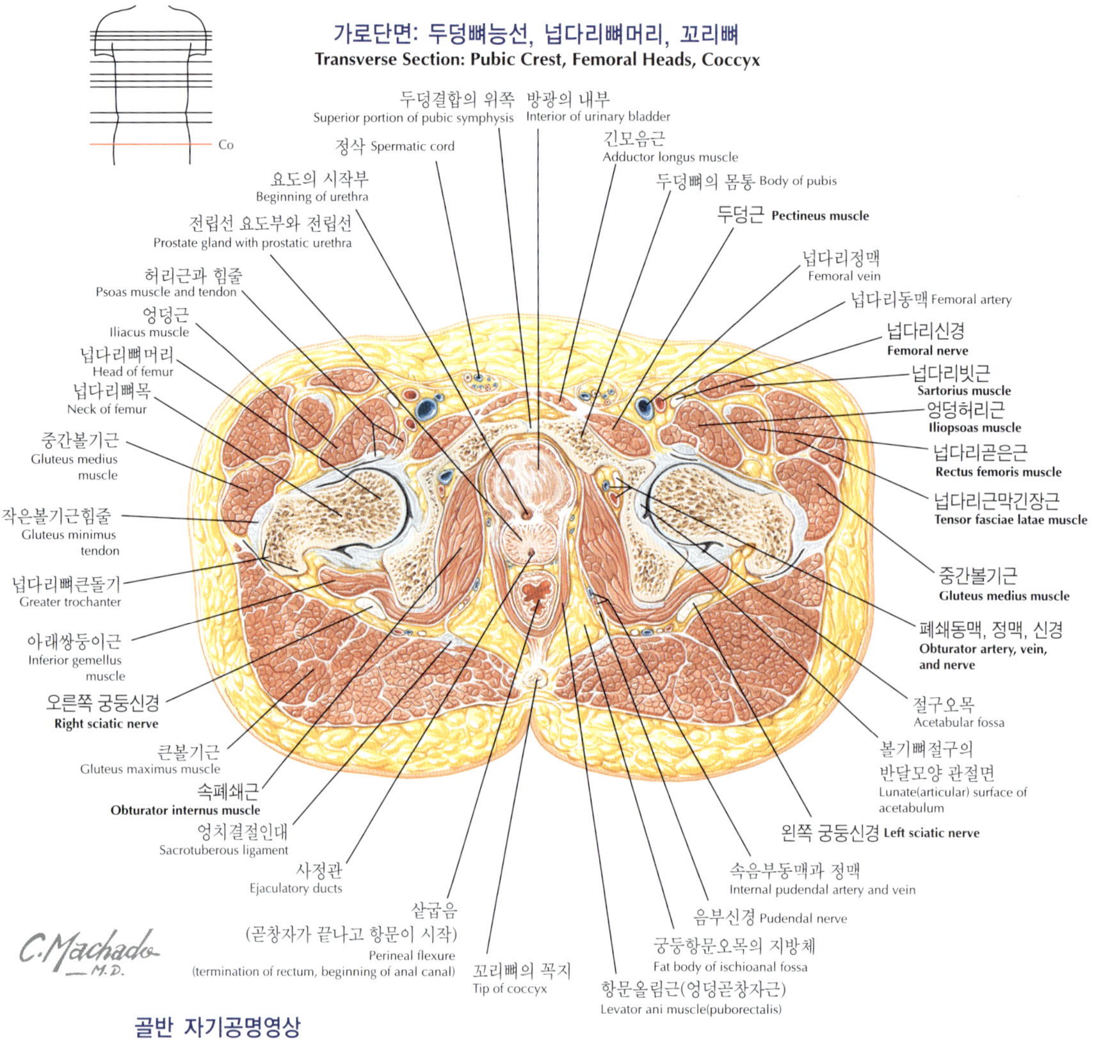

골반 자기공명영상
MRI pelvis

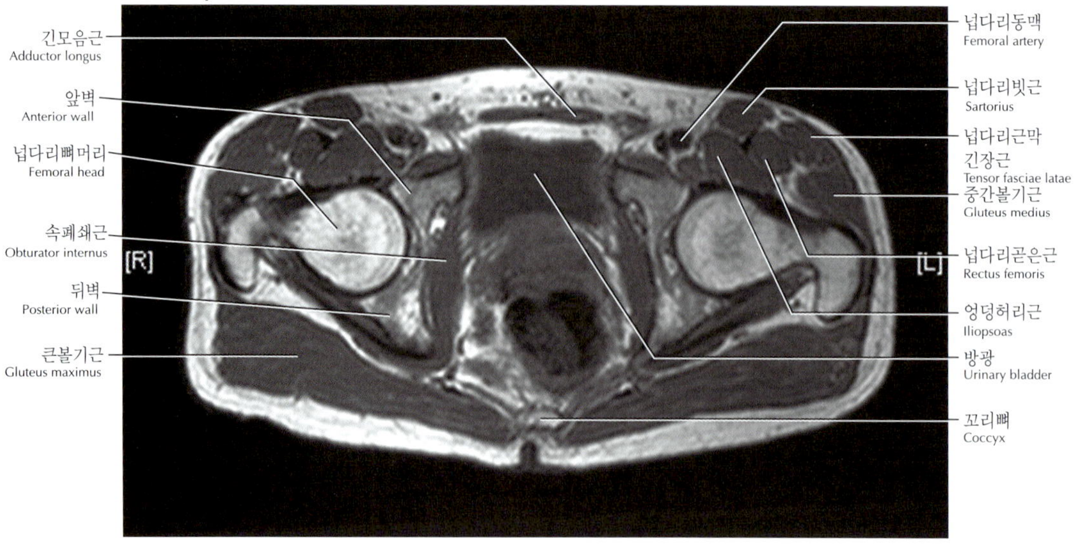

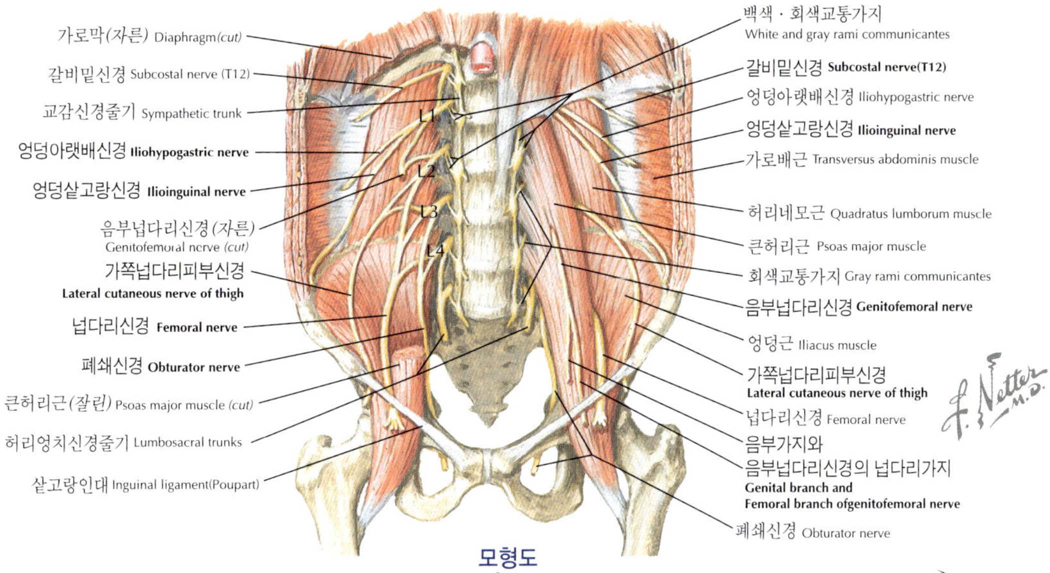

모형도
Schema

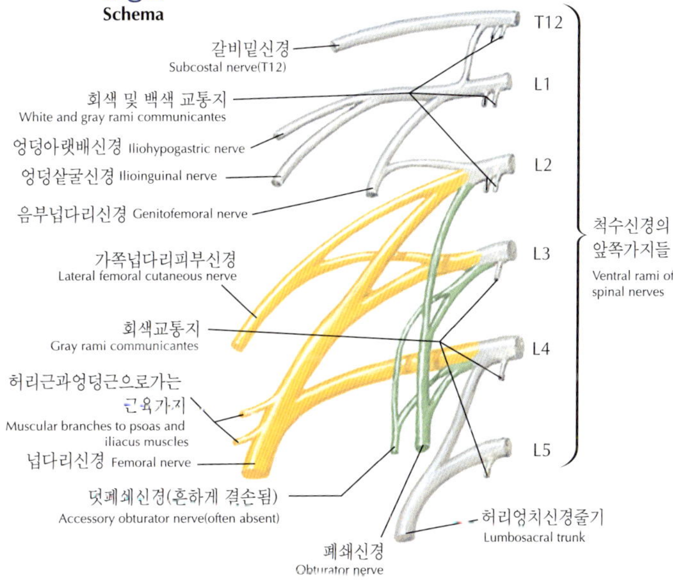

허리신경얼기

허리신경얼기는 L1 – L4의 배쪽가지로 구성된다. 두 신경갈래 : 앞쪽(굽힘근 지배), 뒤쪽(폄근 지배). 신경얼기는 허리근 안에서 형성된다.

앞쪽 신경갈래

갈비밑신경(T12)

감각 : 칼돌기 부분
운동 : 없음

엉덩아랫배 신경(L1)

감각 : 두덩뼈의 위
엉덩이의 뒤가쪽
운동 : 가로배근
배속빗근

엉덩샅고랑신경(L1) : 허리근의 아래에서 배근육을 뚫고 나간다.

감각 : 샅고랑 부위
운동 : 없음.

음부넙다리신경(L1 – 2) : 허리근을 뚫고, 허리근의 앞쪽에 위치한다.

감각 : 음낭, 대음순 부위
운동 : 고환올림근

폐쇄신경(L2 – 4) : 폐쇄관을 통하여 빠져 나가며 앞신경갈래와 뒤신경갈래로 나뉜다.(가로절구인대의 뒤에 견인기를 위치 시킬때 손상받을 수 있다.)

감각 : 폐쇄신경의 피부 가지를 통해 허벅지 아래의 안쪽의 감각
운동 : 배바깥빗근, 바깥폐쇄근(뒤신경갈래)

뒤쪽 신경갈래

가쪽넙다리피부신경(LCFN)(L2 – 3) : 엉덩근 위를 지나 위앞엉덩뼈가지의 아래를 가른다.(이곳에서 눌릴 경우 넙다리 감각이상증)

감각 : 없음(골반내).
운동 : 없음.

넙다리신경 : 허리근과 엉덩근 사이에 위치

감각 : 없음(골반내).
운동 : 허리근
엉덩근
두덩근

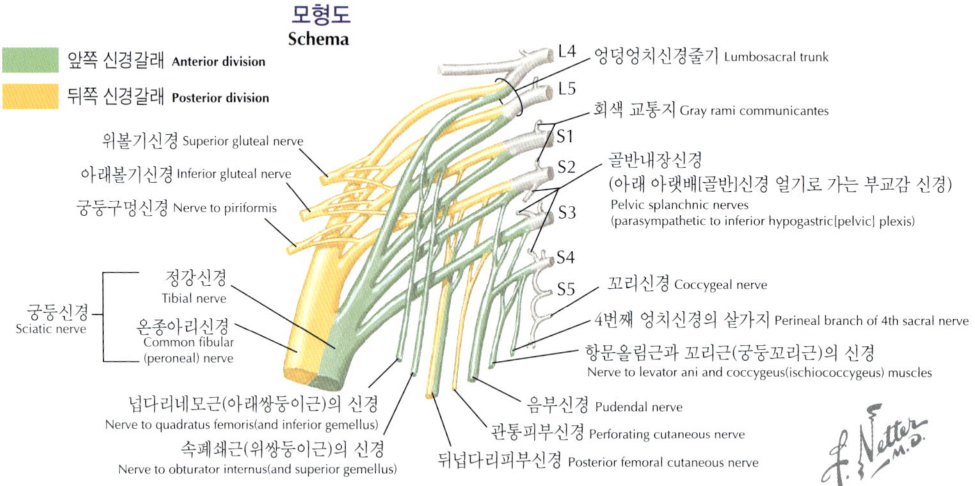

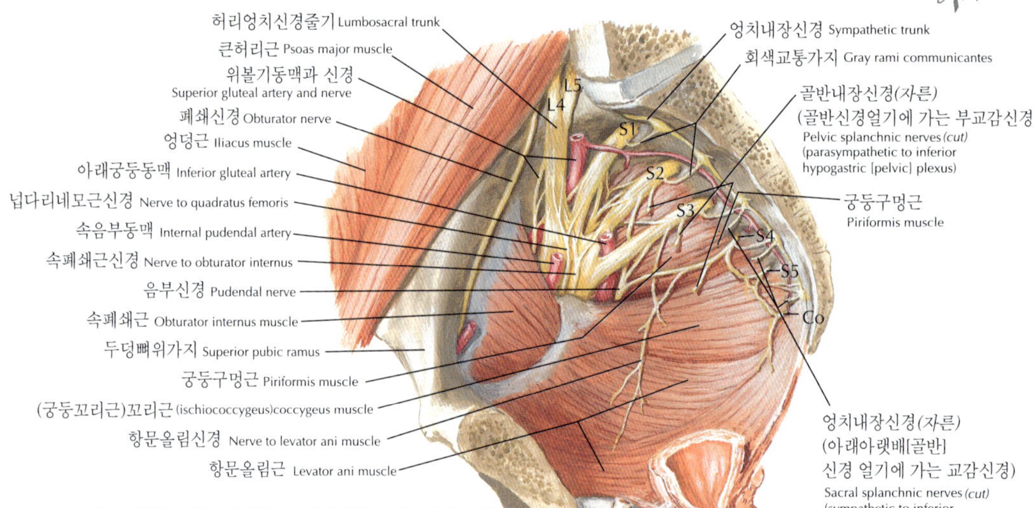

국소해부학: 골반을 절반으로 자른 안쪽 그리고 약간 앞면
Topography: medial and slightly anterior view of hemisected pelvis

허리엉치신경얼기

허리엉치신경얼기는 L4 – S3의 4개 배쪽 신경가지로 구성된다. 두 개의 신경갈래 : 앞쪽 신경갈래(굽힘근 지배), 뒤쪽 신경갈래(폄근 지배), 신경얼기는 앞궁둥구멍근 위에 놓여 있다.

앞쪽 신경갈래

넙다리네모근의 신경(L4 – S1) : 큰궁둥구멍으로 나간다.
감각 : 없음.
운동 : 넙다리네모근
아래쌍둥이근

속폐쇄근의 신경(L5 – S1) : 큰궁둥구멍으로 나간다.
감각 : 없음.
운동 : 속폐쇄근
위쌍둥이근

음부신경(S2 – 4) : 큰궁둥구멍으로 나갔다가 작은궁둥구멍으로 골반으로 다시 들어온다.
감각 : 샅
샅신경을 통해 (음낭/음순 신경가지)
아래곧창자신경을 통해
음경등신경을 통해 음경과 음핵으로
운동 : 망울해면체 : **샅신경**
궁둥해면체 : **샅신경**
요도조임근 : **샅신경**
비뇨생식기 가로막 : **샅신경**
바깥항문조임근 : **아래곧창자신경**

꼬리근의 신경(S3 – 4) : 직접 근육이 신경을 자극한다.
감각 : 없음.
운동 : 꼬리근
항문올림근

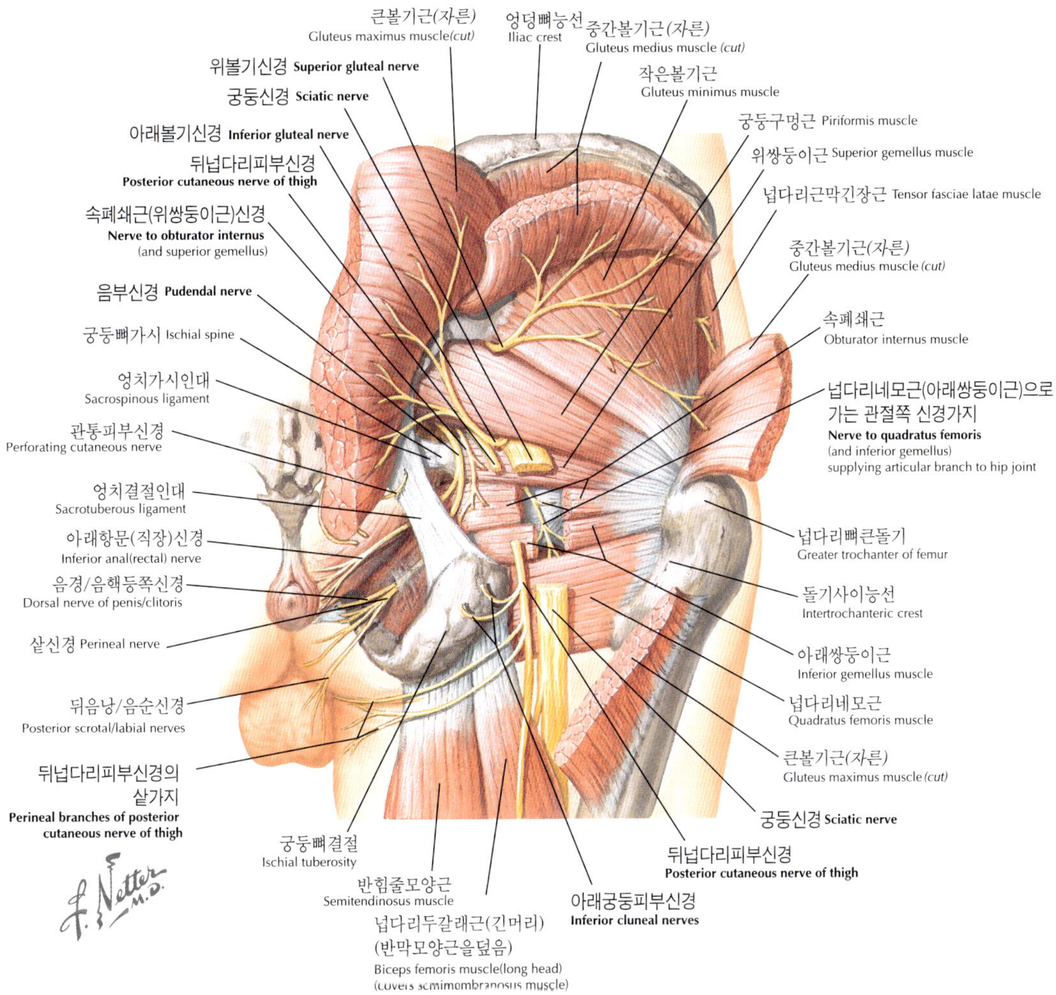

허리엉치신경얼기	
뒤쪽 신경갈래	**양쪽 신경갈래**
위궁둥신경(L4 – S1) : 큰궁둥구멍을 통해 궁둥구멍근의 위로 빠져 나간다. *감각* : 없음. *운동* : 중간볼기근, 작은볼기근, 넙다리근막긴장근 **아래궁둥신경**(L5 – S2) : 큰궁둥구멍을 통해 빠져 나간다. *감각* : 없음. *운동* : 큰볼기근 **궁둥구멍근신경**(S2) : 바로 근육을 지배한다. *감각* : 없음. *운동* : 궁둥구멍근	**뒤넙다리피부신경**(S1 – S3) : 큰궁둥구멍을 통해 나가며 궁둥구멍근의 아래를 지나 궁둥신경의 안쪽으로 간다. *감각* : 아래 엉덩이 : **아래둔부피부신경** 뒤샅 : **샅 신경가지** 뒤넙다리(8장 참고) *운동* : 없음. **궁둥신경**(L4 – S3) : 몸에서 가장 큰 신경이다. 두 개의 구성요소 : 정강이(앞쪽) 신경갈래/종아리뼈(뒤쪽) 신경갈래. 큰궁둥구멍을 통해 궁둥구멍근의 아래로 나간다. 궁둥구멍근의 위 또는 아래로 나가는 해부학적인 변이가 있다. 짧은바깥돌림근을 젖히는 것이 엉덩관절의 뒤쪽접근시 궁둥신경을 보호할 수 있다. *감각* : 없음(골반내 : 8 – 10장 참고). *운동* : 없음(골반내 : 8 – 10장 참고).

기타 신경(신경얼기 없음)	
위볼기피부신경(L1 – 3) : 등쪽 신경가지의 가지 *감각* : 엉덩이의 위쪽 2/3	**안쪽볼기피부신경**(S1 – 3) : 등쪽 신경가지의 가지 *감각* : 엉치뼈 부위와 엉덩이의 안쪽

• 궁둥구멍근은 볼기의 지표이다. 대부분의 신경은 그 아래로 빠져나간다. POP' s IQ는 음부신경에 폐쇄근, 뒤쪽피부, 궁둥뼈, 아래볼기신경, 넙다리네모근의 암기법 이다.

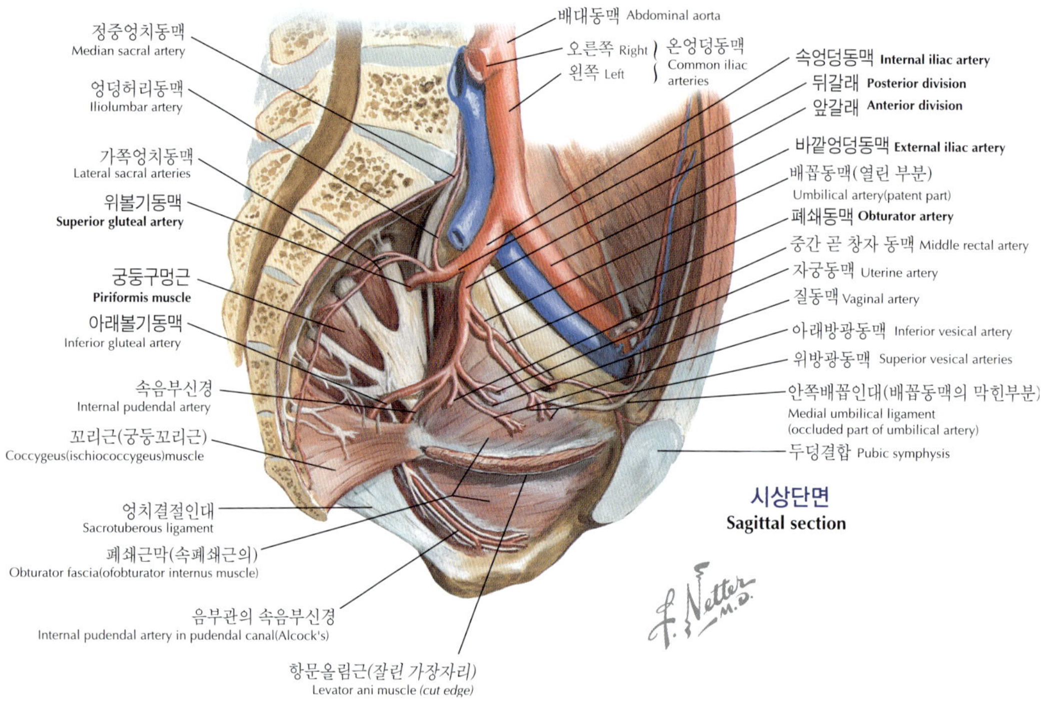

동맥	주행	설명/공급
	대동맥	
온엉덩동맥	L4에서 갈라지고 척추의 앞을 따라 내려온다.	골반과 다리에 혈액을 공급
정중엉치동맥	척추와 엉치뼈의 앞을 따라 내려온다.	가쪽 엉치동맥들과 연결을 이룬다.
	온엉덩동맥	
속엉덩동맥	요관의 아래로 엉치뼈까지 와서 갈라진다.	대부분의 골반과 골반내 장기를 공급하고 앞쪽과 뒤쪽으로 갈라진다.
바깥엉덩동맥	허리근의 앞면을 따라 샅고랑인대까지 진행	골반내 혈액공급은 미미하다.
	속엉덩동맥	
	앞쪽 혈관갈래	
폐쇄동맥	폐쇄구멍을 통해 폐쇄신경과 함께 나간다.	오목동맥(원인대)이 분지한다.
아래볼기동맥	큰궁둥구멍을 통하여 궁둥구멍근의 아래로 나간다.	큰볼기근에 공급한다.
다수의 내장 가지	배꼽 요관/질(여성) 아래내장(남성) 중간내장 속음부	방광에 공급한다(위내장동맥을 통해). 요관과 질에 공급한다(질동맥을 통해). 방관, 전립선, 정관에 공급한다. 위와 아래 곧창자 동맥과 연결한다. 음부신경과 함께 진행한다. 아래 곧창자 동맥이 이 동맥에서 가지로 나누어진다..
	뒤쪽 혈관갈래	
위볼기동맥	궁둥구멍근의 위로 큰궁둥구멍을 빠져나간다.	궁둥패임안에서 뒷기둥의 골절이나 골반고리의 파괴시 손상받을 수 있다.
엉덩허리동맥	엉덩뼈오목을 향해 위로 진행한다.	엉덩뼈, 엉덩근과 허리근에 공급한다.
가쪽엉치동맥	엉치뼈를 따라 엉치뼈 신경얼기의 앞으로 진행한다.	엉치뼈/엉치뼈 주위근육/신경 정중엉치동맥(대동맥)과 연결한다.

깊은 해부도
Deep dissection

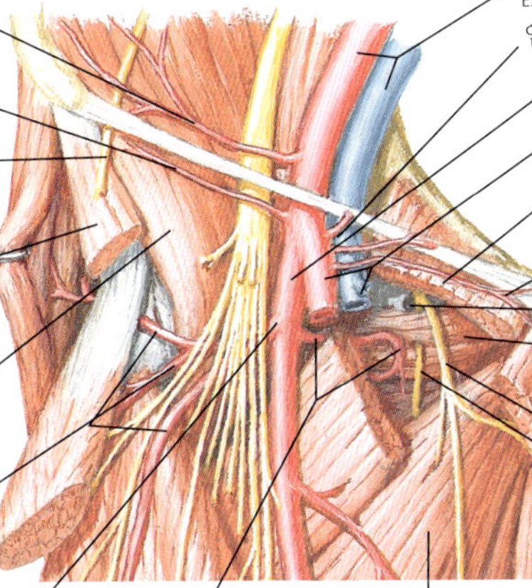

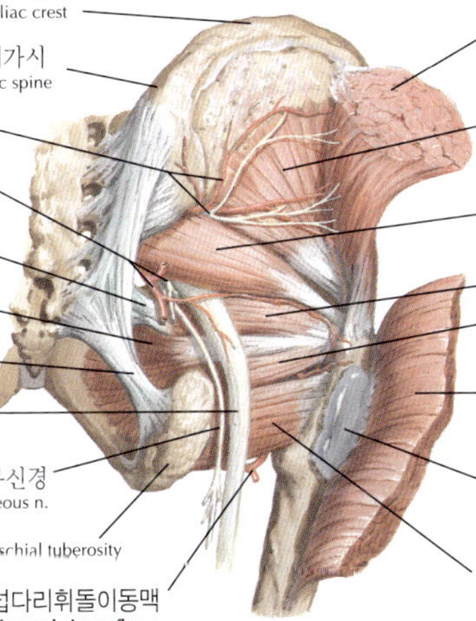

동맥	주행	설명/공급
	바깥엉덩동맥	
깊은엉덩휘돌이동맥	속배빗근의 가쪽으로 가서 엉덩뼈능선으로 이른다.	배벽의 앞가쪽에 공급한다.
아래배벽혈관	배가로근막에서 위로 진행한다.	앞쪽 배벽의 근육에 공급한다.
넙다리동맥	샅고랑인대의 아래로 바깥엉덩동맥에서 이어진다.	바깥엉덩동맥의 최종 혈관가지이다.
	넙다리동맥	
얕은휘돌이동맥	위앞엉덩뼈가시를 향해 피부밑으로 주행한다.	얕은 배벽조직에 공급한다.
얕은배벽동맥	배꼽을 향해 피부밑으로 주행한다.	얕은 배벽조직에 공급한다.
얕고깊은바깥음부동맥	모음근과 정삭 위로 안쪽으로 진행하여 샅고랑과 생식기로 간다.	두덩뼈 부위의 피부밑조직과 음낭/대음순에 공급한다.
깊은넙다리동맥	긴다리모음근과 두덩근/짧은다리 모음근의 사이	휘돌이동맥(2)과 관통동맥으로 끝난다
안쪽넙다리휘돌이동맥	두덩근과 허리근 사이로 가다가 넙다리네모근의 아래에서 넙다리뼈목뒤에 이른다.	넙다리네모근 아래로 진행하므로, 엉덩관절의 뒤쪽접근에서 손상 될 수 있다.
가쪽넙다리휘돌이동맥	가쪽으로 깊이 진행해서 넙다리빗근과 넙다리곧은근에 이른다.	앞가쪽 엉덩관절 접근에서 손상될 수 있다.

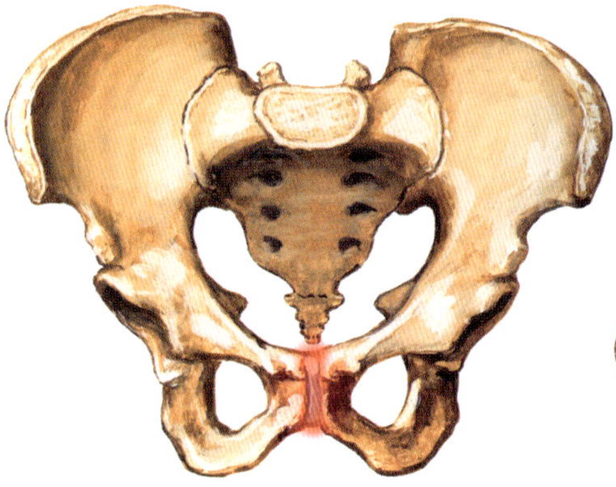

두덩뼈염
Osteitis pubis

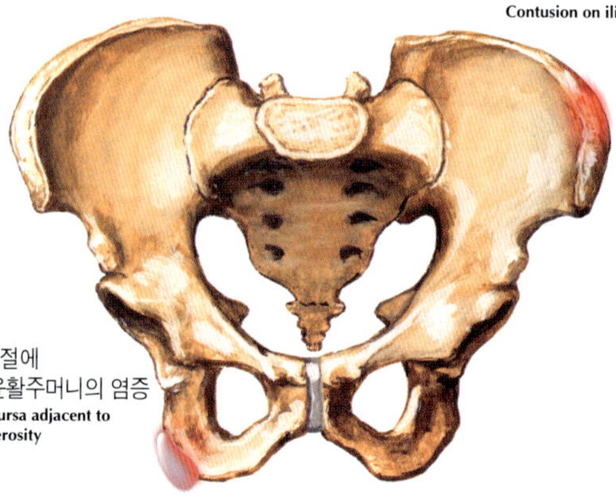

엉덩뼈능선의 타박상
Contusion on iliac crest

궁둥뼈결절에
인접한 윤활주머니의 염증
Inflamed bursa adjacent to
ischial tuberosity

궁둥뼈결절과 엉덩이 통증
Ischial tuberosity and hip pointer

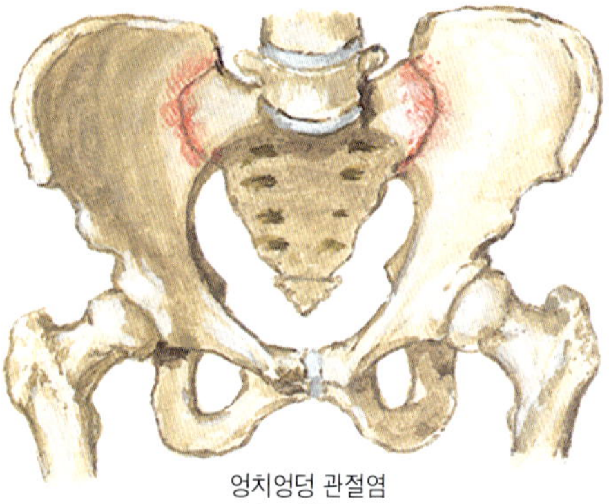

엉치엉덩 관절염
Sacroiliitis

질환설명	병력 및 이학적검사	방사선검사/소견	치료
		두덩뼈염	
• 두덩결합의 염증 또는 퇴행성 변화 • 원인 : 반복적인(운동성) 미세한 외상 또는 골절	**병력** : 골반 앞쪽의 통증, 운동 또는 외상 **이학적검사** : 촉진시 두덩 결합의 누름통증	**방사선검사** : 골반앞뒷면(+/– 입구면, 출구면) **컴퓨터단층촬영/자기공명영상** : 진단을 위해 필수적이지 않음.	1. 활동 조절 2. 휴식과 소염 진통제 3. 치료에 반응이 없는 경우에는 융합술 시행
		엉치엉덩관절염	
• 엉치엉덩관절의 염증 또는 퇴행성 변화 • 이 관절의 감염도 가능 • 라이터 증후군과 동반가능	**병력** : 허리통증 **이학적검사** : 엉치엉덩관절에 누름통증이 있고 FABER 검사 양성, 주사가 진단에 도움이 된다.	**방사선검사/컴퓨터단층촬영** : 엉치엉덩관절, +/– 퇴행성 변화 **뼈스캔** : 감염 배제 **진단의학검사** : 감염이 의심되는 경우는 CBE, 적혈구침강속도, C–반응단백질	1. 휴식과 진통소염제 2. 주사는 진단적 가치와 치료적 가치(스테로이드) 3. 융합술 : 거의 필요치 않음.
		궁둥뼈 윤활주머니염	
• 궁둥뼈결절의 윤활주머니의 염증 • 장시간 앉아 있을 때 발생 가능 • 별칭은 "직조공 궁둥이" • 넙다리뒤근육 손상과 유사한 증상	**병력** : 결절의 찢김골절을 배제하기 위해 골반 사진 **이학적검사** : 궁둥결절의 누름통증이 있고 넙다리뒤근육에 힘을 줄 때는 통증이 없다.	**방사선검사** : 결절의 찢김골절을 배제하기 위해 골반 사진 **자기공명영상** : 넙다리뒤근육의 삽입부 손상을 평가할 수 있다.	1. 휴식 2. 소염진통제 3. 활동조절 : 앉아 있는 것을 줄이고 방석을 이용
		엉덩뼈능선 타박상(엉덩관절점)	
• 엉덩뼈능선의 타박상 • 접촉성 운동(축구, 하키 등)에서 흔하다.	**병력** : 외상, 엉덩관절 통증 **이학적검사** : 촉진시 엉덩뼈 능선의 통증	**방사선검사** : 골절을 배제하기 위해 골반 사진 **컴퓨터단층촬영/자기공명영상** : 진단을 위해 필수적이지 않음.	1. 휴식과 소염진통제 2. 엉덩뼈 능선의 패딩 3. 스테로이드 주사

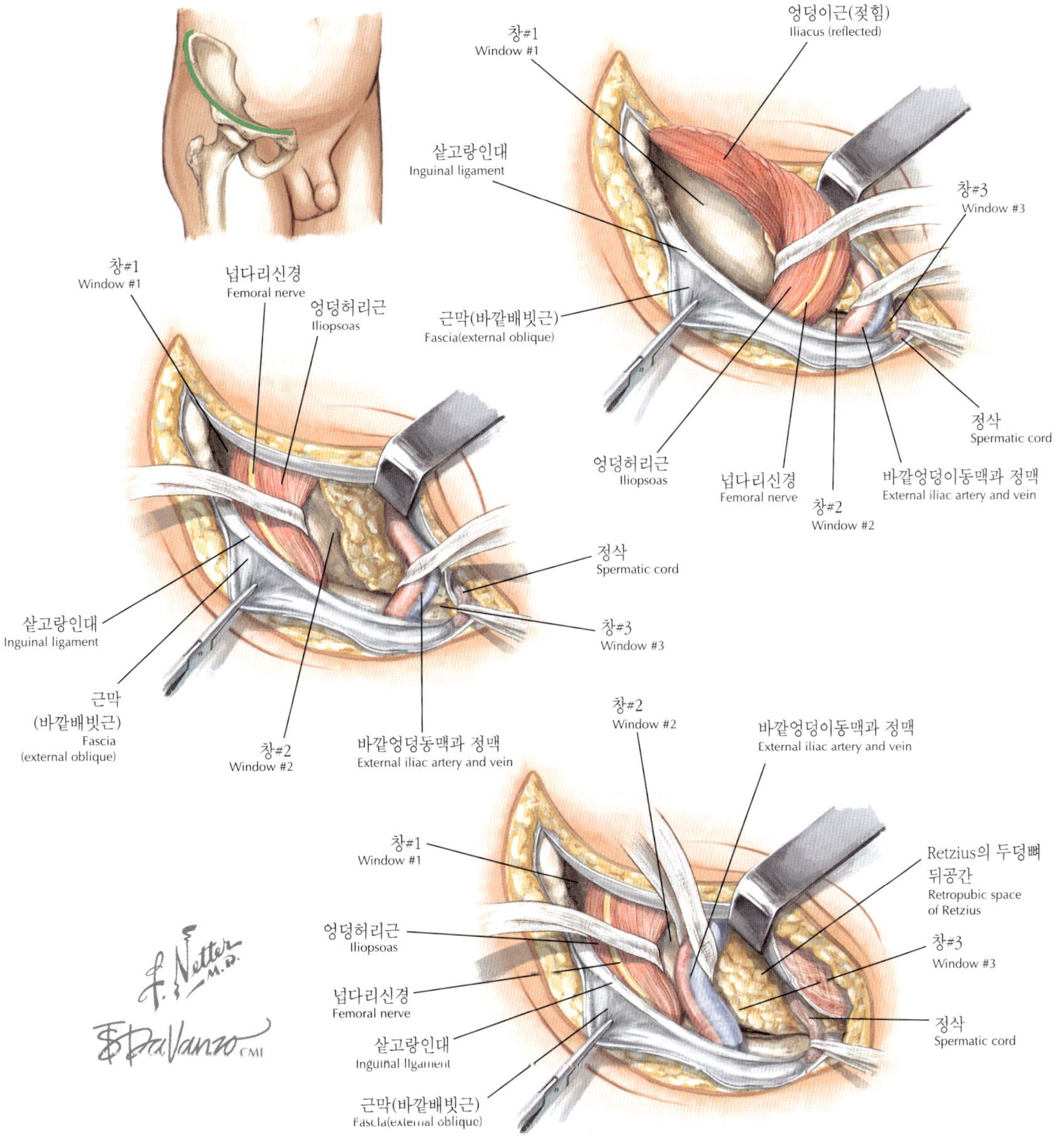

적응질환	접근경로	주의할 구조물	설명
엉덩샅고랑 접근법			
• 앞기둥을 침범하는 절구 골절의 열림되맞춤술 및 내고정술	3개의 창 – 간격(접근) : 1. 엉덩허리근과 넙다리신경의 가쪽(앞쪽, 엉치엉덩관절, 엉덩오목, 골반 가장자리) 2. 엉덩허리근/넙다리신경과 바깥엉덩동맥 사이(골반 가상사리, 두덩뼈가지의 가쪽 위쪽) 3. 바깥엉덩동맥의 안쪽과 정삭(사각형 판과[Retzius의]두덩뼈뒤공간)	• 바깥 엉덩혈관 • 죽음의 관(corona mortis) (폐쇄동맥과 바깥엉덩뼈동맥으로부터의 혈관) • 넙다리신경 • 가쪽넙다리피부신경 • 아래배벽동맥 • 정삭 • 방광(도뇨관 이용)	• 복부와 골반의 해부학적 지식이 수술을 시행하기 위해 필수적이다. • 반드시 배근의 골반쪽 삽입부와 엉덩근의 분리가 필요하다. • 접근창을 열기위해 엉덩허리근/넙다리신경 및 바깥 엉덩혈관들을 배뇨용 고무줄로 둘러 이용한다.

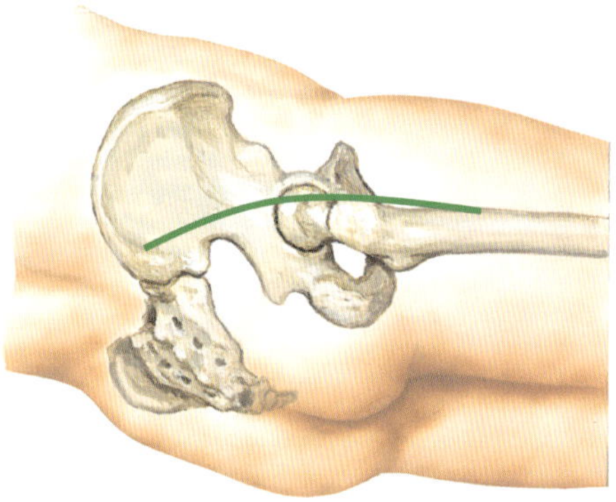

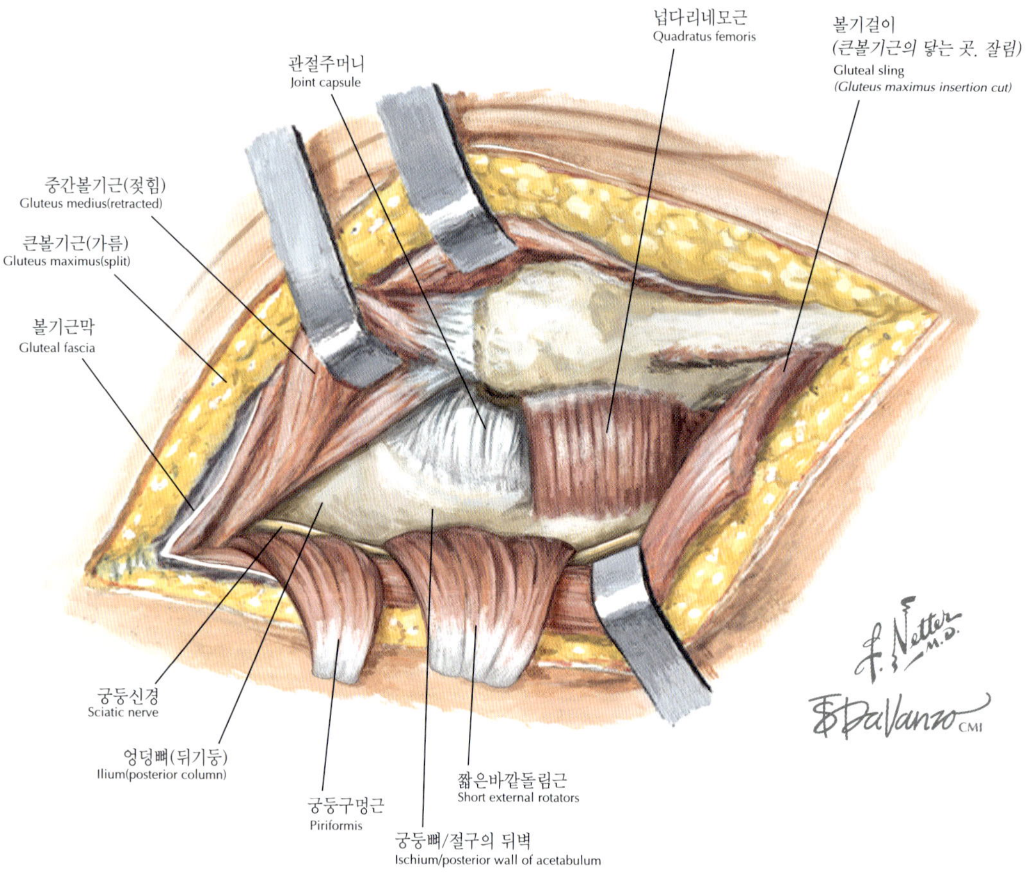

적응질환	접근경로	주의할 구조물	설명
Kocher-Langenbeck 접근법			
• 뒤기둥을 침범하는 절구 골절의 열림되맞춤술과 내고정술에 이용	신경사이 평면은 없다. • 큰볼기근(아래 볼기신경)의 근막을 근육섬유의 주행방향으로 가른다. 아래볼기신경이 근육을 가르는 한계가 된다. • 넙다리근막긴장근도 근섬유 방향과 일치해서 가른다.	• 궁둥신경 • 아래볼기동맥 • 위볼기혈관과 신경(특히 과도한 뒤당김에 의함.)	• 딴곳뼈되기가 흔하고 예방(예; 방사선 치료)이 종종 필요하다. • 혈관손상의 위험으로 넙다리네모근을 아래로 뒤당김하지 않아야 한다.

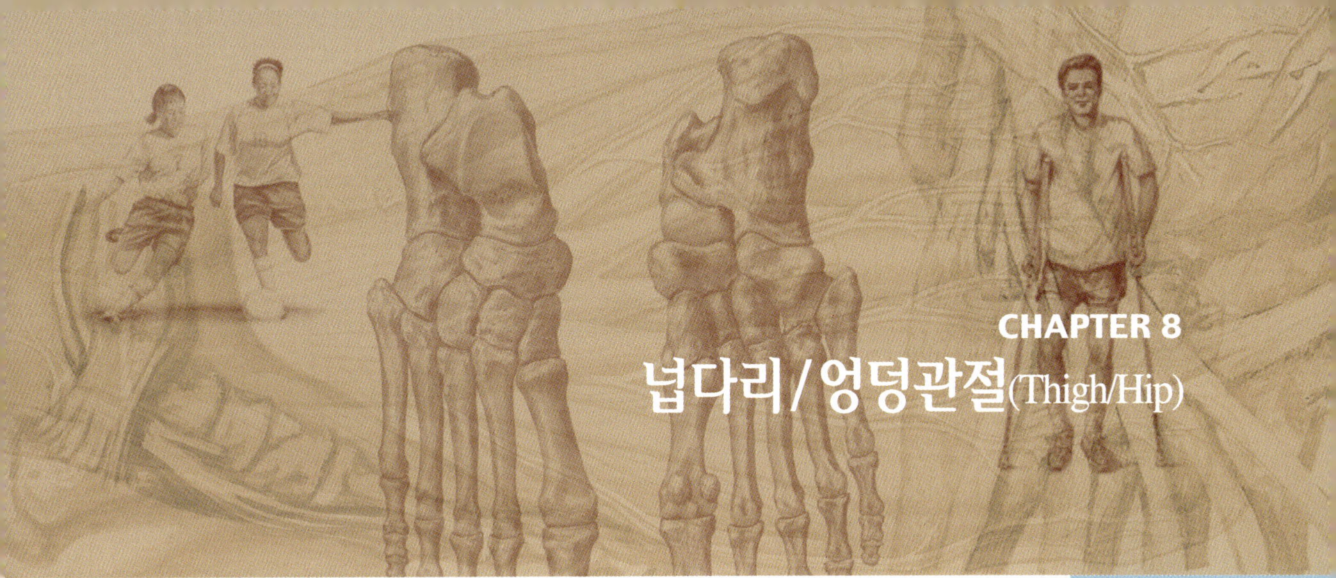

CHAPTER 8

넙다리/엉덩관절(Thigh/Hip)

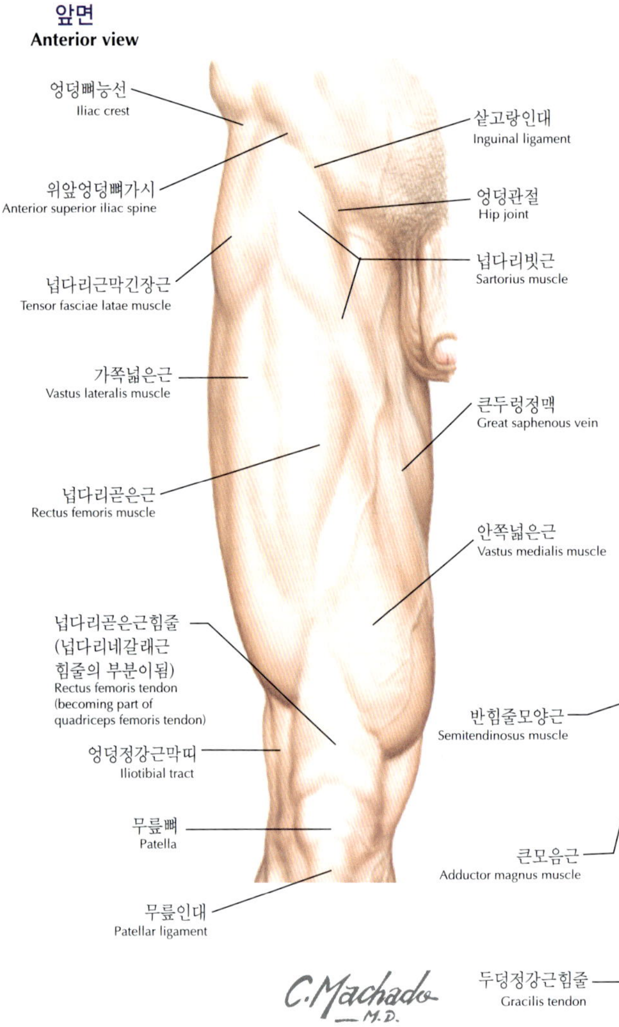

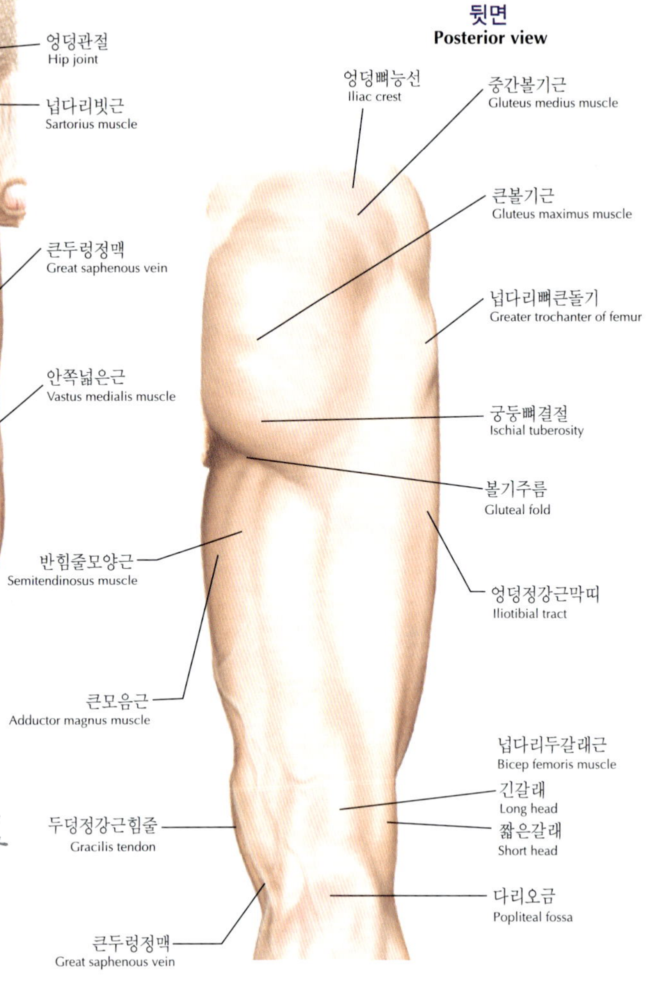

구조물	임상적용
엉덩뼈능선	"hip pointer"의 위치/엉덩뼈능선의 타박상 자가 뼈 이식 수확에 흔히 쓰이는 위치
큰돌기	누름통증은 넙다리돌기 윤활주머니염의 징조일 수 있음.
궁둥뼈결절	찢김골절(뒤넙다리근) 또는 윤활주머니염이 생길 수 있음.
엉덩정강근막띠	넙다리뼈의 큰돌기 위로 탁 소리를 낼 수 있으며, "발음성 엉덩관절" 증후군을 만든다. 긴장은 가쪽 무릎 그리고/또는 허벅지의 통증을 유발할 수 있다.
넙다리네갈래근 • 가쪽넓은근 • 안쪽넓은근 • 넙다리곧은근 • 중간넓은근(보이지 않음.)	위축은 손상을 시사할 수 있고, 그리고/또는 무릎 통증에 기여할 수 있다.
넙다리네갈래근힘줄	편심성 부하에 파열 가능하다. 결함은 이곳에서 느껴진다.
다리오금	오금동맥의 맥박이 이곳에서 촉진될 수 있다.

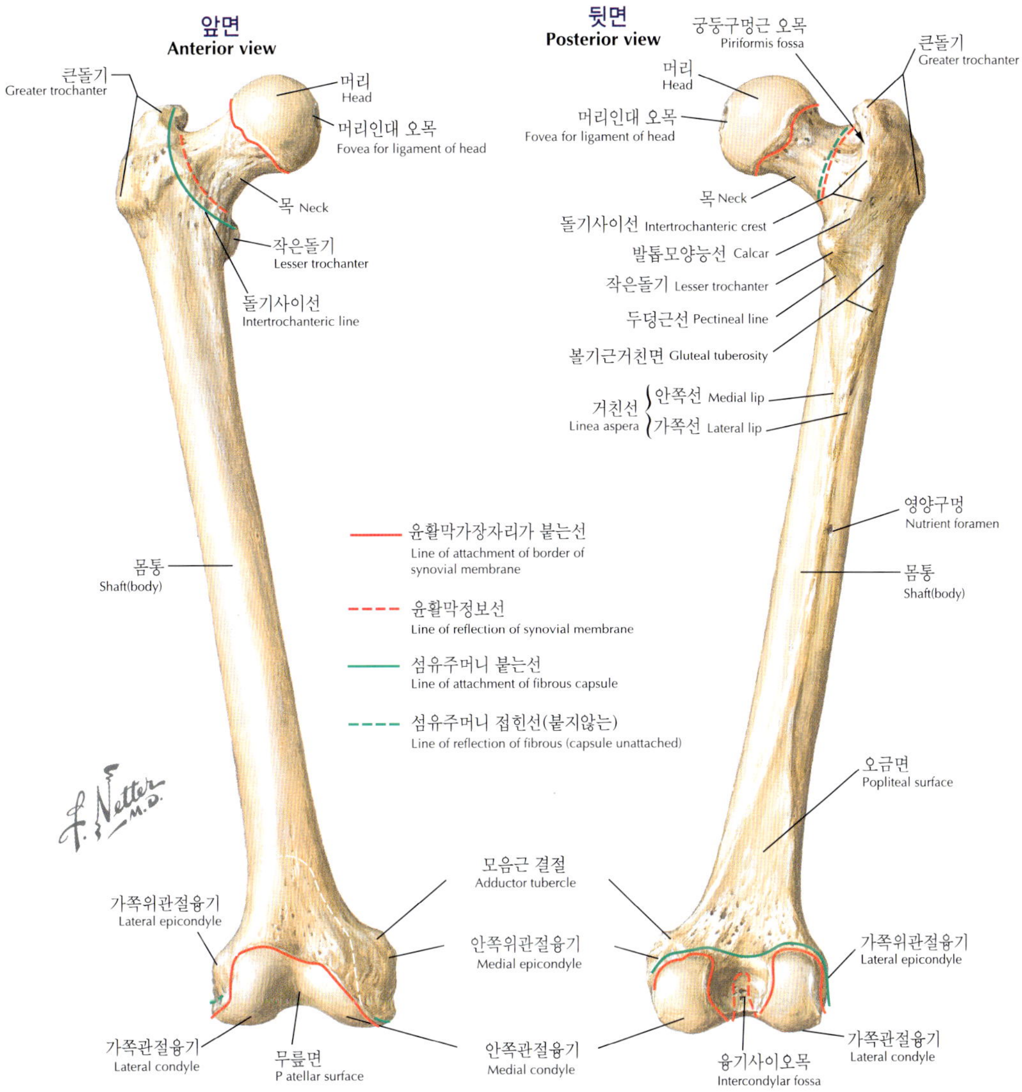

특징	뼈되기 중심 위치 및 출현시기		뼈융합	설명
넙다리뼈				
• 긴뼈의 특징들 • 몸쪽 넙다리뼈 ◦ 머리 : 거의 공모양(2/3) ◦ 목 : 몸통에서부터 전경됨 (앞으로 굽음). ◦ 큰돌기 : 바깥쪽 ◦ 작은돌기 : 뒤안쪽 • 몸통 : 관모양, 앞으로 휨 ◦ 뒷면의 거친선 : 근막과 근육이 닿는 곳 • 먼쪽 넙다리뼈 : 두개의 관절융기 ◦ 안쪽 : 크고, 더 뒤쪽에 있음. ◦ 가쪽 : 더앞에 있고, 더 몸쪽에 있음. ◦ 도르래 : 관절융기사이의 앞쪽 관절오목	1차 (몸통) 2차 먼쪽성장판 머리 큰돌기 작은돌기	7~8주 (태아) 출생 1년 4~5년 10년	16~18년 19년 18년 16년 16년	• 혈액공급 ◦ 머리/목 : 일차적으로 안쪽넙다리휘돌이동맥에서(또한 가쪽넙다리 휘돌이동맥과 둥근대동맥에서) ◦ 몸통 : 영양동맥(깊은 넙다리 동맥에서부터) • 머리의 혈관분포는 골절이나 어긋날시 파열될 가능성이 있음. – 무혈관성 괴사 유발 • 몸쪽 넙다리뼈 뼈밀도는 나이듦에 따라 줄어들고, 골절이 더욱 쉽게 유발되게 함. • 넙다리뼈목판 – 몸쪽 넙다리뼈의 뒤안쪽면에 있는, 수직으로 위치한 단단한 뼈 • 궁둥구멍근오목 – 큰돌기의 뒤앞쪽 바닥 : 넙다리못이 시작하는 점(넙다리 [illegible]발톱) • 목/몸통각 : 120 – 135° • 넙다리[앞굽용경사(뒤틀림] : 10 – 15° • 먼쪽 넙다리뼈 성장판 : 7mm/년 정도자람

물리적 부하와 관련된 뼈구조

Bone Architecture in Relation to Physical Stress

볼프의 법칙: 뼈구조는 스스로의 형태와 질량을 외부의 힘에 가장 잘 저항하도록 맞춘다. (즉, 기능에 따라 형태와 질량이 맞춰진다.)

Wolffís law. Bony structures orient themselves in form and mass to best resist extrinsic forces (ie, form and mass follow function)

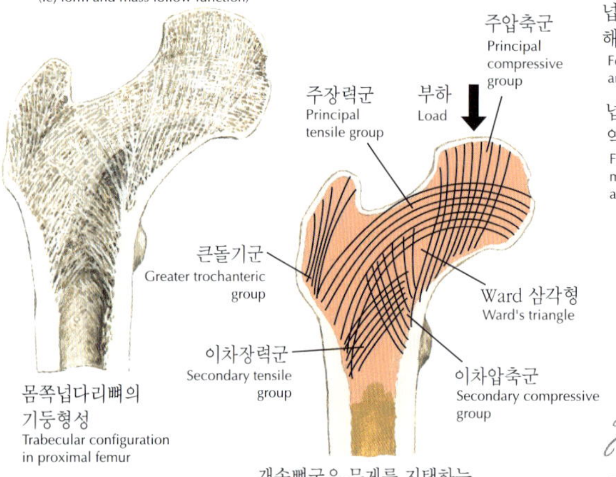

갯솜뼈군은 무게를 지탱하는 부하의 선을 확실하게 한다.
Trabecular groups confirm to lines of stress in weight bearing

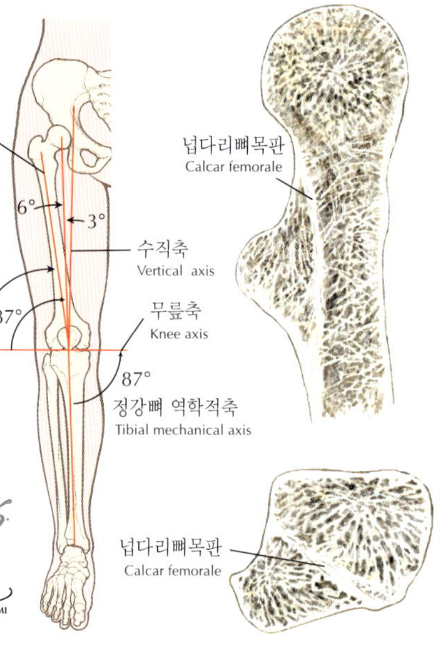

군	설명
몸쪽 넙다리뼈 골학	
• 몸쪽 넙다리뼈는 머리와 목을 지지하는 몇 개의 구분되는 갯솜뼈군으로 이루어져 있다. • 이러한 군의 유무가 몸쪽 넙다리뼈의 뼈감소증의 존재와 정도를 정하는데에 도움이 된다. • 뼈 군의 어긋남이 전위된 넙다리뼈 목 골절에서 골절의 유형을 결정한다.	
주압축군	넙다리뼈머리 위쪽에서부터 안쪽 목까지, 가장 강한 갯솜뼈, 체중을 지지
주장력군	넙다리뼈머리 아래쪽에서부터 가쪽 겉질까지
이차압축군	몸쪽 넙다리뼈 부하의 선을 따라 정렬됨.
이차장력군	가쪽 몸쪽 넙다리뼈 부하의 선을 따라 정렬됨.
큰돌기군	큰돌기 안의 부하의 선을 따라 정렬됨.
Ward 삼각형	넙다리뼈 안의 상대적으로 기둥이 거의 없는 구역

하지의 정렬	
정의	
해부학적 축	넙다리뼈 축을 따라 그린선
기계적 축	넙다리뼈머리 중심과 돌기 사이패임 사이로 그린선
무릎축	두 넙다리뼈 돌기 아래면을 따라 그은선
수직축	수직선, 지면에 수직
가쪽 넙다리 뼈각	넙다리뼈축과 무릎축 사이로 형성되는 각
관련	
무릎축	지면과 평행, 수직축과 수직
역학적축	해부학적 축에서 평균 6° 수직축에서 거의 3°
가쪽 넙다리뼈각	넙다리뼈 해부학적 축에 대하여 81° 넙다리뼈 역학적 축에 대하여 87°

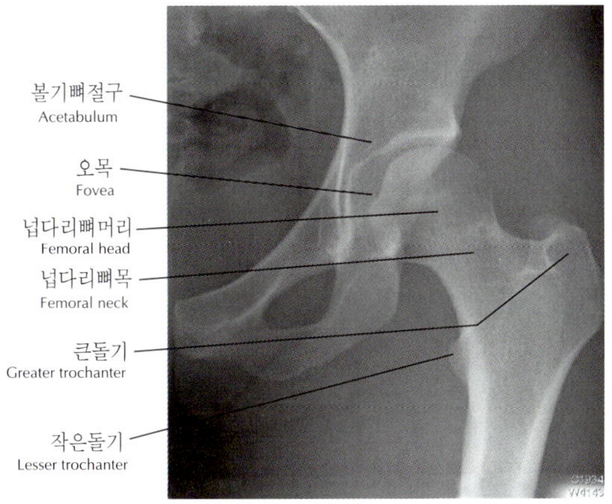

엉덩관절 앞뒤쪽, 방사선사진
Hip, AP xray

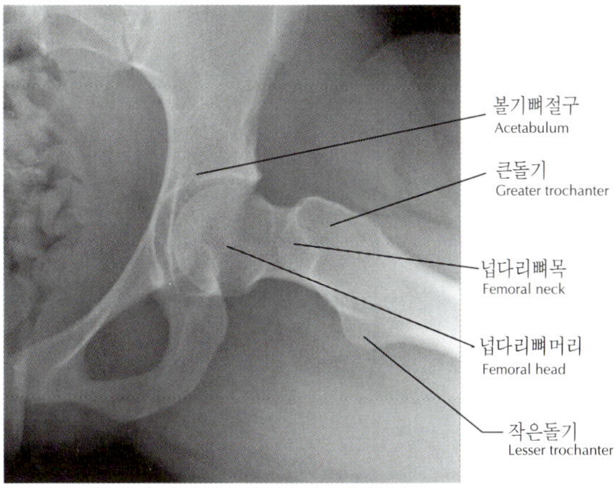

엉덩관절 가쪽 방사선사진
Hip, Lateral xray

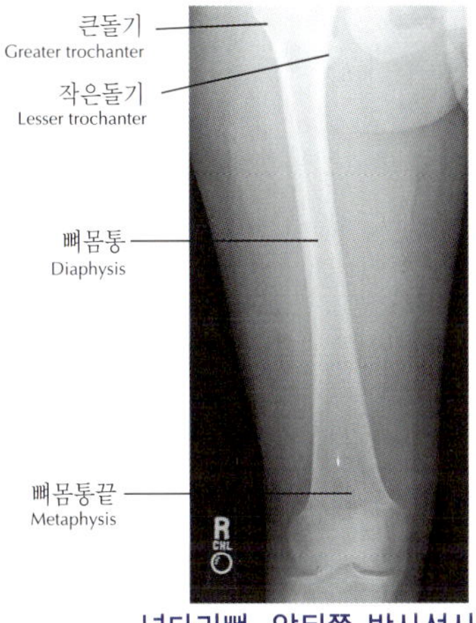

넙다리뼈, 앞뒤쪽 방사선사진
Femur, AP

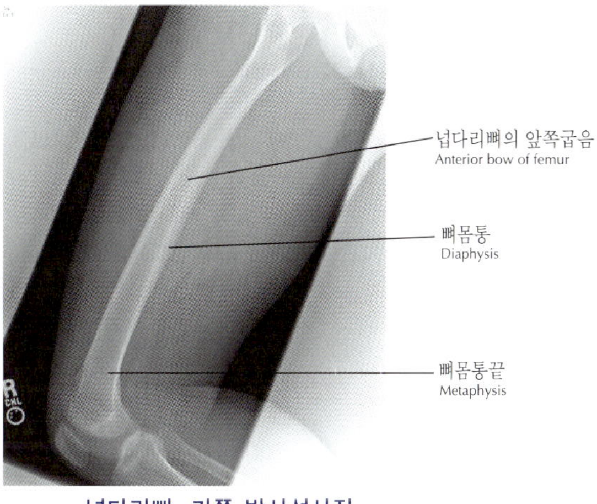

넙다리뼈, 가쪽 방사선사진
Femur, Lateral

방사선촬영	검사방법	소견	임상적용
앞뒤방향 골반	바로 누운자세, 수평결합에 방출	양쪽 엉덩이와 골반	골절, 어긋남, 관절염
앞뒤방향 엉덩이	몸쪽 넙다리뼈에 방출	넙다리뼈머리, 절구	골절, 관절염
가쪽(개구리다리)	배굽힘, 엉덩이 가쪽돌림, 엉덩이에 방출	넙다리뼈목, 머리, 절구테두리	골절, 관절염
가쪽(축상)	반대쪽 엉덩이 굽힘, 테이블을 가로질러서 엉덩이에 방출	넙다리뼈, 절구테두리 겉질은 가쪽 방향에서 잘보임.	대부분 열림되맞춤술및 내고정술을 위해 수술전 골절 사진이 필요
앞뒤방향넙다리뼈	누운자세, 넙다리뼈 중간에 방출	넙다리뼈, 물렁조직	골절, 종양
가쪽넙다리뼈 7장, 골반, 절구 영상	가쪽 방향에서 넙다리뼈에 방출	넙다리뼈, 물렁조직	골절, 종양
	그외 검사		
컴퓨터 단층촬영	축, 앞뒤세로, 오른쪽왼쪽세로 영상	관절의 일치성, 골절조각	절구관절내 또는 목부위 골절
자기공명영상	다양함.	테두리, 연골, 갯솜뼈	테두리 찢어짐. 무혈성괴사, 피로골절
뼈 스캔	방사성 동위원소	모든뼈에 대해 평가	피로골절, 감염, 종양

뒤쪽 탈구
Posterior Dislocation

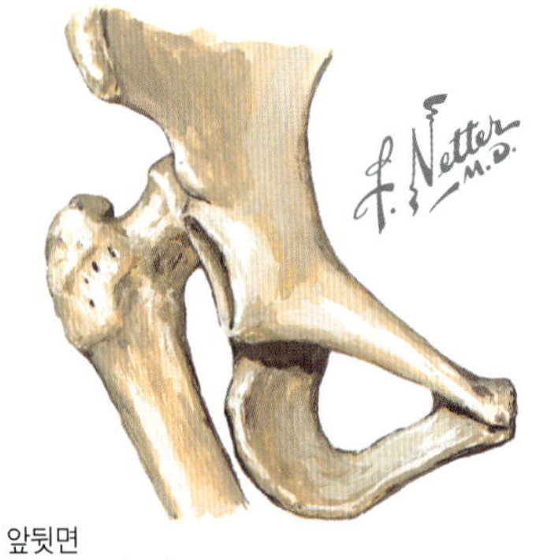

앞뒷면
Anteroposterior view
절구의 뒤위쪽으로 골절된 넙다리뼈머리가 놓여있다. 넙다리뼈는 모음과 안쪽돌림 되어있으며 엉덩이는 굽혀져 있다. 궁둥신경은 늘어나 있다.
Dislocated femoral head lies posterior and superior to acetabulum. Femur adducted and internally rotated; hip flexed. Sciatic nerve may be stretched

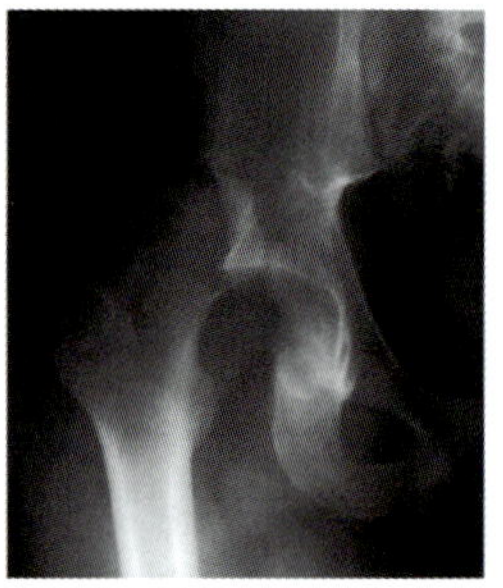

앞뒤방향 영상
Anteroposterior radiograph
뒤쪽 어긋남을 볼 수 있다.
shows posterior dislocation

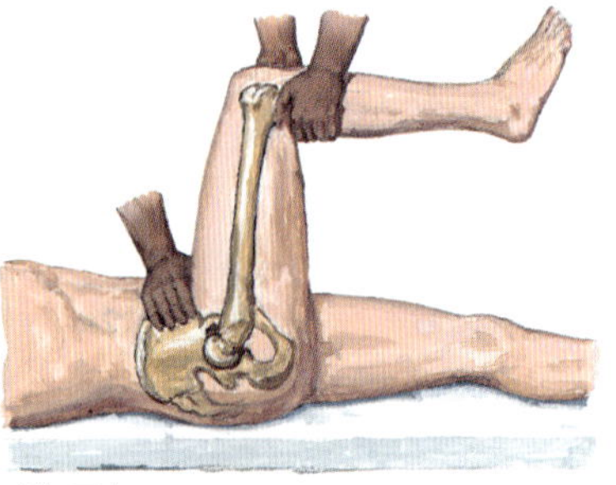

Allis 조작
Allis maneuver
마취 후 환자를 테이블 위에 바로 눕힌다. 검사자는 안쪽으로 당기면서 무릎을 굽혀 절구쪽으로 당긴다. 약간 돌려 주는 것이 도움이 될 수 있다. 보조자는 위앞엉덩뼈가시쪽을 눌러 골반을 고정시킨다.
Patient supine on table, under anesthesia or sedation. Examiner applies firm distal traction at flexed knee to pull head into acetabulum; slight rotary motion may also help. Assistant fixes pelvis by pressing on anterior superior iliac spines

앞쪽 탈구
Anterior Dislocation

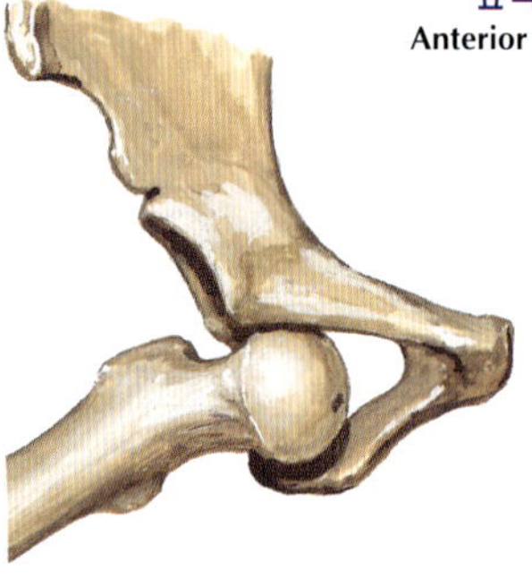

앞면
Anterior view
넙다리뼈머리가 골반의 폐쇄구멍으로 들어가 있다. 엉덩이는 굽혀져 있고, 넙다리뼈는 넓게 벌림과 바깥돌림 되어 있다.
Femoral head in obturator foramen of pelvis; hip flexed and femur widely abducted and externally rotated

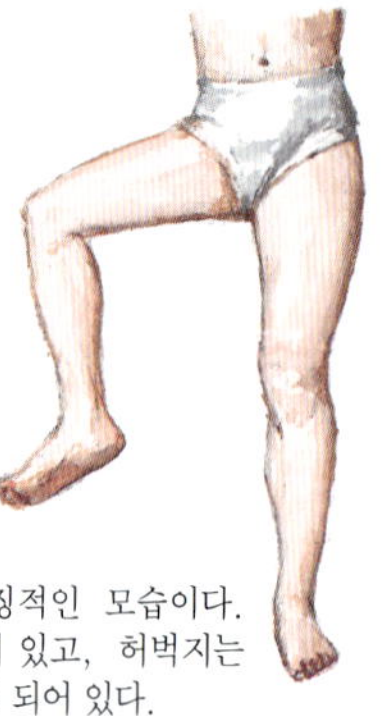

손상부위의 특징적인 모습이다. 엉덩이는 굽혀져 있고, 허벅지는 벌림과 바깥돌림 되어 있다.
Characteristic position of affected limb. Hip flexed, thigh abducted and externally rotated.

질환설명	병력 및 검사	분류	치료
엉덩이 탈구(어긋남)			
• 심한 외상(교통사고, 계기판 손상등) 심각한 추락 • 정형외과적 응급 : 늘어진 맞춤술로 인한 넙다리뼈머리의 무혈관성 괴사 위험증가 • 골절이 동반되거나 동반되지 않은 다발성 손상(넙다리뼈머리/목, 절구) • 뒤쪽탈구가 가장 흔함(85%).	**병력 :** 외상.심한 통증 허벅지/엉덩이를 움직일 수 없음. **이학적검사 :** 허벅지 위치 • 뒤쪽 : 모음, 굽힘, 안쪽돌림 • 앞쪽 : 벌림, 굽힘, 바깥돌림 • 통증(움질일때 동반) 적절한 신경혈관 검사(궁둥신경) **방사선검사 :** 골반앞뒤사진, 개구리다리 가쪽사진(넙다리뼈머리의 크기가 다름), 넙다리뼈와 무릎뼈 사진 **전산화단층촬영 :** 골절이나 뼈조각 유리체(정복 후)	**뒤쪽 : Thompson** Ⅰ : 뒤쪽벽 손상이 없거나 적음 Ⅱ : 뒤쪽벽 손상이 큼 Ⅲ : 절구의 분쇄 골절 Ⅳ : 절구바닥 골절 Ⅴ : 넙다리뼈머리 골절 **앞쪽 : Epstein** Ⅰ(A, B, C) : 위쪽 Ⅱ(A, B, C) : 아래쪽 A : 골절 없음. B : 넙다리뼈머리 골절 C : 절구 골절	조기맞춤이 필수적(6시간내) 이후에 반복적인 영상학적검사와 신경학적 검사 **뒤쪽 :** Ⅰ. 폐쇄되맞춤술과 벌림 베개 Ⅱ - Ⅴ 1. 폐쇄되맞춤술(맞춤 불가능시 열림되맞춤) 2. 열림되맞춤 및 내고정(골절이나 뼈조각/유리체등이 있을때) **앞쪽 :** 폐쇄되맞춤술, 필요시엔 열림되맞춤술과 내고정

합병증 : 외상후 뼈괴사(무혈관성 괴사) (조기맞춤이 위험성을 낮춘다.) 궁둥신경 손상(뒷쪽 탈구시) 넙다리신경/동맥 손상(앞쪽 탈구시), 뼈관절염, 물렁조직의 뼈되기

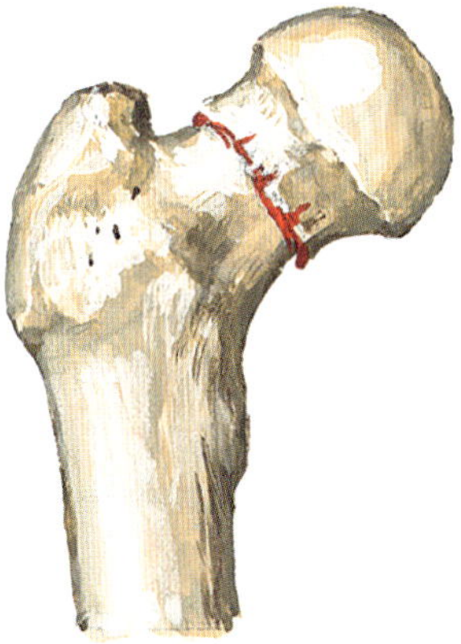

Type I. 끼임 골절
Impacted fracture

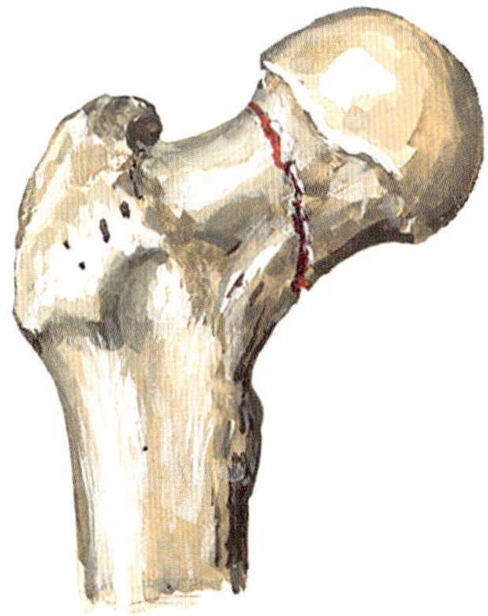

Type II. 비전위 골절
Nondisplaced fracture

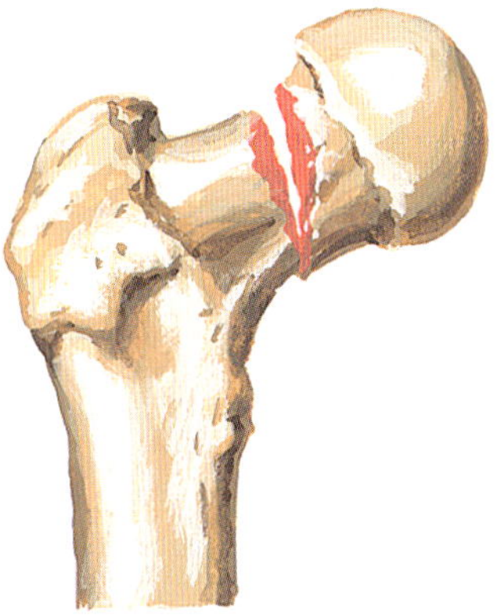

Type III. 부분전위 골절
Partially displaced

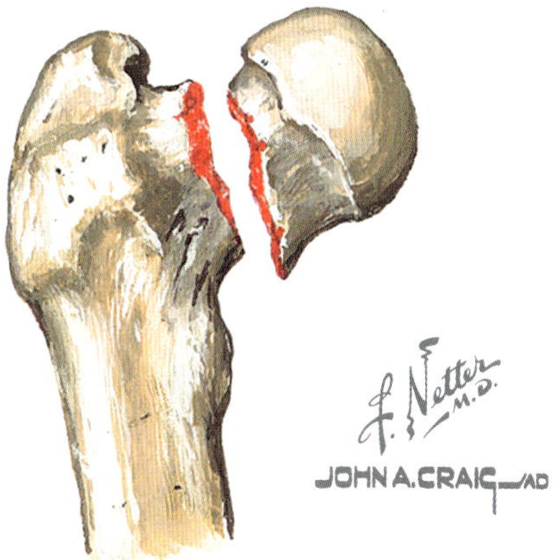

Type IV. 전위 골절
Displaced fracture
일반적으로 수직으로 나타난 골절선은 좋지 못한 예후를 보인다.
vertical fracture line generally suggests poorer prognosis

질환설명	병력 및 검사	분류	치료
넙다리뼈목 골절			
• 기전 ◦ 노인에서 추락이 가장 흔함. ◦ 젊은이에서는 심한 외상(교통사고) • 주머니속 골절 • 넙다리뼈머리의 혈액 공급이 전위 골절시 위험 할 수 있다. • 뼈엉성증과 연관되어 있다. • 높은 이환율과 합병증 비율이 보인다.	**병력 :** 추락, 통증, 체중을 싣거나 걷기 불가능 **이학적검사 :** 하지가 짧아짐, 벌림, 바깥돌림 굴릴때 통증 호소 **방사선검사 :** 골반앞뒤 사진, 축상가쪽사진 **자기공명영상검사 :** 증상이 있으면서 방사선검사에서 정상일때 (숨겨진 골절의 파열)	가든(4 types) : Ⅰ : 불완전 골절; 바깥굽은 끼임골절 Ⅱ : 완전 골절 비전위 Ⅲ : 완전골절, 부분전위(안쪽굽음) Ⅳ : 완전골절, 완전전위	젊은이(심한손상) • 응급맞춤술(폐쇄성 vs 열림되맞춤) • 열림되맞춤술과 내고정(3개 평행 나사고정) 노인 • 조기에 의학적 평가 • type Ⅰ & Ⅱ : 열림되맞춤과 내고정 • type Ⅲ & Ⅳ : 반관절 성형술 • 의학적으로 불안정할 때는 수술하지 않음.

합병증 : 뼈괴사(무혈관성 뼈괴사) : 골절의 형태(전위 유무), 지연성 부분적인 함몰, 불유합 고정술의 파손 등이 있을때 발생률 증가

넙다리뼈돌기사이 골절
Intertrochanteric Fracture of Femur

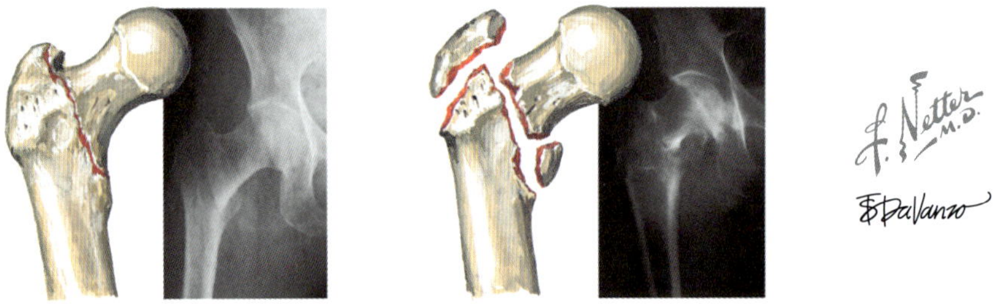

Ⅰ. 비전위 골절
I. Nondisplaced fracture

Ⅲ. 분쇄전위 골절
III. Comminuted displaced fracture

넙다리뼈몸통의 골절
Femoral Shaft Fractures

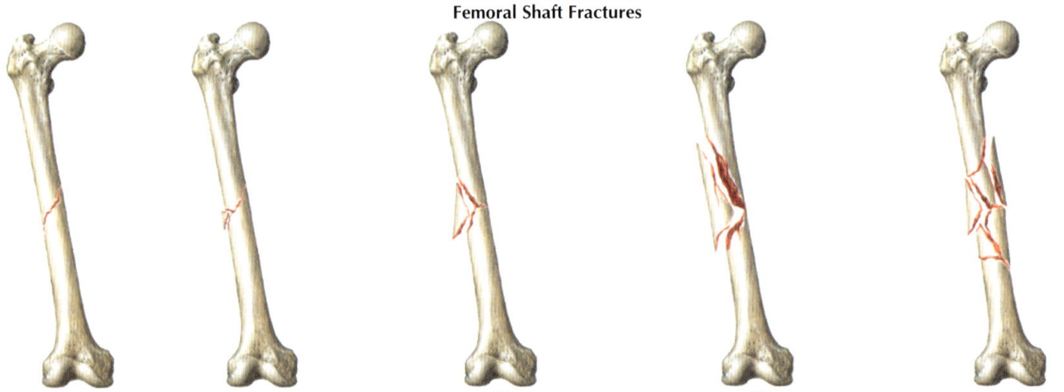

O 분쇄 Commination

I 일부 겉질의 끊어짐 Small cortical discontinuity

II 접형(나비모양)골절 50% 겉질끼리 접촉 Butterfly 50% contact of cortex

III 큰 접형(나비모양) 골절 Large butterfly (zero rotational control)

IV 심한분쇄 Severe comminutior

질환설명	병력 및 검사	분류	치료
넙다리뼈돌기사이 골절			
• 노인에서 추락이 가장 흔함. • 뼈엉성증과 연관 • 넙다리뼈돌기사이능선을 따라 또는 아래쪽을 따라 생김. • 주머니 외부 골절 • 혈액 공급은 안정적 • 적절한 고정으로 대부분 치료됨.	**병력** : 추락, 통증, 걷거나 체중을 실으면 불안정적 **이학적검사** : 하지가 짧아짐. 바깥돌림. 다리를 돌릴때 통증호소 **방사선검사** : 골반 앞뒤 사진/엉덩이 축상 **자기공명영상검사** : 방사선검사에서 정상이 지반 증상이 있을때(숨겨진 골절을 감별)	**Evans/Jensen** : • ⅠA형 : 비전위 • ⅠB형 : 2부분 전위 • ⅡA형 : 3부분, 큰돌기 조각 • ⅡB형 : 3부분, 작은돌기 조각 • Ⅲ형 : 4부분 **역경사 골절**	• 조기에 의학적 평가 • 조기(< 48시간) 열림되맞춤술과 내고정 ◦ 엉덩이 이동나사/판 ◦ 머리속질 고정못 • 역경사 골절 ◦ 칼날판 ◦ 머리속질 고정못 • 의학적으로 불안정할때는 수술 불가능
합병증 : 불유합/이상유합, 움직임의 제한, 사망률(첫 6개월간 20%)			
넙다리뼈몸통 골절			
• 정형외과적 응급 • 심한 외상(교통사고, 추락) • 연관손상(흔한) • 심각한 출혈의 근원이 될 수 있음. • 구획증후군이 나타날 수 있다. • 환자 이송시 견인 필요.	**병력** : 외상, 통증, 부기, 연령, 걷거나 체중을 싣기 힘듬. **이학적검사** : 변형이나; 열린상처, 연부조직 손상이 있을때는 먼쪽 맥박을 확인해야 한다. **방사선검사** : 넙다리뼈 앞뒤가쪽 무릎관절 : 외상 관련 영상 엉덩관절 : 같은쪽 넙다리뼈목골절 감별	**Winquist/Hansen**(5 분류) : *안정* 0 : 분쇄골절 없음. Ⅰ : 적은 분쇄 골절 Ⅱ : 분쇄 골절; 겉질은 50%이상 정상 *불안정* Ⅲ : 분쇄 골절; 겉질 50%이하 정상 Ⅳ : 완전분쇄 골절, 겉질 완전 손상	**수술** : 24시간내 가능 • 앞방향 속질고정못으로 고정 • 필요시 역방향 고정못 사용 • 외부 고정 ◦ 속질 불안정 ◦ 높은 등급의 열림성 골절 **당김** – 수술이 지연되거나 의학적으로 불안정한 환자
합병증 : 신경혈관손상/출혈성 쇼크, 불유합/이상유합, 무릎손상(5%)			

먼쪽넙다리뼈 골절
Distal Femur Fracture

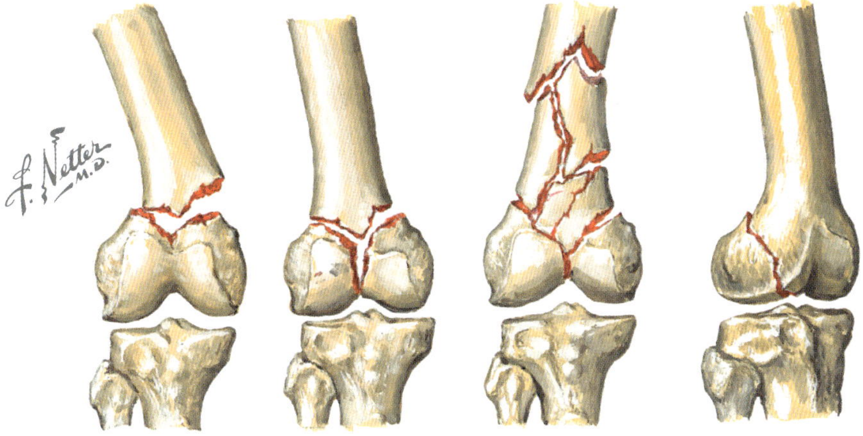

가로관절융기위 골절
Transverse supracondylar fracture

융기사이 골절
Intercondylar(T or Y) fracture

뼈몸통까지 퍼진 분쇄 골절
Comminuted fracture extending into shaft

단일 관절융기 골절
(앞면 또는 비스듬면으로 발생가능)
Fracture of single condyle
(may occur in frontal or oblique plane)

질환설명	병력 및 검사	분류	치료
		돌기밑 골절	
• 작은돌기에서 5㎝ 이내 • 기전 ◦ 작은힘에 의한 손상 : 노인, 병적골절 ◦ 큰힘에 의한 손상 : 젊은이(교통사고) • 혈류 공급이 희박하기 때문에 치료가 더딤 • 외상이 거의 없이 발생한 골절은 병적골절을 의심해봐야 한다. • 높은 생역학적 부하	**병력 :** 외상, 통증, 무게를 실을 수 없음. **이학적검사 :** 짧아짐, 하지가 돌아감. 운동범위 제한(통증), 신경혈관 상태의 확인 **방사선검사 :** 넙다리앞뒤, 가쪽사진에 골반, 엉덩이 앞뒤 사진 무릎사진 **컴퓨터단층촬영 :** 일반적으로 필요하지 않음.	**Russell – Taylor :** 분류 1. 궁둥구멍쪽까지 침입하지 않음. A : 작은돌기는 정상 B : 작은돌기까지 퍼짐 분류 2. 궁둥구멍오목까지 골절 있음. A : 작은돌기는 정상 B : 작은돌기 까지 퍼짐	**• 분류에 따라** ⅠA : 기본 속질내 못고정 ⅠB : 머리속질 못고정 ⅡA : 머리속질 못을 돌기시작점에서부터 고정 ⅡB : 95° 칼날판 또는 머리 속질 못을 돌기시작점에서부터 고정
합병증 : 불유합,이상유합, 고정/이식 실패, 이동기능의 장애(노인)			
		먼쪽넙다리뼈 골절	
• 기전 : 직접적 충격 ◦ 젊은이 : 큰힘에 의한 손상 ◦ 노인 : 작은힘에 의한 손상(추락) • 정상 무릎기능을 위해서는 관절면의 일치가 필요. • 연관된 많은 손상(정강뼈 골절, 무릎 인대 손상) • 혈관손상도 가능 • 넙다리네갈래근/넙다리뒤근 : 짧아짐. 장딴지근에 의해 뒤쪽으로 전위가능	**병력 :** 외상, 통증, 체중을 실을 수 없음. **이학적검사 :** 부기, 육안적 형태 변질 주의 깊은 맥박 확인(도플러 검사로 필요) **방사선검사 :** 무릎, 넙다리뼈, 정강뼈의 앞뒤, 가쪽사진 **컴퓨터단층촬영 :** 관절내 침범 & 수술전 평가를 위해 필요	**AO/Muller :** A : 관절외 아형 1, 2, 3 B : 한쪽관절 아형 1, 2, 3 C : 양쪽관절 아형 1, 2, 3	• 안정적/전위없음. : ◦ 부목, 고정, 오르기 • 불안정/전위됨. : ◦ 관절외 – 판이나 못고정 ◦ 관절외 – 해부학적 맞춤 & 판이나 칼날만으로 고정 • 외부고정 : 개복골절시 일시적으로 심한 물렁조직 부기, 불안정한 환자
합병증 : 외상후 관절염, 불유합/이상유합, 무릎의 뻣뻣함/운동범위 제한			

앞면
Anterior view

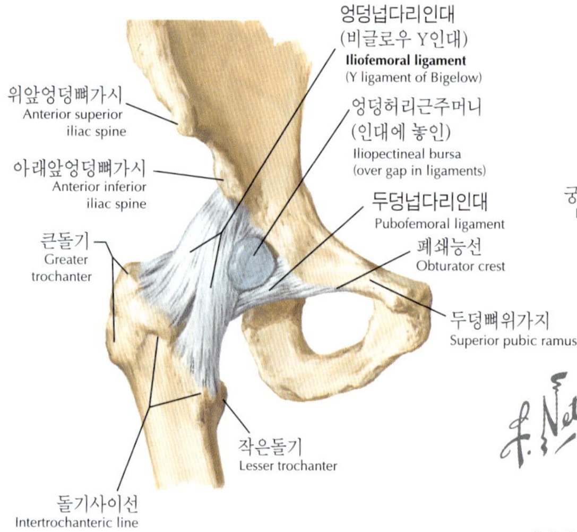

뒷면
Posterior view

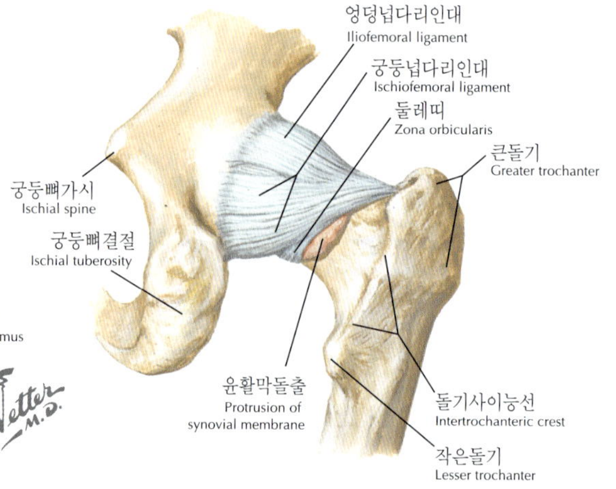

열려진관절(가쪽면)
Joint opened: lateral view

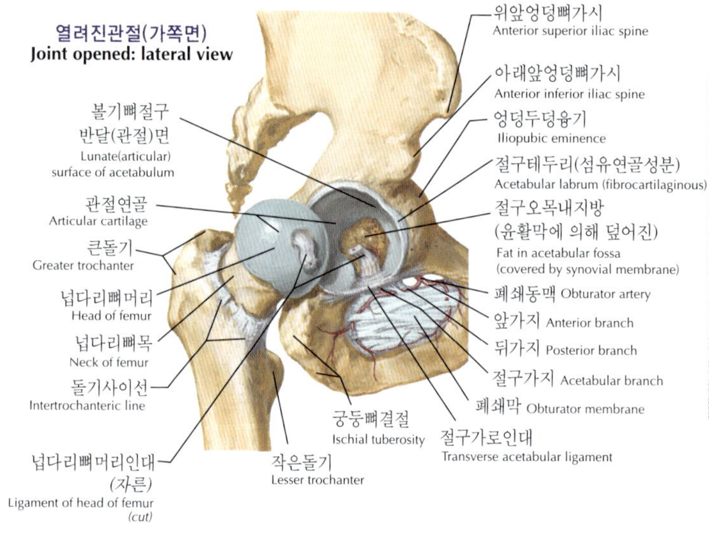

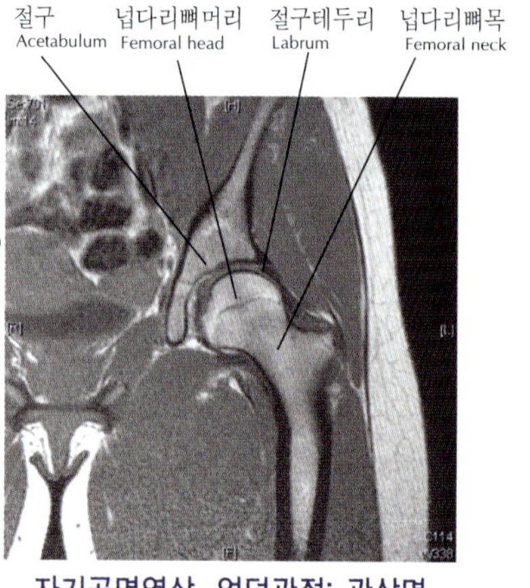

자기공명영상, 엉덩관절: 관상면
MRI, Hip: coronal

인대	부착	설명
	엉덩이	
엉덩관절은 절구관절(머리와 절구)로써 뼈와 인대와 근육들로 인해 안정화 되어있다.		
테두리	절구테두리를 따라서 아래쪽은 제외	절구를 더 깊게 만들고 넙다리뼈머리를 감싸는 역할 : 찢어질 수 있다(엉덩이 통증 유발).
가로절구인대	앞쪽아래, 뒤쪽아래 절구에 부착	절구 중앙의 아래쪽에서 절구패임을 덮고 있다.
둥근인대	절구패임과 작은(넙다리뼈머리)연결	인대안에 작은 동맥이 지나감.
주머니 ◦ 엉덩넙다리(2줄기) ◦ 두덩넙다리 ◦ 궁둥넙다리	절구에서 넙다리뼈목까지 위쪽 : 위앞엉덩뼈가시/엉덩뼈에서 큰돌기 아래쪽 : 엉덩뼈에서 돌기사이선/작은돌기까지 앞두덩뼈에서 돌기사이선까지 절구뒤에서 넙다리뼈목 위쪽까지	일부가 각각 두꺼워 질수 있다(인대). 비글로우Y인대가 앞쪽에서 강하게 지지하고 있으며 폄운동에 저항하는 역할이다. 엉덩관절의 젖힘을 막고 아래쪽 인대를 보강한다. 넓지만 비교적 약한 인대다.(뒤쪽을 약하게 지지한다.) 뒤쪽 관절을 완전히 덮고 있지 않으며, 따라서 목의 뒤가쪽은 주머니 밖에 있다.

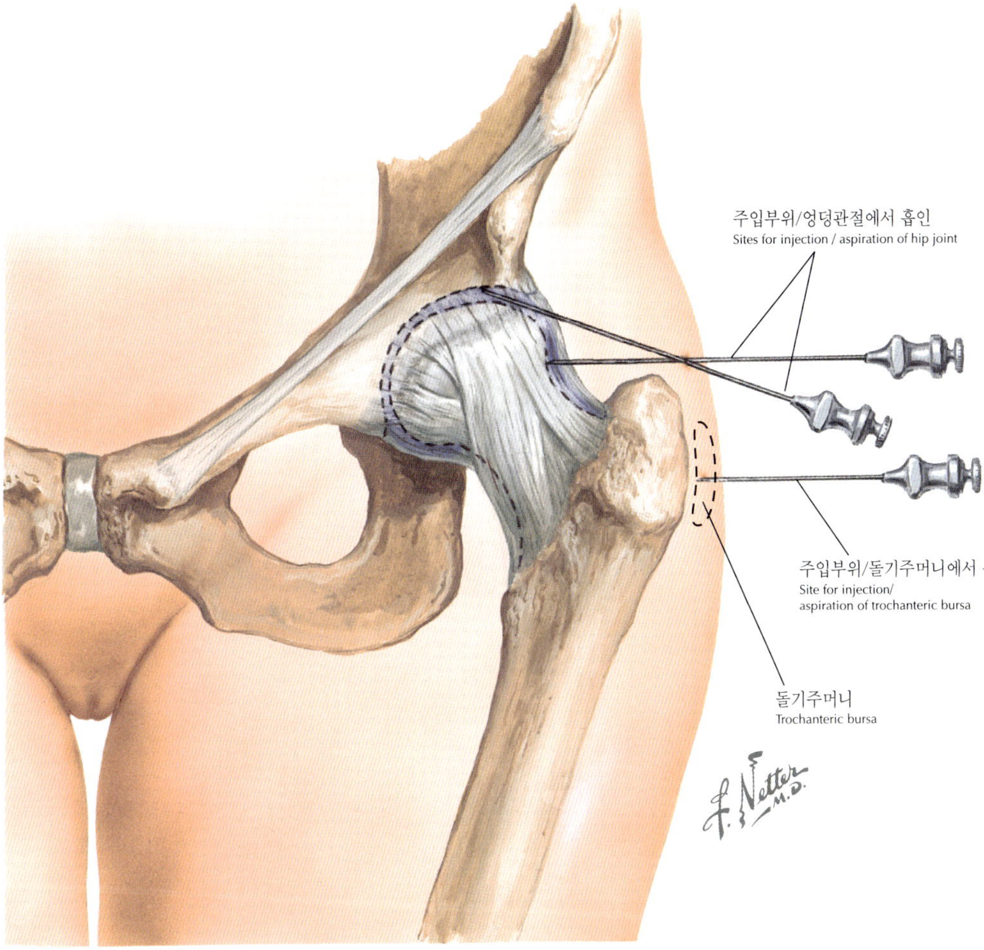

순서

엉덩관절에 주입/흡인

1. 환자에게 알레르기가 과민반응이 없는지 물어본다.
2. 환자에게 가쪽 누운자세를 취하게 하고, 큰돌기를 만져본다.
3. 허벅지 가쪽 부위를 소독한다(요오드/항균비누).
4. 국소마취를 시행한다(24.3㎜가량).
5. **앞쪽 :** 위앞엉덩뼈가시의 수직선과 큰돌기의 수평선을 이은 지점에 20게이지(3인치) 척수바늘을 약간 위쪽으로 삽입한다.
   가쪽 : 큰돌기의 위중간쪽으로 큰돌기에 닿기 약간 전까지 20게이지(3인치) 바늘을 삽입한다.(넙다리뼈목까지 뻗은 주머니에 바늘이 들어가야 한다.) 넙다리뼈목에서 바늘을 점점 관절쪽으로 가까이 찌르면서 찾을 수 있다.
6. 국소 스테로이드등을 분비하여 주입(또는 흡인)한다.(바늘이 관절에 있다면, 관절액이 쉽게 흘러 나온다.)
7. 주입 부위를 소독한다.

돌기주머니에 주입

1 환자에게 알레르기가 과민반응이 없는지 물어본다.
2. 환자에게 가쪽 누운자세를 취하게 하고, 큰돌기를 만져본다.
3. 허벅지 가쪽 부위를 소독한다(요오드/항균비누).
4. 20게이지(적어도 $1\frac{1}{2}$인치; 큰사람은 3인치) 바늘을 허벅지에서 뼈쪽으로 가장 통증이 심한 부위까지 넣고, 다시 1~2㎜를 뼈내에 뼈에서 떨어진 윤활주머니에 위로가게 한다. 흡인하여 혈관내에 바늘이 있지 않은지 확인할 수 있다.
5. 국소약제나 스테로이드르 준비하여 주머니로 주입한다. 분리된 주머니 안으로 천천히 주입한다.
6. 주입 부위를 소독한다.

뼈관절염
Osteoarthritis
특징적인 습관과 걸음걸이
Characteristic habitus and gait

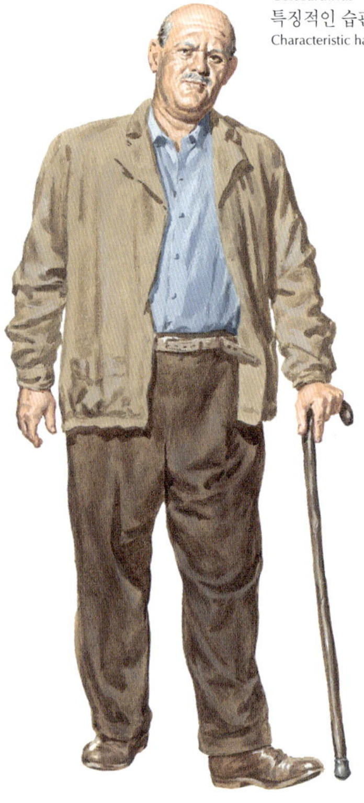

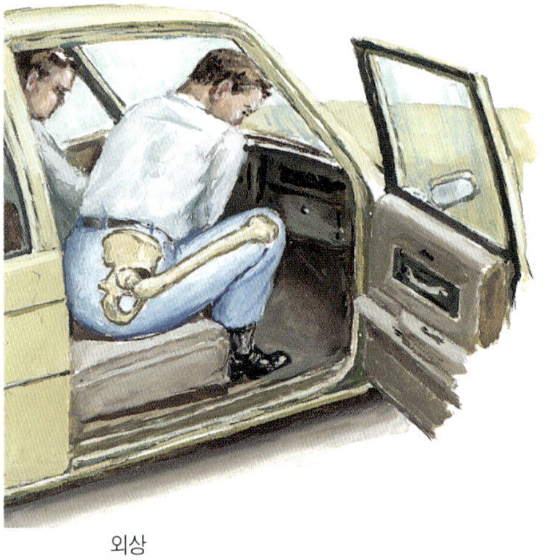

외상
Trauma
계기판손상에 의하여 생기는 경우가 많으며
넙다리뼈머리가 뒤쪽으로 움직이면서 절구를 벗어난다.
Mechanism of injury often by impact with dashboard, which drives femoral head backward, out of acetabulum

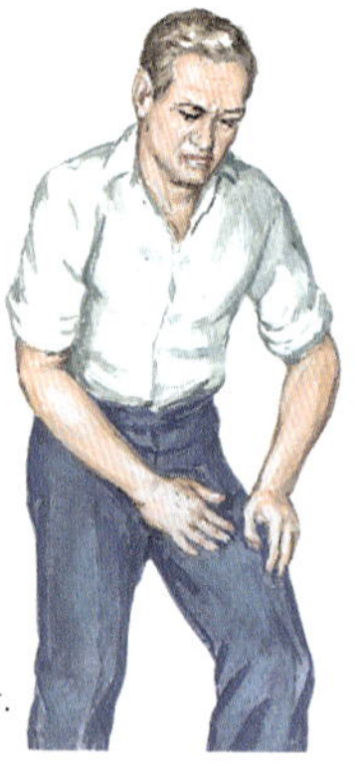

가쪽넙다리 피부신경의 죄임
LFCN entrapment
가쪽허벅지에 저린감과 이상감각이 있다.
Numbness and dysesthesias in lateral thigh

질문	답변	임상적용
1. 나이	젊은이	외상, 발달장애
	중년 – 노인	관절염, 골절
2. 통증		
a. 발생시기	급성	외상(골절, 탈구), 감염
	만성	관절염, 관절테두리 찢어짐.
b. 위치	가쪽엉덩이/허벅지	윤활주머니염, 가쪽넙다리 피부신경 죄임, 엉덩관절 소음 증후군
	엉덩이/허벅지위쪽	척추내 원인을 의심
	샅/허벅지안쪽	엉덩관절 또는 절구의 원인 의심(척수는 아닐 가능성 높음.)
	허벅지 앞쪽	넙다리뼈 가까운쪽의 병변
c. 발생상황	이동중/체중싣기, 움직임	엉덩관절의 원인(골반/ 척수원인은 아님)
	한밤중	종양, 감염
3. 소음	이동중	엉덩관절 소음 증후군, 유리체, 관절염
4. 이동 보조	지팡이/목발/보행기	통증과 일반상태에 따라서 사용
5. 활동 지구력	보행 지지와 활동중단	더 적은 보행거리와 적은 활동성은 심한 상태를 의미함.
6. 외상	추락, 교통사고	골절, 탈구, 관절 테두리 찢어짐.
7. 활동성/사용	반복적 사용	넙다리뼈 피로 골절
8. 신경학적 증상	통증, 저림감, 따끈한 느낌	가쪽넙다리 피부신경죄임, 척추병인(신경뿌리 염증)
9. 관절염의 과거력	다수의 관절 침범	전신적 염증 질환

넙다리뼈목 골절
Femoral neck fracture

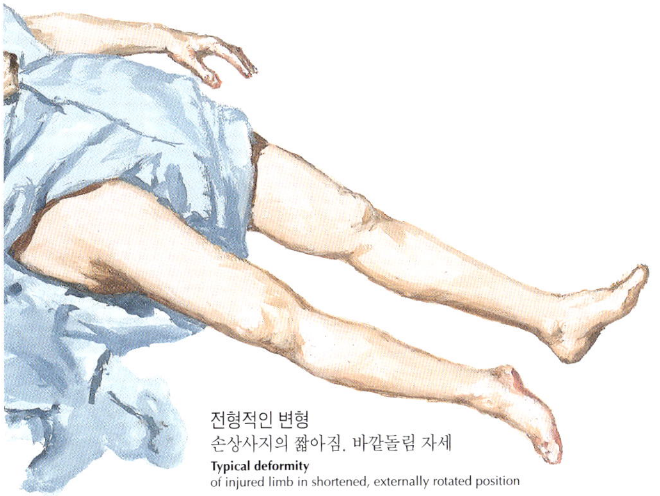

전형적인 변형
손상사지의 짧아짐, 바깥돌림 자세
Typical deformity
of injured limb in shortened, externally rotated position

뒤쪽 엉덩관절 탈구(어긋남)
Posterior hip dislocation

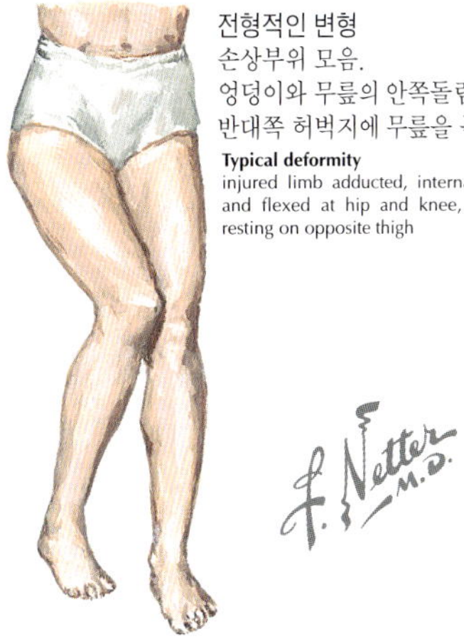

전형적인 변형
손상부위 모음.
엉덩이와 무릎의 안쪽돌림과 굽힘,
반대쪽 허벅지에 무릎을 붙임.
Typical deformity
injured limb adducted, internally rotated and flexed at hip and knee, with knee resting on opposite thigh

앞쪽 엉덩관절 탈구(어긋남)
Anterior hip dislocation

손상상지의 특징적인 자세.
엉덩관절 굽힘, 허벅지 벌림과
바깥돌림
Characteristic position of affected limb.
Hip flexed, thigh abducted and
externally rotated.

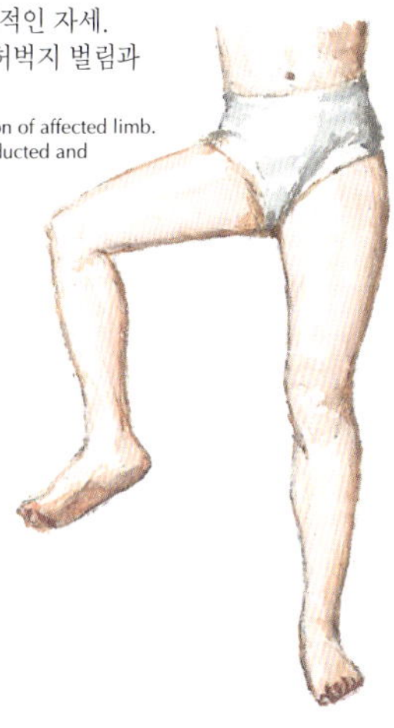

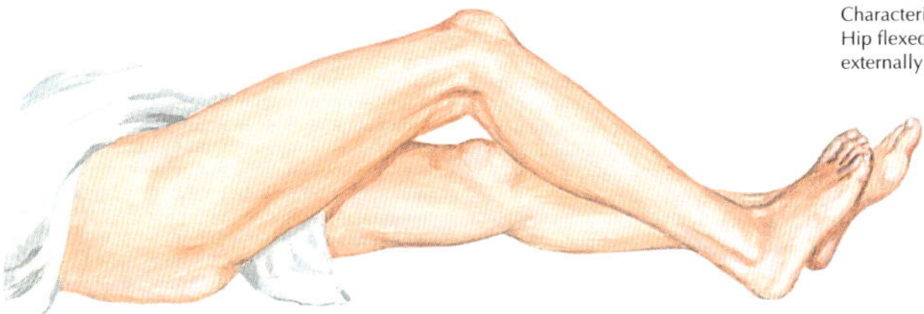

엉덩관절의 굽힘구축
Flexion contracture of hip joint

검사/관찰	검사방법	임상적용
	시진(검사)	
피부	색깔변화, 상처 육안적 변형	외상 골절, 탈구(어긋남.)
자세	짧아짐, 바깥돌림 모음, 안쪽돌림 벌림, 바깥돌림 굽힘	넙다리뼈 골절 : 돌기사이 골절 뒤쪽탈구 앞쪽탈구 엉덩관절 굽힘 구축
걸음걸이 진통보행(통증) 기울어짐(Trendelenburg) 기울어심	 서 있을때는 감소 가쪽으로 기대 있음. 뒤쪽으로 기대어 있음(엉덩관절 폄).	 무릎, 발목, 발뒤꿈치, 발, 발가락 통증 중간볼기근 약화 큰볼기근 약화
	촉진	
뼈구조물	큰돌기/ 윤활주머니 작은돌기	통증/윤활주머니가 보여짐 : 감염/주머니염, 중간볼기근 힘줄염 소음 – 엉덩정강뼈판이 큰돌기에서 퉁김소리를 냄. 소음 – 허리힘줄이 작은돌기에서 퉁김소리를 냄.

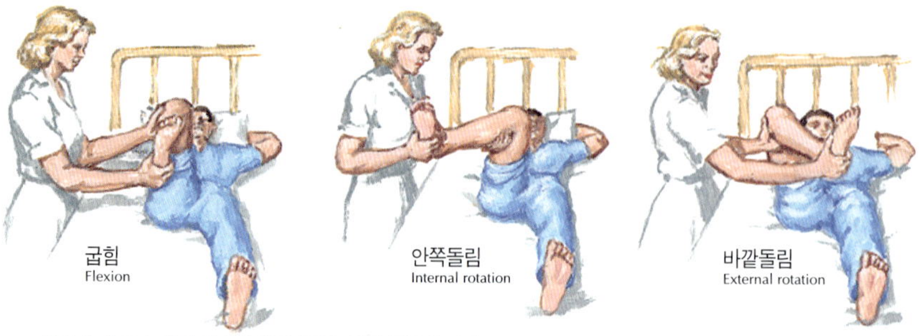

환자를 바로 눕힌 자세에서 엉덩관절을 돌림-운동을 시킴.
엉덩관절과 무릎을 수동적으로 굽히고 통증이 나타날 때까지 사지를 바깥쪽: 안쪽으로 돌린다.
Hip flexion-rotation exercises with patient supine. Hip and knee passively flexed, then limb rotated laterally and medially as pain permits

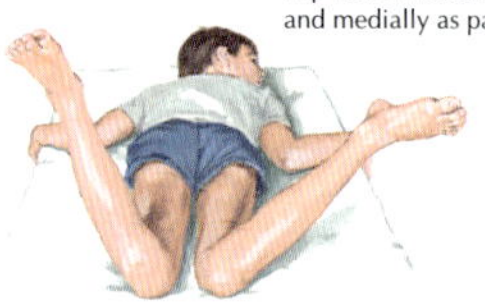

안쪽돌림
Internal rotation

왼쪽 엉덩관절의 안쪽돌림 제한.
엉덩관절의 돌림을 평가하기 위해서는 엎드린자세로 관찰하는 것이 이상발견과 추정에 있어서 용이하다.
Limitation of internal rotation of left hip. Hip rotation best assessed with patient in prone position because any estriction can be detected and measured easily

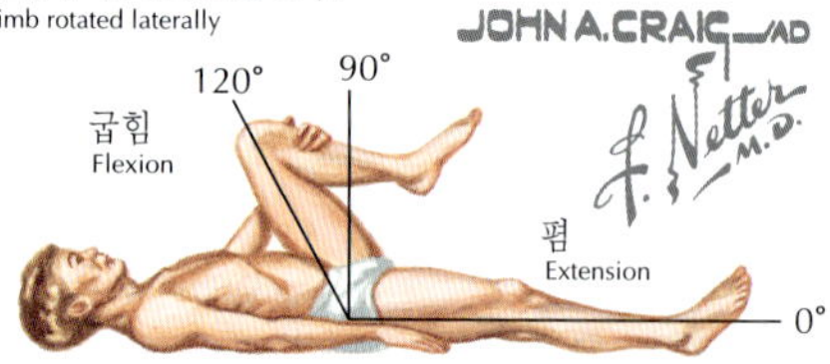

검사/관찰	검사방법	임상적용
	움직임의 범위	
굽힘	누운자세 : 무릎을 가슴쪽으로 붙임 토마스 검사	정상 : 120 – 135° 굽힘구축을 감별(특별검사 267쪽)
폄	엎드린자세 : 다리를 바닥에서 들어올림	정상 : 20 – 30°
모음/벌림	누운자세 : 다리를 가쪽/안쪽으로	정상 : 벌림; 40 – 50°, 모음; 20 – 30°
안쪽돌림/ 바깥돌림	앉은자세 : 발을 바깥쪽/안쪽으로 엎드린자세 : 무릎을 굽혀서 안쪽/바깥쪽으로	정상 : 안쪽돌림; 30°, 바깥돌림; 50° 정상 : 안쪽돌림; 30°, 바깥돌림; 50°
	신경혈관	
	감각	
음부넙다리신경(허리신경 1 – 2)	허벅지의 가까운쪽의 앞안쪽 부위	결손부위는 신경/신경뿌리의 병변을 나타냄.
폐쇄신경(허리신경 2 – 4)	허벅지의 아래안쪽 부위	결손부위는 신경/신경뿌리의 병변을 나타냄.
가쪽넙다리피부신경 (허리신경 2 – 3)	허벅지의 가쪽 부위	결손부위는 신경/신경뿌리의 병변을 나타냄.
넙다리신경	허벅지의 앞안쪽 부위	결손부위는 신경/신경뿌리의 병변을 나타냄.
뒤넙다리피부신경 (엉치신경 1 – 3)	허벅지의 뒤쪽 부위	결손부위는 신경/신경뿌리의 병변을 나타냄.
	운동	
폐쇄신경(허리신경 2 – 4)	허벅지, 엉덩이의 모음	약화 = 모음근 무리 또는 신경/신경뿌리 병변
위볼기신경(허리신경 5)	허벅지 벌림	약화 = 중간볼기근 또는 신경/신경뿌리 병변
넙다리신경(허리신경 2 – 4)	엉덩이 굽힘 무릎 폄	약화 = 엉덩허리근육 또는 신경/신경뿌리 병변 약화 = 넙다리네갈래근 또는 신경/신경뿌리 병변
아래볼기신경 (허리신경 5 – 엉치신경 2)	엉덩이 폄	약화 = 큰돌기근 또는 신경/신경뿌리 병변
궁둥신경 정강뼈 부위 (허리신경 4 – 엉치신경 3) 종아리뼈 부위 (허리신경 4 – 엉치신경 2)	무릎 굽힘 무릎 굽힘	약화 = 두갈래근 긴갈래 또는 신경/신경뿌리 병변 약화 = 두갈래근 짧은갈래 또는 신경/신경뿌리 병변
	그외	
반사	없음.	
맥박	넙다리 동맥	

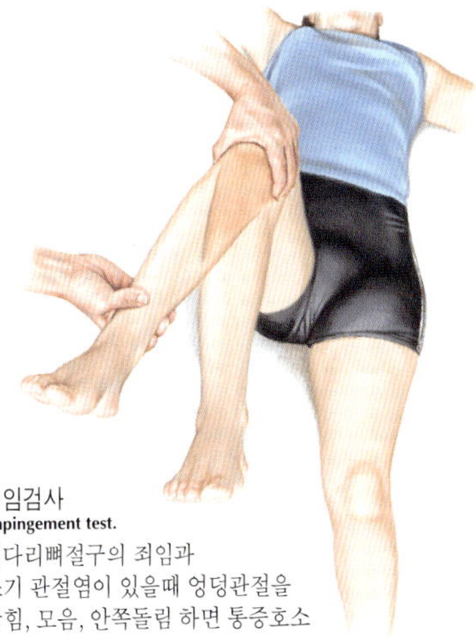

죄임검사
Impingement test.
넙다리뼈절구의 죄임과
조기 관절염이 있을때 엉덩관절을
굽힘, 모음, 안쪽돌림 하면 통증호소
Pain with hip flexion, adduction, and internal rotation indicative of femoroacetabular impingement and for early arthritis.

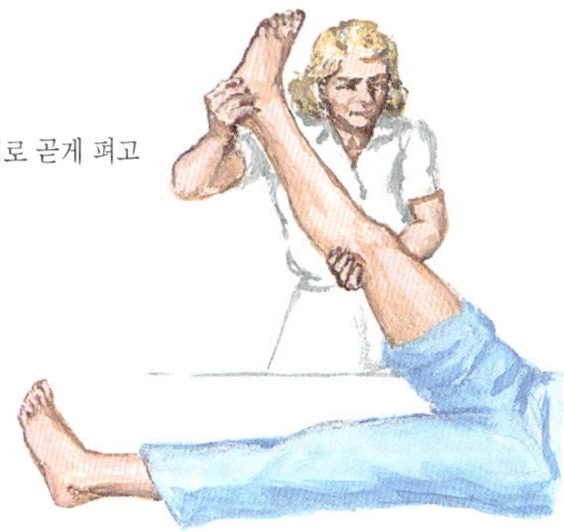

스틴필드 검사
Stinchfield test.
엉덩관절에 병변이 있을때 다리로 곧게 펴고
들어올리면 통증 호소
Pain with resisted straight leg raise indicates hip joint pathology.

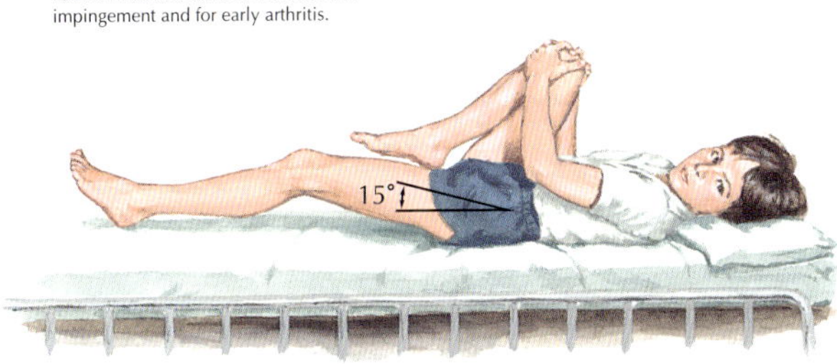

토마스 징후
Thomas' sign
엉덩관절의 굽힘 구축이 있을때 환자를 바로 눕히고 정상다리를 허리뼈가 바닥에서
떨어지기 직전까지 굽히면 환측의 다리가 굽혀짐. 이때의 각도를 기록.
Hip flexion contracture determined with patient supine. Unaffected hip flexed only until lumbar spine is flat against examining table. Affected hip cannot be fully extended, and angle of flexion is recorded.

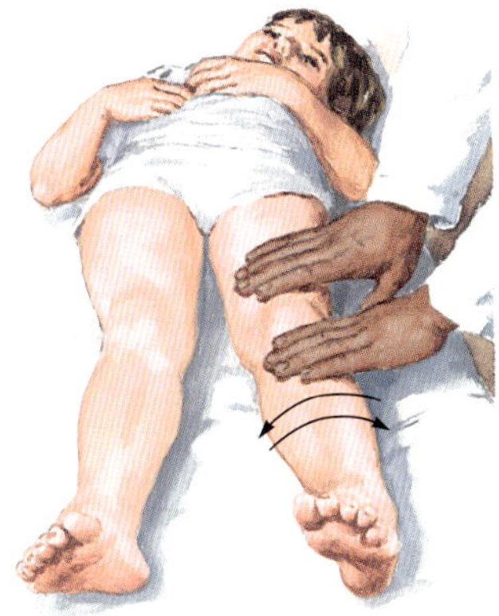

통나무 굴리기 검사
Log roll test.
검사 부위의 사지를 잡고 안쪽, 바깥돌림을 시행
Examiner places hands on limb, gently rolls hip into internal and external rotation.

검사/관찰	검사방법	임상적용
	특수검사	
죄임	누운자세 : 엉덩관절을 굽힘, 모음, 안쪽돌림	통증은 넙다리 절구 죄임을 나타냄.
FABER/패트릭	엉덩관절을 굽힘, 벌림, 바깥돌림 후 더 벌림	통증을 호소할 경우 엉치엉덩관절의 병변을 나타냄.
통나무 굴리기	누운자세, 엉덩관절 폄 : 안쪽/바깥돌림	관절염이 있을 경우 통증 호소
스틴필드	다리를 펴고 올리면 저항감	엉덩관절 병변이 있을때 통증 호소
토마스 징후	누운자세 : 한쪽 무릎을 가슴에 올림	반대쪽 허벅지가 바닥에서 떨어지면 구축이 있는것
오버	옆쪽에서 : 엉덩관절을 굽힘, 벌림	엉덩관절을 펴고 모음 : 벌림자세가 유지된다면 엉덩정강뼈고리 구축
궁둥구멍근	옆쪽에서 : 엉덩관절 모음	엉덩이/골반 통증은 궁둥구멍근 조임을 의미(궁둥신경의 압박)
90 – 90 다리펴기	엉덩관절과 무릎을 90° 로 만든 후 무릎을 폄	무릎을 완전 편상태에서 20° 이상 굽혀짐 = 넙다리뒤근육 조임
일리(Ely) 징후	엎드린 자세 : 수동적으로 무릎굽힘	무릎을 굽힐때 엉덩이로 굽혀지면 넙다리곧은근의 조임 의미
다리길이	위앞엉덩뼈가시에서 안쪽 복사뼈	양쪽이 1㎝이상 차이나면 양성
넙다리 통증	위앞엉덩뼈가시의 안쪽을 누름	통증, 타는감각, 저린느낌이 있으면 = 가쪽 넙다리피부신경의 포획

7장, 골반 트렌텔렌버그 검사

오토라니 정복검사(Ortolani 검사)
Ortolani's (reduction) test

아기를 편평한곳에 바로 눕히고 이완시킨 다음 엉덩관절과 무릎을 90° 로 굽힘시킨다. 엉덩관절은 한번에 한쪽씩 검사를 한다. 검사자는 아기의 넙다리를 가운데손가락으로 큰돌기위에 대고 감싸쥐어 넙다리뼈머리를 당겨 반대편 절구의 뒤쪽으로 밀어올려 탈구시킨다. 자연스럽게 넙다리를 부드럽게 벌리고, 넙다리뼈머리를 절구내로 정복시킨다. 양성소견은 검사자의 손으로 느끼고 "뚝" 하는 소리가 나는 것이다.

With baby relaxed and content on firm surface, hips and knees flexed to 90° . Hips examined one at a time. Examiner grasps baby's thigh with middle finger over greater trochanter and lifts thigh to bring femoral head from its dislocated posterior position to opposite the acetabulum.
Simultaneously, thigh gently abducted, reducing femoral head into acetabulum. In positive finding, examiner senses reduction by palpable, nearly audible "clunk"

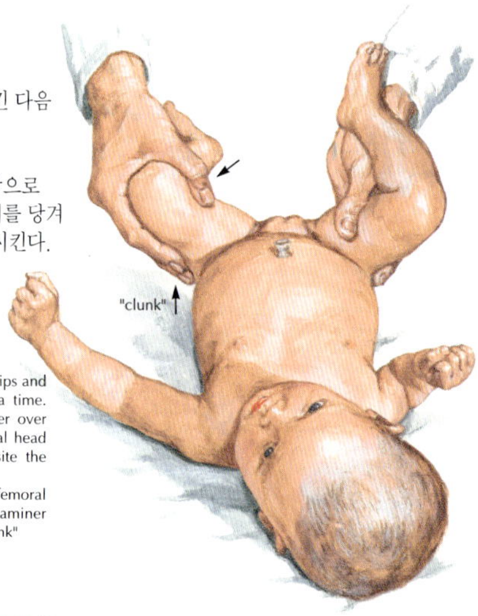

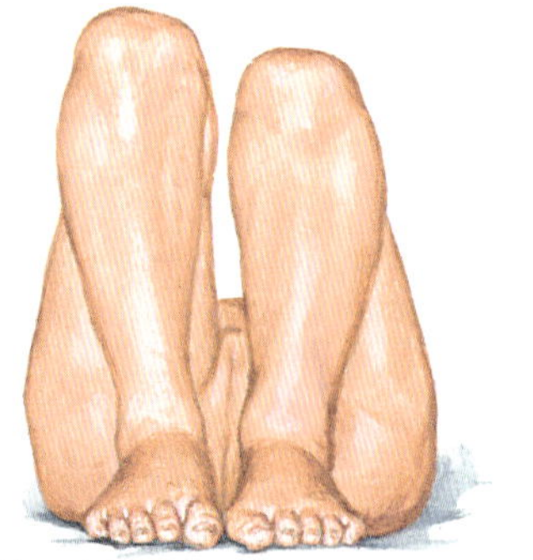

앨리스, 갈레아찌 징후
Allis' or Galeazzi's sign

무릎 및 엉덩관절을 굽힌 상태에서 환측 넙다리뼈머리가 절구보다 낮게 위치함으로써 무릎이 낮게 나타난다.

With knees and hips flexed, knee on affected side lower because femoral head lies posterior to acetabulum in this position

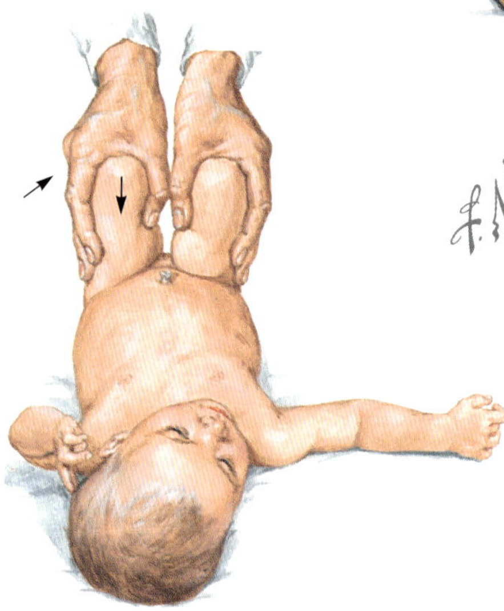

발로우 검사(어긋남 검사)
Barlow's(dislocation) test

오토라니 검사와 반대이다. 엉덩관절의 불안정을 확인하기 위해 실시한다. 아기를 바로 눕히고 엉덩관절을 약간 벌린 상태에서 90° 굽힌다. 무릎관절을 약간 굽힌 자세를 취한다. 검사자는 양쪽 무릎을 감싸쥐고 넙다리를 약간 모으면서 지면에 평행한 방향으로 가쪽으로 넙다리뼈 부위를 밀어 어긋남 시킨다. 어긋남이 촉진될시 양성이다.

Reverse of Ortolani's test. If femoral head is in acetabulum at time of examination, Barlow's test is performed to discover any hip instability. Baby's thigh grasped as above and adducted with gentle downward pressure. Dislocation is palpable as femoral head slips out of acetabulum. Diagnosis confirmed with Ortolaniís test

벌림제한을 평가하기 위한 검사
Test for limitation of abduction

무릎관절과 엉덩관절을 굽히고 이 자세에서 넙다리뼈머리는 절구 뒤에 위치하기 때문에 문제가 있는 무릎이 낮아지게 된다. 환자를 눕히고 이완시킨다. 다리를 부드럽게 수동적으로 벌려 각각 다리의 운동범위를 평가한다.

Patient supine and relaxed on table. Legs gently and passively abducted to determine range of motion of each. Seen in Perthes disease.

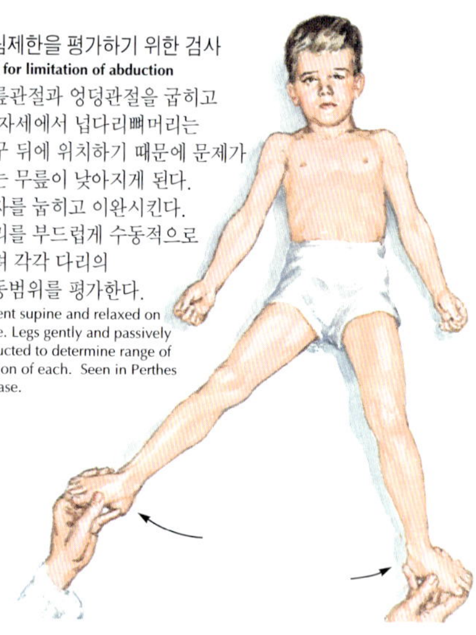

검사/관찰	검사방법	임상적용
	특별한 검사	
오토라니(peds)	엉덩관절 90° 에서 엉덩관절 벌림	탈구(어긋남)된 엉덩관절을 고정시킬때 "뚝" 하는 소리가 날 때
발로우(peds)	엉덩관절 90° 에서 뒤로 힘을 가함	어긋날때 "뚝" 하는 소리가 나는 것이며 오토라니로 고정해야 함.
갈레아찌(peds)	누운자세 : 엉덩관절과 무릎관절을 굽힘	무릎높이의 차이가 날 때 : 1. 엉덩관절 어긋남시 2. 넙다리뼈가 짧을시

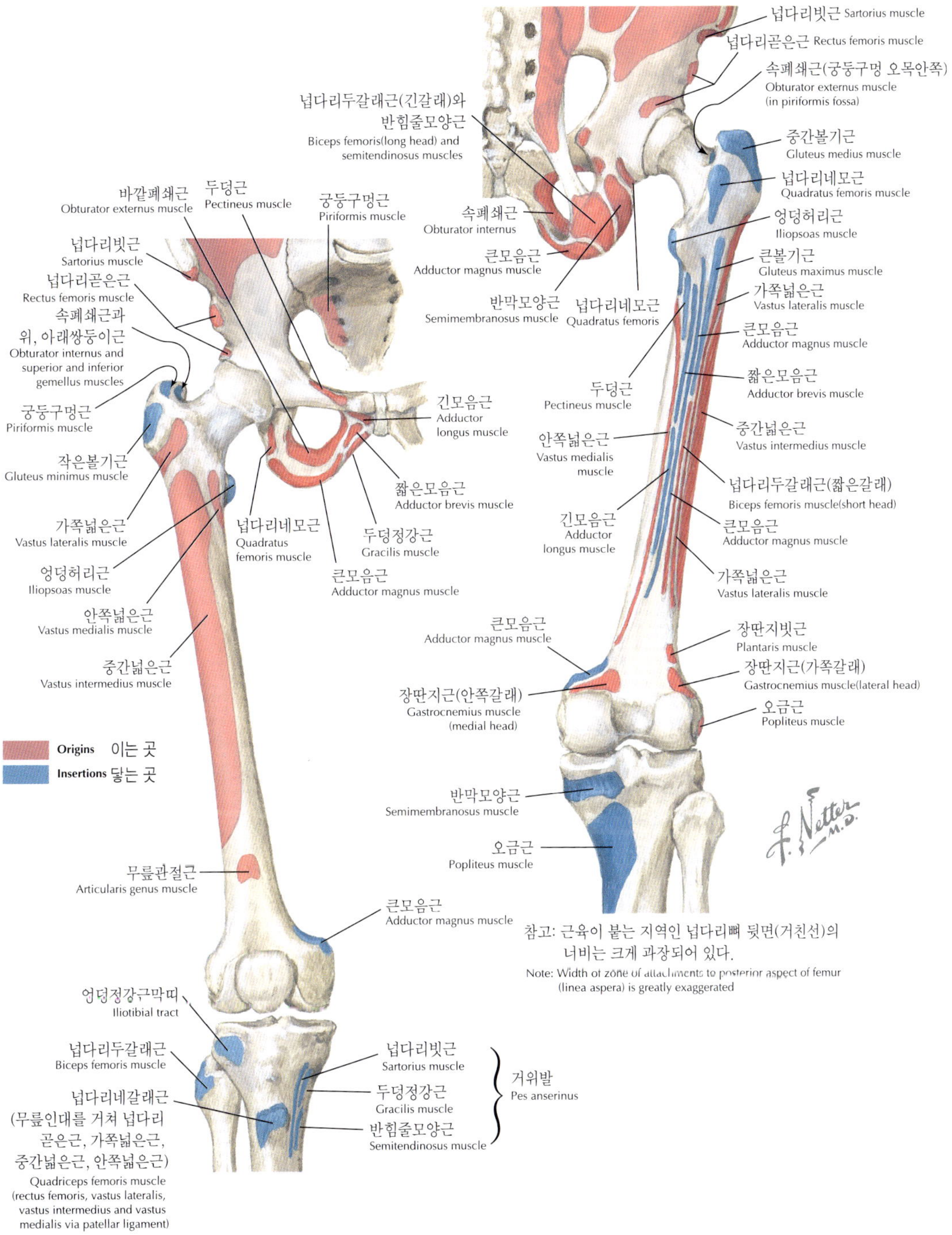

참고: 근육이 붙는 지역인 넙다리뼈 뒷면(거친선)의 너비는 크게 과장되어 있다.
Note: Width of zone of attachments to posterior aspect of femur (linea aspera) is greatly exaggerated

두덩뼈가지(면)	큰돌기	궁둥뼈결절	거친선/넙다리뼈 뒤
두덩근(두덩 선/위)	궁둥구멍근(앞)	아래쌍둥이근	긴모음근
큰모음근(아래)	속폐쇄근(앞)	넙다리뼈밑근	짧은모음근
긴모음근(앞)	위쌍둥이근	반막모양근	넙다리두갈래근(짧은갈래)
짧은모음근(아래)	중간볼기근(뒤)	반힘줄모양근	두덩근
두덩정강근(아래)	작은볼기근(앞)	넙다리두갈래근(긴갈래)	큰볼기근
허리근(위)		큰모음근	가쪽넓은근
			안쪽넓은근

큰모음근은 두 개의 이는 곳이 있다.

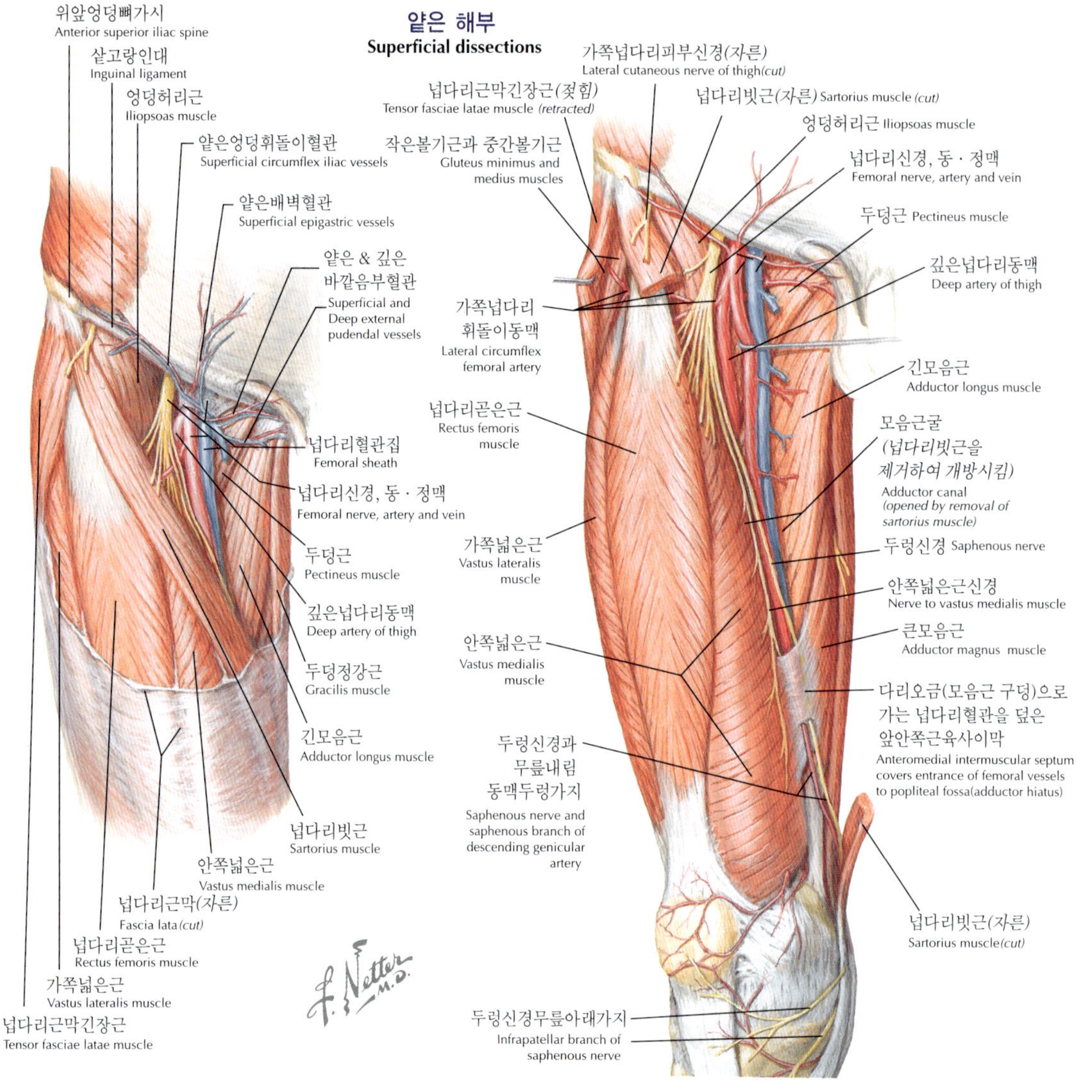

근육	이는 곳	닿는 곳	신경	작용	설명
			앞쪽		
무릎관절근	넙다리몸통의 아래 앞쪽	윤활주머니	넙다리신경	무릎을 펼 때 관절주머니를 위쪽으로 잡아당긴다.	중간넓은근과 합쳐질 수 있음.
넙다리빗근	위앞엉덩뼈가시	정강뼈의 위안쪽	넙다리신경	굽힘, 엉덩관절 바깥돌림	위앞엉덩뼈가시로부터 찢어질 수 있음(찢김골절).
			넙다리네갈래근		
넙다리곧은근	1. 위앞엉덩뼈가시 2. 절구위 가장자리쪽	정강뼈결절	넙다리신경	넙다리 굽힘, 다리 확대	아래앞엉덩뼈가시로부터 찢어질 수 있음(찢김골절).
가쪽넓은근	큰돌기, 가쪽 거친선	가쪽 무릎뼈/정강뼈결절	넙다리신경	다리 확대	경사진 근육섬유는 Q각에 영향미친다.
중간넓은근	돌기 사이선	무릎뼈/정강뼈결절	넙다리신경	다리 확대	무릎관절근을 덮는다.
안쪽넓은근	안쪽 거친선	안쪽 무릎뼈/정강뼈결절	넙다리신경	다리 확대	많은 넙다리무릎 장애에서 약해져 있다.

깊은 해부
Deep dissection

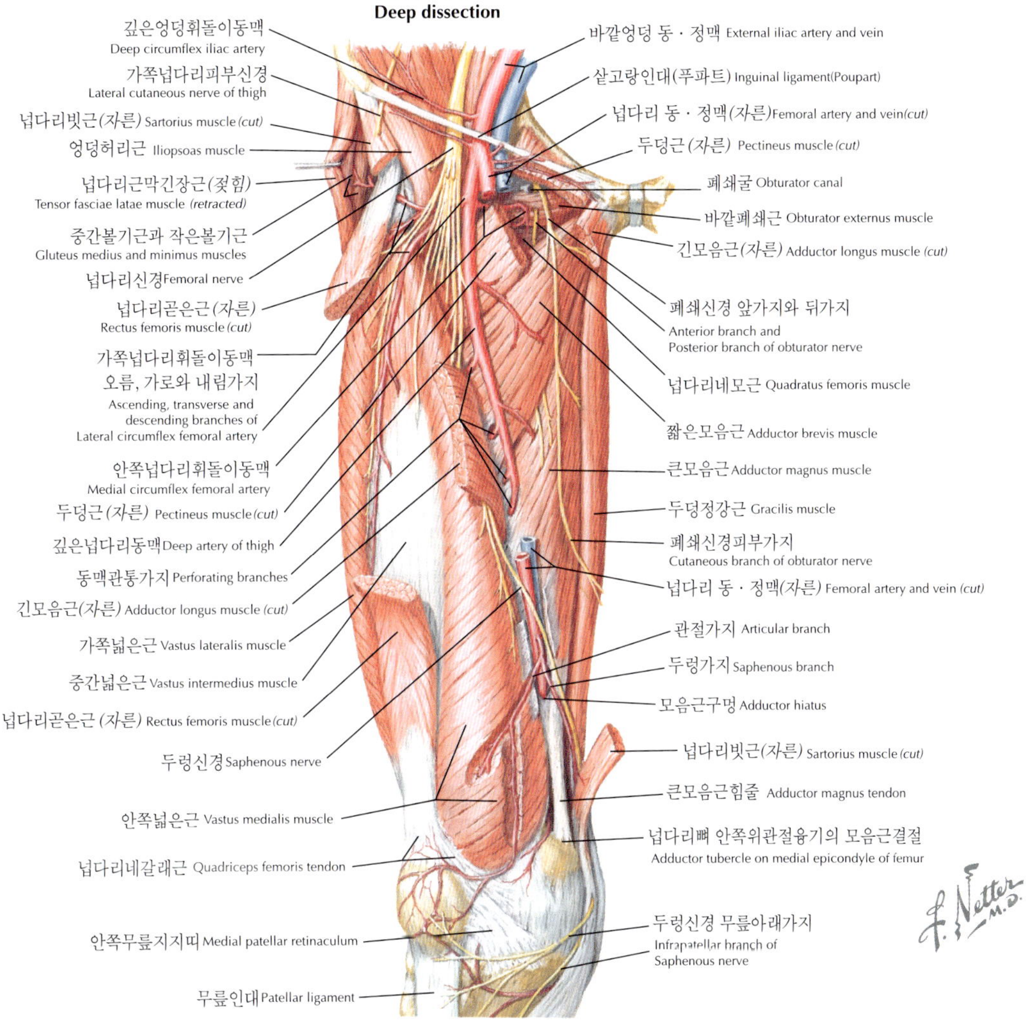

근육	이는 곳	닿는 곳	신경	작용	설명
			안쪽		
바깥폐쇄근	궁둥두덩뼈가지, 폐쇄막	궁둥구멍오목	폐쇄신경	넙다리 바깥돌림	뼈속질내 못고정 삽입시 닿는 곳
			엉덩관절 모음근		
긴모음근	두덩뼈 몸통(아래)	거친선(중간1/3)	폐쇄신경	넙다리모음	힘줄이 뼈되기될 수 있음.
짧은모음근	몸통과 아래두덩뼈가지	두덩선, 거친선	폐쇄신경	넙다리모음	두덩근의 깊은쪽
큰모음근	1. 두덩뼈가지 2. 궁둥뼈결절	거친선, 모음결절	1. 폐쇄신경 2. 궁둥신경	넙다리모음과 굽힘/폄	근육은 두개 분리된 부분이 있다.
두덩정강근	몸통과 아래두덩뼈가지	앞쪽, 안쪽, 정강뼈(거위발)	폐쇄신경	넙다리모음, 굽힘/다리안쪽돌림	인대 재건에 사용된다.
			엉덩관절 굽힘근		
두덩근	두덩뼈의 두덩선	넙다리뼈의 두덩선	넙다리신경	굽힘과 넙다리 모음	넙다리 삼각층의 일부분

깊은 해부
Deep dissection

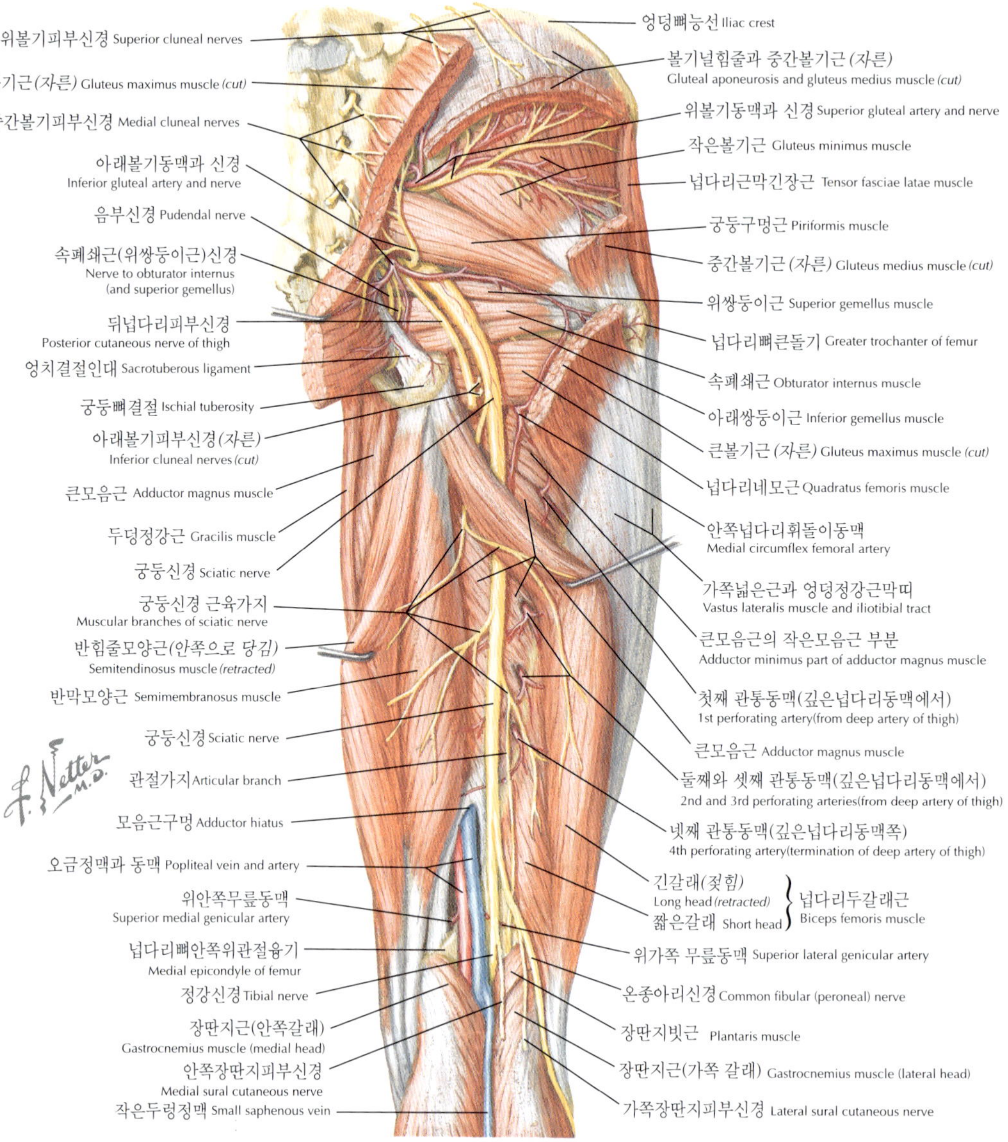

근육	이는 곳	닿는 곳	신경	작용	설명
		뒤 : 넙다리뒤근육			
반힘줄모양근	궁둥뼈결절	위안쪽 정강뼈(거위발)	궁둥신경 (정강신경)	넙다리확대, 하지굽힘	앞십자인대 재건술시 사용되는 힘줄
반막모양근	궁둥뼈결절	뒤안쪽 정강뼈융기	궁둥신경 (정강신경)	넙다리확대, 하지굽힘	안쪽 접근시 가장자리
넙다리두갈래근 : 긴갈래	궁둥뼈결절	종아리뼈머리	궁둥신경 (정강신경)	넙다리확대, 하지굽힘	이는 곳 앞쪽에서 찢어질 수 있음. (찢김 골절)
넙다리두갈래근 : 짧은갈래	거친면	종아리뼈, 가쪽정강뼈	궁둥신경 (종아리신경)	넙다리확대, 하지굽힘	긴갈래 이는 곳에서 힘줄이 합쳐짐.

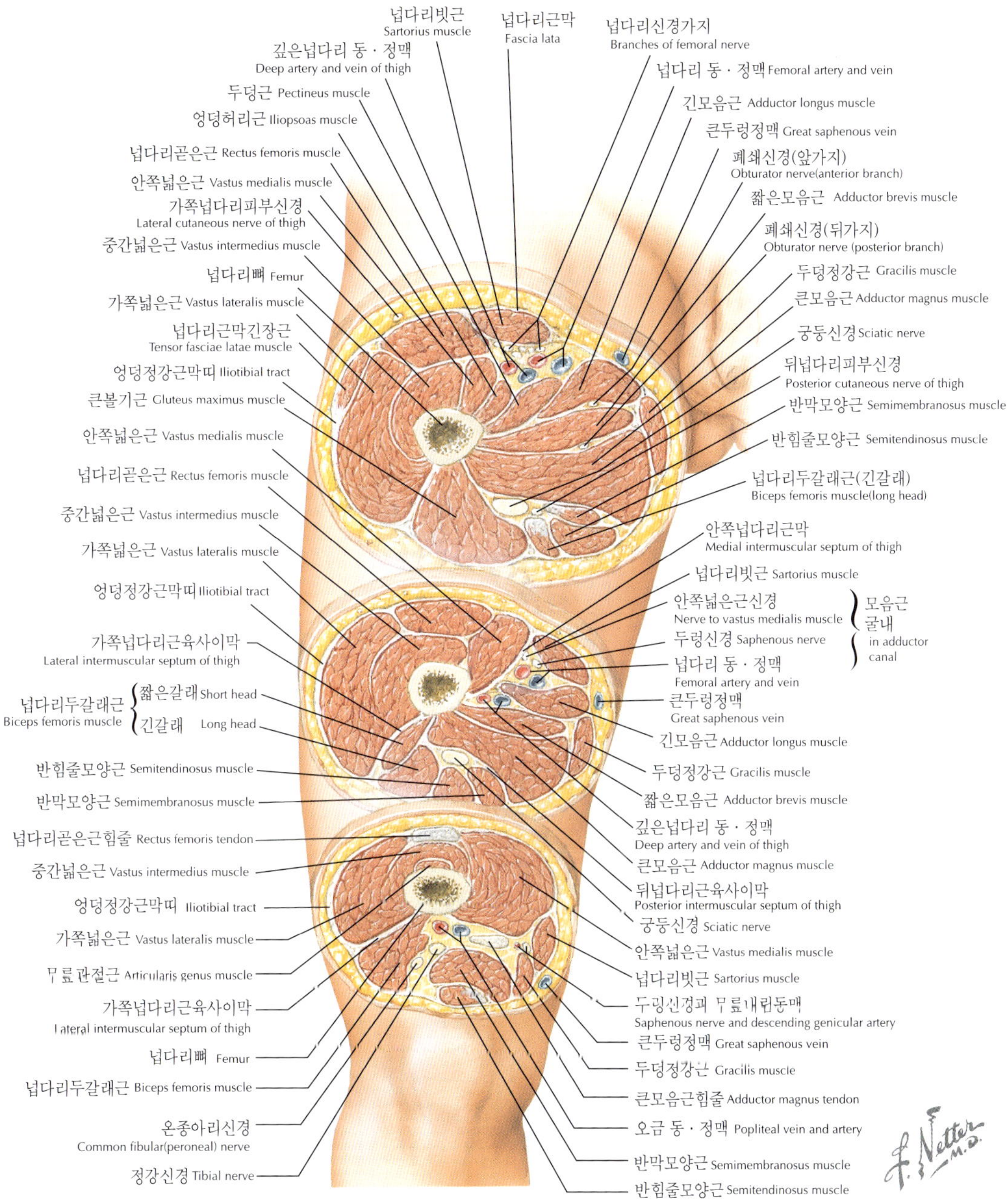

구조물	관계
	구획
앞	넙다리네갈래근 : 가쪽넓은근, 중간넓은근, 안쪽넓은근, 넙다리곧은근
뒤	넙다리두갈래근(긴갈래와 짧은갈래), 반힘줄모양근, 반막모양근, 궁둥신경
안쪽	큰모음근, 긴모음근, 짧은모음근, 두덩정강근, 넙다리 동.정맥
	근막절개
가쪽 절개	앞쪽 구획과 뒤쪽 구획을 이완시킴.
안쪽절개	안쪽 구획을 이완시킴.

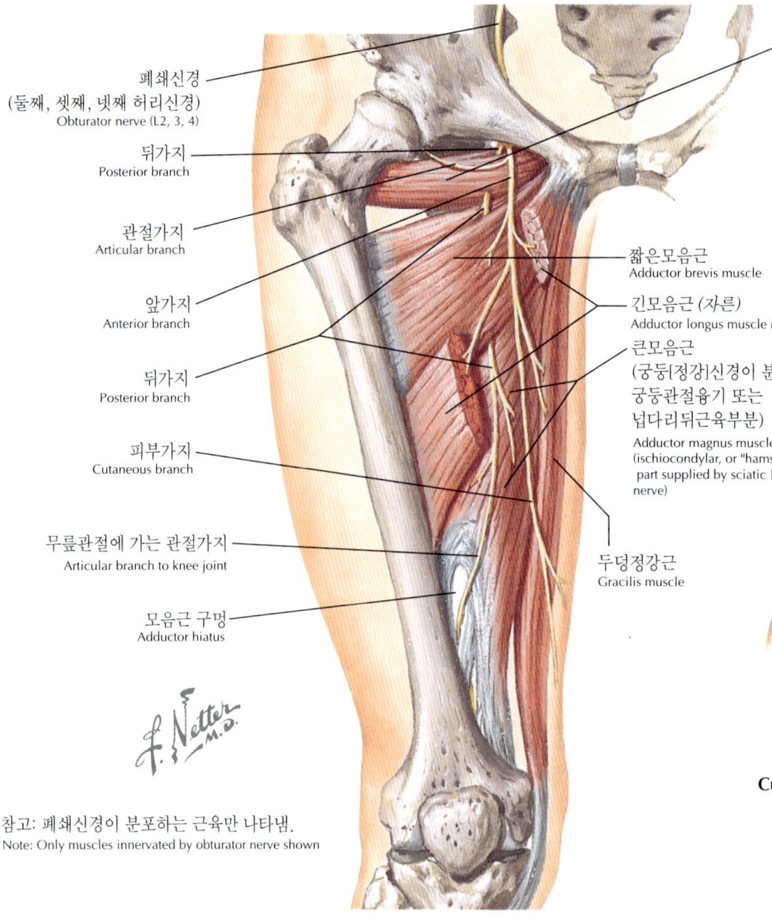

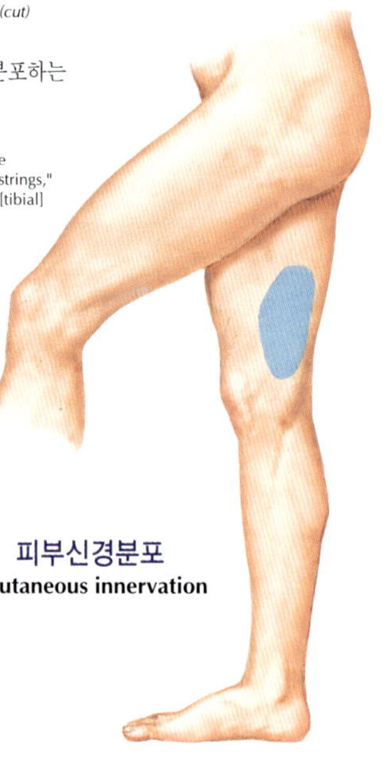

피부신경분포
Cutaneous innervation

허리신경얼기

앞쪽 신경갈래

폐쇄신경(L2 – L4) : 폐쇄관을 통해 나와 앞쪽 및 뒤쪽 신경갈래로 나뉘어짐. 가로절구 인대 뒤에 놓여 수술시 젖혀질때 손상 받을 수 있음.

감각 : 넙다리 아래; **안쪽 폐쇄 신경의 피부가지에 의함**.

운동 : 두덩정강근(앞쪽 신경갈래)
긴모음근(앞신경갈래
짧은모음근(앞/뒤 신경갈래)
큰모음근(뒤신경갈래)

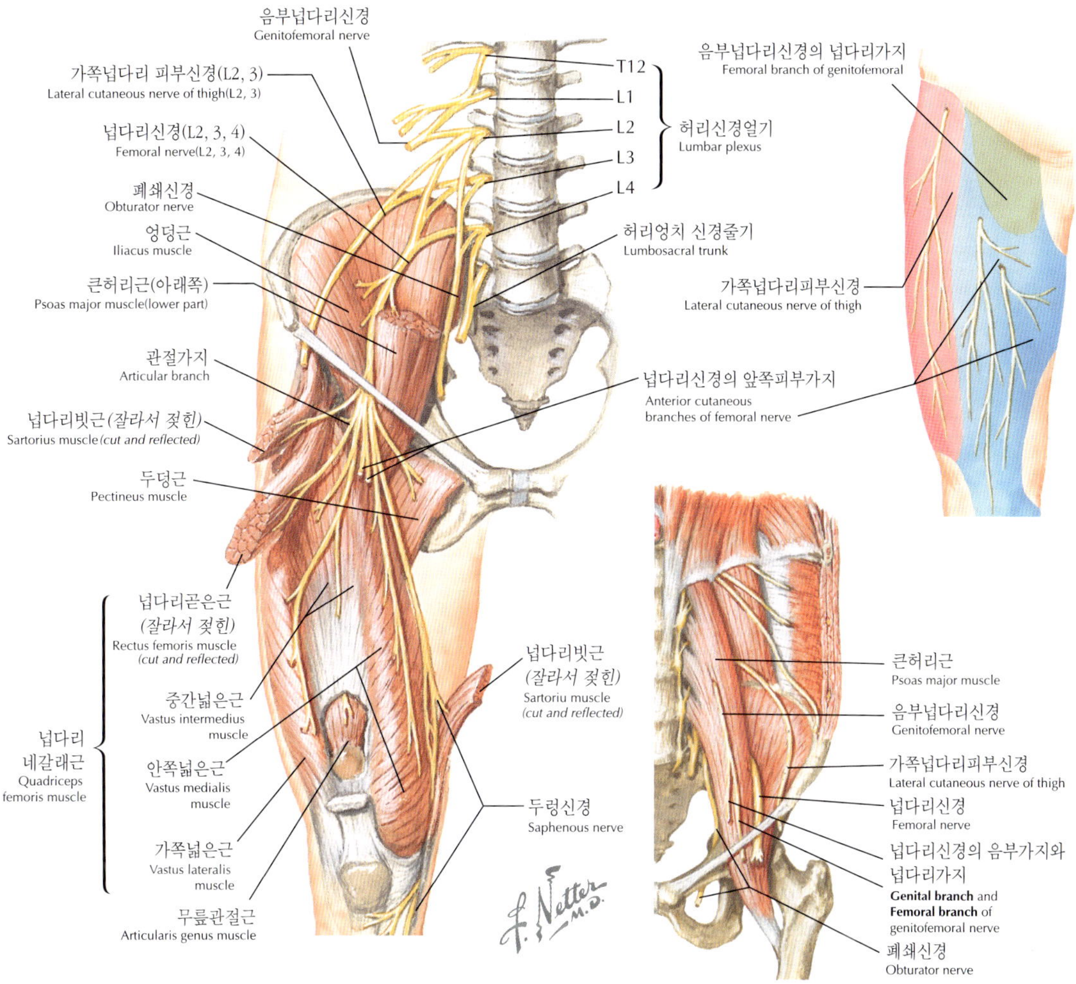

허리신경얼기

음부넙다리신경(L1 – 2) : 큰허리근을 뚫고, 큰허리근의 앞안쪽에 놓이며 두가지로 나뉜다.

감각 : 넙다리가지 : 허벅지의 몸쪽앞쪽(넙다리삼각을 넘어)

운동 : 없음(허벅지에서).

뒤쪽신경갈래

가쪽넙다리피부신경[LFCN] (L2 – 3) : 위앞엉덩뼈가시의 아래쪽을 가로지름(위앞엉덩뼈가시나 위앞엉덩뼈가시 근처에서 눌릴 수 있다.)

감각 : 가쪽 허벅지

운동 : 없음.

넙다리 신경(L2 – 4) : 큰허리근과 엉덩근 사이에 놓임.; 가지는 넙다리삼각안에 있음. 넙다리빗근 아래로 주행함.

감각 : 허벅지의 앞안쪽 – 앞/중간 피부신경을 통하여

운동 : 허리근
- 두덩근
- 넙다리빗근
- 넙다리네갈래근
  - 넙다리곧은근
  - 가쪽넓은근
  - 중간넓은근
  - 안쪽넓은근

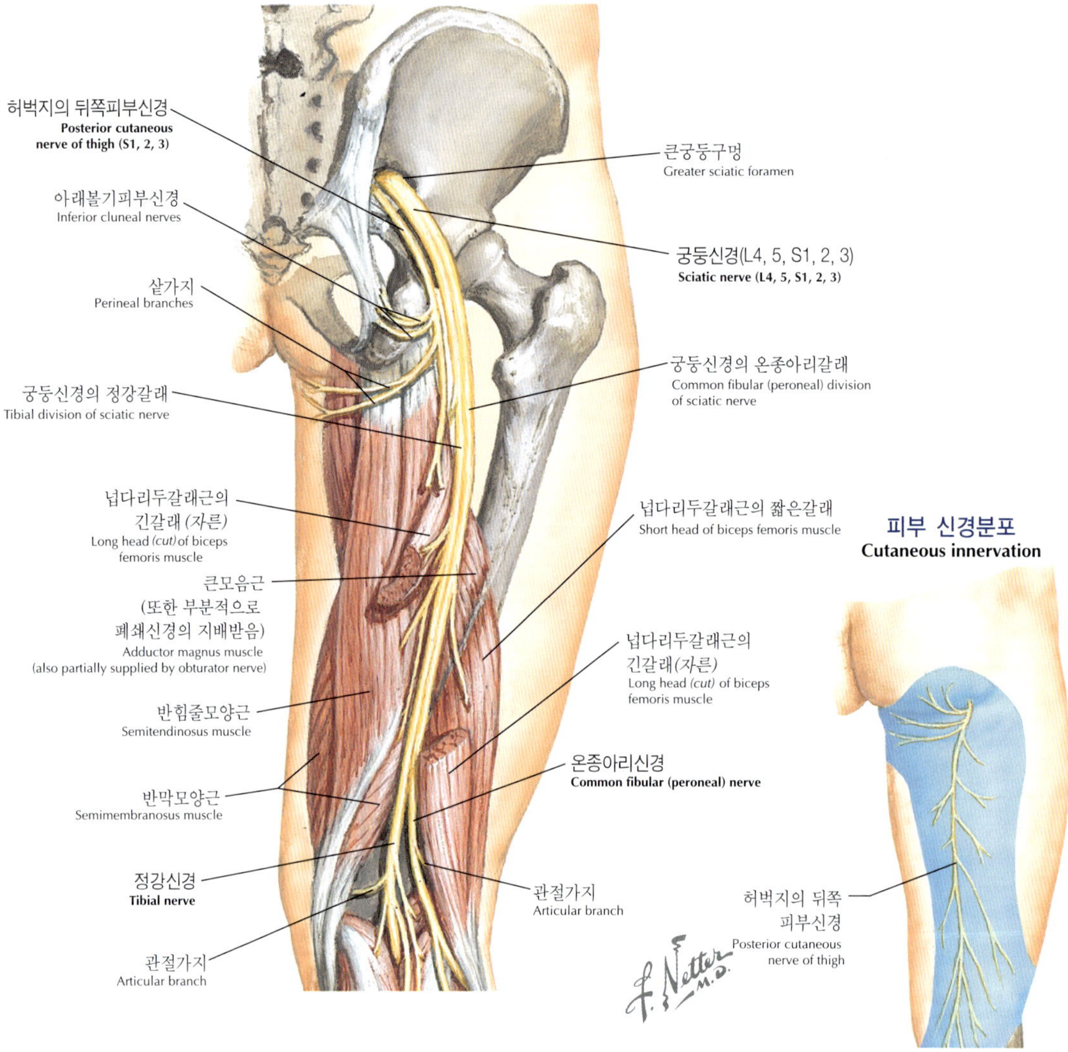

엉치신경얼기

궁둥신경 : 두 개의 구분되는 부분을 가진 하나의 신경; 먼쪽 허벅지에서 정강신경 & 온종아리신경으로 나뉨.

앞쪽신경갈래

정강신경(L4–S3) : 허벅지 뒤쪽에서 내려와(궁둥신경에서)깊게는 뒤넙다리근에서 얕게는 큰모음근까지

감각 : 없음(허벅지에서).

운동 : 넙다리두갈래근(긴갈래)
반힘줄모양근
반막모양근

뒤쪽신경갈래

온종아리신경(L4–S2) : 허벅지 뒤쪽에서 내려와(궁둥신경에서) 깊게는 뒤넙다리근에서 얕게는 큰모음근까지

감각 : 없음(허벅지에서).

운동 : 넙다리두갈래근(짧은 갈래)

뒤쪽넙다리피부신경(PFCN) (S1–3) : 큰궁둥구멍을 통해, 궁둥신경 중간에

감각 : 허벅지 뒤쪽

운동 : 없음.

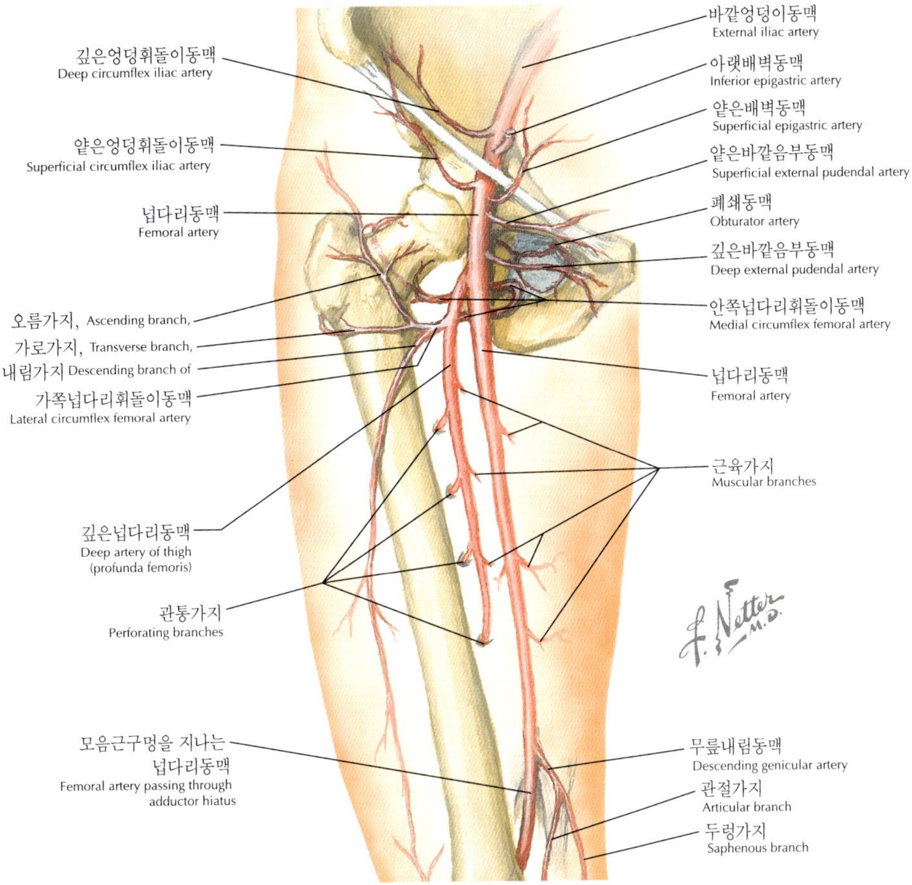

동맥	가지	설명
폐쇄동맥	앞쪽/뒤쪽 가지	폐쇄구멍을 통과해 주행
넙다리동맥		
넙다리삼각에서, 모음근굴을 주행해(넙다리빗근 아래로, 안쪽넓은근과 긴모음근 사이로). 모음근구멍을 통해 뒤쪽을 지나고, 먼쪽 넙다리뼈와 무릎 뒤쪽에서 오금동맥이 됨.		
넙다리동맥 (얕은 넙다리 동맥[SFA])	얕은엉덩휘돌이동맥 얕은배벽동맥 얕은/깊은 바깥음부동맥 깊은넙다리동맥 무릎내림동맥 관절가지 두렁가지	얕은배조직 공급 얕은배조직 공급 두덩부위와 고환/대음순의 피부밑 조직 공급 허벅지의 일차적 혈액 공급. 아래를 보시오 무릎공급을 위해 무릎에서 동맥 연결
깊은넙다리동맥	안쪽넙다리휘돌이동맥 가쪽넙다리휘돌이동맥 오름가지 가로가지 내림가지 관통/근육가지	넙다리뼈목공급, 넙다리네갈래근 아래에서 넙다리뼈목공급 넙다리뼈목에서 동맥연결 큰돌기근 엉덩관절에 앞안쪽 접근시 위험이 있음. 넙다리뼈몸통과 허벅지 근육 공급

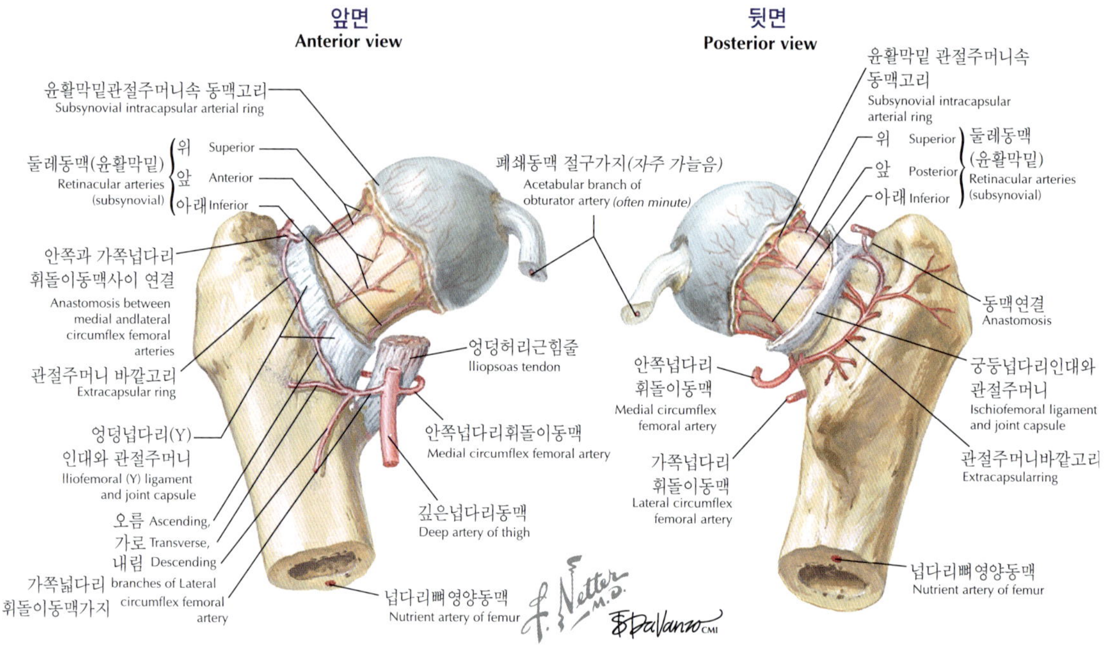

동맥	주행	설명/공급
	넙다리뼈목의 동맥	
	깊은넙다리동맥	
안쪽넙다리휘돌이동맥(MFCA)	두덩근과 허리근 사이에서, 넙다리네갈래근 아래에서 넙다리뼈목의 뒤쪽으로	성인 넙다리뼈머리의 주 혈액 공급 관절주머니 바깥고리/동맥연결에 주요하게 기여
가쪽넙다리휘돌이동맥(LFCA) 오름가지 가로가지 내림가지	넙다리빗근 & 넙다리곧은근 깊이까지 넙다리뼈목의 앞쪽으로 오름 몸쪽넙다리뼈를 가로질러 큰돌기쪽으로 넙다리곧은근 아래	성인의 넙다리뼈머리에서 덜 명확한 혈액 공급 관절주머니 바깥고리/동맥융합의 주요 기여 큰돌기에 부분적으로 공급 엉덩관절에 양옆쪽 접근시 위험이 있음.
첫번째 관통동맥	오름가지	관절주머니 바깥고리/동맥융합에 기여할 수 있음.
관절주머니 바깥고리 – MFCA와LFCA의 가지들에서 일차적으로 와서, 넙다리뼈목 바닥에서 형성됨.		
가쪽가지	고리에서, 가쪽으로 큰돌기를 향하여	큰돌기에 공급
오름목동맥 둘레동맥	넙다리뼈목의 피막바깥을 따라 넙다리뼈목의 관절주머니안을 따라	관절주머니 바깥동맥고리에서 분지 목동맥들의 관절주머니 안으로 연결 머리의 바닥에서 이차적 관절주머니안 고리형성
윤활막밑 관절주머니안 동맥고리 – 넙다리뼈머리의 바닥에서 형성		
뼈끝동맥 가쪽뼈끝동맥	뒤위쪽 목의 관절면의 경계에서 뼈로 들어감.	뼈내 동맥연결을 형성가능 가쪽뼈끝동맥은 넙다리뼈머리 전체 혈액의 대부분을 공급
	폐쇄동맥	
둥근인대동맥 안쪽뼈끝동맥	둥근인대를 통하여 오목으로 뼈내 끝부분가지	성인 넙다리뼈머리에 아주 적은 공급 가쪽 뼈끝동맥과 동맥연결
	다른 동맥들	
위 & 아래 볼기동맥		관절주머니 바깥고리/동맥융합에 기여 가능
소아의 넙다리뼈머리 혈액공급 : 0~4세 MFCA, LFCA, 둥근인대동맥; 4~8세 : 거의MFCA, 아주적은 LFCA, 둥근인대동맥 : >8세 : MFCA가 우세		

가쪽넙다리피부신경
Lateral femoral cutaneous nerve

샅고랑인대아래의 신경죄임
Entrapment of nerve under inguinal ligament

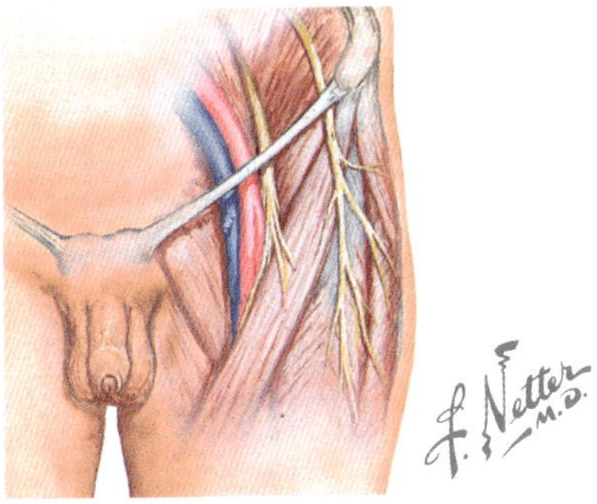

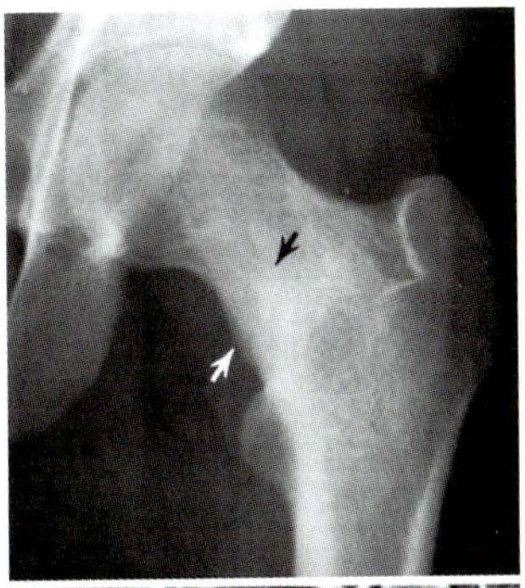

화살표는 넙다리뼈목의 부벽 모양의 존재와 굳음을 보여준다.
Arrows show the presence of buttressing and sclerosis in the femoral neck

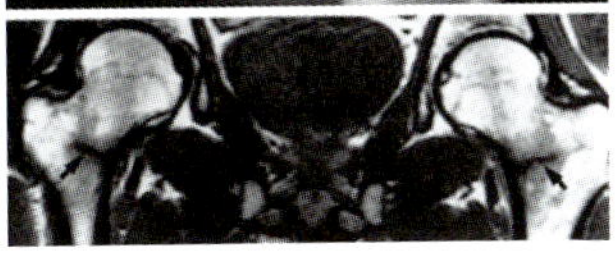

관상 MRI가 양쪽 넙다리뼈목의 피로 골절(화살표)을 드러낸다.
Coronal MRI reveals bilateral fatigue fractures(arrows) in the femoral neck

Reprinted with permission from Resnick D. Kransdorf M. Bone and Joint Imaging, 3rd edition, Elesevier, Philadlphia, 2005.

질환설명	병력 & 이학적검사	방사선검사/소견	치료
넙다리뼈절구 부딪힘증후군			
• 감지하기 힘든 엉덩관절의 형태가 뼈 지대치를 유발한다. : 두가지 유형 ◦ *Cam* : 넙다리뼈의 비구형 ◦ *Pincer* : 절구의 과잉 덮음 ◦ 조기 퇴행성 관절염 유발	**병력 :** 서서히 발생, 샅고랑부위 통증, 활동시 악화 **이학적검사 :** 운동범위 감소(특히 안쪽돌림), 양성 부딪힘 시험(엉덩관절의 굽힘, 모음, 안쪽돌림)	**방사선검사 :** 엉덩관절의 앞뒤/가쪽(AP/lat) *Cam* : 넙다리목의 "돌기" +/– 탈출오목, 상쇄감소 *Pincer* : 절구 덮음 증가 **자기공명영상검사 :** 테두리 찢김, 연골손상	1. 스테로이드, 활동교정 2. 수술적탈구, 목 그리고/또는 절구성형 3. 선택적인 경우, 뼈자름술 4. 퇴행성 관절염으로 진행될 경우 THA(인공엉덩관절성형술)
넙다리뼈목부하(피로) 골절			
• 엉덩관절의 과다한 부하 • 두가지 유형 : 긴장(위쪽 목), 압박(아래쪽 목) • 군대의 신병에서 흔함.	**병력 :** 활동증가, 엉덩관절/샅고랑부위의 새로 발생한 큰동증동반 **이학적검사 :** +/– 통증, 그리고/또는 운동범위 감소와 함께	**방사선검사 :** 앞뒤, 앞뒤의 안쪽돌림 가쪽 **자기공명영상검사 :** 골절의 조기발견에 가장 좋은 검사 **뼈스캔 :** 아급성골절을 보여줌.	• 압박 : 무게부하제한 • 긴장 : 응급 경피적고정(이탈방지)
넙다리감각이상증			
• 위앞엉덩뼈가시 근처 신경죄임 • 활동에 의한(엉덩관절 폄), 의복(예; 허리띠), 반복적인 압박	**병력 :** 가쪽허벅지의 통증(화끈감) **이학적검사 :** 가쪽허벅지의 감각 감소 + 넙다리통증	**방사선검사 :** 엉덩관절의 앞뒤/가쪽; 다른 질병 배제	1. 압박하는것(예; 벨트, 젖는옷 등) 제거 2. 수술적유리 : 드묾.
발음성엉덩관절			
엉덩관절의소음 : 3가지 유형 1. 바깥 : 큰돌기위로 지나는엉덩정강근막띠 2. 안 : 넙다리뼈머리 위 또는 엉덩허리 근육에 위를 지나는 허리근 3. 관절내 : 보통 유리체	**병력 :** 엉덩관절의 소음 +/– 통증 **이학적검사 :** 힘줄을 촉진(엉덩정강근막띠 또는 허리근힘줄)후 엉덩관절을 굽히고 펴면서, 소음을 느낀다.(큰돌기위 – 바깥, 작은돌기위 – 안)	**방사선검사 :** 앞뒤/가쪽엉덩관절; 이상(예; 돌기)와 엉덩관절 DJD 배제 **자기공명영상검사 :** 유리체, 테두리 찢김 **초음파검사 :** 허리근힘줄	바깥/안 : 1. 활동 교정, 물리치료 2. 주사 치료 3. 수술적 유리 : 매우 드묾 관절내 : 유리체 제거
돌기윤활주머니염			
• 큰돌기 위의 윤활주머니의 염증 • 여자 > 남자, 중년	**병력 :** 가쪽엉덩관절 통증, 아픈쪽으로 잘 수 없음. **이학적검사 :** 돌기의 국소적누름통증, 모음시 통증	**방사선검사 :** 골반 앞뒤, 앞뒤/가쪽 엉덩관절; 돌기, 뼈관절염, 힘줄석회화 배제	1. 스테로이드, 물리치료(엉덩 정강근막때 이완) 2. 스테로이드 주사 3. 수술적절제 – 드묾.

뼈관절염
Osteoarthritis

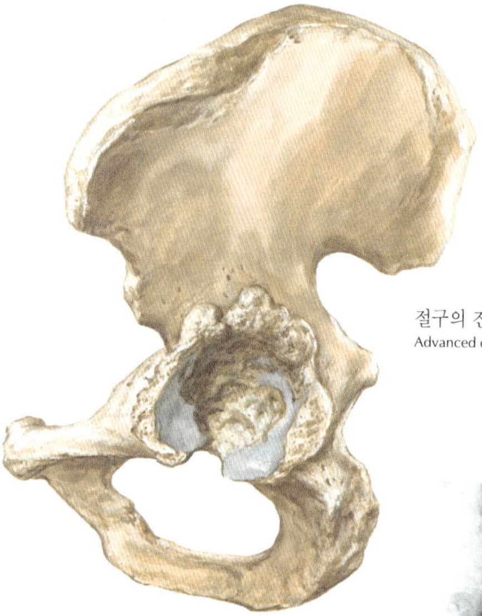

절구의 진행된 퇴행성 변화
Advanced degenerative changes in acetabulum

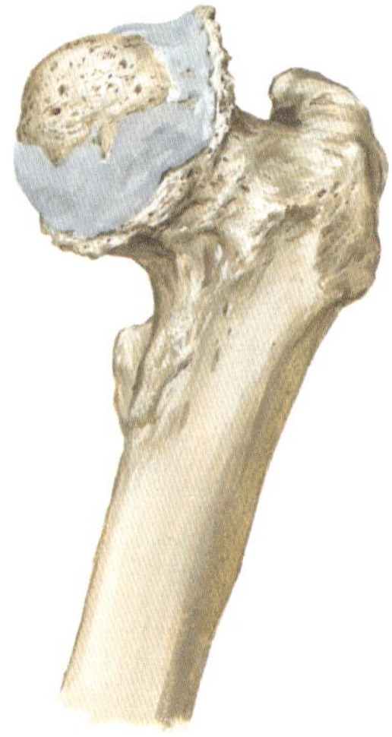

연골의 짓무름과 넙다리뼈 머리의 변형
Erosion of cartilage and deformity of femoral head

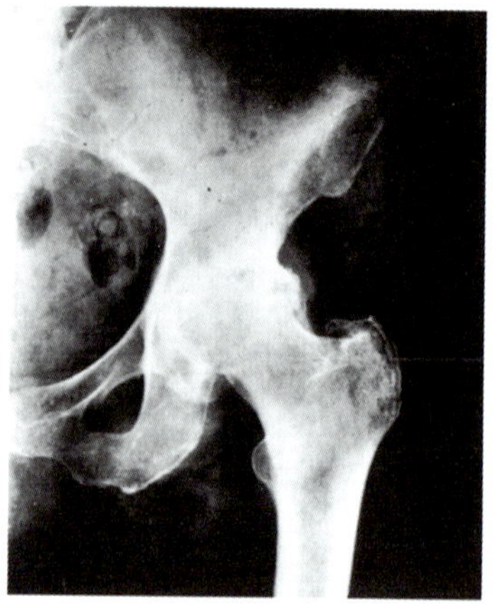

엉덩관절의 영상은 절구의 경계에서 전형적인 연골의 퇴행과 돌기를 동반한 이차적 뼈 변화를 보여준다.
Radiograph of hip shows typical degeneration of cartilage and secondary bone changes with spurs at margins of acetabulum

질환설명	병력 & 이학적검사	방사선검사/소견	치료
	엉덩관절염		
• 관절 연골의 손실이나 손상 • 병인 : 일차성 – 특발성 이차성 – 외상 후, 감염, 소아 엉덩관절 질환	**병력 :** 만성 엉덩관절 또는 샅고랑 부위(통증) 시간이 지나고 활동이 증가하면서 심해짐. **이학적검사 :** 운동범위 감소(첫번째로 안쪽돌림), ＋통나무 굴리기 검사, ＋/－굽힘구축/진통보행	**방사선검사 :** 앞뒤골반/앞뒤/가쪽 엉덩관절 1. 관절공간 좁아짐 2. 뼈곁돌기 3. 연골밑 굳음 4. 뼈주머니	1. 스테로이드/물리치료 2. 주사/활동교정, 지팡이(반대쪽 손에) 3. 뼈자름술(젊은층) 4. 관절고정술(젊은층) 5. 인공엉덩관절 성형술
	뼈괴사(무혈관괴사/AVN)		
• 혈관 파열에 의한 넙다리뼈머리 괴사 • 외상, 스테로이드, EtOH사용, 염증성 질환과 연관 • 남자 > 여자, 30~40대, 50%에서 양측 • 넙다리뼈머리를 많이 침범할수록 나쁜 예후와 연관	**병력 :** 활동시 악화되는 샅고랑 부위 통증 **이학적검사 :** 운동범위 감소(특히 안쪽돌림, 벌림시), 진통보행 **방사선 검사 :** 앞뒤/가쪽 : 단계-특징적 소견(분류를 참고) **자기공명영상검사 :** 가장 민감한 검사, 넙다리뼈의 이른 변화를 보여줌. **뼈스캔 :** 자기공명영상에 의해 대체됨.	**분류 :** Modified Ficat 0 : 무증상, 정상 XR, ＋MR 1 : 증상, XR, ＋MR 2 : XR : 굳음, 붕괴없음. 3 : XR : ＋붕괴(초승달 징후) 4 : 평평한 넙다리뼈머리, 정상절구 5 : 관절 좁아짐. 이른 퇴행성 관절염 6 : 진행된 절구를 포함하는 퇴행성 관절염	Stage 0－1 : 무게부하 제한, 관찰 2 : 중심감압 3 : 혈관중요 또는/종아리뼈 뼈자름술 고려 4－6 : 인공엉덩관절성형술－대부분의 환자에게 적합 엉덩관절융합 : 젊은 노동자

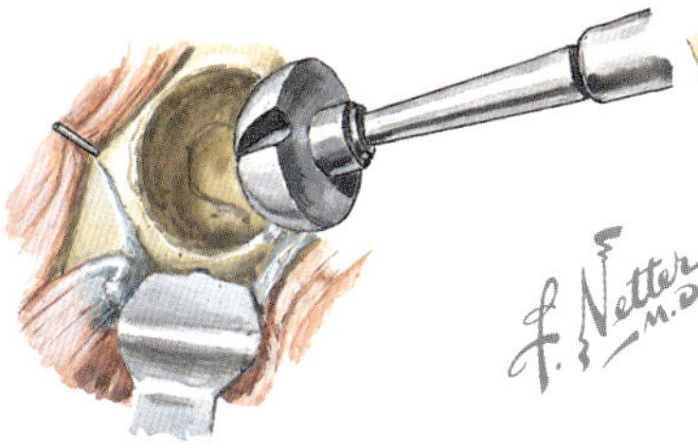

적합한 크기의 확공기를 삽입하고 절구에 절구 요소를 받기 위해 구멍을 냄.
Reamer of appropriate size inserted and acetabulum reamed to receive acetabular component

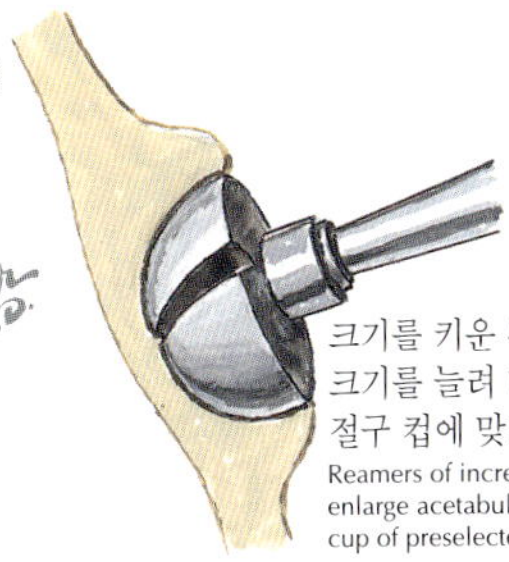

크기를 키운 확공기가 절구의 크기를 늘려 미리 선택된 크기의 절구 컵에 맞게함.
Reamers of increasing size used to enlarge acetabulum to fit acetabular cup of preselected size

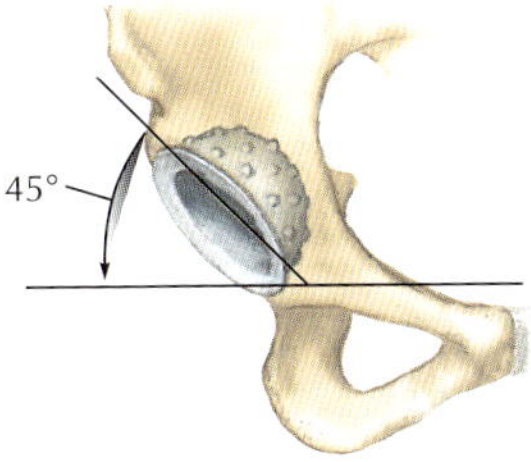

최종컵의 위치: 35 ° ~ 45 ° 가쪽경사각 15 ° 앞경사
Final position of cup 35° to 45° lateral inclination and 15° anteversion

인공엉덩관절성형술

일반적 정보

- 목적 : 통증 완화, 개인적 독립성 유지, 일상 생활을 수행(ADLs) 할 수 있게 함.
- 높은 만족도를 보이는 일반적인 시술로 일차적 시술; 교정술 또한 더 흔해지고 있음.
- 기술과 재료의 개선은 이식 성공을 개선함; 이 시술은 젊은 환자에게 적합함.

재료

- **컵**(절구)과 **줄기**(넙다리뼈). 보통 티타늄으로 만듦. 스테인레스 스틸이나 코말트 크롬 줄기는 지나치게 경직되고(즉, 계수가 맞지 않음) 부하 차폐(가림)를 일으킴.
- **부하면** : 절구 틀과 넙다리뼈머리 이식물. 폴리에틸렌(PE)틀과 코발트 – 크롬(Co – Cr) 넙다리뼈머리가 최근 가장 일반적임. 세라믹과 금속 또한 이용됨.
  - UHMWPE(초고분자량 폴리에틸렌); 표면은 좋으나, 높은 마모율과 부스러기는 무균성 유리체를 유도함. 직접 압박 주형이 생산 기술로 선호됨. 비산소환경에서의 방사선 소독은 교차결합을 촉진함. 강하게 교차결합된 폴리에틸렌은 마모율에서 더 나음.
  - Co – Cr : "초금속"합금. PE틀에서 흔하게 넙다리뼈 부하면에 이용됨. 금속 위 금속 이식물도 가능함. 부스러기 입자는 더 작으며, 조직학적 변화를 적게 유발함. 발암성은 이론적으로 연관이 있음.
  - 세라믹(알류미나) : 마모율에서 가장 우수함. 그러나 깨지기 쉬움(골절 가능). 폴리에틸렌틀과 세라믹컵과 함께 이용가능.

수술방법

- **두 종류의 고정** : 1. 시멘트, 2. 비시멘트/생체
  - **시멘트** : 메틸메쓰아크릴레이트. 나이든 환자에서 더 흔하게 사용되며 즉각적인 정적 고정을 제공하고, 개조 가능성이 없음. 시멘트는 장력보다는 압력에 더 저항적임. 따라서, 넙다리뼈 이식물은 절구 컵보다 더 이고정이 나음. 3세대 시멘팅 기술 : 가압, 선코딩줄기, 중심장치/제추장치, 관 준비, 2㎜덮개
  - **비시멘트/생체** : 어린 환자들에게 사용됨(인기가 증가중). 뼈가 이식물 위로 자라거나, 안으로 자라 들어감(표면증식/내증식). 개조 가능성이 있으며, 동적 고정을 제공함. 방사선 치료 후의 엉덩관절에는 좋은 선택이 아니다.
- 고정은 즉각적이 아니고, 안전을 위하여 조기 고정이 필요함 : 두 가지 기술
  - 압력 고정 : 이식물이 뼈보다 1 – 2㎜ 큼. 뼈고리의 부하가 뼈를 덮는/파고드는 동안 초기 고정을 제공해줌.
  - 일대일 고정 : 이식물과 뼈가 같은 크기. 나사가 뼈를 덮는/파고드는 동안 초기 고정을 제공하기 위해 사용됨.
- 적합한 다공성의 표면증식 구멍 크기 : 50 – 150micrometer. 뼈가 자라서 덮는 표면 영역은 다양함.
- 최근의 가장 좋은 표준 이식물 : 비시멘트(ingrowth) 관절컵과 시멘트 넙다리뼈 스텔. 경향은 변하며, 비시멘트 넙다리뼈 구성물과 대안적 부하면이 더 자주 사용되고 있음.
- 머리의 크기는 안정성(클수록 더 안정적)과 마모(큰 머리일수록 높은 양의 마모)에 영향을 미침. 28㎜가 최적의 크기

적응증

- **엉덩관절의 관절염**
  - 흔한 역학 : 뼈관절염, 류마티스 관절염, 뼈괴사, 일차성 소아엉덩관절 질환
  - 임상적 증상 : 살고랑 부위/엉덩관절 통증, 활동에 따라 악화되고, 시간이 지날수록 심해지며, 기능적 수용력이 줄어듦
  - 영상학적 소견 : 엉덩관절 관절염에 합당한 영상학적 소견이 있어야함.

뼈관질염	류마티스 관절염
1. 관절공간 좁아짐.	1. 관절공간 좁아짐.
2. 굳음	2. 관절주위 뼈엉성증(골다공증)
3. 연골아래 주머니	3. 관절 미란
4. 뼈곁돌기 형성	4. 관절굳음증(경화증)

  - 보존적 치료 실패 : 스테로이드, 활동 교정, 체중 감량, 물리치료, 지팡이(반대쪽 손), 주사
  - 기타 : 골절(예; 엉덩관절 퇴행성 관설염을 동반한 넙다리뼈 목 골절), 종양, 발달 장애(예; 발달성 엉덩관절 이형성증, 기타)

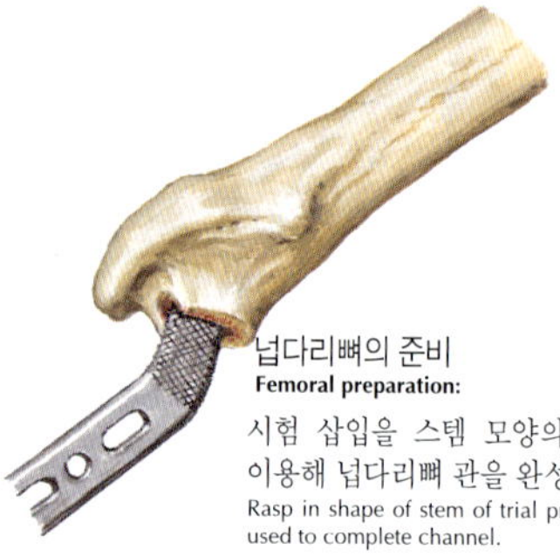

넙다리뼈의 준비
Femoral preparation:
시험 삽입을 스템 모양의 틀을 이용해 넙다리뼈 관을 완성한다.
Rasp in shape of stem of trial prosthesis used to complete channel.

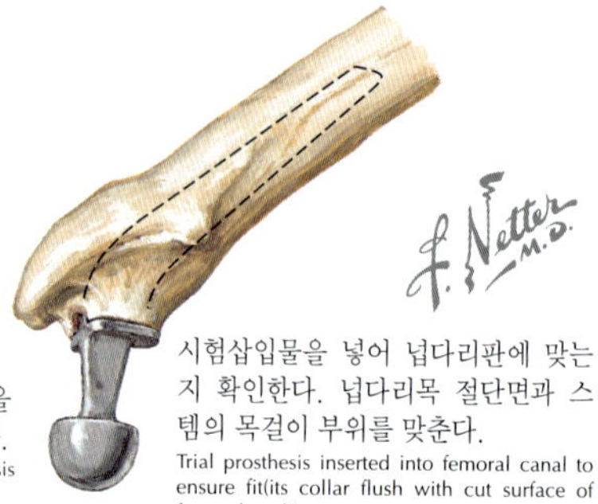

시험삽입물을 넣어 넙다리관에 맞는지 확인한다. 넙다리목 절단면과 스템의 목걸이 부위를 맞춘다.
Trial prosthesis inserted into femoral canal to ensure fit(its collar flush with cut surface of femoral neck)

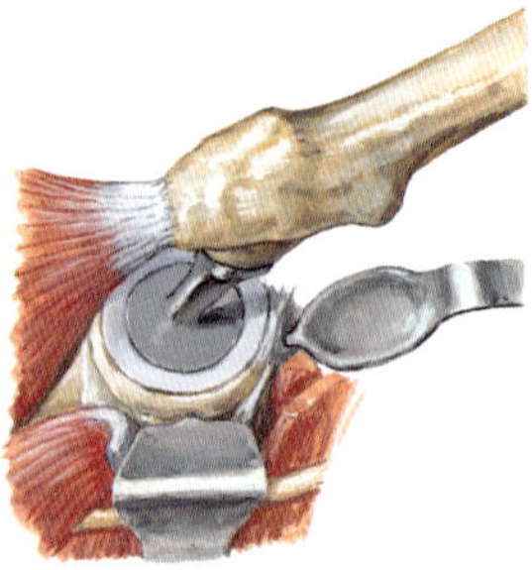

삽입물을 넣고 엉덩관절을 정복한다.
Reduction of hip with prosthesis in place.

인공엉덩관절성형술(계속)

금기증

- 절대적 금기증 – 신경병적 관절, 감염, 내과적으로 불안정한 환자(예; 심한 심폐질환자)
  - 환자가 수술을 견딜 수 없을때
- 상대적 금기증
  - 젊고 활동적인 환자, 이런 환자는 평생 여러번의 재성형술을 해야한다.

대체 치료법

- 고려사항 : 나이, 활동정도, 전체적인 내과적 건강상태
- 뼈자름술 : 넙다리뼈 또는 엉덩뼈, 주로 젊은 환자에서 시행
- 관절고정술 : 한쪽의 국한된 병을 가진 젊은 노동자 (척추, 무릎관절, 발목관절, 반대측 엉덩관절이 정상일때)

수술방법

- 접근법
  - 뒤쪽, 가쪽, 앞가쪽 접근법
  - 최소 침습적, 하나 그리고 두 개의 절개선 접근법이 더 많이 사용된다.
- 수술순서
  - 절구; 절구테두리 및 뼈돌기 제거, 겉질뼈 테두리의 확공, 절구컵 삽입(35 – 45° 관상면상 기울임, 15 – 30° 앞쪽 경사)
  - 넙다리뼈; 머리의 탈구, 넙다리뼈목의 뼈자름, 머리의 제거, 넙다리관의 금속가공(필요하면 가쪽으로 만든다.) 줄기는 안쪽굽은 위치가 되면 안된다. 줄기넙다리뼈머리 선택, 머리와 목삽입물의 시험적 사용, 적절한 줄기, 목, 절구삽입물 삽입

합병증

- 감염 : 검사실 검사와 흡입으로 진단, 예방이 가장 중요하다. 수술전후 항생제 사용, 세심한 술전 준비 및 수술부위를 멸균한 천으로 덮기 급성, 아급성 감염; 세척 및 폴리에틸렌 교환을 포함한 변연 절제술.
  만성 : 1단계 또는 2단계 재성형술
- 이완 : 환자는 주로 움직이려 할 때 통증을 호소, 방사선 사진상 방사선 투과성 선이 보인다. 대부분 뼈용해로 인해 발생, 뼈용해는 1마이크로 미만의 마모입자에 대한 큰포식 세포의 반응으로 유발된다.
- 어긋남 : 삽입물의 부정정렬, 물렁조직의 손상 또는 기능이상으로 발생, 뒤쪽접근법에서 창상 봉합시 짧은 바깥쪽돌림근을 봉합하면 탈구의 위험이 감소한다.
- 신경혈관손상 :
  - 궁둥신경; 종아리 분열 (발처짐 발생), 뒤쪽접근법시 심하게 견인한 경우 위험
  - 넙다리신경 ; 앞가쪽 접근법시 과도한 견인에 의해 발생
  - 폐쇄혈관 ; 절구가로인대 아래에 위치, 견인기에 의한 손상, 절구컵의 앞아래쪽 1/4위치의 나사에 의한 손상
  - 바깥엉덩이 혈관 ; 절구컵의 나사가 앞위쪽 1/4에 위치하는 경우 손상 위험(뒤쪽위가안전)
  - 안쪽넙다리휘돌이동맥 ; 넙다리네모근 아래위치, 뒤쪽접근법시에 근육을 아래로 끌어내리는 경우 손상 위험
- 뼈되기 : 보통 과거력이 있는 사람에서 발생, 관절운동범위의 감소유발, 방사선 치료로 예방가능
- 내과적 합병증 : 심부정맥혈전증, 폐색전증, 예방이 필수
- 넙다리뼈 인공삽입물 주위 골절
  - 안정한 삽입물 : 열림되맞춤술 및 내고정술(금속판, 케이블 +/– 뼈이식)
  - 불안정한 삽입물 : 골절부위를 지나갈 수 있는 긴 줄기를 이용한 재성형술

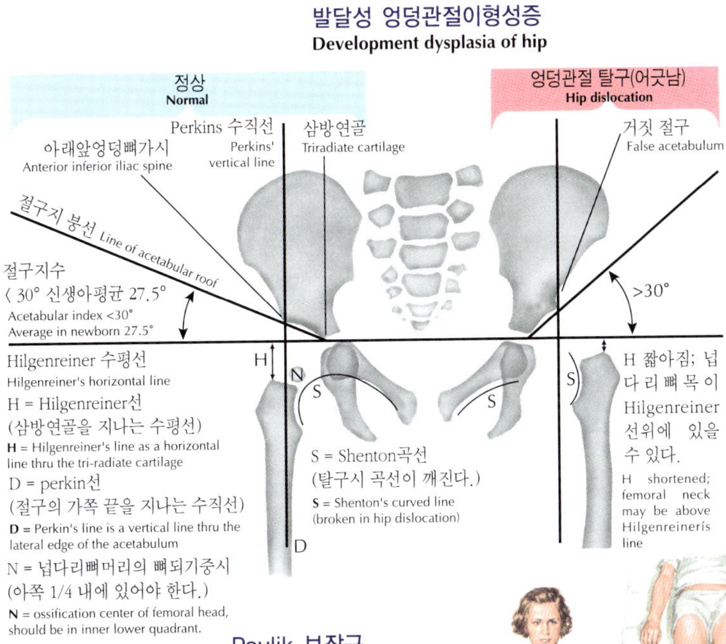

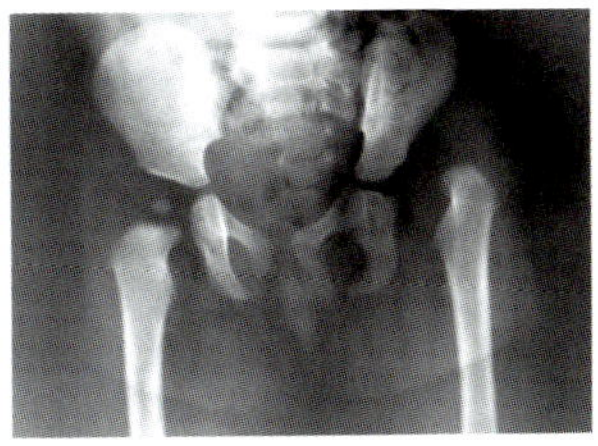

발달성 엉덩관절이형성증을 앓고 있는 15개월 환아의 방사선사진. 절구지수 증가. shemton선 깨짐. 거짓 절구

Radiograph of 15 month old with DDH showing classic signs: increased acetabular index, a broken Shentonís line and a false acetabulum.

넙다리 앞경사
Femoral Anteversion
넙다리 안쪽비틀림
Internal Femoral Torsion

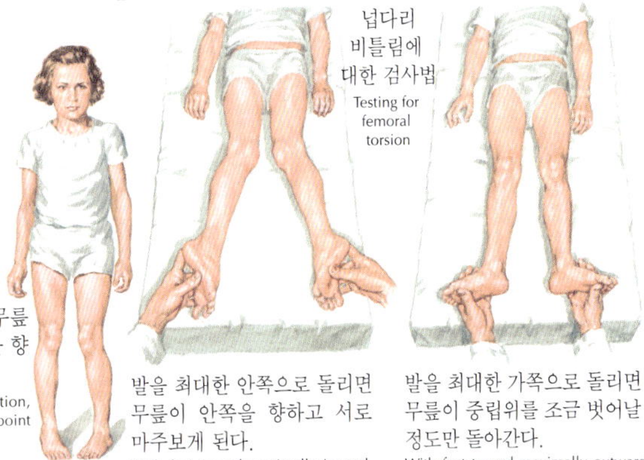

선자세에서 무릎과 발이 안쪽을 향한다.

In standing position, knees and feet point inward

발을 최대한 안쪽으로 돌리면 무릎이 안쪽을 향하고 서로 마주보게 된다.

With feet turned maximally inward, knees point directly medially so that they face each other

발을 최대한 가쪽으로 돌리면 무릎이 중립위를 조금 벗어날 정도만 돌아간다.

With feet turned maximally outward, knees rotate only slightly beyond neutral position

Pavlik 보장구
Pavlik harness

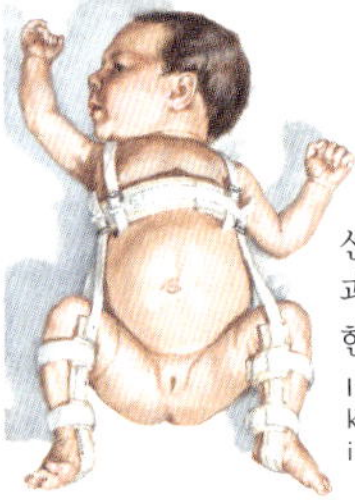

벨트는 안전구역안에서 편안한 회전을 유지하게 해준다. 이 안전영역을 넘어서는 과도한 돌림은 넙다리뼈머리의 무력성 괴사를 일으킨다. 뒤쪽끈은 엉덩관절이 안굽음되는 것을 막아 재탈구를 방지한다.

Harness adjusted to allow comfortable abduction within safe zone. Forced abduction beyond this limit may lead to avascular necrosis of femoral head. Posterior strap serves as checkrein to prevent hip from adducting point of redislocation.

질환설명	병력 및 검사	치료
발달성 엉덩관절이형성증		
• 비정상적인 엉덩관절의 발달로 엉덩관절의 탈구, 부분탈구 또는 이완을 보이는 질환 • 대부분에서 관절주머니의 이완과 이상위치를 보임.; 선천성 증후군이나 신경근육성 질환에서 맞춤이 되지 않는 기형적 형태로 나타남. • 위험요인 : 여자, 골반위 분만, 첫아이, 가족력, 자궁공간부족을 일으키는 상태 • 조기진단 치료가 중요	**병력** : 부모에 의해 발견이 어렵다. 위험요인 유무 **이학적검사** : Barlow(탈구)검사, Ortolani(맞춤)검사, Galeazzi검사, 바깥굽음 제한 **방사선검사** : 6개월 이후에 유용(넙다리뼈머리의 뼈되기 시작), 절구에서의 위치를 관찰, 엉덩관절을 조사하는데는 다양한 방사선학적 선이 도움이 된다. **초음파** : 신생아에 유용, Alpha 각 60° 이상(정상)	• **동심성 정복의 획득 및 유지** ◦ 0~6개월 : Pavlik 보장구 ◦ 6~24개월 : 폐쇄되맞춤 및 수상석고, 폐쇄되맞춤이 실패할 경우 열림되맞춤술 ◦ 2~4세 : 열림되맞춤술(+/− 넙다리뼈자름술) ◦ 4세 이상 : 절구 뼈자름술(엉덩관절의 기형은 수술적 치료가 필요)
합병증 : 넙다리뼈머리의 뼈괴사(맞춤기간중 발생하거나 맞춤 후 비해부학적 위치로 유지되는 경우 발생)		
넙다리 앞경사		
• 넙다리의 안쪽돌림, 넙다리뼈 앞경사 감소되지 않는다. • 엄지발가락가쪽휨증 보행의 가장 흔한 원인	**병력** : 3~6세 사이에 발견 **이학적검사** : 넙다리뼈 안쪽돌림(안쪽돌림 65° 이상), 무릎뼈는 안쪽을 향함. 엄지발가락가쪽휨증 보행	1. 대부분 자연회복 2. 10세 이후에도 지속시 감염 뼈자름술(대부분 미용적 목적)

넙다리뼈머리끝 분리증
Slipped Capital Femoral Epiphysis

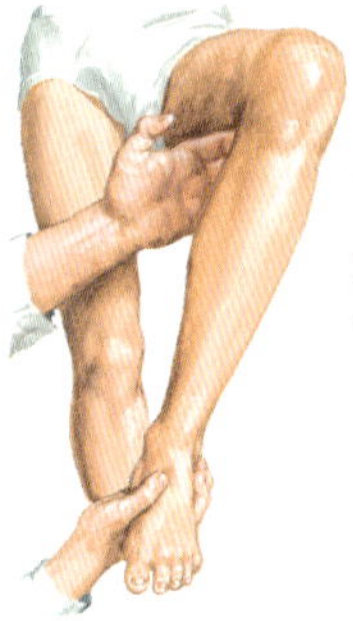

가장 좋은 진단적 징후는 이학적 검사다.
환자가 바로 누운 자세에서 넙다리를 굽히고 바깥돌림 및 벌림한다.
Best diagnostic sign is physical examination.
With patient supine, as thigh is flexed it rolls into external rotation and abduction

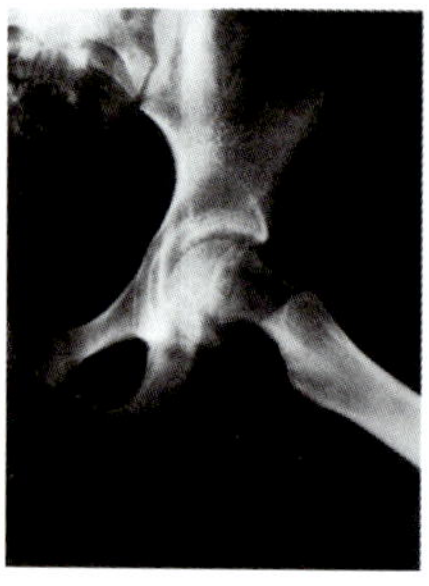

개구리 다리면 방사선사진. 뼈끝 분리가 더 명확히 보이고, 이 질환이 의심되면 항상 적응이 된다.
Frog-leg radiograph, which demonstrates slipped epiphysis more clearly, always indicated when disorder is suspected

넙다리뼈머리끝 분리증: 수술적 고정
Slipped Capital Femoral Epiphysis: Operative Fixation

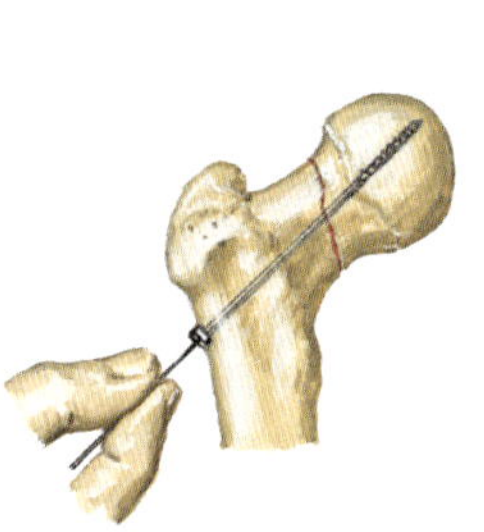

유도 철사를 통해 나사선 유관나사를 고정한다.
Threaded cannulated screw introduced over guide wire

Legg-calve-perthes병
Legg-Calve-Perthes Disease

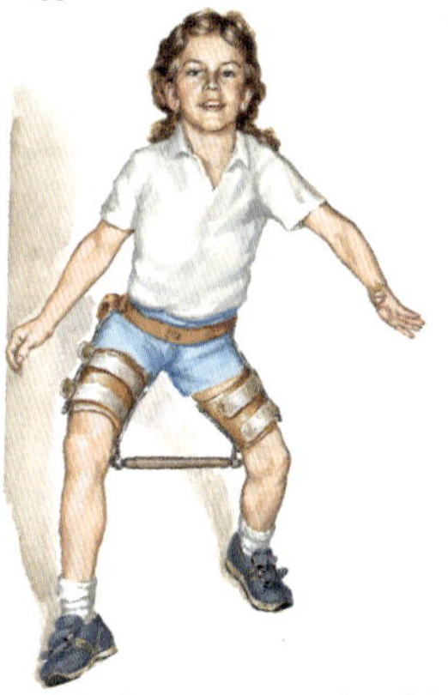

Atlanta Scottish Rite chidren's Hospital 보조기를 착용하고 걷는 여아. 보조기의 장점: 지지대 없이 걸을 수 있게 함. 늘였다 줄였다 할 수 있는 막대를 이용해 회전을 조절할 수 있고 또한 무릎과 발목의 움직임을 자유롭게 할 수 있다.
Young girl walking in Atlanta Scottish Rite Children's Hospital brace. Advantages of brace: allows child to walk without support, allows for further abduction by telescoping bar, and permits free knee and ankle motion

질환설명	병력 및 검사	치료
	Legg-calve-perthes	
• 넙다리뼈머리의 특발성 뼈괴사 • 넙다리뼈머리는 재혈관화 되어야 하고 2~5세에 완성된다. • 6세 이하에서 발생하거나 가쪽기둥 침범 정도가 미미한 경우 좋은 예후를 보인다. • Catterall & Herring 분류 • 치료결과가 좋지 않은 경우 성인에서 퇴행성 관절염을 일으킨다.	**병력 :** 남아(4 : 1), 보통 4~8세, 엉덩관절, 넙다리, 무릎관절 통증을 동반한 절름거림, 외상병력(−) **이학적검사 :** 관절운동범위 감소(특히 안쪽돌림 및 바깥굽음) **방사선검사 :** 엉덩관절의 앞뒤쪽 및 가쪽면(초기에 굳음을 보임. Crescent 징후; 연골아래뼈 골절의 징후) **자기공명영상검사 :** 방사선 검사상 정상을 보이는 초기에 괴사를 확인할 수 있다.	• 치료목표 : 1. 통증 감소 2. 정상적인 관절운동 범위 획득 및 유지 3. 넙다리뼈머리의 유지 • 견인, 체중부하 감소 • 관절운동범위 : 휴식 및 견인 +/− 물리치료 • 뼈자름술 : 나이가 많은 환아에서 넙다리뼈 및 절구의 뼈자름술이 필요할 수 있다.
	넙다리뼈머리끝 분리증	
• 몸쪽 뼈끝판을 통해 넙다리뼈 뼈끝의 전위(slip) • 분류; 안정 − 체중부하가 가능한 경우 불안정 − 체중부하가 불가능한 경우 • 비만, 신장 또는 갑상선 질환과 동반 • 뼈끝은 보통 목부분의 뒤쪽으로 전위되지만 절구내에 남아있다.	**병력 :** 10~16세, 절름거림, 엉덩관절 및 무릎관절 통증, +/− 체중부하 **이학적검사 :** 관절운동범위 감소(특히 안쪽돌림). 엉덩관절 위치(바깥돌림 및 굽힌상태) 체중부하가 가능하면 진통보행을 한다. **방사선검사 :** 앞뒤 및 가쪽면 − 양측 엉덩관절에서 뼈끝분리 관찰(Klein선은 뼈끝을 양분한다.) 분리된 뼈끝의 정도에 따라 분류(Gr 1 : < 33%, Gr 2 : 33~50%, Gr 3 : 50%이상)	• 경피적 제자리 나사 고정 • 하나의 관형나사못 고정이 기준이다. • 뼈끝 분리가 진행될 수도 있다. • 강제적인 고정은 금기 • 반대쪽의 예방적 핀고정술을 시행하기도 한다.
합병증 : 넙다리뼈머리 뼈괴사증(불안정한 분리에서 50%), 연골용해증, 퇴행성 관절염		
	일과성 윤활주머니염	
• 원인 미상의 비감염성 엉덩관절 삼출 • 바이러스감염후 증후군 또는 과사용에 의해 발생 • 엉덩관절 통증 및 절름거림의 흔한 원인 • 배제에 의한 진단(R/O 감염성 엉덩관절염)	**병력 :** 병력 : 2~5세 남아 > 여아, 서서히 시작되는 파행 **이학적검사 :** 관절운동범위 감소(특히 벌림)진통성 보행 **방사선검사 :** 다른 엉덩관절병증 배제 **검사실검사 :** CBC, ESR, 혈액배양검사 **초음파검사 :** 삼출의 검사(만약 감염성 엉덩관절염이 의심되면)	• 형광투시법을 이용한 마취하 엉덩관절 흡입(만약 이학적검사 및 검사실검사상 감염이 의심되면) • 감염성 엉덩관절염은 배농술 및 항생제 치료가 필요 • 일과성 윤활주머니염은 2~10일에 호전된다. • 관찰 및 휴식, +/− 비스테로이드성 진통소염제

엉덩관절 앞쪽접근법
Anterior Approach to Hip

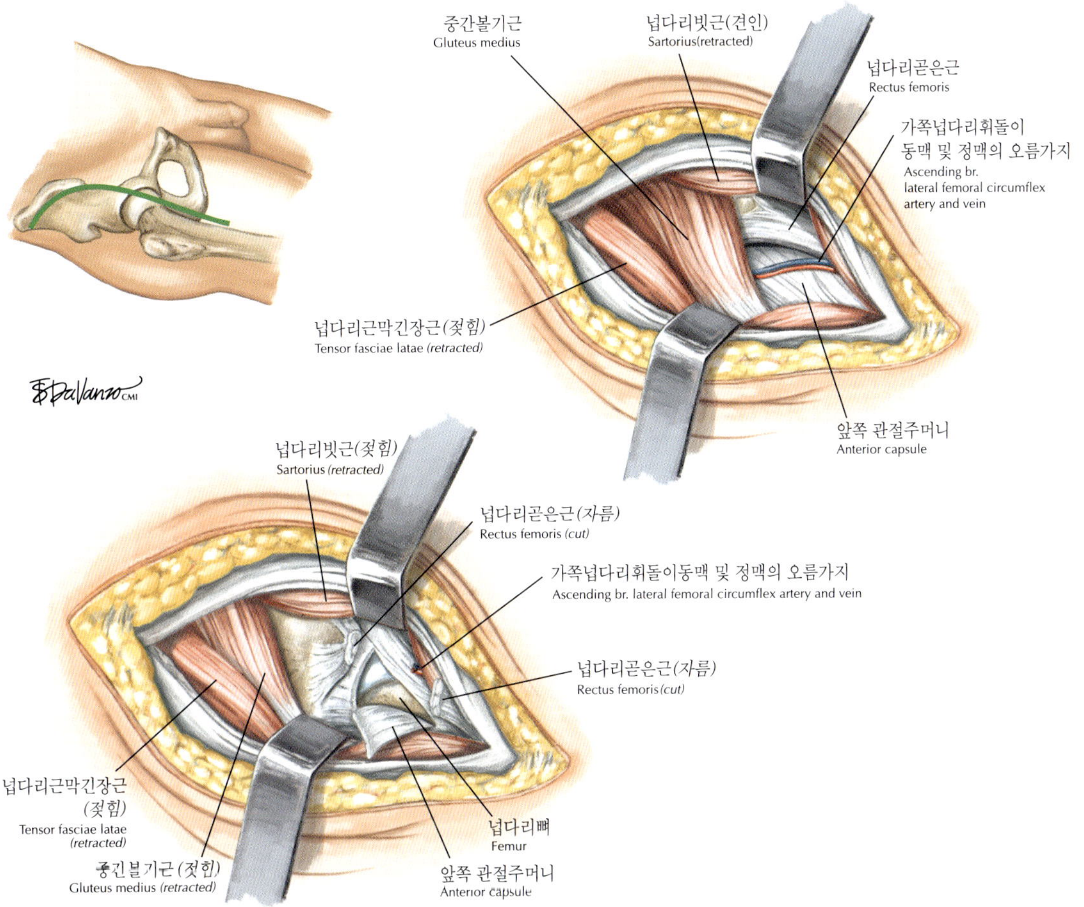

적용질환	접근경로	주의할 구조물	설명
	엉덩관절의 앞쪽접근법(Smith-Peterson)		
수술적 맞춤 ◦ 소아의 선천성 엉덩관절 어긋남 ◦ 성인 앞쪽 탈구세척 및 변연절제술 골절 : 앞쪽넙다리뼈머리(열림되맞춤 및 내고정술) 엉덩관절반성형술 종양절제술	*표면* • 넙다리빗근(넙다리신경) • 넙다리근막긴장근(윈쪽볼기신경) *심부* • 넙다리곧은근(넙다리신경) • 중간볼기근(위쪽볼기신경)	• 가쪽넙다리피부신경 • 넙다리신경 • 가쪽넙다리휘돌이동맥의 오름가지	• 가쪽넙다리피부신경을 앞쪽으로 견인 • 가쪽넙다리휘돌이동맥의 오름가지는 반드시 결찰할 것 • 관절을 노출시키기 위해 넙다리곧은근의 두갈래를 아래로 견인해야 한다. • 심한 안쪽견인은 넙다리신경의 손상을 초래한다.
	엉덩관절의 안쪽접근법(Ludloff)		
소아 엉덩관절 어긋남, 모음근 또는 허리근의 이완 세척 및 변연절제술	*표면 · 근육사이면* • 긴모음근(폐쇄신경) • 두덩정강근(폐쇄신경) *심부 :* • 짧은모음근(폐쇄신경) • 큰모음근(폐쇄신경)	• 폐쇄신경(앞쪽가지) • 안쪽넙다리휘돌이동맥 • 폐쇄신경(뒤쪽가지) • 바깥음부동맥(몸쪽)	• 소아질환에서 대부분 사용 • 가로절구인대와 허리근힘줄 접근시 좋다(이 구소물들은 엉덩관절의 폐쇄되맞춤을 방해). 절구 접근이 어렵다.

엉덩관절의 앞가쪽접근법(Watson-james)
Anterolateral(Watson-Jones) Approach to Hip Joint

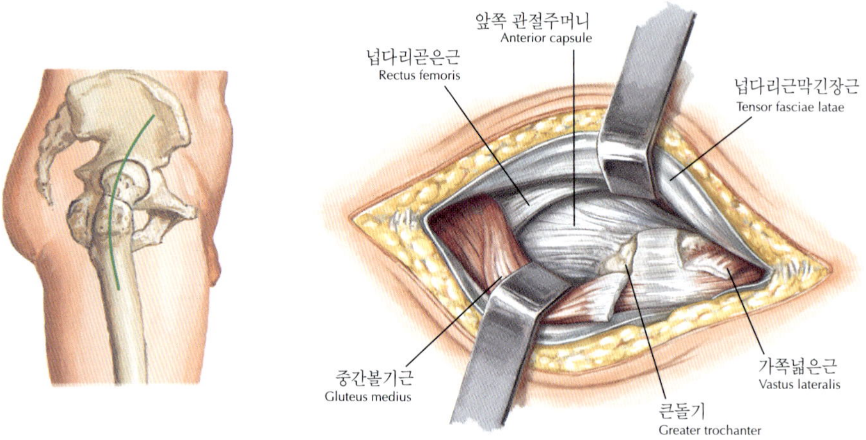

엉덩관절 가쪽접근법(큰돌기 횡단)
Lateral (Transtrochanteric) Approach to Hip Joint

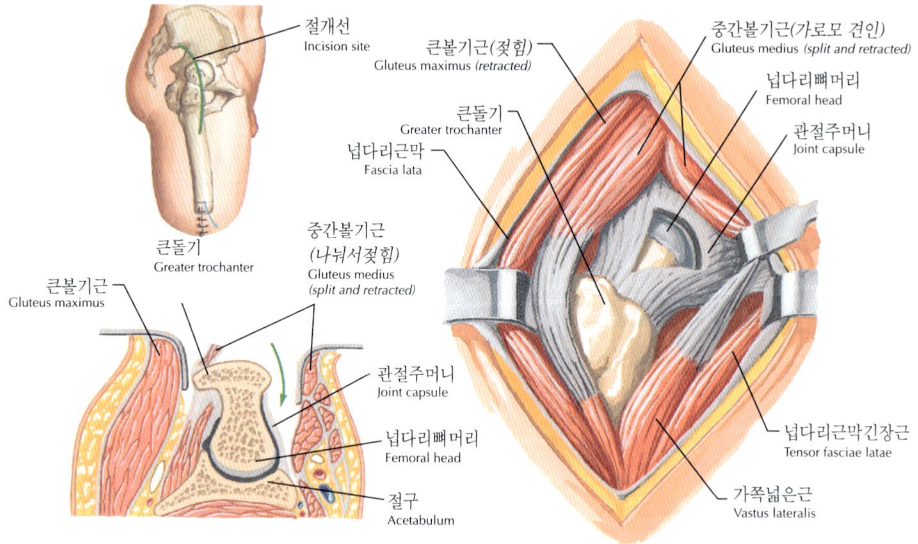

적응질환	접근경로	주의할 구조물	설명
엉덩관절의 앞가쪽접근법(Watson-Jones)			
• 인공엉덩관절전성형술 • 인공엉덩관절반성형술 • 몸쪽 넙다리뼈 골절의 열림되맞춤 및 내고정술	근육사이면 • 넙다리근막긴장근(위볼기신경) • 중간볼기근(위볼기신경)	• 가쪽넙다리휘돌이동맥의 내림가지(넙다리곧은근 아래) • 넙다리신경	• 벌림근을 분리해야 한다(뼈자름술 또는 광범위한 이완). • 심한 안쪽 견인시 넙다리신경 손상 가능
엉덩관절의 가쪽접근법(Hardinge)			
• 인공엉덩관절전성형술(재성형술에는 사용안함)	• 중간볼기근을 가른다(위볼기신경). • 가쪽넓은근을 먼쪽으로 가른다(넙다리신경).	• 위쪽볼기동맥 • 넙다리신경 • 넙다리동맥 및 정맥 • 위볼기신경	• 큰돌기의 뼈자름술이 필요 없다. 탈구의 위험이 적다. • 중간볼기근 앞쪽 1/3, 뒤쪽 2/3 나눔. 작은볼기근 풀어준다.

엉덩관절 뒤쪽접근법(Southern)
Posterior(Southern) Approach to Hip Joint

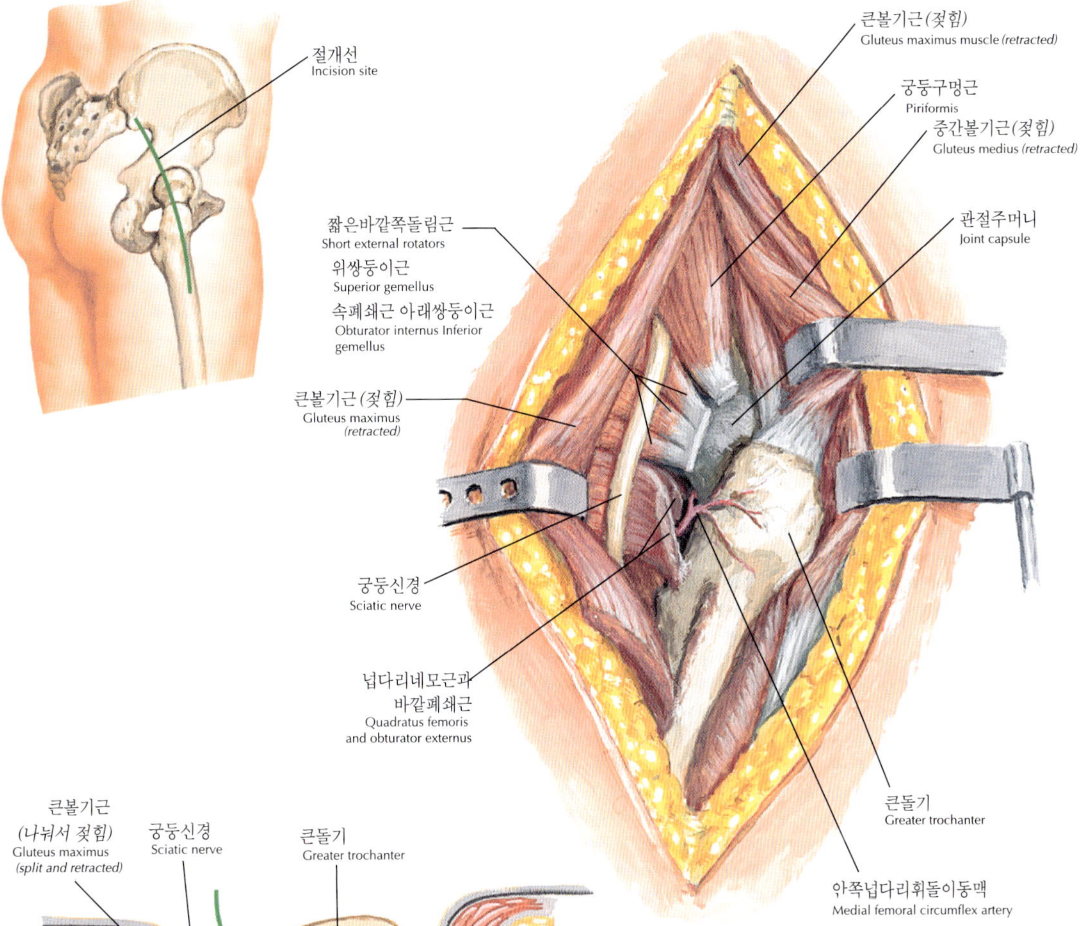

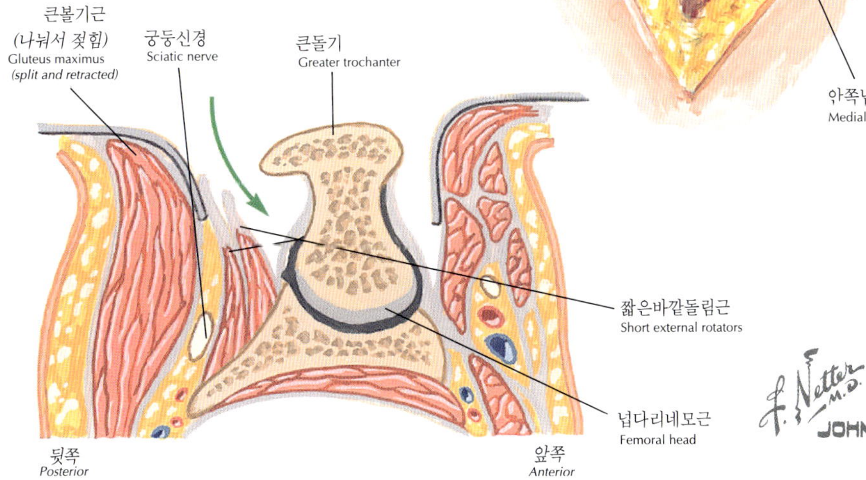

적응질환	접근경로	주의할 구조물	설명
엉덩관절 뒤쪽접근법(Moore/Southern)			
• 인공엉덩관절전치환술 • 인공엉덩관절반성형술 • 골절/열림되맞춤 및 내고정술 • 뒤쪽 엉덩관절 탈구	큰볼기근 나눔 (아래 볼기신경)	• 궁둥신경 • 아래볼기동맥 • 안쪽넙다리휘돌이동맥(넙다리네모근아래)	• 궁둥구멍근을 젖히면 궁둥신경을 보호 할 수 있다. • 몸쪽 연장시 아래볼기동맥을 손상시킬 수 있다. • 탈구를 예방하기 위해 짧은바깥돌림근을 봉합한다.

넙다리가쪽 접근법
Lateral Approach to Thigh(Femur)

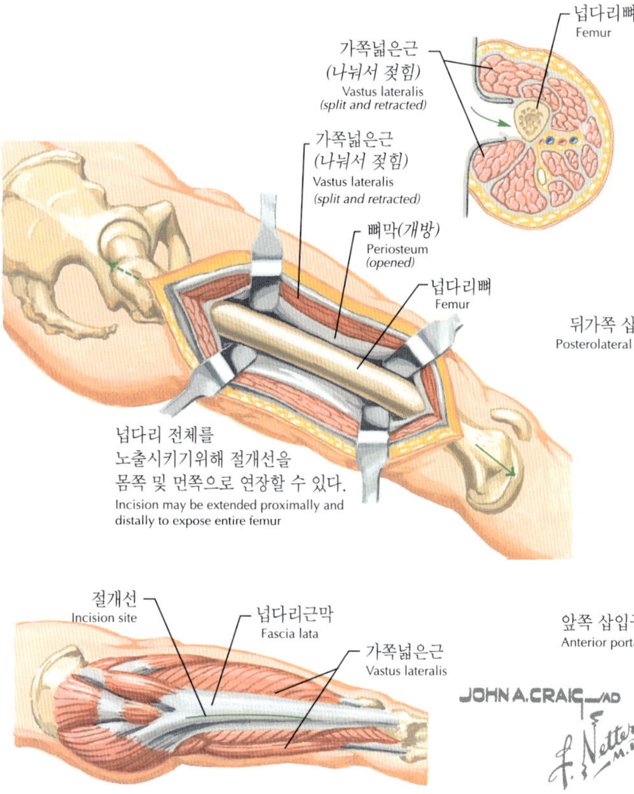

엉덩관절 관절경 삽입구
Hip Arthroscopy Portals

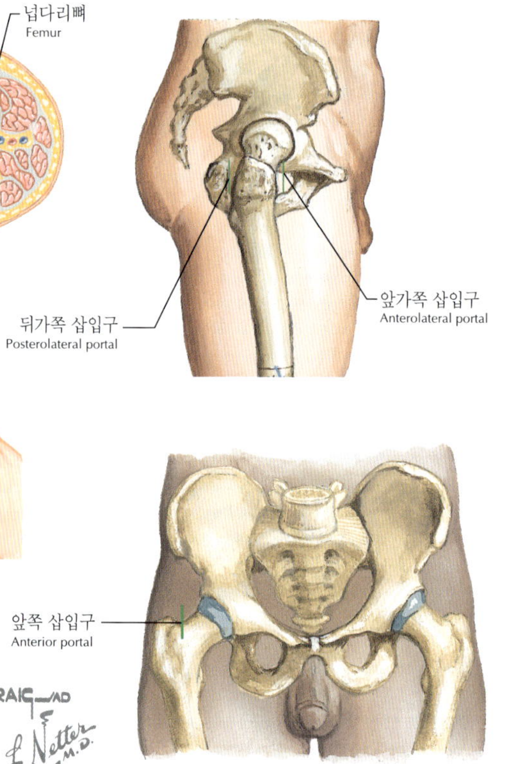

적응질환	접근경로	주의할 구조물	설명
		넙다리 근막절개술	
277쪽 참조			
		넙다리의 가쪽접근법	
• 골절 • 종양	가쪽넓은근 나눔(넙다리신경) 또는 근육사이막에서부터 들어 올린다.	• 가쪽넙다리휘돌이동맥의 내림가지 • 깊은넙다리동맥에서 나오는 관통가지 • 위가쪽 무릎동맥	• 절개선은 크게 또는 작게 할 수 있다. : 큰돌기와 가쪽관절융기사이의 선을 따라 • 동맥은 봉합할 수도 묶을 수도 있다.
		엉덩관절 관절경 입구	
관절경 진단, 오목테두리 파열, 유리체, 관절주머니, 세척, 변연절제술에 이용			
앞쪽 삽입구	위앞엉덩뼈가시에서 수직선과 큰돌기 끝부분에서 수평선이 교차하는 곳	1. 가쪽넙다리피부신경 2 넙다리신경 3. 가쪽넙다리 휘돌이동맥오름가지	두번째 삽입구. 머리쪽 4° 중앙선 30°. 관절주머니 전에 넙다리빗근과 넙다리곧은근을 뚫는다.
앞가쪽 삽입구	큰돌기 앞쪽 끝부분	1. 위볼기신경	가장 안전한 삽입구 가장 먼저 만드는 삽입구. 중간볼기근과 가쪽관절주머니
뒤가쪽 삽입구	큰돌기 뒤쪽 끝부분	1. 궁둥신경	마지막 삽입구. 중간볼기근과 작은볼기근을 뚫는다.

• 긴삽입관, 관절경, 기계 그리고 당김술이 엉덩관절경에 필요하다.

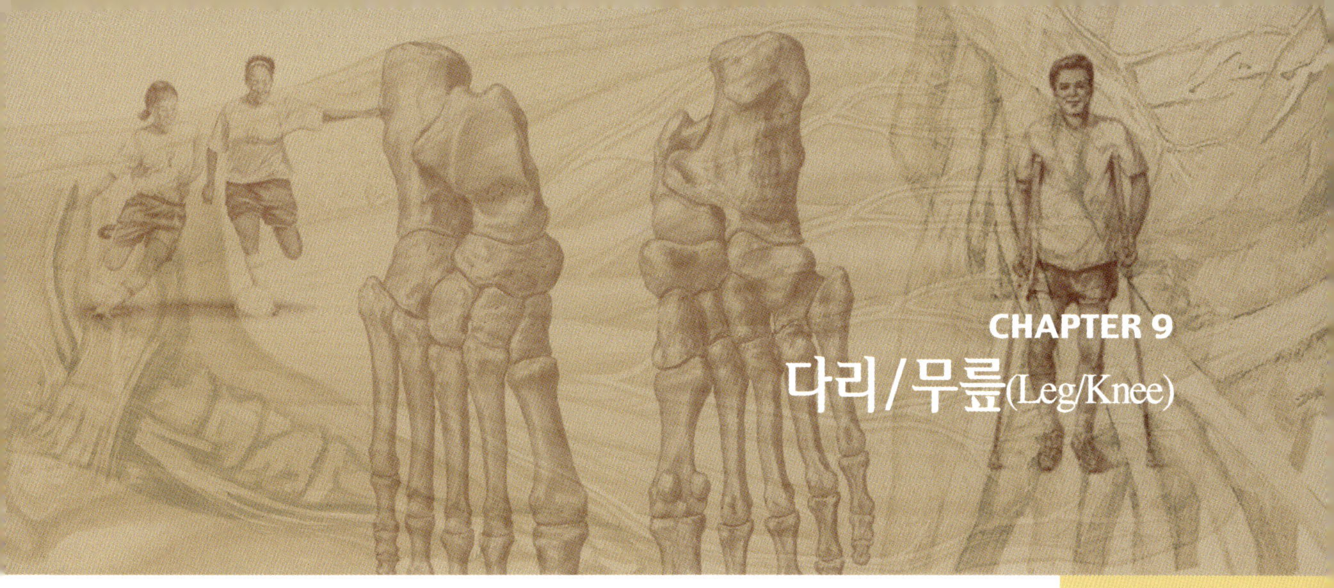

CHAPTER 9
다리/무릎(Leg/Knee)

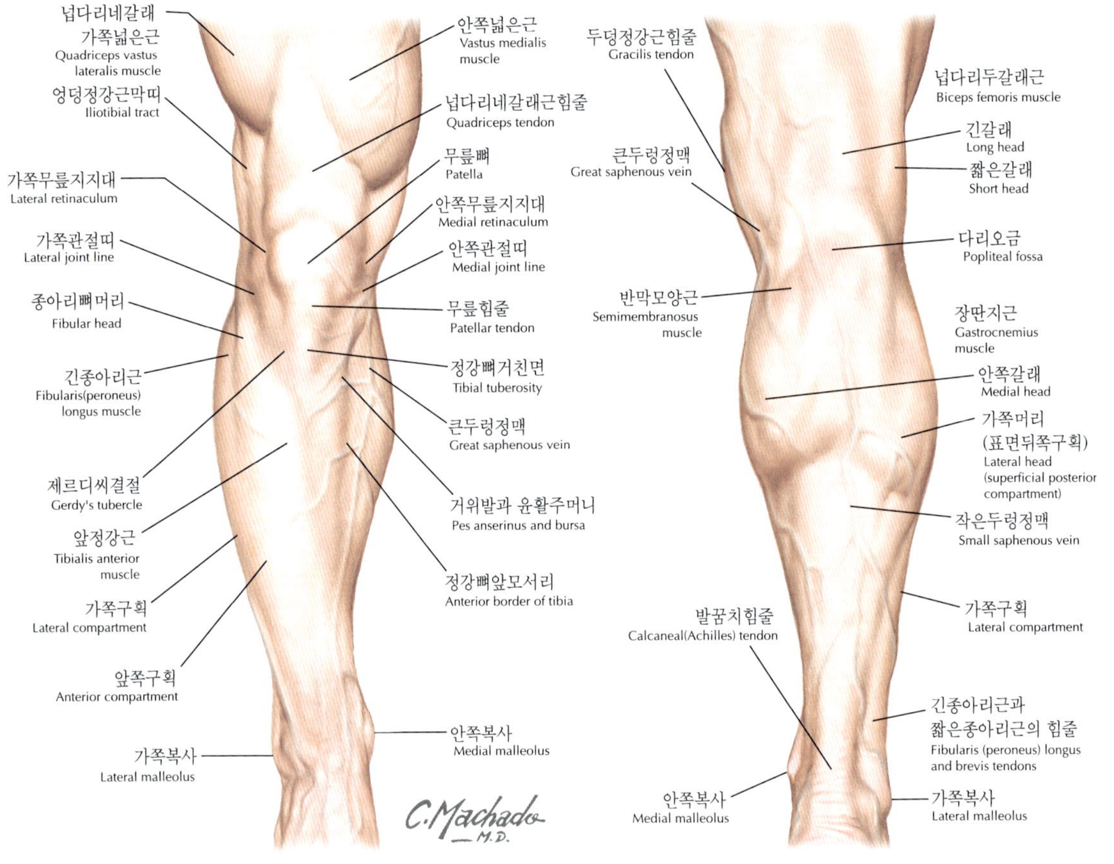

구조물	임상적용
엉덩정강근막띠	긴장시 가쪽무릎이나 허벅지 통증을 유발함.
넙다리네갈래근	위축시 이 부위 근육 손상을 나타내거나 무릎 통증의 원인이 됨.
넙다리네갈래근힘줄	한쪽으로 힘의 부하시 파열됨. 결손시 이곳으로 촉진 가능함.
무릎뼈	누름통증이 있으면 골절을 의미함. 부종시 무릎앞윤활주머니염일 수 있음.
무릎인대	한쪽으로 힘의 부하시 파열됨. 결손시 이곳으로 촉진 가능함.
무릎지지띠	무릎 허벅지 인대가 이곳에서 촉진됨. 무릎 탈구시 손상 가능함. 주름도 역시 이곳에서 촉진됨.
관절띠	누름통증이 있으면 반달연골의 병리를 의미함.
정강뼈 결절	오스굿 – 슐라터병(정강뼈거친면뼈연골증)에서 이 부위 누름통증이 있음.
거위발과 윤활주머니	안쪽뒤넙다리근의 닿는 곳. 윤활주머니염 가능. 뒤넙다리근힘줄을 떼내어 쓰는 부위
제르디씨 결절	엉덩정강근막띠 닿는 곳
다리오금	오금동맥의 맥박이 이곳에서 촉진됨.
근육구획	구획증후군시 견고해지고 긴장됨. 앞쪽이 가장 빈번함.

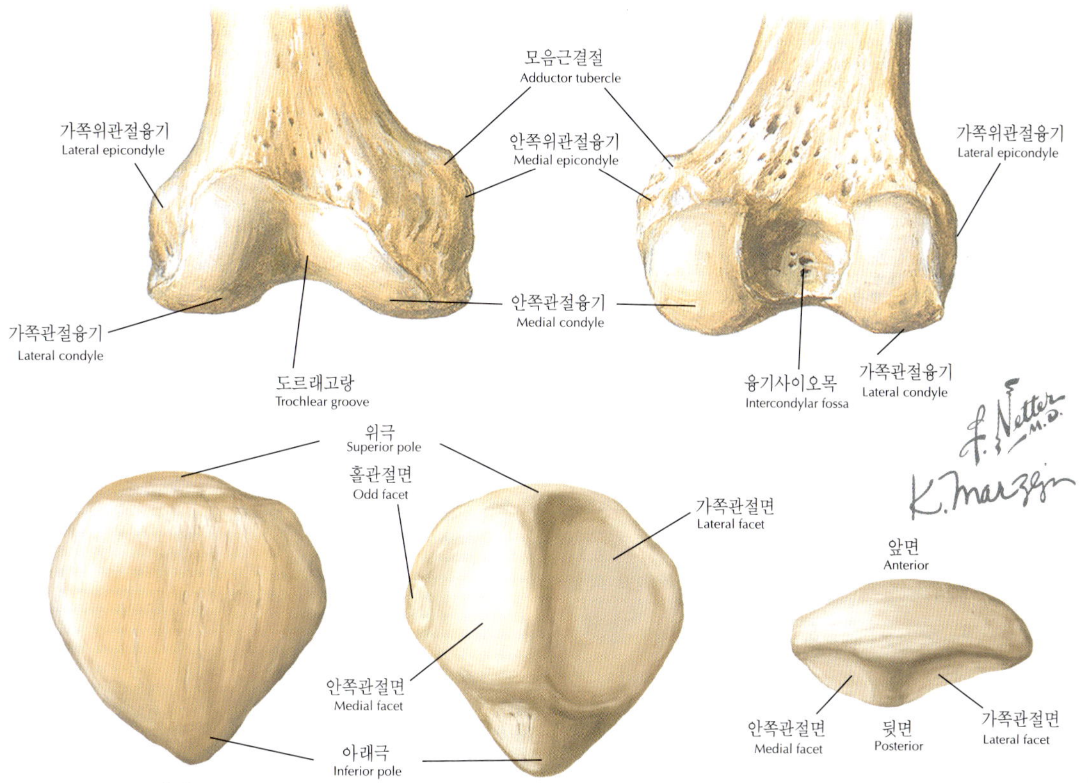

앞면
Anterior view

뒷면
Posterior view

윗면
Superior view

특징	뼈되기 중심 위치 및 출현시기		뼈융합	설명
		먼쪽넙다리뼈		
• 먼쪽넙다리뼈 – 2개의 관절융기 ◦ 안쪽 : 더 크고, 더 뒤쪽 ◦ 가쪽 : 더 앞쪽이고 몸쪽 • 도르래고랑 – 무릎뼈 닿는 곳의 앞쪽으로 나있는 관절융기 사이의 함몰 부위 • 융기사이패임 – 관절융기사이, 십자인대의 이는 곳	**2차 뼈되기** 먼쪽성장판	출생시	19세	• 관절융기 – 뒤쪽으로 둥글게 되어 있고(굽힘) 앞쪽으로 편평하게 되어 있음(서있음). ◦ 위관절융기 – 곁인대의 이는 곳 · 위관절융기끝과 뒤관절융기끝은 넙다리뼈 돌림시 판단함(예; 인공무릎관절성형술). • 끝고랑 – 가쪽관절융기에 존재. 고랑 아래로는 관절융기의 체중부하 부분임. • 모음근결절 – 큰모음근의 닿는 곳 • 먼쪽넙다리뼈성장판 – 대량 7㎜/년 성장함.
		무릎뼈		
• 타원형, 아래와 위극이 존재 • 단면적이 세모꼴 • 2개의 관절면(더 큰 가쪽과 안쪽)이 중심부 능선에 의해 분리됨. ◦ 각각의 관절부는 다시 위쪽, 중심부, 아래쪽 관절부로 나뉨. ◦ 홀관절면(7번째 부관절면) 안쪽 관절면에서 가장 안쪽에 위치함.	**1차 뼈되기** (단독 중간)	3세	11~13세	• 인체에서 가장 큰 종자뼈 • 이분된 무릎뼈 – 위가쪽면의 융합이 실패, 종종 골절과 혼동되기도 함. • 기능 1. 넙다리네갈래근의 견인을 증진(지렛목 역할) 2. 무릎을 보호 3. 무릎 윤활을 증진 • 무릎뼈에 닿는 지점은 무릎을 굽힐 때 몸쪽으로 움직임 • 홀관절면은 깊게 굽힐 때 관절을 이룬다. • 5㎜에 달하는 가장 강한 관절연골 보유

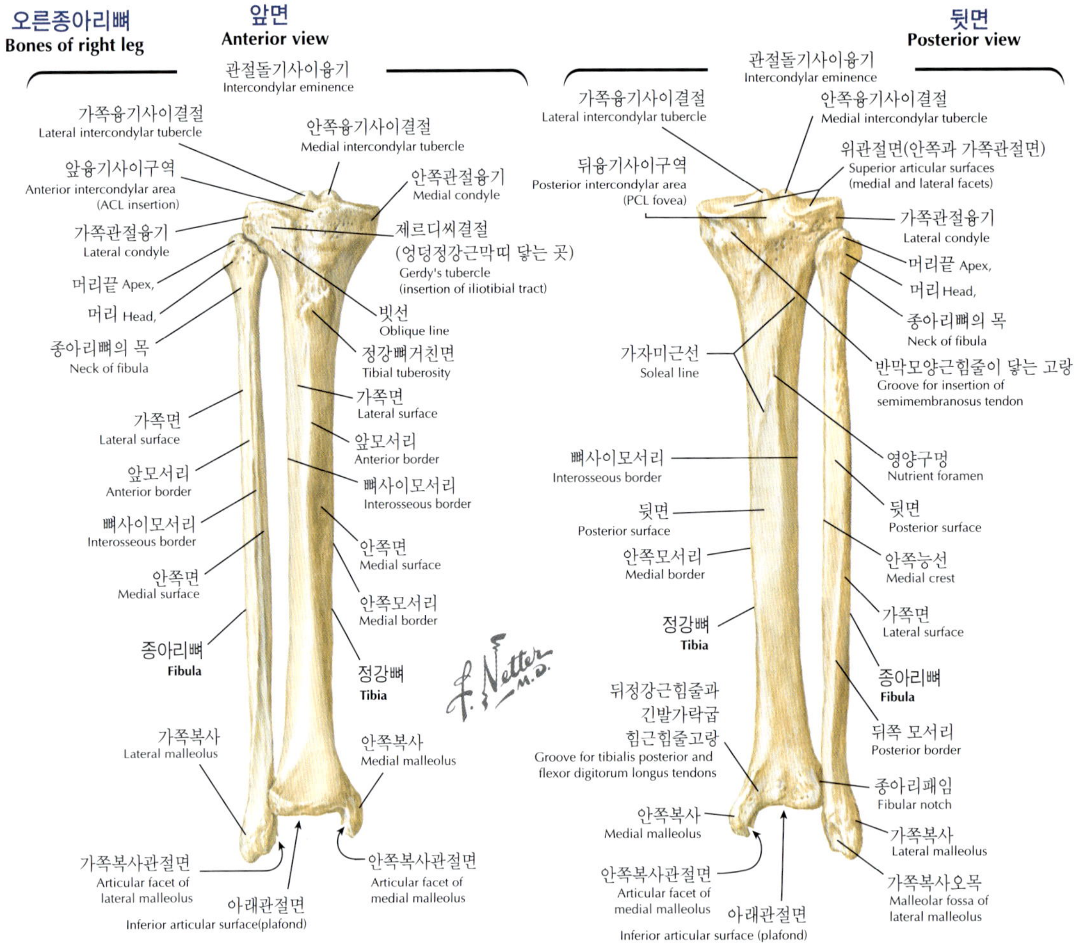

특징	뼈되기 중심 위치 및 출현시기		뼈융합	설명
	정강뼈			
• 긴뼈의 특징을 가짐. • 몸쪽끝 : 고평부(해면뼈; 갯솜뼈) ◦ 안쪽 고평 : 패임 ◦ 바깥쪽 고평 : 볼록함. ◦ 7° 에서 10° 뒤쪽 경사 • 결절은 관절띠보다 3㎝ 앞에 • 융기 : 안쪽 바깥쪽 결절(척추) • 몸통 : 단면적인 세모꼴 • 먼쪽끝 : 필론(해면뼈; 갯솜뼈) ◦ 관절면 : 플라폰드 ◦ 먼쪽끝 – 안쪽복사	**1차 뼈되기** 뼈몸통 **2차 뼈되기 :** 1. 몸쪽성장판 2. 먼쪽성장판 3. 정강뼈거친면	 태생 7주 9개월 1년	 18세 18~20세	• 가쪽 고평부에 골절이 더 잘생김. • 오스굿 – 슐라터병(정강뼈거친면뼈연골증) : 개방된 정강뼈결절의 뼈곁돌기에서 뼈곁돌기염의 견인 • 결절 – 무릎뼈 힘줄의 닿는 곳 • 뼈속질 못고정 닿는 곳이 종아리뼈결절의 몸쪽에 존재 • 종아리뼈 척추는 앞십자인대의 찢김 골절 • 몸쪽정강뼈의 제르디씨결절 : 엉덩정강근막띠의 닿는 곳 • 종아리뼈 패임 : 종아리뼈의 가쪽고랑 • Plafond는 지붕이고 안쪽복사는 발목 격자관절의 안쪽면
	종아리뼈			
• 긴뼈의 특징을 가짐. • 몸쪽끝 : 머리 ◦ 목 • 몸통쪽 : 길고, 기둥모양 • 먼쪽끝 : 가쪽 복사뼈	**1차 뼈되기 :** 뼈몸통 **2차 뼈되기** 1. 몸쪽성장판 2. 먼쪽성장판	 태생 7주 1~3년 4년	 20년 18~22년	• 가쪽십자인대와 넙다리두갈래근이 머리에 닿는다. • 목부분에 종아리뼈 신경이 지나가는 고랑이 있음. • 종아리뼈 골절 시 신경이 손상 될 수 있음. • 뼈몸통은 뼈이식의 혈관화에 이용됨. • 가쪽복사는 발목 격자관절의 가쪽 벽

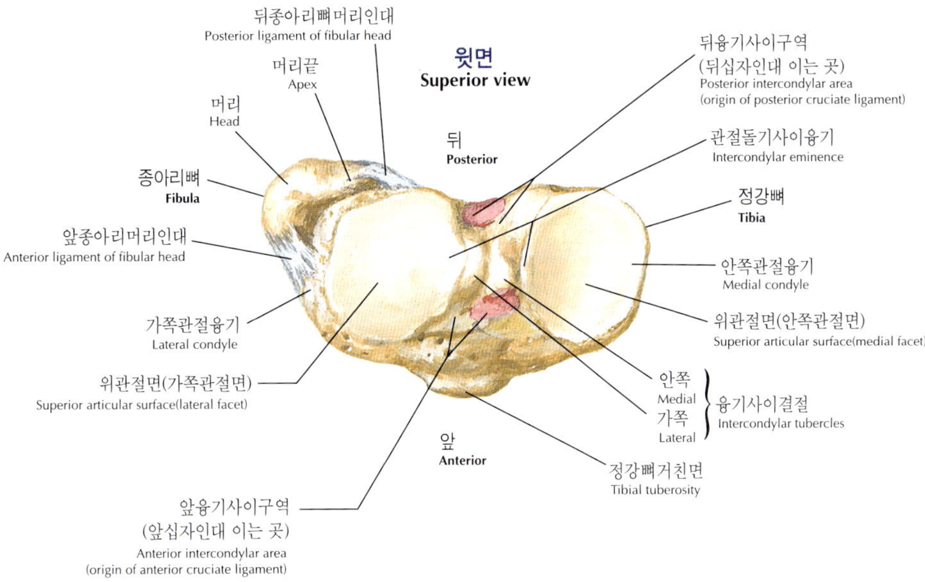

하지의 정렬

정의	
해부학적인 넙다리뼈의 축	넙다리뼈의 축을 따라 그어진 선
해부학적인 정강뼈의 축	정강뼈의 축을 따라 그어진 선
역학적인 넙다리뼈의 축	넙다리뼈머리의 중심부와 관절융기사이패임 사이로 내려온 선
무릎축	넙다리뼈 양쪽관절융기 아래로부터 내려온 선
수직축	수직인 선으로 땅과 직각을 이룸.
가쪽 번쪽 넙다리뼈 각	무릎축과 넙다리뼈축의 바깥쪽으로 형성된 각
안쪽 정강뼈 각	무릎축과 정강뼈축 사이에 형성된 각
관련성	
무릎축	지표면에 평행하고 수직축에 직각을 이룸.
넙다리뼈의 역학적인 축	평균에서 해부학적인 축으로부터 6°, 수직축으로부터 대략 3°
정강뼈의 역학적인 축	정강뼈에 변형이 없다면 정강뼈의 해부학적인 축과 동일
가쪽 번쪽 넙다리뼈 각	넙다리뼈의 해부학적인 축으로부터 81° 넙다리뼈의 역학적인 축으로부터 87°
안쪽 몸쪽 정강뼈 각	정강뼈의 역학적인 축으로부터 81°를 이룸

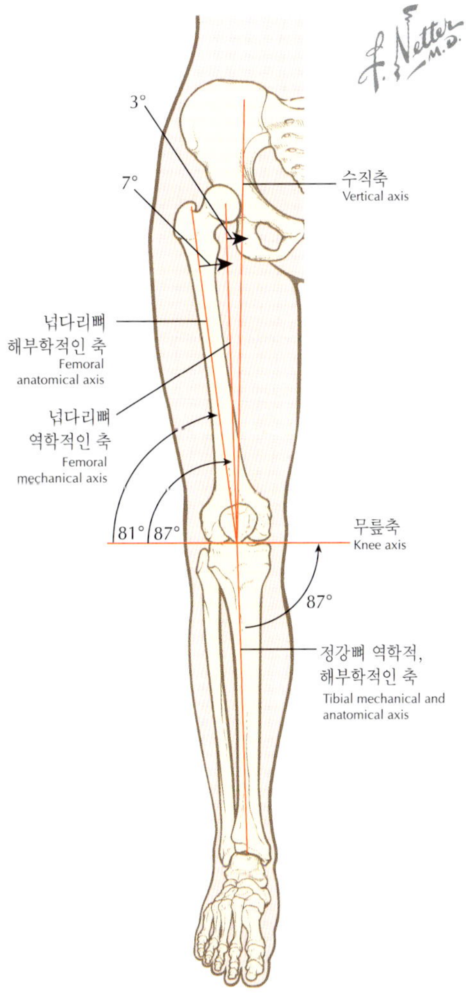

무릎관절의 앞뒤 촬영사진
AP radiograph of knee

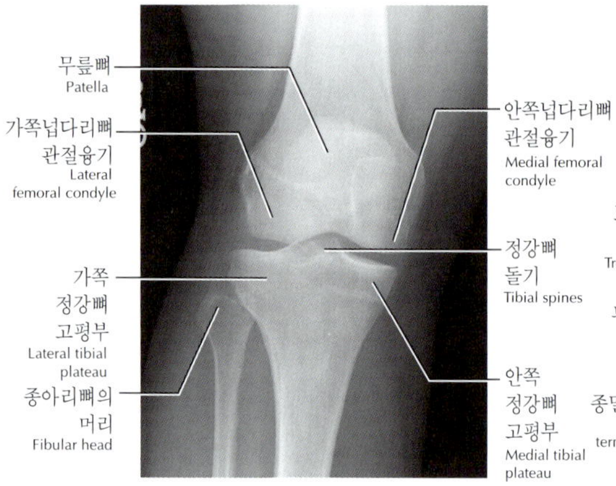

무릎관절의 가쪽 촬영사진
Lateral radiograph of knee

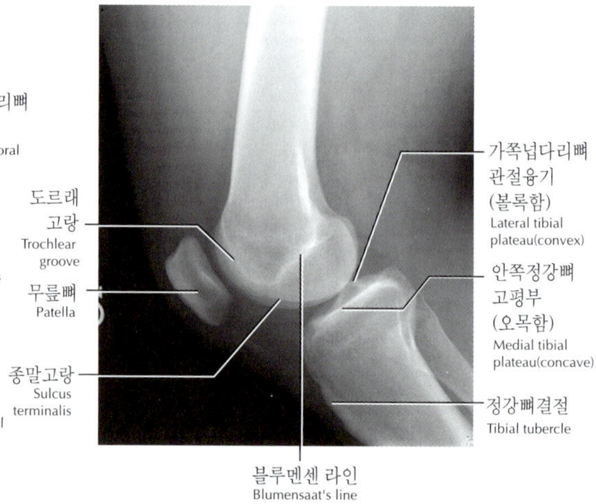

패임 촬영사진
Notch radiograph

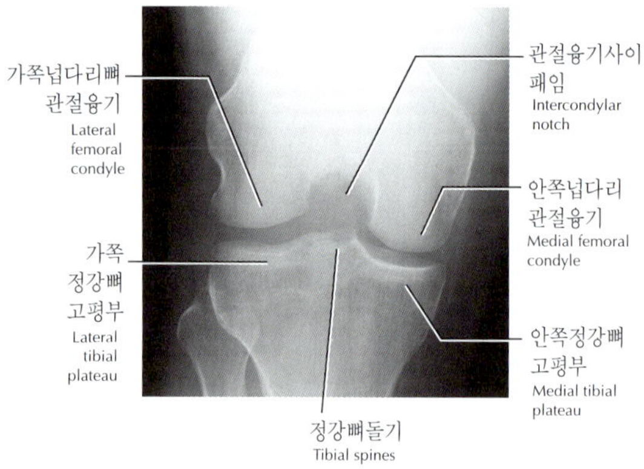

일출 촬영사진
Sunrise radiograph

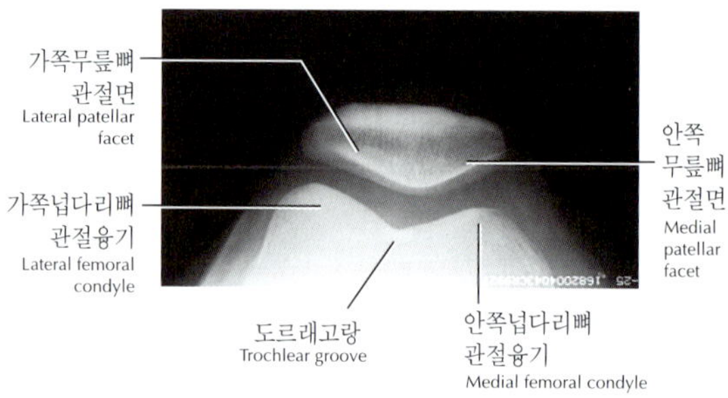

방사선촬영	검사방법	소견	임상적용
		무릎	
앞뒤 촬영사진	바로 누운 자세; 빔은 90° 로 조사	안쪽/가쪽구획; 안쪽굽은/바깥굽은 변형	넙다리뼈 관절융기, 정강뼈 고평부/척추, 무릎뼈 골절, 박리성 뼈연골염, 뼈관절염
가쪽 촬영사진	바로 누운 자세; 3° 굽힘	무릎뼈 – 정강뼈 구획	골절, 넙다리네갈래근/무릎뼈힘줄 파열
가로면/ 일출 촬영사진	엎드린 자세; 무릎 115° 굽힘; 무릎뼈에서의 빔은 머리방향으로 15°	무릎뼈 – 정강뼈 구획 (무릎뼈 관절면)	무릎뼈 – 정강뼈 관절염, 부정렬이나 무릎뼈 기울어짐.
굴/패임 촬영사진	엎드린자세; 무릎 45° 굽힘; 무릎 관절에서의 빔은 꼬리 방향으로 조사	넙다리뼈 뒤쪽관절융기, 관절융기사이 패임, 정강융기	뼈연골 골절/결손, 넙다리 관절융기나 정강융기 골절, 퇴행성 관절 질환/뼈관절염
Merchant 사진	바로 누운 자세; 테이블에서의 다리는 45°; 빔은 정강뼈 – 무릎뼈 관절에서 조사	무릎뼈 – 정강뼈 구획 (무릎뼈 관절면)	관절면 병변, 퇴행성 관절 질환, 기울어짐이나 부정렬
Rosenberg 사진	뒤앞(체중 부하); 무릎은 45°	안쪽/가쪽구획	뒤쪽관절융기의 체중부하 부분의 뼈관절염

앞뒤 촬영사진
AP radiograph

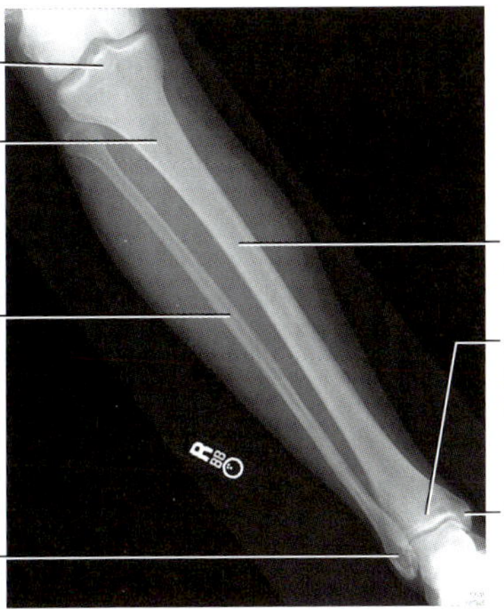

가쪽 촬영사진
Lateral radiograph

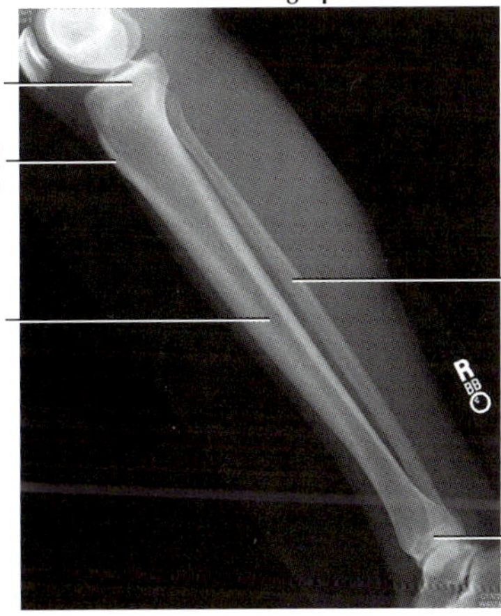

정렬 촬영사진
Alignment radiograph

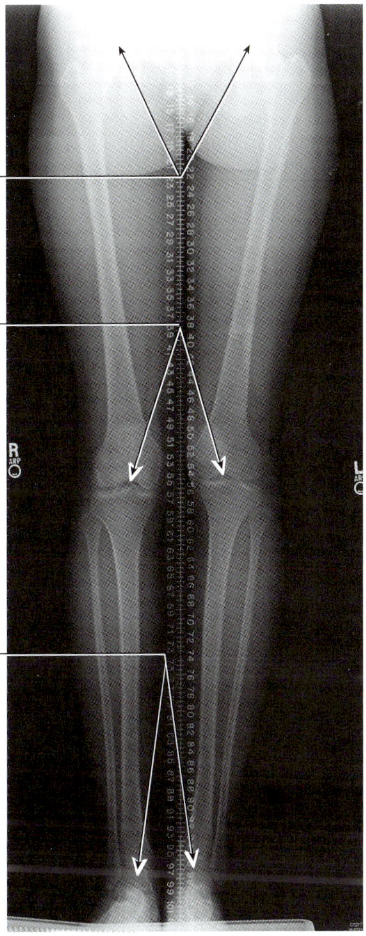

방사선촬영	검사방법	소견	임상적용
		다리	
정강뼈 앞뒤 촬영사진	바로 누운 자세; 빔은 정강뼈 중간 부위에 조사	정강뼈와 주위 물렁조직	골절, 변형, 감염 등
정강뼈 가쪽 촬영사진	바로 누운 자세; 정강뼈 중간 부위의 가쪽에서 조사	정강뼈와 주위 물렁조직	골절, 변형, 감염 등
발목 사진을 보시려면 '발과 발목' 장을 참고			
		다른 검사	
정렬사진	양쪽 골반에서부터 발목까지 길이 다 포함해서 촬영, 체중 부하	하지 전체의 정렬 상태	부정렬/기형을 진단
스캔 사진	자로 양쪽 하지 전체를 촬영	뼈의 길이를 측정	다리 길이 불일치에 사용
컴퓨터단층촬영	축 영상, 좌우세로 영상, 앞뒤세로 영상	관절 일치 여부, 골설 뼈조각	관절 내 관절융기, 고평부(고원), pilon 골절
자기공명영상	연쇄(순서) 프로토콜에 따라 다양함.	물렁조직, 인대, 반달연골, 관절 연골, 뼈속질	인대 파열, 반달연골 찢어짐. 박리성 뼈연골염, 피로 골절, 종양, 감염
뼈 스캔	방사성 동위 원소	모든 뼈 평가 가능	피로 골절, 감염, 종양

무릎뼈 골절
Fracture of Patella

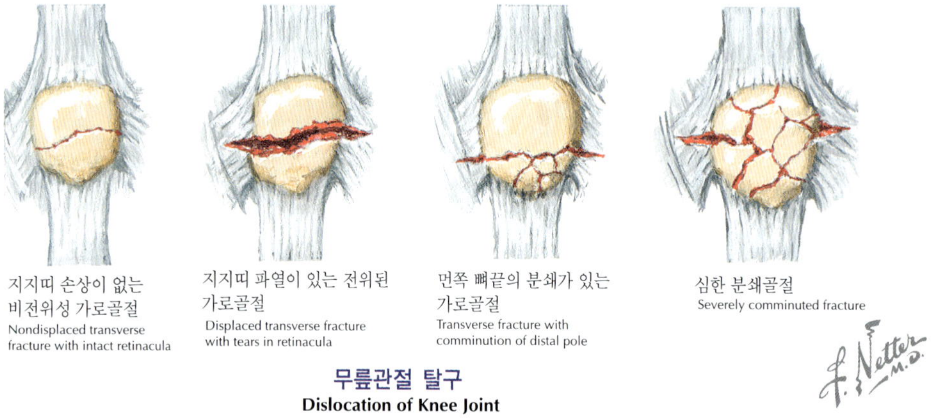

무릎관절 탈구
Dislocation of Knee Joint

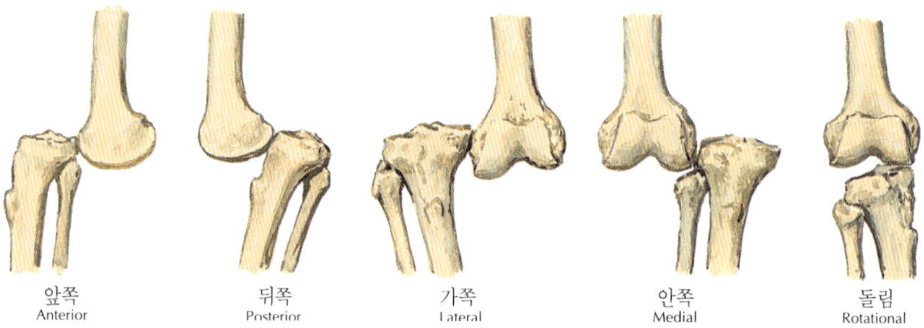

질환설명	병력 및 검사	분류	치료
무릎뼈 골절			
• 기전 : 직접 또는 간접 손상(예; 낙상, 차계기판 손상) • 넙다리네갈래근과 무릎인대의 당김이 골절의 전위를 유발 • 만약 전위가 없다면 무릎지지띠가 전위에 대해 저항. • 이분 무릎뼈와 혼동해서는 안 됨(위가쪽모서리 부분의 불융합).	**병력 :** 외상, 통증, 무릎폄 불가능, 부족 **이학적검사 :** "돔"형의 부종, 누름통증, 촉진 가능한 뼈결손(+/−), 무릎을 펴는 것이 불가능함. **방사선검사 :** 무릎 외상시리즈 **컴퓨터단층촬영 :** 항상 필요한 것은 아니나 골절조각을 보여줌	골절분류/위치 : ◦ 비전위형 ◦ 가로형 ◦ 수직형 ◦ 별모양형 ◦ 아래/위 끝형 ◦ 분쇄형	• 비전위 또는 분쇄 골절 : 무릎보조기/석고고정 6~8주, 관절운동범위 • 전위(2 – 3㎜이상) : 열림되맞춤술 및 금속고정술(예; 금속 긴장강선)로 관절면을 맞춤 • 심한 분쇄상골절 : 전체나 부분적인 무릎뼈제거술이 필요할 수 있음.
합병증 : 뼈관절염, 통증, 운동범위나 힘의 감소, 뼈괴사, 재골절			
무릎관절 탈구			
• 드물게 발생 : 정형외과적인 응급 • 항상 고에너지 손상시 동반됨. • 인대와 물렁조직의 손상이 흔히 발생 • 많은 경우 저절로 좋아짐; 손상시를 대비하여 치료지침을 숙지함. • 좋은 결과를 위해서는 면밀한 추적 관찰을 요함.	**병력 :** 외상, 통증, 체중부하 불가능 **이학적검사 :** 대량 삼출액, 물렁조직부종, 변형, 통증, 먼쪽 맥박소실과 종아리 신경기능 이상(+/−) **방사선검사 :** 무릎 앞뒤/가쪽사진 **혈관조영술 :** 동맥 손상을 평가 **자기공명영상검사 :** 인대 손상, 반달연골, 관절연골 손상	탈구 방향에 따라 : ◦ 앞쪽 ◦ 뒤쪽 ◦ 가쪽 ◦ 안쪽 ◦ 돌림 : 앞안쪽 또는 앞가쪽	• 조기 맞춤이 중요, 맞춤 후 신경검사와 방사선 검사 • 석고 고정 : 6~8주(인대 손상이 없는 경우) • 수술은 맞춤이 불가능하고 혈관손상이 있는 경우(6시간 이내 혈관 재개통+근막절개술) • 조기 또는 지연 인대 봉합술/인대 재건술
합병증 : 신경혈관 손상, 오금 동맥, 종아리신경손상, 무릎의 뻣뻣한 느낌. 만성적인 관절불안정성			

정강뼈 고평부(고원) 골절
Tibial Plateau Fracture

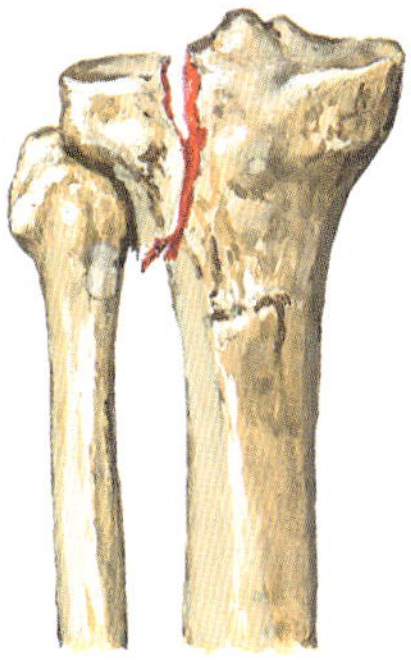

Ⅰ. 가쪽 고평부의 분리골절
I. Split fracture of lateral tibial plateau

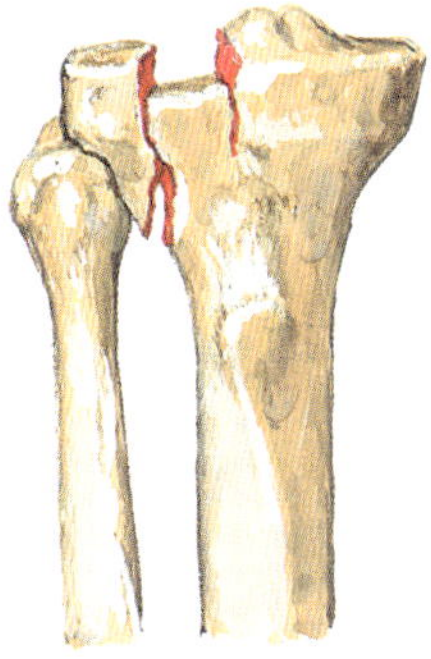

Ⅱ. 가쪽 관절융기 고평부에 함몰을 동반한 분리골절
II. Split fracture of lateral condyle plus depression of tibial plateau

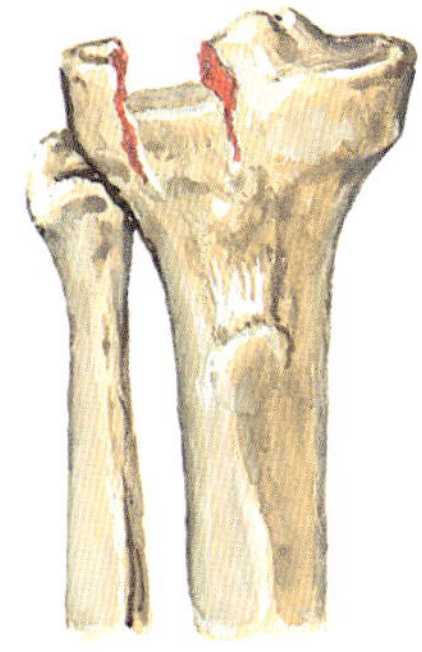

Ⅲ. 가쪽 고평부에 분리없이 함몰된 골절
III. Depression of lateral tibial plateau without split fracture

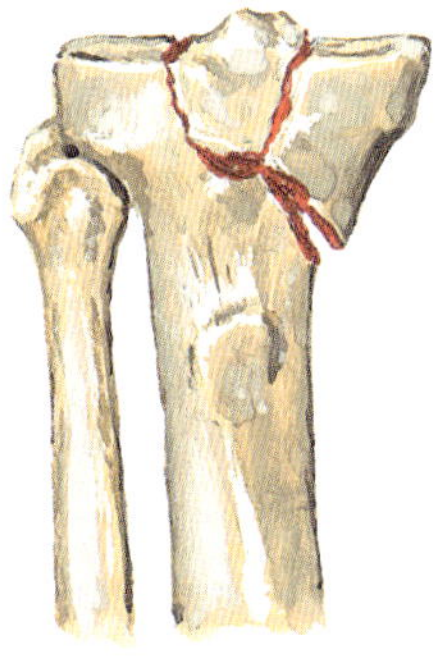

Ⅳ. 안쪽 고평부와 정강뼈돌기의 분쇄성 분리골절
IV. Comminuted split fracture of medial tibial plateau and tibial spine

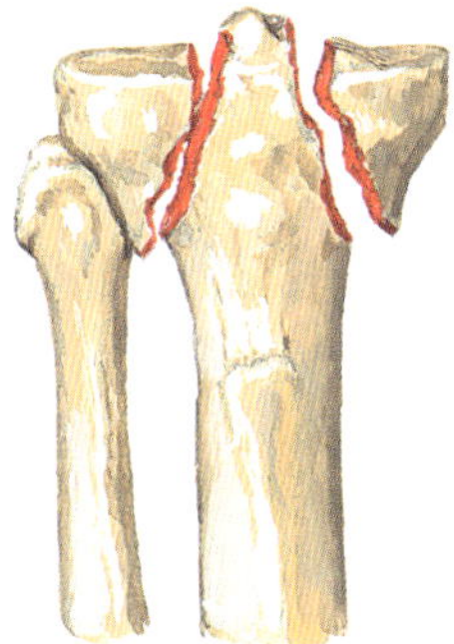

Ⅴ. 양 고평부의 분리를 유발하는 양쪽 관절융기골절
V. Biocondylar fracture involving both tibial plateaus with widening

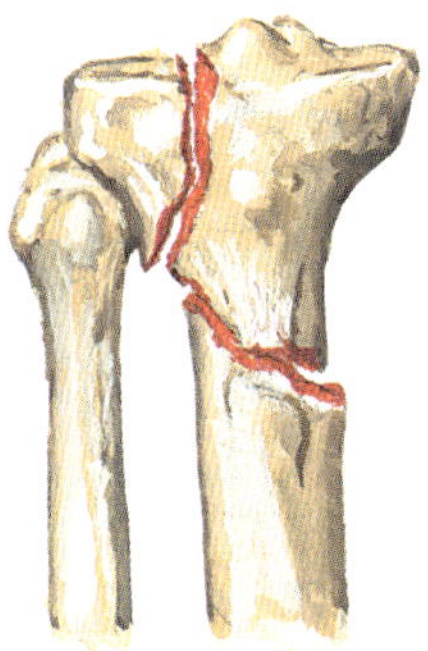

Ⅵ. 뼈몸통끝-뼈몸통의 분리를 동반한 가쪽고평부 골절
VI. Fracture of lateral tibial plateau with separation of metaphyseal-diaphyseal junction

<table>
<tr><th>질환설명</th><th>병력 및 검사</th><th>분류</th><th>치료</th></tr>
<tr><td colspan="4">정강뼈 고평부(고원) 골절</td></tr>
<tr>
<td>• 기전 : 축방향으로 힘이 가해지고 안쪽굽음/바깥굽은발 자극
• 관절면의 복원/일치가 중요함.
• 뼈몸통끝손상 : 뼈압박으로 인해 기능적인 뼈소실 초래; 뼈이식이 필요하기도함.
• 가쪽에서 안쪽보다 더 골절이 흔함.
• 관련된 반달연골과 연관(50%)과 그리고 인대의 끊어짐(MCL > ACL).</td>
<td>병력 : 외상, 통증, 부종, 체중부하 불가능
이학적검사 : 삼출액, 누름통증, 신경혈관계 검사를 통해
방사선검사 : 무릎 외상 시리즈
컴퓨터단층촬영 : 골절선과 분쇄골절에 대해 보다 정확한 평가. 수술전 평가계획에서 필요함.
혈관조영술 : 맥박 감소시 촬영, type 4 골절에서 고려됨.</td>
<td>Schatzker 분류 :
Ⅰ. 가쪽고평부 분리 골절
Ⅱ. 가쪽분리/함몰 골절
Ⅲ. 가쪽고평부 함몰 골절
Ⅳ. 안쪽고평부 분리 골절
Ⅴ. 양관절융기 고평부 골절
Ⅵ. 뼈몸통끝 – 뼈몸통 분리를 동반하는 골절
Ⅳ – Ⅵ는 고에너지 외상에서 야기됨.</td>
<td>• 흡인술 시행
• 비전위(< 3㎜이하, < 5㎜ 사이를 두고) : 무릎지지대/석고 6~8주, 체중부하 금지 6~12주
• 전위 : 열림되맞춤술 및 금속 고정술 +/– 뼈이식(판과 나사). 조기관절운동 그러나 체중부하 금지 12주
• 안쪽과 가쪽 양쪽의 뼈 수위이 바리(불융합의 확률이 높아짐)를 피함.
• 찢어진 인대나 반달연골을 고침.</td>
</tr>
</table>

합병증 : 구획증후군, 외상후 뼈관절염, 지속적인 무릎통증, 오금동맥 손상

정강뼈몸통 골절
Fracture of Shaft of Tibia

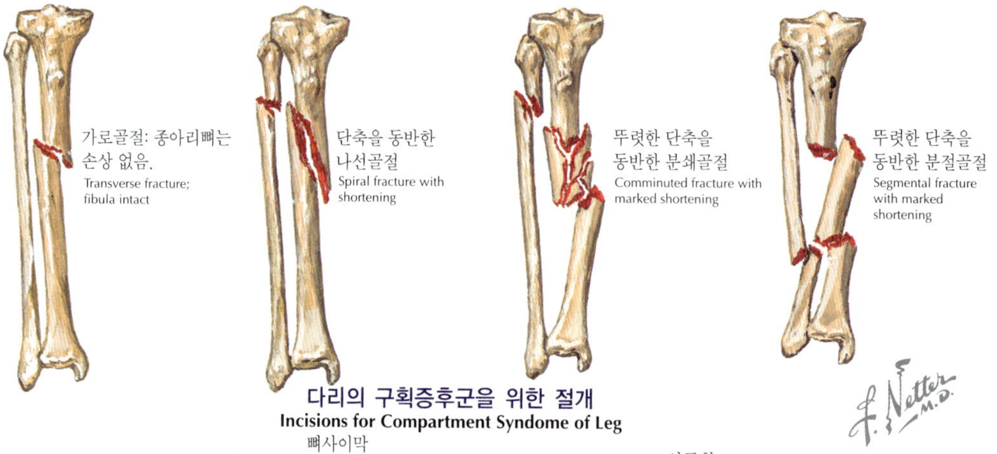

다리의 구획증후군을 위한 절개
Incisions for Compartment Syndome of Leg

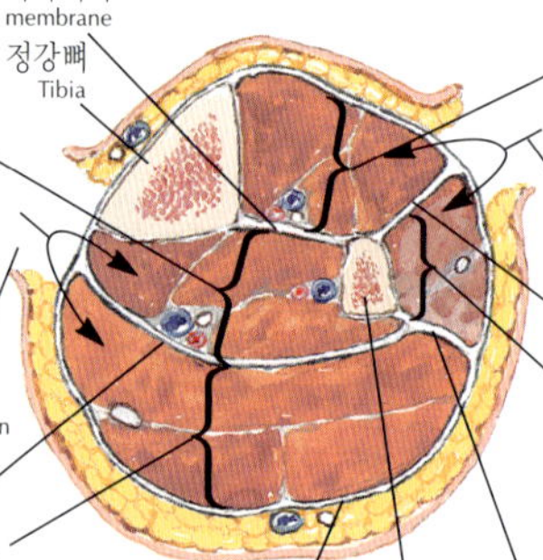

질환설명	병력 및 검사	분류	치료
	정강뼈몸통 관절		
• 흔한 긴뼈 골절 • 주로 고에너지 외상시 • 감싸고 있는 주위 연부조직 상태가 맞춤 결과에 있어 중요함. • 앞세로인대 골절에서 구획증후군 고려 • 정강뼈의 피부아래 조직이 열림골절을 야기 • 절단하기도 함.	**병력 :** 외상, 통증, 부종, 체중부하가 불가능 **이학적검사 :** 부종, 변형, 열림성 창상, 맥박촉진 긴장성 구획증후군(+/−) **방사선검사 :** 앞뒤사진/가쪽사진 + 무릎관절 및 발목관절 시리즈 **컴퓨터단층촬영 :** 주로 필요하지 않음. **혈관조영술 :** 맥박이 안만져지는 경우	**분류기준 :** 위치 전위/분쇄정도 유형 : 가로방향, 나선, 빗돌림/각	• 비전위 손상 : 장하지석고 8주 (소아에 좋고 성인은 잘 사용안함.) • 전위된/불안정한 경우 : 넓혀지고 잠기는 뼈속질 못고정 • 열림성 골절 : 절개배농이 필수, 바깥고정이 효과적임. • 구획증후군 – 근막절개술

합병증 : 구획증후군, 불유합 & 부정유합, 뼈속질 못고정으로 인한 무릎통증, 발목이나 무릎의 뻑뻑함.

질환설명	병력 및 검사	분류	치료
	구획증후군		
• 폐쇄된 공간/구획 속에 압력이 상승 • 구획(4) : 단단한 섬유 뼈대판으로 구성 • 기전 : 외상(골절, 분쇄), 혈관손상, 화상	**병력 :** 회상, 통증 **이학적검사 :** 5Ps(수동적인 신장을 포함) 감각이상, 창백, 맥박의 소실, 마비 단단하고 긴장된 구획	**방사선 검사 :** 골절을 평가 **혈관조영술 :** 필요시 혈관성 손상을 평가 **구획 압력 :** 1. 절대적인 기준; > 30 − 40mmhg 2. △P값 : 이완기혈압 < 30mmhg	• 주로 임상적으로 진단 • 응급 근막절개술(주로 2군데 절개)

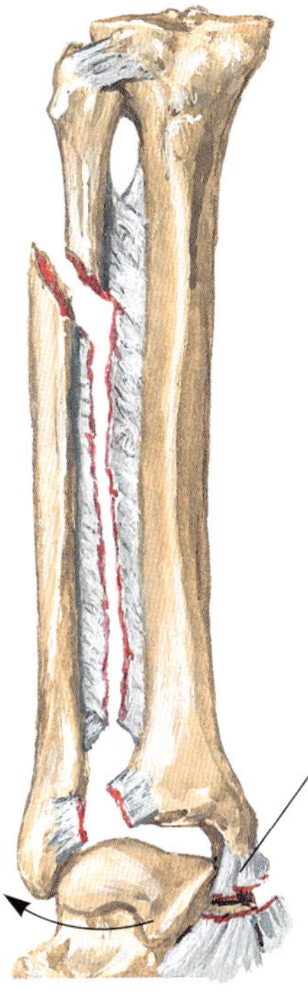

메종누브 골절
Maisonneuve fracture

목말뼈의 바깥돌림에 의한 정강종아리인대결합의 완전파열과 몸쪽 종아리뼈까지 전달된 힘에 의한 고위 종아리뼈 골절. 길게 세로로 찢어진 뼈사이막. 방사선 사진에서 긴 가로 나사못에 의해 정복된 곳을 보여준다.(이 골절은 방사선 사진상에서 간과할 수 있다.)

Complete disruption of tibiofibular syndesmosis with diastasis caused by external rotation of talus and transmission of force to proximal fibula, resulting in high fracture of fibula. Interosseous membrane torn longitudinally. Radiograph shows repair with long transverse screw(these fractures easily missed on radiographs)

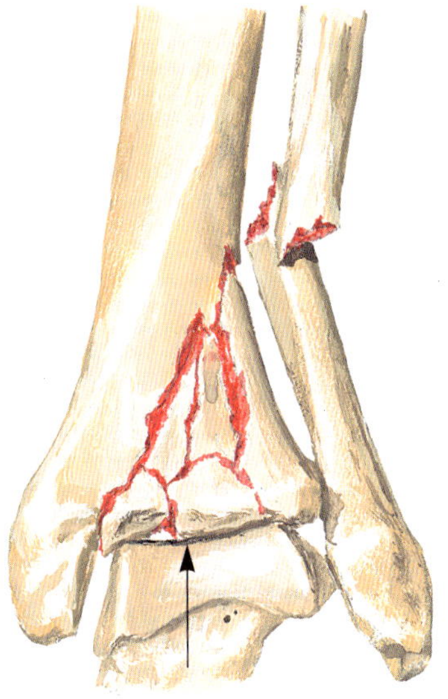

피론 골절
Pilon fracture

정강뼈 관절면의 골절과 압박, 그리고 복사뼈 분리와 종아리뼈 골절이 동반된 소견. 원인은 대개 발목관절에 수직으로 힘이 가해지는 경우로, 높은 곳에서 떨어져 발꿈치로 착지할 때 등의 경우이다.(발목은 발등굽힘 상태가 된다.)

Usual cause is vertical loading of ankle joint, eg, falling from height and landing on heel(usually with ankle dorsiflexed). Fracture and compression of articular surface of tibia plus separation of malleoli and fracture of fibula

질환설명	병력 및 검사	분류	치료
메종누브(Maisonneuve) 골절			
• 몸쪽 종아리뼈골절과 분리를 동반한 완전한 정강종아리사이 인대 손상 • 다양한 발목관절 골절과 안쪽발목관절인대 파열 • 불안정성 골절	**병력 :** 외상, 발목관절 통증, 무릎 통증(+/−) **이학적 검사 :** 발목관절 통증, 부종, 무릎관절 증후 **방사선검사 :** 불안정성을 보기 위해 발목의 부하검사 사진이 필요하다.	분류기준 : 위치 유형 : 나선 빗 분쇄	• 인대결합 감축과 안정화(나사이용); 치유기간동안 부동자세 유지
합병증 : 발목관절 불안정성, 발목 관절 뼈관절염			
먼쪽 정강뼈 관절내(PILON) 골절			
• 먼쪽정강뼈 관절내 골절(체중 부하 부위) • 물렁조직 부종은 조기 열림 치료를 요함. • 관절면 회복이 가장 중요하지만 어려움 • 느린 치유 과정	**병력 :** 외상, 통증, 부종, 체중 부하 불가능 **이학적검사 :** 삼출액, 누름통증 신경혈관 검사 **방사선검사 :** 앞뒤사진/가쪽사진(빗면사진) **컴퓨터단층촬영 :** 보다 정확한 관절면 영상을 보여줌과 수술전 계획	**Ruedi – Allgower 분류** Ⅰ : 비전위 또는 미세전위 Ⅱ : 전위 관절면 손상 Ⅲ : 심한 분쇄상 골절 손상	• 비전위 : 장하지 석고(비체중부하) 6주 • 전위/분쇄상 : 조기 외고정과 지연 금속고정술 : 금속판 및 나사못, 뼈 이식(+/−)
합병증 : 외상후 뼈관절염(분쇄상 골절시 거의 100%), 뻣뻣함, 부정유합(틀린붙음), 상처의 합병증			

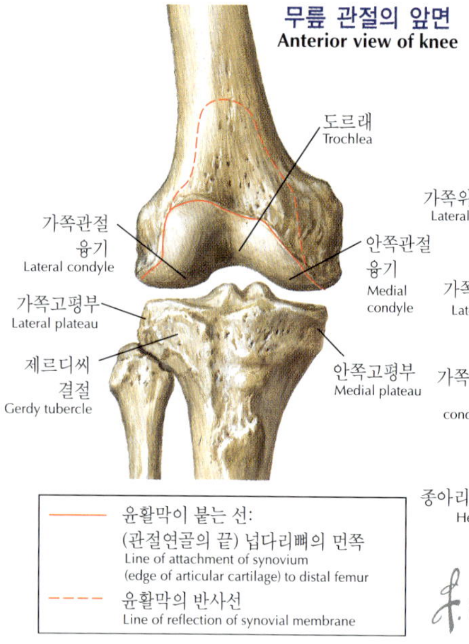

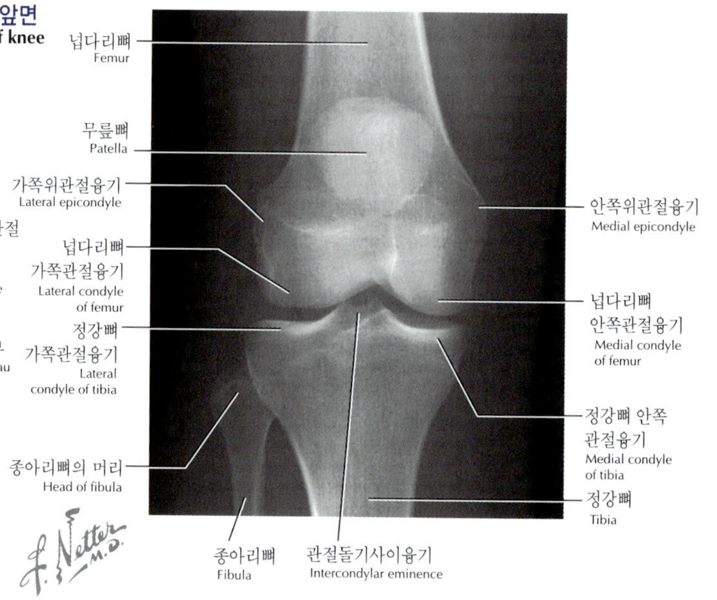

무릎

구조

- 3개의 관절면으로 구성
  - 안쪽과 가쪽 넙다리정강관절(2) – 융기관절(경첩관절). 넙다리관절은 정강뼈 고평부와 관절함.
  - 넙다리무릎관절(1) – 안장관절. 무릎뼈는 넙다리뼈의 도르래고랑과 관절
- 무릎의 3개 구획 : 안쪽, 가쪽, 넙다리무릎쪽
- 주머니가 관절 전체를 싸고 있고(모든 3개 관절면/ 구획) 무릎위 주머니 속에서 몸쪽으로 확대
  - 주머니의 윤활막이 십자인대를 감싼다(인대들을 윤활막 밖으로 관절안으로 붙게 함).
- 관절연골 (2형 아교질)은 넙다리뼈 관절융기를 덮고, 정강뼈 고평부와 도르래고랑, 무릎뼈 단면을 덮는다.
- 반달연골은 안쪽과 가쪽 넙다리정강 관절 사이에 위치하여 1. 관절 연골을 보호, 2. 무릎을 지지함.
- 무릎축(안쪽과 가쪽 넙다리 관절돌기사이의 체중 부하 부분 사이에 그려지는 선)은 지표면에 평행함.
  - 넙다리뼈의 역학적인 축은 수직축으로부터 3° 바깥굽음 되어 더 큰 MFC가 LFC와 정렬하여 지표면에 평행하도록 함.
  - 정강뼈의 역학적인 축은 수직축과 3° 안쪽굽음 됨(무릎축으로부터 87°).

운동학

- 고유한 불안정 관절. 뼈의 형상학이 조금의 안정성을 더함. 안정성은 주변의 정적이고 동적인 안정성에 의해 먼저 공급됨(동적인 안정성은 정적인 안정성이 손상 됐을 때 보상된다. 예; 전체, 부분 앞십자인대 파열).
  - 안쪽 : 정적인 – 얕은, 깊은 안쪽곁인대(MCL), 뒤쪽빗인대(POL)
    동적인 – 반막성, 안쪽넓은근, 안쪽 장딴지근, PES힘줄
  - 가쪽 : 정적인 – 가쪽 곁인대(LCL) 엉덩정강띠(ITB), 활꼴 인대
    동적인 – 오금근, 넙다리두갈래근, 가쪽장딴지근
- 단순 경첩관절이 아님. 무릎에는 6단계의 움직임이 있음 :
  - 폄/굽힘, 안쪽돌림/바깥돌림, 안쪽굽음/바깥굽음, 앞쪽/뒤쪽 전위, 안쪽/가쪽 전위, 압박 – 벌어진 틈
- 굽힘/폄은 무릎의 기초적인 움직임이다.
  - 굽힘은 넙다리뼈가 정강뼈 위에서 "구름"과 "미끄러짐"이 결합된 것으로 굽힘의 정도에 따라 다양한 비율이 가능함.
  - 구름 : 넙다리정강뼈의 접합부위와 관절축의 전위와 동일. 구름은 초기 굽힘에서 우세함.
  - 미끄러짐 : 관절축의 움직임없이 넙다리정강뼈의 접촉부가 전위됨. 깊히 굽히기 위해서는 미끄러짐이 더해져야 함.
  - 십자인대는 구르고/미끄러지는 기능을 조절함. 뒤쪽곁인대는 홀로 이 기능을 유지할 수 있음(예; PCA는 TKA를 유지함).
  - 정상 움직임 : 확대/굽힘 : −5° 에서 140°. 의자에서 일어나기 위해서는 적어도 115° 가 필요함. 빨리 달리기 위해서는 130° 가 필요함.
- 안쪽/바깥돌림 : 대략 10° 가 움직임에 필요함. 정강뼈가 완전히 펴지고, 십자인대들이 팽팽해지고, 디딜 때 바깥돌림 "뼈나사집기전"
  - 뼈나사집기전 : 더 큰 MFC의 바깥돌림시 정강뼈가 완전히 펴지고, 십자인대들이 팽팽해지고, 디딜때 무릎이 안정화됨.
  - 무릎의 바깥돌림은 정강뼈가 무릎에 대해 열려있게 하고 십자인대를 헐렁하게 하여 무릎이 굽혀지기 시작하게 함.
- 기타 움직임 : 안쪽/가쪽 전위 : 정상 무릎에서 최소
  - 앞쪽/뒤쪽 전위 : 조직이 이완에 달려있고 주로 정상 무릎에서 반대쪽으로 2㎜이내에 있음.
  - 안쪽/바깥굽음 : 정상 무릎이 스트레스시에 대략 바깥쪽이나 안쪽으로 5㎜의 공간을 만듦.

관절이 열리고 무릎이 조금 굽혀진 상태

Joint opened, knee slightly in flexion

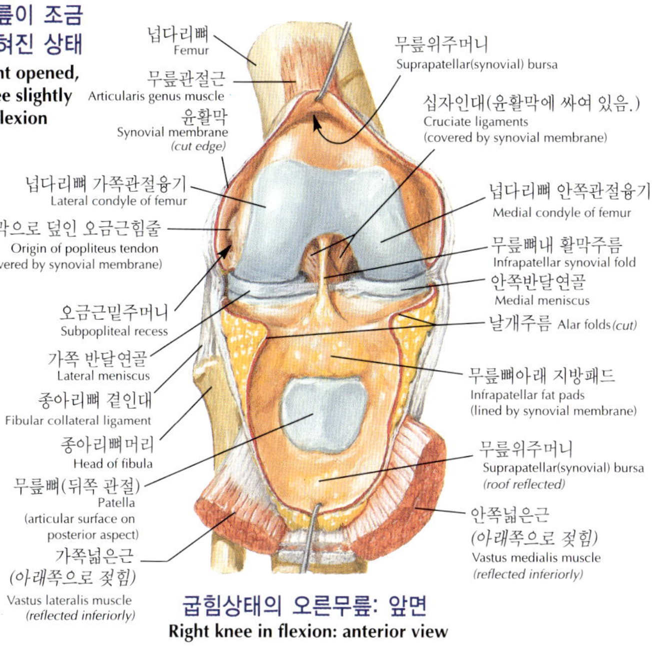

굽힘상태의 오른무릎: 앞면

Right knee in flexion: anterior view

MRI

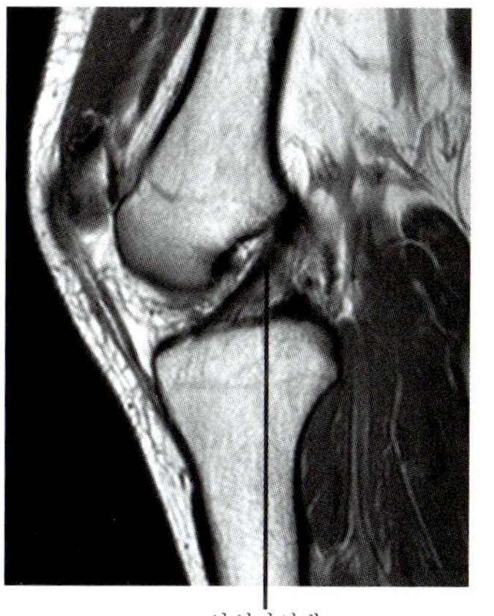

융기사이 패임

Intercondylar notch

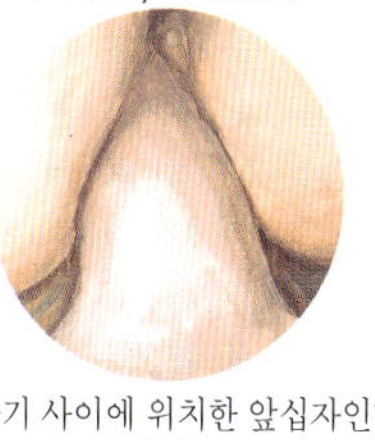

넙다리뼈관절융기 사이에 위치한 앞십자인대

Anterior cruciate ligament visualized between femoral condyles

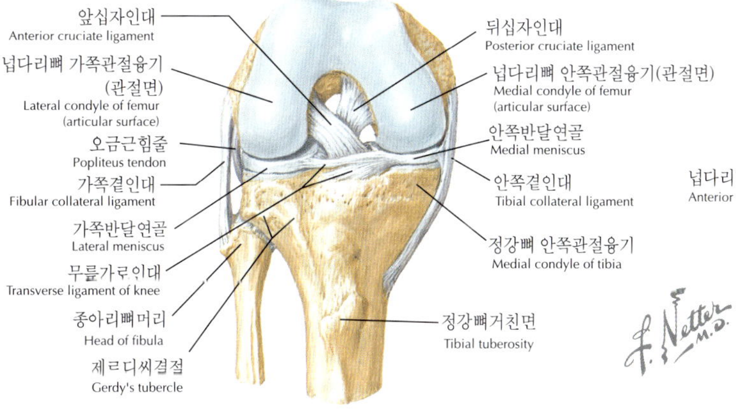

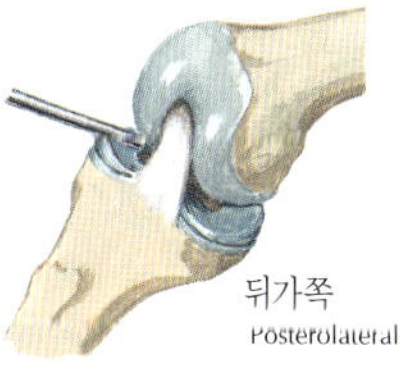

인대	부착	기능/설명
	무릎	
	정강/넙다리뼈 : 관절융기	
앞십자인대 앞안쪽가지 뒤가쪽가지	정강융기부에서 가쪽넙다리관절융기의 안쪽면	앞정강뼈전위에 의해 1차적으로 구속됨.; 2차적으로 무릎펼 때, 안쪽돌림시 구속 무릎 굽히면 긴장, 펴면 이완 무릎 펴면 긴장, 굽히면 이완
가로반달인대	정강뼈의 반달연골 모두를 앞뿔에 연결	찢어지거나 손상될 수 있음.
	기타 구조물	
점막층 인대(앞주름)	먼쪽넙다리뼈관절면에서 앞정강뼈 고평부까지	윤활막찌꺼기. 앞반흔을 넓음(앞십자인대).; 진체 시야 확보를 위해서 죽은조직제거가 필요할 수도 있음.
무릎아래 지방패드	뒤쪽무릎힘줄, 앞쪽관절융기사이 반흔	무릎힘줄을 받쳐줌. 섬유화되거나 충격을 받아 무릎통증을 유발함(호파증후군).

앞쪽 구조물에 대한 자세한 사항은 "넙다리무릎 관절" 부분을 참고

오른무릎: 뒷면
Right knee: posterior view

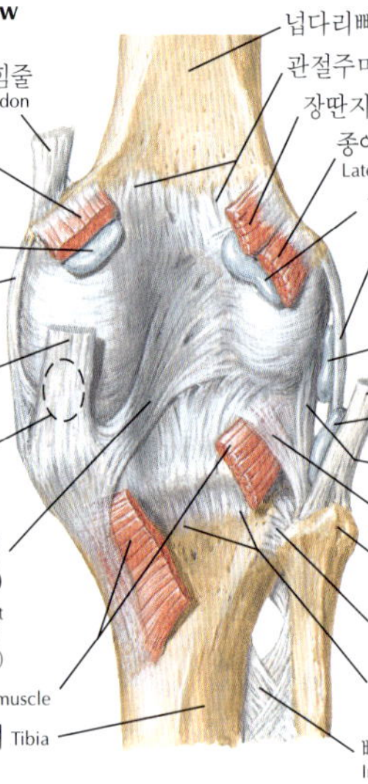

MRI

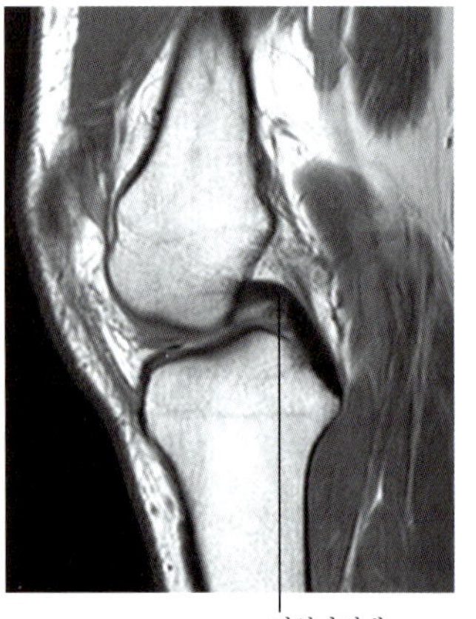

폄상태의 오른무릎: 뒷면
Right knee in extension: posterior view

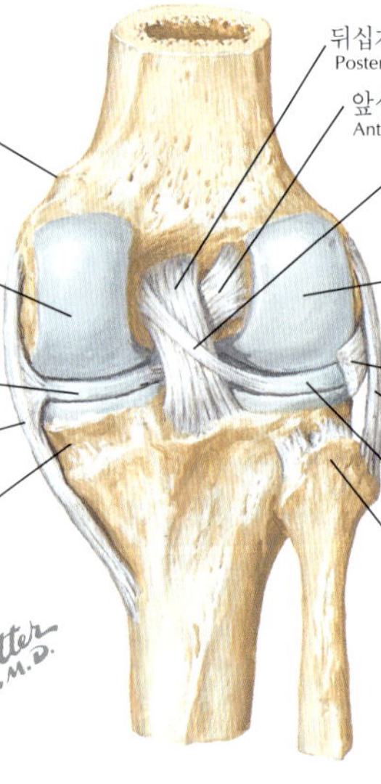

뒤안쪽 구획
Posteromedial compartment

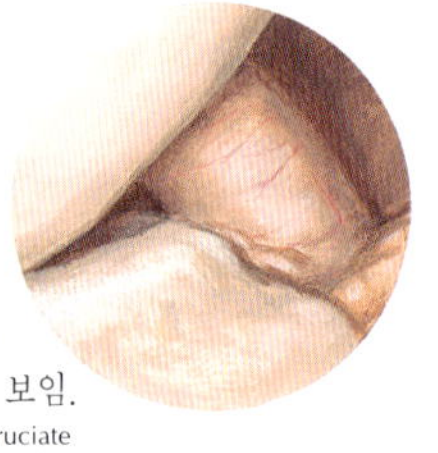

뒤십자인대가 안쪽반달 연골위로 보임.
Posterior cruciate ligament seen beyond medial meniscus

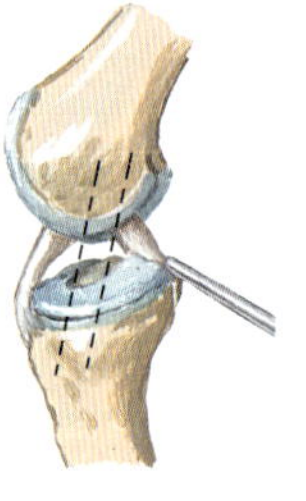

부서진 선은 안쪽곁인대를 의미
Broken lines indicate medial collateral ligament

인대	부착	설명
무릎		
넙다리정강관절 – 뒤쪽 구조물		
뒤십자인대(PCL)	안쪽넙다리뼈 관절융기의 패임 안의 가쪽에서 뒤정강뼈 몸쪽으로(관절선 아래)	뒤쪽 정강뼈 전위까지 일차적인 제한, 이차적으로 안쪽굽음, 바깥굽음, 바깥돌림시에 제한
앞가쪽가지	관절융기의 앞쪽에서 시작하여 정강뼈 가쪽으로	무릎을 굽힐 때 긴장, 펼때 이완
뒤안쪽가지	관절융기의 뒤쪽에서 시작하여 정강뼈 안쪽으로	무릎을 펼 때 긴장, 무릎을 굽힐때 이완
넙다리반달연골인대	뒤가쪽반달연골에서 MFC와/또는 뒤쪽결인대까지;	다양하게 나타남; 드물게 둘다 나타남.
험플인대	뒤십자인대의 앞쪽	뒤십자인대의 기능을 돕고 반달연골을 안정화함
리스버그인대	뒤십자인대의 뒤쪽	뒤십자인대의 기능을 돕고 반달연골을 안정화함.
빗오금인대(OPL)	정강뼈 뒤의 반막모양근에서 시작하여; 뒤쪽 LFC와 주머니에 닿는다.	반막모양근이 수축시에 뒷주머니를 긴장시켜; 뒤안쪽모서리의 부분을 형성

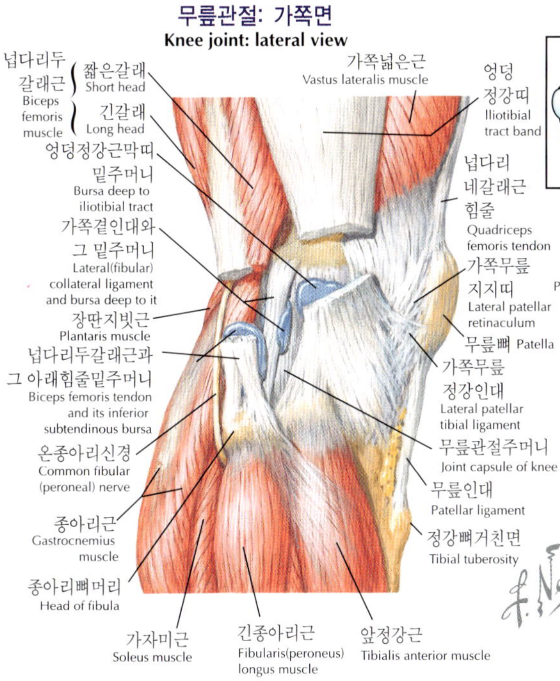

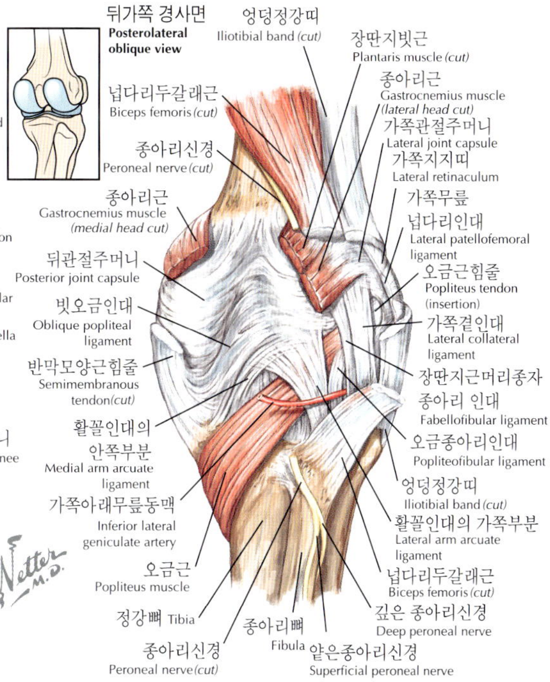

인대	부착	기능/설명
	무릎	
	넙다리정강관절 – 가쪽과 뒤가쪽 구조물	
	첫번째층 – 얕은층	
엉덩정강띠(ITB)	세번째 닿는 곳 1. 제르디씨 결절면, 2. 무릎뼈와 무릎뼈 인대, 3. 관절융기위 거친면	가쪽 무릎을 안정화함. – 펼때 앞쪽에서 "덧 앞가쪽 인대" 굽힐때 뒤쪽에서(ERs tibia)
넙다리두갈래근	두가지 갈래가 종아리뼈머리와 가쪽곁인대에 닿는다.	가쪽 무릎을 안정화하며, 정강뼈를 바깥돌림시킴.
	두번째층 – 중간층	
가쪽무릎넙다리인대 가쪽무릎지지띠	넙다리뼈 가쪽에서 무릎뼈 가쪽 경계 넓은 근막에서 정강뼈와 무릎뼈	만약 당겨지거나 무릎뼈를 기울게 하거나 가쪽 관절연골의 비정상적인 닳음이 있으면 완화시킬 필요가 있음.
	셋째층 – 깊은층	
얕은 층		
가쪽곁인대(LCL)	가쪽위관절융기에서 안쪽 종아리뼈머리	안쪽굽음시에 일사직으로 저항하며, 바깥돌림시에도 저항함.
장딴지근머리종자종아리인대	종아리뼈머리에서 장딴지근머리종자뼈, 때때로 십자인대와도 닿는다.	가변적으로 존재하며, "짧은 곁인대"라고 불림.
깊은 층		
오금근과 인대	가쪽곁인대 이는 곳 앞쪽과 먼쪽에 닿음.	정강뼈 바깥돌림, 안쪽굽음시, 뒤쪽으로 이동시에 저항
오금정강인대(PFL)	오금의 근육힘줄경계부에서 종아리뼈머리	바깥돌림시에 일차적으로 정적 제약함.
관절 주머니	넙다리뼈에서 관절선아래 15㎜ 아래정강뼈	기타 다른구조물에 의해 강화되며, 안쪽굽음시와 바깥돌림에 저항
십자인대	가쪽갈래 : 종아리뼈 머리에서 뒤쪽 넙다리뼈 안쪽갈래 : 뒤가쪽넙다리뼈, 빗오금인대와 합쳐짐.	가변적으로 존재하며, Y – 자 모양 : 두갈래 가쪽갈래는 뒤쪽을 보완하는 오금근을 덮는다.
	기타	
가쪽 반달연골	관상 인대를 통해 가쪽 고평부에 닿는다.	볼록한 가쪽 고평부에 오목함을 제공
장딴지근의 가쪽 갈래	뒤가쪽 관절융기에서 이는 곳	무릎의 뒤가쪽 부분에 역동적인 보완을 제공

- 가쪽 아래 무릎 동맥은 뒤가쪽 모서리 3번째 층의 얕은 층과 깊은 층 사이로 지난다.
- 가쪽 곁인대, 오금인대, 오금종아리인대는 가장 확고한 구조물이고, 수술적 재건의 중점이다.
- 뒤가쪽 구조물의 대부분은 안쪽굽음 및 바깥돌림 시키는 안정장치로 작용한다. 또한 뒤쪽변형의 이차적인 안전 장치이다.
- 활모양의 "복합체"는 뒤가쪽 안정화된 구조물에 속한다.; 가쪽곁인대, 활꼴인대, 오금인대 및 가쪽 종아리근

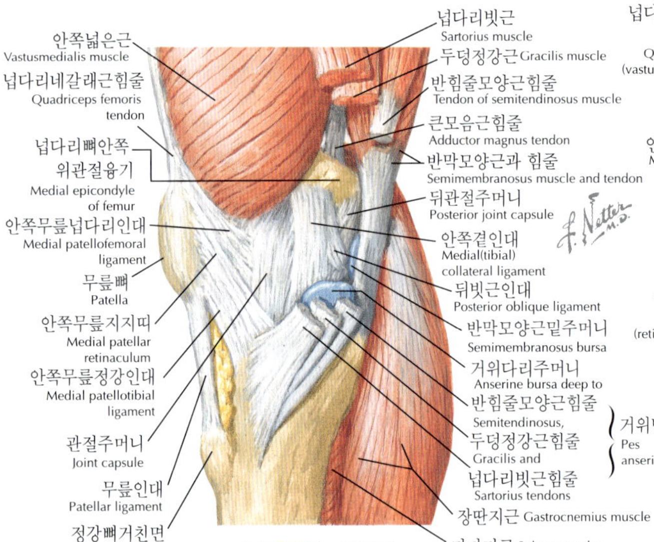

무릎관절: 안쪽면
Knee joint: medial view

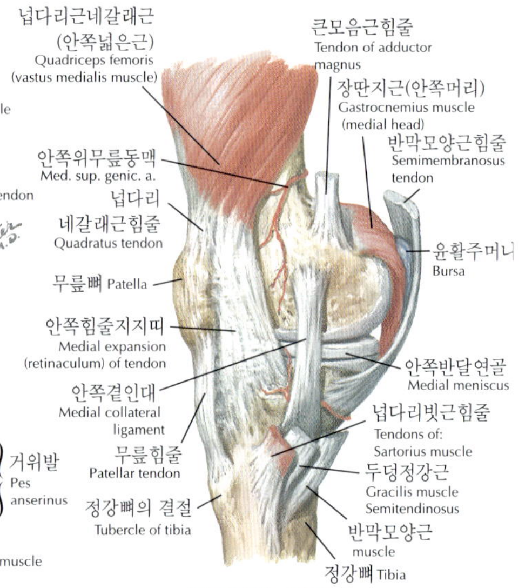

무릎인대: 안쪽면
Ligaments of the knee: medial view

인대	부착	기능/설명
	무릎	
	넙다리정강관절	
	첫번째층 – 얕은층	
넙다리빗근	거위발 닿는 부위의 근막층이 된다.	거위발 닿는 부위의 다른 힘줄을 덮는다.
근막	허벅지에서 무릎까지의 깊은 근막	지지띠(앞)과 주머니(뒤)로 융합된다.
	두번째층 – 중간층	
얕은 안쪽곁인대(MCL)	안쪽위관절 융기에서 정강뼈까지(거위발 깊은 곳) 넓은 닿는부위가 관절선아래로 5 – 7㎝ 정도이다.	일차적으로 바깥굽음힘에 저항(30°) 이차적으로 앞쪽 변형 및 안쪽돌림에 대한 안전장치
뒤빗근인대(POL)	모음근결절(안쪽곁인대뒤)에서 뒤정강뼈, 안쪽반달연골의 뒤뿔과 관절주머니까지	바깥굽음에 반하는 정적인 안전장치 굽힘시 느슨해지나 반막모양근 때문에 운동학적으로 팽팽해진다.
안쪽무릎넙다리인대 (MPFL)	안쪽 무릎뼈에서 넙다리뼈안쪽위관절융기까지	일차적으로 무릎뼈의 바깥쪽 치우침을 막는 안전장치; 진단 후 봉합/재건술이 필요할 수 있다.
안쪽무릎지지대	연속적으로 넓은근에서 정강뼈와 무릎뼈까지	무릎뼈의 바깥쪽 부분탈구시 손상 받을 수 있다.
반힘줄모양근	정강뼈의 뒤안쪽으로 닿는다.	뒤안쪽의 지지력을 준다.
	세번째층 – 깊은층	
깊은 안쪽곁인대(MCL) 반달넙다리 섬유 반달정강 섬유	안쪽반달연골과 정강뼈 고평부에 닿음. 2종류의 섬유; 넙다리뼈에서 반달연골 정강뼈에서 반달연골	반달연골을 안정화시킨다. 또한 안쪽주머니 또는 중간 1/3 주머니 인대로 갈라져 있다.
주머니	넙다리뼈에서 정강뼈 관절아래 15㎜까지 확장된다.	다른 뒤안쪽 구조물에 의해 강화됨.
	기타	
안쪽 반달연골	관상인대를 통해 안쪽 정강뼈까지 고평부에 단단하게 닿는다.	뒤뿔은 안쪽변형의 이차적인 안전장치이다. 앞십자인대에서 1°로 된다.
장딴지근의 안쪽머리	넙다리뼈의 뒤안쪽에서 이는 곳	몇몇 작은 부가적인 동적인 지지를 제공한다.

• 두덩정강근과 반힘줄모양근힘줄은 첫번째 층과 두번째 층 사이에 있고, 이차적 동적인 안쪽의 안전장치로 작용한다.
• 뒤빗금인대는 두번째 층과 세번째 층 조직의 융합이고, 무릎의 뒤안쪽면에서는 뚜렷하지 않다.

가쪽 자기공명영상
Lateral MRI

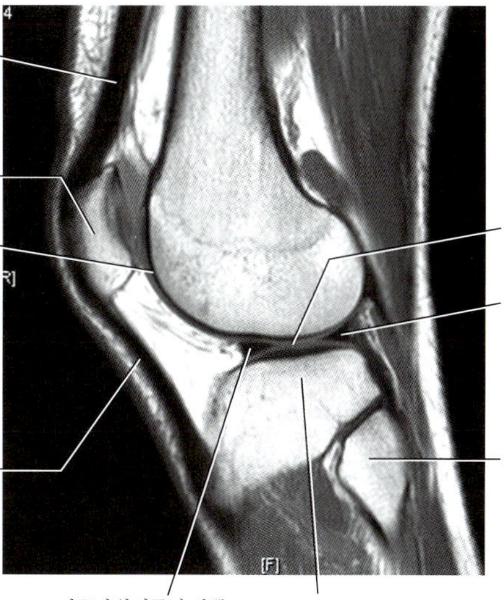

시상단면(무릎정중선가쪽)
Sagittal section
(lateral to midline of knee)

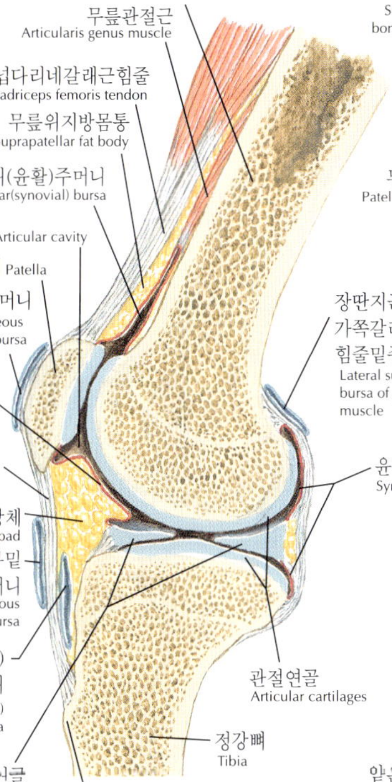

관상 자기공명영상
Coronal MRI

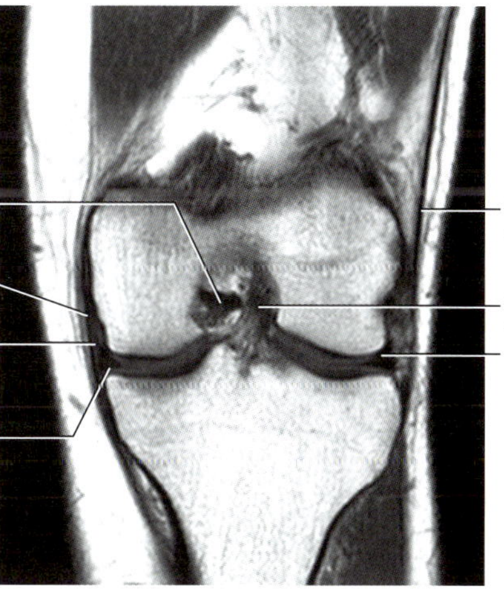

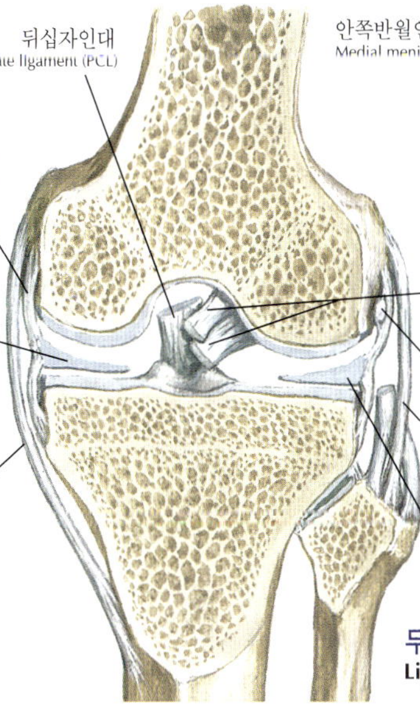

무릎인대: 관상단면
Ligaments of knee: coronal(frontal) section

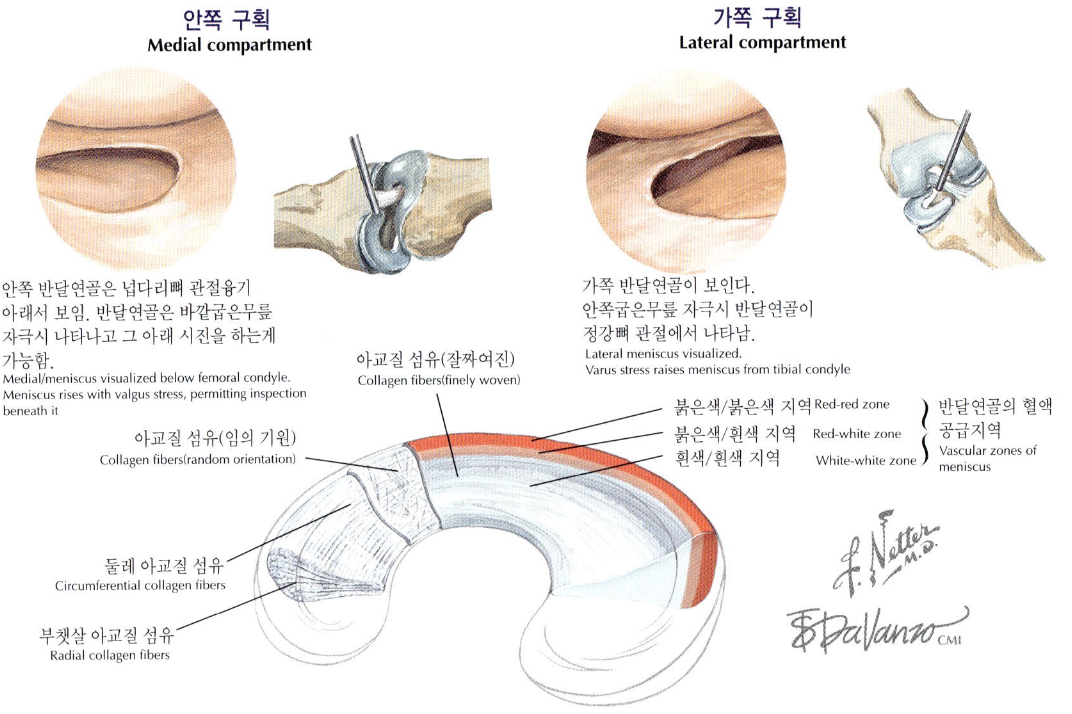

반달연골

구조

- 섬유연골 원반은 무릎뼈 – 정강뼈 관절의 무릎뼈 관절융기와 정강뼈 고평부 사이에 끼어있다. 삼각가로 단면을 보면 – 주변부분이 가장 두껍고, 중심부 가장자리로 갈수록 점점 얇아진다.
- 조직학적으로 아교질(대부분 1형이 구성, 2, 3, 4, 5, 6형도 구성), 세포, 물, 프로테오글라이칸, 당단백, 탄력소로 이루어져 있다.
- 현미경상에서 3개의 층이 보임. :
  1. 얕은층 : 아교질 섬유들이 엮어져 있는 모양
  2. 표면층 : 아교질 섬유들이 임의적인 방향으로 있는 모양
  3. 중간(가장 깊은)층 : 주위둘레의 섬유들이(세로 방향으로) 있음. 이 섬유들은 테 부하를 없애준다.
     부챗살 섬유. 이 섬유들은 주위둘레 섬유들을 잡아주는 매듭 역할을 한다.
- 혈관 공급은 위, 아래 무릎 안쪽, 가쪽 무릎 혈관으로부터 받는다. 이 혈관들은 윤활막/주머니 내에서 반달연골 주위 얼기를 형성한다. 주변 부분(10 – 30%는 안쪽으로, 10 – 25% 바깥쪽으로)은 혈관부분으로 이 얼기의 혈관에 기인한다. 3개의 지역으로 나뉘어진다.
  - 붉은색 /붉은색지역 : 주머니 접합부로부터 3㎜(대부분 찢어짐은 회복됨.)
  - 붉은색/흰색 지역 : 주머니 접합부로부터 3 – 5㎜(일부 찢어짐 회복됨.)
  - 흰색 /흰색지역 : 주머니 접합부로부터 5㎜ 초과 (대부분 찢어짐은 회복 안됨.)

  반달연골의 2/3인 중심부의 무 혈관부분은 윤활액들부터 영양 공급을 받는다.
- 안쪽반달연골 : 알파벳 C모양, 상대적으로 낮은 유동성, 정강뼈(관상인대에 의해)와 몸통 중간부분의 피막(깊은 안쪽곁인대에 의해)에 단단하게 붙어있음.
- 가쪽반달연골 : 원형, 상대적으로 높은 유동성, 주위에 헐겁게 붙어있음. 오금 구멍(오금 힘줄이 관절 내로 들어가는 부분)에 아무것도 붙어 있지 않음.

기능

1. **부하전달 및 충격흡수** : 반달연골은 50%(폄) 또는 85%(굽힘)의 힘을 넙다리정강관절을 통해 흡수한다. 반달연골을 통한 부하전달은 관절 연골을 보존한다.
2. **관절 적합성과 안정성** : 반달연골은 휘어진 관절융기와 편평한 고평부 사이의 적합성을 만들어 안정성을 증가시킨다. 반달연골(특히 PHMM)은 전환하는 이차적인 안전장치로 작용한다(특히 인대손상 무릎에서).
3. **관절 윤활작용** : 반달연골은 관절액을 연골 표면에 배분함.
4. 관절 영양공급 : 반달연골이 흡수, 그리고는 연골을 위한 관절쪽 영양분을 내보낸다.
5. 고유감각기 : 신경끝은 관절위치에 따른 감각 되먹임을 제공한다.

아랫면
Inferior view

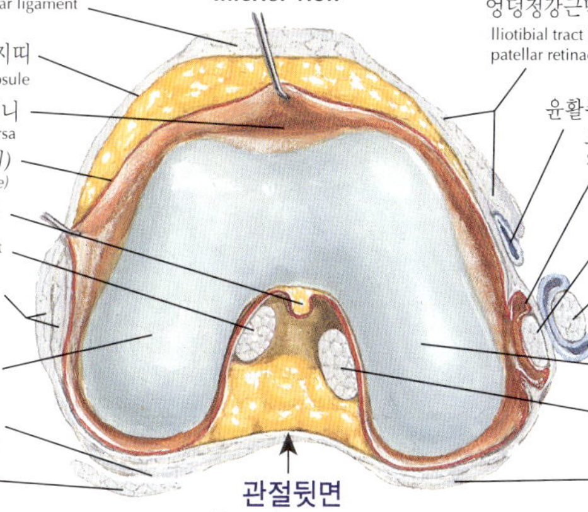

관절뒷면
Posterior aspect

자기공명영상
MRI

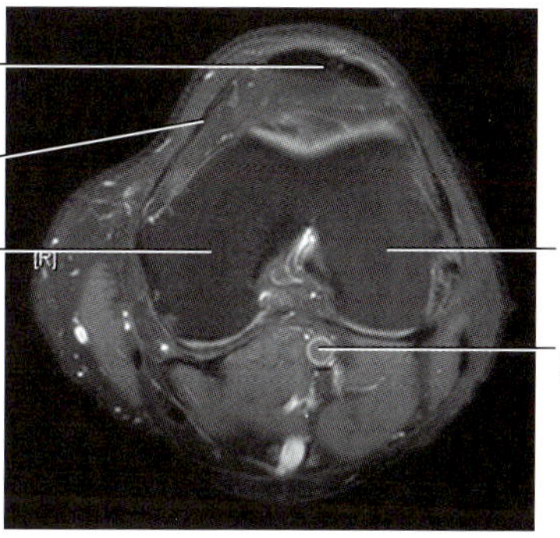

윗면
Superior view

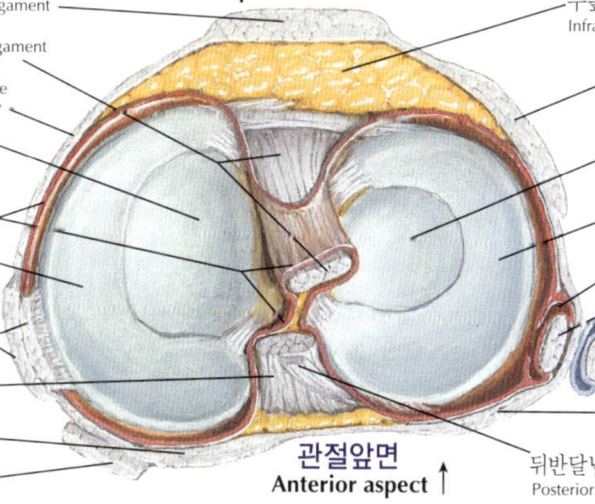

관절앞면
Anterior aspect ↑

자기공명영상
MRI

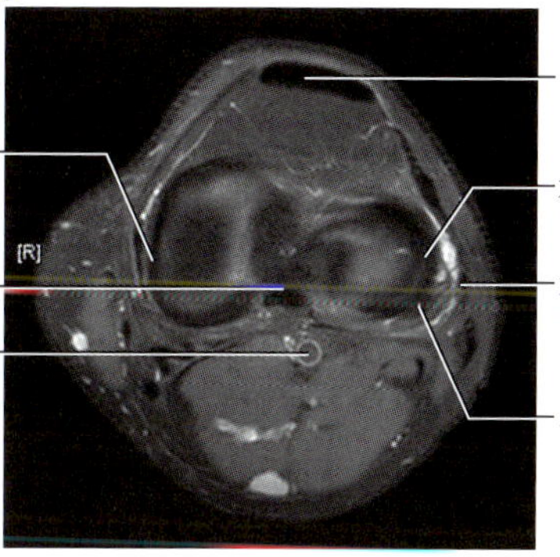

펌상태의 오른무릎
Right knee in extension

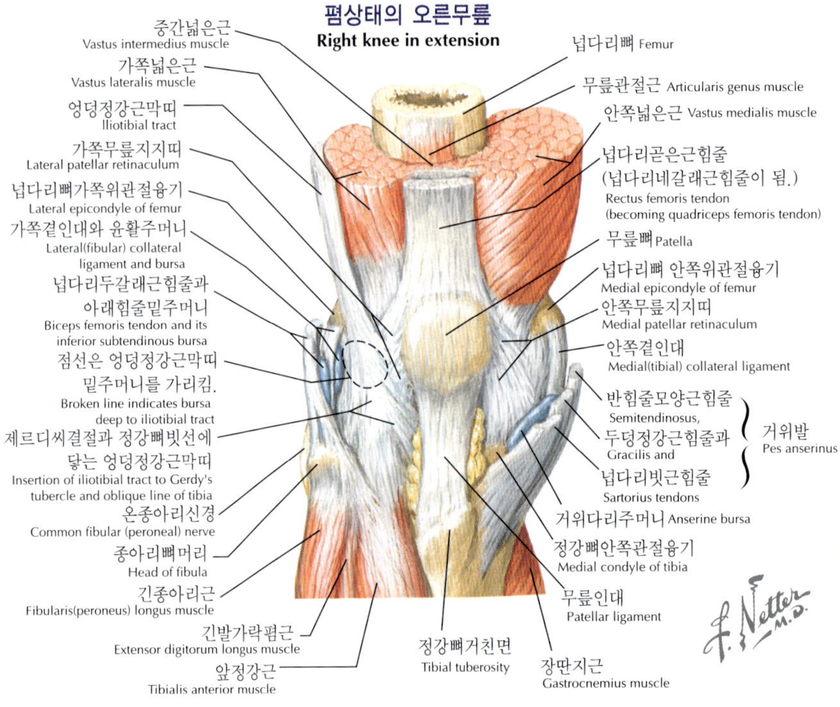

무릎위주머니
Suprapatellar pouch

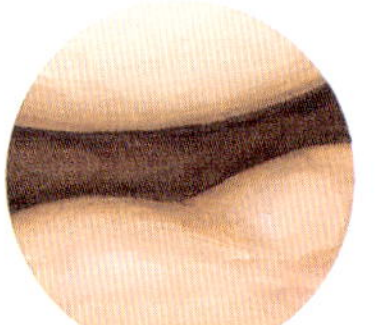

관절경 그림은 위쪽은 무릎뼈, 아래쪽은 융기사이 부위. 그리고 그 사이로 무릎위 주머니를 보여준다.
Arthroscopic view shows patella above, trochlear groove of femur below, suprapatellar pouch in between

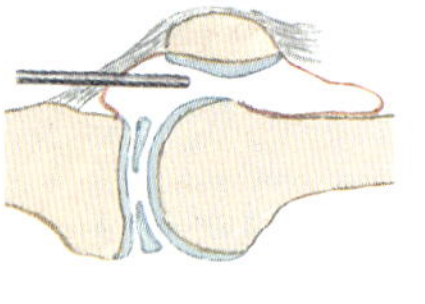

앞안쪽 구획
Anteromedial compartment

인대	부착	기능/설명
	무릎	
	무릎넙다리 관절	
	기능	

• 넙다리네갈래힘줄과 무릎뼈, 무릎인대, 추가로 무릎뼈를 안정화시키는 인대들
• 무릎 폄의 기전은 이 관절의 첫번째 역할이다. 무릎뼈는 관절축으로부터 팔까지의 능률을 증가시키고 역학적인 이득을 상승시키고 넙다리네갈래근힘줄이 폄시에 당겨준다.
• 도르래고랑에서 무릎뼈의 안정성은 뼈의 형태와 정적이고 동적인 안정에서 비롯된다. 저형성 LFC나 무릎뼈 능선, 납작한 도르래, Q각의 상승은 무릎뼈 전위를 야기한다.
• 무릎뼈는 20° 굽혔을 때 도르래에 진입하고 40° 에서 완전히 진입하게 된다. 관절점은 점점더 굽혀짐에 따라 몸쪽으로 이동한다. 무릎뼈의 홀관절면은 완전히 굽혀질 때 관절한다.
• 관절 반응력이 매우 높은 관절; 계단이 있을때는 몸무게의 3배 깊은 굽힘시는 몸무게의 7배
관절 연골이 높은 힘에(두툼한 몸) 5㎜까지 수용한다.

인대	부착	기능/설명
	구조	
넙다리네갈래근힘줄	넙다리네갈래근으로부터 위무릎뼈 끝에 부착	신장성 수축에 의해 파열될 수 있다(주로 40세 이상).
무릎힘줄(인대)	무릎뼈의 아래쪽 축에서 정강뼈거친면에 부착	신장성 수축에 의해 파열될 수 있다(주로 40세 이상).
무릎넙다리인대 안쪽(안쪽무릎넙다리인대), 가쪽(가쪽무릎넙다리인대)	넙다리뼈 위관절융기에서 안쪽/가쪽 무릎뼈에 부착	첫번째로 무릎뼈를 안정화 시킴(특히, MPFL).
무릎정강인대(안쪽과 가쪽)	정강뼈 고평부에서 안쪽/가쪽 무릎뼈에 부착	무릎뼈의 부차적인 안정제
무릎반월관절인대(안쪽과 가쪽)	무릎뼈에서 반달연골의 끝에 닿는다.	무릎뼈의 이차적인 안정제
무릎지지띠(안쪽과 가쪽)	넙다리뼈와 정강뼈 모두 닿는다.	무릎뼈의 부차적인 안정제
	그외 구조물	

• 무릎뼈 위치는 가쪽 영상(30° 굽힘)에서 Insall rario로 측정할 수 있다.(무릎뼈 대각선 길이/무릎뼈 인대길이). 정상비는 1.0(0.8에서 1.2)이고 1.2이상은 아래로 쳐진 무릎을 0.8이하는 작은 무릎뼈를 나타냄.
• 동적인 안정제 : 넙다리네갈래근, 큰모음근, 엉덩정강띠, 안쪽넓은근, 가쪽넓은근
• 안쪽무릎넙다리인대(MPFL) : 가쪽탈구를 일차적인 제한(가장 흔함)

무릎넙다리관절
Patellofemoral Joint

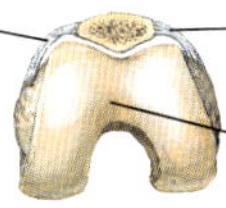

정상적으로 무릎뼈는 안, 가쪽 넙다리뼈관절융기 사이의 고랑에 위치한다.
Normally, patella rides in groove between medial and lateral femoral condyles

자기공명영상
MRI

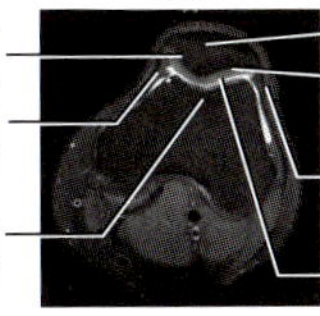

윗면
Superior view

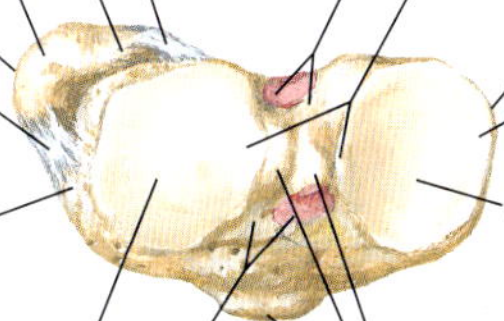

가로절단면
Cross section

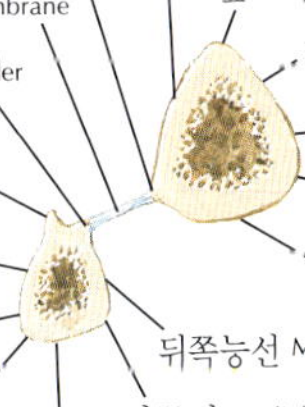

인대가 붙는 앞면
Anterior view with ligament attachments

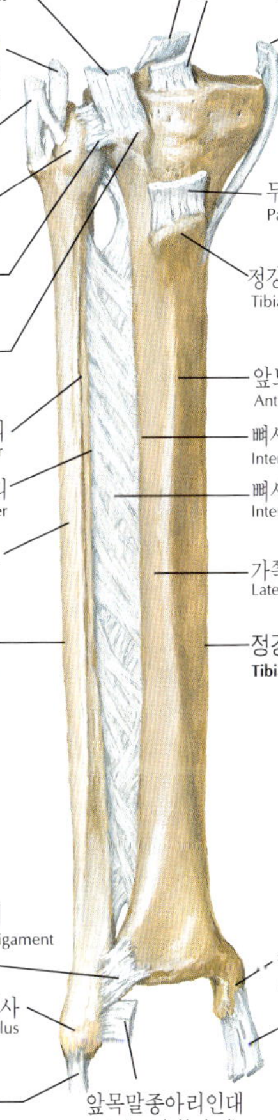

인대	부착	기능/설명
	몸쪽정강종아리관절	
앞정강종아리인대	종아리뼈머리에서 앞가쪽 정강뼈	뒤쪽 인대보다 강하고 넓다.
뒤정강종아리인대	종아리뼈머리에서 뒤가쪽 정강뼈	앞쪽 인대보다 약하다.
	기타	
뼈사이막	가쪽정강뼈에서 안쪽종아리뼈에 부착	튼튼한 섬유성 막이 앞쪽과 뒤쪽 구획을 분리한다. Maisonneuve 골절에서 파열

- 이 관절은 미세한 움직임을 갖고 있음. 이 관절의 전위나 파열은 무릎 부위의 고에너지의 외상을 야기함.
- 먼쪽정강종아리관절에 대해서는 10장 발/발목을 참고

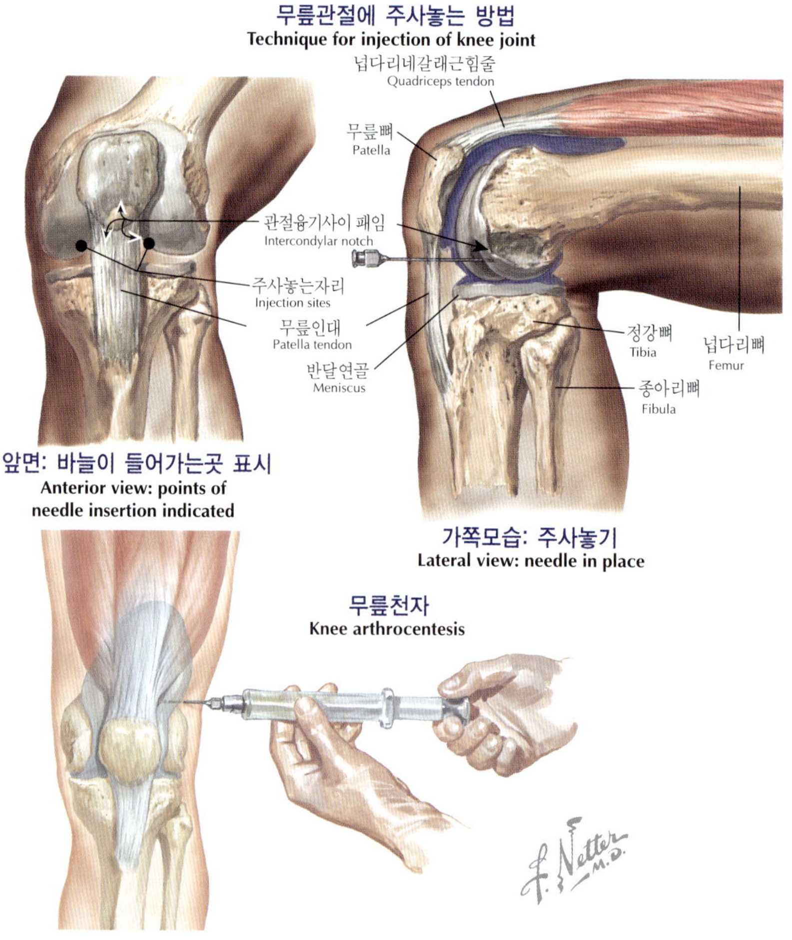

순서

관절주사술

1. 환자의 약물과민반응의 병력을 확인
2. 환자를 앉힌 자세로 무릎을 굽히고 매단다.
3. 베타딘과 비누로 무릎앞쪽을 소독한다.
4. 국소마취약과 스테로이드 섞은 21/22게이지 바늘의 주사기를 준비한다.
5. 무릎인대 모서리 사이의 부드러운 지점인 정강뼈 고평부(고원)와 넙다리 관절융기 사이를 촉진
6. 부드러운 그 지점에 국소 마취를 한다.
7. 수직으로 바늘을 넣는데, 관절융기 사이 반흔을 향해 중심선으로부터 대략 30° 를 목표로 한다. 만약 바늘이 관절융기에 닿는다면 반흔의 중심을 향해 다시 방향을 잡는다.
8. 부드럽게 흡인하여 혈관으로 들어가지 않았음을 확인한다.
9. 용액을 무릎에 주사한다. 용액은 쉽게 흘러들어가야 한다.
10. 바늘을 빼고 주사한 부위를 소독한다.

관절 흡입술/천자술

1. 환자의 약물과민반응의 병력을 확인
2. 환자를 눕히고 무릎을 완전히 편다.
3. 무릎뼈의 가쪽과 넙다리뼈의 관절융기를 촉진한다.
4. 무릎부위 피부를 소독한다(iodine/ansthseptic soap).
5. 바늘을 넣고, 주로 21이나 18게이지(용액이 뻑뻑하므로), 무릎뼈 윗축의 수준에서 무릎위주머니 속으로 수직으로 바늘을 넣는다.
6. 용액을 시린지 안으로 흡인한다(필요시 많은 시린지를 사용).
7. 부드럽게 무릎을 눌러서 흡인하기 위해 주머니를 짜서 용액이 나오게 한다.
8. 바늘을 빼고 주사부위를 소독한다.

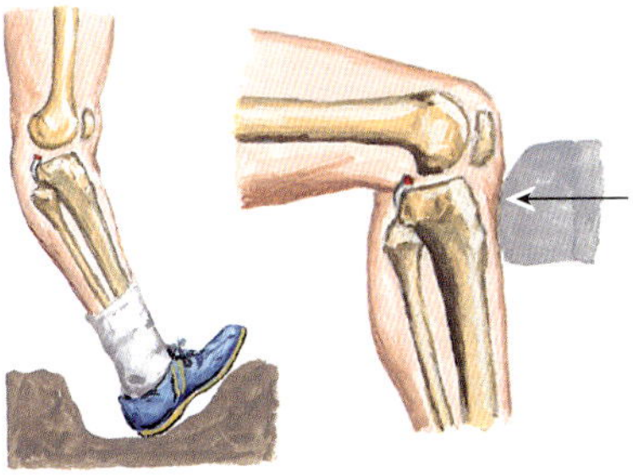

뒤십자인대 손상
PCL Injury
흔한 원인은 구멍에 헛디딘 경우처럼 과도하게 펴지거나 굽혀진 무릎에 직접적인 충격이 가해진 경우다.
Usual causes include hyperextension injury, as occurs from stepping into hole, and direct blow to flexed knee

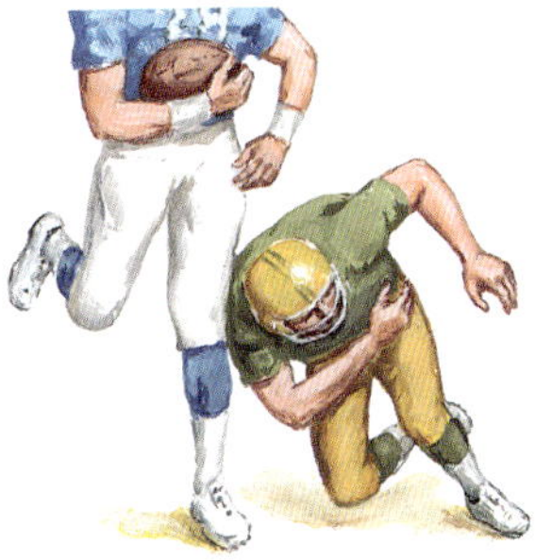

염좌(삠)
Sprains
흔한 원인은 발이 지면에 고정되어 있을 때 무릎의 뒤가쪽에 강한 충격이 가해지면 무릎관절에 바깥굽음 부하가 가해지는 것이다.
Usual cause is forceful impact on anchored, producing valgus stress on knee joint

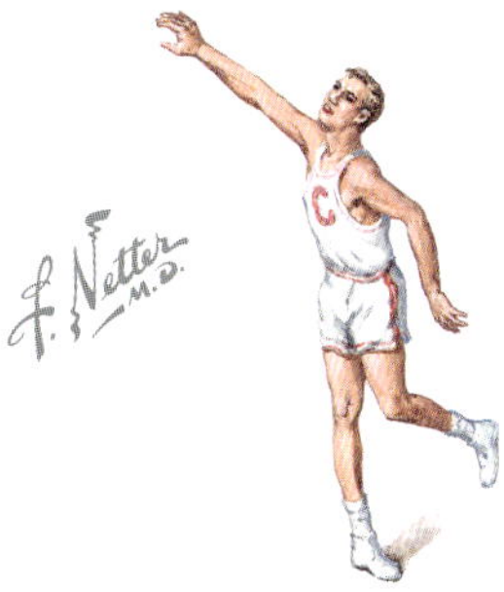

앞십자인대 손상
ACL Injury
흔한 원인은 농구의 점프슛 후 착지시처럼 무릎이 펴진 상태에서 꼬일 때 발생한다.
Usual cause is twisting of hyperextended knee, as in landing after basketball jump shot

질문	답변	임상적용
1. 나이	젊은사람	외상 : 골절, 인대 또는 반달연골 손상
	중년	관절염
2. 통증		
a. 발생양상	급성	외상 : 골절, 탈구, 물렁조직(인대/반달연골)손상, 화농성 윤활주머니염, 관절염
b. 부위	만성	관절염, 감염, 힘줄염/윤활주머니염 과도한 사용, 종양
	앞	넙다리네갈래근 또는 무릎인대 파열 또는 힘줄염, 무릎앞윤활주머니염, 무릎넙다리 기능이상
	뒤	반달연골파열(뒤쪽), 베이커씨 주머니, 뒤십자인대의 손상
	가쪽	반달연골파열(관절선), 곁인대 손상, 관절염, 엉덩정강근막띠 마찰증후군
		반달연골파열(관절선), 곁인대 손상, 관절염, 거위발 윤활주머니염
	안쪽	종양, 감염
c. 발생시기	야간통	관절안쪽의 원인에 의한 통증
	운동 시 통증	
3. 관절강직	잠김이 없는 경우	관절염, 삼출액(외상, 감염)
	잠김이 있는 경우	유리체, 반달연골파열(양동이 손잡이 모양 파열), 관절염, 윤활막 주름
4. 부종	관절안	감염, 외상(박리뼈연골염, 반달연골 찢어짐, 앞십자인대/뒤십자인대 손상 골절)
	관절밖	곁인대 손상, 윤활주머니염, 타박상, 삠
	급성(수상 후)	급성(수시간이내) : 앞십자인대 손상
		아급성(수일이내) : 반달연골 손상, 박리뼈연골염
	급성(수상이 없는 경우)	감염 : 무릎 앞윤활주머니염, 화농성 관절염
5. 불안정성	무력감(Giving away/허탈감)	십자인대 손상, 무릎 폄 구조물 손상
	무력감(Giving awqy), 통증(+/−)	무릎 부분탈구/탈구, 병적 윤활막주름, 박리뼈연골염
6. 외상	기전 : 바깥굽음	안쪽곁인대 손상(불행 3주징 : 안쪽곁인대, 안쪽반달연골, 앞십자인대손상) (+/−)
	안쪽굽은힘	가쪽곁인대 손상
	굽힘/뒤쪽비틀림	뒤십자인대 손상(예; 차 계기판 손상)
	접촉손상	비접촉 : 앞십자인대 손상; 접촉 : 다발성인대 손상
	"뚝" 하는 느낌(popping noise)	십자인대 손상(앞십자인대), 뼈연골 골절, 반달연골 찢어짐.
	외상이 없는 경우	퇴행성 및 과도한 사용에 의한 통증
7. 활동	격렬한 스포츠 손상	십자인대(첫번째 앞십자인대), 곁인대 손상
	달리기, 자전거 타기	무릎넙다리 관절 원인의 통증
	쪼그려 앉기	반달연골 찢어짐.
	걷기	걸을수 있는 거리는 관절염의 정도와 비례함.
8. 신경학적 증상	무감각, 저린증세	신경학적 질환, 외상(허리뼈 기원을 고려)
9. 전신적인 증상	열, 오한	감염, 화농성 관절염, 종양
10. 관절염 병력	여러 관절을 침범한 경우	류마티스 관절염, 통풍 등

넙다리네갈래근 위축
Quadriceps atrophy

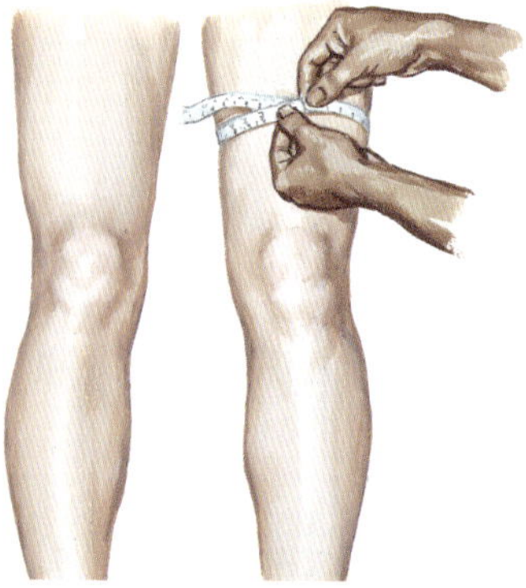

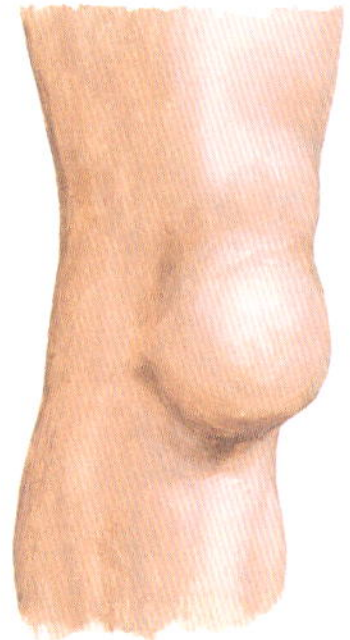

무릎앞윤활주머니염
(가정주부의 무릎)
Prepatellar bursitis
(housemaid's knee)

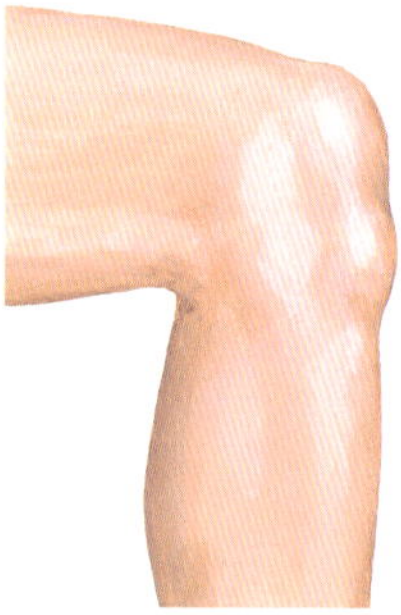

오스굿-슐라터병
Osgood-Schlatter Disease

임상양상. 물렁조직 부종과 찢김 뼈조각에 의한 정강뼈거친면 위의 융기된 모습
Clinical appearance. Prominence over tibial tuberosity partly due to soft-tissue swelling and partly to avulsed fragments

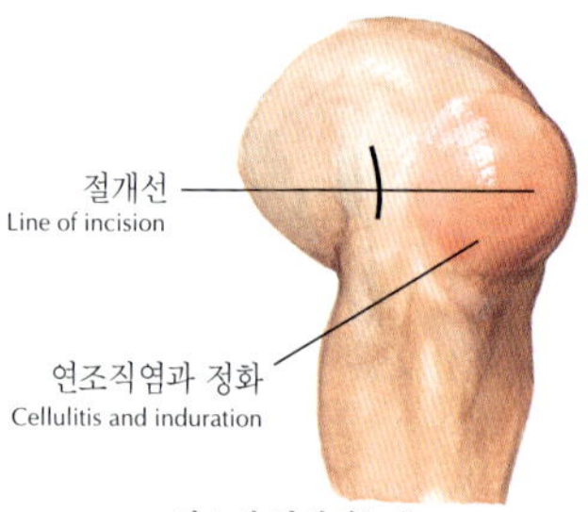

필요시 절개배농술
Incision and drainage often necessary

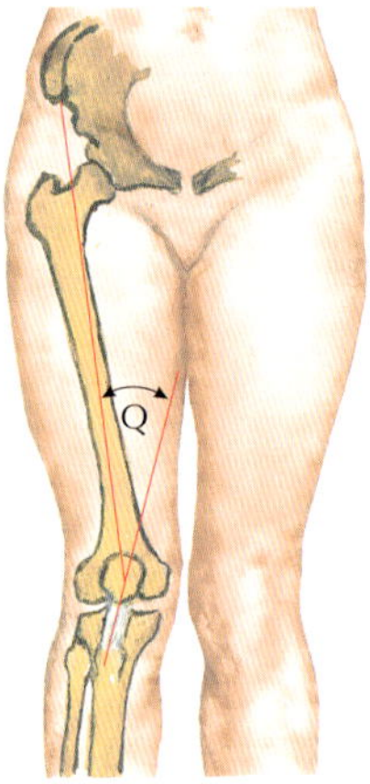

Q각은 위앞엉덩뼈가시에서 무릎뼈의 중심을 연결한 선과 정강뼈거친면에서 무릎뼈의 중심을 연결하는 각이 이루는 각이다.
큰 Q각은 무릎뼈 부분탈구를 유발한다.
Q angle formed by intersection of lines from anterior superior iliac spine and from tibial tuberosity through midpoint of patella. Large Q angle pre-disposes to patellar subluxation.

검사	검사방법/소견	임상적용/감별진단
		사진
보행	안쪽굽은무릎 당기기	가쪽십자인대나 뒤가쪽 모서리 손상/부족시
	무릎뼈 주행경로 관찰	비정상적인 주행은 무릎넙다리관절에 이상을 초래
	무릎 굽힌채 보행	발꿈치힘줄 또는 무릎굽힘근의 단축은 무릎넙다리 관절에 이상을 초래
앞쪽	무릎 정렬	정상 무릎 정렬은 임상적으로 중립(영상에서 6° 바깥굽음) 체중부하 상태로 평가. 다양하게 진행하거나 외상후 형태로 나타남.
	바깥굽은 무릎(닫힌 무릎)	가쪽 구획 퇴행성 관절질환이나 무릎뼈 불안정성/비정상적인 주행
	안쪽굽은 무릎(굽어진 무릎)	안쪽 구획 퇴행성 관절질환이나 인대결손을 동반
	Q각	위앞엉덩뼈가시에서 무릎뼈 중간 그리고 정강뼈거친면을 연결하는 선 이룬각. 정상 : 남 ≤ 10°, 여자 ≤ 15°, 증가시 무릎넙다리증후군, 부분탈구
	부종	앞무릎뼈 : 무릎앞윤활주머니염(염증성이거나 감염성); 관절내 삼출 : 관절염, 감염, 외상(혈관절증) : 관절내 골절, 반달연골의 열상, 인대의 파열
	확대된 정강뼈거친면	오스굿-슐라터병를 야기할 수 있음(특히 성인).
뒤쪽	덩어리	베이커씨 주머니
가쪽	무릎정렬	체중 부하시에 평가
	젖힌 무릎(전반슬)	뒤십자인대 손상 가능
	무릎뼈위치	Insall ratio를 이용, 영상학적으로 측정할 때 적합("관절", "무릎넙다리관절"을 참고)
	고위무릎뼈	무릎뼈고위증(Patella alta) : 무릎뼈의 불안정성을 야기
	저위무릎뼈	무릎뼈저위증(Patella baja) : 주로 외상후나 수술 후(섬유관절증 가능)
근육	넙다리네갈래근	외상, 수술 후, 신경학적인 이상에 의해 위축을 초래
	안쪽넓은근	안쪽넓은빗근의 위축은 무릎넙다리의 이상을 야기

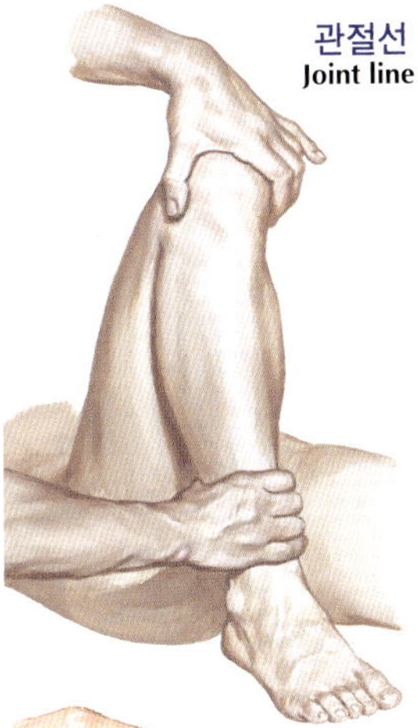

관절선 누름통증
Joint line tenderness

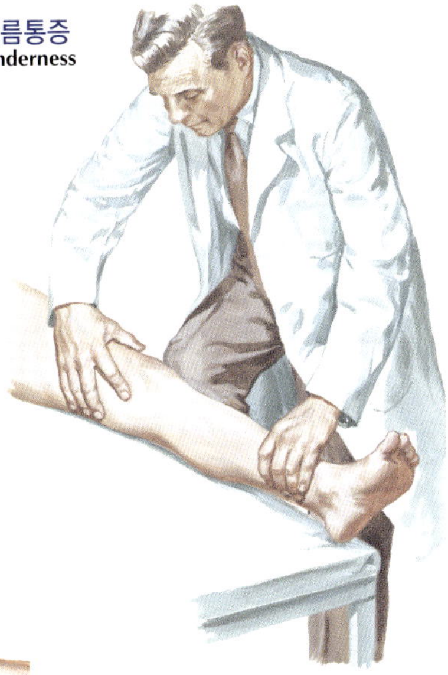

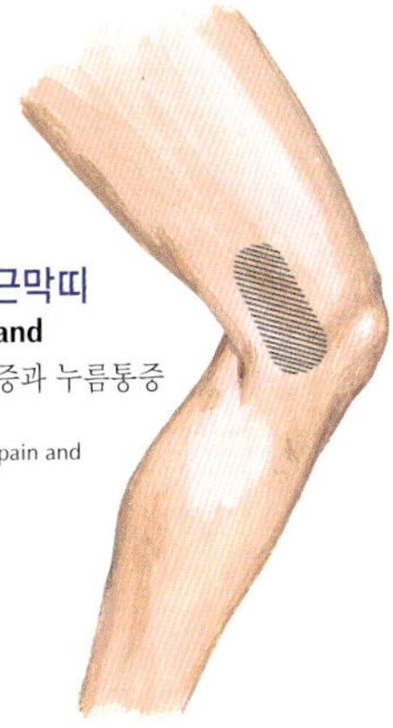

엉덩정강근막띠
Iliotibial band
미만성의 통증과 누름통증 부위
Area of diffuse pain and tenderness

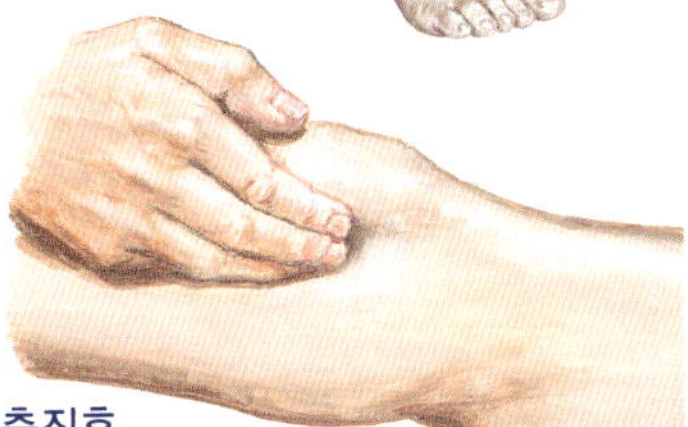

돌출징후
Bulge sign
압박이나 충격시(몸쪽) 용액이 중간구획에서 멀어지게 움직이는것
Medial side of knee compressed or stroked proximally to move fluid away from medial compartment.

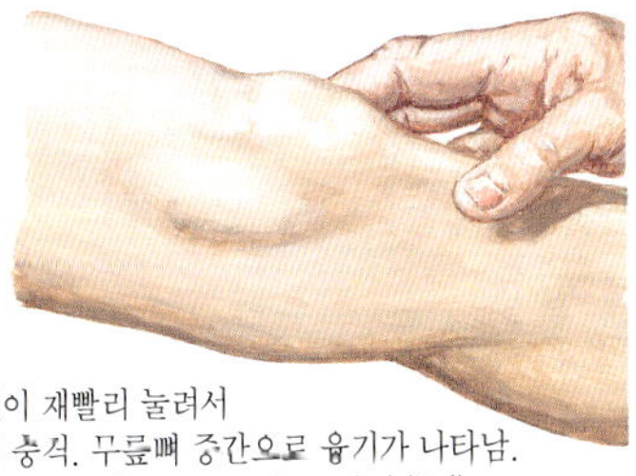

가쪽면이 재빨리 눌려서 먼쪽에 충격. 무릎뼈 중간으로 융기가 나타남.
Lateral side is quickly compressed or stroked distally; bulge appears medial to patella.

부종, 무릎뼈위 촉진되는 고랑
Swelling and palpable sulcus above patella

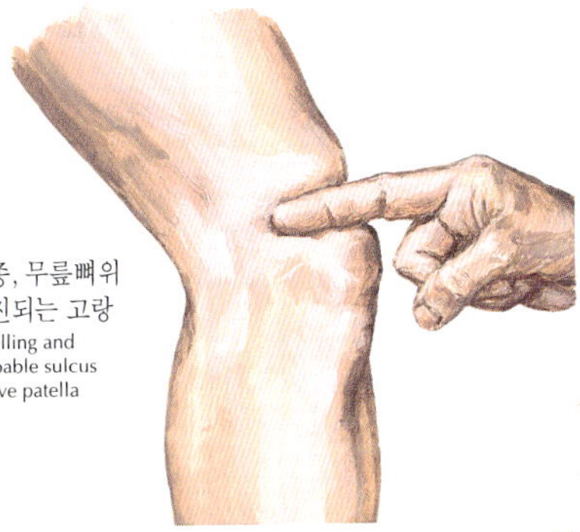

무릎뼈 위모서리에 있는 넙다리네갈래근힘줄의 파열
Rupture of quadriceps femoris tendon at superior margin of patella

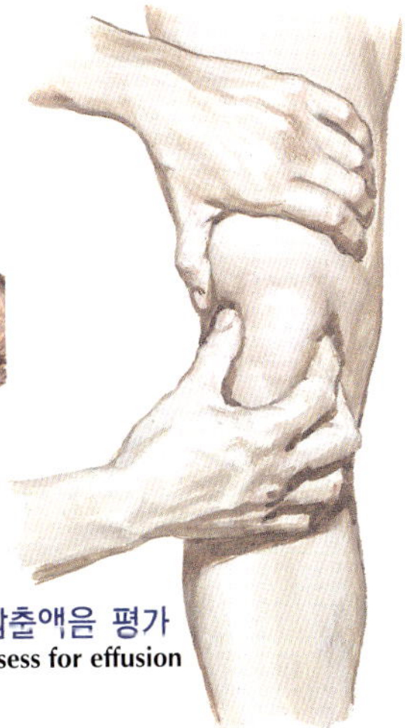

삼출액은 평가
Assess for effusion

검사	검사방법/소견	임상적용/감별진단
		촉진
뼈구조물	무릎뼈	아래쪽 끝에서 누름통증 : 힘줄염(jumper' s knee)
	정강뼈거친면	오스굿-슐라터병 때 누름통증
물렁조직	넙다리네갈래근힘줄	결손 : 인대파열; 누름통증 : 힘줄염
	무릎힘줄	결손 : 인대파열; 누름통증(특히 닿는 부위에) : 힘줄염(jumper' s knee)
	무릎위 주머니 압박	촉진시 도약가능한 무릎뼈(삼출액) : 관절염, 외상, 감염
	무릎앞/윤활주머니	부종성 또는 누름통증성의 윤활주머니는 윤활주머니염을 시사
	거위발윤활주머니	누름통증은 윤활주머니염 시사
	윤활막주름안쪽(무릎뼈)	두텁고 누름통증이 있는 경우는 병적상태임.
	안쪽관절선과 안쪽곁인대	누름통증 : 안쪽 반달연골파열 또는 안쪽곁인대 손상
	가쪽관절선과 가쪽곁인대	누름통증 : 가쪽 반달연골파열 또는 가쪽곁인대 손상
	엉덩정강근막띠(앞가쪽 무릎)	통증 또는 긴장은 병적상태
	다리오금	베이커씨 주머니 또는 오금 동맥류
	하지구획증후군(앞, 뒤, 가쪽)	단단하거나 긴장된 구획 : 구획증후군

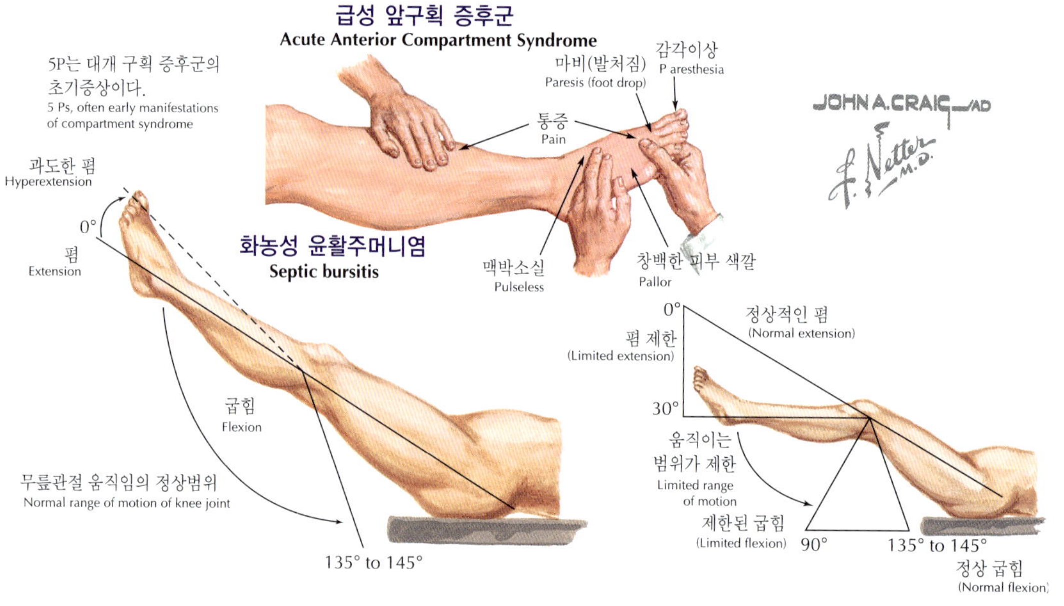

검사	검사방법/소견	임상적용/감별진단
	운동범위	
굽힘, 폄	누운자세 : 무릎이 가슴에 닿고 쭉 펴짐.	정상 : 굽힘 0~125 – 135°, 폄 0~5 – 15° 굽힘구축 : 퇴행성 관절질환이나 뼈관절염에서 흔함. 폄지체(Extension Lag) (마지막 20°에서 어려움) : 넙다리네갈래근이 약해짐 : 삼출액 존재시 펴짐 감소
	무릎뼈 주행경로, 통증 및 마찰음	비정상적인 주행은 앞쪽무릎 통증
정강뼈 안쪽 · 바깥돌림	넙다리뼈 고정상태에서 정강뼈 돌림	정상 : 10 – 15° 안 · 바깥돌림
	신경혈관계	
	감각	
넙다리신경(L4)	안쪽종아리(안쪽 피부신경)	결손시 상응하는 신경/신경뿌리 병변을 의미
종아리신경(L5) 가쪽 종아리 얕은 가지	 몸쪽가쪽다리 먼쪽가쪽다리	결손시 상응하는 신경/신경뿌리 병변을 의미
정강신경(S1) 안쪽종아리	몸쪽뒤가쪽다리	결손시 상응하는 신경/신경뿌리 병변을 의미
장딴지신경	먼쪽뒤가쪽다리(두렁신경)	결손시 상응하는 신경/신경뿌리 병변을 의미
	운동	
넙다리신경(L2 – 4)	무릎 펴짐	약화시 = 넙다리네갈래근 또는 신경/신경뿌리 병변 의미
궁둥신경 : 정강(L4 – S3) 종아리(L4 – S3)	무릎 굽힘 무릎 굽힘	약화시 = 긴갈래 또는 신경/신경뿌리 병변 의미 약화시 = 짧은갈래 또는 신경/신경뿌리 병변 의미
정강신경(S1)	발의 발바닥굽힘	약화시 = 뒤정강뼈, 긴엄지굽힘근, 긴발가락굽힘근 또는 신경/신경뿌리 병변 의미
깊은종아리신경(L4) 얕은종아리신경(L5)	발등굽힘 엄지발가락 발의 발등굽힘	약화시 = 뒤정강근 또는 신경/신경뿌리 병변 의미 약화시 = 긴발가락폄근 또는 신경/신경뿌리 병변 의미
	기타	
반사신경(L4)	무릎뼈	저활동성/무활동성의 경우 : 네번째 허리척추 신경뿌리 병변 의미 고활동시 위운동신경세포/골수성 병변 의미
맥박	오금동맥	외상에 의해 맥박이 사라짐.

불안정 검사
Apprehension(Fairbank) test
검사자가 무릎뼈를 바깥쪽으로 두면 환자가 통증을 느끼고 넙다리네갈래근이 만남
As examiner displaces patella laterally, patient feels pain and forcefully contracts quadriceps femoris muscle.

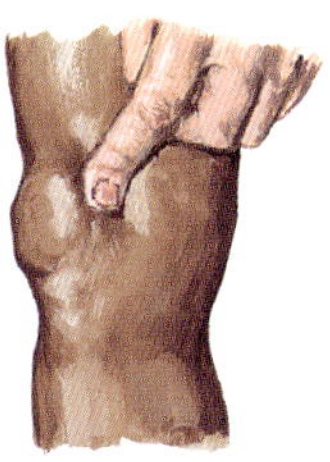

앞쪽당기는 검사
Anterior drawer test
1. 환자가 침대에 누우면 엉덩이가 45°로 무릎이 90°로 된다.
2. 검사자는 환자발은 안정화하는데 두손을 종아리 높은 부위에 대고 정강뼈를 향해 나오게 함. 5mm나 그 이상이면 정상인 검사
3. 결과도 정상 팔, 다리(이전에 검사했던 것)와 비교해 본다.

Patient supine on table, hip flexed 45℃, knee 90℃.
Examiner sits on patient's foot to stabilize it, places hands on each side of upper calf and firmly pulls tibia forward.
Movement of 5mm or more is positive test.
Result also compared withthat for normal limb, which is tested first.

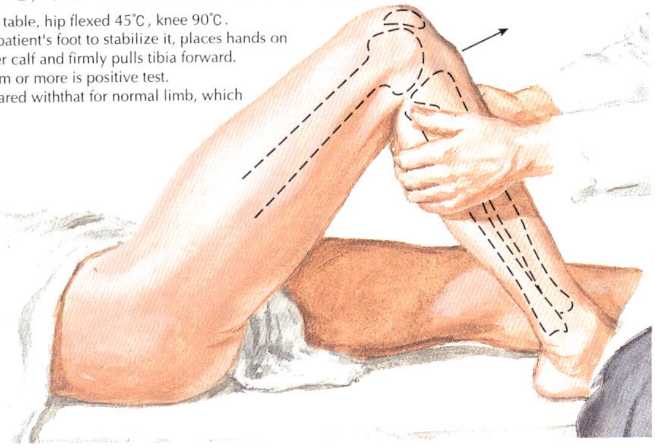

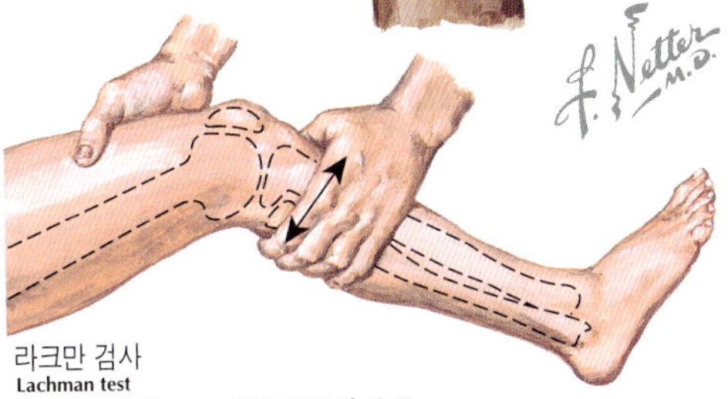

라크만 검사
Lachman test
환자의 무릎을 20~30° 굽히고 한 손은 먼쪽넙다리를 잡고 한손은 몸쪽 정강뼈를 잡는다.
정강뼈를 교대로 앞뒤로 밀고 당긴다.
정상쪽에 비해 5mm이상 움직임이 있는 경우 앞십자인대 파열을 의미한다.
With patient's knee bent 20°-30°, examiner's hands grasp limb over distal femur and proximal tibia. Tibia pulled forward with femur stabilized. Movement of 5mm or more than that normal limb indicates rupture of anterior cruciate ligament

검사	검사방법	임상적용/감별진단
	특수검사	
	무릎넙다리관절	
무릎뼈 전위	무릎뼈가 안쪽 또는 가쪽으로 이동	무릎뼈가 4부분으로 나뉨. 무릎뼈는 2부분으로 양쪽 방향으로 나뉨. 움직임이 감소하면 팽팽한 지지띠를 의미
무릎불안정검사	무릎을 이완, 무릎뼈를 가쪽으로 밀어냄.	부분탈구시 통증/불안성 : 무릎뼈의 불안성이나 안쪽지지띠/안쪽무릎넙다리인대 손상
J 징후	굽혀진 자세에서 무릎을 적극적으로 폄.	완전히 신장했을 때 무릎뼈의 가쪽 전위 : 비정상적인 주행
무릎뼈 입박/교합 검사	무릎을 편상태에서 무릎뼈를 압박한다.	통증 : 무릎뼈 연골굳음증, 무릎넙다리의 관절염이나 퇴행성 관절질환
	반달연골	
관절선 누름통증	양쪽 관절선을 촉진	누름통증이 있을 때 반달연골의 찢김시 가장 예민한 검사(313쪽 참고)
막머레이 검사	무릎 굽힘/종아리 바깥돌림/바깥굽음 시키고 나서 무릎폄 무릎 굽힘/종아리 안쪽돌림/안쪽굽음 시키고 나서 무릎폄	펴짐시 염발음은 안쪽반달연골파열 의미 펴짐시 염발음은 가쪽반달연골파열 의미
Apley's 압박 검사	엎드린 자세에서 무릎을 90°로 굽히고 종아리를 압박하고 돌림	통증이나 염발음은 반달연골손상
	앞십자인대	
라크만 검사	무릎 20-30° 굽힌 상태에서 정강뼈를 앞으로 당김.	이완은 앞십자인대의 손상을 의미. 앞십자인대 파열의 가장 예민한 검사. Grade 1 : 0-5㎜, 2 : 6-10㎜, 3 : > 10㎜; A : good, B : 끝점이 없음.
앞쪽당기는 검사	무릎을 90° 굽히고 정강뼈를 앞으로 밈.	이완/앞쪽으로 전위 : 앞십자인대의 손상
돌림축이동 검사 (Pivot shift)	누운자세에서 무릎을 펴고 몸쪽 정강뼈를 안쪽돌림, 바깥굽은 힘을 주면서 무릎관절을 굽힘.	굽힐 때 염발음 : 앞십자인대의 손상을 의미(앞십자인대가 없다면 정강뼈가 부분탈구되고 굽힘시에 짧아지면서 염발음을 유발함.)

앞가쪽 무릎 불안정을 위한 검사
Pivot shift test for anterolateral knee instability

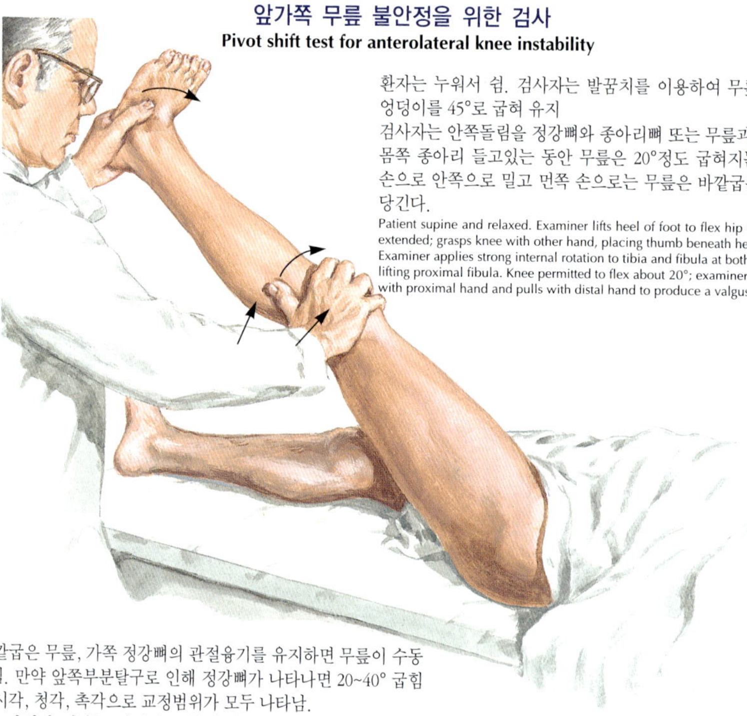

환자는 누워서 쉼. 검사자는 발꿈치를 이용하여 무릎이 완전히 펴진채 엉덩이를 45°로 굽혀 유지
검사자는 안쪽돌림을 정강뼈와 종아리뼈 또는 무릎과 발목 모두에 시행, 몸쪽 종아리 들고있는 동안 무릎은 20°정도 굽혀지는데 검사자가 몸쪽 손으로 안쪽으로 밀고 먼쪽 손으로는 무릎은 바깥굽음을 유지하기 위해 당긴다.

Patient supine and relaxed. Examiner lifts heel of foot to flex hip 45° keeping knee fully extended; grasps knee with other hand, placing thumb beneath head of fibula. Examiner applies strong internal rotation to tibia and fibula at both knee and ankle while lifting proximal fibula. Knee permitted to flex about 20°; examiner then pushes medially with proximal hand and pulls with distal hand to produce a valgus force at knee

안쪽돌림, 바깥굽은 무릎, 가쪽 정강뼈의 관절융기를 유지하면 무릎이 수동적으로 굽혀짐. 만약 앞쪽부분탈구로 인해 정강뼈가 나타나면 20~40° 굽힘에서 재빠른 시각, 청각, 촉각으로 교정범위가 모두 나타남.
앞십자인대가 파열시 검사는 양성이고 특히 가쪽주머니인대가 찢어졌을 때도 양성이다.

As internal rotation, valgus force, and forward displacement of lateral tibial condyle maintained, knee passively flexed. If anterior subluxation of tibia(anterolateral instability) present, sudden visible, audible, and palpable reduction occurs at about 20° - 40° flexion. Test positive if anterior cruciate ligament ruptured, especially if lateral capsular ligament also torn

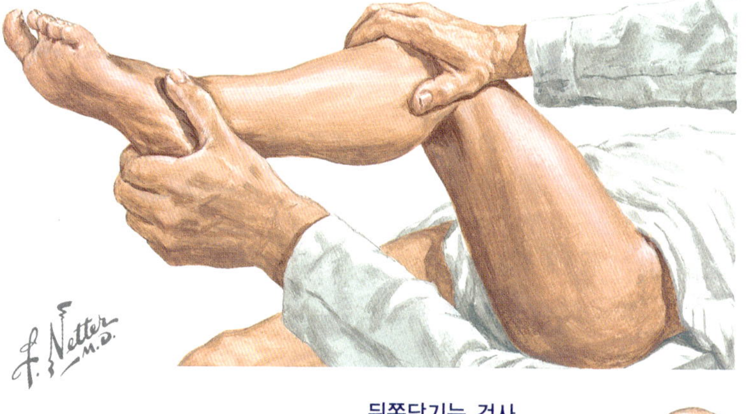

뒤쪽당기는 검사
Posterior drawer test

뒤처진 징후
Posterior sag sign

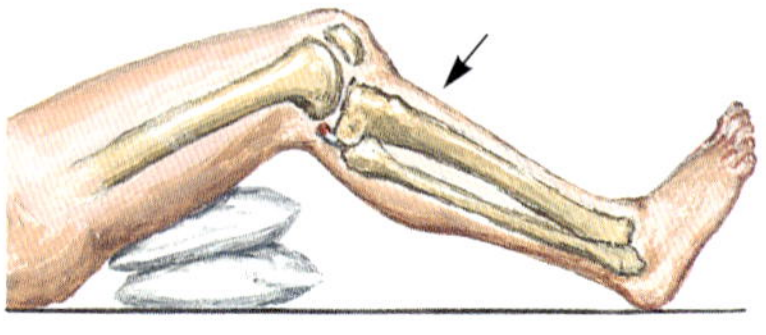

종아리 뒤쪽으로 급하강
Leg drops backward

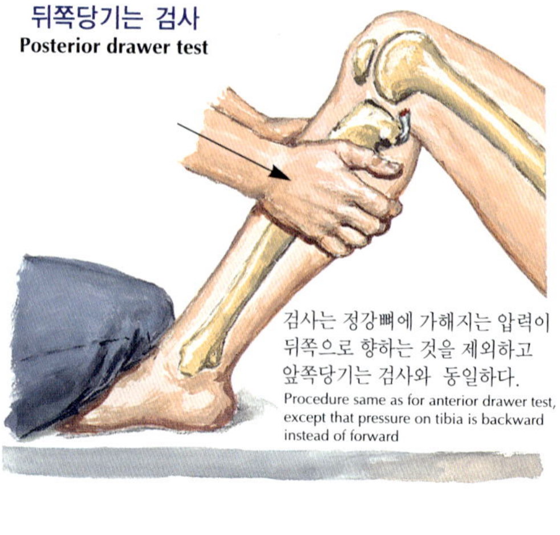

검사는 정강뼈에 가해지는 압력이 뒤쪽으로 향하는 것을 제외하고 앞쪽당기는 검사와 동일하다.
Procedure same as for anterior drawer test, except that pressure on tibia is backward instead of forward

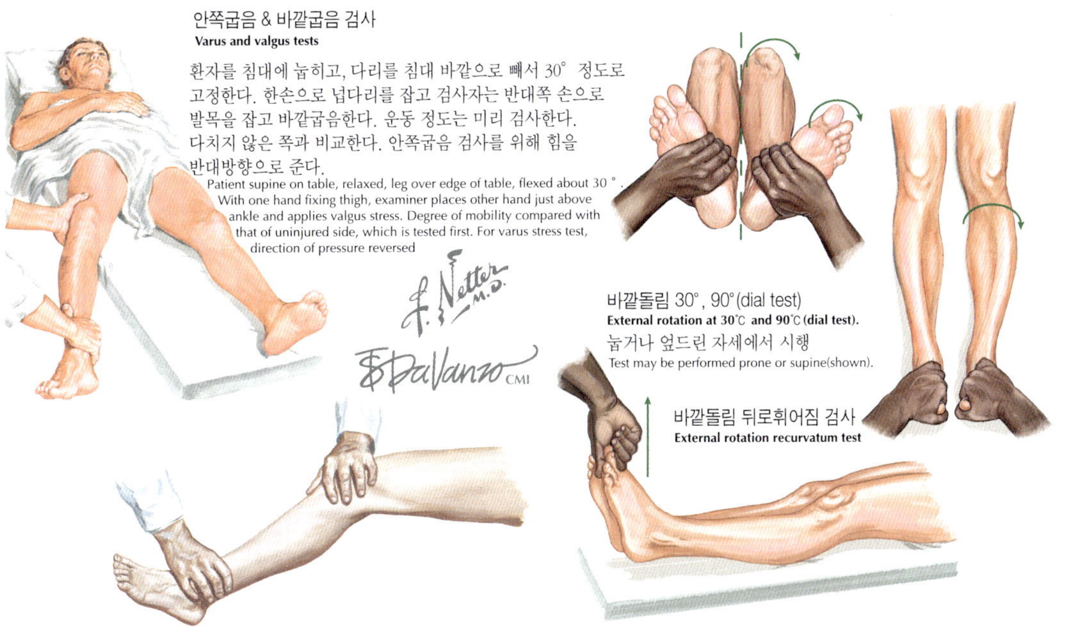

검사	검사방법	임상적용/감별진단
	특별 검사	
	뒤십자인대	
뒤쪽당기는 검사	무릎을 90° 굽혀서 정강뼈를 뒤쪽으로 민다.	뒤로 밀림 : 뒤십자인대 손상
뒤처진 검사	누워서 엉덩이 45°, 무릎 90°, 옆에서 본다.	정강뼈가 중력에 의해 넙다리뼈보다 뒤로 밀릴 경우 뒤십자인대 손상 시사
넙다리네갈래근 능동	누워서 무릎을 90°, 넙다리네갈래근에 힘준다.	뒤십자인대가 손상되었을 경우 뒤쪽으로 부분탈구 되었던 정강뼈가 앞쪽으로 돌아옴.
역차축변위검사	누워서 무릎을 45° 굽히고, 바깥돌림, 몸쪽정강뼈에 바깥쪽으로 힘주고 무릎을 편다.	무릎을 펼 때 소리나는 것은 뒤십자인대 손상을 시사한다.(뒤십자인대가 손상되면 정강뼈가 뒤쪽으로 부분탈구되고 펴면서 그 정도가 줄어들며 소리가 남.)
	곁인대	
바깥굽음 부하	무릎을 30°, 그 다음 0°로 가쪽으로 힘준다.	30°에서 이완 – 안쪽곁인대 손상, 0°에서 이완 – 안쪽곁인대, 십자인대 손상
안쪽굽음 부하	무릎을 30° 그 다음 0°로 안쪽으로 힘준다.	30°에서 이완 – 가쪽곁인대 손상, 0°에서 이완 – 가쪽곁인대, 십자인대 손상
	기타	
엎드려 30°와 90° 바깥돌림(Dial)	엎드려 90°에서 양무릎을 바깥돌림 그 다음 30° (누워서도 가능)	30°에서 바깥돌림의 증가 – 뒤가쪽모퉁이(PLC)손상; 90°에서 증가 – PLC & PCL 손상
바깥돌림 뒤로 휨	누워서 다리를 곧게 펴고, 발가락을 잡고 다리를 들어올림.	무릎을 뒤로 휨, 안쪽굽음과 안쪽돌림은 PLC손상[+/– 뒤쪽곁인대(PCL)]을 시사
Slocum	무릎을 90° 정강뼈를 30° 안쪽돌림, 앞쪽으로 힘을 준다. 무릎을 90° 정강뼈를 30° 바깥돌림, 앞쪽으로 힘을 준다.	전위 : 앞쪽 & 가쪽 손상(ACL & PLC) 전위 : 앞쪽 & 안쪽 손상(ACL, MCL, POL)
뒤가쪽 당기는 검사	무릎을 90° 정강뼈를 15° 바깥돌림, 뒤쪽으로 힘을 준다.	이완은 뒤가쪽모퉁이와/또는 PCL 손상을 시사
뒤안쪽 당기는 검사	무릎을 90° 정강뼈를 30° 안쪽돌림, 뒤쪽으로 힘을 준다.	이완은 PCL과 안쪽 인대(MCL, POL) 손상을 시사

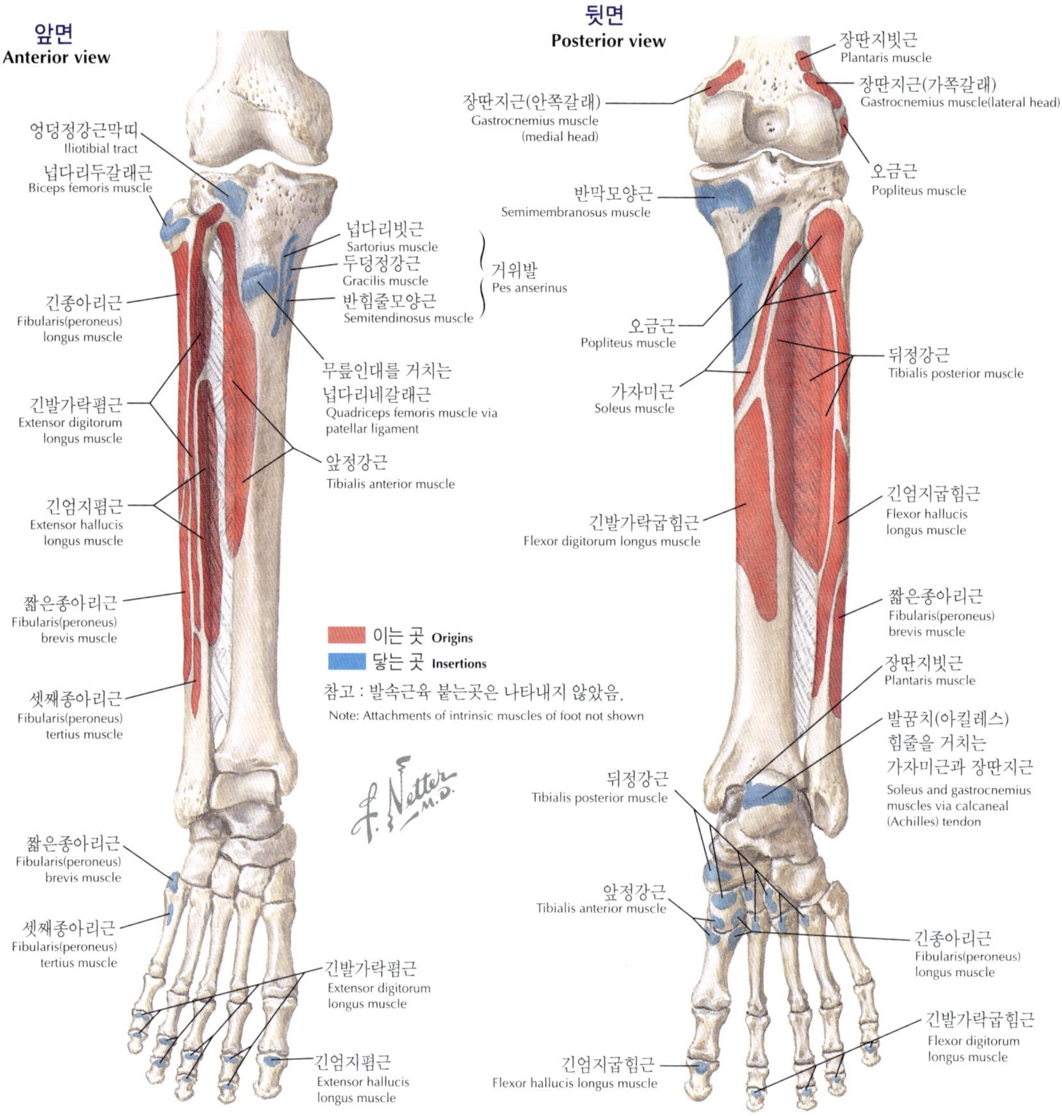

가쪽넙다리뼈 결절	안쪽넙다리뼈 결절	종아리뼈머리	몸쪽 정강뼈
		이는 곳	
가쪽장딴지근 장딴지빗근 오금근(가쪽곁인대의 앞쪽과 아래쪽) **인대** : 가쪽곁인대	몸쪽 장딴지근	가자미근	앞정강뼈(제르디씨 결절) 긴발가락폄근
		닿는 곳	
	큰모음근(모음근 결절) **인대** : 안쪽곁인대	넙다리두갈래근 **인대** : 가쪽곁인대 오금종아리인대 활꼴 인대 장딴지근머리종아리뼈인대	넙다리네갈래근(정강뼈결절) 엉덩정강띠(제르디씨 결절) 발힘줄(넙다리빗근, 두덩정강근, 반힘줄모양근) 반힘줄모양근(뒤쪽) **인대** : 안쪽곁인대

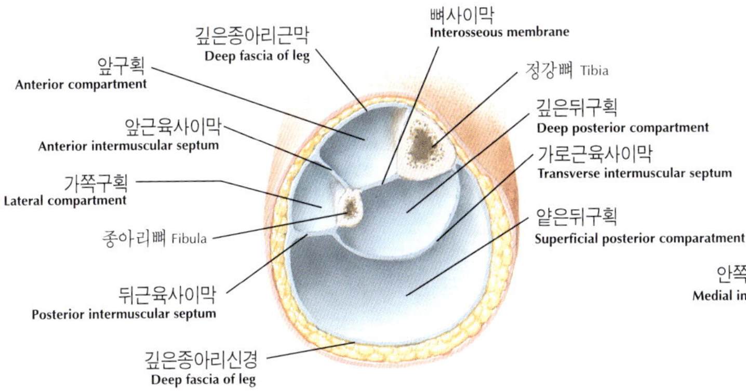

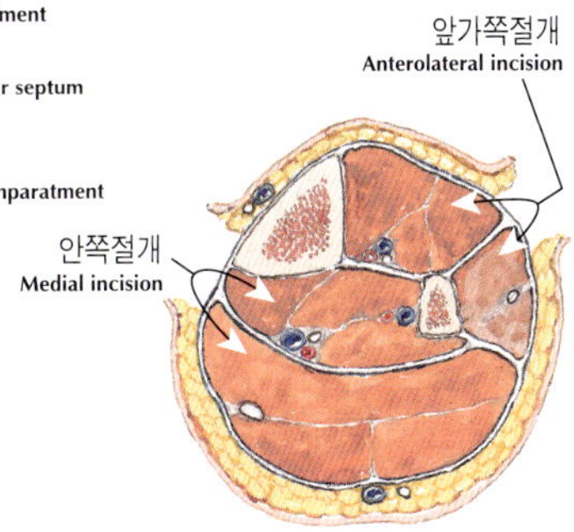

종아리중간 바로 위 가로절단
Cross section just above middle of leg

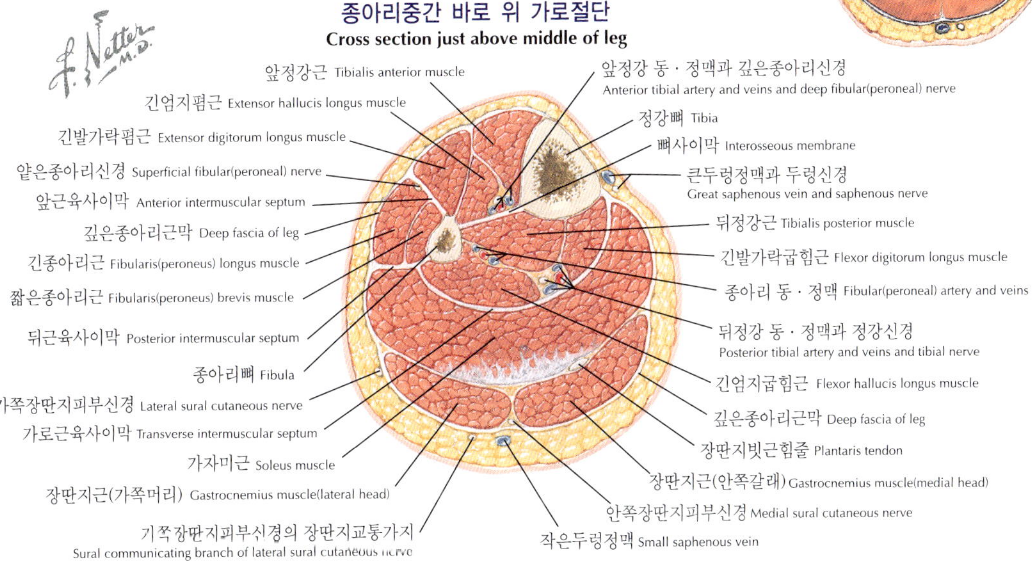

구획	근육	신경혈관 구조물
	구획(4)	
앞구획	앞정강근(TA) 긴엄지폄근(EHL) 긴발가락폄근(EDL) 셋째종아리근	깊은 종아리 신경 앞정강 동・정맥
가쪽구획	긴종아리근 짧은종아리근	얕은 종아리 신경
얕은뒤구획	장딴지근 가자미근 장딴지빗근	없음
깊은뒤구획	뒤정강근(PT) 긴엄지굽힘근(FHL) 긴발가락굽힘근(FDL) 오금근	정강신경 뒤정강 동・정맥 종아리 동・정맥
	근막절개술	
앞가쪽	앞쪽 구획과 가쪽 구획 사이의 근육사이막 위	
몸쪽	뒤쪽 정강뼈 모서리/얕은및 깊은 뒤쪽 구획 사이막 위	

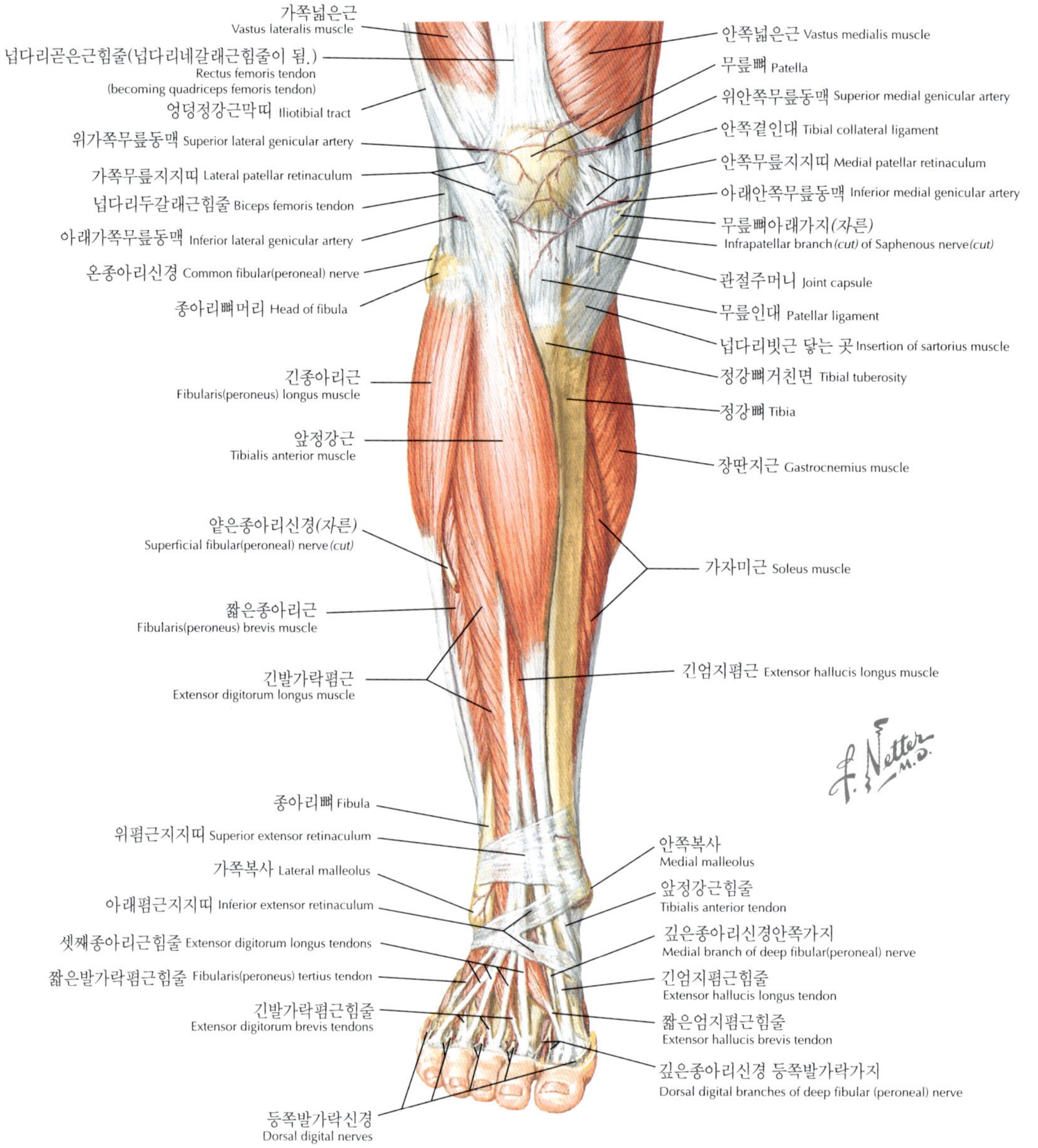

근육	이는 곳	닿는 곳	신경	작용	설명
		앞구획			
앞정강근	몸쪽가쪽정강뼈 (제르디씨 결절)	안쪽 쐐기뼈 첫번째 발허리뼈바닥	깊은 종아리신경	발등굽힘, 안쪽번짐	넙다리신경(L4) 운동신경 검사하는 근육
긴엄지발가락폄근	안쪽종아리뼈, 뼈사이막	엄지발가락 (먼쪽 발가락뼈바닥)	깊은 종아리신경	발등굽힘, 엄지발가락 폄	종아리신경(L5) 운동신경 검사하는 근육
긴발가락폄근	가쪽정강뼈 관절융기와 몸쪽종아리뼈	두번째 – 다섯번째발가락의(발허리와 먼쪽 발가락뼈바닥)	깊은 종아리신경	발등굽힘, 두번째 – 다섯번째 발가락 폄	하나의 힘줄이 네개의 힘줄로 나누어짐.
셋째종아리근	먼쪽종아리뼈, 뼈사이막	다섯번째 발허리뼈바닥	깊은 종아리신경	발등굽힘, 가쪽번짐	흔히 긴발가락폄근과 합쳐짐.

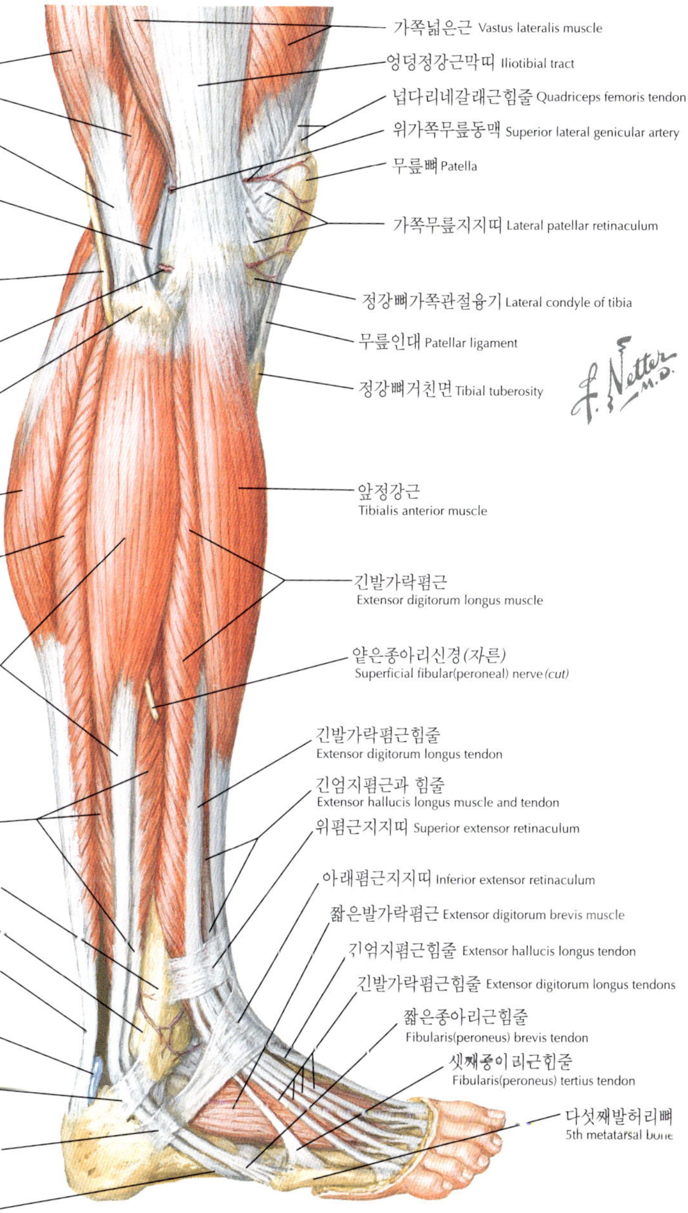

근육	이는 곳	닿는 곳	신경	작용	설명
			가쪽 구획		
긴종아리근	몸쪽가쪽종아리뼈	안쪽쐐기뼈, 첫번째발허리뼈바닥(바닥쪽)	얕은종아리신경	가쪽번짐, 발바닥굽힘	S1 운동기능신경 검사하는 근육 발바닥으로 주행 후 정지
짧은종아리근	먼쪽가쪽종아리뼈	다섯번째 발허리뼈바닥	얕은종아리신경	가쪽번짐, 발바닥굽힘	다섯번째 발허리뼈 바닥에서 찢김골절 가능; 가장 먼쪽힘살근육에 있다.

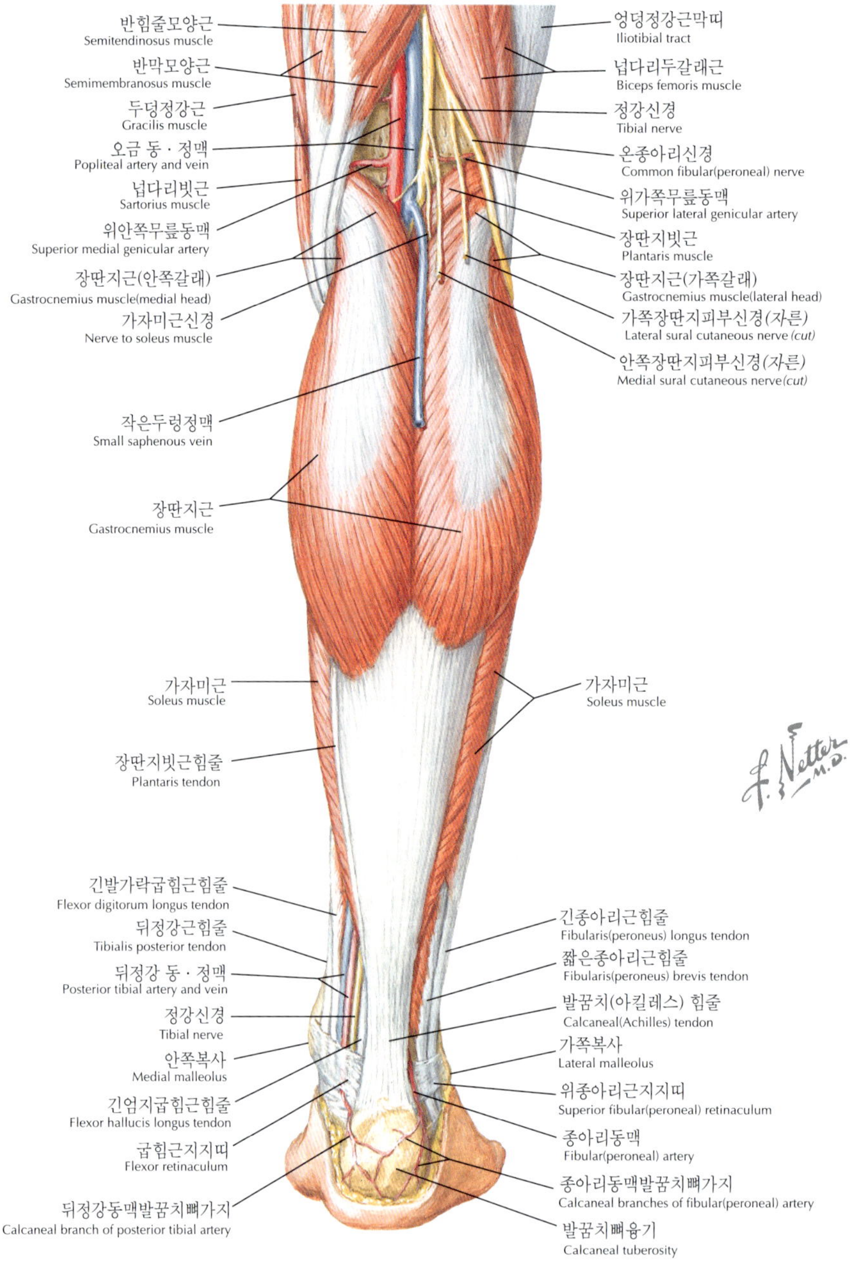

근육	이는 곳	닿는 곳	신경	작용	설명
			얕은 뒤쪽구획		
장딴지근	가쪽 및 안쪽 넙다리뼈 관절융기	발뒤꿈치뼈 (발꿈치힘줄 통해)	정강신경	발바닥굽힘	정강신경(S1) 운동신경 검사하는 근육 두개의 갈래, 장딴지근 머리종자뼈는 가쪽갈래의 힘줄에 있다.
가자미근	뒤종아리뼈 머리정강뼈의 가자미선	발뒤꿈치뼈 (발꿈치힘줄 통해)	정강신경	발바닥굽힘	장딴지근과 합쳐져 발꿈치힘줄이 됨.
장딴지빗근	가쪽넙다리뼈위관절융기선	발뒤꿈치뼈	정강신경	발바닥굽힘	몸쪽의 짧은 근육과 먼쪽의 긴 힘줄로 구성

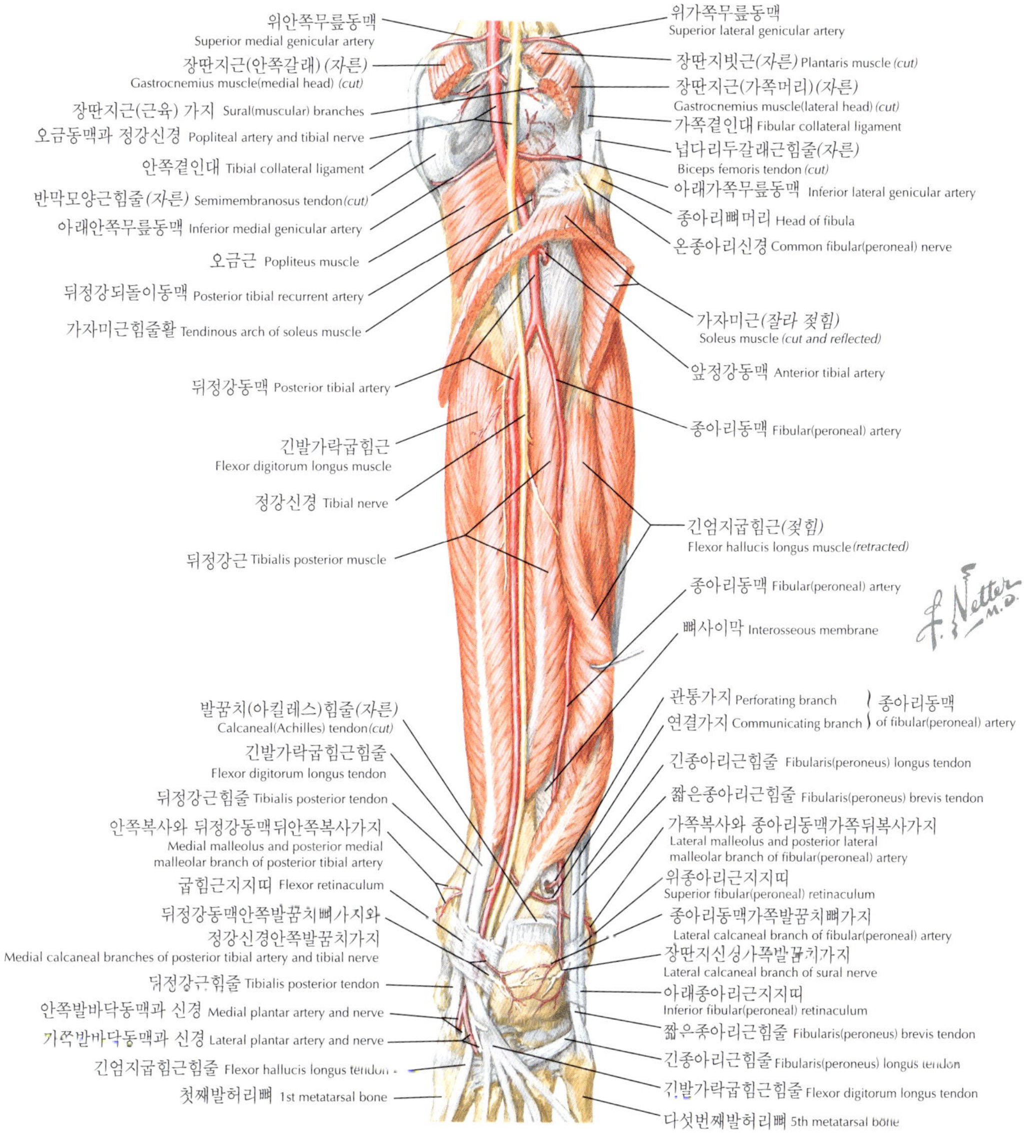

근육	이는 곳	닿는 곳	신경	작용	설명
			깊은 뒤쪽구획		
오금근	가쪽넙다리뼈 관절융기(앞쪽과 먼쪽의 가쪽곁인대)	몸쪽 뒤정강뼈	정강신경	정강뼈와 무릎의 안쪽돌림(흔듦기 동안)	관절내 이는 곳; 무릎의 가쪽돌림에 일차적인 제약
긴엄지발가락굽힘근(FHL)	뒤종아리뼈	엄지발가락 먼쪽발가락뼈바닥	정강신경	엄지발가락의 발바닥굽힘	정강신경(S1) 운동 신경 검사하는 근육
긴발가락굽힘근(FDL)	뒤정강뼈	두번째 – 네번째발가락 먼쪽발가락 뼈바닥	정강신경	가쪽 네발가락의 발바닥굽힘	발목관절에서 힘줄은 정강동맥 바로 앞에 위치함.
뒤정강근(TP)	뒤뼈사이막, 정강뼈, 종아리뼈	발배뼈 거친면, 쐐기뼈, 발허리뼈늘	정강신경	발바닥굽힘과 Vert발(발꿈치에 떨어져 있는 동안)	힘줄은 퇴행성 변화후 파열되어 이차적인 평발이 될 수 있다.

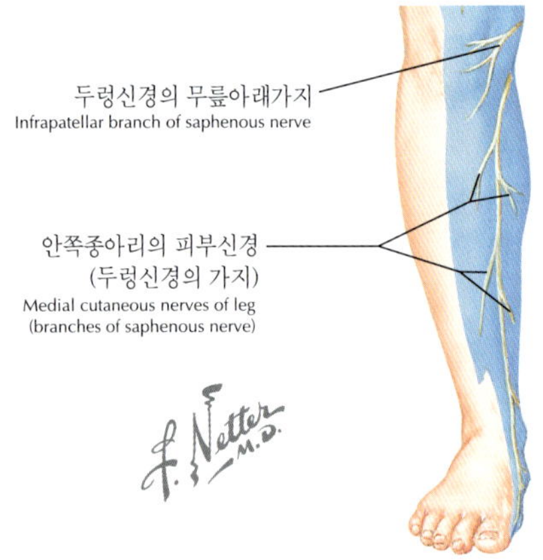

정강신경
Tibial nerve

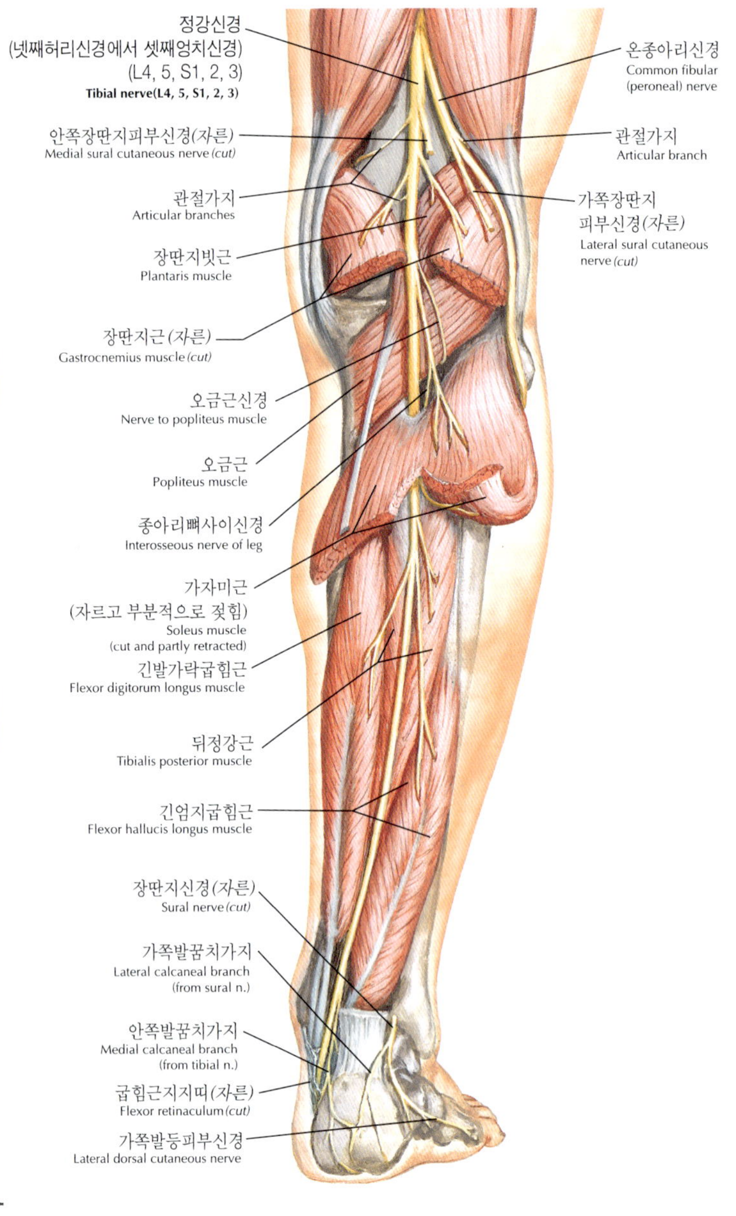

허리신경얼기

뒤쪽 가지

두렁신경(L2 – 4) : 넙다리신경의 가지로 넙다리빗근 근막 위쪽으로 다리의 뒤몸쪽 방향으로 들어감.(at risk in direct medial approach, e.g., MMR) 무릎아래 가지를 내고 (at risk in anteromedial & midline approaches, e.g., ACLR) 다리의 안쪽으로 내려간다.

감각 : 무릎아래 부위 : **무릎아래가지**
안쪽 다리 : **안쪽장딴지피부신경**

운동 : 없음.

엉치신경얼기

앞쪽 가지

정강신경(L4 – S3) : 장딴지근 두갈래사이를 지나 뒤정강근의 뒤쪽으로 해서 발목의 안쪽복사와 뒤쪽(긴발가락굽힘근힘줄과 긴엄지굽힘근힘줄 사이)으로 내려감.

감각 : 몸쪽 뒤가쪽다리 : **안쪽장딴지신경**

운동 :
- 종아리의 얕은 뒤 구획
  - 가자미근
  - 장딴지빗근
  - 가자미근 : **가자미근**으로 가는 신경
- 종아리의 깊은 뒤 구획
  - 오금근 : **오금근**으로 가는 신경
  - 뒤정강근
  - 긴발가락굽힘근
  - 긴엄지발가락굽힘근

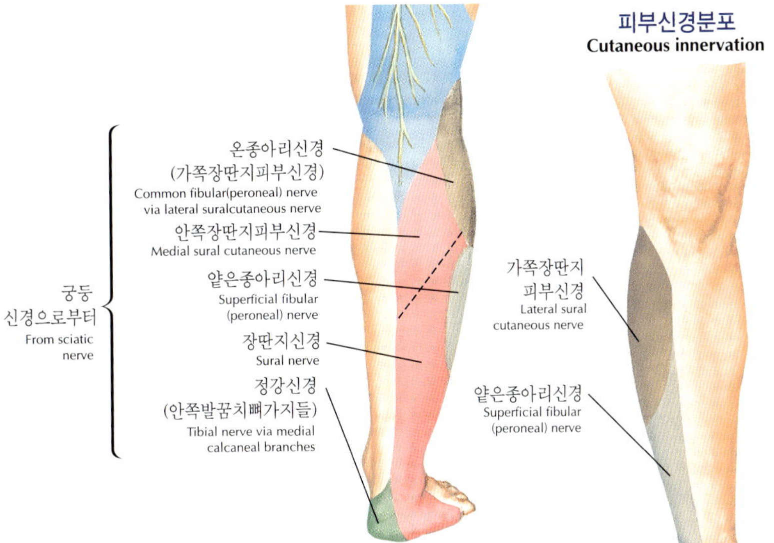

온종아리 신경
Common Peroneal Nerve

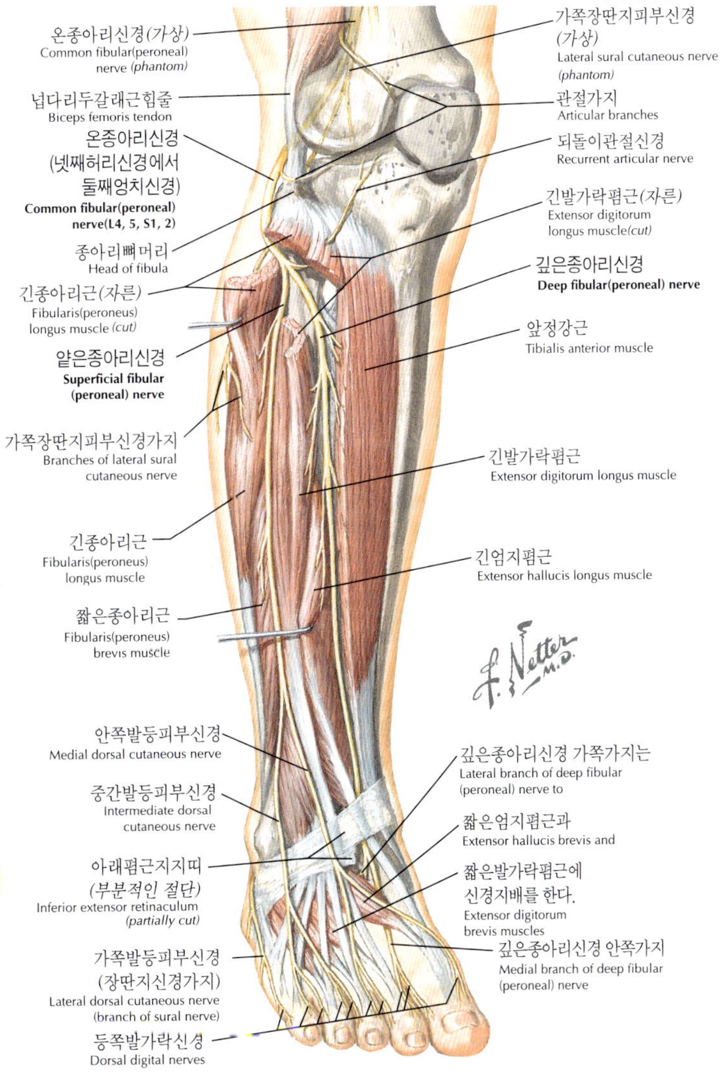

엉치신경얼기

뒤쪽 가지

온종아리신경(L4 – S2) : 먼뒤쪽종아리에서 궁둥신경으로 나뉘어지고, 뒤아래쪽으로 주행하여 넙다리두갈래근 쪽으로 가며 종아리뼈의 목 부분에서 2개의 가지로 나뉘어진다.

감각 : 몸바깥쪽 다리 : 가쪽장딴지신경
운동 : 없음.

깊은종아리신경 : 앞정강동맥과 함께 앞쪽 구획으로 주행하며 뼈사이막에서 앞정강뼈 뒤쪽으로 주행한다.

감각 : 없음(다리).
운동 : • 종아리 앞구획
- 앞정강이근
- 긴엄지발가락 폄근
- 긴발가락 폄근
- 셋째종아리근

얕은종아리신경 : 다리의 가쪽 구획으로 주행하며 가쪽복사(가쪽 발목 접근법시 손상, e.g., ankle ORIF)위 12㎝에서 앞쪽으로 교차하여 발등쪽으로 주행한 후 2개의 가지로 나눠진다.

감각 : 앞가쪽 다리
운동 : • 종아리 가쪽 구획
- 긴종아리근
- 짧은종아리근

기타

장딴지 신경 : 안쪽 & 가쪽장딴지피부신경으로 구성되며, 다리의 뒤가쪽으로 피부 아래쪽으로 주행하며 가쪽 발꿈치보다 10㎝ 위에서 발꿈치힘줄과 교차한다.

감각 : 뒤가쪽먼쪽 다리
운동 : 없음.

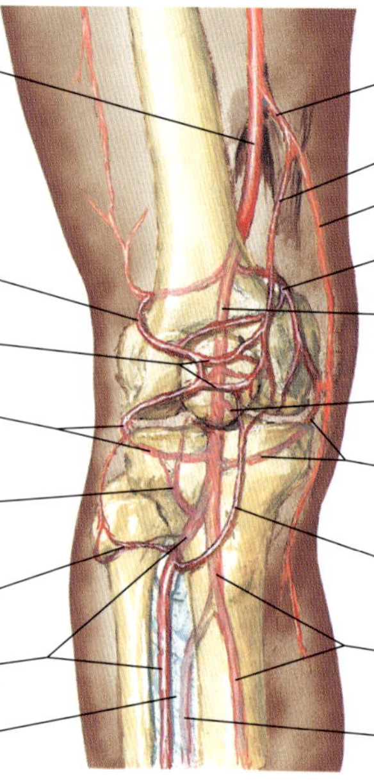

주행	가지	설명/공급
	오금동맥	
모음근구멍에서 시작하여 다리 오금, 뒤십자인대의 뒤를 지나 오금근에서 끝남.	위안쪽과 가쪽무릎동맥 아래안쪽과 가쪽무릎동맥 중간 무릎동맥 앞뒤정강동맥	위가쪽무릎동맥(SLGA)은 가쪽방출시 위험 아래가쪽무릎동맥(ILGA)은 가쪽 무릎 3개의 인대를 나눈다. 앞십자인대, 뒤십자인대, 윤활막 오금동맥의 마지막 가지
• 4개의 모든 무릎 동맥은 무릎과 무릎뼈 주변에서 연결한다.		
	앞정강동맥	
뒤정강이근 두갈래 사이를 지나 앞구획 안으로 들어와서 깊은 종아리 신경과 함께 뼈사이막에 위치한다.	앞정강되돌이동맥 종아리휘돌이동맥 앞안쪽과 뒤쪽 복사 발등쪽	무릎 영양공급 종아리뼈 머리, 가쪽 무릎 복사의 앞 부분 발에서 마지막 가지
• 앞구획 근육에 대한 영양 공급		
	뒤정강동맥	
오금근동맥으로부터 시작되어 정강신경과 함께 뒤구획을 지나 안쪽복사 뒤 긴발가락굽힘근과 긴엄지발가락굽힘근 사이에 도달함(맥박이 만져짐).	뒤정강되돌이동맥 **종아리** 동맥 근육 관통 가지들 뒤안쪽 복사 *안쪽 뒤꿈치뼈* *안쪽 및 가쪽 발바닥*	무릎 영양공급 가쪽 구획 뒤쪽 구획의 근육 뒤쪽 안쪽복사 안쪽 발뒤꿈치뼈 발의 마지막 가지
• 얕은 및 깊은 뒤구획 근육에 대한 영양 공급		
	종아리동맥	
뒤정강동맥에서 가지하여 뒤구획에서 뒤정강근과 긴엄지발가락굽힘근 사이로 주행한다.	뒤가쪽 복사 *가쪽 발꿈치뼈 동맥*	뒤가쪽 복사 가쪽 발뒤꿈치뼈/발뒤꿈치
• 가쪽 구획 근육에 대한 영양 공급		

• 동맥에 대한 추가적인 사진은 319~323쪽 참고

뼈관절염에서의 관절병리
Joint Pathology in Osteoarthritis

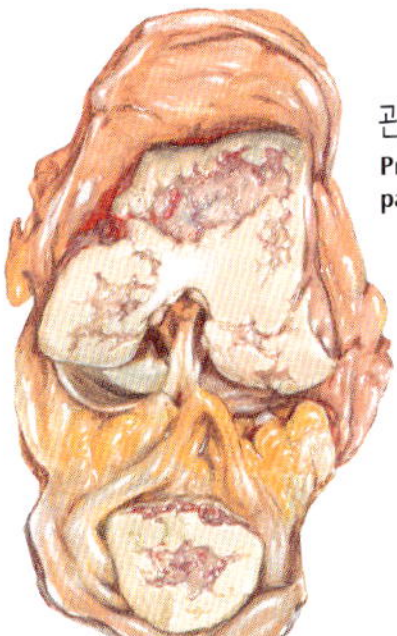

앞쪽에서 열어젖힌 무릎관절은 관절융기사이 패임(notch)에서의 연골의 이상증식을 동반한 넙다리뼈와 무릎뼈 연골의 커다란 짓무름을 보인다.

Knee joint opened anteriorly reveals large erosion of articular cartilages of femur and patella with cartilaginous excrescences at intercondylar notch

관절병리의 진행 단계
Progressive stages in joint pathology

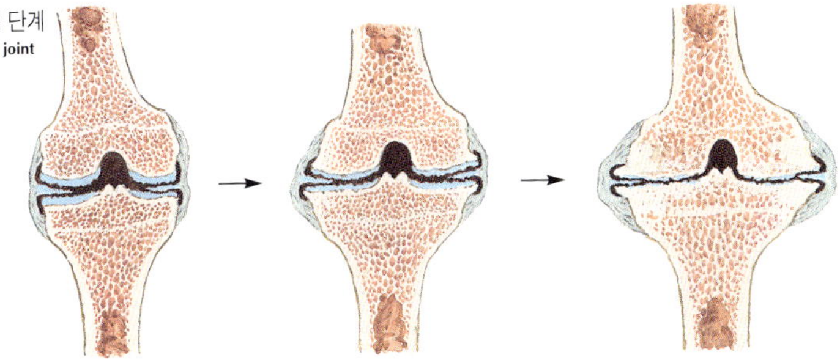

관절 연골 표면의 마모를 동반한 초기 퇴행성 변화
Early degenerative changes with surface fraying of articular cartilages

연골의 심화된 짓무름, 움푹 패임, 균열의 형성, 관절 모서리의 뼈에서 비후된 변화
Further erosion of cartilages, pitting, and cleft formation. Hypertrophic changes of bone at joint margins

거의 완전히 파괴된 연골과 좁아진 관절주머니. 연골밑뼈는 불규칙해진다.; 모서리에서 뼈가시가 형성된다. 관절주머니의 섬유화
Cartilages almost completely destroyed and joint space narrowed. Subchondral bone irregular and eburnated; spur formation at margins. Fibrosis of joint capsule

류마티스 관절염에서의 관절병리
Joint Pathology in Rheumatoid Arthritis

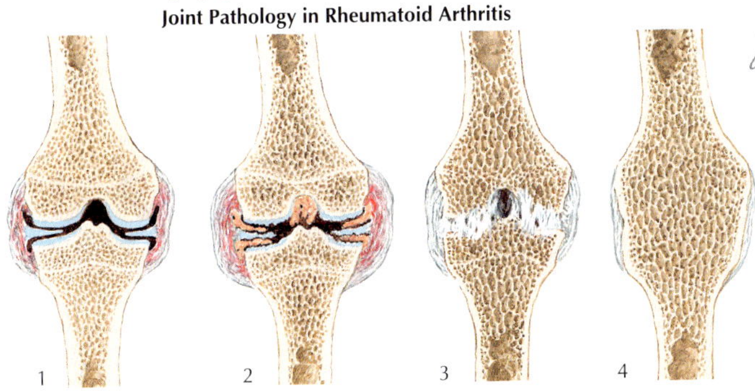

관절 병리적 진행 단계
1. 윤활막의 급성 염증(윤활막염)과 증식기의 시작
2. 판누스(pannus)형성을 동반한 염증의 진행; 연골 파괴의 시작과 가벼운 뼈엉성증
3. 염증의 소멸; 섬유성 강직(fibrous ankylosis)
4. 뼈강직; 진행된 뼈엉성증

Progressive stages in joint pathology.
1. Acute inflammation of synovial membrane(synovitis) and beginning proliferative changes.
2. Progression of inflammation with pannus formation; beginning destruction of cartilage and mild osteoporosis.
3. Sub-sidence of inflammation; fibrous ankylosis.
4. Bony ankylosis; advanced osteoporosis

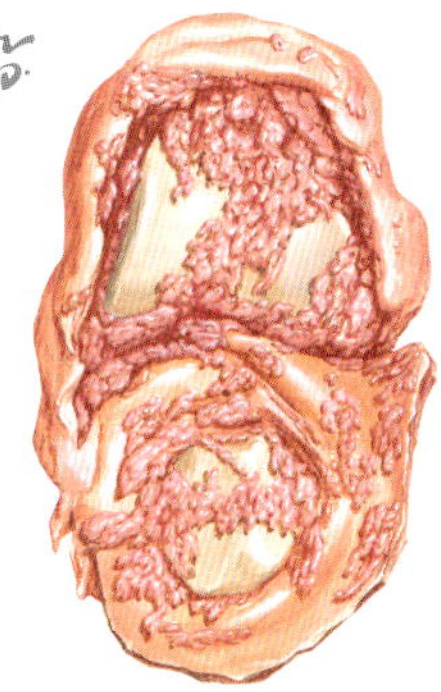

무릎관절 관절을 안쪽에서 열었고, 무릎뼈는 아래로 젖혔다. 두꺼워진 윤활막은 염증이 있다.; 폴립 모양으로 자라난 것들과 수 많은 융모(판누스)가 넙다리뼈와 무릎뼈의 관절연골 위로 번져간다.

Knee joint opened anteriorly, patella reflected downward. Thickened synovial membrane inflamed; polypoid outgrowths and numerous villi(pannus) extend over rough articular cartilages of femur and patella

질환설명	병력 및 이학적검사	방사선검사/소견	치료
	관절염		
	뼈관절염		
• 일차성/특발성 혹은 이차성 (예; 외상성) • 관절 연골의 손상/소실 • 1구획만 침범 혹은 3구획 모두에서 발생 가능(안쪽이 먼저)	**병력 :** 중년이후, 활동능력 감소, 체중 부하가 걸리는 활동시 통증 **이학적검사 :** 삼출액, 관절선 누름통증, 변형/관절 구축(안쪽으로 먼저 굽는다.)	**방사선검사** 1. 관절염 사진 ◦ 관절간격 감소 ◦ 뼈가시 형성 ◦ 연골밑굳음 ◦ 골낭종(연골주머니) 2. 정렬사진	1. 진통소염제, 활동 변화 2. 물리치료, 보소기, 시핑이 3. 관절내 주사 4. 1구획 ◦ 고위정강뼈자름술(HTO) ◦ 1구획 관절성형술 5. 3구획 : 인공관절 성형술(TKA)
	염증성 관절염		
• 여러 종류 : 류마티스관절염, 통풍, 음성혈청반응(e.g., Roiter's) • 류마티스관절염의 경우 윤활막염/판누스 생성이 연골, 종종 관절 전체를 파괴함.	**병력 :** 대개 젊은 환자. 통증, 종종 여러 관절 **이학적검사 :** 삼출액, +/− 열감, 운동범위 감소 & 변형	**방사선검사 :** 관절염 사진; 관절간격 감소, 관절 짓무름, 강직, 관절 파괴 **혈액검사 :** 일반혈액검사, 류마티스인자, 항핵항체, C반응단백질, 침강세, 배양	1. 초기 : 내과적 치료 2. 말기 ◦ 보존적 치료 : 뼈관절염 치료와 같이 함. ◦ 윤활막 절제술 ◦ 인공관절 성형술

무릎넙다리 통증 증후군
Patellofemoral stress syndrome

무릎을 펴면서 무릎뼈가 넙다리뼈 관절융기사이, 위에 놓이면서 무릎위지방조직과 접한다.
With knee extended, patella lies above and between femoral condyles in contact with suprapatellar fat pad

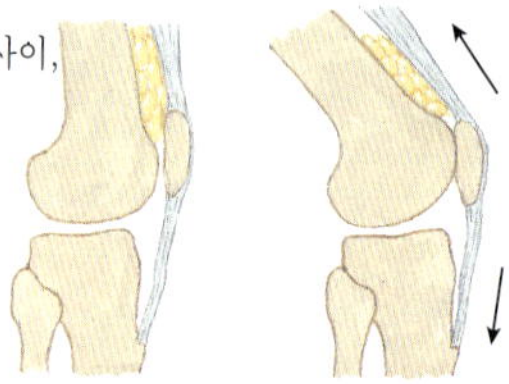

무릎을 굽히면서 넙다리네갈래근힘줄과 무릎힘줄에 긴장이 오고 이것이 무릎뼈를 넙다리뼈관절융기 반대쪽으로 누른다.
As knee flexes, tension in quadriceps femoris tendon and patellar tendon compresses patella against femoral condyles

연골굳음증
Chondromalacia

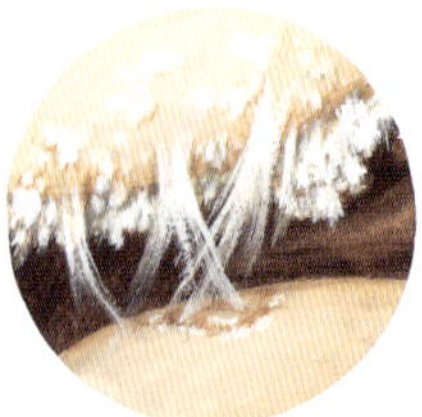

관절경 사진은 무릎뼈 연골이 조각난 모습을 보여준다.
Arthroscopic view shows fragmented patellar cartilage

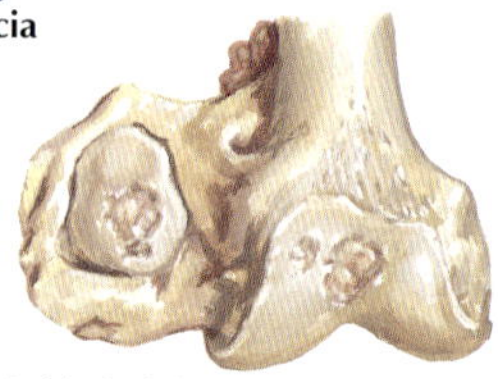

넙다리뼈관절융기 위에 "융합"된 무릎뼈의 연골굳음증
Chondromalacia of patella with "kissing" lesion on femoral condyle

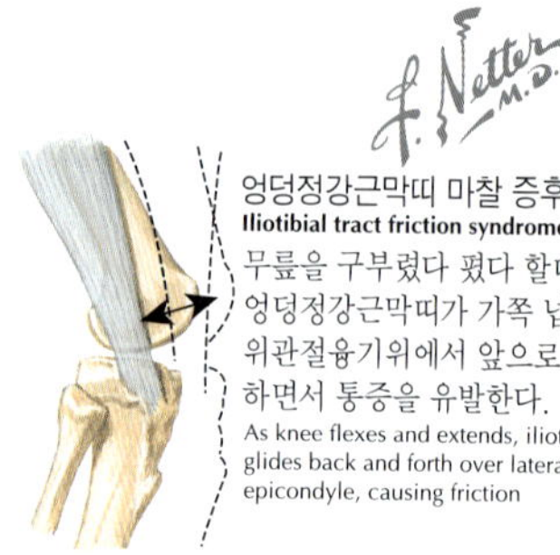

엉덩정강근막띠 마찰 증후군
Iliotibial tract friction syndrome
무릎을 구부렸다 폈다 할때 엉덩정강근막띠가 가쪽 넙다리뼈 위관절융기위에서 앞으로 왔다갔다 하면서 통증을 유발한다.
As knee flexes and extends, iliotibial tract glides back and forth over lateral femoral epicondyle, causing friction

가쪽무릎뼈 압박증후군
Lateral patellar compression syndrome

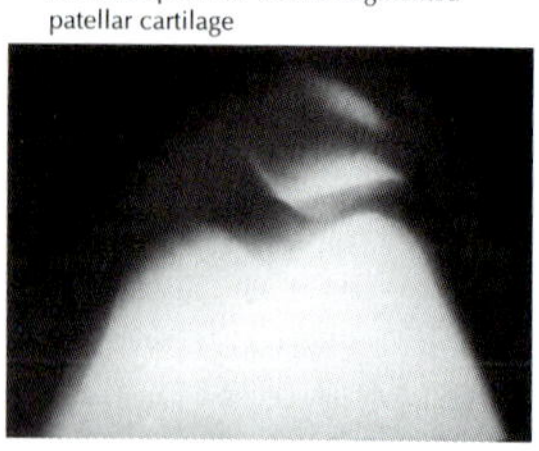

수술전 방사선 사진은 무릎뼈의 가쪽 기울임을 보여준다.
Preoperative x-ray showing lateral tilt of patella.

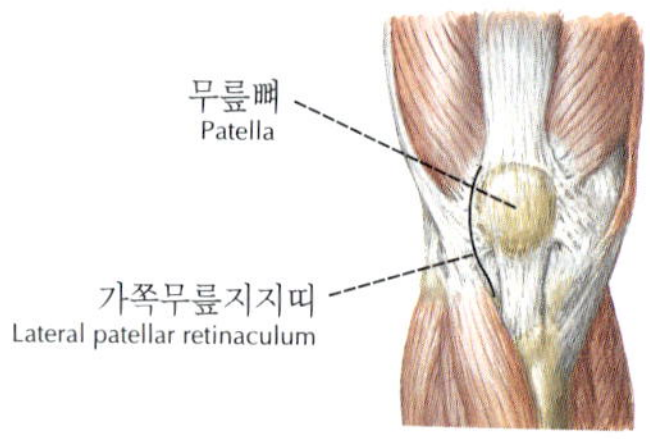

선은 유리범위를 표시한다.
Line indicates extent of release

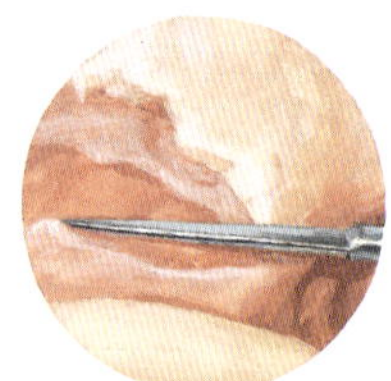

관절경으로 가쪽지지띠의 피부 통과 유리하는 모습
Arthroscopic view of transcutaneous release of lateral retinaculum

질환설명	병력 및 이학적검사	방사선검사/소견	치료
앞무릎 통증			
무릎넙다리 증후군			
• 무릎넙다리 관절 통증 • 기여 요인 : 과다사용, 미세한 불안정성 혹은 부정정렬, 넙다리네갈래근 약화 • 연골굳음증이 관찰될 수 있으나 필수적이지는 않음.	**병력** : 젊은 여성 그리고 운동선수. 활동시 통증(특히 달리기, 계단오르기), 오래 앉아 있기 **이학적검사** : + 무릎뼈 압박, +/- 높은 Q각 그리고/혹은 J사인	**방사선검사** : 4가지 앞뒤 & 패임 : OCD, OA평가 가쪽 : 뼈관절염 & insall ratio Sunrise : 부분탈구 혹은 기울임, OA, OCD	• 진통소염제, 활동 변화 • 물리치료 : 운동 범위, 넙다리네갈래근 강화, 넙다리뒤근육 강화, +/- 발 보조기 • 무릎뼈 재정렬(부정정렬이 있는 경우)
무릎뼈 연골굳음증			
• 무릎뼈 관절 연골굳음 혹은 약화 • 여러 앞쪽 무릎 통증을 포함하는 용어로 잘못 쓰이는 경우가 많다.	**병력** : 보통 젊은 환자; 통증, 때때로 여러 관절 **이학적검사** : 삼출액, 운동범위 감소 & 변형	**방사선검사** : 4가지 무릎넙다리 증후군과 같이 평가	• 진통소염제, 활동 변화 물리치료 • 관절경술/연골성형술이 도움이 될 수도 있다.
가쪽무릎뼈 압박증후군			
• 굽힘시 가쪽 관절면의 과부하 • 가쪽 구조물의 치밀함 때문에 (특히 가쪽 지지띠)	**병력** : 보통 젊은 환자; 앞쪽 무릎 통증 **이학적검사** : 무릎넙다리 통증, 움직임 감소/무릎뼈 갈림	**방사선검사** : 3~4가지 Sunrise/Merchant : 가쪽무릎뼈 기울임 평가	• 물리치료 : 가쪽조직 스트레칭, 넙다리네갈래근 강화 +/- 테이핑 요법 혹은 보조기 • 관절경 가쪽 유리
엉덩정강근막띠 마찰증후군			
• 엉덩정강근막띠가 가쪽넙다리뼈 관절융기위를 마찰한다. • 달리기선수, 사이클선수에서 흔하다.	**병력** : 활동시 통증 **이학적검사** : 무릎 30° 굽힐 때 가쪽넙다리뼈 관절융기에서 근막띠가 마찰됨.	**방사선검사** : 앞뒤/가쪽사진; 정상, 종양 배제해야 함.	• 진통소염제, 활동변화, 스트레칭 • 부분절제술(드물게)

윤활막주름
Synovial plica

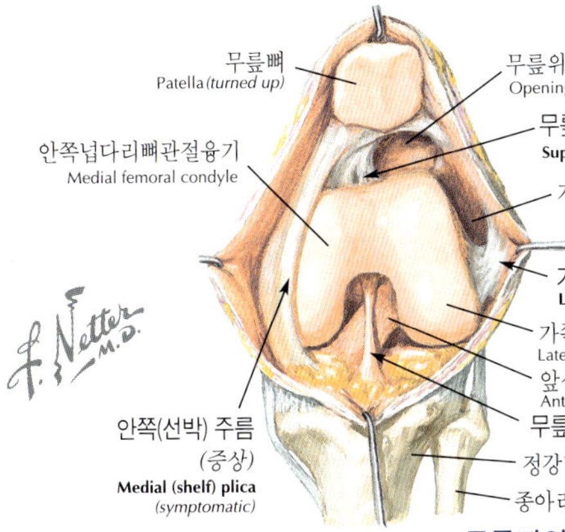

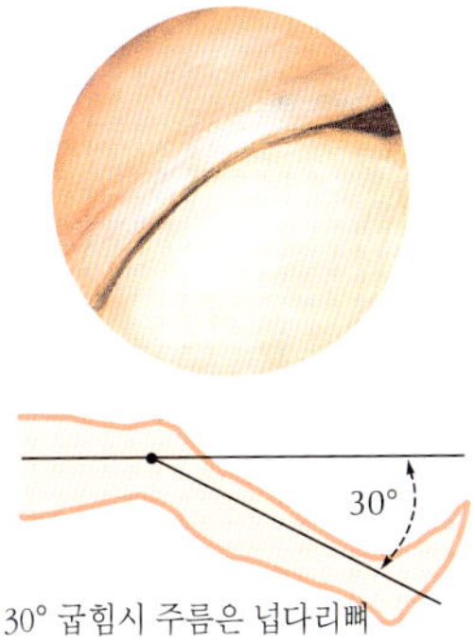

무릎관절 30° 굽힘시 주름은 넙다리뼈 관절융기를 스치면서 지나간다. 통증과 넙다리뼈관절융기의 마모가 생긴다.
At 30° flexion, plica sweeps across condyle. May cause pain and condylar erosion

무릎뼈의 부분탈구 및 탈구
Subluxation and dislocation of patella

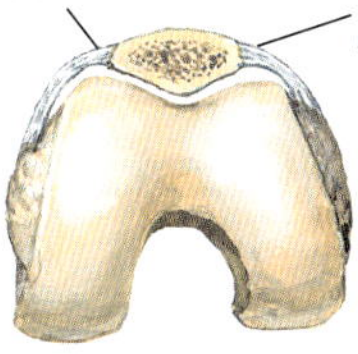

스카이라인상. 정상적으로 무릎뼈는 안쪽과 가쪽넙다리뼈관절융기사이의 고랑에 위치한다.
Skyline view. Normally, patella rides in groove between medial and lateral femoral condyles

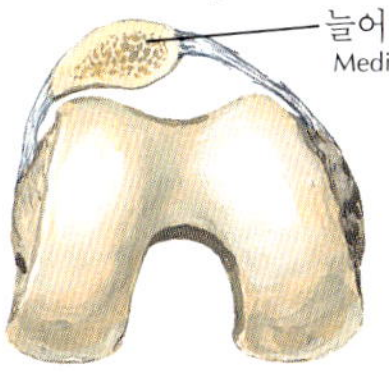

안쪽무릎지지띠 부분탈구시 무릎뼈는 안쪽넓은근의 약화, 가쪽무릎지지띠의 긴장, Q각의 증가로 인해 가쪽무릎지지띠로 전위된다.
In subluxation, patella deviates laterally; can be due to weakness of vastus medialis muscle, tightness of lateral retinaculum, and high Q angle

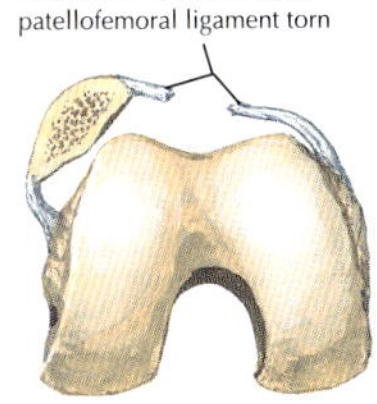

찢어진 안쪽무릎지지띠 탈구시 무릎뼈는 관절융기사이 고랑에서 완전히 이탈된다.
In dislocation, patella displaced completely out of intercondylar groove

질환설명	병력 및 이학적검사	방사선검사/소견	치료
	앞무릎 통증		
	무릎뼈 불안정성		
• 무릎뼈 부분탈구 혹은 부정렬 (가쪽이 제일 흔함.) • 해부학적 변이와 관계 • 안쪽무릎넙다리인대가 주요 구조물	**병력 :** 통증 & 무릎뼈 불안정성 **이학적검사 :** +무릎뼈 불안검사 +/ Q각 증가, 바깥굽은무릎, 넙다리 전경	**방사선검사 :** 3, 4가지 사진; 골절과 무릎뼈 위치에 대한 평가 (가쪽 그리고/혹은 고위 무릎뼈) **자기공명영상 :** 급성일 경우 안쪽 무릎넙다리인대 평가	• 급성 : 안쪽무릎넙다리인대 복원 • 재발/만성 : 물리치료, 보조기; 무릎뼈 재조정 수술
	무릎힘줄염		
• 점프 많이하는 사람(농구선수, 배구선수) • 먼끝쪽 닿는 곳에 힘줄 미세 찢김.	**병력 :** 운동, 앞무릎통증(활동시 심해짐.) **이학적검사 :** 무릎뼈 아래쪽 끝 촉진시 누름통증	**방사선검사 :** 앞뒤/가쪽사진; 정상 **자기공명영상 :** 아래 끝쪽에 증가된 신호	• 진통소염제, 스트레칭, 넙다리네갈래근/장딴지근 강화 • 죽은조직제거술(드물다.)
	윤활막주름		
• 윤활막주름(태생기 잔유물)이 두꺼워짐. • 안쪽 윤활막 주름 : 가장 흔함.	**병력 :** 앞안쪽 무릎통증, +/− 염발음/걸림 **이학적검사 :** 누름통증, 만질 수 있는 윤활막주름 +/− 무릎 구부릴 때 소리	**방사선검사 :** 다른 통증을 일이킬 수 있는 원인 감별을 위한 무릎 사진 **자기공명영상 :** 의심될 경우	• 얼음 스테로이드 • 운동변형 • 관절경 죽은조직제거술(만약 증상 지속시)
	무릎앞윤활주머니염		
• 병인 : 외상 혹은 과도한 사용 (예; 지속적 무릎자극) • "가정주부 무릎" • 염증 혹은 패혈성	**병력 :** 무릎 통증 & 부종 **이학적검사 :** 앞무릎뼈에 달걀모양 부종, 누름통증, +/− 감염 소견	**방사선검사 :** 무릎 사진; 보통 정상 **혈액검사 :** CBC, 적혈구 침강속도, +/− 천자액; 그람염색, 세포수	• 염증성 : 얼음, 진통소염제, 무릎패드, 휴식, +/− 흡인; 지속시 윤활주머니절제술 • 패혈성 : 윤활주머니절제술

앞십자인대 파열
Rupture of Anterior Cruciate Ligament

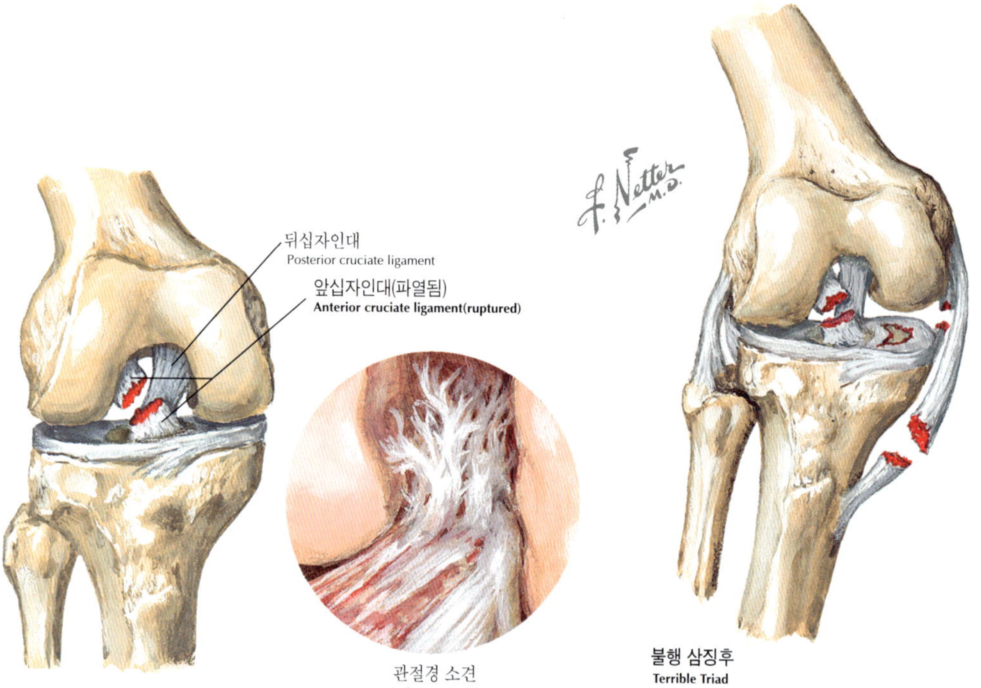

관절경 소견
Arthroscopic view

불행 삼징후
Terrible Triad
안쪽곁인대와 앞십자인대파열 및 안쪽반달연골파열
Rupture of medial collateral and anterior cruciate ligaments plus tear of medial meniscus

질환설명	병력 및 이학적검사	방사선검사/소견	치료
앞무릎 통증			
앞십자인대			
• 기전 : 비틀림손상, 간혹 비접촉축 돌림 • 다른 손상과 관련 : 반달연골파열, 곁인대(세 구조물 모두 손상시 = 불행 삼징후) • 여자 운동선수에서 흔함.	**병력 :** 비틀림손상, "pop", 부종, 지속적 운동의 불능 **이학적검사 :** 삼출액(혈관절증) + Lachman(가장 민감), + 앞쪽전위검사, + Pivot shift 검사	**방사선검사 :** 무릎조영술(segond 골절은 앞십자인대에 특징적임) **자기공명영상 :** 결손/분리된 ACL +/− 뼈 타박상(중간 LFC − 뒤가쪽 정강뼈 고평부) **관절천자** : 혈관절증	기능적 안정에 기본하여 안정됨. ◦ 낮은 활동량의 환자 : 활동교정, 물리치료, 부목 ◦ 불안정한/운동선수/활동적 환자 : 외과적 재건술(이식조직 : 뼈힘줄뼈(BTB), 넙다리뒤인대, 동종이식)
• 합병증 : 관절섬유증, 실패/재발(1. 기술적 오류, 2. 놓친 인대손상, 3. 외상 재발)			
뒤가쪽 모서리			
• 기전 : 직접 타격 혹은 과도한 폄/안쪽굽음 손상 • 가쪽곁인대, 오금, 오금종아리인대도 손상됨. 이 인대들이 외과적 재건술의 초점임. • 뒤십자인대 손상과 연관될 수 있음.	**병력 :** 외상, 통증, 불안정성 **이학적검사 :** +/− 삼출액, +/− 엎드린 바깥돌림검사 30°, +/− 뒤바깥 당기는검사 & 바깥돌림검사 젖힌무릎검사	**방사선검사 :** 무릎조영술. 찢김이 생길 수 있음(fibulat head). 정렬 : 안쪽굽은무릎 평가 **자기공명영상 :** 모든 인대와 다른 연부조직을 평가하기 위해	• 비수술적 치료 : 낮은 단계(1과 2단계 손상) • 수술적 교정 : 급성 3단계 • 수술적 재건술 : 만성 또는 결합손상, 만약 안쪽굽음이라면 고위정강뼈자름술

뒤십자인대 파열

Rupture of posterior cruciate ligament

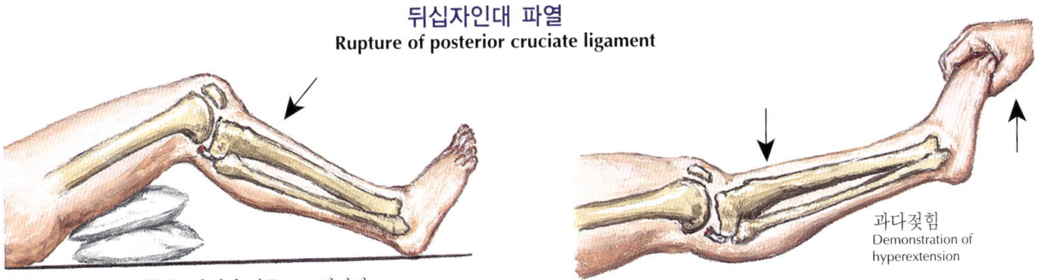

뒤쪽으로 늘어지는 증상. 다리가 뒤쪽으로 떨어짐.

Posterior sag sign. Leg drops backward

곁인대 손상

Collateral ligament injury

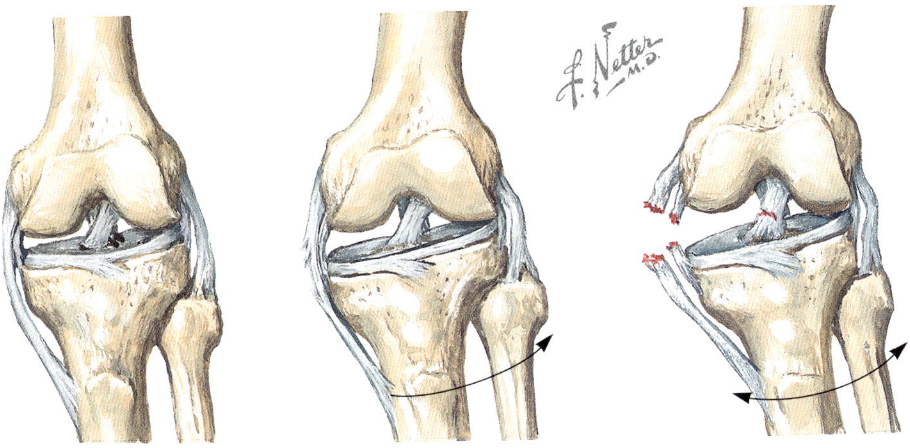

1도 염좌(삠)
국소관절통과 누름통증이 있으나, 관절 불안정성은 없음.
1st-degree sprain.
Localized joint pain and tenderness but no joint laxity

2도 삠
관절불안정과 국소화된 동통과 누름통증이 있음.
2nd-degree sprain.
Detectable joint laxity with good end point plus localized pain and tenderness

3도 삠
인대의 완전 파열로 불안정성 뚜렷함.
3rd-degree sprain.
Complete disruption of ligaments and gross joint instability

질환설명	병력 및 이학적검사	방사선검사/소견	치료
	앞무릎 통증		
	뒤십자인대		
• 기전 : 앞쪽에서 정강뼈에 힘이 가해짐(보드판 돌진 손상) 또는 운동(과도한 폄) • 연관된 곁가지 또는 뒤가쪽 모서리 손상	**병력 :** 외상(dashboard) 또는 운동으로 인한 부상, 통증 **이학적검사 :** +/− 삼출액, +/− 뒤쪽 당기는검사, 넙다리네갈래근 능동적 폄 검사 & 뒤처짐 증후	**방사선검사 :** 무릎조영술, 찢김골절 **자기공명영상 :** 확진검사. 반달연골과 관절 연골을 평가하기 위해	• 비수술적 치료 : 단독인 경우(특히 1과 2단계 손상) : 보조기 & 물리치료 • 수술적 재건술 : 비수술적 치료가 실패했을 경우, 복합손상, 몇몇 3단계 단독 손상
	안쪽곁인대		
• 기전 : 바깥굽은 힘 • 축구경기시 흔함. • 흔히 넙다리 기원의 부상(안쪽위관절융기)	**병력 :** 외상, 통증, 불안정성 **이학적검사 :** 안쪽위관절융기에서 힘줄을 따라 나오는 누름통증, 통증/이완 w/안쪽굽음 부하	**방사선검사 :** 무릎조영술, 안쪽위관절융기에 찢김이 생길 수 있음(석회화 = pelligtini − Steida). **자기공명영상 :** 확진검사	• 쐐기형 무릎 보조기 • 물리치료 : 조기 관절운동 및 근육 강화 운동 • 수술 : 흔치 않음.
	가쪽곁인대		
• 기전 : 안쪽굽은 힘 • 단독 손상은 드뭄. 일반적으로 뒤가쪽 모서리 인대(PLC)와 함께	**병력 :** 외상, 통증, 불안정성 **이학적검사 :** 가쪽 누름통증, 통증/이완 w/안쪽굽음 부하	**방사선검사 :** 무릎조영술, 종아리뼈머리 찢김이 생길 수 있음. **자기공명영상 :** 확진검사	• 단독손상 : 쐐기형 보조기 • 결합손상 : 수술적 복원 또는 재건술

반달연골 파열
Tears of meniscus

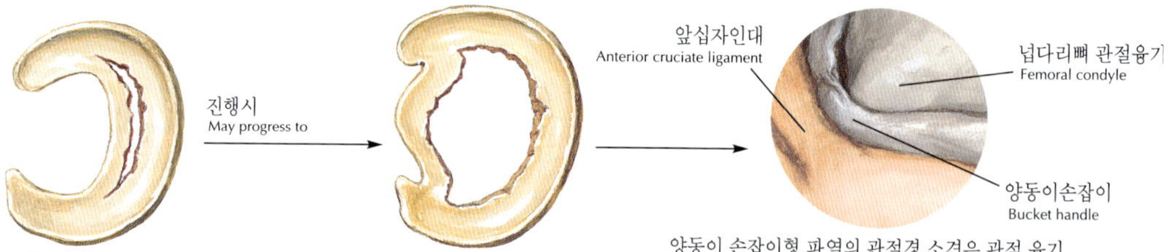

세로파열
Longitudinal(vertical) tear

양동이 손잡이형 파열
Bucket handle tear

양동이 손잡이형 파열의 관절경 소견은 관절 융기 사이 패임으로 손잡이가 전위된 소견을 보여준다.
Arthroscopic view of bucket handle tear shows handle displaced into intercondylar fossa

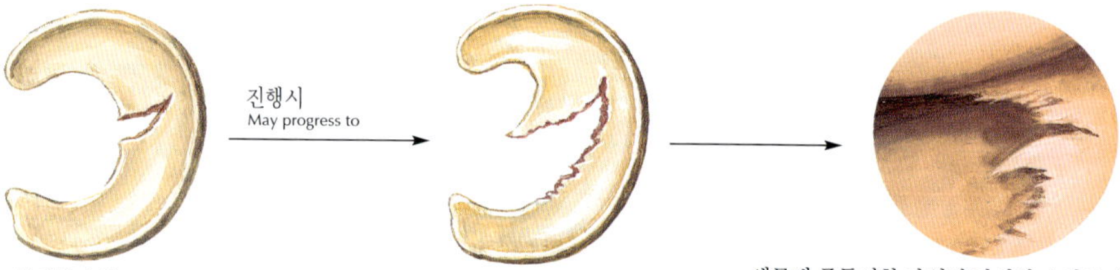

부챗살파열
Radial tear

앵무새 주둥이형 파열
Parrot beak tear

앵무새 주둥이형 파열의 관절경 소견은 반달연골 가장자리의 연축을 보여준다.
Arthroscopic view of parrot beak tear with fibrillation of meniscal margin

뼈연골 결손
Osteochondral defect

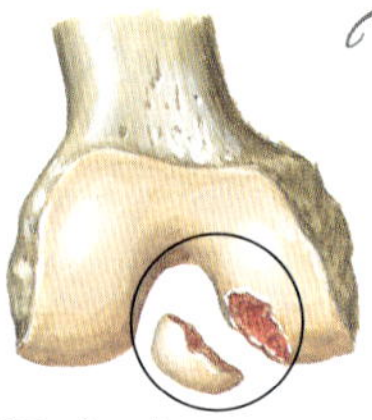

연골, 뼈 조각
Fragment of cartilage and bone

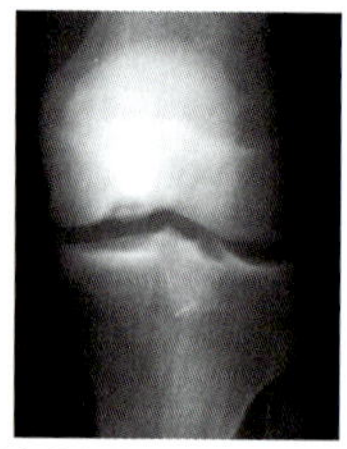

2단계 병변
Stage 2 lesion

안쪽넙다리뼈관절융기를 침범한 작은 뼈연골 결손 병변 tunnel view사진
Tunnel view radiographs of small OCD lesion involving medial femoral condyle

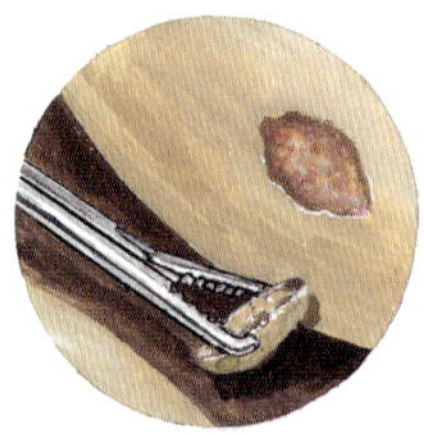

뼈연골 결손이 있는 무릎의 관절경 모습
Arthroscopic view of knee with osteochondral defect

질환설명	병력 및 이학적검사	방사선검사/소견	치료
		관절내 상태	
		반달연골손상	
• 급성 : 젊은 사람, 비틀림 손상 • 퇴행성 : 나이 많은 사람 +/− 뼈관절염 • 다양한 손상 모양 • 다른 손상과 연관됨(앞십자인대 손상, 뼈연골 결손등). • 안쪽 > 뒤쪽 3 : 1(뒤뿔이 가장 흔함.)	**병력 :** 통증 & 부종 특히 굽힘 시에 심해짐. +/− 걸림/잠김(특히 양동이 손잡이형 파열) **이학적검사 :** 삼출액, 관절선 누름통증, + McMurray/Apley 검사	**방사선검사 :** 무릎사진; 보통 정상. 퇴행성 손상 환자에서 초기 뼈관절염이 종종 보임. **자기공명영상 :** 매우 민감함. 양동이 손잡이형 파열의 경우 "이중 뒤십자인대" 징후 보임.	• 증상이 미미한 경우 : 보존적 치료 • 주변부 파열(red zone) : 봉합술(앞십자인대 재건술 함께 시행될 경우 봉합술 결과가 더 우수함.) • 중앙 파열(white zone) : 부분절제술
		뼈연골 결손	
• 범위 : 순수한 연골 병변부터 뼈연골 병변까지 • 외상성 혹은 퇴행성 박리성 • 뼈연골염은 구분되지만 비슷한 병	**병력 :** 종종 젊은 사람/활동적인 환자. 통증(보통 WB동반), +/− 염발음, 걸림 **이학적검사 :** 부조화, +/− 삼출액, 뼈 누름통증	**방사선검사 :** 무릎사진; 4종류. (45° 뒤앞 & 패임 필요), 정렬 사진 고려해야함. **자기공명영상 :** 순수한 연골 병변일 경우 잘 보임.	전위된 뼈연골 결손 : 안쪽고정 연골성; ◦ 제거술 ◦ 미세골절 ◦ 뼈연골 이식 ◦ 연골세포 이식

넙다리네갈래근힘줄 파열
Quadriceps tendon rupture

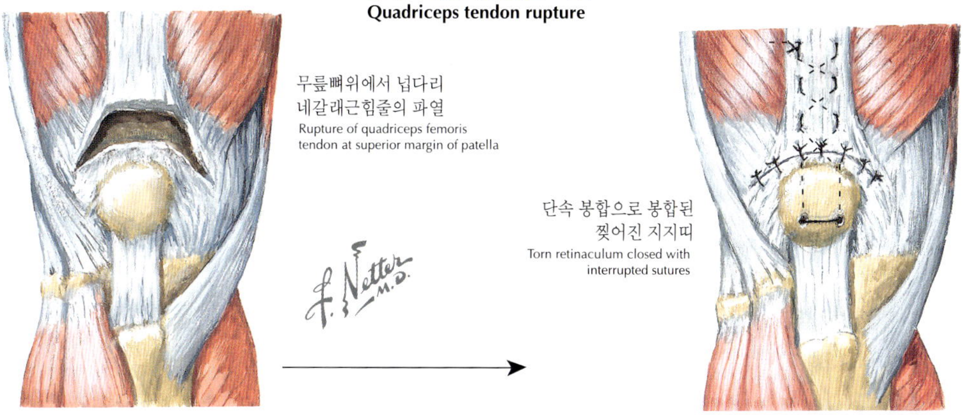

무릎힘줄 파열
Patellar tendon rupture

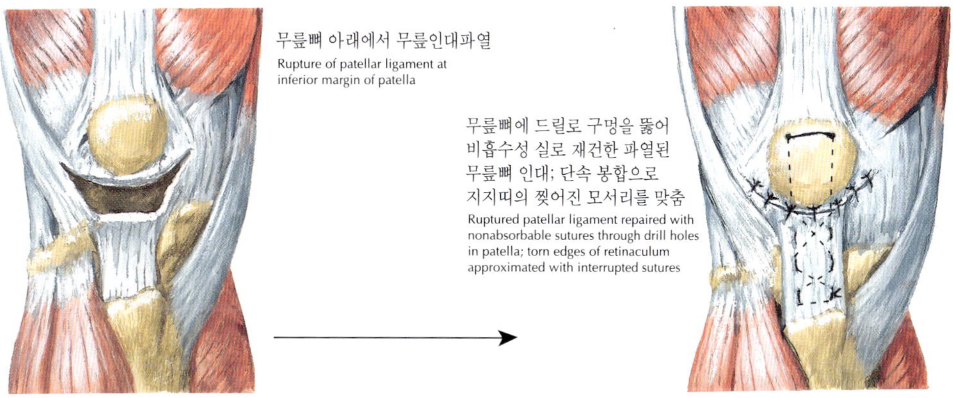

질환설명	병력 및 이학적검사	방사선검사/소견	치료
기타			
넙다리네갈래근힘줄 파열			
• 기전 : 중심에서 한쪽으로 치우친 수축 혹은 간접 손상 • 환자나이는 보통 40세 이상 • 보통 근육힘줄 접합부에 발생	**병력 :** 나이든 사람, 낙상/외상 **이학적검사 :** 삼출액, 무릎뼈 위의 결손부 촉진 가능, 능동적으로 무릎 폄, 편 무릎 유지하기가 불가능	**방사선검사 :** 무릎 사진. 상대적인 저위무릎뼈 사진 **자기공명영상 :** 힘줄 손상 보임. 보통 필요 없음. 부분 손상일 경우 도움됨.	• 급성 : 일차적 수술적 복원 • 만성 : 수술적 재건(힘줄 연장 혹은 자가이식술)
무릎힘줄 파열			
• 기전 : 직접 혹은 간접(중심에서 한쪽으로 치우친 하중)외상 • 환자나이는 보통 40세 미만 • 기존의 힘줄 그리고/혹은 대사 질환과 연관	**병력 :** 젊은 환자, 외상, 통증, 무릎 폄 안됨. **이학적검사 :** 삼출액, 힘줄 결손이 촉진됨. 다리를 곧게 드는 것이 불가능	**방사선검사 :** 무릎사진. 상대적인 고위무릎뼈 사진 **자기공명영상 :** 힘줄 손상 관찰됨. 보통 필요 없음. 부분 순상일 경우 도움됨.	• 급성 : 일차적 수술적 복원 • 만성 : 수술적 재건(힘줄연장 혹은 자가이식술)
종양			
청소년기에 가장 흔한 종양 : 뼈육종, 성인에게 가장 흔한 종양 : 연골 육종, 가장 흔한 양성 종양(젊은 사람) 거대세포종			

무릎인공관절성형술

일반적 사항

- 목표 : 1. 임상적 : 통증 완화, 개인적 독립 유지, 일상생활의 활동 가능
  2. 수술적 : 역학적 정렬 회복, 관절 선 회복, 물렁조직 균형(예; 곁 인대)
- 높은 만족도를 보여주는 보편적인 시술. 재수술 또한 흔하다. 기술과 재료의 장점은 삽입물의 생존율을 높이는 것이다. 이 수술은 더 젊은 환자들에게 가능하다.

재료, 디자인

재료

- 넙다리뼈 부분 : 코발트 – 크롬이 넙다리뼈 베어링면으로 주로 쓰인다.
- 정강뼈 부분 : 넙다리뼈 부분과 관절하지 않는다. 종종 티타늄으로 만든다.
- 정강뼈 판 삽입 : 넙다리뼈 부분과 관절한다.; 폴리에틸렌으로 만든다.
  - 폴리에틸렌은 잘 맞지만, 삽입물을 헐겁게 하거나 실패하게 하는 미세한 입자를 만든다.
  - 폴리에틸렌은 최소 8㎜두께는 되어야 하며, 더 잘 맞기 위해 교차결합법으로 되어 있어야 하며, 삽입 환경에서 무균적이어야 한다.
  - 잘 맞고 잘 굽혀지기 위해 알맞은 디자인이어야 한다.
  - 제조 기술전에 직접 압박 몰딩이 이루어져야한다.
- 시멘트 : methylmethacrylate

인공삽입물 디자인

- 편안함 : 2종류. 변형이 거의 없는 가장 보편적인 일차적 수술이다.
  - 뒤십자인대 고정식(CR) : 무릎 굽힘을 위한 넙다리뼈 rollback을 유지한다. 그러나 PE wear가 증가 한다.
  - 뒤십자인대 대체물(PS) : 역학적 rollback을 제공하나 탈구 되기도 한다. 무릎뼈제거환자, 염증성관절, 뒤십자인대 기능상실의 경우에 사용함.
- Constrained(non – hinged) : 중등도의 인대 손상 시에 사용된다. 안정성을 위해 중추성을 사용한다.
- Constrained(hinged) : 광범위한 인대 손상시 사용. 생착률, 실패율이 높다.
- 기타 : mobile – bearing 디자인이 사용가능하다.

고정

- 시멘트 : 보편적으로 쓰인다.
- 생물학. 뼈 성장 기술. 이론적으로는 생명을 연장해 준다고 하지만, 실패율이 높다.

적응증

- 무릎의 관절염
  - 보통 병인 : 뼈관절염, 류마티스관절염, 뼈괴사
  - 임상 증상 : 운동할 때, 또 시간이 지날수록 악화되는 무릎통증, 보행 능력 저하
  - 방사선 : 무릎 관절염 소견

퇴행성 관절염

1. 좁아진 관절간격
2. 뼈굳음(골경화)
3. 뼈주머니(골낭종)
4. 뼈곁돌기 형성(골사기형성)

류마티스 관절염

1. 좁아진 관절간격
2. 관절 주변부 뼈엉성증
3. 관절 미란(짓무름)
4. 관절 강직

- 보존적 치료 실패 : 진통소염제, 활동변화, 체중감소, 물리치료, 보조기, 주사(corticosteroid, viscocupplementation)

금기증

- **절대적** : 신경병증 관절, 감염, 무릎폄 기전 장애, 중증의 내과적 질환(심각한 심폐질환), 시술후 생존이 어려운 환자
- **상대적** : 젊고 활동적인 환자(살아있는 동안 인공 삽입물을 제거하게 될 수 있다.)

다른 치료법

- 고려사항 : 나이, 활동정도, 전체적인 건강상태
- 뼈자름술 : 단일 구획 관절염을 가지고 있는 상대적으로 젊은 환자
  - 바깥굽은 무릎 : 먼쪽넙다리뼈 안쪽굽음시키는 뼈자름술
  - 안쪽굽은 무릎 : 몸쪽정강뼈 바깥굽음시키는 뼈자름술
- 단일 구획 관절성형술 : 단일 구획 관절염
- 관절 고정술 : 한쪽에 국한된 젊은 환자(정상 척추, 엉덩이, 발목)

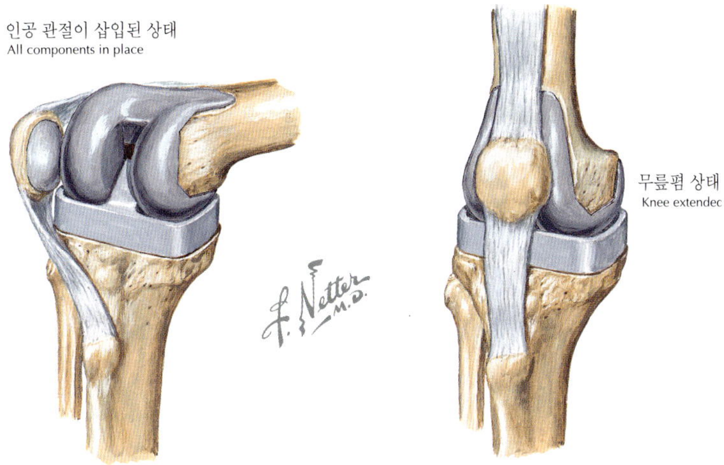

무릎이 펴진 상태

시술방법

접근

- 안쪽 무릎뼈 주변 관절 절개를 하는 정중 절개가 보편적
- 침습으로 최소한으로 하는 절개법이 사용된다. 최소한의 절개를 위해 특별한 기구가 사용되기도 한다.

과정

- 뼈자름
  - 넙다리뼈, 정강뼈를 역학적 축에 수직으로 자름. 뼈속질안, 뼈속질바깥 reference 사용. 역학적 정렬을 회복시킨다.
  - 넙다리뼈, 정강뼈에서 제거된 뼈는 관절선을 유지하고 회복시키는 삽입물을 대체하는 것과 같이 쓸 수 있다.
- 삽입물 – 뼈자름의 타당성 테스트를 위해 실험적 삽입물이 처음 끼워졌다.
  - 삽입물은 원래 뼈에 가장 잘 맞는 것으로 해야한다.
  - 넙다리뼈는 몸쪽 정강뼈의 수직방향의 뼈자름을 위한 공간을 확보하기 위해 3° 바깥돌림 되어야 한다.
  - 넙다리뼈 축은 3가지가 있다. : 1. 위관절융기축, 2. 뒤관절융기축, 3. 앞뒤 축 – 도르래에 수직균형
- 평형면
  - 시상면 : 굽힘, 폄 간격이 동일해야 한다. 뼈를 더 자르거나 삽입물을 추가해야 한다.
  - 관상면 : 물렁조직에 관한 것이다. 변형의 오목한 면을 풀어주어야 한다.
  - 바깥굽음 변형 : 안쪽면을 풀어준다. : 1. 깊은 MCL, 2. postmed capsule/semimemb 삽입, 3. 얕은안쪽곁인대(MCL)
  - 안쪽굽음 변형 : 바깥쪽면을 풀어준다. : 1. 바깥 캡슐 2a. ITB, 2b. 오금근 3. 가쪽곁인대 LCL
  - 폴리에틸렌 시도 : 폴리에틸렌이 제자리에 있음으로 해서 무릎이 안정화되고 균형이 맞아야 한다.
- 보형물의 마지막 삽입

합병증

- 무릎넙다리뼈 부작용이 가장 흔하다. : 무릎뼈 정렬이상, 무릎넙다리 통증, 무릎뼈 골절
- 관절섬유화 : 일찍(6주 이내) 마취하에 대처해 주어야 한다.
- 폄 기능 실패 : 무릎힘줄 손상 혹은 떼어짐(재건이 어렵다) : 무릎뼈 골절
- 감염 : 혈액검사, 흡인검사로 진단. 예방이 중요하다. : 수술과 관련해서 항생제 사용, 세심한 소독 기술, 치료 : 급성/아급성 : PE 교체와 함께 세척 & 제거술, 발기 : 1 – 혹은 2 – 단계 재수술
- 인공삽입물 해리 : 생물학적 고정시 더 흔하다. 또한 폴리에틸렌에서 생긴 작은 입자에 의해 생김.
- 신경혈관적 손상
  - 종아리신경 무릎 특히 무릎 바깥굽음 교정술 후
  - 위가쪽 무릎 동맥 : 확인하여 전기소작 해주어야 한다.
- 합병증 : 깊은 정맥혈전증(DVT), 호흡색전증(PE), 인공관절성형술의 위험을 알았을때 예방을 해야한다.
- 인공삽입물 주변의 골절
  - 넙다리뼈 : 안정적 삽입 – 손톱 각도 고정장치 – 골절 부위를 통과하는 더 긴 것으로 대체

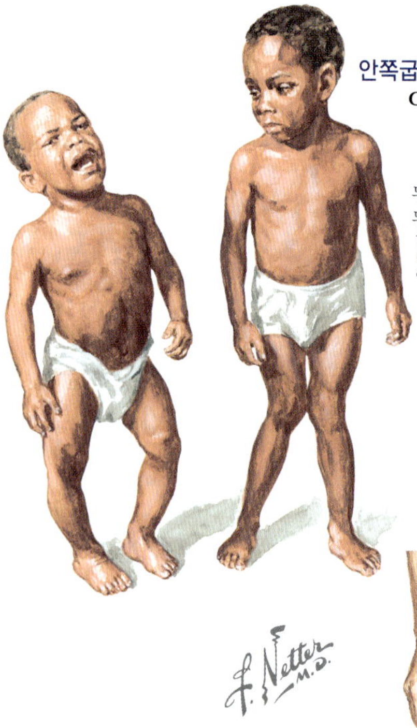

안쪽굽은무릎과 바깥굽은무릎(휜다리와 양쪽 바깥굽은무릎)
Genu varum and valgum(bow leg and knock-knee)

두 형제, 동생(왼쪽)은 안쪽굽은무릎, 형(오른쪽) 바깥굽은무릎,
두 아이에서 사지는 고정적 치료없이 정상적 축을 이룬다.
Two brothers, younger(left) with bowleg, older(right) with knock-knee.
In both children, limbs eventually became normally aligned without corrective treatment

소아 안쪽굽음 정강뼈(Blount's 병)
Infantile tibia vara(Blount's disease)

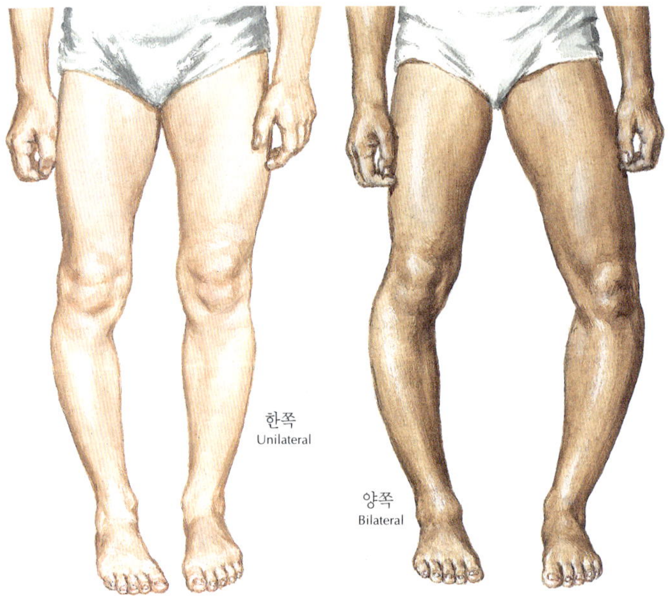

질환설명	병력 및 검사	치료
	안쪽굽은무릎(내반슬)	
• 정상(생리적) : 신생아~2세 • 병적 : Blount병; 2종류 ◦ 유아기 : 3세 미만, 비만, 조기보행 ◦ 청소년기 : 8세 이후 서서히 발생	**병력 :** 환자가 변형을 호소함. **이학적검사 :** 한쪽 혹은 양쪽 안쪽굽은무릎 **방사선검사 :** 정강뼈 뼈몸통부 각(TMDA) 9° 미만이 정상인데 16° 이상일 때 병적/ Blount병	• 생리적 : 경과 관찰 • 유아기 : 3년 미만; 보조기 3세 이상; 뼈자름술 • 청소년기 : 반성장판 융합술(열린 성장판) 혹은 뼈자름술(닫힌 성장판)
	바깥굽은무릎(외반슬)	
• 정상(생리적) : 2~5세 • 병적 : 뼈대계 종양 ◦ 대사성 : 신성 뼈이형성증 ◦ 기타 : 외상, 감염	**병력 :** 환자가 변형을 호소함. **이학적검사 :** 한쪽 혹은 양쪽 바깥굽은무릎 **방사선검사 :** 정렬 방사선사진; 정상 성인에서는 바깥굽음이 6° 미만	• 생리적 : 경과 관찰 • 병적 : 반성장판 융합술 혹은 뼈자름술

뒤안쪽으로 휜 정강뼈
Posteromedial bowing of tibia

뒤안쪽방향 휨
Posteromedial bowing.

정강뼈와 종아리뼈의 먼쪽 1/3이 뒤쪽, 몸쪽으로 휘어있다. 자연 교정되므로 보통 교정을 위한 골절술이 필요하지 않지만, 다리길이 차이가 지속되기도 한다.

Convexity of bow in distal third of tibia and fibula directed posteriorly and medially. Spontaneous correction usually obviates need for realignment osteotomy, but leg-length discrepancy often persistent.

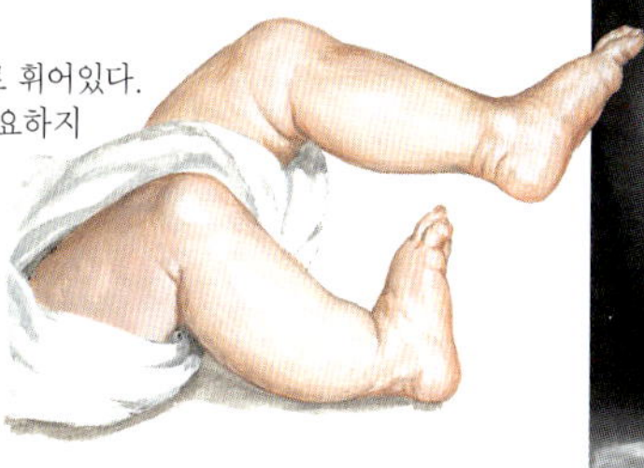

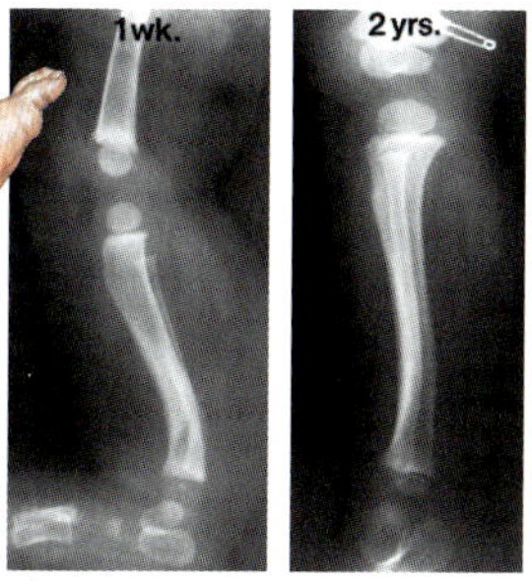

앞가쪽으로 휜 정강뼈와 선천성 거짓관절증
Anterolateral bowing of tibia and congenital pseudarthrosis

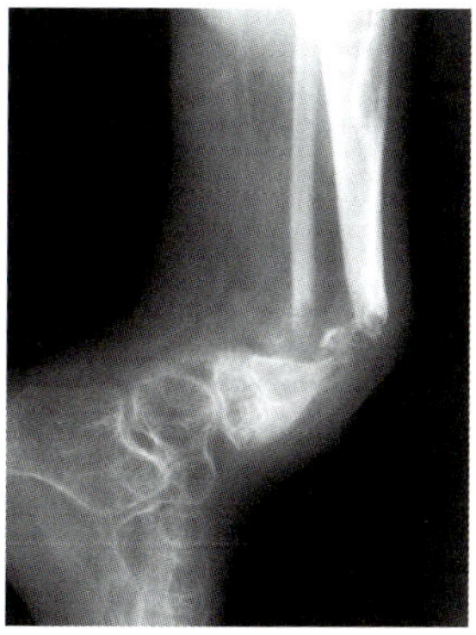

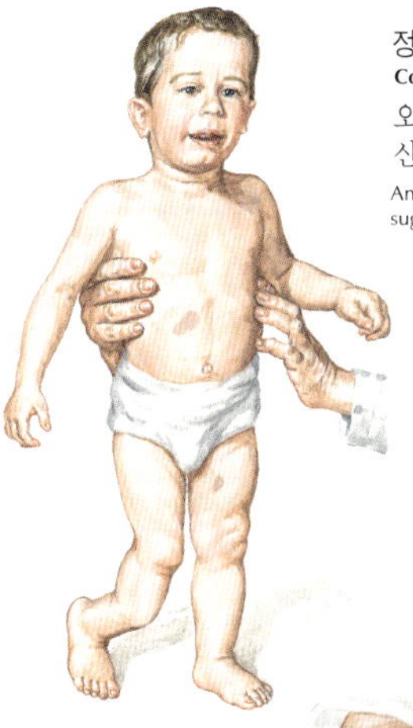

정강뼈 선천성 거짓관절증
Congenital pseudoarthrosis of the tibia.

오른 다리의 휨. 허벅지와 복부의 카페오레 반점은 신경섬유종과의 관계를 시사한다.

Angulation of right leg. Cafué au lait spots on thigh and abdomen suggest relationship to neurofibromatosis.

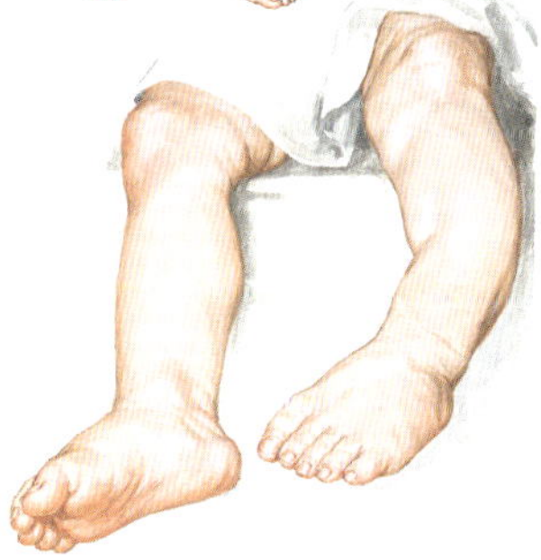

앞가쪽 휨
Anterolateral bowing.

유아기에 앞가쪽 휨이 자연적으로 교정될지 골절/선천성 거짓관절증등으로 진행할지 예측하기 어렵다. 척수공간이 좁고 굳는 변화가 있는 경우 거짓관절증으로 진행하는 경우가 더 흔하다.

In infancy it may be difficult to predict if anterolateral bowing will correct spontaneously or if bone will progress to fracture and congenital pseudarthrosis. Progression to pseudarthrosis is more likely if the medullary canal is narrow and has sclerotic changes.

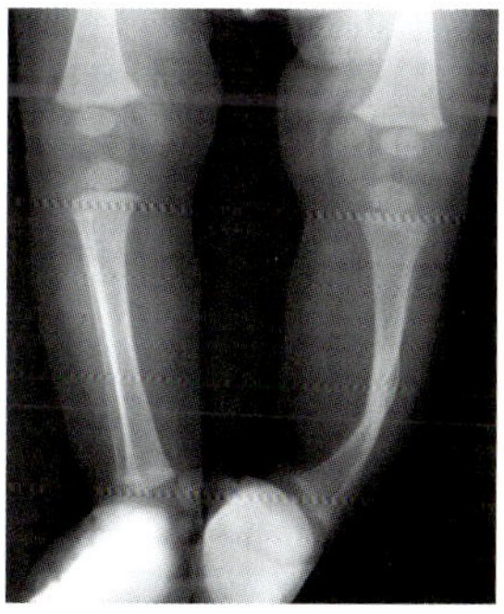

앞가쪽방향 휨
Anterolateral bowing.

골수관이 존재하나 굳는 변화로 인해 좁아져 있음.; 주머니처럼 보임. 자연골절이나 거짓관절증이 되기 쉽다.

Medullary canal present but narrow with sclerotic changes; cyst apparent. Prone to spontaneous fracture and pseudarthrosis

질환설명	병력 및 검사	치료
	정강뼈 휨	
	뒤안쪽 휨	
• 선천적인 정강뼈 휨. • 특발성, 일측성 • 변형은 바로 잡아지지만 다리 길이 차이는 남는다.	**병력 :** 태어날 때부터 변형이 있음. **이학적검사 :** 발등을 굽힌 것처럼 보이는 발, 다리는 휨. **방사선검사 :** 정강뼈, 종아리뼈의 휨.	• 자라면서 교정됨. • 다리 길이 차이가 지속 ◦ 경증 : 신발 높임 ◦ 중증 : 반성장판유합술
	앞가쪽 휨/선천성 거짓관절증	
• 정강뼈 휨, 원인 모름. • 신경섬유종과 관련 • 앞가쪽 휨은 거짓관절증을 유발할 수 있다.	**병력/이학적검사 :** 다리 변형 & 불안정성 휜 다리, +/− 신경섬유종 징후(카페오레 반점) **방사선검사 :** 휨, 거짓관절증이 관찰됨.	• 젊은 사람/정강뼈 휨 : 보조기 • 거짓관절증 : 정강뼈 고정/바깥고정 & 뼈이식 • 절단 : 수술적 치료 실패시

오스굿-슐레터 병
Osgood-Schlatter disease

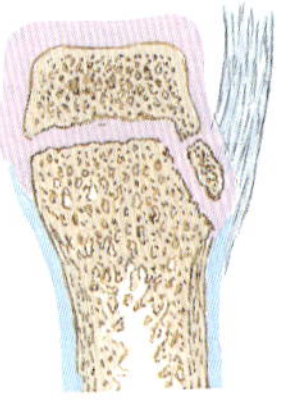

정강뼈거친면을 뼈되기 시키는 무릎 인대의 정상 닿는 곳
Normal insertion of patellar ligament to ossifying tibial tuberosity

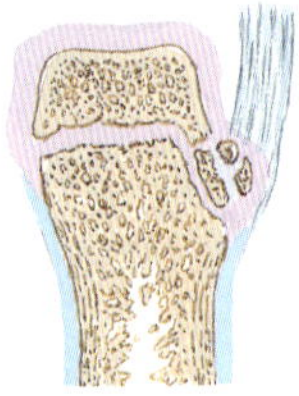

오스굿-슐레터 병변의 경우, 정강뼈거친면의 표면근처 부위가 당겨져서 뼈조각을 형성한다.
In Osgood-Schlatter lesion, superficial portion of tuberosity pulled away, forming separate bone fragments

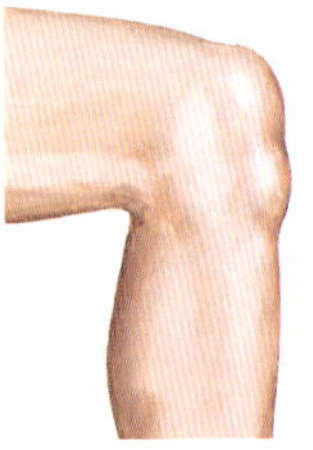

오스굿-슐레터병에서 정강뼈거친면의 뼈끝에 현저하고 불규칙한 뼈되기가 보인다.
조각나고 분리된 작은 뼈조각편들이 생긴다.
In Osgood-Schlatter condition, the apophysis of the tibial tuberosity is prominent and has irregular ossification.
Fragmentation and separate ossicles may develop

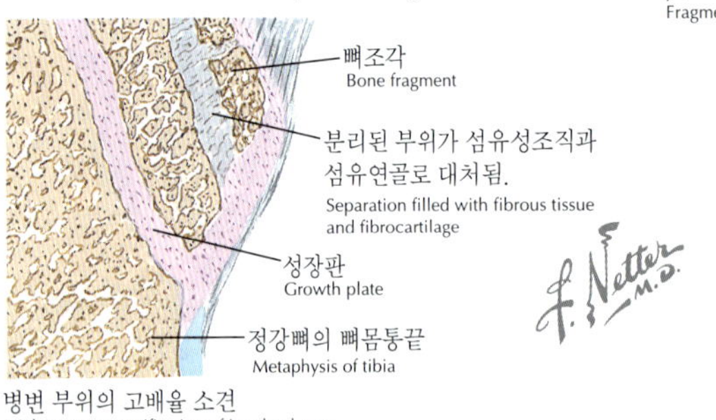

병변 부위의 고배율 소견
High-power magnification of involved area

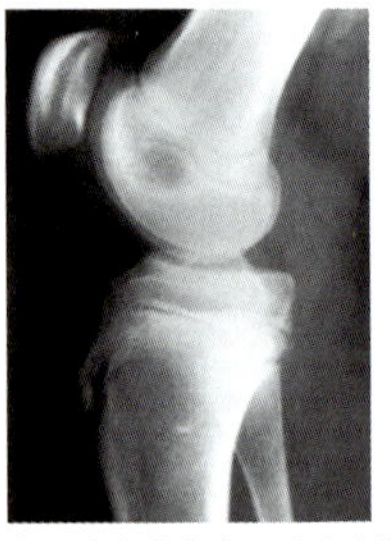

다음 방사선사진은 정강뼈융기의 얕은 부분의 분리를 보여준다.
Radiograph shows separation of superficial portion of tibial tuberosity

정강뼈 비틀림
Tibial torsion

정강뼈내 비틀림의 평가
Evaluating patient for internal tibial torsion.

소아의 무릎을 90°로 굽히고 발뒤꿈치가 평평한 수직면에 닿도록 앉힌다.
무릎뼈는 앞쪽을 향하고 있어 넙다리뼈가 중립위치임을 알 수 있으나, 두발은 안쪽을 향하고 있어 정강뼈내 비틀림임을 보여준다.
Child seated with knees flexed 90°, heels against flat, vertical surface.
Patellae point directly forward, indicating that femurs are in neutral position, but feet point inward, indicating internal tibial torsion

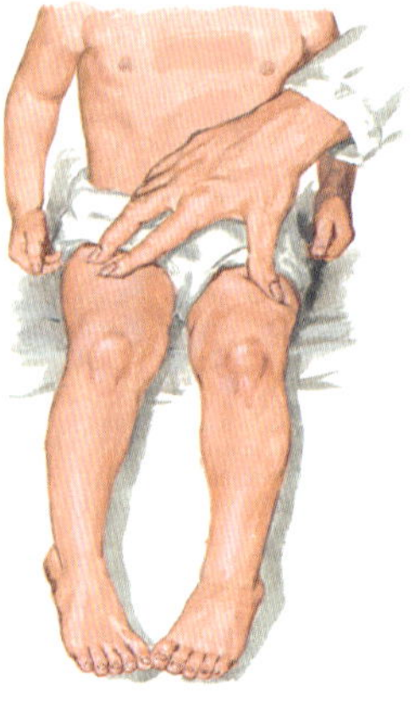

질환설명	병력 및 검사	치료
	오스굿-슐레터 병	
• 정강뼈거친면의 견인 뼈끝염/뼈연골염(제 2뼈되기중심) • 정강뼈거친면 부위에 반복적인 넙다리네갈래근의 당김(운동선수에서[가장 흔함]).	**병력 :** 청소년기에서 활동 후 심해지는 무릎통증 **이학적검사 :** 정강뼈융기의 부종, 촉진시 통증 **방사선검사 :** 정강뼈융기의 중심에 뼈되기 +/− 딴곳 뼈되기	• 뼈끝부분 융합 후 증상 호전됨(청소년기 동안). • 활동 변화/제한 • 증상 심할 경우 석고 고정, 보조기 융합되지 않은 작은뼈조직 제거
	정강뼈 비틀림	
• 정강뼈의 선천적인 안쪽돌림 • 자궁내 공간 감소 & 다른 packaging 문제와 연관 • 엄지발가락 가쪽휨증 보행의 가장 흔한 원인	**병력 :** 1~2세, 자주 넘어짐. "펭귄 걸음" **이학적검사 :** 엄지발가락가쪽휨증 보행, 발−넙다리각 음성, 안쪽발 각 진행, 안쪽과 넙다리/무릎뼈뿔 앞으로 복사뼈 전위와 축의 안쪽돌림	• 자연소실 • 보조기는 확인된 이득 없음. • 아동기 후기까지 지속될 경우 복사뼈 위 뼈자름술 시행

무릎 관절앞 안쪽접근법
Anteromedial Approach to Knee Joint

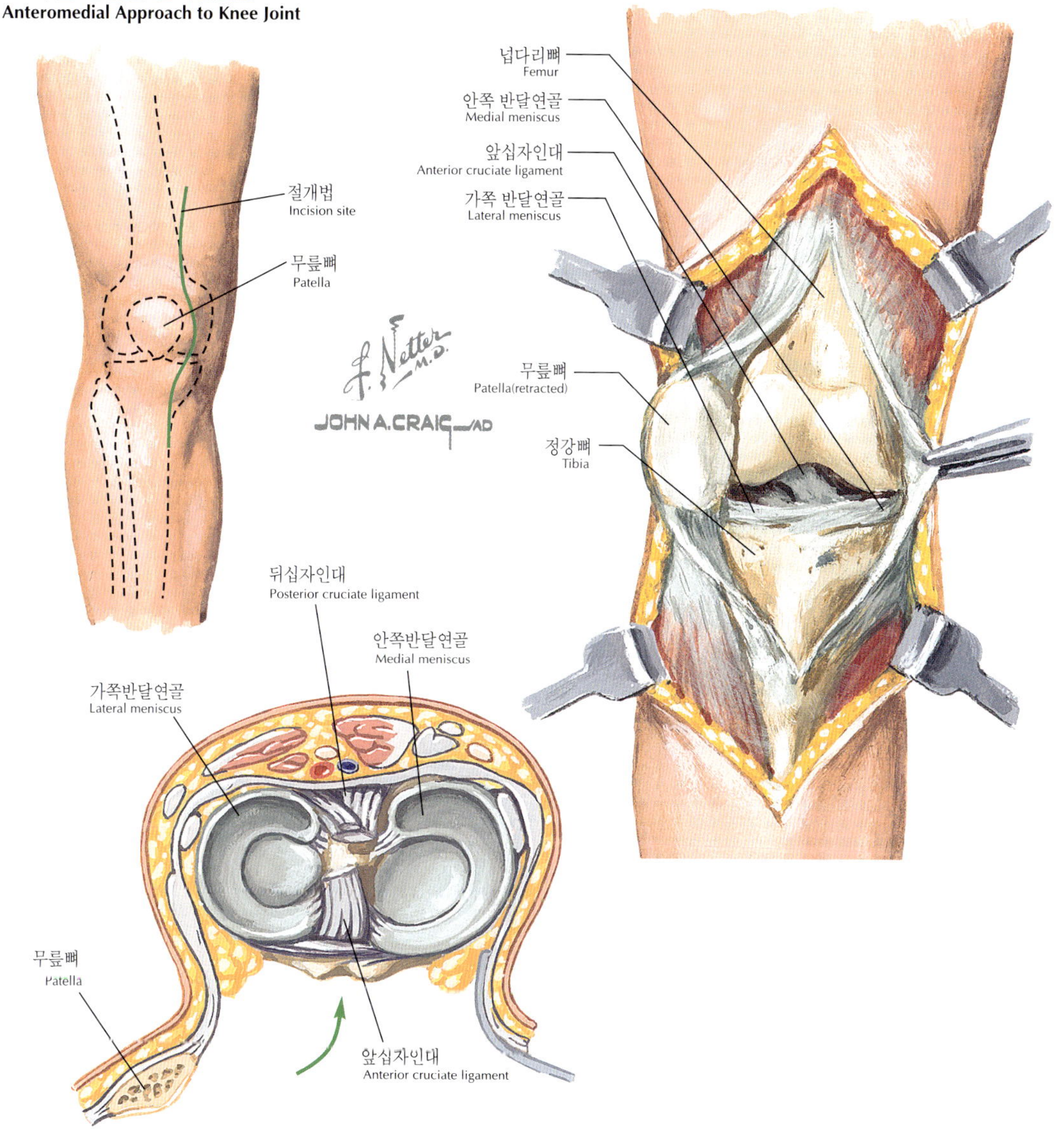

적응질환	접근경로	주의할 구조물	설명
무릎 : 안쪽무릎주변부접근법			
• 인대 재건술 • 인공 관절 성형술 • 반달연골절제술	• 피부 밑에 관절주머니 위치	• 두렁신경의 무릎아래 가지	• 가장 흔히 사용되는 접근법 • 가장 좋은 수술부위 노출 방법 • 피부 신경에서 신경종 발생 가능
종아리/정강뼈 : 뒤가쪽접근법(Harmon)			
• 골절 • 불융합	• 장딴지근/가자미근/뒤정강근 (정강신경) • 긴종아리근/짧은종아리근(얕은 종아리 신경)	• 작은 두렁정맥 • 뒤정강정맥	• 기술상 어려운 접근법 • 불융합에 대한 뼈이식시 이용
근막절개술			

298쪽 & 319쪽 참조

정강뼈의 뒤가쪽접근법
Posterolateral approach to tibia

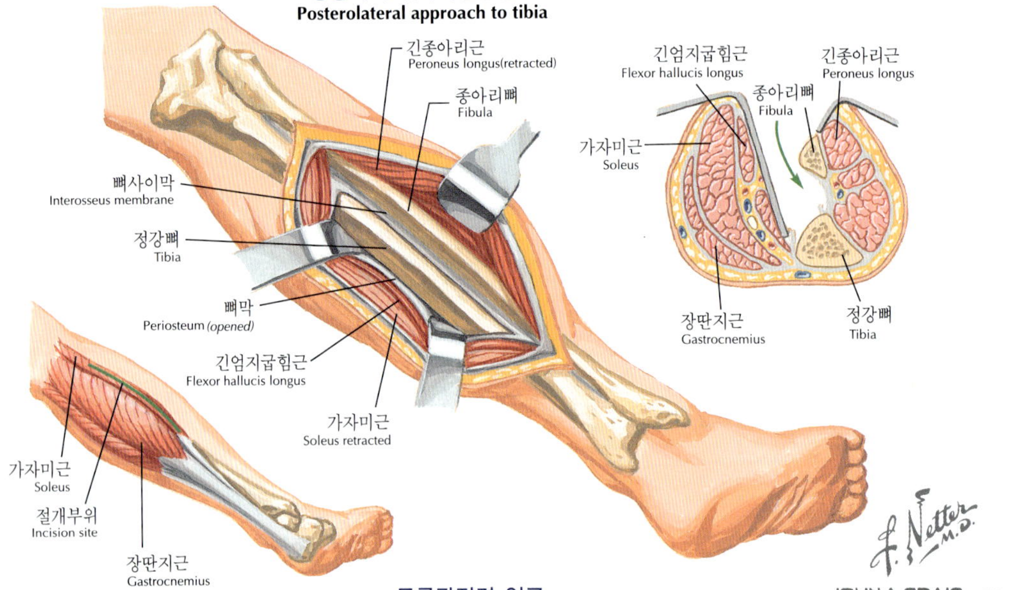

무릎관절경 입구
Portals for arthroscopy of knee

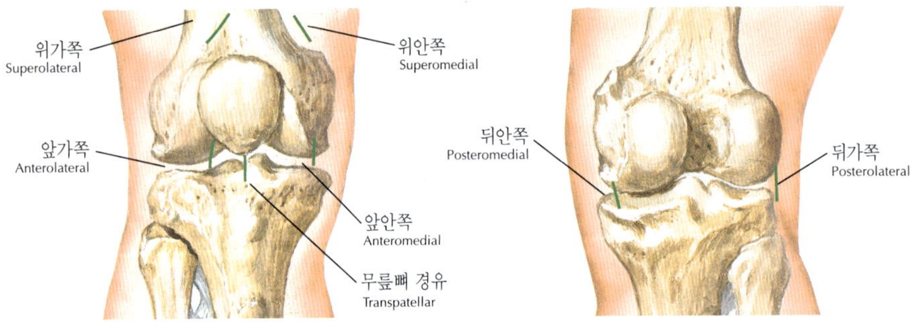

적응질환	접근경로	주의할 구조물	비고
앞안쪽(아래안쪽)	관절선 바로위, 무릎뼈 1㎝ 아래, 무릎힘줄 1㎝ 안쪽	안쪽반달연골의 앞뿔	기구를 사용하는 데에 가장 흔히 사용되는 경로, 가쪽 구획을 보는데 유용
앞가쪽(아래가쪽)	관절선 바로위, 무릎뼈 1㎝ 아래, 무릎힘줄 1㎝ 가쪽	가쪽반달연골의 앞뿔	관절경을 사용 하는데에 가장 흔히 사용되는 경로
위가쪽/위안쪽	관절선의 2.5㎝ 위 넙다리네갈래근 힘줄의 가쪽, 혹은 안쪽		무릎넙다리관절을 볼 경우와 무릎뼈의 추적, 유입, 유출에 사용
뒤안쪽	90° 까지 무릎 굽힘, 관절선의 1㎝ 위 안쪽곁인대의 뒤쪽	두렁신경	뒤십자인대, 반달연골의 뒤뿔을 보고, 소실된 부위를 찾기 위해 사용
뒤가쪽	무릎을 굽힘, 관절선 1㎝ 위, 가쪽곁인대의 뒤쪽	종아리신경	뒤십자인대, 반달연골의 뒤뿔을 보고, 소실된 부위를 찾기 위해 사용
무릎뼈 경유	무릎뼈의 아래 정중극의 1㎝ 아래	무릎 힘줄	중앙 관절과 패임을 보는데 사용

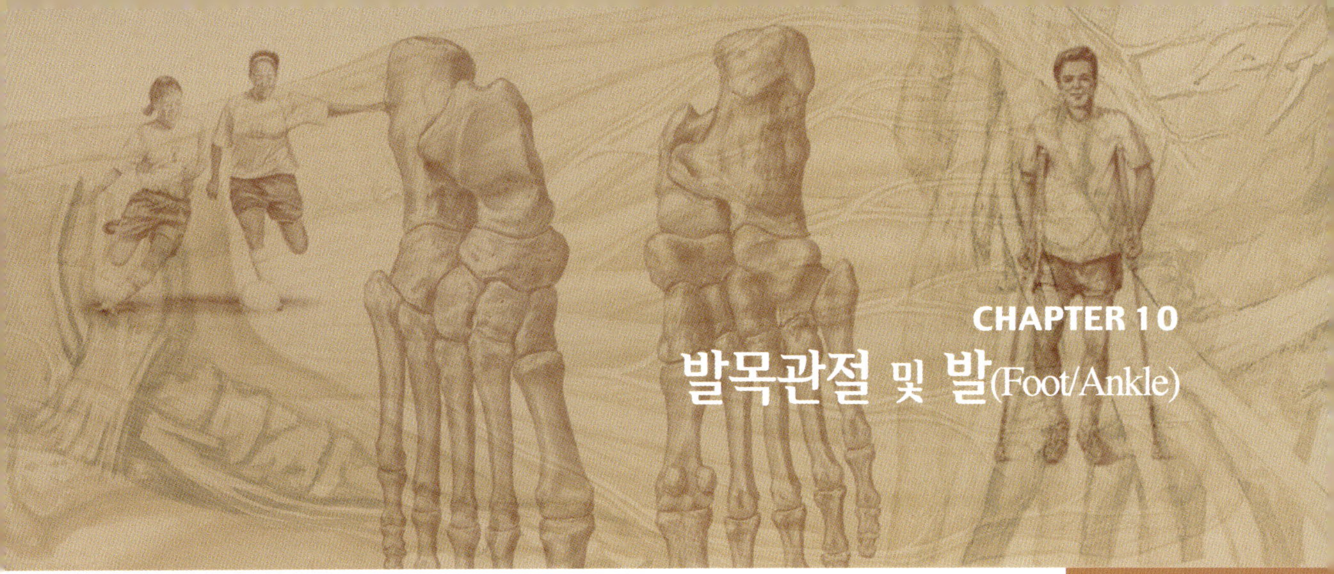

CHAPTER 10

발목관절 및 발(Foot/Ankle)

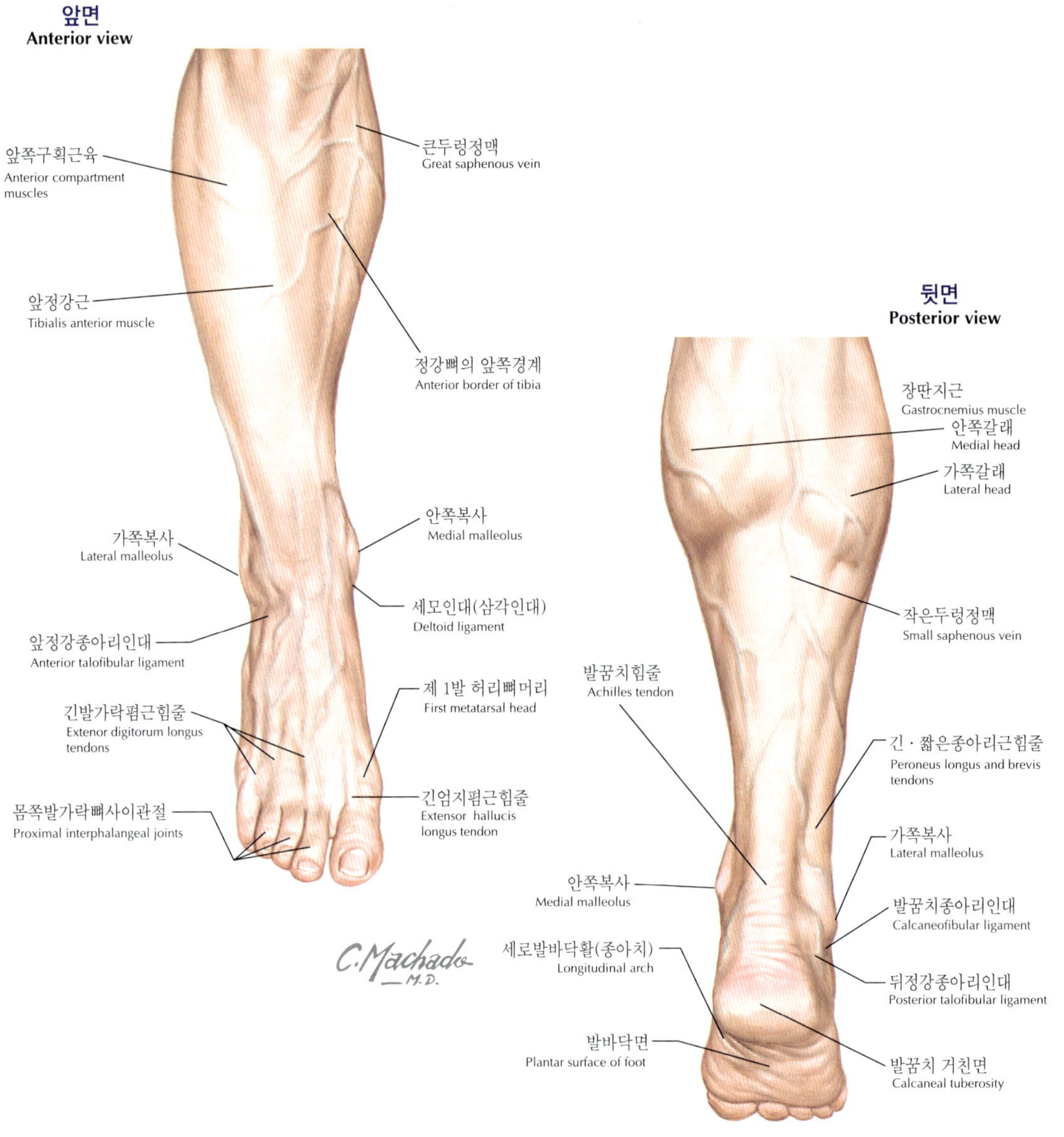

구조물	임상적용
앞쪽구획근육들	종아리신경 손상은 근력약화와 발처짐을 초래한다.
장딴지근	근육의 손상 및 긴장은 근육 · 힘줄 이음부에서 주로 적용 발생
발꿈치힘줄	힘줄이 파열되면 윤곽의 손실 및 결손이 확인
뒤꿈치 가쪽번짐	뒤에서 잘보이고 뒤꿈치는 가쪽번짐으로 위치해야 한다.
안가쪽복사	부종은 발목관절 손상을 의미한다. 골절이나 삠
발의 세로활	활의 소실은 선천적이든 후천적이든 평발을 의미한다.
발바닥	궤양이 많이 발생한다. 발가락 근막염의 통증부위이다.
제 1발허리뼈머리	엄지발가락 가쪽휨증이나 엄지건막유에서 뼈머리는 돌출되며 통증이 수반된다.
제 1발허리발가락 관절	통풍의 흔한 발생 장소, 관절이 충혈되고 부종이 발생한다.
몸쪽 발가락뼈사이 관절	망치발이 주로 침범하는 관절이며 등쪽으로 돌출된다.

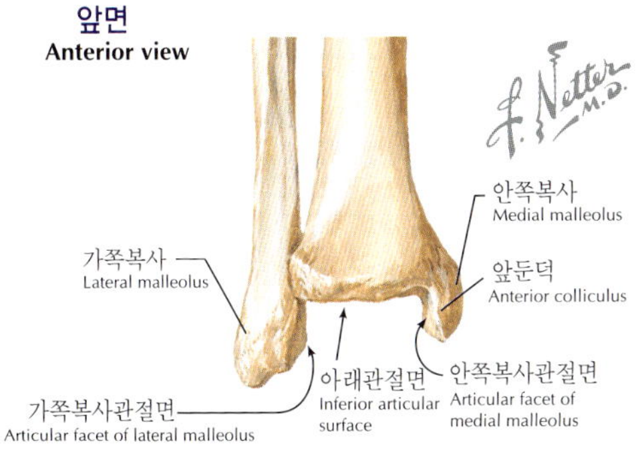

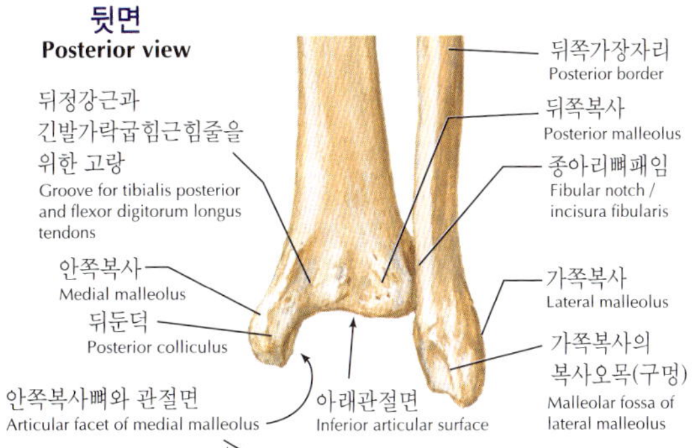

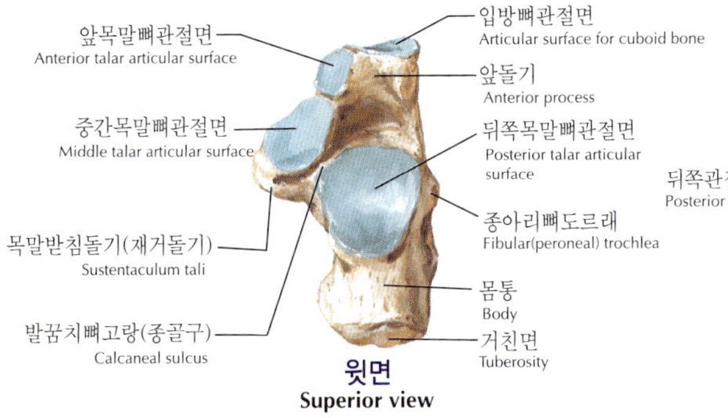

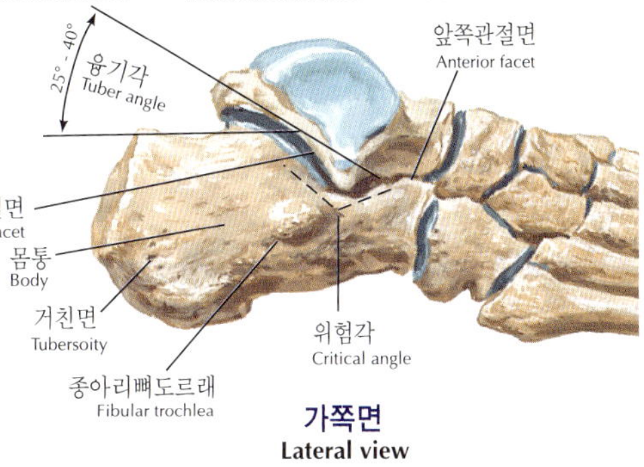

특징	뼈되기 중심 위치 및 출현시기		뼈융합	설명
		먼쪽종아리뼈(비골)		
가쪽복사	먼쪽 성장판	4세	18~20세	• ATFL, CFL, PTFL 모두 가쪽복사에 붙는다. • 작은 찢김골절은 주로 이곳에서 발생함.
		먼쪽정강뼈(경골)		
천장 : 먼쪽 정강뼈의 체중지지 장소	먼쪽 성장판	1세	18~20세	• 오목하고 목말뼈 몸통과 고정한다. • 먼쪽정강뼈의 성장판의 위상폐쇄로 인한 유일한 사춘기 발목관절
민쪽, 정강뼈 ◦ 앞돌기 ◦ 뒤돌기				• 패임 : 정강뼈의 2결절쪽의 가쪽고랑 ◦ Tillaux/Chaput' s 결절이라 불림 : 앞아래목말종아리인대 ◦ 뒤쪽복사뼈로 불림 : 뒤아래목말종아리인대의 이는 곳
안쪽복사 ◦ 앞둔덕 ◦ 뒤둔덕				• 사각인대는 안쪽복사에 붙는다. ◦ 얕은사각은 앞둔덕에 붙는다. ◦ 깊은사각은 뒤둔덕에 붙는다.
		발꿈치뼈(종골)		
몸통(체부) ◦ 거친면(융기) · 안쪽돌기 · 가쪽돌기 ◦ 종아리돌기	1차 몸통 2차 거친면(융기)	 6개월(태생) 9세	 13~15세 13~15세	• 가장 큰 발목뼈 • 발목의 가쪽부를 지지해줌. • Bohler' s 각도(정상 25 – 40°) • Gissane' s 임계각(정상 95 – 105°) • 종아리뼈 결절은 종아리근힘줄을 분리한다.
목말받침돌기				• 안쪽으로 돌출되어 종아리뼈결절은 종아리근힘줄을 분리한다. • 아랫면에서 긴엄지발가락굽힘근힘줄을 위한 지렛대 역할 담당
다양한 관절면 ◦ 뒤쪽 : 가장 크다. ◦ 안쪽 : 목말받침돌기 위에 ◦ 앞쪽				• 뒤쪽관절면이 가장 흔히 골절에서 침범된다.

• 발목관절의 경계 : 위쪽 : 정강뼈(천장), 안쪽 : 안쪽복사뼈(정강뼈). 가쪽 : 가쪽복사뼈(종아리뼈)

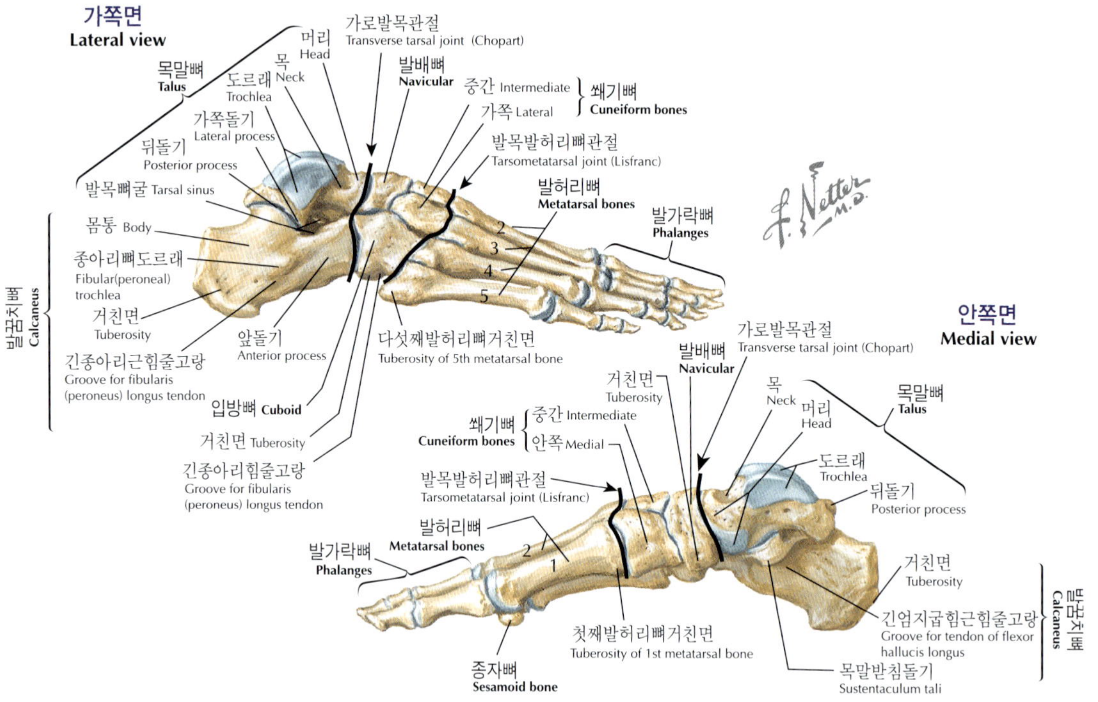

특징	뼈되기 중심 위치 및 출현시기		뼈융합	설명
		목말뼈		
머리	1차			• 머리는 용수철인대에 의해 지지된다. • 오목한 머리는 발배뼈와 단단한 관절을 이룬다.
목 몸/도르래(지붕)	몸통	7개월(태생)	13~15세	• 목에서 대부분의 혈액공급이 시작점이다. • 몸통은 대부분 관절면으로 덮혀있다. • 무혈성 괴사는 역행성 혈액공급 때문에 발생할 수 있다. • 정강뼈로부터 체중을 아래로 전달한다.
뒤쪽돌기 안쪽거친면 가쪽거친면 가쪽돌기				• 뒤정강근힘줄이 목말받침돌기 밑을 지나며 : 바닥쪽 발꿈치발배(탄력인대)가 부착 • 발세모뼈는 융합이 안된 가쪽결절일 수 있다. • 주로 스노우보더에서 관절 발생
		발배뼈		
• 배모양의 뼈 • 많은 관절면 ◦ 몸쪽 : 목말뼈를 위한 오목한 모양 ◦ 먼쪽 : 쐐기뼈와 입방뼈를 위한 관절면 • 거친면 : 안쪽부/발바닥쪽	1차	4세	13~15세	• 강한 발바닥쪽인대와 함께 발목뼈머리를 위한 절구를 형성한다. • 발위 가로활의 "key stone" 역활을 한다. • 뒤정강근힘줄이 거친면 위에 닿는다. • 스트레스 골절에 취약 • Kohler' s병 : 발배뼈의 뼈괴사
		입방뼈		
• 거친면 : 바닥 • 4개의 관절별 : 발뒤꿈치뼈, 가쪽 쐐기뼈, 4, 5번 발허리뼈 • 힘줄고랑; 바닥	1차	태생	13~15세	• 가장 가쪽 발목뼈 • 긴정강근힘줄이 바닥에 힘줄고랑을 통과한다.
		쐐기뼈		
• 3개의 뼈로 구성 ◦ 안쪽 : 가장 크다. ◦ 중간뼈 : 가장 짧다. ◦ 가쪽뼈 • 사방형태	1차	 3세 4세 1세	 13~15세	• 짧은 중간뼈 오목 내에 둘째발허리뼈 바닥이 위치; 골절이 잘 일어난다. 발목허리뼈관절이 불안정해진다. • 앞정강근힘줄, 뒤정강근힘줄, 긴손발닥힘줄이 안쪽 쐐기뼈에 일부 붙게된다. • 사방형태모양은 가로활을 강화시킨다.

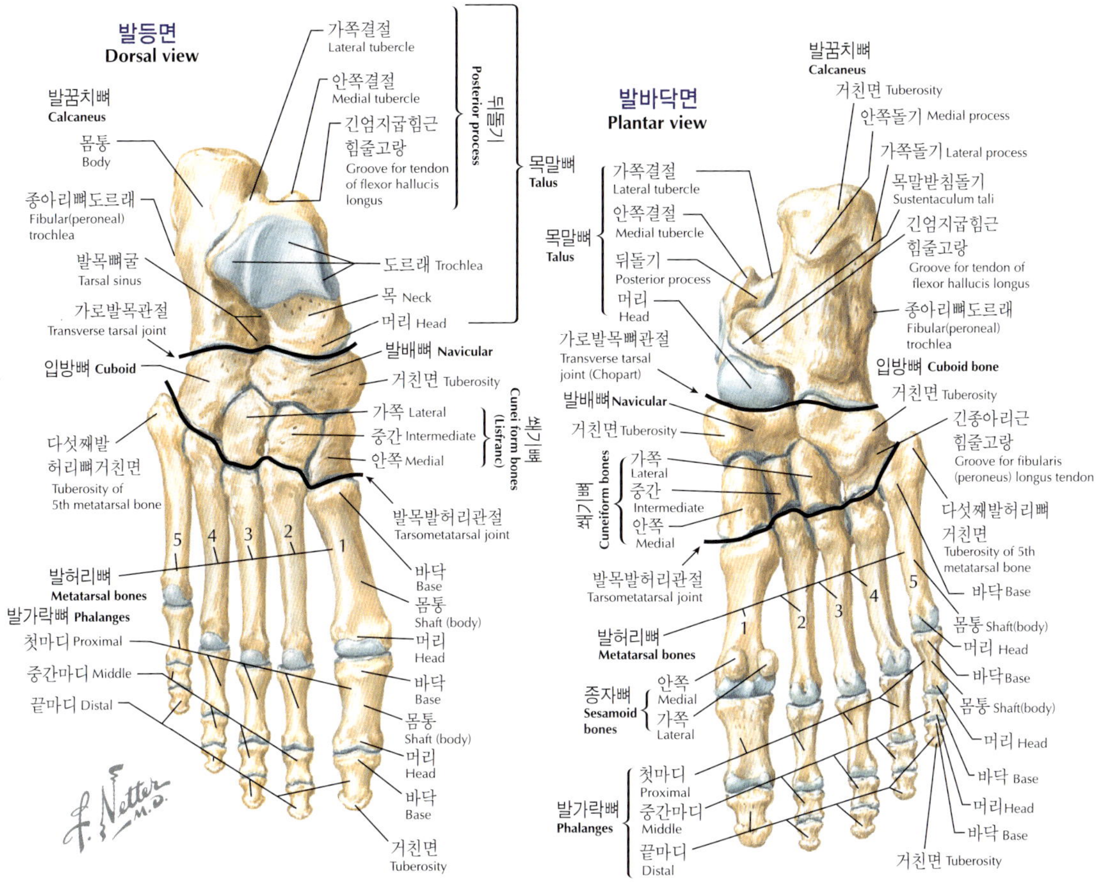

특징	뼈되기 중심 위치 및 출현시기		뼈융합	설명
	발허리뼈(중족골)			
• 긴뼈의 특징을 갖는다. • 발목오목내에 둘째발허리뼈 바닥이 위치 • 첫째발허리뼈는 두개의 종자뼈를 분리하는 능선을 가진다.	1차 몸통 2차 뼈끝	9주(태생) 5~8세	탄생 14~18세	• 안쪽에서 가쪽으로 번호를 매김. I → V • 첫째발허리뼈(바닥)를 제외하고는 오직 한개의 성장판뼈만 가진다. • 다섯째발허리뼈 바닥에 짧은 종아리근이 붙는다(찢김골절 발생).
	발가락뼈			
• 둘째~다섯째 발가락은 3개의 발가락 뼈를 가진다. • 엄지는 단지 2개의 발가락뼈를 가진다.	1차 몸통 2차 뼈끝	10주(태생) 2~3세	14~18세 14~18세	• 각 발에 각각 14개씩의 발가락뼈가 있다. • 바닥에 오직 1개의 성장판뼈만 가진다. • 다른 발가락의 종자뼈는 정상 범위내에서 가능(대개는 발허리뼈와 사이에서)

• 각 골반뼈의 뼈되기는 하나의 뼈되기중심에서 일어난다(발뒤꿈치뼈는 제외).
• 발목뼈 : 뼈섬유성 굴도 뒤안쪽 복사뼈, 발뒤꿈치뼈, 목말뼈의 안쪽뼈, 굽힘근지지띠로 구성된다.
통과구조물 : 힘줄(뒤정강근, 긴발가락굽힘근, 긴엄지발가락굽힘근), 뒤정강동맥, 정강신경(굴내에서 눌린다.)

작은뼈들	
종자뼈들	• 발바닥쪽으로 돌기에 의해 분리된다(제 1발허리뼈머리).
안쪽(정강뼈 쪽)	• 굽힘운동기전의 부분적인 역할을 담당한다(짧은 발가락굽힘근에서).
가쪽(종아리뼈 쪽)	• 골절되거나 탈구가 생길수 있다.
덧발배뼈	• 발안쪽으로 돌출되어 통증유발 가능하다.
발세모뼈	• 발뒤꿈치 통증을 유발한다(발레선수 등).

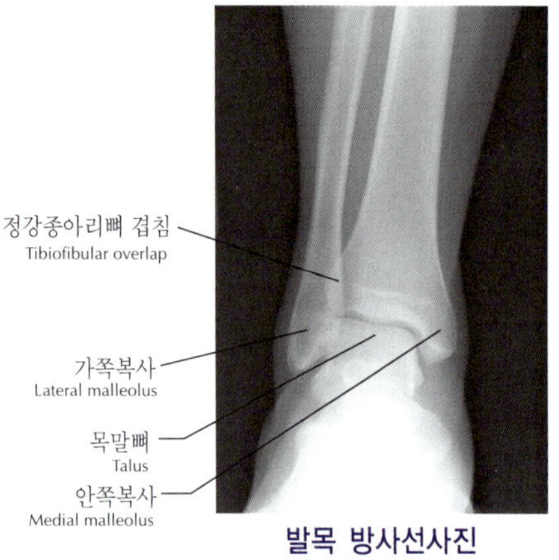

발목 방사선사진
Ankle x-ray

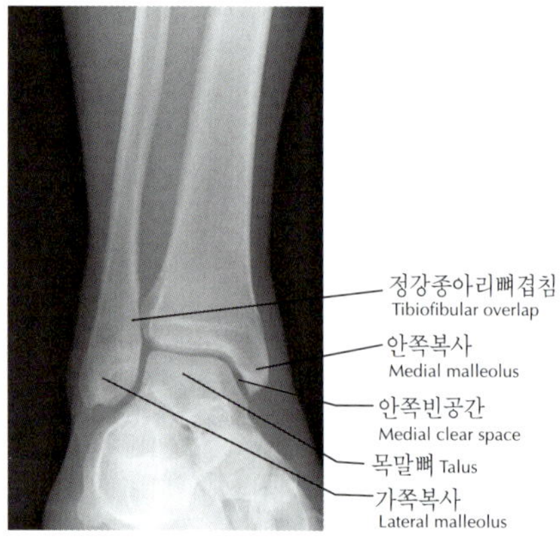

발목 방사선사진 모티스영상
Ankle x-ray, mortise

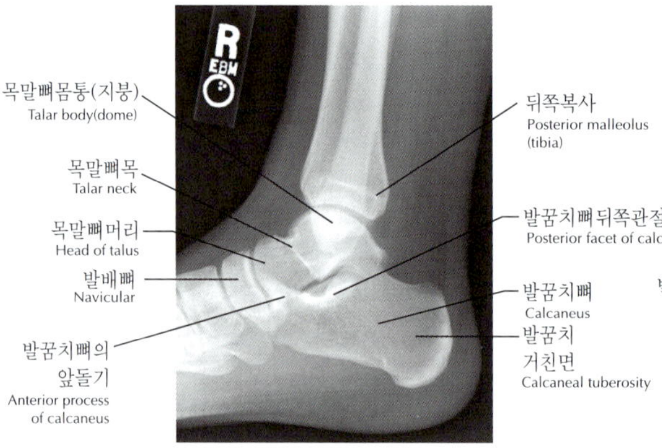

발목 방사선사진 가쪽
Ankle x-ray, lateral

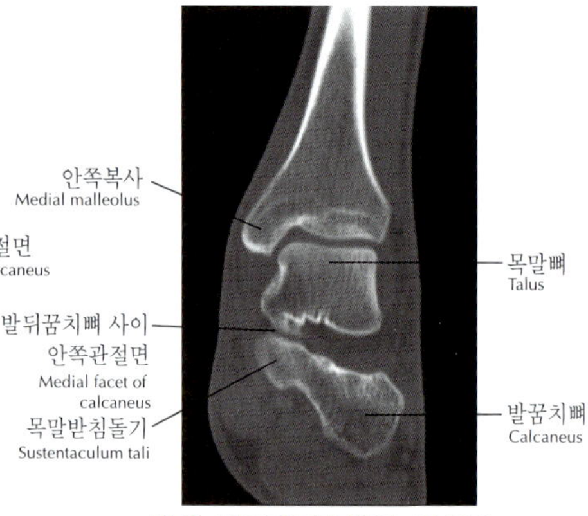

발목 컴퓨터단층촬영, 관상면
Ankle CT, coronal

방사선촬영	검사방법	소견	임상적용
		발목관절	
앞뒤쪽영상	복사 사이를 조사	발목관절(먼쪽정강뼈, 종아리뼈, 그리고 목말뼈)	골절, 부정정렬, 뼈관절염
옆면영상	복사 가쪽에서 조사	정강뼈(앞쪽순 및 뒤쪽복사), 목말뼈 지붕, 발뒤꿈치뼈, 목말밑관절	관절 : 정강뼈, 목말뼈, 발꿈치뼈 Bohler's 각도(정상 : 25－40°)
모티스(격자)영상	15° 안쪽으로 돌려 조사	발목격자 모티스 및 천장부 가장 잘 보이는 영상	골절; 벌어짐=인대손상
스트레스영상	바깥돌림 스트레스를 주면서 촬영	바깥돌림 : 인대결합부 벌어짐(정상은 6㎜ 이내). 안쪽빈 공간 벌어짐(정상은 4㎜ 이내). 안쪽번짐/기울임 : 관절공간의 벌어짐. 앞쪽/당김 : 앞쪽 목말뼈 불완전 탈구	바깥돌림 : 인대결합부 손상 삼각인대손상 안쪽번짐 : 가쪽곁인대손상(발뒤꿈치종아리인대) 앞쪽 : 가쪽곁인대손상(앞목말종아리인대)
		기타 검사법	
컴퓨터단층영상	축상, 이마면, 시상면	골절의 일치, 골절조각	골절내 골절 혹은 분쇄골절
자기공명영상	다양한 순차적 영상계획	인대, 힘줄, 그리고 연골	뼈연골질환등, 인대 혹은 힘줄 파열들
뼈스캔		모든 뼈 확인	스트레스성 골절 감염

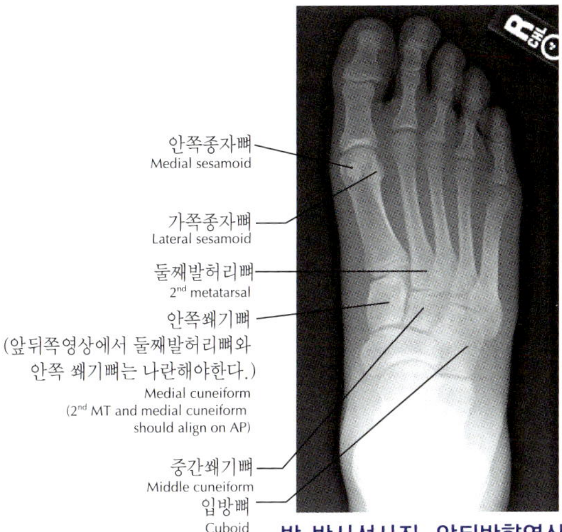

발 방사선사진, 앞뒤방향영상
Foot x-ray, AP

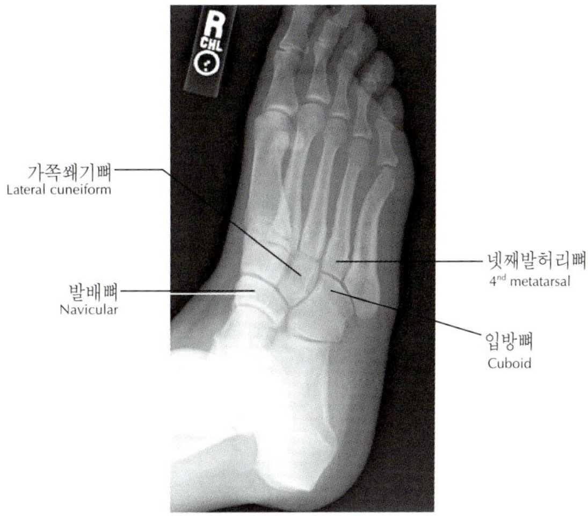

발 방사선사진, 비스듬영상
Foot x-ray, oblique

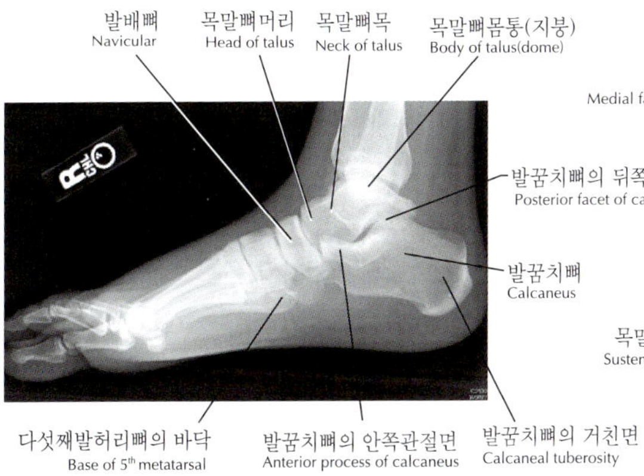

발 방사선사진, 가쪽영상
Foot x-ray, lateral

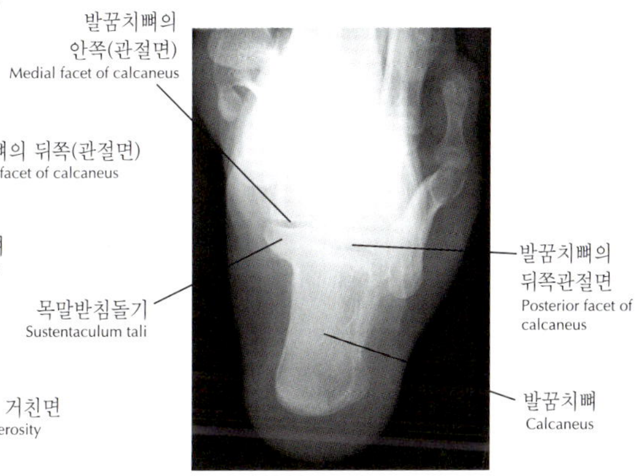

발 방사선사진 발꿈치영상
Foot x-ray, calcaneus

방사선촬영	검사방법	소견	임상적용
		발	
앞뒤방향영상	발등에 수직으로 촬영; 변형을 확인하기 위해 체중부하 촬영	발목뼈, 발허리뼈 그리고 발가락뼈; 둘째발허리뼈는 안쪽쐐기뼈와 정렬이 일치해야 한다.	중간 및 앞쪽의 발의 골절과 탈구 엄지발가락 가쪽번짐 각도를 측정할 때 사용
옆면영상	발뼈들을 가쪽에서 촬영	뒤쪽, 중간부 그리고 앞쪽부 발	골절 및 탈구들
비스듬 영상	45° 안쪽돌림되어 앞뒤쪽으로 촬영	발등 및 앞쪽 발, 발목발허리관절	넷째발허리뼈와 입방뼈와의 정렬
해리스 영상	발등을 굽힌 상태에서 발꿈치쪽으로 45° 촬영	발꿈치뼈의 거친면, 뒤쪽관절면	발꿈치뼈의 골절
기날영상	발을 15° 뒤집어서 15° 기울여 촬영	목말뼈목	목말뼈목의 골절
브로덴 영상	다리를 40° 안쪽돌림 상태에서 10°, 20°, 30°, 40° 각각 촬영	뒤쪽목말밑관절면	뒤쪽관절면의 골절 혹은 목말받침돌기의 골절
스트레스 영상	모으거나 벌리거나 안쪽번짐쪽은 가쪽번짐 앞뒤쪽으로 촬영	뼈와 관절의 정렬 상태	리스프랑(Lisfranc) 골절/탈구들
축상/종자뼈 영상	발등을 굽혀 발의 축을 따라서 촬영	종자뼈들과 종자뼈의 관절 상태	종자뼈의 골절 혹은 탈구

발목골절의 Lauge-Hansen 분류
Lauge-Hansen Classification of Ankle Fractures

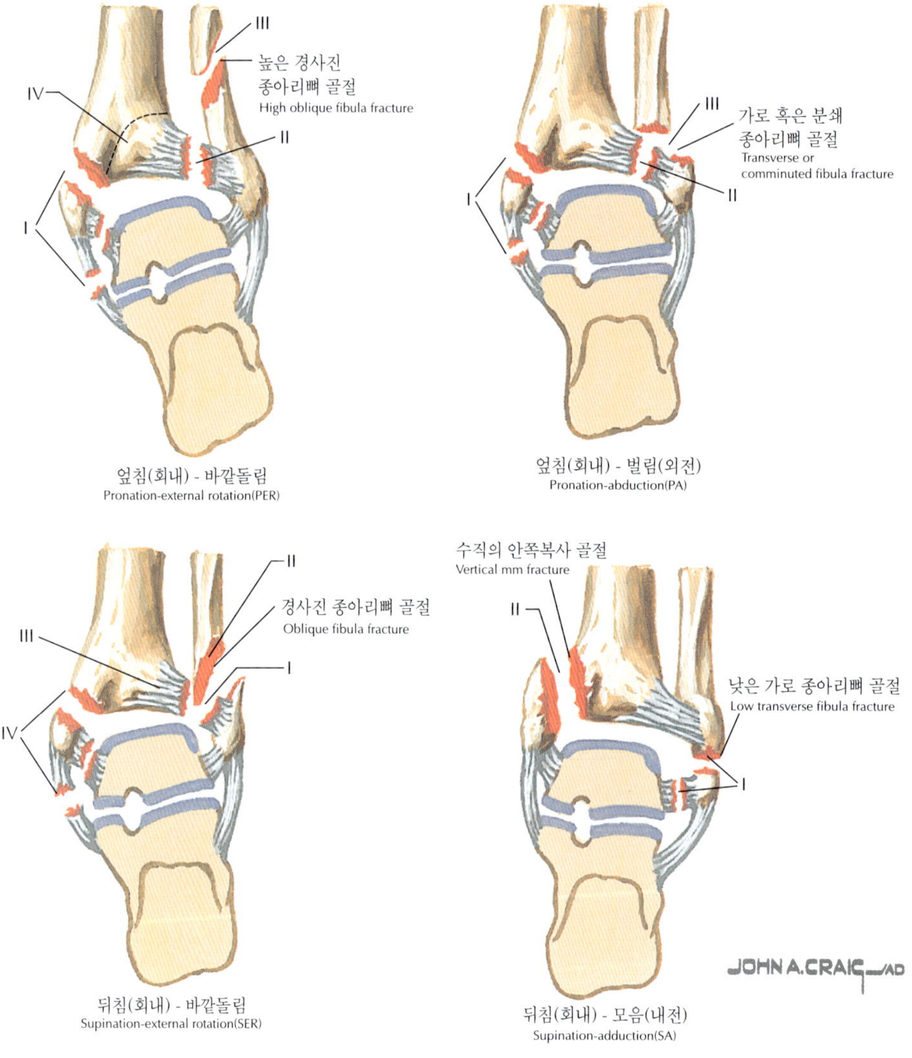

질환설명	병력 및 검사	분류	치료
발목관절 골절			
• 모든 연령에서 매우 흔하다. • 한쪽 혹은 양쪽 복사뼈에 이환 • 한곳 복사골절 : 안정골절 • 두곳 복사골절과/또는 인대 파열 : 불안정골절 • 격자의 완전하고 대칭적인 고정이 필요 • 종아리뼈 길이를 반드시 유지시켜야 한다.	**병력** : 외상, 통증, 부기, +/− 체중 부하 불가 **이학적검사** : 관절액 증가, 하나 또는 양쪽 복사 및 +/− 종아리뼈 윗부분에 강한 통증 **방사선검사** : 반복외상 시리즈 방사선 촬영 **스트레스방사선** : 만약 골절의 안정성이 의심된다면(특히 Weber B/바깥돌림 Ⅱ 에서)	**Weber/AO** : 종아리뼈의 골절 위치 **A** : 천장 먼쪽 **B** : 천장부 **C** : 천장부 위쪽 **Lauge – Hansen** : 손상 순서에 따라 4종류 **SA** : 뒤침/모음 Ⅰ – Ⅱ기 **SER** : 뒤침/바깥돌림 Ⅰ – Ⅳ기 **PER** : 엎침/바깥돌림 Ⅰ – Ⅳ기 **PA** : 엎침/벌림 Ⅰ – Ⅲ기	• 탈구 : 즉시 맞춤술 시행 • 안정/비전위골절 : 4~6주 단하지 석고 고정 • 불안정/전위골절/박리(찢김) : 열림되맞춤술 및 내고정술, 관절면 복구, 종아리뼈 길이 유지 불안정한 인대 결합부 손상에서는 인대 결합 고정 추가

부작용 : 외상성관절염/통증; 관절운동범위 감소 및 /또는 운동능력; 불안정성; 불유합/부정유합; 복합부위 통증 증후군

정강뼈 천장부 골절 및 Maisonneuve 골절은 9장, 무릎관절/하지부에서 확인

발꿈치뼈의 관절내 골절
Intraarticular Fracture of Calcaneus

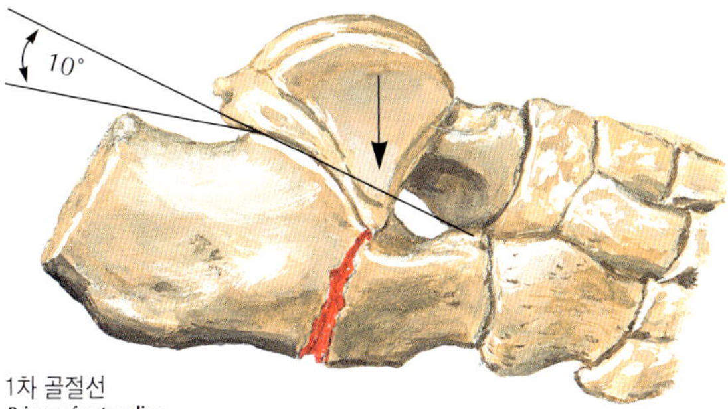

1차 골절선
Primary fracture line

목말뼈가 발뒤꿈치뼈쪽으로 파고 들었다.
주로 떨어져서 발꿈치로 착지할 때 생긴다.
뵐러각이 좁아졌다.

Talus driven down into calcaneus, usually by fall and landing on heel. Böhler angle narrowed

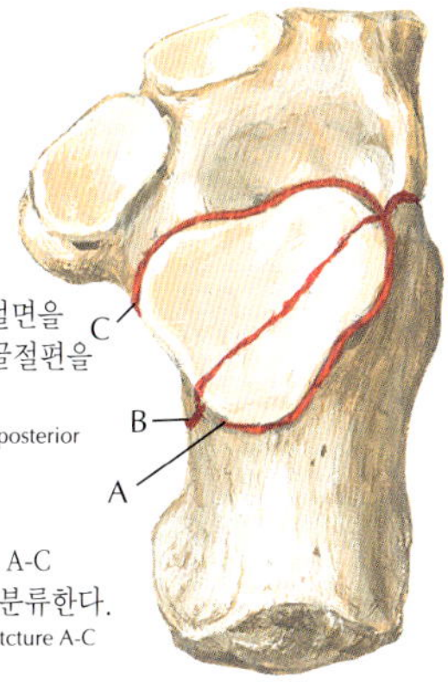

1차 골절선은 돌기사이관절면을 지나가며 앞안쪽, 뒤가쪽 골절편을 만든다.
Primary fracture line runs across posterior facet, forming anteromedial and posterolateral fragments

Saunders는 이골절은 A-C (가쪽에서 안쪽으로) 분류한다.
Saunders classified this fratcture A-C (lateral to medial)

Essex-Lopresti
Essex-Lopresti

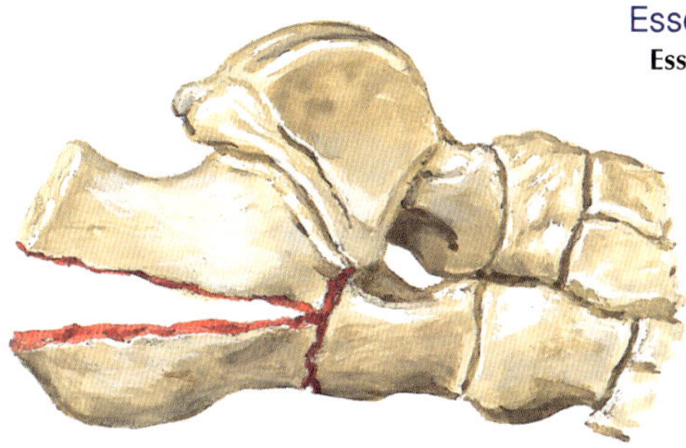

2차 골절선
Secondary fracture line

발꿈치뼈의 결절을 통해 확장되어 혀모양형 골절이 발생된다.
Often extends through tuberosity of calcaneus to produce **tongue-type fracture**

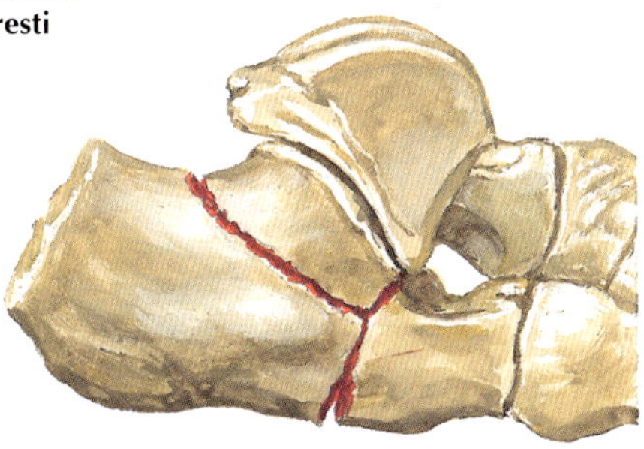

만약 2차골절선이 발꿈치뼈의 등쪽면까지 확장될 경우 관절함몰형이 발생한다.
If secondary fracture line extends to dorsal aspect of calcaneus, **Joint depression type** fracture results

질환설명	병력 및 검사	분류	치료
발꿈치뼈 골절			
• 가장 흔한 목말뼈 골절 • 기전 : 큰 축성 압박력, 높은곳에서 추락(자동차 사고, 추락) • 최대 관절내 골절 • 목말밑관절 관절내 골절 정동(특히 뒤쪽관절면) • 광범위 부종의 피부괴사 위험 • 척추 손상의 감소를 배제 • 불량한 예후와 장기간의 장애를 유발	**병력** : 외상, 체중부하를 하지 못함, 통증, 부기 **이학적검사** : 심한 부종과 활부종. 물집형성(+/−) 뒤꿈치의 넓어짐. 신경기능과 맥박 확인 **방사선검사** : 앞뒷면 사진, 가쪽사진(Böhler's 각도는 정상 25−40°), Harri's 사진 촬영 **자기공명영상검사** : 더 정확한 골절선 확인과 변위분쇄를 알기 위해	**관절외 골절** • 몸통, 거친면, 앞/안쪽돌기, 목말받침돌기 **관절내 골절** • ***Esspx −Lapresti*** ◦ 관절함몰형 ◦ 혀모양형 • ***Sanders*** : 관상 CT 영상에 따라 ◦ I−N : 얼마나 많은 골절면과 골절선이 있는지 ◦ A−C : 가쪽에서 안쪽으로	**관절바깥 골절 :** • 비전위골절 : 석고 10~12주 고정 • 전위 골절 : 경피적 핀고정 **관절안쪽 골절 :** • 비전위골절 : 석고 12주 고정 • 전위 골절 : 열림되맞춤 및 내고정술 • 분쇄형, 노인, 흡연자 : 폐쇄정복, 석고 고정 • 분쇄형, 육체노동자 : 일차적 목말 및 관절 고정술

합병증 : 피부/환부 상태 악화 (부종이 해결될때까지 수술연기), 부정유합(모음), 목말 및 관절염, 통증

목말뼈목 골절
Fracture of Talar Neck

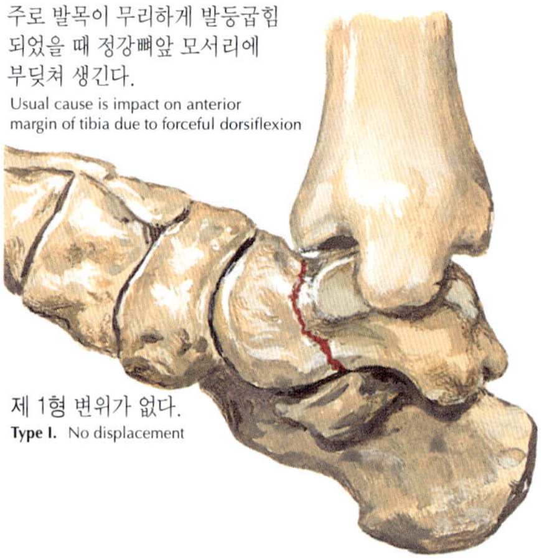

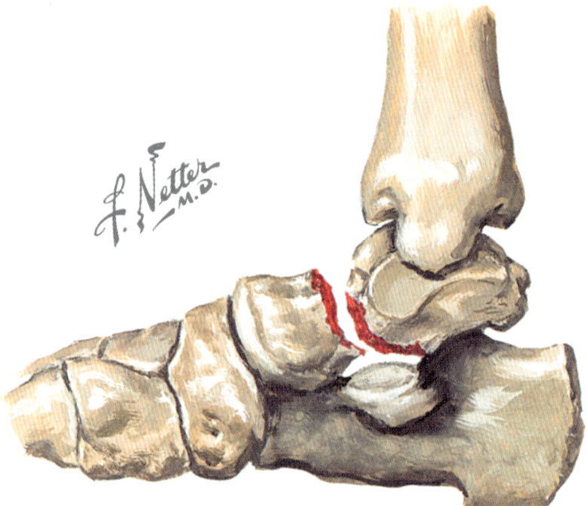

제 2형 목말뼈목 골절과 목말밑관절 부분탈구(혹은 탈구)가 동반된 경우
Type II. Fracture of talar neck with subluxation or dislocation of subtalar joints

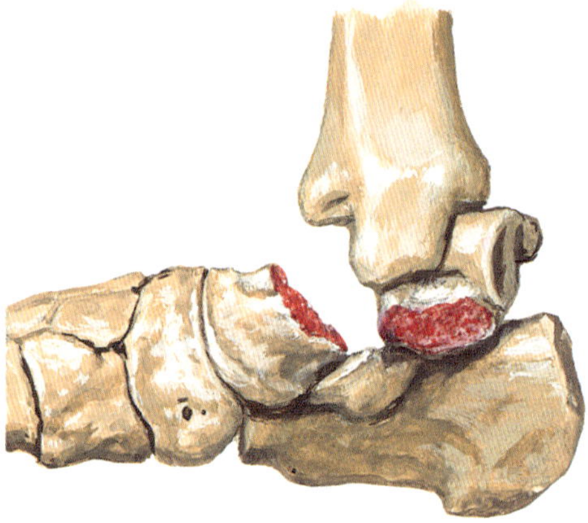

제 3형 목말밑 탈구가 동반된 목말뼈목골절
Type III. Fracture of talar neck with dislocation of subtalar and tibiotalar joints

질환설명	병력 및 검사	분류	치료
목말뼈목 골절			
• 손상기전 : 고에너지 손상(자동차 사고, 추락) • 목부위 골절이 가장 많다. • 목말뼈는 혈액공급이 원할하지 못하다. • 목골절은 무혈성괴사를 유발할 수 있다. • 변위된 목골절은 응급수술을 시행한다. • 무혈성 뼈괴사는 열림되맞춤술 및 내고정으로 감소된다. • Hawkins 징후가 있으면 무혈성뼈괴사가 아니다. • 가쪽돌기골절은 컴퓨터단층촬영에서 발견된다.	**병력** : 외상, 통증, 부종, 체중부하 불가능 **이학적검사** : 부종, 누름통증, 변형(+/−), 맥박 검사 **방사선검사** : 앞뒤방향, 가쪽면 Canale(목)과 Broden(뒤쪽관절)면 촬영을 한다. **Hawkins증후** : 관절 연골뼈 아래뼈의 흡수는 골절의 치료를 시사한다(방사선검사에서 음영감소). **자기공명영상검사** : 골절선을 더 잘보기 위해	**몸통**(천장) 뼈연골골절/손상 **머리** **돌기 : 바깥**(가쪽)뒤쪽 **목** : Hawkins 분류(무혈성 괴사 가능성 예측) Ⅰ : 비전위형(< 10%미만) Ⅱ : 목말 및 관절 탈구동반(40%) Ⅲ : Ⅱ + 정강목말관절 탈구동반(90%) Ⅳ : Ⅲ + 목말발배관절 탈구동반(100%)	**몸통/머리/돌기 골절들** • 비전위골절 : 석고 고정 • 전위 골절 : 열림되맞춤술 및 내고정 **뼈연골골절/손상** • 큰골절편 : 복원 • 작은/대부분 연골부 골절 : 관절경 죽은조직제거술 및 구멍뚫기 **목골절** • Type Ⅰ : 경피적 핀고정 • Type Ⅱ − Ⅳ : 열림되맞춤술 및 내고정

부작용 : 외상성 관절염 : 발목 및 목말밑관절 : 몸통의 무혈성 괴사(열림되맞춤술 및 내고정술을(+/− 뼈이식) 시행해서 빈도를 줄일 수 있다. 불유합/부정유합

발목-발허리 관절 복합체의 손상
Lisfranc fracture/dislocation

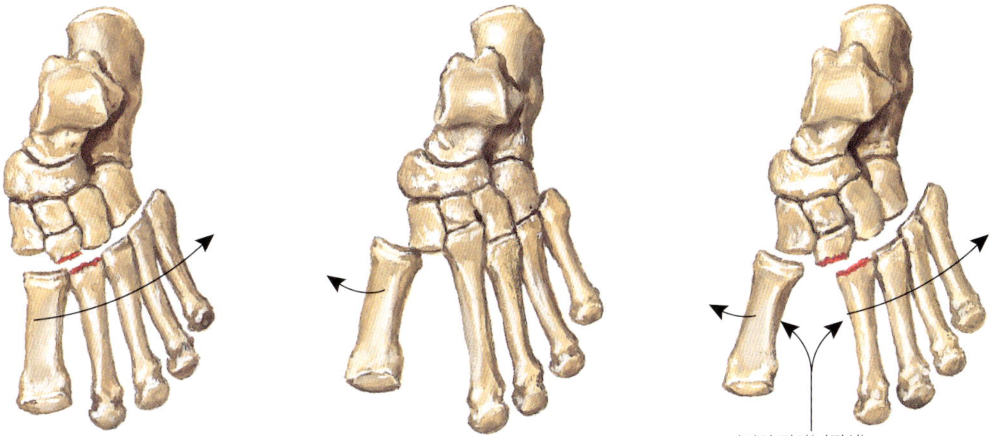

같은쪽 전위
Homolateral dislocation.
5개 발허리뼈 모두 같은 방향으로 전위됨. 둘째 발허리뼈 바닥의 골절
All five metatarsals displaced in same direction. Fracture of base of 2nd metatarsal

고립성 전위
Isolated dislocation
한 개 또는 두 개의 발허리뼈의 전위. 나머지는 정상위치
One or two metatarsals displaced; others in normal position

발산성 전위(퍼짐성)
Divergent dislocation
첫째 발허리뼈 안쪽으로 치우침되고 나머지는 위가쪽으로 전위됨.
1st metatarsal displaced medially, others superolaterally

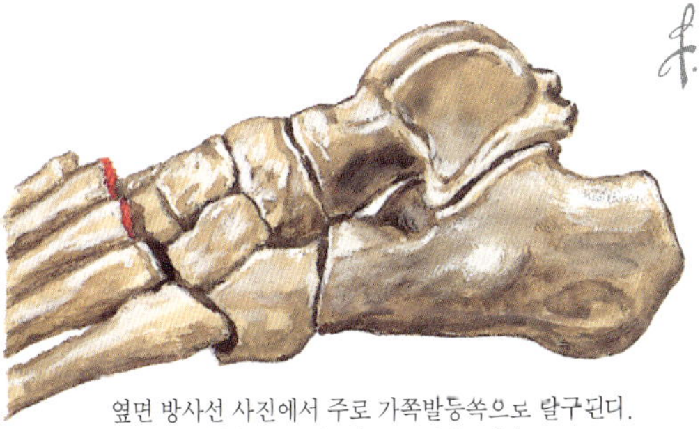

옆면 방사선 사진에서 주로 가쪽발등쪽으로 탈구된다.
Dorsolateral dislocation often best seen in lateral view

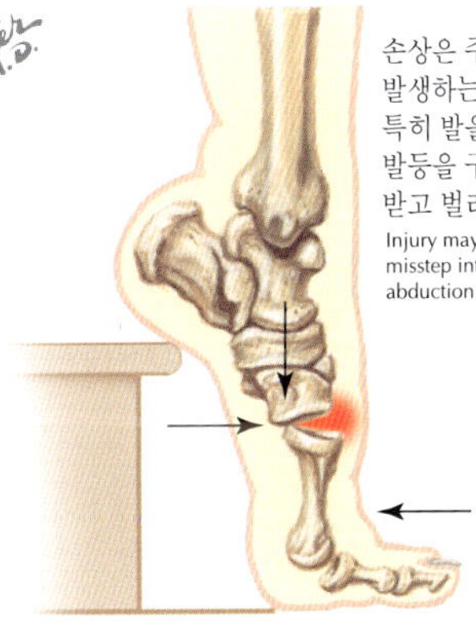

손상은 주로 사소한 손상에서 발생하는 것 같다.
특히 발을 잘못 짚어 구멍에 빠지면서 발등을 구부린 상태에서 축성압박을 받고 벌리는 힘을 받을 경우 발생한다.
Injury may occur from seemingly trivial event, eg. misstep into a hole with axial compression and abduction force on plantarflexion foot.

질환설명	병력 및 검사	분류	치료
발목-발허리 관절(Lifrance) 골절/탈구			
• 손상기전 : 발이 수직인 상태에서 가해진 축성압박 혹은 고정된 발에 대한 돌림력 • 몸쪽으로 올라와 있는 두번째 발허리뼈의 바닥은 관절의 안정성을 부여 • 골절이 발생 할 수도 혹은 순수하게 인대 손상만 발생하기도 • Fleck징후는 둘째발허리뼈 바닥에서의 Lisfranc인대의 찢김골절편을 시사한다. • 손상을 쉽게 놓칠 수 있다(진단). • 다른 발목뼈들도 이완 될 수 있다.	**병력** : 발바닥의 손상, 통증, 부종 **이학적검사** : 부종, 피하출혈 혈관 상대주의 검사 **방사선검사** : 앞뒤/옆면/비스듬 촬영; > 2㎜ 둘째 발허리뼈와 중간쐐기뼈 안쪽이 일직선으로 정렬되어야 한다. 체중부하 스트레스 경사가 필요하면 시행함.; 비교하기 위해서 **자기공명영상검사** : 일반적으로 시행되지 않음.	**방향에 따라** • 국한형 : 단 하나의 발허리뼈만 손상(주로 제 1혹은 제 2) • 같은 방향형 : 모든 발허리뼈들이 한방향으로 탈구 • 산개형 : 발허리뼈들이 다른 방향으로 탈구 *다른 많은 손상조합들이 발생 가능*	**비전위형 손상 :** • 비체중부하 석고 고정 : 8주 • 2㎜이상 전위는 수술고정 필요 **약간 전위 손상** • 비열림되맞춤술과 경피적 핀 고정 **전위형 손상** • 열림되맞춤술 및 내고정(나사 및 K-강선 고정) • 만약 필요하다면 예비적으로 바깥고정 장치 고정

합병증 : 외상후 관절염/통증, 변형된 걸음걸이/절름발이, 구획증후군(발등동맥의 첫째발 허리뼈 가지)

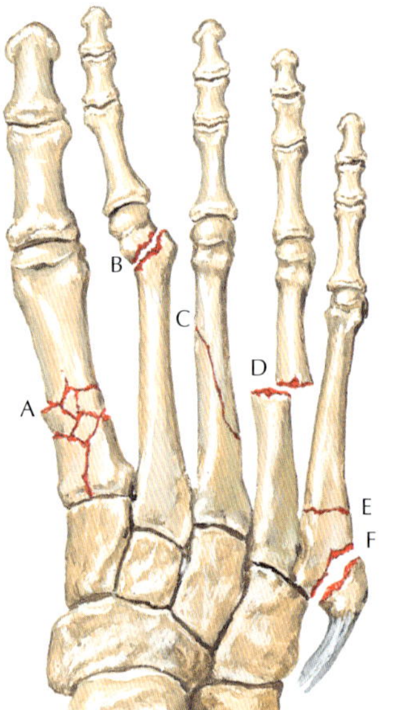

발허리뼈 골절의 유형
Types of fractures of metatarsal:

A. 분쇄골절 B. 전위된 목부위 골절 C. 빗골절
D. 전위된 수평 골절 E. 다섯째발허리뼈 바닥의 골절
F. 다섯째발허리뼈 융기의 견열(찢김) 골절

A. Comminuted fracture. B. Displaced neck fracture. C. Oblique fracture.
D. Displaced transverse fracture. E. Fracture of base of 5th metatarsal.
F. Avulsion of tuberosity of 5th metatarsal

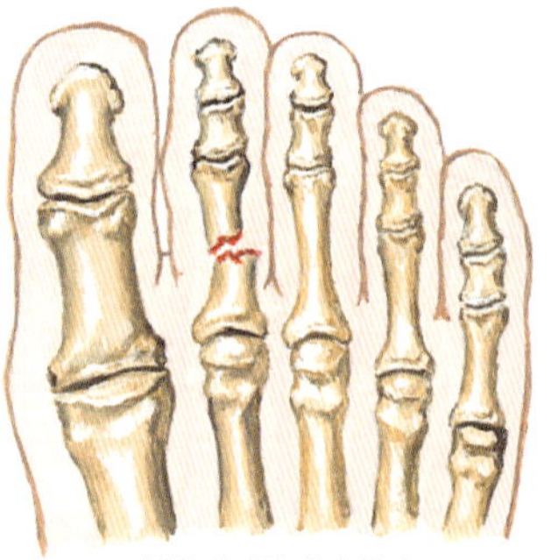

몸쪽 발가락뼈의 골절
Fracture of proximal phalanx

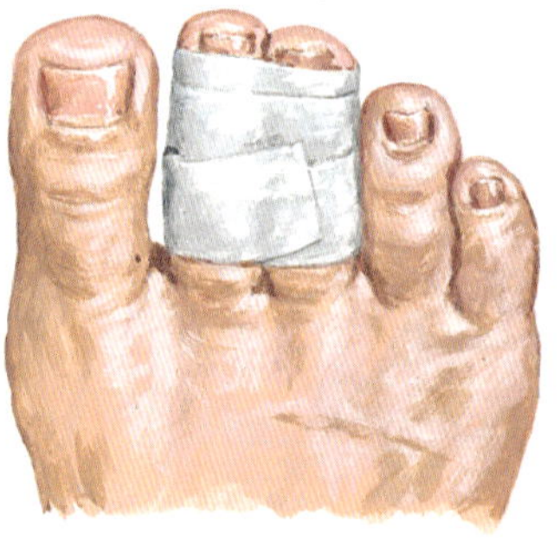

인접 발가락과 함께 테이프로 둘러싼 발가락뼈의 골절(버디 테이핑)
Fracture of phalanx splinted by taping to adjacent toe (buddy taping)

다섯째발허리뼈의 몸쪽 골절
Proximal fifth metatarsal fracture

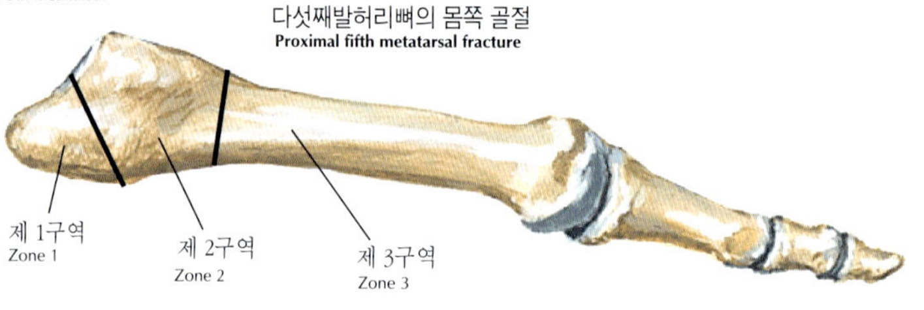

질환설명	병력 및 검사	분류	치료
		발허리뼈 골절	
• 대부분 심각하지 않은 손상 • 다섯째 발허리뼈의 몸쪽부분은 혈액순환 부전구역임. • 영양혈관 손상은 불유합을 초래할 수 있다. • 다섯째 발허리뼈 찢김 골절과 가쪽발바닥널힘줄 또는 짧은 종아리힘줄 • 달리기 선수에게서 스트레스 골절발생	**병력 :** 외상, 통증, 부종 **이학적검사 :** 부종, 피부밑 출혈, 누름통증 **방사선검사 :** 앞뒤가쪽 비스듬 촬영 **핵동위원소검사 :** 스트레스 골절을 평가하기 위해	**위치 :** 머리, 목, 몸통, 바닥 **다섯째발허리뼈 바닥골절** 제 1구역 : 찢김골절 제 2구역 : 뼈몸통사이 경계 골절 제 3구역 : 몸쪽뼈사이 골절	• 비전위골절 : 딱딱한 신발, 석고 고정 • 전위 각형성골절 : 경피적 핀 고정 혹은 열림되맞춤술 및 내고정 • 다섯째발허리뼈 바닥 ◦ 제 1구역 : 딱딱한 신발 ◦ 제 2구역 : 단하지석고 비체중부하 6~8주 ◦ 제 3구역 : 단하지석고 비체중부하 8주 열림되맞춤술 및 내고정 : 제 2, 3구역 : 엘리트 운동선수에서는 수술적 치료
합병증 : 불유합(특히 다섯째발허리뼈 몸쪽부분), 부정유합, 외상 후 관절염/통증			
		발가락뼈 골절	
• 대부분 심각하지 않은 손상 주로 발가락이 차이거나 발가락에 물체가 떨어지면서 발생함. • 수술이 필요한 경우가 많지 않다.	**병력 :** 외상, 통증, 부종 **이학적검사 :** 부종, 피하출혈 누름통증 **방사선검사 :** 앞뒤쪽 가쪽 비스듬 촬영	**위치** 머리 몸통 바닥	• 비전위, 최소전위 골절 : buddy테이핑과 딱딱한 신발 • 전위 1불안정 골절 : 경피적 핀 고정술 • 관절내 엄지골절 : 열림되맞춤술 및 내고정

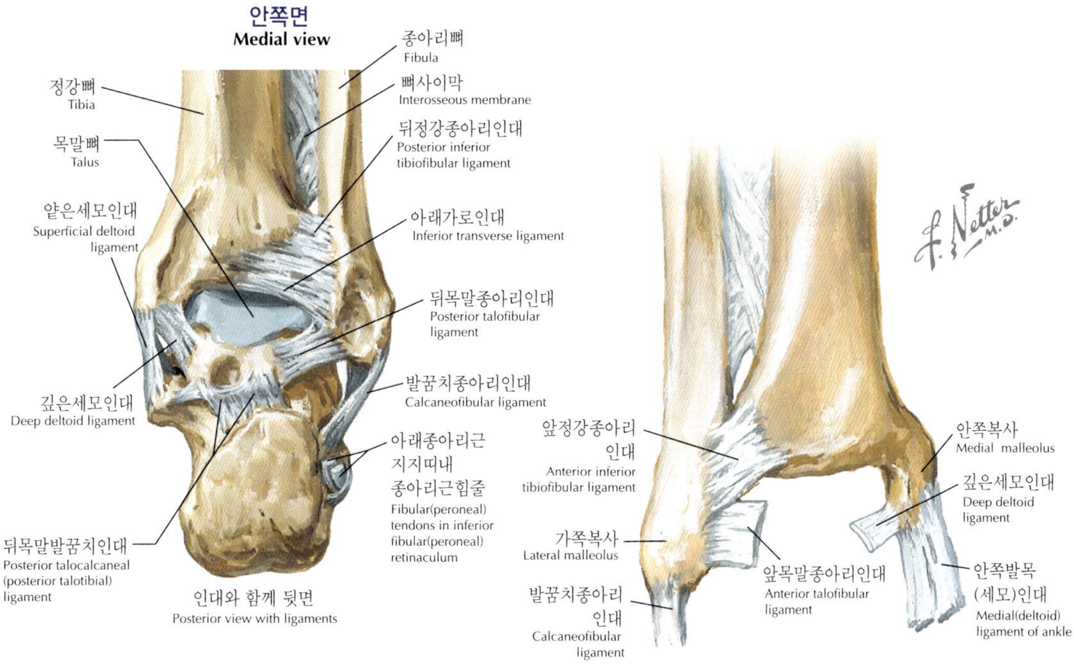

인대	부착	설명
	먼쪽정강뼈 – 종아리뼈	
인대결합	일차적인 발목의 지지 구조물	Weber C 골절과 위쪽 발목뻼에서 발생
◦ 앞아래 정강종아리 (AITHL)인대	앞정강뼈(앞결절)에서 먼쪽종아리뼈	강하고 경사진 인대, 찢김골절은 "Tillaux" 골절/뼈조각
◦ 뒤아래 정강종아리(PIT5L)인대	뒤정강뼈에서 먼쪽종아리뼈	약하고 뒤쪽복사에서 기원
◦ 아래가로인대(ITL)	뒤아래 정강종아리 인대의 아래 깊은곳	발목 격자의 뒤쪽을 지지
◦ 뼈사이인대(IOL)	가쪽정강뼈에서 안쪽종아리뼈	뼈사이막의 연장으로 강한 지지력과 두께
만약 인대 결합(syndesmosis)가 손상되면 발목의 격자가 손상됨. 목말뼈에 단단히 부착된 종아리뼈가 가쪽으로 전위된다.		
	발목관절	
발목관절은 경첩관절이며 일차적으로 발바닥굽힘과 발등굽힘을 제공한다. 관절운동범위는 발등굽힘은 20° 발바닥굽힘은 50°		
관절 주머니	정강뼈와 종아리뼈에서 목말뼈로	발목의 다양한 정도의 안정성을 제공
가쪽 ◦ **앞정강종아리인대(ATFL)**	가쪽 복사에서 다음으로 부착 목말뼈의 목부분	앞/뒤 정강종아리인대는 관절주머니가 두꺼워진 부위이다. 앞쪽전위에 저항하고 발목삠이 가장 흔히 발생하는 부위이다.
◦ **발꿈치종아리인대(CFL)**	발꿈치뼈의 거친면	종아리근힘줄안쪽에 위치하고 안쪽번짐에 저항하고 2번째로 쉽게 손상받는 인대
◦ 뒤정강종아리인대(PTFL)	목말뼈(뒤쪽돌기)	튼튼하고 파열되는 경우는 드물다. 뒤쪽돌기의 가쪽 거친면에 붙는다(부착된다).
안쪽 : 발목세모인대(4부분) **얕은발목세모인대** ◦ 앞쪽정강발목부분 ◦ 정강발배부분 ◦ 정강발꿈치부분	 안쪽복사의 앞둔덕에서 다음으로 부착 앞안쪽 목말뼈 발배뼈 거친면 목말받침돌기	안쪽복사에서 기원 발목의 가쪽번짐에 저항 가장 약하고 충돌이 발생할 수 있다(Imping–ement). 다음 목말뼈머리의 안쪽이동을 막는 역할 얕은발목세모인대에서 가장 강한 부분이며 가쪽번짐에 저항함.
깊은 발목세모인대 ◦ 뒤쪽정강발목부분	안쪽복사의 뒤둔덕에서 다음으로 부착 안쪽목말뼈 및 안쪽돌기	바깥돌림과 가쪽이동에 저항한다 거의 수평적이며 발목세모인대에서 가장 튼튼한 부분이다.

오른발: 가쪽면
Right foot: lateral view

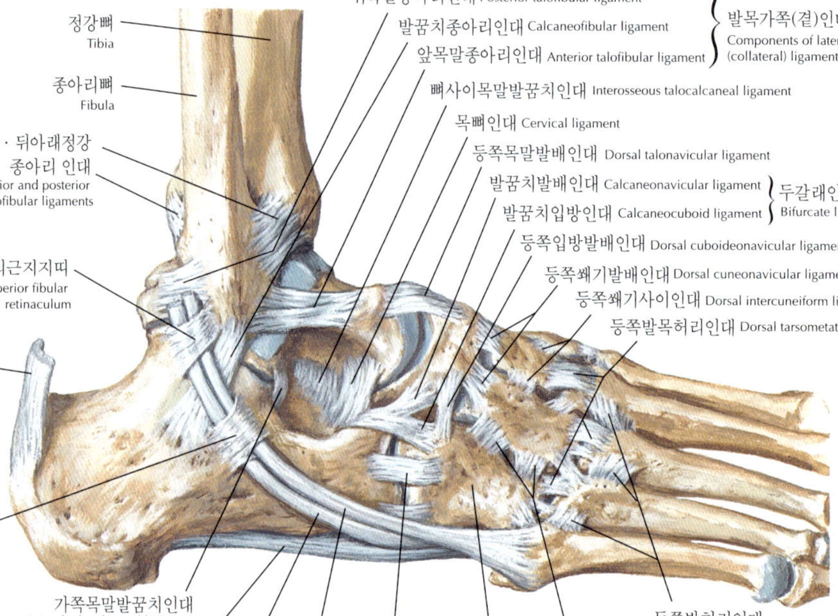

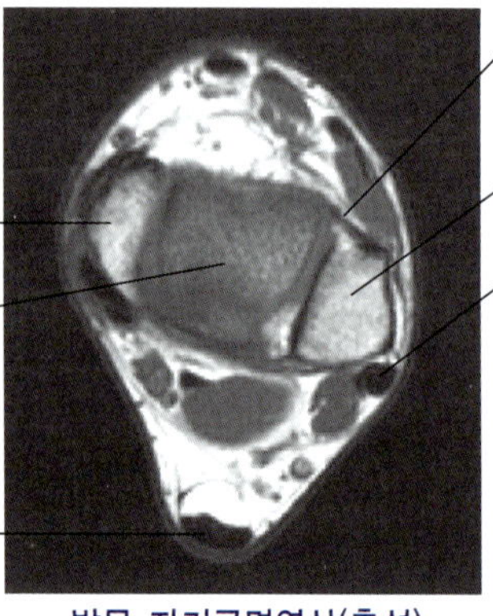

발목 자기공명영상(축성)
Ankle MRI, axial

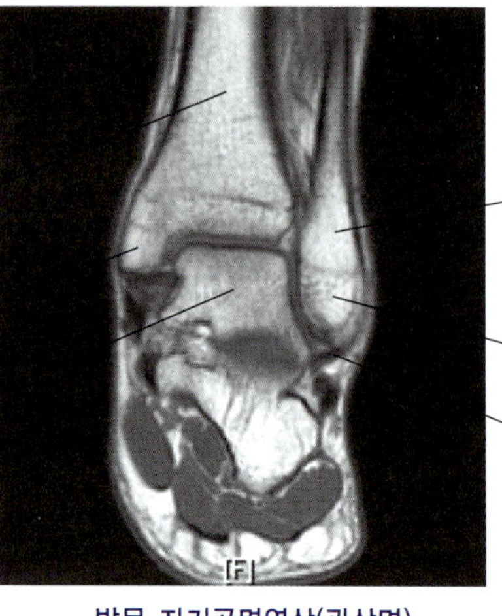

발목 자기공명영상(관상면)
Ankle MRI, coronal

오른발: 안쪽면
Right foot: medial view

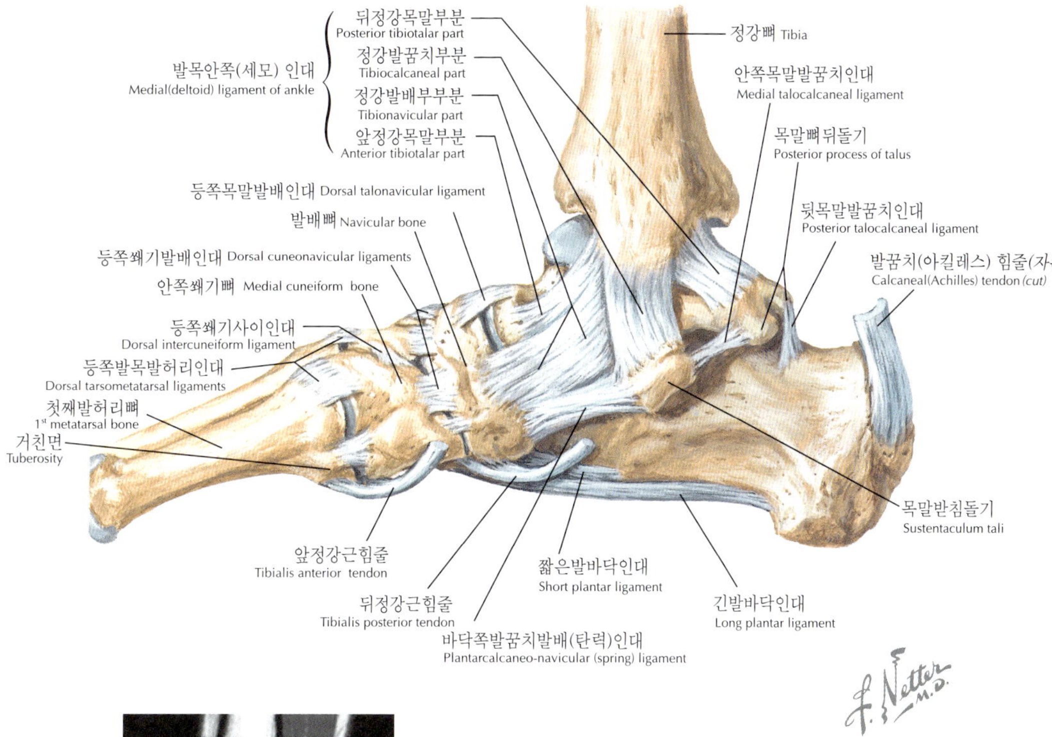

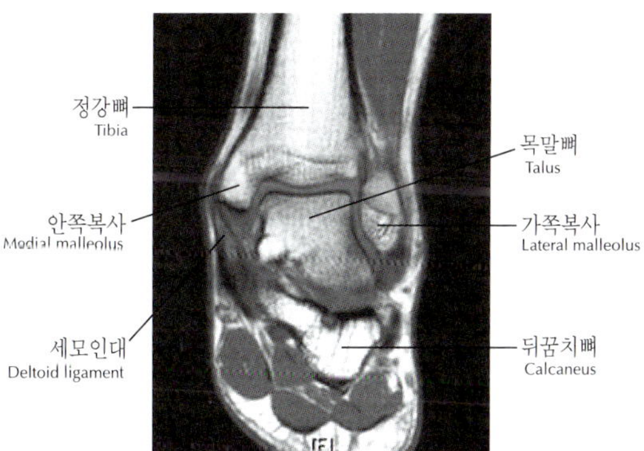

발목 자기공명영상 삼각형
Ankle MRI, deltoid

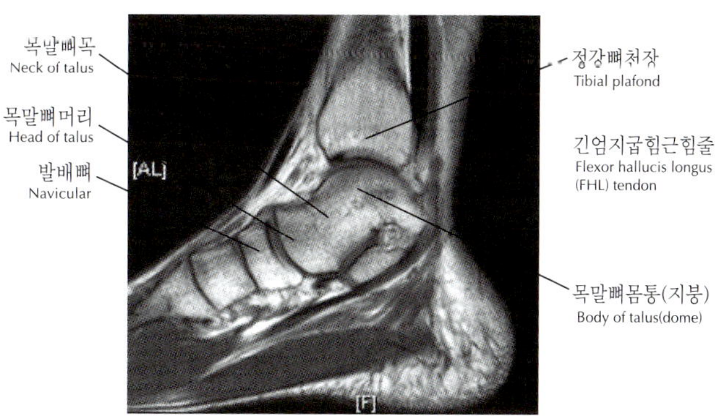

발목 자기공명영상, 시상면
Ankle MRI, sagittal

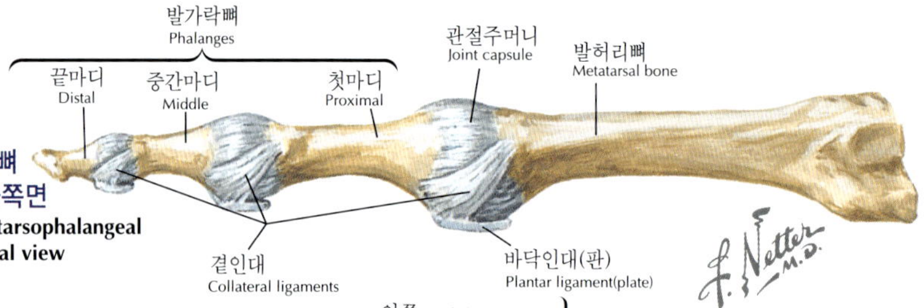

발허리발가락관절과 발가락뼈 사이관절주머니와 인대 : 가쪽면
Capsules and ligaments of metatarsophalangeal and interphalangeal joints: lateral view

발바닥 면
Plantar view

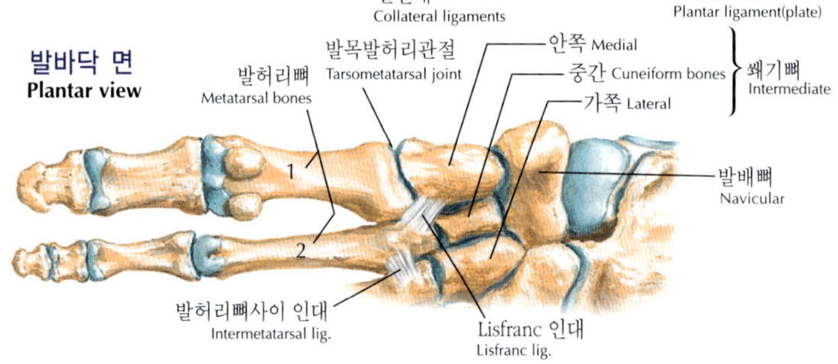

인대		설명
목말관절사이		
목말밑관절(목말발꿈치관절)		
3개의 관절면, 안쪽번짐과 가쪽번짐 뿐 아니라(예; 평탄하지 않은 길을 걸을때) 돌림까지 허용한다.		
외인성	• **발꿈치종아리인대**	• 목말밑관절의 일차적 지지. 또한 발목관절의 주된 지지역할
내인성	• **목말발꿈치인대**	• 발목뼈굴에서 가장 강한 지지 구조물 손상은 만성불안정증의 원인이 된다.
	• **목인대**	• 비교적 튼튼한 지지구조물, 또한 발목뼈굴안에 위치
관절주머니 두꺼워짐	• 안쪽목말발꿈치인대	• 안쪽거친면에서 목말받침돌기까지, 약간의 지지만 제공
	• 바깥목말발꿈치인대	• 발꿈치종아리 인대 깊은곳, 약간의 지지만 제공
기타	• 아래종아리근지지띠	• 발목뼈굴 안에 다수의 부착부 존재
탈구 : 폐쇄되맞춤술은 짧은 발가락 폄근 또는 뒤정강근힘줄에 의해 방해될 수 있다.		
가로발목/목말가운데관절(Chopart' s)		
두 개의 관절 : 목말발배관절, 발꿈치입방관절, **운동** : 벌림/모음, **기능** : 발과 목말 밑 관절 위치에 따라 **가쪽번짐(Eversion)** : 관절이 평행하며, 운동을 허용한다(유용한). 초기입각기에 발생/발꿈치 닿기(heel strike) **안쪽번짐(Inversion)** : 관절이 평행하지 않으며 운동이 없음.(경직된 관절은 발을 견고한 지렛대로 만들어준다.)/주로 뒤입각기에 발생/발가락 떨어짐(toe off).		
목말발배관절		
볼록한 목말머리가 오목한 **발배뼈와 관절**(발의 절구), 고도의 상합성(일치하는) "절구관절"(Ball & Socket type joint)		
바닥발꿈치발배 (탄력)인대		• 목말받침돌기에서 발배뼈에 부착; 목말뼈의 발바닥쪽을 지지하는 강한인대이다.
등쪽목말발배인대		• 발등쪽 지지
발꿈치발배인대		• 두갈래인대의 한쪽
발꿈치입방관절		
발꿈치입방관절		• 두갈래 인대의 한쪽
발등쪽 발꿈치입방인대		• 발등쪽 지지, 약한강도
바닥쪽 발꿈치입방(짧은발바닥)인대		• 발바닥을 강하게 지지하고 목말받침돌기에서 발바닥쪽 입방뼈까지 연결
발꿈치 입방발허리(긴발바닥)인대		• 다수의 부착부를 가지고 다수의 관절을 지나간다.
긴종아리힘줄이 이관절을 지나가고 안정성을 보조한다.		
기타 발목관절들		
이 관절의 각각은 해당관절의 이름에 해당하는 발등쪽, 발바닥쪽 뼈사이인대들을 가지게 된다.		
입방발배관절 쐐기발배관절 쐐기뼈사이관절 쐐기입방관절		• 이들 관절은 작고 운동범위가 매우 작으며 임상적인 중요성이 떨어진다. • 발바닥 인대들이 가장 강하다.

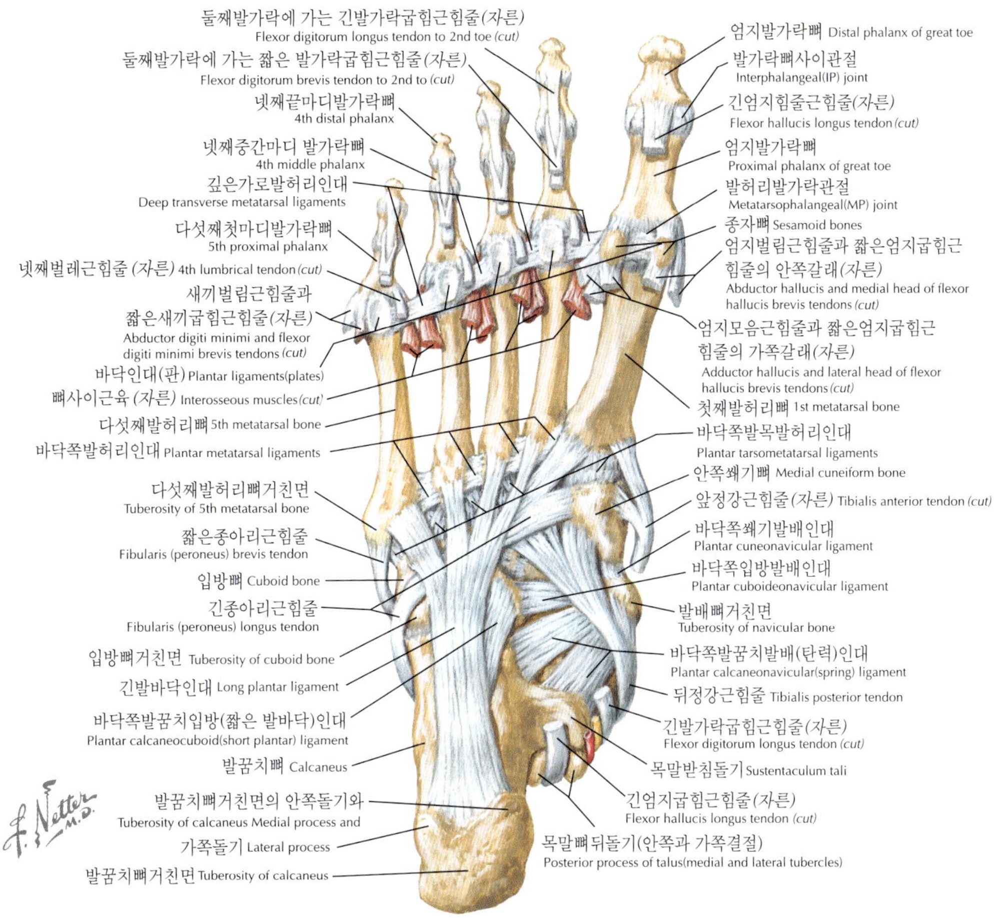

인대	설명
기타 관절들	
목말발허리(Lisfranc)관절	
활주관절(Gliding joints) 발의 가로활를 구성한다. 둘째발허리뼈 바닥이 "Key stone"이다.	
발허리뼈사이인대	• 제 2~5발허리뼈사이에 존재하며 제 1, 2발허리뼈 사이에는 없다.
Lisfranc인대 : 안쪽쐐기뼈에서 둘째발허리뼈까지	• 관절의 일차적인 안정화구조물이며, 찟김골절일 경우 "Fleck" 징후 관찰됨.
발등 발바닥 뼈사이 목말발허리 인대	• 발바닥 인대가 가장 튼튼하다.
발허리발가락관절	
융기관절	
사이곁인대	• 강한 안쪽과 바깥쪽 지지; 가쪽번짐 및 안쪽번짐을 제한
발바닥판	• 일차적인 지지구조 발허리뼈 목의 느슨한 시작부와 몸쪽발가락뼈의 단단한 닿는 곳 • 과도한 폄손상에서 손상됨(발허리뼈에서 찢김), 잔디 발가락(turf toe) • 종자뼈들은 짧은엄지굽힘근내에 발바닥판에 부착됨.
깊은가로발허리인대	• 발허리뼈를 사이에 신경이 압박될 수 있다(Morton' s neurouma). • 제 1, 2인대는 가쪽 종자뼈를 붙으며 가쪽 종자뼈의 안정성에 기여한다.
종자뼈사이인대	• 두종자뼈 사이를 지나며 종자뼈들을 안정시킨다.
엄지벌림근힘줄과 엄지모음근힘줄	• 몸쪽발가락뼈의 힘줄의 닿는 곳은 안가쪽 관절의 안정성에 추가적으로 기여한다.
발가락뼈사이관절	
경첩관절	
관절주머니	• 일차적인 안정성을 부여한다.
발바닥판과 사이곁인대	• 안가쪽 발바닥에 부가적 안정성을 부여한다.

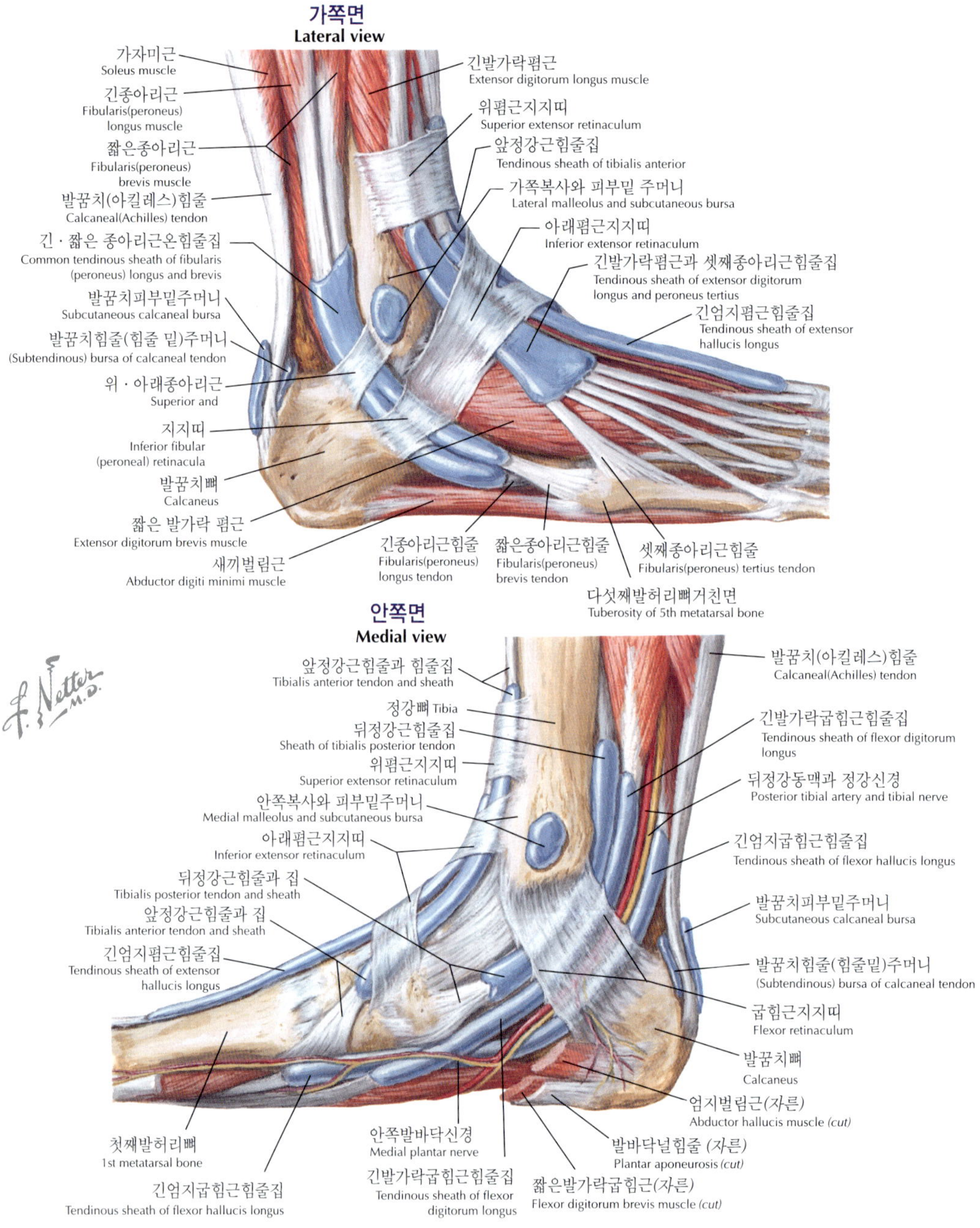

구조물	기능	설명
위폄근지지띠	발목관절 앞쪽의 힘줄, 신경, 혈관을 덮고 있다.	아래 종아리뼈에서 정강뼈 안쪽에 붙는다.
아래폄근지지띠	발 앞쪽의 힘줄등 구조물을 덮거나 둘러싸고 있다.	Y자 모양, 발꿈치뼈에서 안쪽복사, 발배뼈에 부착 안쪽복사에서 발꿈치뼈에 부착
굽힘근지지띠	뒤쪽의 힘줄을 덮는다.	위 : 안쪽복사에서 발꿈치뼈에 부착
위아래종아리근지지띠	발의 뒤쪽에서 가쪽의 힘줄, 힘줄막을 덮고 있다.	아래 : 아래폄근 지지대에서 발꿈치뼈에 부착 염증 시 : 발바닥근막염
발바닥널힘줄	세로활을 지지한다.	결절이 발생 가능

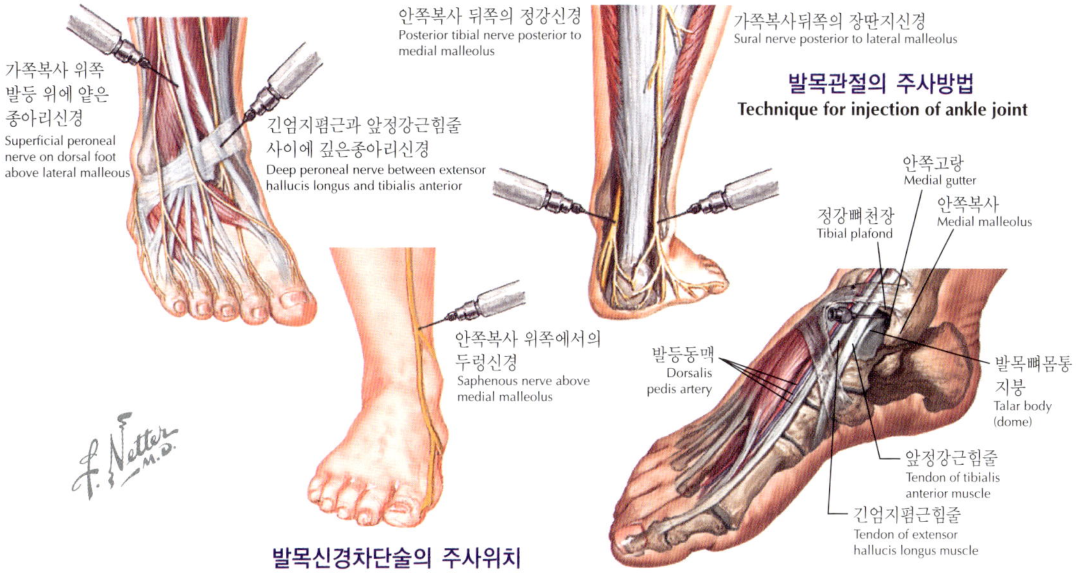

발목관절의 주사방법
Technique for injection of ankle joint

발목신경차단술의 주사위치
Injection sites for ankle block

순서

발목 관절주사

1. 환자에게 약물 과민성 병력에 대해 묻는다.
2. 발을 발바닥쪽으로 굽히고 안쪽복사를 촉진한 후 앞정강근힘줄과 안쪽복사 사이고랑을 확인한다.
3. 발목 관절위 피부를 무균소독한다(iodine/항균용액).
4. 피부를 국소마취한다(시술 부위만 마취).
5. 고랑/발목관절(힘줄의 안쪽, 정강뼈 아래관절면, 안쪽복사에 직각으로 20게이지 바늘을 삽입한다. 부드럽게 발목을 당겨 관절로의 진입을 수월하게 한다. 관절액을 흡입한다. 만약 감염이 의심스러우면 그람 염색과 균배양을 위해 관절약을 검사실로 보낸다. 혹은 관절안으로 주사 할 수도 있다. 바늘이 관절내에 위치하면 쉽게 흘러나온다.
6. 주사 부위를 흡인 소독한다.

발목 신경차단

5개의 각각의 신경을 차단한다. 필요한 마취부위에 따라 부분 혹은 전체의 신경을 차단한다.

1. 환자에게 약물과민성 병력에 대해 묻는다.
2. 복사뼈 아래 위로 발목관절 주위를 둘러싸듯이 피부를 소독한다(Iodine/항균용액).
3. 국소마취제를 22에서 25게이지 바늘을 가진 주사기를 준비한다.
4. **얕은종아리신경** : 가쪽복사와 중간축 사이에 발목관절의 앞가쪽으로 적어도 3 – 4㎝에 걸쳐 팽륜(진)을 만들며 주사한다.
5. **깊은종아리신경** : 앞정강근힘줄과 긴엄지폄근을 촉진한다. 바늘을 인대사이를 통과하여 뼈까지 도달시켜서 약간 뒤로 뺀다. 주사기를 흡입하여 앞정강동맥에 바늘이 위치하지 않은 것을 확인한 다음 2 – 3㎖의 마취약을 주사한다.
6. **두렁신경** : 발목의 앞쪽 안쪽 복사사이에 2 – 3㎝에 걸쳐 팽륜진을 만들며 주사한다.
7. **정강신경** : 뒤쪽정강동맥의 맥박과 긴엄지굽힘근힘줄(가능하다면), 발꿈치힘줄을 촉진한다. 안쪽 복사뒤로 바늘을 동맥뒤로 긴엄지굽힘근힘줄과 발꿈치힘줄 앞으로 뼈까지 도달한 다음 약간 뒤로 뺀다. 바늘이 뒤쪽정강동맥으로 들어가지 않은 것을 확인한 다음 2 – 3㎖의 마취약을 주사한다.
8. **장딴지신경** : 가쪽복사와 발꿈치힘줄 사이로 발목의 뒤가쪽으로 2 – 3㎝에 걸쳐 피하 팽륜(진)을 만들며 주사한다.
9. 주사부위를 흡인소독한다.

발가락 신경차단

1. 환자에서 약물과민성 병력에 대해 묻는다.
2. 가까운 발등쪽 발가락부위와 인접한 발가락 사이 공간을 소독한다(Iodine/항균용액).
3. 에피네프린이 있는 마취용액을 준비하고 25게이지 바늘을 준비한다.
4. 몸쪽발가락뼈의 안가쪽 경계를 따라 바늘을 삽입하고 발바닥쪽까지 바늘을 넣은 다음 바늘의 혈관 침범여부를 확인하기 위해 흡입을 해본다. 바늘을 발등쪽으로 천천히 빼면서 마취약을 투여한다. 각각의 발가락에 2 – 3㎖의 마취약이 적절하다 몸쪽발가락의 발등쪽으로 팽륜(진)을 만들면 마취에 도움이 된다.
5. 제한된 공간에 너무 많은 마취약이 투여되지 않도록 주의한다.
6. 주사부위를 흡인소독한다.

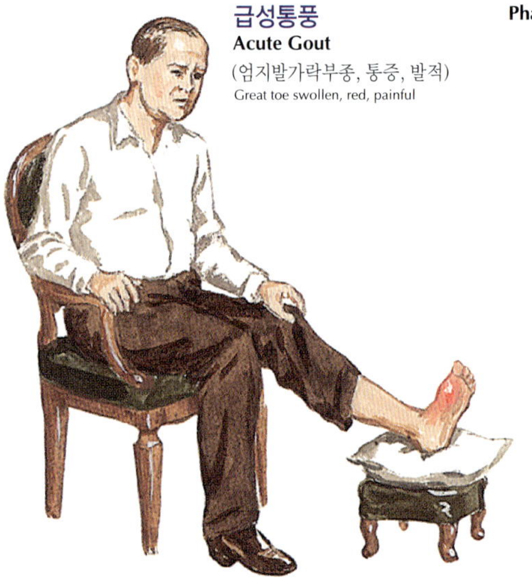

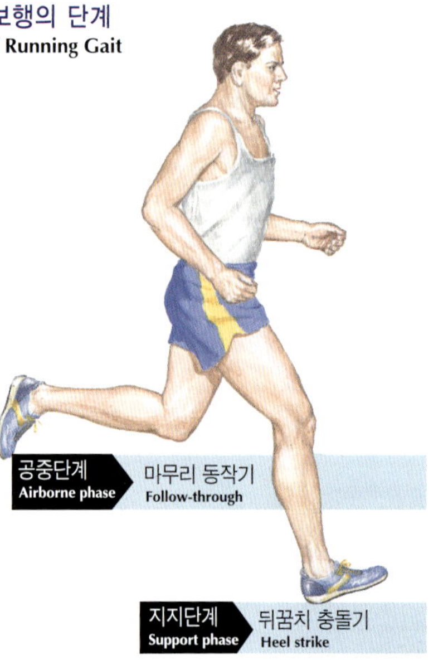

질문	답변	임상적용
1. 나이	젊다.	삠 골절
	중년, 노년	과사용손상, 관절염, 통풍, 엄지발가락가쪽휨증, 망치발가락
2. 통증		
a. 발병	급성(덜 흔하다.)	골절, 삠, 탈구
	만성	대부분의 발/발목관절 질환은 만성, 달리기선수들
	발목 삠 이후	
b. 부위	발목 부위	골절, 관절염, 불안정증, 뒤정강근힘줄염
	뒤쪽발 부위	골절, 발꿈치뼈뒤주머니염, 발꿈치힘줄염, 관절염
	발바닥 부위	발바닥근막염, 신경압박, 궤양, 발허리뼈통증
	발허리 부위	목말뼈의 관절염, 골절, 뒤정강근힘줄 기능부전
	앞발 부위	골절, 발허리뼈 통증, Morton 신경증, 망치발가락 변형
	제 1발허리발가락관절	엄지발가락가쪽휨증, 엄지발가락굳음증, 종자뼈염증, 골절, 잔디발가락변형, 통풍
c. 통증악화 시간	양쪽	전신질환 이환 여부확인, 류마티스, 사르코 - 마리 - 투스(CMT)병등
	아침통증	발바닥근막염(스트레칭으로 증세호전)
	운동시	과사용손상(스트레스 골절, 힘줄염, 윤활주머니염)
3. 관절강직	잠금 증상 없음	발관절삠, 류마티스관절염
	잠금 증상 동반	관절 유리체
4. 종창(부기)	예	골절, 삠, 관절염, 통풍
5. 외상	체중부하 가능	삠 ,타박, 가벼운 골절
	체중부하 불가능	골절, 발목, 목말뼈 ,발허리뼈
	추락	발꿈치뼈 골절, 정강뼈천장 골절
6. 활동정도/직업	운동, 반복운동	발꿈치힘줄염, 과사용손상(예; 스트레스 골절)
	하루종일 서있는 직업	과사용손상(힘줄염, 윤활주머니염)
7. 신발형태	꼭끼는/좁은 신발	엄지발가락가쪽휨증(건막류, 여자에 많다.)
8. 신경학적 증상	통증, 무감각, 저린감	발목굴(족근관)증후군, 당뇨병성신경병증, 기타신경압박
9. 전신질환의 과거력	발에도 증상이 있음.	당뇨, 통풍, 말초혈관질환, 류마티스질환, 라이터증후군

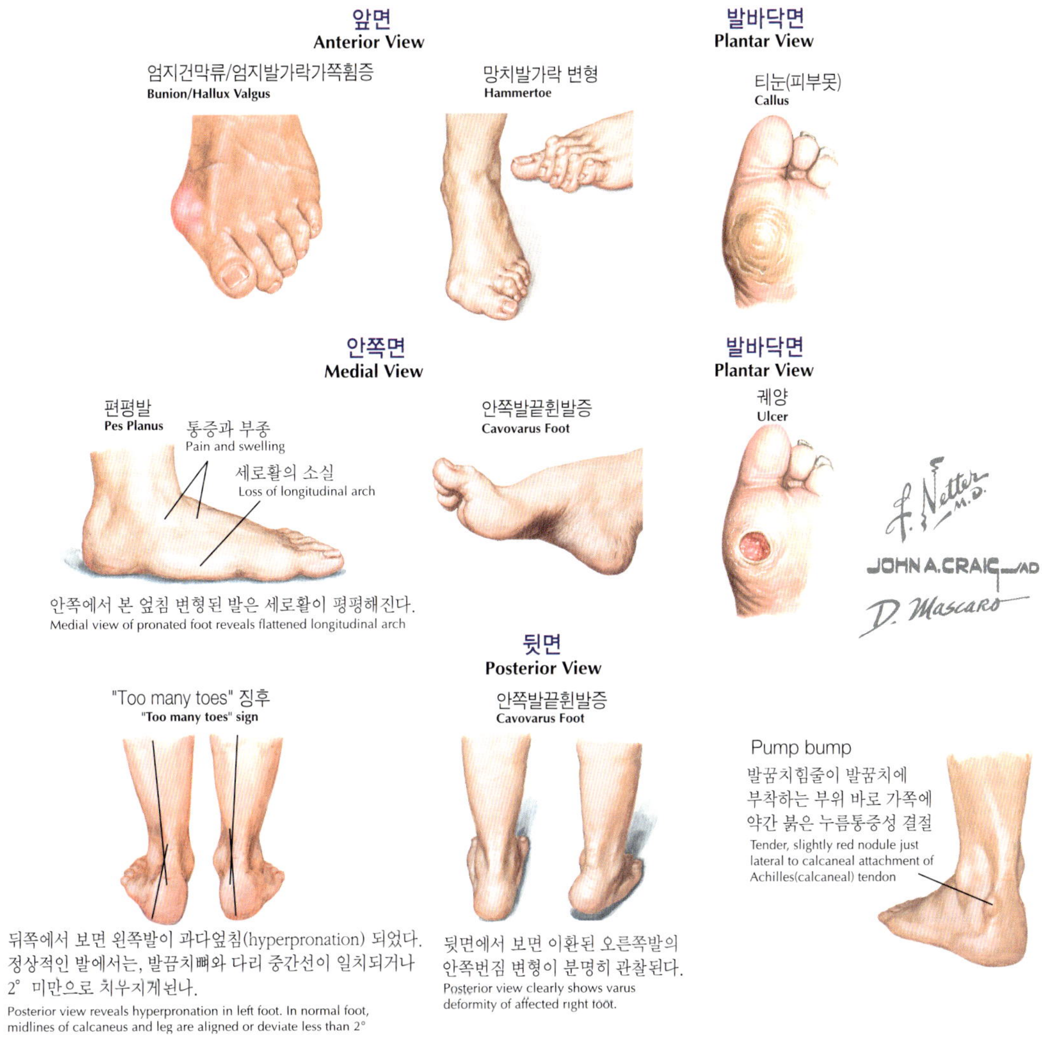

검사	검사방법	임상적용
		검사
발(체중부하)	앞에서 관찰	엄지발가락가쪽휨증(건막류), 망치발가락 변형, 기타변형들(안쪽휜발증, 발허리뼈안쪽모음증)
	뒤에서 관찰	약간의 바깥모음이 정상이다 : "pump – bump" 는 발꿈치힘줄옆에서 보일 수 있다. 증가된 바깥굽음변형 : 뒤쪽정강근 기능부정, 목말뼈 결합, 바깥굽음 편평발
	안쪽에서 관찰	안쪽굽음(번짐)변형 : 신경학적 질환(예를 들어 샤르코 – 마리 – 투스병) 편평발(평발) : 뒤쪽 정강근 기능부전, 목발뼈 결합, 소아 바깥굽음(번짐) 편평발 요족(높은 활) 신경학적 질환(예를 들어 샤르코 – 마리 – 투스병)
발(비체중부하)	발바닥쪽 관찰	궤양(특히, 당뇨발에서) 피부못, 전이성 병변(제 2발허리뼈 머리아래쪽의 피부못)
부종(종창)	발목	삠, 골절
	발 : 발등쪽	골절, 타박
	안쪽	뒤쪽정강근힘줄 기능 부전
	전반석	심혈관계 원인을 고려
피부	색	창백은 혈관질환을 시사한다. 부기는 정맥성 기능부전을 시사할 수 있다.
	체모	체모의 감소는 말초혈관질환을 시사한다.
신발	좁은 신발	엄지발가락가쪽휨증과 관련(특히 여자에서)
	비정상적인 닳음.	부정정렬(특히 편평발 혹은 요족) 또한 기능 부전(예를 들어 발쳐짐)이 있음을 의미한다.

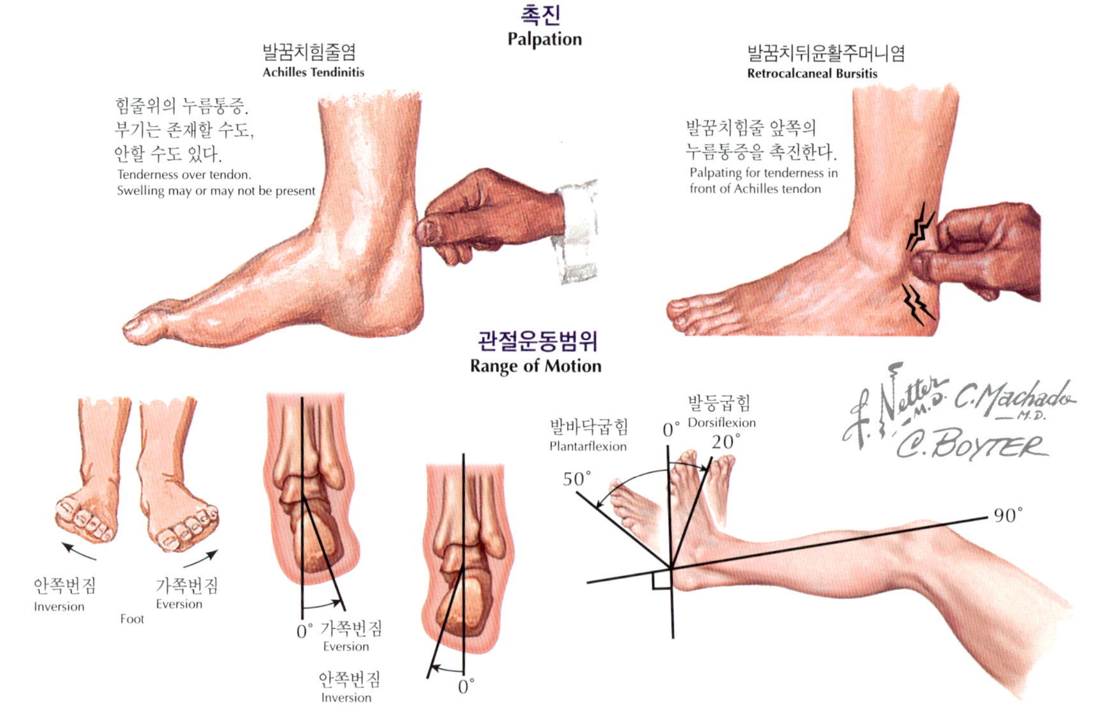

검사	검사방법	임상적용
		촉진
뼈	첫째허리발가락관절	건막류, 통증 : 엄지발가락굳음증, 종자뼈염, 잔디발가락 변형, 통풍
	(발허리뼈 및 머리)	통증 : 발허리통증, 세번째 발허리뼈머리 무혈성괴사증(Freberg's infarction) 골절; 재단사 윤활주머니염(Tailor bunion, 제 5발허리뼈머리)
	다른 발허리발가락관절	누름통증은 골절, 관절염, 탈구를 시사한다.
	(발허리뼈 및 머리)	누름통증은 골절가능성 시사, 뼈괴사증, 뼈연골분리증
	목말뼈	통증 : 골절뒤 : 주머니염(Pump bump)
	발꿈치뼈	발바닥 : 뼈가시, 발바닥널힘줄염, 안쪽통증 : 신경포착
	양쪽복사	통증은 골절가능성 시사, 정강뼈에서 뼈인대결합의 손상
연부조직	피부	차가움 : 말초혈관질환
		부기 : 외상, 감염, 정맥부전
	발허리뼈머리사이	통증 : 신경종
	발목관절안쪽인대	통증은 발목관절 삠 가능성 시사(발세모인대)
	안쪽복사의 힘줄	통증은 힘줄염 파열 가능성 시사
	가쪽복사의 힘줄	통증은 발목관절 삠 가능성 시사(앞정강종아리인대, 발꿈치종아리인대, 뒤정강종아리인대)
	종아리근힘줄(가쪽복사)	통증은 힘줄염, 힘줄파열/삠, 탈구를 의미
	발꿈치힘줄	통증 : 힘줄염 피부함몰은 발꿈치힘줄 파열을 의미
		관절운동범위
목말관절	목말밑관절 안정화	정상 : 발등굽힘 25°, 발바닥굽힘 50°
목말밑관절 : 안쪽번짐/가쪽번짐	정강뼈 안정화	정상 : 안쪽번짐 5 – 15° 가쪽번짐 5°
가운데 목말관절 : 모음/벌림	발꿈치, 뒤쪽발 안정화 모음/벌림 스트레스를 부여	정상 : 모음 20°, 벌림 10°
엄지발가락		
발허리발가락관절 : 굽힘/폄	발안정화	정상 : 굽힘 75°, 폄 75°, 엄지발가락굳음증인 경우 감소
발가락사이관절 : 굽힘/폄	발안정화	정상 : 굽힘 90°, 폄 0°

복합운동 : 엎침, 발등굽힘 + 가쪽번짐 + 벌림, 뒤침 : 발바닥굽힘 + 안쪽번짐 + 모음

톰슨검사
Thompson Test

발꿈치힘줄이 파열되면 종아리를 쥐어짰을때 발목이 약간 발바닥굽힘이 되는 현상이 소실된다.
Disruption of Achilles tendon results in absence of minimal plantarflexionof ankle when calf squeezed

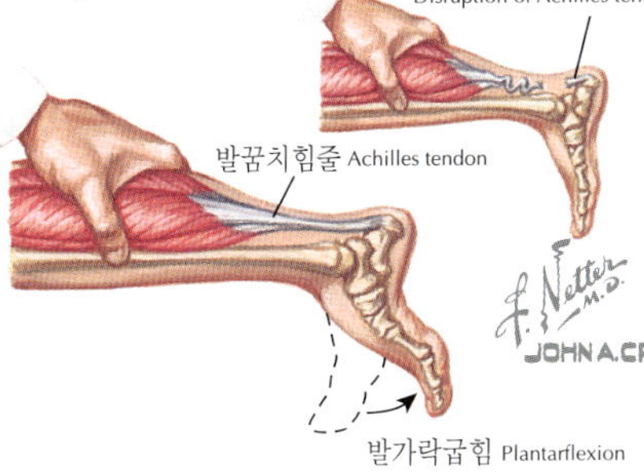

정상: 종아리를 쥐어짜면 발꿈치힘줄이 정상이면 장딴지근육과 가자미근육이 수축하면서 발바닥굽힘이 유발된다.
Normal: Squeezing calf results in gastrocnemius and soleus contraction causing plantarflexion of ankle joint if Achilles tendon is intact

발뒤꿈치 올림
Heel Rise

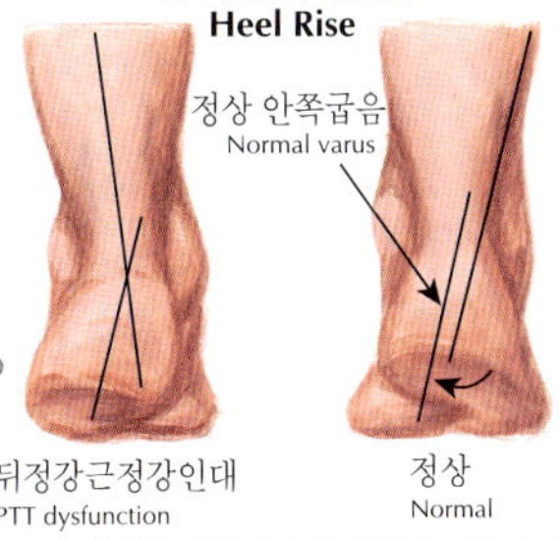

발가락으로 서기에서 정상적인 뒤정강근 기능은 발꿈치를 안쪽번짐으로 만든다. 뒤정강근 기능부전에서는 발꿈치가 가쪽번짐 위치에서 지속적으로 유지된다.
On toe standing, normal PTT function pulls heel into varus. PTT dysfunction allows heel to remain in valgus poisition

Coleman 블럭검사
Coleman Block Test

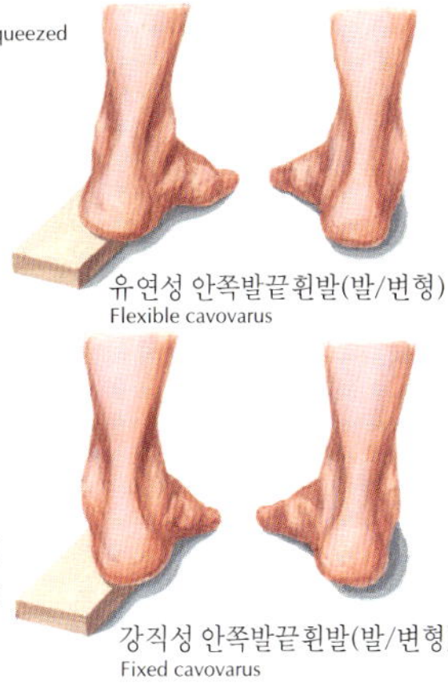

검사	검사방법	임상적용
	신경혈관 검사	
	감각신경	
두렁신경(L4)	안쪽 발(안쪽 피부)	감각결손은 해당신경/신경뿌리의 병변을 의미
정강신경(L4 – S1)	발바닥(발꿈치뼈/발바닥)	감각결손은 해당신경/신경뿌리의 병변을 의미
얕은종아리신경	발등	감각결손은 해당신경/신경뿌리의 병변을 의미
깊은종아리신경(L5)	첫번째발가락사이 발등쪽	감각결손은 해당신경/신경뿌리의 병변을 의미
장딴지신경(S1)	발 가쪽	감각결손은 해당신경/신경뿌리의 병변을 의미
	운동신경	
깊은종아리신경(L4)	발 안쪽번짐/발등굽힘	약화 = 앞정강근 또는 신경/ 신경뿌리의 병변의미
깊은종아리신경(L5)	엄지발가락(발등굽힘)	약화 = 긴엄지폄근 또는 해당신경/신경뿌리의 병변의미
정강신경(S1)	엄지발가락 발바닥굽힘	약화 = 긴엄지굽힘근 또는 해당신경/신경뿌리의 병변의미
얕은 종아리신경	엄지발가락가쪽번짐	약화 = 짧은종아리근 또는 해당신경/신경뿌리의 병변의미
	반사	
S1	발꿈치반사	감소/소실은 S1 신경뿌리 병변을 의미
위운동신경세포	바빈스키반사	발가락의 폄은 상운동신경원 질환을 의미
맥박	발등동맥 뒤정강동맥	맥박 감소 : 외상, 혈관손상, 말초혈관질환
	특수검사	
톰슨검사	정강뼈를 고정하고	발의 발바닥굽힘이 안보인다. : 발꿈치힘줄 파열 의미
앞쪽당기는검사	발을 발바닥까지 굽혀서 발꿈치뼈를 앞으로 민다.	바깥쪽 인대검사(특히 앞목말종아리 인대), 느슨함은 인대손상을 시사한다.
목말뼈경사검사	정강뼈 고정하고 발을 발등까지 굽혀서 발목을 안쪽으로 번짐시킨다.	바깥쪽 인대검사(특히 발꿈치 종아리 인대), 느슨함은 인대손상을 시사한다.
바깥돌림스트레스 검사	정강뼈 고정하고 발을 바깥돌림 시킨다.	안쪽발목세모인대와 인대결합부를 위한 검사, 느슨함은 인대 손상을 시사한다.
뒤집기스트레스 검사	정강뼈 고정하고 발을 가쪽으로 번짐시킨다.	얕은발목세모인대를 위한 검사. 느슨함은 인대손상을 의미한다.
쥐어짜기 검사	아래정강뼈, 종아리뼈를 손에 쥐고 압박한다.	통증은 인대결합부 손상을 의미한다(삠 혹은 완전 파열).
발꿈치 들어올리기 검사	서 있는 상태, 발꿈치를 들어올린다.	발꿈치는 안쪽으로 굽어야 한다. 뒤쪽정강근 기능부전과 고정된 변형에서는 안쪽으로 굽어야 소실되고 발꿈치 들어올리기 힘든 경우도 기능부전을 시사한다.
Coleman 블럭 검사	발바깥쪽과 발꿈치는 블럭위에 위치 제 1 열은 바닥에 닿지 않도록 한다.	유연한 발꿈치의 안쪽으로 굽어야한다 : 발목이 블록 위에 있을 때는 정상 혹은 가쪽으로 굽어야 된다. 고정형 뒤꿈치 변형 : 발목이 블록 위에 있을 때도 여전히 안쪽으로 굽어 변형이 유지된다.
티넬증후	안쪽복사뒤에서 신경을 두드린다.	저림/감각이상은 뒤정강신경의 압박(포착)을 의미한다(발목뼈굴안에서).
압박 검사	발허리뼈머리를 쥐어 짠다.	통증(혹은 무감각, 저린감) : 손발가락 사이 신경증의 의미(Morton' s 신경증)

보행의 단계
Phases of gait

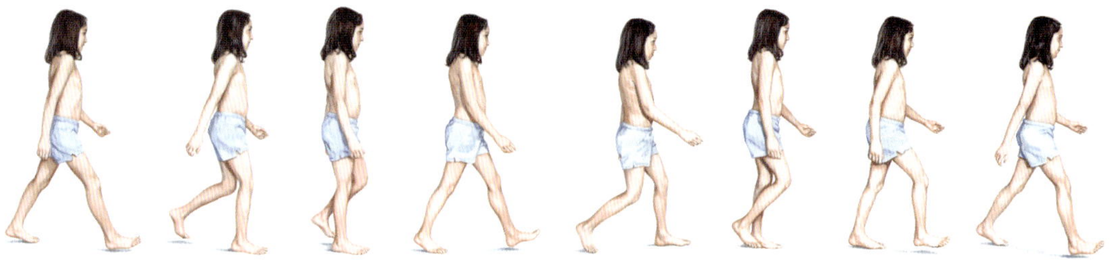

보행주기

일반론

몸통의 추진력을 만들기 위해 양쪽 하지의 다양한 관절과 근육들의 복합적 작용으로 이루어진다.

정의

보행(Gait) : 사람이 걷는 방법
보장(Step) : 한발이 지면에 닿을 때부터 시작하여 반대편 발이 다시 지면에 닿을 때 까지
활보(Stride) : 한발이 지면에 닿을 때부터 시작하여 그발이 다시 지면에 닿을 때 까지

단계

디딤기(입각기)(stance) 62% : 발이 지면에 닿은 상태에서의 단계 3(or 5)의 아래 단계로 재분류 된다.
초기(Initial phase) – 두다리 디딤기(double stance) 12% : 양발이 지면에 닿고 한발이 발가락 떼기 단계
중기(Intermediate phase) – 한다리 디딤기(single stance) 38% : 한발이 흔들기의 상태
말기(Terminal phase) – 두다리 디딤기(doubel stance) 12% – 양발이 지면에 닿고 한발이 발꿈치 닿기 단계
흔들기(유각기)(Swing) 38% – 발이 앞으로 나가면서 공중에 떠있는 상태에서의 마무리

순서

1. 발꿈치 닿기 : 발목은 한방향으로 치우쳐 수축하는 앞정강근힘줄에 반하여 발바닥쪽으로 구부린다. 목말밑관절은 바깥으로 굽어서 정강뼈는 안쪽돌림이 이루어지게 된다.
2. 발바닥 닿기 : 장딴지근육은 발목이 발등쪽으로 굽히는 것을 제한하기 위해 편심으로 작용한다. 발바닥이 밑으로 가게 되면서 목말밑관절은 바깥으로 굽어 가로발목뼈관절들은 평행하게 유연성을 확보하게 되어 발이 체중을 견딜 수 있고 울퉁불퉁한 지면에 적응 할 수 있도록 해준다.
3. 중간 디딤기 : 체중이 한다리로만 지탱이 된다. 발목은 중립위에 위치하고, 발은 발끝밀기를 할 수 있도록 견고한 자세로 변환되기 시작한다.
4. 발꿈치 떼기 : 뒤정강근육이 목말밑관절을 안쪽으로 뒤집힌다.(가로발목뼈관절들이 평행하지 않게 되어 견고하게 변함.) 발이 바닥이 가쪽으로 가게되고 정강뼈는 바깥돌림된다. 장딴지근육은 발목과 발꿈치 떼기를 위한 발바닥 굽힘 작용을 위해 구심성으로 수축하게 된다.
5. 발가락 떼기 : 발가락의 간접적인 발등굽힘은 windlass기전을 작동시키는데 즉, 발바닥근막을 팽팽하게 하고 발활을 깊게 만들어 목말밑관절을 안쪽으로 뒤집게 만든다. 이로 인해 가로발목뼈관절들의 잠김현상으로 발을 단단한 지랫대로 만들어 발가락 떼기를 쉽도록 만든다.
6. 흔들기 전기 : 흔들기의 발이 지면과 떨어질 수 있도록 (fast clearance) 무릎이 구부러지기 시작한다.
7. 중간 흔들기 : 앞쪽구획(특히 앞쪽정강근육)의 동심성 구축뿐 아니라 무릎과 엉덩이의 구부림은 발의 지면과 떨어지게 만든다.
8. 말기 흔들기 : 발꿈치 닿기로의 변환이 시작되는 단계

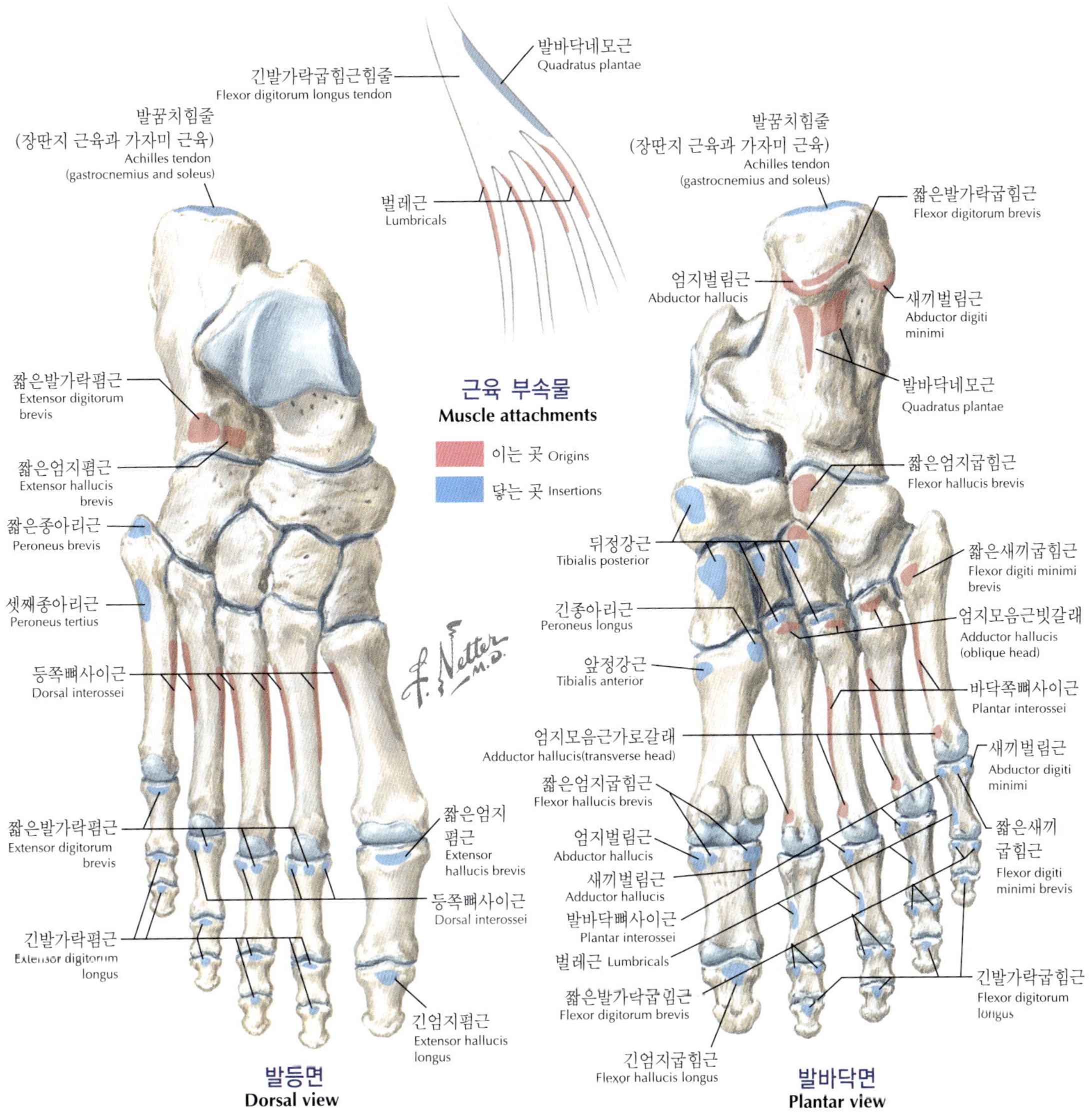

발꿈치뼈	발허리뼈	발가락뼈 – 발등쪽	발가락뼈 – 발바닥쪽	긴 발가락굽힘근힘줄
발등	발등	짧은엄지폄근	엄지모음근(가로갈래)	벌레근
짧은엄지폄근	짧은종아리근	긴엄지폄근	엄지벌림근	발바닥네모근
짧은발가락폄근	셋째종아리근	짧은발가락폄근	짧은엄지굽힘근	
	등쪽뼈사이근	긴발가락폄근	엄지모음근	
발바닥		등쪽뼈사이근	긴엄지굽힘근	
짧은발가락굽힘근	발바닥		짧은발가락굽힘근	
엄지벌림근	앞정강근		긴발가락굽힘근	
새끼벌림근	긴종아리근		짧은새끼굽힘근	
	엄지모음근빗갈래		새끼벌림근	
뒤쪽	짧은새끼굽힘근		벌레근	
장딴지근/종아리근	발바닥뼈사이근		발바닥뼈사이근	
(발꿈치힘줄)	엄지 모음근			
	(가로갈래)			

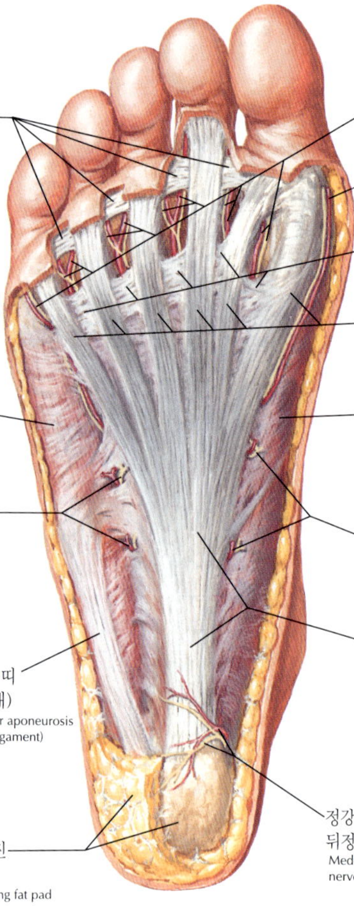

구조/기능	설명
	발바닥근막
구조 : 세부분	발바닥 근막염과 발바닥 섬유종증을 포함한 발바닥근막에 영향을 주는 질환들
1. 중간띠(central band) (발바닥널힘줄로 생각됨.)	두꺼운 단일띠가 발꿈치뼈에서 시작되어 넓게 퍼지면서 먼쪽부분에서 각각의 발가락으로 분리되어 닿는다. 안쪽발꿈치거친면에서부터 : 얕게는 – 굽힘근 힘줄집까지 깊게는 – 깊은가로발허리뼈인대까지
2. 안쪽띠	엄지벌림근을 보조한다.
3. 바깥쪽띠	새끼벌림근을 보조한다. 다섯번째 발허리뼈바닥에 닿는다. 찢김골절의 원인이 될 수 있다.
기능 1. 세로활을 안정화시킨다. 2. 내부 구조물들을 보호한다. 3. windlass 기전을 통해서 보행시 발을 안정화 시킨다.	

층	구조물
	발의 층들
발바닥근막	세가지띠 – 위쪽 설명 참조
1 : 3근육	엄지벌림근, 짧은발가락굽힘근, 새끼벌림근
2 : 2근육	발바닥네모근, 벌레근(두번째힘줄 : 긴엄지굽힘근힘줄과 긴발가락굽힘근힘줄)
3 : 3근육	짧은엄지굽힘근, 엄지모음근, 짧은새끼굽힘근
3 : 2근육	바닥쪽뼈사이근, 발등쪽뼈사이근(두번째힘줄 : 긴종아리근힘줄과 뒤정강근힘줄)

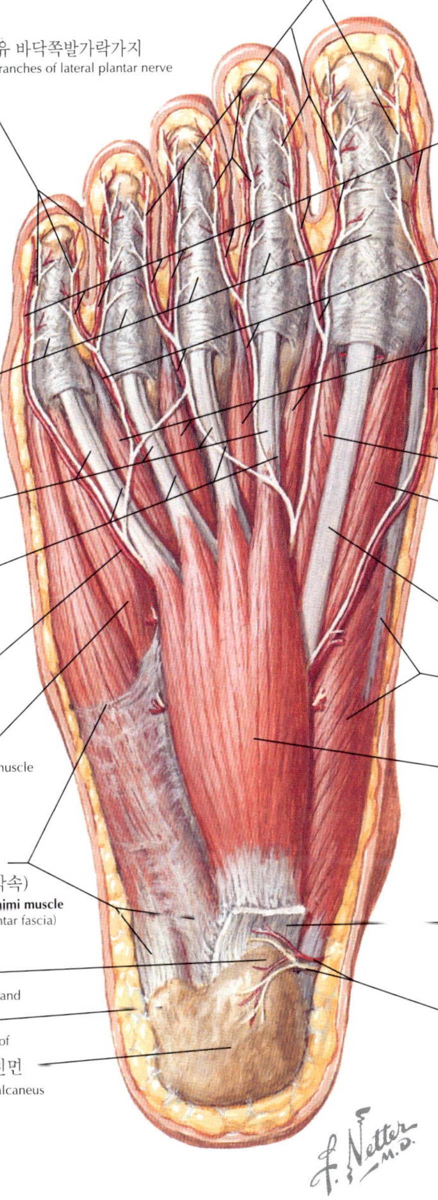

근육	이는 곳	닿는 곳	신경	작용	설명
		바닥쪽 첫번째층			
엄지벌림근	발꿈치뼈거친면 안쪽돌기	엄지첫마디발가락뼈에 안쪽종자뼈를 통해 붙는다.	안쪽발바닥신경	엄지 벌림	새끼벌림근 근막은 신경을 포착(죄임)할 수 있다..
짧은발가락 굽힘근[FDB]	발꿈치뼈거친면 안쪽돌기	중간마디발가락뼈 옆 : 가쪽 네개 발가락	안쪽발바닥신경	네개발가락 굽힘	세로활을 지지한다.
새끼벌림근 [ADM]	발꿈치뼈거친면 안쪽과 가쪽돌기	첫마디발가락뼈 가쪽바닥 새끼 발가락	가쪽발바닥신경 (첫번째 가지)	새끼발가락 벌림	엄지벌림근 근막은 신경을 포착(죄임)할 수 있다.

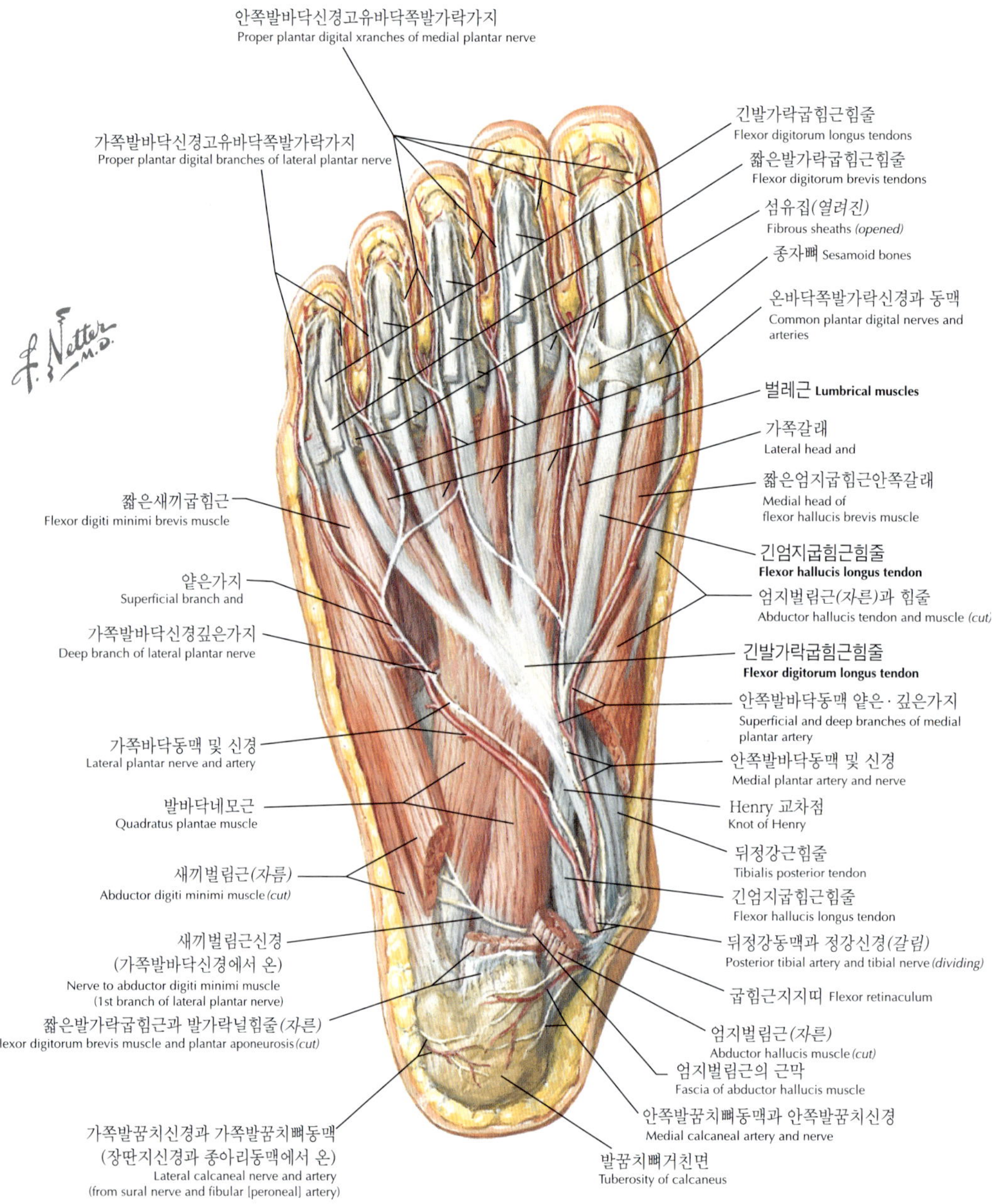

근육	이는 곳	닿는 곳	신경	작용	설명
			바닥쪽 두번째층		
발바닥네모근	발꿈치뼈 안, 가쪽	가쪽 긴발가락굽힘줄	가쪽발바닥힘줄	발가락에 작용하는 긴 발가락 굽힘근	두갈래/힘살은 긴발가락굽힘줄과 합쳐진다.
벌레근	긴발가락굽힘근이 여러가닥으로 나누어지는 곳	첫마디발가락뼈, 폄근지지띠	1 : 안쪽발바닥 신경 2-4 : 가쪽발바닥 신경	발허리발가락관절굽힘, 마디사이 관절 폄	첫벌레근은 첫 긴발가락굽힘줄에 부착된다.

• 안 · 가쪽발바닥 신경은 정강신경의 마지막 가지다. 두번째층을 지난다.

• 긴엄지, 발가락굽힘줄은 두번째층을 지난다.

• 긴엄지굽힘근 힘줄은, 목말뼈의 뒤쪽돌기의 결절사이를 지나 목말받침돌기 아래로 지나가며 Hery연결부에 긴발가락굽힘근 깊은쪽으로 주행하게 된다(긴엄지굽힘근힘줄과 긴발가락굽힘근힘줄이 교차하는 기점).

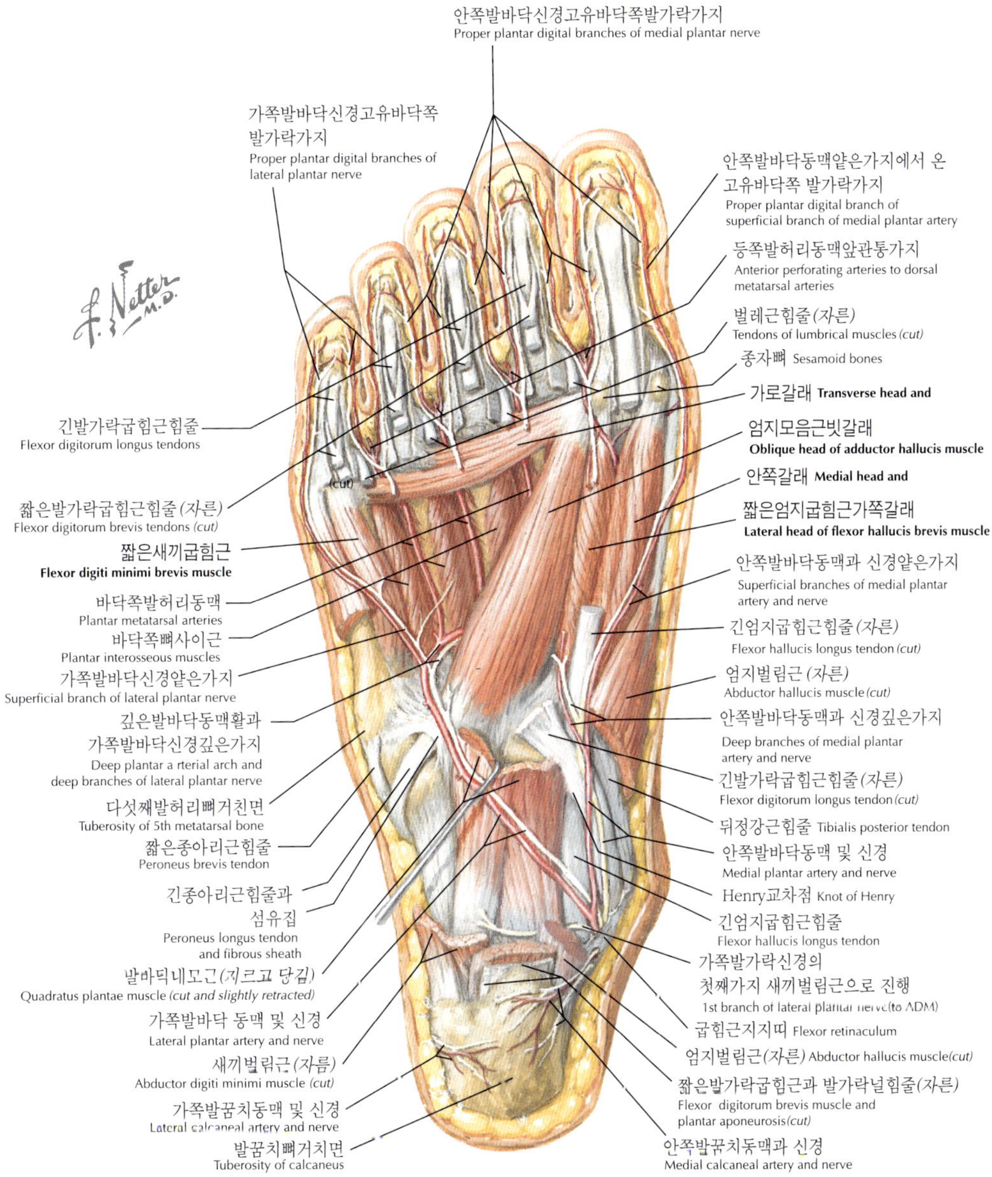

근육	이는 곳	닿는 곳	신경	작용	설명
		바닥쪽 세번째층			
짧은엄지굽힘근	입방뼈, 가쪽쐐기뼈	엄지의 첫마디발가락뼈에 종자뼈를 통해서 붙는다.	안쪽발바닥신경	엄지굽힘을 돕는다.	각 힘줄의 종자뼈에 붙는다.
엄지모음근	빗갈래 : 두번째 – 네번째발허리뼈 바닥 가로갈래 : 네개의 발허리 발가락관절 가쪽	엄지의 첫마디발가락뼈에 종자뼈를 통해서 가쪽에 붙는다.	가쪽발바닥신경	엄지의 모음	가로활을 지지한다. 두갈래는 각각방향이 다르다.
짧은새끼굽힘근	다섯째 발허리뼈바닥	작은 발가락들 첫마디발가락뼈바닥	가쪽발바닥신경	작은발가락이 굽힘	작고 상대적으로 덜 중요한 근육이다.

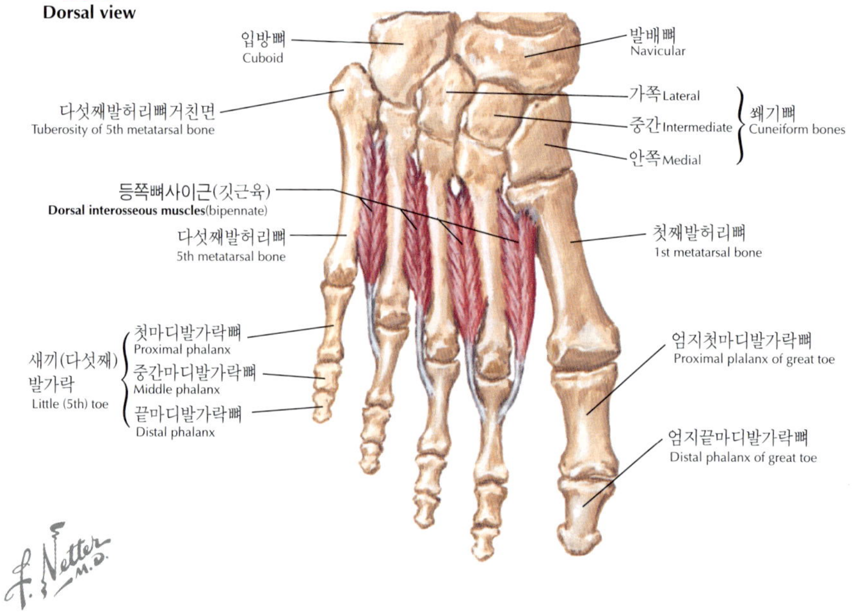

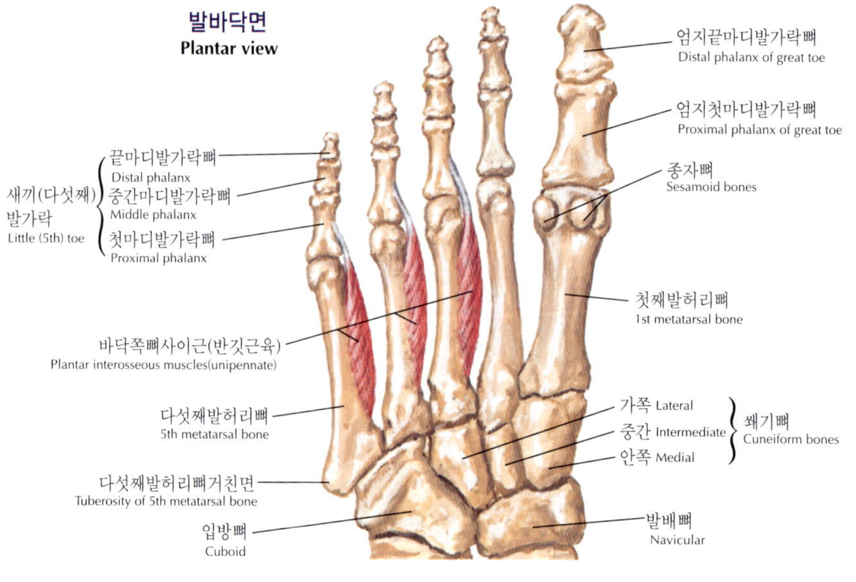

근육	이는 곳	닿는 곳	신경	작용	설명
		바닥쪽 네번째층			
바닥쪽뼈 사이근(3)	세번째, 네번째, 다섯번째 발허리뼈 안쪽	발가락 첫마디뼈 안쪽 : 세번째 – 다섯번째발가락	가쪽발바닥 신경	발가락모음, 발허리 – 발가락 관절을 구부림, 발가락 사이 관절은 폄	세개의 근육 모두 발허리뼈 안쪽에 붙는다.
등쪽뼈 사이근(4)	발허리뼈 사이부분	안쪽발가락 첫마디발가락뼈(두번째발가락) 가쪽발가락 첫마디발가락뼈 두번째 – 네번째발가락)	가쪽발바닥 신경	발가락 벌림[DAB]+	바닥쪽뼈사이근보다 더 크다.

긴종아리근, 뒤정강근힘줄은 네번째 층을 통과한다.

PAD = Planter ADuct = 발바닥쪽에 있고 발가락을 모은다. DAB = Dorsal ABduc = 발등쪽에 있고 발가락을 벌린다. 발에서 두번째 발가락은 벌림과 모음의 중심이 된다.

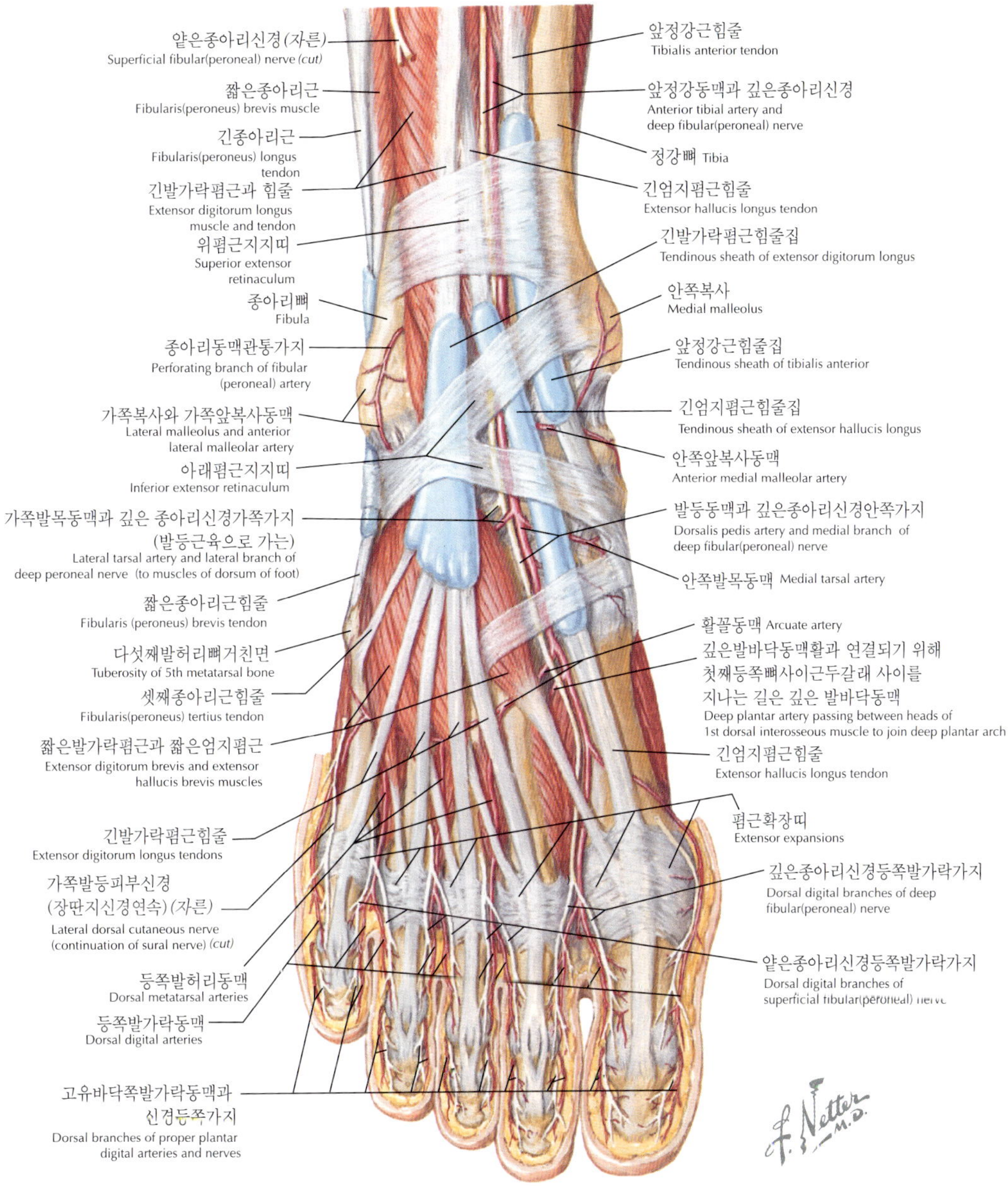

근육	이는 곳	닿는 곳	신경	작용	설명
			발등		
짧은엄지폄근 [EHL]	발꿈치뼈 발등쪽	엄지발가락 첫마디발가락뼈 바닥	깊은종아리신경	엄지발가락 폄	신엄시폄근을 보고한다.
짧은 발가락폄근 [EDB]	발꿈치뼈 발등쪽	두번째 – 네번째발가락의 첫마디발가락뼈바닥	깊은종아리신경	발가락을 폄	작은발가락에서는 없을 수도 있다.

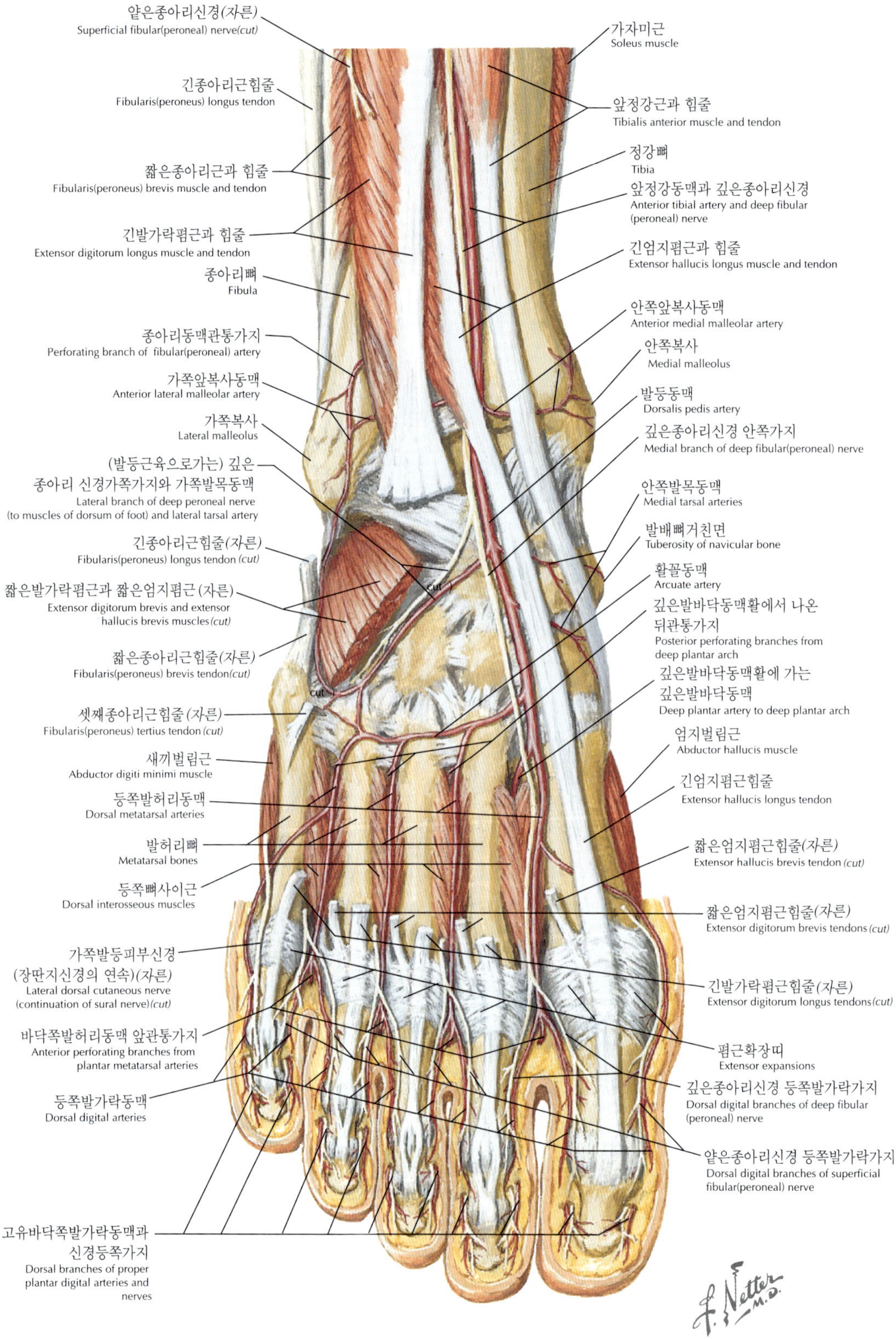
얕은종아리신경(자른)
Superficial fibular(peroneal) nerve(cut)
긴종아리근힘줄
Fibularis(peroneus) longus tendon
짧은종아리근과 힘줄
Fibularis(peroneus) brevis muscle and tendon
긴발가락폄근과 힘줄
Extensor digitorum longus muscle and tendon
종아리뼈
Fibula
종아리동맥관통가지
Perforating branch of fibular(peroneal) artery
가쪽앞복사동맥
Anterior lateral malleolar artery
가쪽복사
Lateral malleolus
(발등근육으로가는) 깊은 종아리 신경가쪽가지와 가쪽발목동맥
Lateral branch of deep peroneal nerve (to muscles of dorsum of foot) and lateral tarsal artery
긴종아리근힘줄(자른)
Fibularis(peroneus) longus tendon (cut)
짧은발가락폄근과 짧은엄지폄근 (자른)
Extensor digitorum brevis and extensor hallucis brevis muscles(cut)
짧은종아리근힘줄(자른)
Fibularis(peroneus) brevis tendon(cut)
셋째종아리근힘줄(자른)
Fibularis(peroneus) tertius tendon (cut)
새끼벌림근
Abductor digiti minimi muscle
등쪽발허리동맥
Dorsal metatarsal arteries
발허리뼈
Metatarsal bones
등쪽뼈사이근
Dorsal interosseous muscles
가쪽발등피부신경 (장딴지신경의 연속)(자른)
Lateral dorsal cutaneous nerve (continuation of sural nerve)(cut)
바닥쪽발허리동맥 앞관통가지
Anterior perforating branches from plantar metatarsal arteries
등쪽발가락동맥
Dorsal digital arteries
고유바닥쪽발가락동맥과 신경등쪽가지
Dorsal branches of proper plantar digital arteries and nerves
가자미근
Soleus muscle
앞정강근과 힘줄
Tibialis anterior muscle and tendon
정강뼈
Tibia
앞정강동맥과 깊은종아리신경
Anterior tibial artery and deep fibular (peroneal) nerve
긴엄지폄근과 힘줄
Extensor hallucis longus muscle and tendon
안쪽앞복사동맥
Anterior medial malleolar artery
안쪽복사
Medial malleolus
발등동맥
Dorsalis pedis artery
깊은종아리신경 안쪽가지
Medial branch of deep fibular(peroneal) nerve
안쪽발목동맥
Medial tarsal arteries
발배뼈거친면
Tuberosity of navicular bone
활꼴동맥
Arcuate artery
깊은발바닥동맥활에서 나온 뒤관통가지
Posterior perforating branches from deep plantar arch
깊은발바닥동맥활에 가는 깊은발바닥동맥
Deep plantar artery to deep plantar arch
엄지벌림근
Abductor hallucis muscle
긴엄지폄근힘줄
Extensor hallucis longus tendon
짧은엄지폄근힘줄(자른)
Extensor hallucis brevis tendon (cut)
짧은엄지폄근힘줄(자른)
Extensor digitorum brevis tendons (cut)
긴발가락폄근힘줄(자른)
Extensor digitorum longus tendons(cut)
폄근확장띠
Extensor expansions
깊은종아리신경 등쪽발가락가지
Dorsal digital branches of deep fibular (peroneal) nerve
얕은종아리신경 등쪽발가락가지
Dorsal digital branches of superficial fibular(peroneal) nerve
cut
cut
F. Netter M.D.

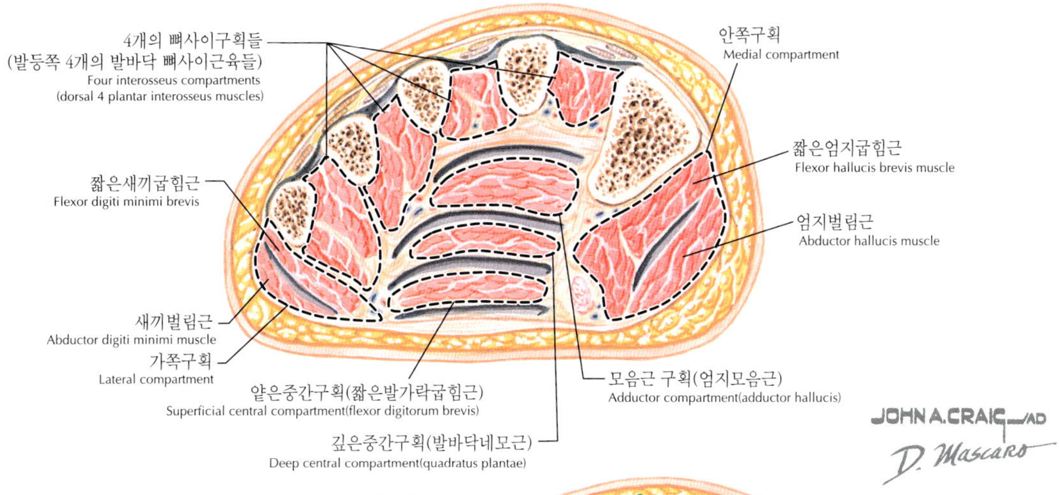

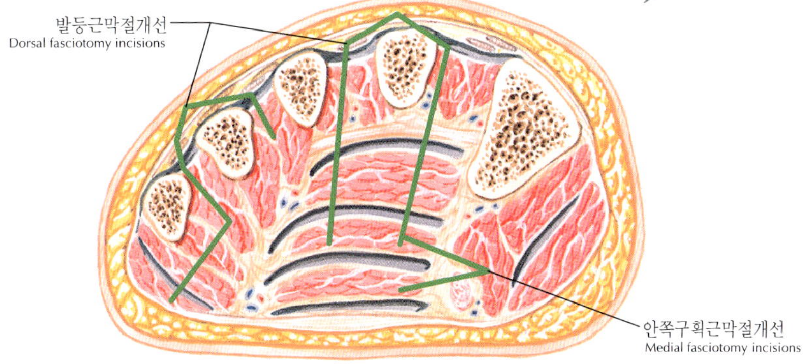

구획	내용
	구획들(9)
안쪽구획	엄지벌림근, 짧은엄지굽힘근, 긴엄지굽힘근힘줄
가쪽구획	새끼벌림근, 짧은 새끼 굽힘근
얕은중간 구획	짧은발가락굽힘근, 벌레근(4), 긴발가락굽힘근힘줄
깊은중간구획	발바닥네모근, 뒤쪽정강신경혈관묶음
모음근구획	엄지모음근
뼈사이(1 – 2)	등쪽뼈사이근육
뼈사이 (2 – 3)	등쪽 및 발바닥쪽뼈사이근육
뼈사이 (3 – 4)	등쪽 및 발바닥쪽뼈사이근육
뼈사이(4 – 5)	등쪽 및 발바닥쪽뼈사이근육
깊은중간구획(뒤꿈치)은 종아리(다리)의 뒤쪽 깊은구획(칸)과 연결된다.	
	근막절개
절개	세개 절개선(2발등쪽과 1안쪽)으로 모든 구획은 방출할 수 있다.
발등쪽(1)	두번째 발허리뼈위로, 양쪽으로 절개해서 들어가 안쪽의 두개의 뼈사이근육, 모음근, 깊은중간구획을 구획한다.
발등쪽(2)	네번째 발허리뼈위 양쪽으로 절개해 들어가 가쪽의 두개의 뼈사이근육, 가쪽구획, 중간구획들을 구획한다.
안쪽	발꿈치와 발중간의 안쪽면을 따라 절개해 들어가 안쪽, 얕은쪽, 그리고 깊은중간구역들을 구획한다.

발바닥피부신경분포
Cutaneous innervation of sole

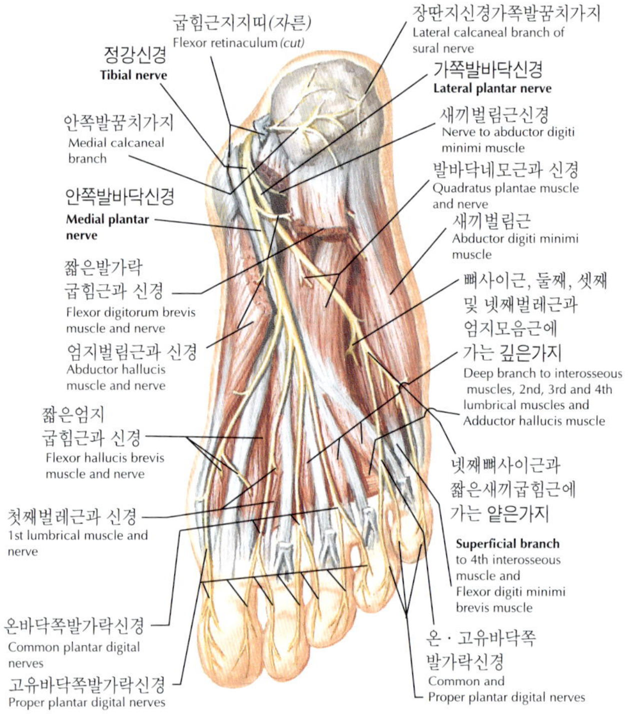

허리신경얼기

뒤신경갈래

두렁신경(L2 – 4) : 넓다리신경가지로 얕은 안쪽 다리로 내려와서 안쪽복사 앞쪽으로 발의 안쪽활

감각 : 발목과 발의 안쪽(활)
운동 : 발과 발목에는 없다.

엉치신경얼기

앞신경갈래

정강신경(L4 – S3) : 안쪽복사뒤편으로 발목굴 안으로 들어가서 **안가쪽발바닥신경**으로 발바닥에서 나뉘게 된다.

감각 : 안쪽발꿈치, 안쪽발꿈치신경을 통해
운동 : 없다(나뉘기 전).

안쪽발바닥신경 : 발바닥 두번째층 안에서 발안쪽으로 진행되며 압박이 되면 안쪽 발과 활의 통증을 유발할 수 있다(예; 달리기선수).
감각 : 안쪽발바닥쪽 발과 발가락들
운동 :
- 발바닥 첫번째층
  - 엄지벌림근
  - 짧은발가락굽힘근[FDB]
- 발바닥 두번째층 : 벌레근들(안쪽 2)
- 발바닥 세번째층
  - 짧은엄지굽힘근[FHB]

가쪽(바깥쪽)발바닥신경 : 새끼벌림근으로 가는 가지를 내고 난 후(엄지벌림근 근막에 의해 포착될 수 있다.) 발바닥 두번째 층안으로 진행한다.
감각 : 가쪽(바깥쪽)발바닥의 발과 발가락들
운동 :
- 발바닥 첫번째층
  - 새끼벌림근 : 첫번째 가지를 통해 (Boxter's 신경)
- 발바닥 두번째층
  - 발바닥네모근
  - 벌레근(가쪽바깥쪽 2)
- 발바닥 세번째층
  - 엄지모음근
  - 짧은새끼굽힘근
- 발바닥 네번째층
  - 발등쪽 뼈사이
  - 바닥쪽 뼈사이

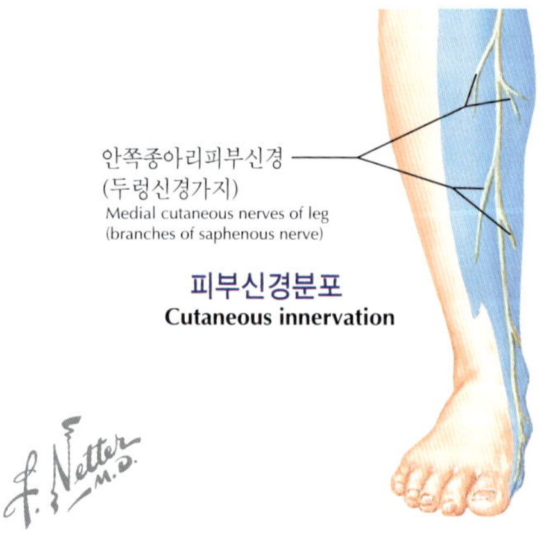

피부신경분포
Cutaneous innervation

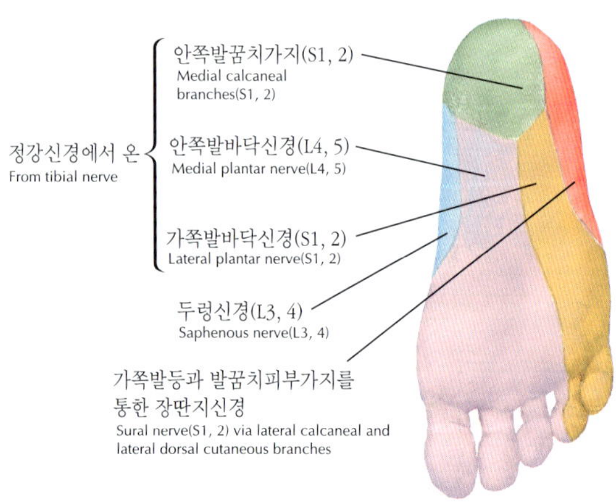

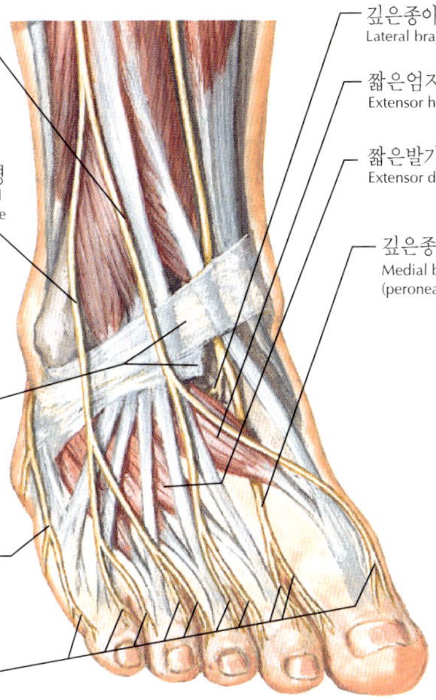

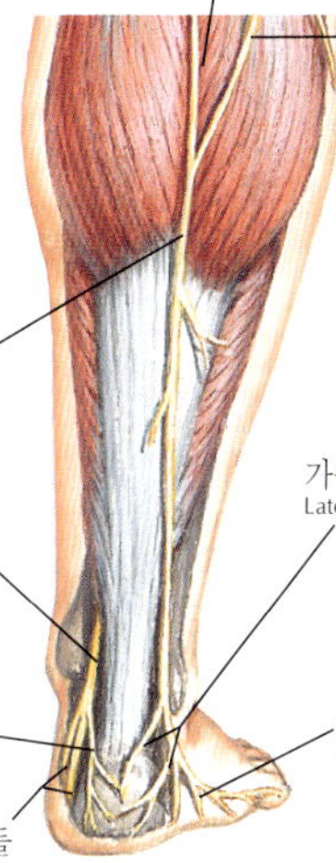

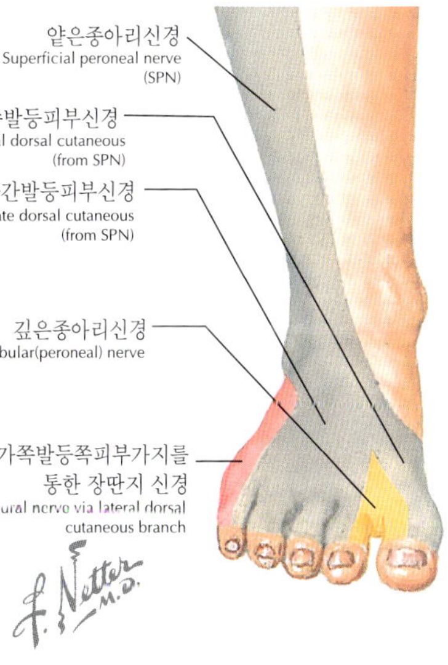

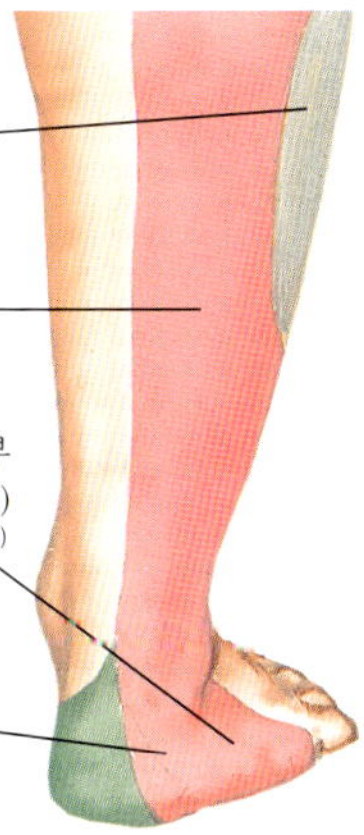

엉치신경얼기

뒤신경갈래

깊은종아리신경 : 앞정강인대와 함께 다리의 앞쪽구획으로 내려와 아래 폄근지지대 밑으로 가서(여기에서 신경이 포착될 수 있다.) 바깥쪽(가쪽)운동가지와 안쪽감각가지로 나뉘게 된다.

감각 : **안쪽**가지를 통해 첫번째, 두번째 발가락사이 공간

운동 : 가쪽운동가지를 통해 다음 근육을 지배
- 짧은엄지폄근
- 짧은발가락폄근

얕은종아리신경 : 다리의 가쪽구획을 따라 내려와 가쪽복사 12㎝ 위앞쪽에서 발등쪽으로 내려온다. 이후 두개의 가지로 나뉜다. 발목의 열림되맞춤술을 하거나 앞쪽가쪽(바깥)관절경 입구를 만들면서 손상될 수 있다.

감각 : 발등 : **중간발등피부신경**
엄지안쪽 : **안쪽발등피부신경을 통해**

운동 : 발과 발목에서는 없다.

기타

장딴지신경 : 정강신경의 안쪽장딴지피부신경과 종아리신경의 가쪽장딴지신경으로부터 형성되어 뒤가쪽 다리로 피부밑으로 주행한다. 발꿈치로의 가지를 내고 가쪽발과 발가락에서 끝나게 된다.

감각 : 가쪽발꿈치 : **가쪽발꿈치신경**을 통해
가쪽발 : **가쪽발등피부신경**을 통해

운동 : 없다.

발등의 감각신경분포 : 세개의 피부신경들(두개는 얕은 종아리신경에서 한개는 장딴지신경에서)

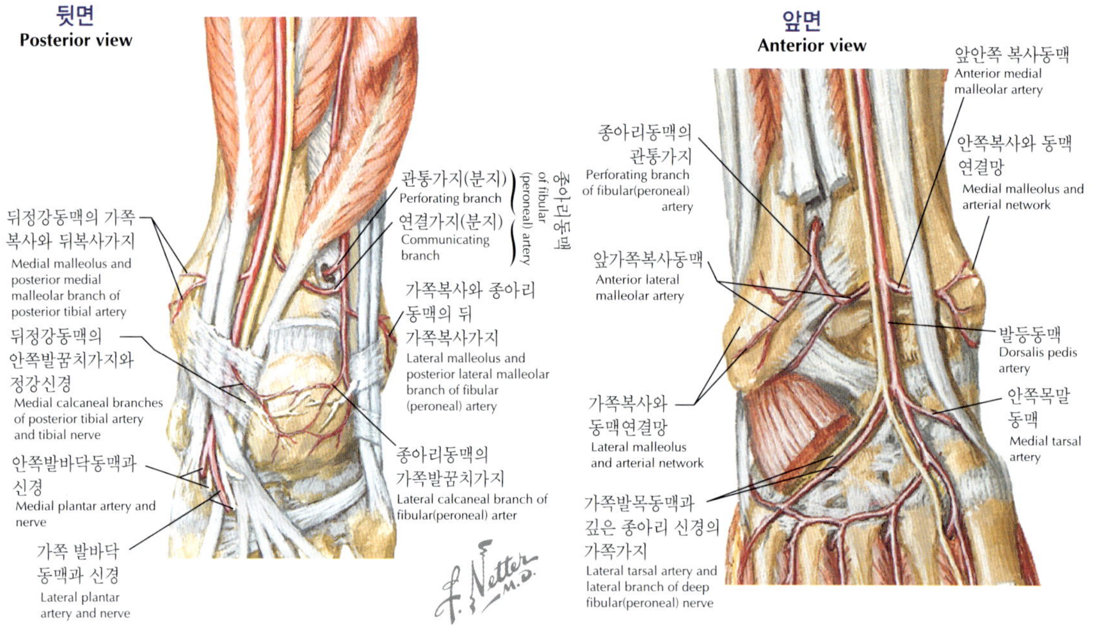

동맥	주행	가지	설명/공급
		앞정강동맥	
앞안쪽복사가지	앞정강근, 긴엄지폄근 아래를 지나 안쪽복사로간다.	없다.	안쪽복사에 혈액공급
앞가쪽 복사가지	긴발가락폄근 아래를 지나 가쪽복사로간다.	없다.	가쪽복사에 혈액공급
발등동맥가지	깊은종아리신경과 함께 발등을 따라 내려간다.	발에서 앞쪽정강동맥의 연장이다.	여러가닥을 통해 발등에 혈액공급
		뒤정강동맥	
뒤안쪽복사가지	뒤정강근과 긴발가락굽힘근 밑으로 안쪽복사로 간다.	없다.	안쪽복사에 혈액공급
안쪽발바닥가지	안쪽발꿈치신경과 함께 (정강신경)	없다.	발꿈치와 발꿈치뼈에 혈액공급
		끝가지들(종말가지들)	
가쪽발바닥가지	가쪽발바닥신경과 함께 발바닥 두번째 층에서 발바닥네모근과 짧은 발가락 굽힘근 사이로 간다.	깊은 발바닥동맥가지	더 큰 끝가지 깊은 발바닥동맥가지로 끝나게 된다.
안쪽발바닥가지	안쪽발바닥신경과 함께 발바닥 두번째층에서 엄지벌림근과 짧은 발가락 굽힘근 사이로 간다.	얕은 발바닥 동맥가지 1개의 고유 바닥쪽 발가락가지 깊은 발바닥 동맥가지	안쪽발에서 지난다. 엄지안쪽바닥쪽에 혈액 공급 발중간의 발바닥 중간부에 혈액공급
		종아리동맥	
관통동맥	뼈사이막을 통과하여 발목 앞쪽으로 주행	발목뼈굴동맥으로 가지를 내거나	앞쪽 · 가쪽복사동맥과 함께 주행 뒤목말뼈로 직접 혈액 공급
뒤가쪽복사동맥	짧은종아리근힘줄과 긴종아리근힘줄 밑으로 가쪽복사까지 주행	없다.	가쪽복사에 혈액공급
가쪽발꿈치동맥	가쪽발꿈치신경과 함께 주행(장딴지신경)	없다.	발꿈치와 발꿈치뼈에 혈액공급

앞뒤 안쪽복사동맥과 앞뒤 가쪽 복사동맥들은 각각의 복사에서 연결을 형성하게 된다.

목말뼈의 혈액공급
Blood Supply of Talus

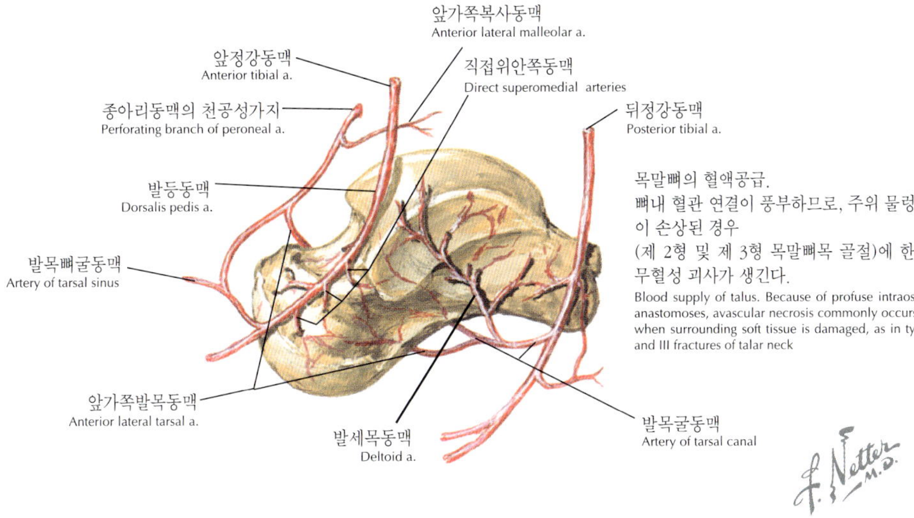

목말뼈의 혈액공급.
뼈내 혈관 연결이 풍부하므로, 주위 물렁조직이 손상된 경우
(제 2형 및 제 3형 목말뼈목 골절)에 한하여 무혈성 괴사가 생긴다.

Blood supply of talus. Because of profuse intraosseous anastomoses, avascular necrosis commonly occurs only when surrounding soft tissue is damaged, as in types II and III fractures of talar neck

발등면
Dorsal view

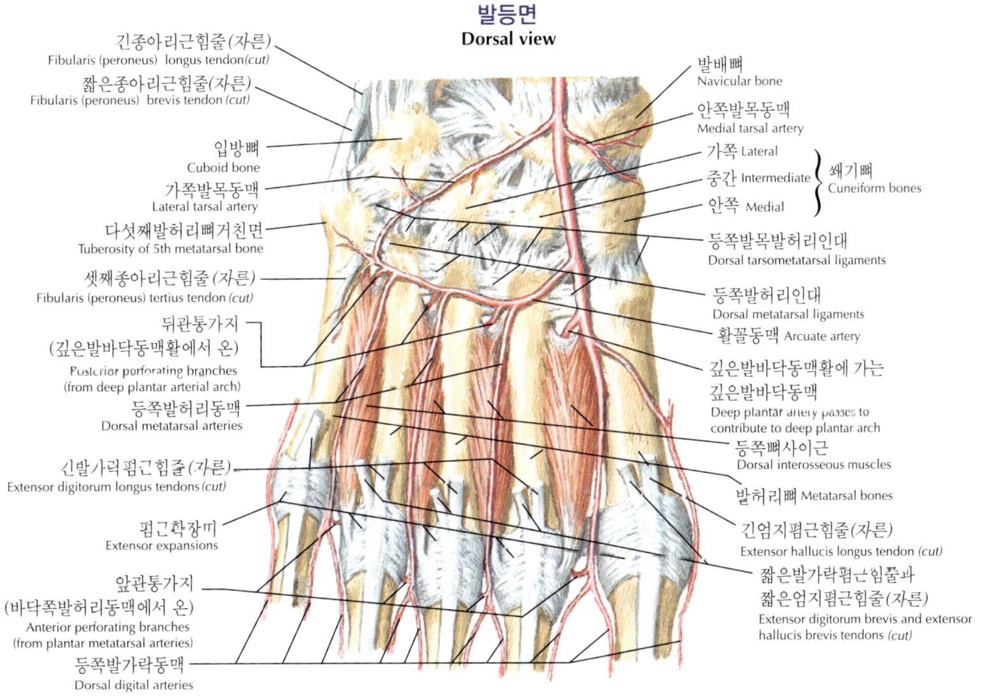

동맥	뿌리동맥	뼈공급
목말뼈의 혈액공급		
1. 발목관동맥	뒤정강동맥	몸통(지붕) : 몸통의 주된 혈액 공급
2. 발세모동맥	발등동맥	안쪽몸통 : 동맥이 발목세모인대를 뚫고 나온다.
3. 직접 위안쪽동맥	발등동맥 그리고/혹은 종아리 동맥	머리와 목
4. 발목굴동맥	[관통분지(가시)]	목과 가쪽몸통, 또한 머리
5. 직접 뒤동맥	종아리동맥[관통 가지]	뒤돌기/ 몸통

- 발목굴동맥과 발목굴동맥은 목말뼈목아래에서 목말뼈로 혈액공급을 해주는 일차적인 혈액연결을 형성한다.
- 뼈사이 동맥연결은 다소 심각한 혈관 손상에서도 목말뼈를 견딜 수 있게 해준다. 심각한 혈관손상에서는 간혹 무혈성 뼈괴사가 발생한다.(예를 들어 Hawkins 제 2형 혹은 3형 목말뼈목 골절)

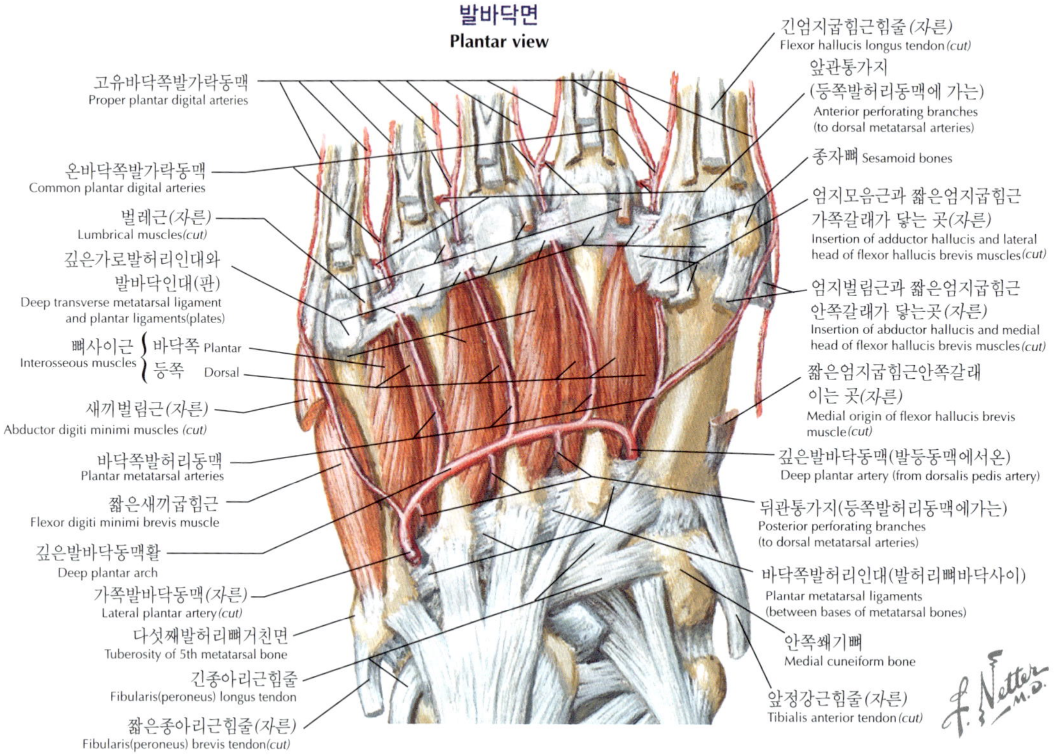

동맥	주행	가지	설명/공급
		발등동맥	
직접목말가지동맥	직접 목말뼈로	없다.	머리와 목으로 혈액공급
안쪽발목동맥	발목뼈들을 지나, 긴엄지폄근 아래로 주행	없다.	발등과 안쪽발목으로 혈액공급
가쪽발목동맥	가쪽가지와 함께 깊은 종아리 신경과 함께 주행	없다.	짧은 발가락폄근과 가쪽발목으로 혈액공급
활꼴동맥	발허리뼈 바닥을 가로질러 긴 발가락 폄근 밑으로 주행	세개의 발등 발허리동맥(2, 3, 4) 여 세개의 발등 발가락동맥 세개의 뒤관통동맥 한개의 발등발가락동맥	발허리뼈바닥수준에서 나뉜다. 발가락의 안가쪽면으로 혈액공급 깊은 발바닥 활꼴동맥에서부터 작은 발가락까지의 가장 가쪽 혈관
깊은발바닥동맥	첫번째, 두번째 발허리뼈사이로 내려간다.	깊은 발바닥 활꼴동맥으로 끝난다.	가쪽발바닥동맥의 끝가지와 함께 깊은 발바닥 활꼴동맥을 형성한다.
제 1발등발허리동맥		발등동맥의 끝가지 세개의 발등 발가락 동맥들	엄지의 안쪽 발등쪽과 첫번째 발가락사이로의 혈액공급
깊은발바닥활꼴동맥	발바닥 네번째 층에서 발바닥 뼈사이근육 위로 주행	(세개의 뒤)관통동맥 네개의 발바닥발허리동맥 한개 공통/고유발바닥 발가락동맥 네개 전방관통동맥 네개 공통 발바닥발가락동맥 여덟개 고유발바닥발가락동맥 한개의 공통/고유 발바닥 동맥	활꼴동맥/발등발허리동맥과 연결된다. 발바닥 발허리 동맥을 따라서 안쪽발바닥동맥의 끝가지와 함께 발등쪽 발허리동맥쪽으로 관통가지 이후 까지 지속 발가락의 안가쪽면으로 혈액공급 작은 발가락의 가쪽옆면으로 혈액공급

- 10개의 발등쪽 발가락동맥들은(4개의 발등발허리동맥에서의 8개와 몸쪽가지에서 내려온 2개를 합쳐) 발가락 끝까지 도달하지 못한다.
- 10개의 고유바닥발가락동맥들은(발등발허리동맥에서의 8개와 몸쪽가지에서 내려온 2개를 합쳐) 발가락 끝까지 혈액공급을 담당한다.
- 각각의 발가락은 2개의 발등발가락동맥과 2개의 고유발바닥발가락동맥을 가진다.

발꿈치힘줄염
Achilles Tendinitis

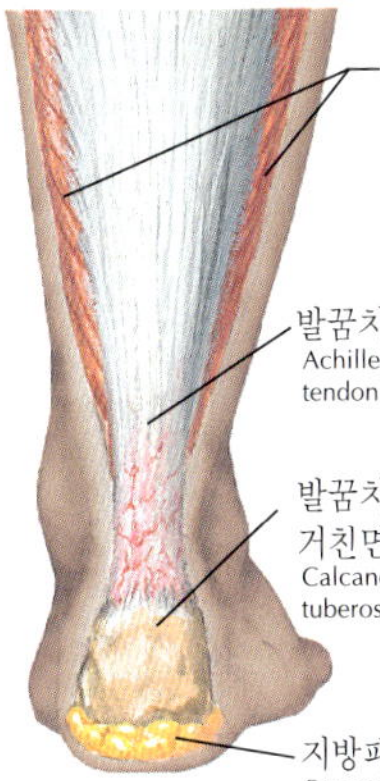

발꿈치힘줄이 발꿈치 거친면에 붙는 부위에 발생한 염증소견
Achilles tendon with inflammation at insertion into calcaneal tuberosity

발꿈치힘줄 파열
Achilles Tendon Rupture

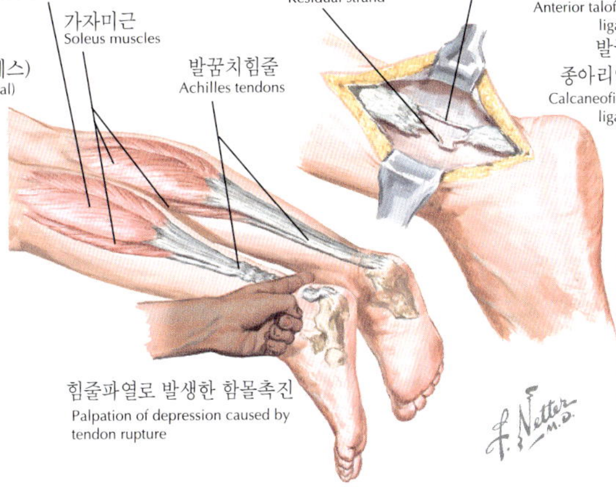

힘줄파열로 발생한 함몰촉진
Palpation of depression caused by tendon rupture

발목염좌(삠)
Ankle Sprain

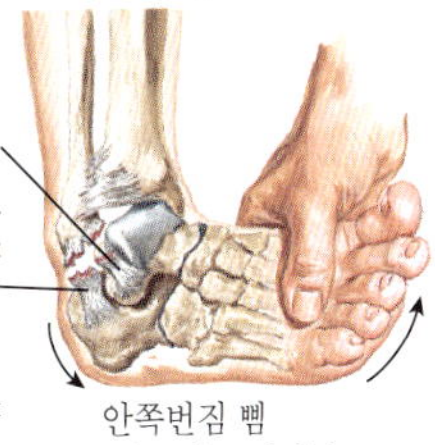

안쪽번짐 삠
(발꿈치 종아리와
정강종아리인대의 파열)
Inversion sprain
(rupture of calcaneofibular
and talofibular ligaments)

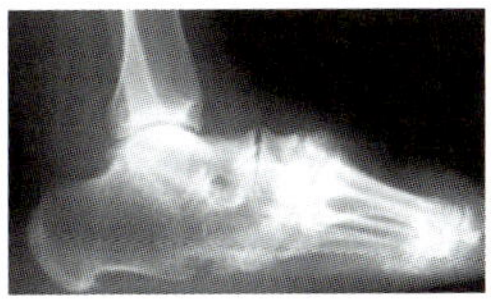

중간발의 관절염
Arthritis of midfoot

질환설명	병력 및 이학적검사	방사선검사/소견	치료
발꿈치힘줄염			
• 발꿈치힘줄의 닿는 곳 혹은 그 위부분에서 발생함. • 부착부에서의 미세손상	**병력/이학적검사 :** 발꿈치 통증, 도약기때 심해짐, 촉진시에 누름통증	**방사선검사 :** 서있는 옆면상; 발꿈치힘줄 닿는 곳에 뼈가시가 있을 수 있다. **자기공명영상검사 :** 방추형의 힘줄	1. 휴식, 진통소염제, 발꿈치 올리는 보조기 2. 운동치료 – 힘줄병증 3. 긴엄지굽힘근 힘줄을 이용하여 재건수술
발꿈치힘줄 파열			
• 주말에만 운동하는 사람 – 중년의 남자/운동선수 • 편심성 하중(부하)에서 발생함.	**병력 :** '탁' 때리는 느낌, 둔기로 맞는 듯한 느낌 **이학적검사 :** 피부밑조직결손, 톰슨검사 양성	**방사선검사 :** 서있는 앞뒤/가쪽 사진 : 일반적으로 정상	1. 석고고정(발바닥굽힘상태) 또는 2. 수술적 인대 복원술(재파열 가능성 줄어듬.)
발목관절 불인정성			
• 여러번의/재발성의 삠 • 발꿈치의 안쪽번짐과 연관됨. • 목말밑관절에서부터 발생 할 수도	**병력 :** 통증과 불안정성 **이학적검사 :** 앞목말종아리인대/발꿈치 종아리인대의 누름통증, 발꿈치의 안쪽번짐을 확인 : 앞쪽당김검사 양성여부/목말뼈 기울기 정도	**방사선검사 :** 앞뒤/가쪽/비스듬사진 **스트레스검사 :** 당김 및 기울기로 부분탈구를 확인	1. 휴식, 보조기, 물리치료, 종아리 근육강화운동 2. 증상 지속시에는 수술적인 재건(Brostrom)
발목관절 염좌(삠)			
• 근육뼈대계 손상이 많다. • 가쪽이 90% 앞정강목말인대 손상 단독손상 • 60%에서 발꿈치종아리인대 동반손상 5%에서는 인대결합 부위손상이 동반되는 위쪽발목삠(High ankel sprain) • 안쪽번짐이 가장 흔한 손상기전	**병력 :** "뚝하는 소리", 통증, 부종 +/– 체중부하 **이학적검사 :** 부종, 얼룩출혈, 앞목말 종아리인대(발꿈치종아리인대)의 누름통증, +/– 앞쪽당김 검사, 목말뼈 기울기 검사	**방사선검사 :** 앞뒤, 가쪽, 격자검사 : 골절유무 확인해야 (단순히 체중부하를 못하는 경우인지, 혹은 뼈에 누름통증이 존재하는 경우인지)	1. 휴식, 얼음주머니 압박, 다리 올리기(RICE), 진통소염제(NSAIDs) 2. 제3단계 인대손상에서는 고정 3. 물리치료 및 관절운동범위 연습 4. 수술 : 심한 손상이거나 지속되는 불안정성이 있을 경우
발목관절염			
• 어느 관절에나 발생가능(발목, 목말밑관절, 목말뼈중간, 중간발) 이전의 외상,과사용, 무혈성뼈괴사, 염증성관절병증, 비만과 연관	**병력 :** 노년기; 통증 +/– 이전의 외상력 **이학적검사 :** 침범관절의 통증, +/– 관절운동범위의 감소	**방사선검사 :** 체중부하 사진 발목관절 : 앞뒤/가쪽/격자사진 발 : 앞뒤/가쪽/비스듬사진 전형적인 뼈관절염 소견을 확인	1. 진통소염제, 운동방법교정 2. 보조기 : 컵, 발목관절 발보조기 혹은 두다리 지지형 보조기 중간발 : 허리쇠/로커 3. 융합(고정)수술 혹은 인공관절수술

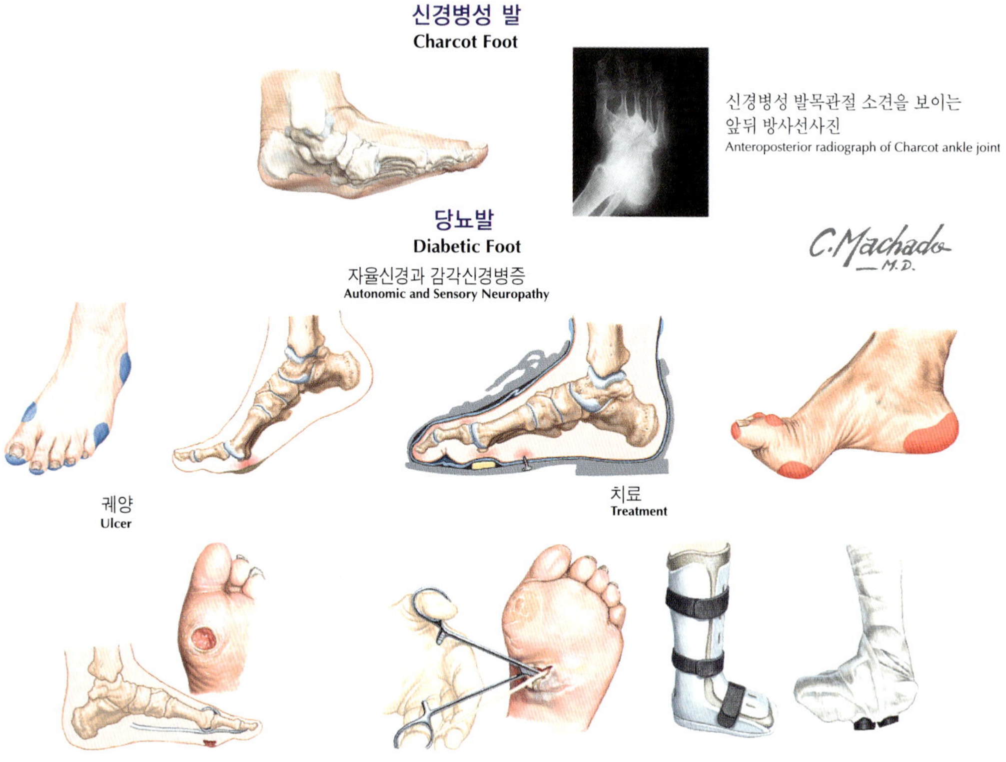

질환설명	병력 및 이학적검사	방사선검사/소견	치료
Charcot 관절(신경병성 관절)			
• 당뇨발의 마지막 단계 • 감각의 저하 – 환자는 골절이나 탈구를 인식하지 못한다. • 회복되지 못하고, 부정유합된 여러손상들로 인해 관절이 파괴되고 변형이 발생	**병력 :** 당뇨, 대부분 감각이 없는 상태로 통증을 호소하지 않음. **이학적검사 :** 발적, 열감, 부종, +/– 변형, 궤양유무(감염소견과 유사하게 보임.)	**방사선검사 :** 앞뒤/가쪽/비스듬 검사 소견들 : 뼈감소증 골절, 굳은살, 뼈의 돌출, 관절파괴 **Indium 뼈스캔검사 :** 골수염(뼈속질염)과 감별	1. 고정, 피부상태검사 2. 가능하면 보조기 3. 필요시 궤양치료 4. 돌출된 뼈는 제거 5. 필요시 발꿈치힘줄 연장 6. 선택적인 융합(고정)수술
피부못(Corn)			
• 2종류 ◦ 경성 : 과다각화증 : 뼈의 압력(다섯번째 발가락에 가장 많음) ◦ 연성 : 발가락사이의 짓무름	**병력/이학적검사 :** 꽉끼는 신발, 병변 부위 통증	**방사선 검사 :** 앞뒤/가쪽 : 뼈가시/뼈의 돌출을 확인	1. 넓은 발가락 공간을 가진 신발 2. 피부못 죽은조직제거 3. 패드로 압력을 감소 4. 돌출된 뼈는 제거
당뇨발			
• 압력과 신경병증에서 기원한 궤양(감각 신경 및 자율신경) 환자는 환부의 통증을 느끼지 못함. • 예전의 궤양에서 가장 많이 발생 • 당뇨환자의 15%에서 궤양이 발생 • 2° 감염이 발생할 수 있음. • 혈관의 기능부전은 손상의 치유를 방해함.	**병력 :** 통증없음 +/– 상처부위 배출 **이학적검사 :** 피부변화(예, 체모소실) 감소된/사라진 맥박, 감소된 감각(Monofilament로 보호감각을 검사해서 5.07인지 확인) 궤양 홍반, 부종, 배출은 감염을 시사하는 소견	**방사선 검사 :** 뼈속질염을 확인 **자기공명영상/Indium 뼈스캔검사 :** 뼈속질염 확인 **혈액검사 :** 일반혈액검사/C–반응성단백수치(감염여부) 궤양 회복 지표들 : 림프구 1500이상 알부빈 : 3.5이상 **발목상완혈압비 :** 0.45이상 (칼슘 침착이 없을 경우 발가락혈압 : 30㎜Hg이상)	1. 예방 : 피부관리,당뇨신발 2. 궤양/피부못의 죽은조직제거, 모든 접촉 석고고정 3. 감염 : 얕은 감염 : 죽은조직제거, 항생제 : 깊은감염 : 수술적 변연 절제술, 항생제 주사 심각하거나 지속적인 경우는 절단을 고려

통풍
Gout

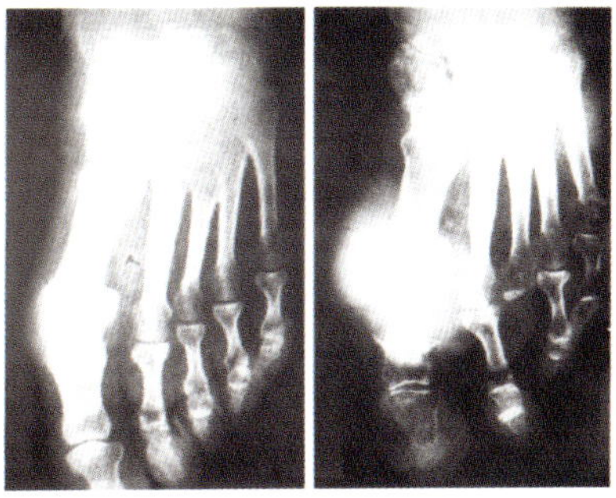

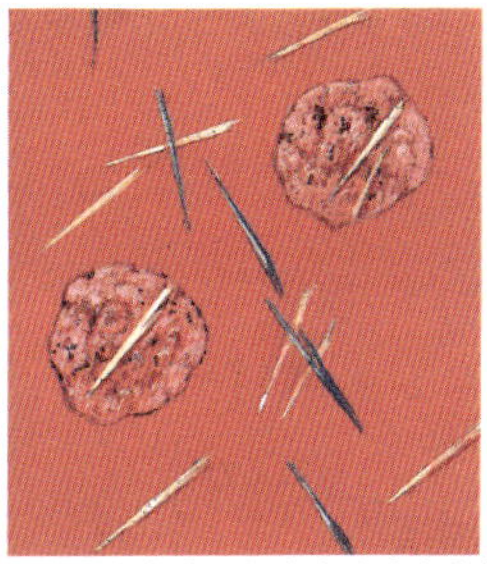

편광현미경에서 흡인된 관절약에서 유리되고 탐식된 요산나트륨을 확인할 수 있다.

Free and phagocytized monosodium urate crystals in aspirated joint fluid seen on compensated polarized light microscopy

엄지발가락굳음증
Hallux rigidus

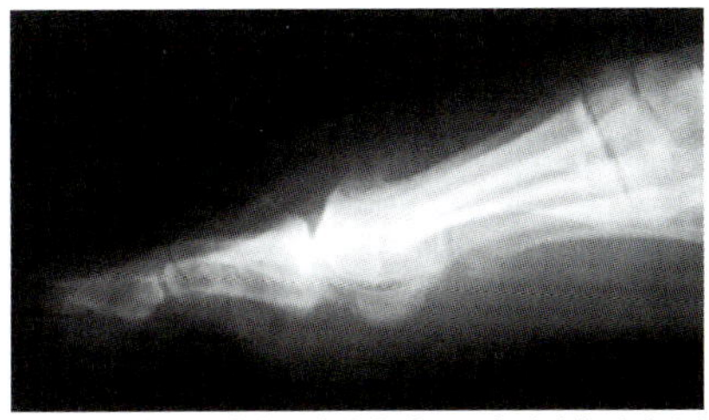

가쪽사진에서 관절의 좁아짐과 발등쪽의 현저한 뼈곁돌기 형성을 확인 할 수 있다.

Lateral radiograph showing narrowing of the joint and marked dorsal osteophyte formation

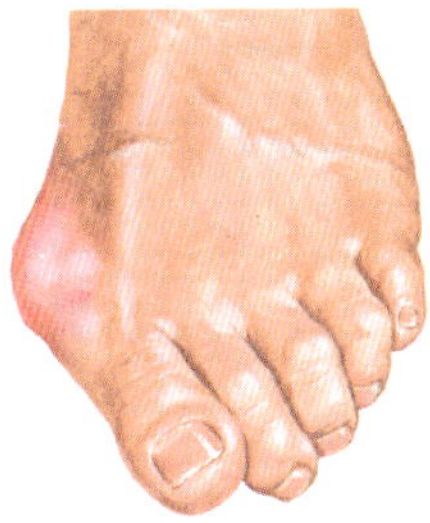

진행된 힘줄막류. 제 1발허리뼈머리가 돌출되면서 염증반응이 발생되며 발 앞쪽부분이 넓게 퍼지게 된다. 엄지는 가쪽으로 휘게 되면서(엄지발가락가쪽휨증) 두번째 발가락 위로 올라가게 되면서 안쪽으로 회전변형이 생긴다. 다른 발가락들도 또한 엄지에 순응하여 가쪽으로 휘게된다. 가쪽으로 옮겨진 긴엄지폄근이 두드러진다.

Advanced bunion. Wide(splayed) forefoot with inflamed prominence over 1st metatarsal head. Great toe deviated laterally(hallux valgus), overlaps 2nd toe, and is internally rotated. Other toes also deviated laterally in conformity with great toe. Laterally displaced extensor hallucis longus tendon is apparent

엄지발가락 가쪽휨증
Hallux valgus

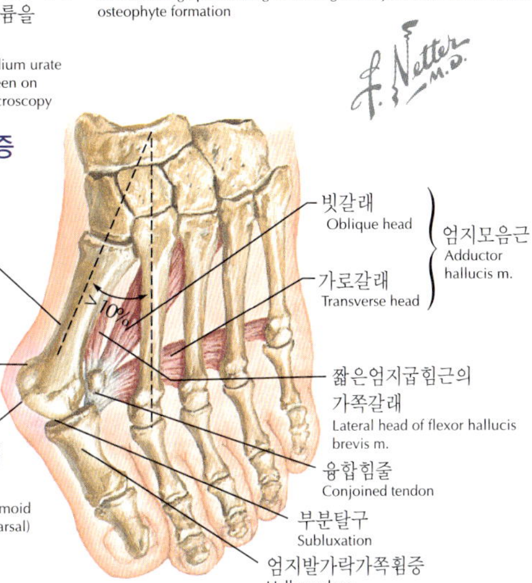

질환설명	병력 및 이학적검사	방사선검사/소견	치료
		통풍(Gout)	
• 퓨린대사장애 • 요산나트륨, 요산결정의 침착이 윤활주머니 염증을 유발 • 특히 첫번째 발허리－발가락관절에 많이 발생	**병력 :** 남자; 급성기 & 극심한 통증 **이학적검사 :** 발적, 부종	**방사선검사 :** 관절의 양쪽면의 침식 **혈액검사 :** 1. 요산수치의 상승 2. 음성적인 이면굴절 결질(흡인 관절액)	1. 진통소염제(NSAIDs)/콜키신 2. 휴식 3. 약물 : Allopurinol(예방) 4. 관절염 동반 시 융합수술
		엄지발가락굳음증(Hallux Rigidus)	
• 엄지발가락의 발허리－발가락관절의 퇴행성관절염 • 발허리뼈 발등쪽의 뼈곁돌기 • 때로는 외상 후 발생	**병력 :** 중년; 통증, 강직 **이학적검사 :** 발허리발가락관절 주위 누름통증, 운동범위 감소	**방사선 검사 :** 서있는 앞뒤/ 가쪽사진; 첫번째 발허리발가락 관절에 발등쪽 뼈곁돌기 혹은 관절염 소견	1. 진통소염제(NSAIDs), 딱딱한 바닥의 발보조기 2. 뼈곁돌기 제거술 3. 융합수술(진행된 관절염에서)
		엄지발가락 가쪽휨증(Hallux Valgus)	
• 변형 : 엄지의 가쪽 치우침과 엎침변형, 첫번째 발허리뼈의 안쪽번짐 • 엄지모음근이 엄지를 당김 • 관절주머니 : 안쪽은 늘어나고 가쪽은 딘딘힘. • 여자에서 자주발생(10 : 1), 좁은 신발과 연관	**병력 :** 통증(신발을 신으면 악화) **이학적검사 :** 가쪽번짐 변형/건막류 : 안쪽 첫번째발허리뼈머리/발허리－발가락 관절의 누름통증, +/－발허리－발가락 관절의 운동범위 감소, +/－첫번째 선의 과운동성	**방사선검사 :** 앞뒤(체중부하)/가쪽/비스듬사진 측정각도 : 1. 엄지발가락가쪽휨 각도(정상 15° 미만) 2. 발허리뼈사이 각도(정상 9° 미만) 3. 발가락뼈사이 각도(정상 10° 미만) 4. 먼쪽발허리뼈관절 각도(정상 15° 미만)	1. 신발교정 : 넓은 발가락공간을 가진 신발 2. 수술 : 경도 : 갈매기형, 먼쪽물렁조직술식 고도 : 몸쪽뼈자름술/먼쪽물렁조직술식 관절염 : 첫번째 발허리－발가락관절 융합수술(고정술) 합병증 : 재발이 가장 많음.

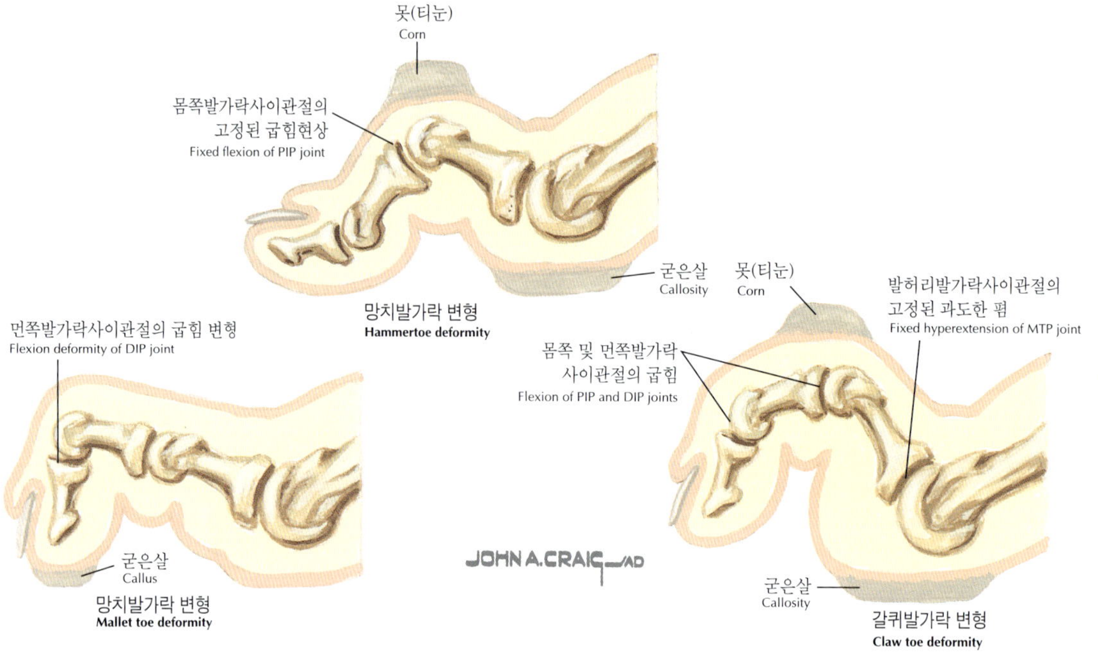

질환설명	병력 및 이학적검사	방사선검사/소견	치료
작은발가락 변형들(Lesser toe deformities)			
갈퀴발가락 변형(Claw toes)			
• 1° 변형 : 발허리 – 발가락관절의 과다한 폄(외인성근육강화, 내인성근육약화) • 2° 변형 : 발가락사이 관절의 굽힘 신경학적 질병과 연관 • 신경학적 질병과 연관	**병력 :** 발가락과 발바닥의 통증; 신경학적 질병(예; 당뇨발, CMT병) **이학적검사 :** 발가락 변형, 몸쪽발가락사이관절의 발등쪽과 발허리뼈 머리의 발바닥의 피부못; 변형의 유연성을 평가	**방사선검사 :** 앞뒤/가쪽비스듬사진 발 : 허리뼈 머리위로 첫번째 발가락이 부분탈구 **자기공명영상검사 :** 척추; 신경성 질환 확인 **근전도검사 :** 신경성 질환 확인	1. 피부 못을 위한 패드, 발허리뼈패드 혹은 깔창, 심층화 2. 유연성 : 긴발가락굽힘근의 첫번째 발가락이전; 강직성; 긴발가락굽힘근 힘줄절제, 짧은 발가락폄근힘줄유리, 긴발가락폄근힘줄연장, 몸쪽발가락 사이관절절제술
망치발가락 변형(Hammertoes)			
• 발등쪽 피부못을 가지는 첫번째 발가락 사이관절의 굽힘변형 • 발허리 – 발가락관절과 2번째 발가락사이 관절은 발등쪽으로 굽힘 • 꽉끼는 신발과 긴 두번째, 세번째 열을 가진 경우와 연관(4㎜ 이상)	**병력 :** 발가락/발바닥 통증 **이학적검사 :** 발가락 변형, 발등쪽 첫번째 발가락사이관절과 발허리뼈머리의 발바닥의 피부못; 변형의 유연성을 평가	**방사선검사 :** 체중부하 앞뒤/가쪽 사진 : 관절의 부분탈구 여부를 확인 긴발허리뼈를 확인	1. 패드, 망치 발가락 보조기 착용 2. 유연성 : 긴발가락굽힘근 이전술 : 강직성 : 첫번째 발가락사이관절의 절제 +/– 힘줄절제; 고정된 발허리발가락관절에 대하여 폄근 유리(방출, 박리)술
망치발가락 변형(Mallet toes)			
• 두번째발가락사이관절의 굽힘변형 • 꽉끼는 신발과 긴 선(열)과의 연관성 • 두번째발가락사이관절의 관절염과 연관성	**병력 :** 발가락통증 **이학적검사 :** 두번째 발가락관절의 굽힘변형과 발등쪽의 피부못	**방사선 검사 :** 앞뒤/가쪽/비스듬사진 두번째 발가락사이 관절의 변형	1. 패드, 심층화 2. 긴발가락굽힘근 힘줄의 유리(방출, 박리) 3. 부분절단
발허리통증(Metatarsalgia)			
• 발허리뼈머리의 통증 • 원인 : 굽힘근 힘줄염, 인대파열, 피부 못(가장 흔함)	**병력/이학적검사 :** 발허리뼈 머리 아래의 통증(두번째 발허리뼈에서 가장 많다.)	**방사선검사 :** 서 있는 자세 앞뒤/가쪽; 짧은 발허리뼈를 확인	1. 발허리뼈패드 2. 신발교정 3. 원인질환 치료

발바닥근막염
Plantar fasciitis

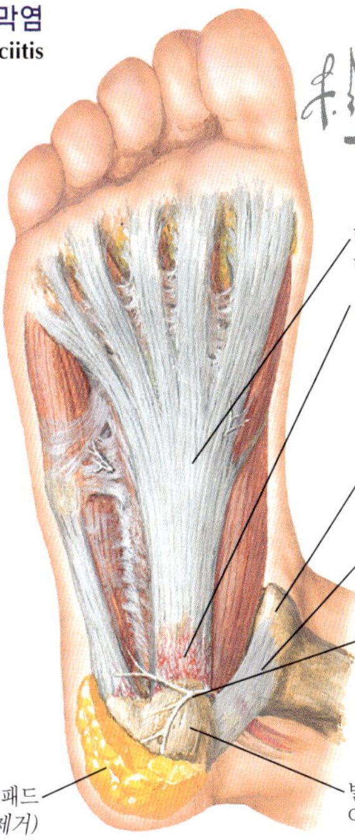

Haglund병
Haglund's disease

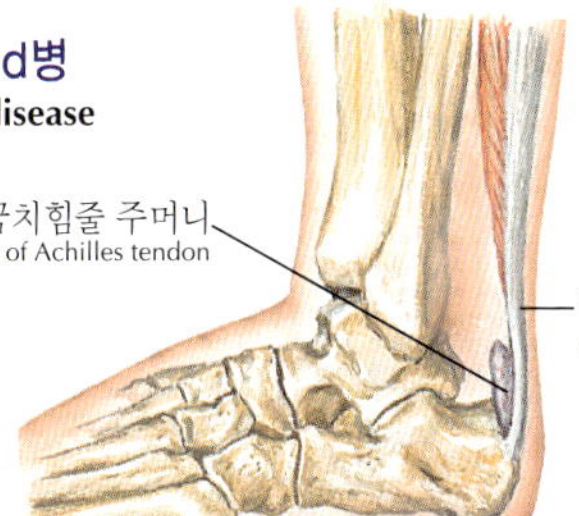

뒤정강근힘줄기능장애
Posterior tibial tendon dysfunction

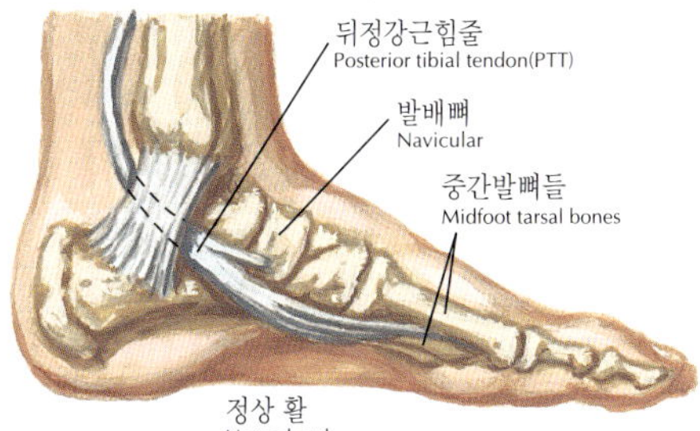

뒤정강힘줄의 부착부위는 발배뼈를 넘어 모든 중간발뼈에 부착되며 중간발의 주요 받침 구조물이다. 힘줄의 손상과 마모는 활의 붕괴를 초래한다.
Insertion of posterior tibial tendon extends beyond navicular to all midtarsal bones of foot and is the major supporting structure of midfoot. Injury/attrition at tendon allows arch collapse.

질환설명	병력 및 이학적검사	방사선검사/소견	치료
Morton씨 신경종(지간 신경종)			
• 지속적으로 자극받는 신경의 섬유화 반응 • 두-세번째 발허리뼈 사이에 호발(자주 발생) • 5 : 1비율로 여자에 많다.(신발과 연관)	**병력 :** 신발을 신거나 보행 시 통증, 신발을 벗거나 휴식 시에는 좋아짐. **이학적검사 :** 발허리뼈, 발가락사이 누름통증, +/− 무딘감, 압박 검사 양성	**방사선검사 :** 서 있는 자세 앞뒤/가쪽 : 발허리뼈머리의 간격이 좁아질 수 있음.	1. 넓은 발가락 공간을 가진 신발, 스테로이드 주사, 발허리뼈 패드/지지대 2. 신경 절제와 깊은 가로발허리뼈인대의 유리
발바닥널힘줄염			
• 발바닥널힘줄의 염증 및 퇴행성 변화 2 : 1의 비율로 여자에 많다. • 비만과 관련	**병력 :** 아침통증, 보행이나 스트레칭으로 증상 좋아짐. **이학적검사 :** 안쪽발바닥 발꿈치에 누름통증	**방사선검사 :** 서 있는 자세 가쪽 +/− 발꿈치 뼈가시	1. 스트레칭, 진통소염제(NSAIDs) 2. 발꿈치 컵 3. 부목(야간), 석고고정 4. 부분 널힘줄 유리수술
뒤정강근힘줄기능장애(후천성 평편발)			
• 뒤정강근의 기능부전 - 발의 변형/활의 소실 • 만성적(소모성) 혹은 급성(파열[외상의 병력]) • 비만과 당뇨와 연관 • 3단계 ◦ Ⅰ : 힘줄집염, 변형없음(편평발 없음) ◦ Ⅱ : 평편발, 유연성 발꿈치; 한쪽 발꿈치 들기 불가능 ◦ Ⅲ : 강직성 발꿈치 +/− 관절염	**병력 :** 발안쪽의 통증 "쇠약"; 변형 진행하면 가쪽 발통증; 외상의 병력이 있을 수도 **이학적검사 :** +편평발 변형, 발꿈치의 가쪽번짐 변형, 뒤정강근 힘줄의 누름통증(안쪽복사와 발등뼈사이는 혈액순환 저하영역) 한발로 발꿈치를 들지 못하거나 통증이 수반됨. + "많은 발가락 징후" 확인	**방사선검사 :** **발 :** 앞뒤(체중부하), 가쪽, 비스듬; 앞뒤사진 : 목말뼈머리의 부분 탈구; 가쪽사진; 긴활의 소실 **발목 :** 앞뒤와 격자(체중부하) 사진 : 진행 단계에서 보이는 목말뼈의 안쪽번짐 경사를 확인(발목세모인대의 기능부전)	**단계** Ⅰ : 석고고정/치료용 부츠 2~4개월, 진통소염제, 맞춤형 보조기 Ⅱ : UCBL보조기/발목발보조기(AFO) 혹은 힘줄이전수술(긴발가락굽힘근 이용)및 안쪽발꿈치뼈 뼈자름술 Ⅲ : 삼중관절유합(고정)술 +/− 발꿈치힘줄 연장
발꿈치뒤윤활주머니염(Haglund's변형)			
• 발꿈치의 발꿈치힘줄의 부착부에서의 윤활주머니염	**병력 :** 발꿈치 뒤쪽통증 **이학적검사 :** 발적, 누름통증 "pump bump"라 하기도	**방사선검사 :** 서 있는 자세 가쪽 : 발꿈치힘줄 부착부에 뼈가시	1. 진통소염제(NSAIDs), 발꿈치 올리는 보조기, 석고고정 2. 뼈/윤활주머니 절제수술(드뭄)

류마티스관절염
Rheumatoid Arthritis

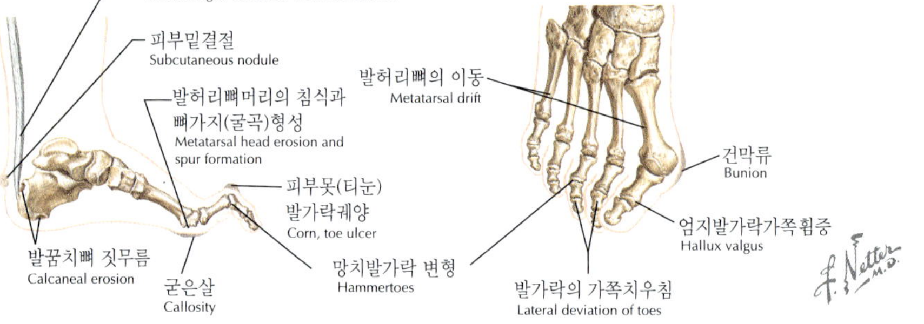

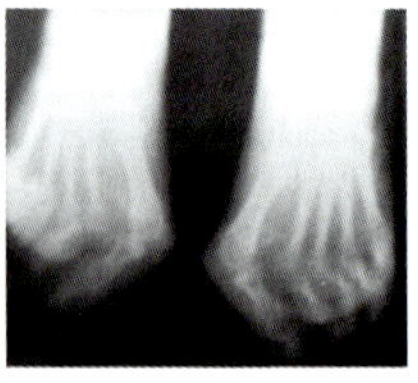

방사선 사진에서 앞쪽발의 심한 변형이 확인된다. 엄지발가락가쪽휨증, 발가락의 가쪽전위와 함께 발허리 발가락관절의 탈구가 동반된다. 또한 종자뼈의 이동으로 제 1발허리뼈머리로 압력이 증가하게 된다.
Radiograph reveals severe deformities of forefoot.
Hallux valgus, dislocations of metatarsophalangeal joint with lateral deviation of toes. Note also displacement of sesamoids, which results in increased pressure on head of 1st metatarsal

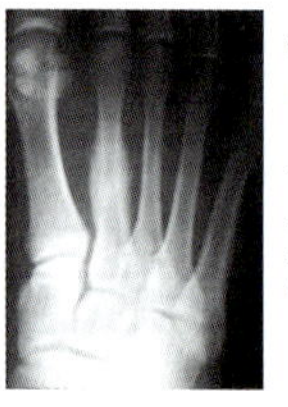

달리기 선수의 발
Runner's Foot

두번째발허리뼈의 스트레스 골절
2nd metatarsal stress fracture

질환설명	병력 및 이학적검사	방사선검사/소견	치료
류마티스 관절염(Rheumatoid arthritis)			
• 윤활주머니염이 가장 흔한 증상 • 앞쪽발 : 첫번째 발허리－발가락관절에서 엄지발가락가쪽휨증, 작은 발가락에서는 갈퀴발가락 변형 • 발꿈치 : 뒤정강근의 기능장애 및 목말밑관절의 불안정성=발꿈치의 가쪽번짐 변형	**병력 :** 통증, 부종, 변형 **이학적검사 :** 엄지발가락가쪽휨증, 발바닥 굳은살이 동반된 갈퀴발가락 변형 : 발꿈치의 가쪽번짐 변형	**방사선검사 :** 앞뒤(체중부하)/가쪽/비스듬 : 관절의 파괴, 뼈감소증, 관절의 부분 탈구, 엄지발가락가쪽휨증(각도측정)을 평가 **혈액검사 :** 양성 류마티스 인자, 항핵항체	1. 류마티스관절염의 내과적인 관리 2. 넓은 발가락공간을 가진 신발과 보조기 3. 앞발 : 첫번째 발허리－발가락 관절의 융합, 2－5발가락 발허리뼈 머리의 절제 4. 발뒤쪽 : 삼중관절융합
달리기 선수의 발질환(Runner's foot)			
• **다양한 원인** • 안쪽발바닥 신경포착 • Baxter's 신경(가쪽발바닥신경의 첫번째 가지) • 스트레스성 골절	**병력 :** 달리기 선수, 통증 **이학적검사 :** 안쪽발바닥신경; 안쪽활의 통증; Baxter's 신경; 발바닥/가쪽 통증 뼈에 누름통증(발허리뼈, 발배뼈등)	**방사선검사 :** 앞뒤/가쪽/비스듬 사진 : 보통 정상 **뼈스캔검사 :** 스트레스 골절 확인	**원인에 따른 치료** 안쪽발바닥신경 : Henry 교차점에서 유리 Baxter's 신경 : 엄지발가락 벌림근막을 유리 스트레스골절 : 고정, 휴식
혈청음성 척추관절병증(라이터씨, 강직성척추염, 건선관절염)			
• 염증성 관절병증 : 여러 관절에서의 증상수반 • 종류 : 건성관절염, 라이터씨 병, 강직성척추염	**병력 :** 발 통증, 다른관절 **이학적검사 :** 발전체를 평가 건성관절염 : 소시지형 발가락 라이터씨 병/강직성척추염 : 발꿈치힘줄/발꿈치통증, 윤활주머니염, 발바닥널힘줄염	**방사선검사 :** 앞뒤/가쪽 비스듬 사진 건성관절염 : 연필/컵모양 변형 : 두번째발가락사이관절의 침식 : 라이터씨 병/강직성 척추염 : +/－섬유부착부의 병변 **혈액검사 :** 류마티스인자음성, 양성 HLA－B27	1. 내과적인 관리 2. 관절염, 힘줄염, 윤활주머니염, 널힘줄염에 대한 보존적인 치료 3. 수술적인 치료는 드묾.

다음 페이지 계속

질환설명	병력 및 이학적검사	방사선검사/소견	치료
Tailor 건막류(작은건막류) [Tailor's Bunion(Bunionette)]			
• 다섯번째발허리뼈머리의 돌출 • 뼈돌출증/윤활주머니염	**병력/이학적검사 :** 신발을 꼭 맞게 신기 어렵다. 다섯번째발허리뼈머리의 돌출부의 통증	**방사선검사 :** 서 있는 자세 **앞뒤사진 :** 다섯번째 발가락의 안쪽기움, 발허리뼈머리의 가쪽 기움	1. 패드, 넓은 발가락공간을 가진 신발 2. 경증 : 갈매기형뼈자름술 3. 중증 : 발허리뼈의 선반형 뼈자름술
발목굴 증후군(Tarsal tunnel)			
• 굽힘근지지띠 또는 발목관내에서 발생한 점거성 병변(예, 주머니)에 의한 뒤정강신경의 포착에 의해 유발	**병력 :** 통증, 무딤/저린감 **이학적검사 :** 발목굴의 통증, +/− 감각 이상과 티넬검사	**방사선검사 :** 앞뒤/가쪽 : 보통 정상 **자기공명영상 :** 발목굴 내부에 덩이 혹은 병변 **근전도검사 :** 임상적 진단을 확인하기 위함.	1. 진통소염제(NSAIDs), 스테로이드주사 2. 굽힘근 지지띠, 엄지벌림근막을 유리, 내부존재 덩이를 제거(발바닥 신경을 유리)
잔디발가락 손상(Turf toe)			
• 발허리뼈 목에서 발생한 발바닥판의 손상(파열) • 첫번째 발허리－발가락관절의 과도한 폄 손상	**병력 :** 과도한 폄, 발가락 통증(발허리발가락관절) **이학적검사 :** 발바닥 통증, 발등쪽 굽힘 통증, 감소된 관절운동범위	**방사선검사 :** 앞뒤/가쪽/비스듬사진 : 보통정상 **뼈스캔검사 :** 스트레스 골절의 유무 확인	1. 고정, 휴식, 진통소염(NSAIDs) 2. 활동시에 발등쪽 운동제한 부목/보조기

휜발(곤봉발)
Clubfoot

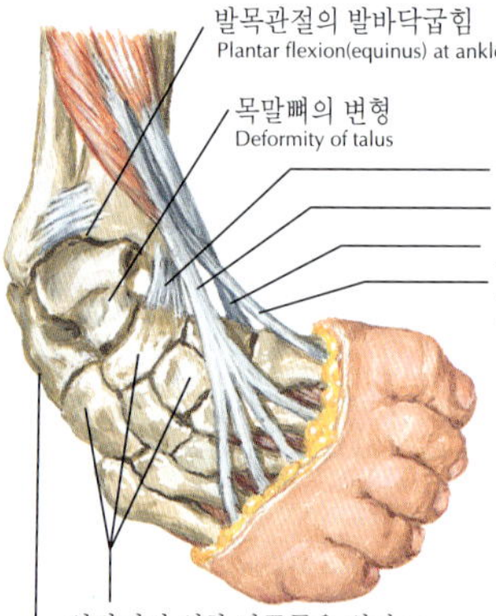

선천성 곤봉발의 병적변화 Pathologic changes in congenital clubfoot

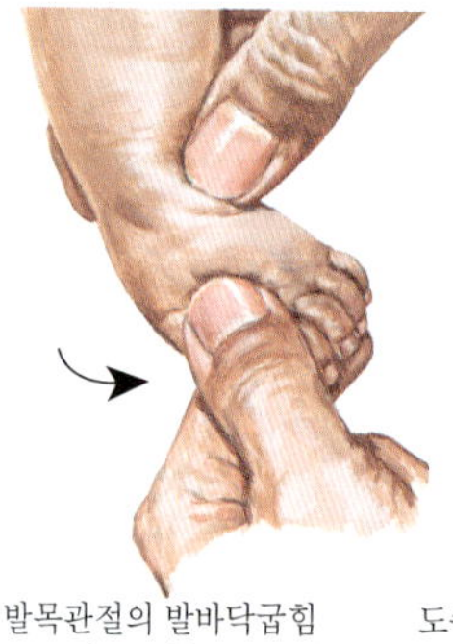
발목관절의 발바닥굽힘
Manipulation of foot in step-by-step correction of varus deformity. (Excessive force must be avoided.)

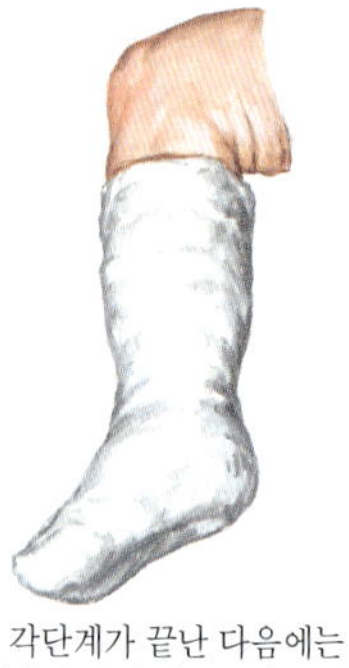
도수조작의 각단계가 끝난 다음에는 교정을 유지하기 위해 석고고정을 시행한다.
After each stage of manipulation, plaster cast applied to maintain correction

활이 높아진 발
Pes Cavus

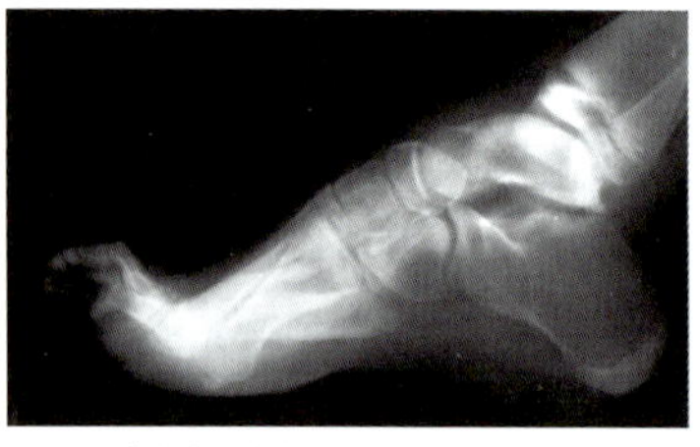
방사선사진에서 높은 활을 보인다.
Radiograph shows high arch.

발허리뼈 모음
Metatarsus Adductus

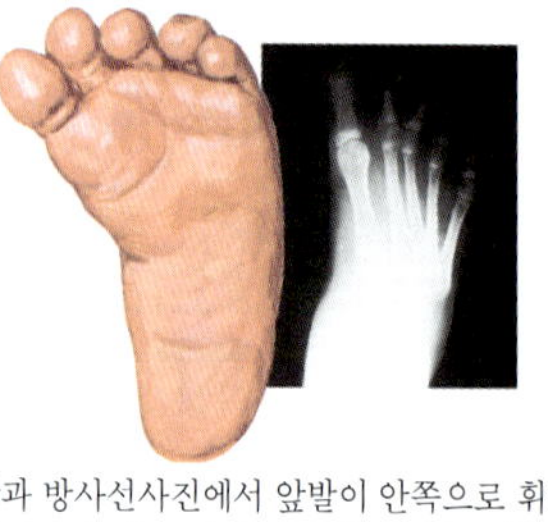
발바닥과 방사선사진에서 앞발이 안쪽으로 휘어진 것을 볼 수 있다.
View of sole and radiograph show medial deviation of forefoot

질환설명	병력 및 검사	치료
	선천성 곤봉발(Club foot, Talipes equinovakrus)	
• 특발성, 선천성 • 남아 2 : 1, 50%에서 양측성 1 : 1000비율 • 다인성 원인 : 유전, 환경 • 다른질환과 동반될 수도 • 4개의 다른 변형이 동반 : **CAVE** • 신경근육성 질환에서도 관찰	**병력 :** 출생 시의 변형 **이학적검사 :** 4개의 변형(**CAVE**로 외우면 된다.) **C**(Cavus)는 발중간의 활이 높아진 발 변형 **A**(Adductus)는 앞발의 모음 변형, **V**(Varus)는 목말밑관절의 안쪽굽음 변형, **E**(Equinus)는 발꿈치의 첨족(발꿈치 들린 휜발)변형을 의미한다. **방사선검사 :** 앞뒤/가쪽사진에서 목말뼈와 발꿈치뼈의 평행(parrallelism)이 확인된다. 가쪽검사에서 목말 – 발꿈치 각도 : 정상 35° 이상, 앞뒤 검사에서 목말 – 발꿈치 각도 : 정상 20 – 40°, 선천성, 곤봉발에서는 20° 미만	• Ponseti : 연속적인 석고와 지지대 ◦ 활이 높아진 발 : 제 1열을 발등쪽으로 들어올린다. ◦ 모음/안쪽굽음 : 교정을 위해 목말뼈 머리가 지렛대 역할을 한다 ◦ 발꿈치 들린 휜발 : 발목을 발등쪽으로 굽힌다. 발꿈치힘줄 연장술을 시행한다. • 6~9개월 이후에도 지속되면 유리술(방출술) 시행 • 신경근육성 : 6~12개월에 유리술(방출술) 시행
	활이 높아진 발(요족) [Pes Cavus(High arch foot)]	
• 미성숙 발에서 근육(앞정강근, 긴종아리근)의 불균형 : 앞정강근의 약화, 강한 긴종아리근과 뒤정강근 • 발목관절의 굽힘 : 통증의 원인 • 반드시 신경근육성 질환 동반 유무를 확인해야 한다.(예; 샤르코 – 마리 – 투스병) 갈퀴발가락변형이 동반되기도	**병력 :** 8~10세, 발목관절의 통증 **이학적검사 :** 발가락으로 보행, 긴장된 발꿈치힘줄, 발목관절의 발등굽힘 운동범위 감소 **방사선검사 :** 발과 발목의 앞뒤/가쪽을 확인 **근전도/신경전도속도검사 :** 근력약화에서 검사 **자기공명영상검사 :** 척추 : 신경근육성 질환의 동반 유무를 확인하기 위해	• 보조기/깔창/발목관절발보조기(AFO)를 필요시 착용 • 다양한 뼈자름술 • 힘줄 이전술 및 균형회복
	발허리뼈 모음(Metatarsus Adductus)	
• 앞발의 모음(안쪽번짐) • 가장 흔한 어린이 발질환 • 다른 질환과의 연관성 또는 자궁내 태아의 자세와 연관	**병력 :** 부모가 변형을 인지한다. **이학적검사 :** "강낭콩(kidney bean)" 모양의 변형, 음성 넙다리/발각도, 안쪽발가락보행(+)	• 대부분 성장하면서 자연적으로 교정된다. • 연속적인 도수교정 및 석고고정 • 엄지벌림근 유리술 필요하기도 • 드물게 중간발 뼈자름술 시행

발목뼈 결합
Tarsal Coalition

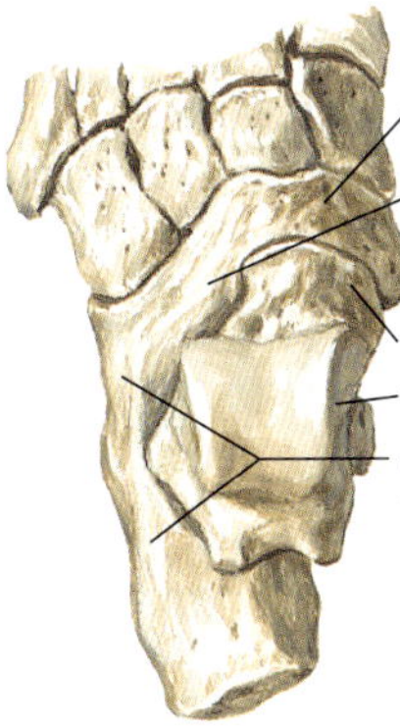

발꿈치발배뼈 융합
Calcaneonavicular coalition

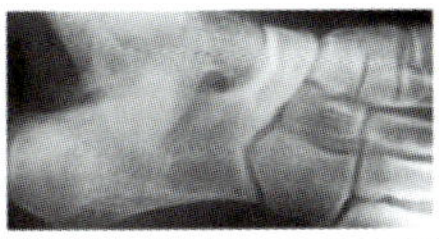

견고하고(뼈성)발꿈치 발배결합이 비스듬촬영(방사선사진)에서 확인된다.
Solid, bony calcaneonavicular coalition evident on oblique radiograph

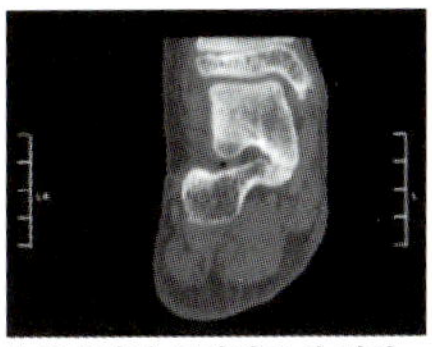

안쪽관절면 목말발꿈치 결합
Medial facet talocalcaneal coalition

가쪽번짐 편평발(족)
Pes Planovalgus

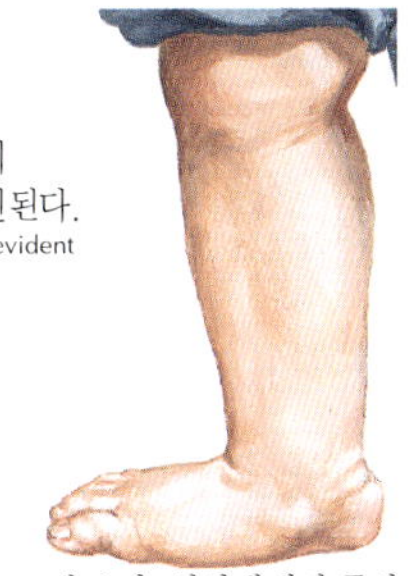

2세 소아, 선상태에서 증상이 현저하게 드러난다.
2year old child, condition more apparent when patient stands.

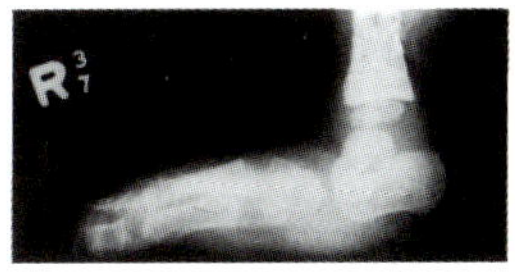

같은 소아에서의 가쪽 방사선사진
Lateral radiograph of same childs foot

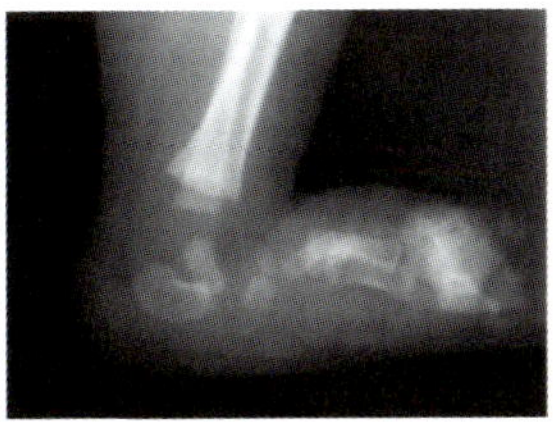

가쪽면 방사선사진에서 목말뼈의 수직 위치와 발꿈치의 발바닥 굽힘과 앞발의 발등굽힘을 확인할 수 있다.
Lateral radiograph shows vertical position of talus, plantar flexion of hindfoot, and dorsiflexion of forefoot

수직목말뼈
Vertical Talus

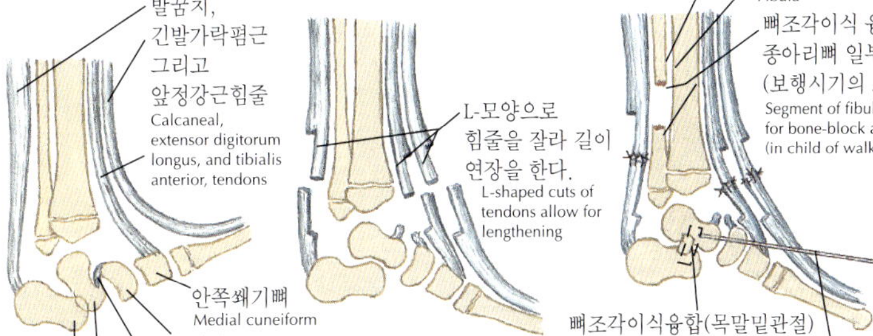

질환설명	병력 및 검사	치료
유연성 평편족(평발) (Flexible Flatfoot)		
가쪽번짐 편평족(평발) (Pes planus)		
• 정상적으로 있을 수 있다. • 대부분 양측성 • 체중부하시에만 나타나고 비체중부하시에는 활이 만들어진다.	**병력 :** 일반적으로 무증상, 활동과 연관된 통증이 있기도 **이학적검사 :** 체중부하시 편평발, 비체중부하시엔 휠 생성; 발끝치 올리며 발꿈치는 안쪽굽음 된다. **방사선검사 :** 활감소, 그외에는 정상	1. 관찰, 부모교육, 특별한 신발 필요없다. 2. 경미한 증상이 있다면 안쪽활 지지대가 도움이 된다. 3. 지속적인 증상이 있다면 발꿈치 뼈자름술을 시행
강직성 평편족(평발) (Rigid Flatfoot)		
발목뼈융합(Tarsal Coalition)		
• 두개의 발뼈들의 선천적 결합 • 발꿈치발배뼈결합이 가장흔함(젊은 환자) • 목말발꿈치뼈결합이 두번째로 흔함(나이 든 환자) • 결합부는 섬유성/뼈성/연골성 결합	**병력 :** 청소년기에 서서히 발생하는 통증으로 활동과 연관되어 악화되는 양상 **이학적검사 :** 강직성 평편발, 종아리 힘줄의 경련 **방사선검사 :** 개미핥기(anteater) 징후(발꿈치 발배뼈 결합에서) **컴퓨터단층촬영 :** 결합부를 확인하기 위한 가장 좋은 검사	1. 석고고정, 보조기, 진통소염제 2. 지속적인 혹은 재발하는 통증 발꿈치발배뼈 결합, 결합부 절제 목말발꿈치뼈결합 : 50%미만 침범시 : 절제, 50% 이상 침범시 : 목말밑관절 융합(고정)
선천성 수직목말뼈(Congenital Vertical Talus)		
• 목말뼈가 발바닥쪽으로 굽혀짐. • 발등가쪽으로의 목말발배관절 탈구가 고정되지 않음. • 신경근육성질환에서도 관찰	**병력/이학적검사 :** 볼록하고/둥근 발바닥. 강직성 편평발(항상 편평함), 발꿈치바깥굽음 변형이 동반되기도 함. **방사선검사 :** 목말뼈의 축이 쐐기 발허리뼈관절 밑으로 향한다.	1. 스트레칭을 위한 조기 석고고정(발바닥쪽으로 굽은상태로) 2. 6~18개월에 완전한 유리술 3. 지속되는 경우에는 목말뼈 제거술

발목관절의 앞가쪽접근법
Anterolateral approach to ankle joint

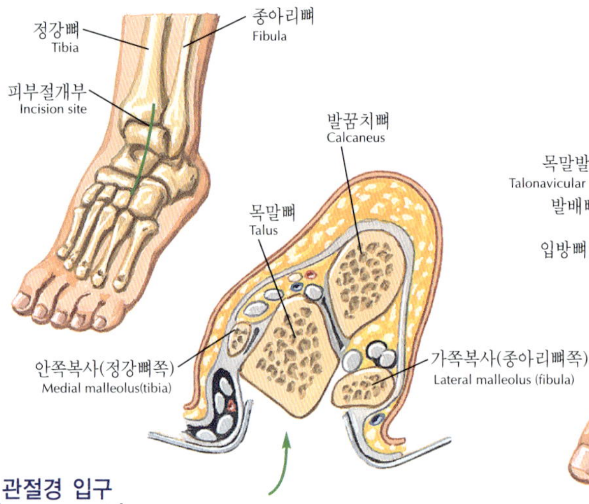

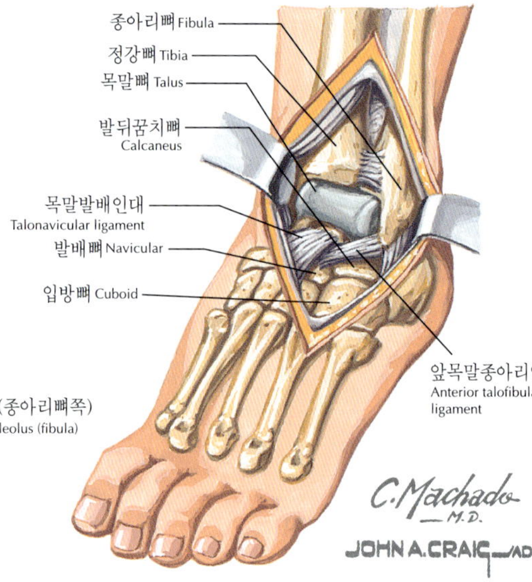

관절경 입구
Arthroscopy portals

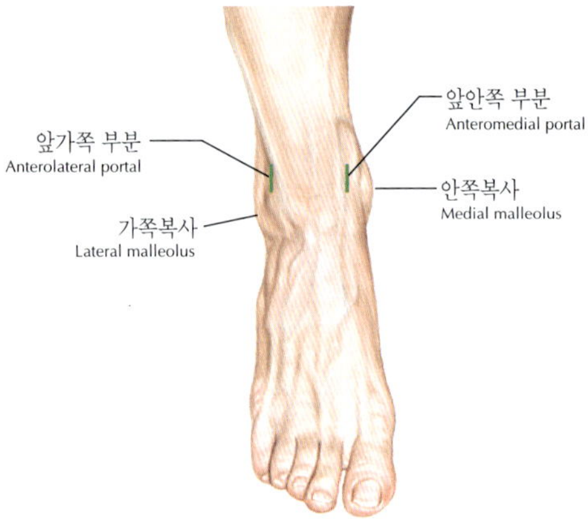

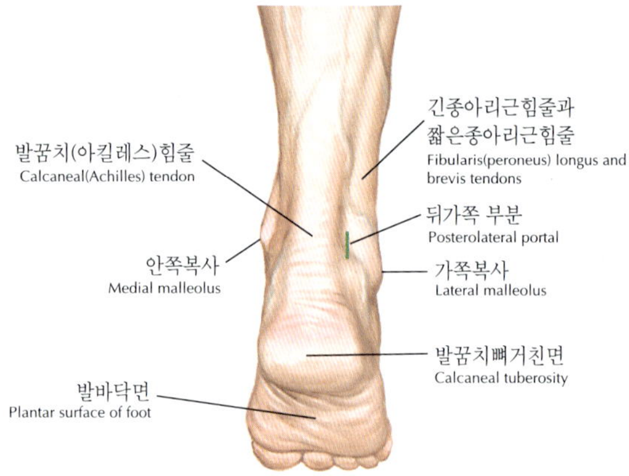

적응질환	접근경로	주의할 구조물	설명
	발목 관절 : 앞가쪽 접근법		
• 고정/삼중관절 고정술 • 골절(예: 천장골절, 목말뼈 골절) • 발목뼈사이관절로 접근	• 종아리근(얕은종아리신경) • 긴발가락폄근(깊은종아리신경)	• 깊은종아리신경 • 앞정강동맥	• 발뒷부분으로 접근할 수 있다. • 지방패드의 보존(목말공간)은 상처치유에 도움이 된다.
	관절경입구		
사용 : 윤활막제거술, 관절 내 유리체 제거, 뼈연골병변, 충돌, 연골성형술, 몇몇의 관절고정술			
앞안쪽부분	앞정강근힘줄의 안쪽으로 관절부위 혹은 약간 위에서 접근	두렁신경 및 정맥	가장 안전한 입구 가장 먼저 만든다.
앞가쪽부분	셋째종아리근힘줄 가쪽으로 관절부위 혹은 약간 위에서 접근	얕은종아리신경	직접보면서 먼저 바늘로 찔러 입구를 만든다.
뒤가쪽부분	발꿈치힘줄의 가쪽경계부를 따라 종아리뼈끝에서 1cm 위쪽에서 접근	장딴지신경, 작은두렁정맥(소복제정맥)	직접보면서 먼저 바늘로 찔러 입구를 만든다.
앞중간, 뒤중간, 뒤안쪽 입구들도 사용되지만 신경혈관 손상위험으로 일반적으로 추천되지는 않는다.			
	근막절개		
373쪽 참조			

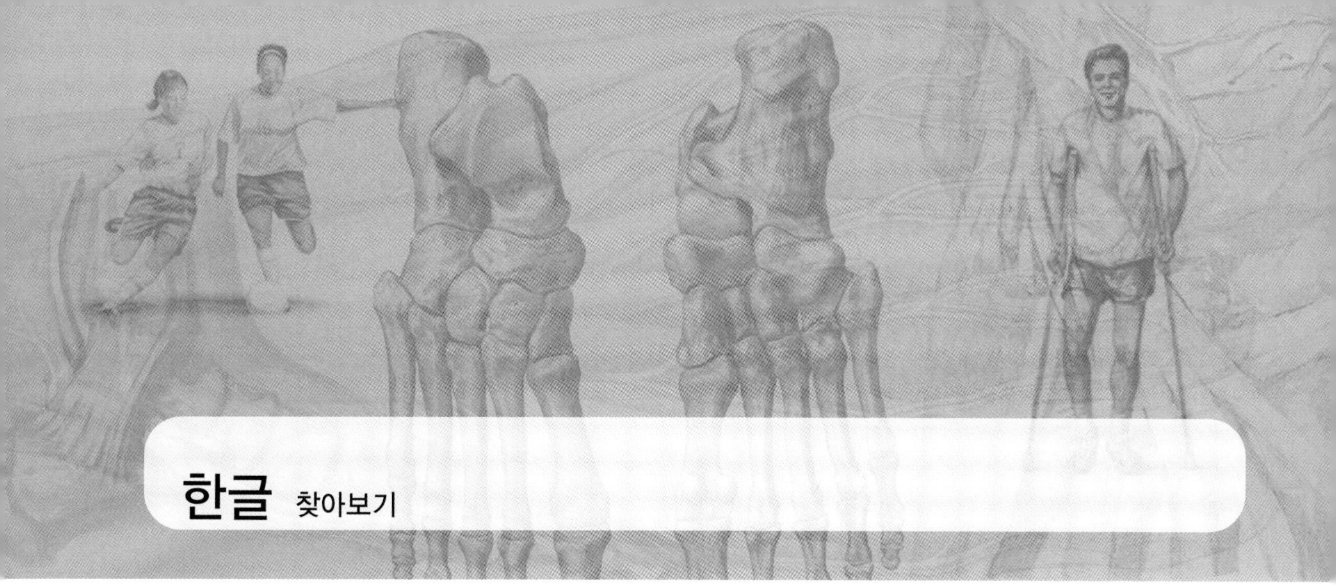

한글 찾아보기

ㄱ

ㄴ

ㅈ

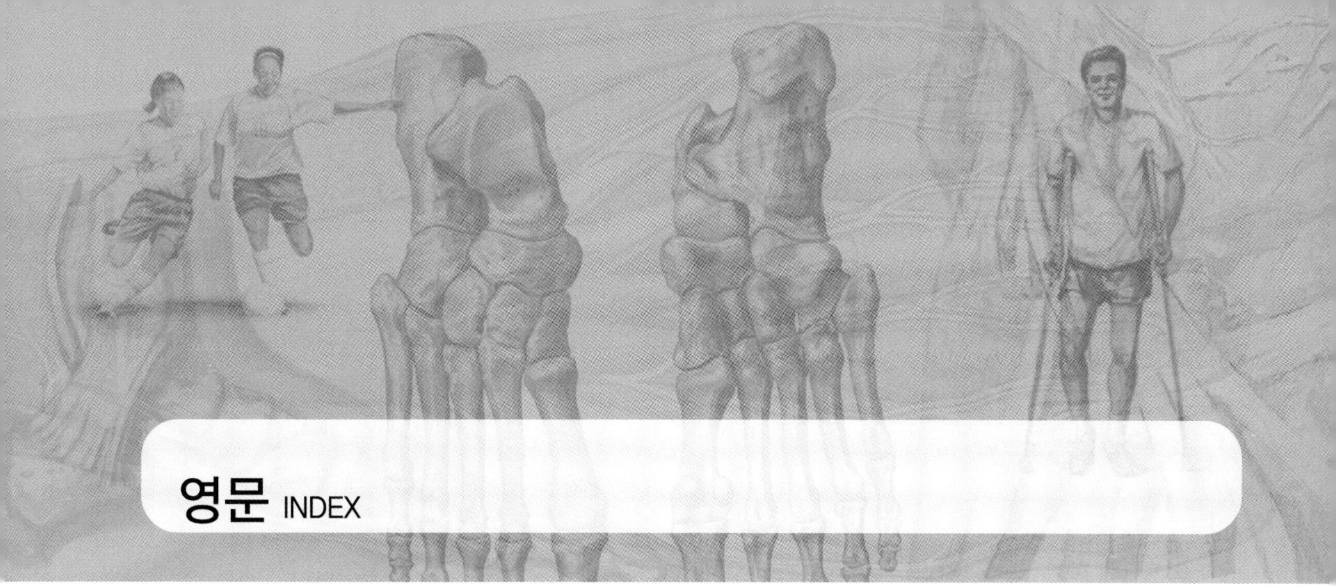

영문 INDEX

A

G

H

I

T

U

V-X

Netter's
근육뼈대계 핵심해부학
Netter's Concise Orthopaedic Anatomy

인쇄 : 2012년 1월 31일
발행 : 2012년 2월 10일

저 자 : JON C. THOMPSON
역 자 : 김 종 만 외
발행인 : 김 선 악
발행처 : 메디안 북
편 집 : 최 수 정
등 록 : 제 313-2010-51호
주 소 : 서울시 마포구 도화동 삼창B/D 1101호
전 화 : 02-732-4981
팩 스 : 02-711-4981

ISBN : 978-89-93340-13-6 93510

정 가 : 48,000원

This edition of *Netter's Concise Orthopaedic Anatomy*, 2e by Jon Thompson is published by arrangement with Elsevier Inc.

Original Edition ISBN : 978-1-4160-5987 5
Translated Edition ISBN : 978-89-93340-13-6
Publication Date in Korea : 2010. 12. 24

Translated by Median book
Printed in Korea